來自日本NHK 打造健康身體的食材大全

NHK出版からだのための食材大全

日本知名營養師、藥劑師、醫學博士、農學博士、飲食記者
池上文雄　加藤光敏　河野博　三浦理代　山本謙治 ◎監修
臺北醫學大學食品安全學系副教授
楊惠婷 ◎中文版審定　高淑珍 ◎譯

方舟文化

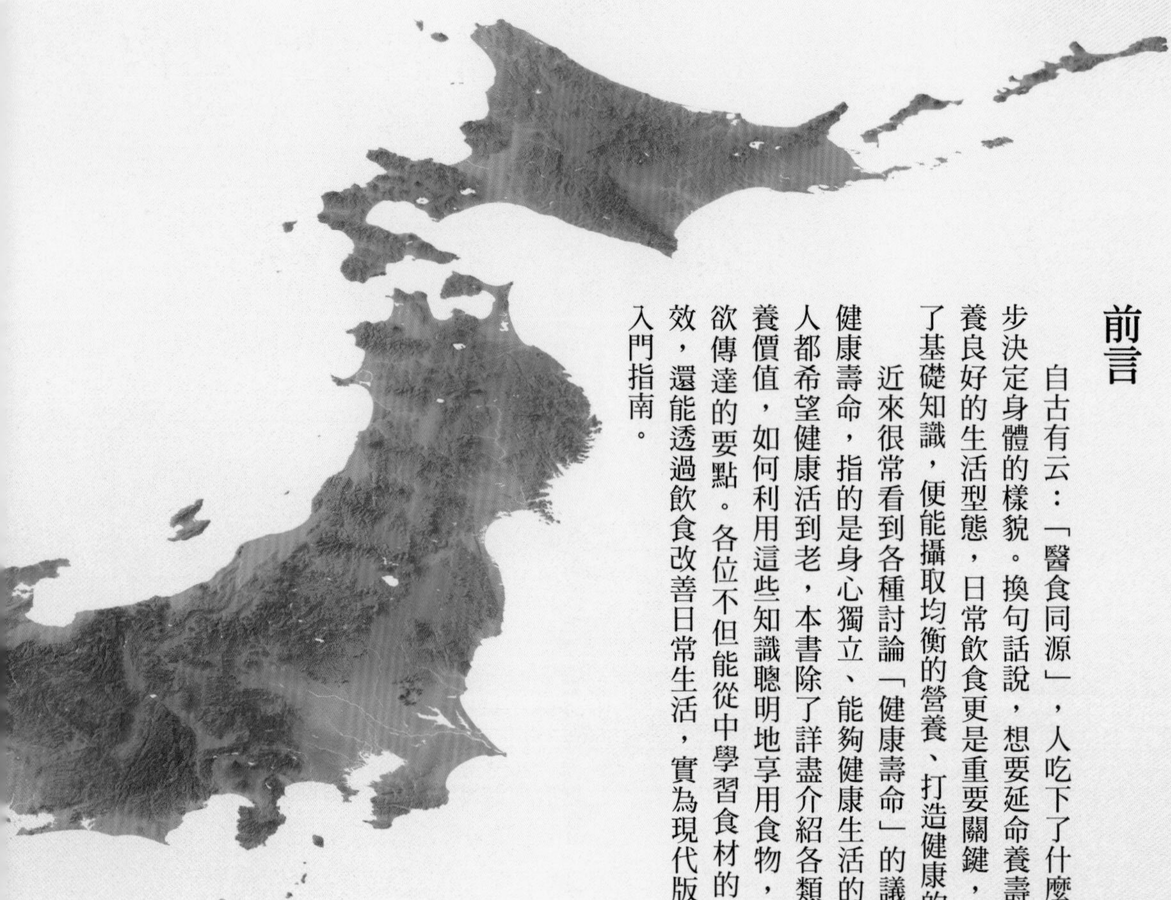

前言

自古有云：「醫食同源」，人吃下了什麼，就會逐步決定身體的樣貌。換句話說，想要延命養壽，除了培養良好的生活型態，日常飲食更是重要關鍵，而一旦有了基礎知識，便能攝取均衡的營養、打造健康的身體。

近來很常看到各種討論「健康壽命」的議題，所謂健康壽命，指的是身心獨立、能夠健康生活的期間。人人都希望健康活到老，本書除了詳盡介紹各類食材的營養價值，如何利用這些知識聰明地享用食物，也是全書欲傳達的要點。各位不但能從中學習食材的營養與療效，還能透過飲食改善日常生活，實為現代版醫食同源入門指南。

蔬菜

多吃蔬菜是維持健康的關鍵。近來科學數據也證實，植物的各種機能性成分，對於人體健康有莫大幫助。

隨著栽培技術與設備的進步，許多原本受限於季節的蔬菜，現在全年都可買到，實為一大福音。

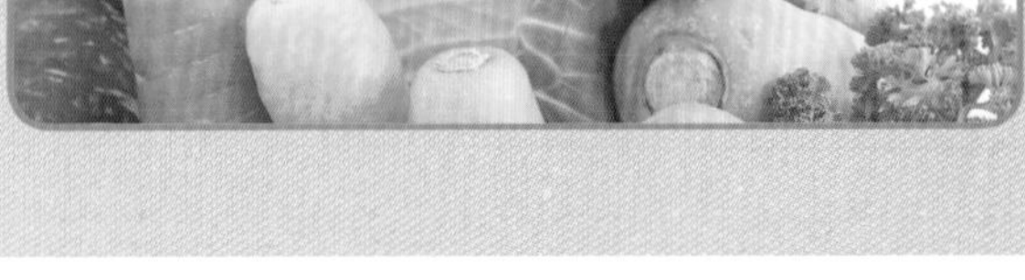

水果

水果會受到收穫季節的限制，帶有強烈的季節感，可說是大自然「期間限定」的產物。

除此之外，水果也具有很高的營養價值，還請養成吃水果的好習慣。

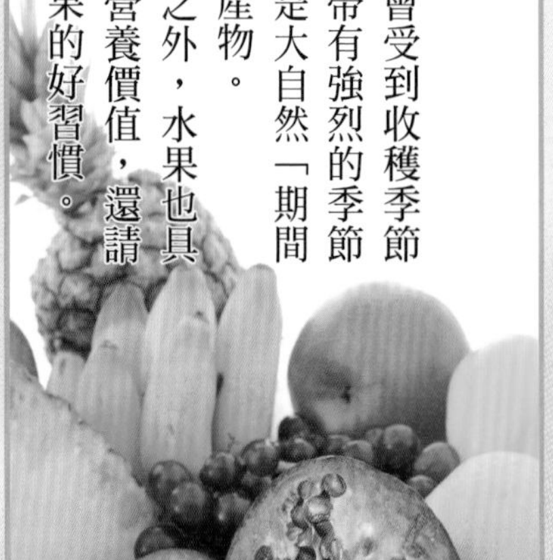

肉・蛋・乳製品

肉類、蛋和乳製品中，富含可製造人體各部位組織的蛋白質；即使是消化能力較差的高齡者，仍建議多攝取優質蛋白質。

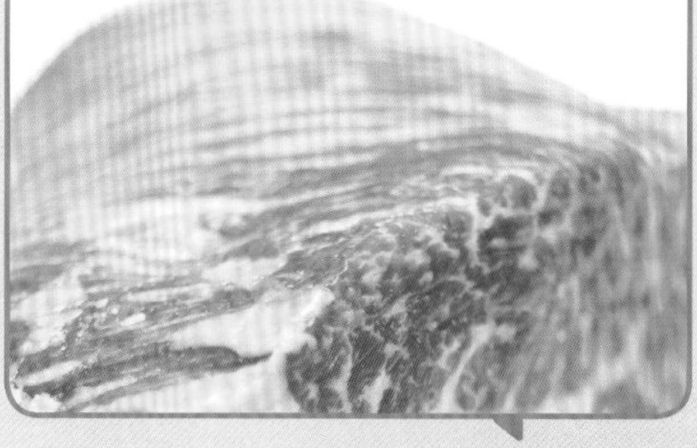

調味料

許多外食或加工食品中都含有食品添加物（例如防腐劑、著色劑等），為此，我們必須了解常見的調味料成分，才能吃得更安心健康。

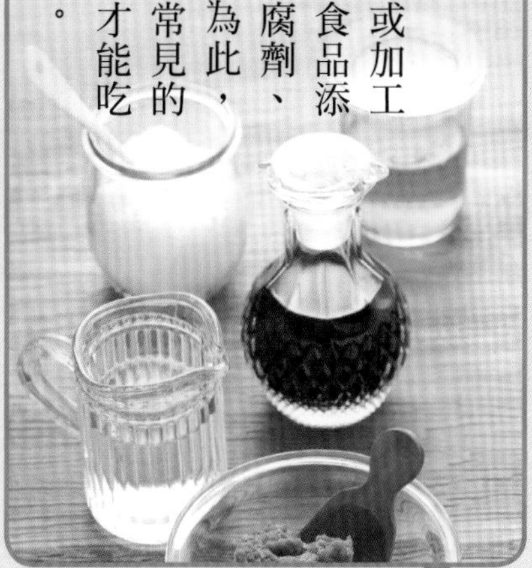

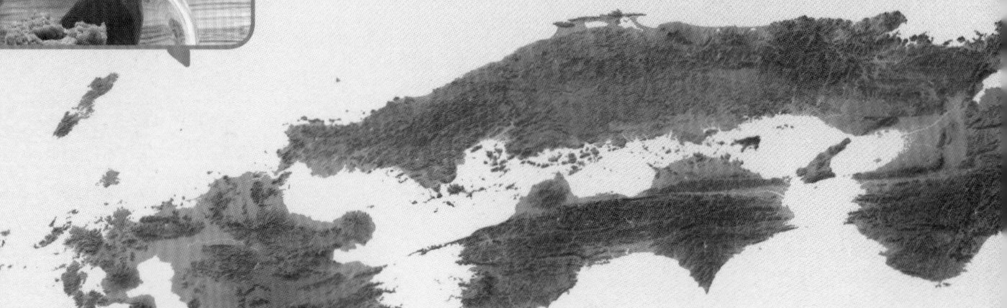

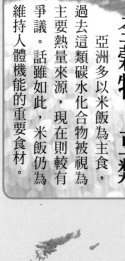

海鮮

近來研究發現，魚類含有各種不同效果的營養成分。

島國人民的生活與海洋息息相關，自古以來的飲食文化中，就非常重視各種來自大海的食材。

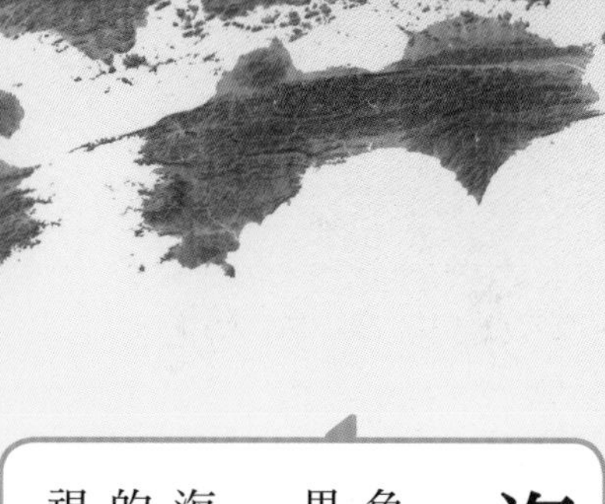

全穀物・豆類

亞洲多以米飯為主食，過去這類碳水化合物被視為主要熱量來源，現在則較有爭議。話雖如此，米飯仍為維持人體機能的重要食材。

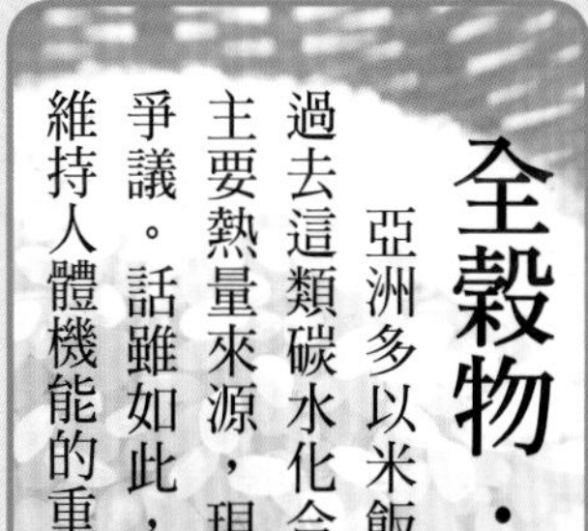

目錄

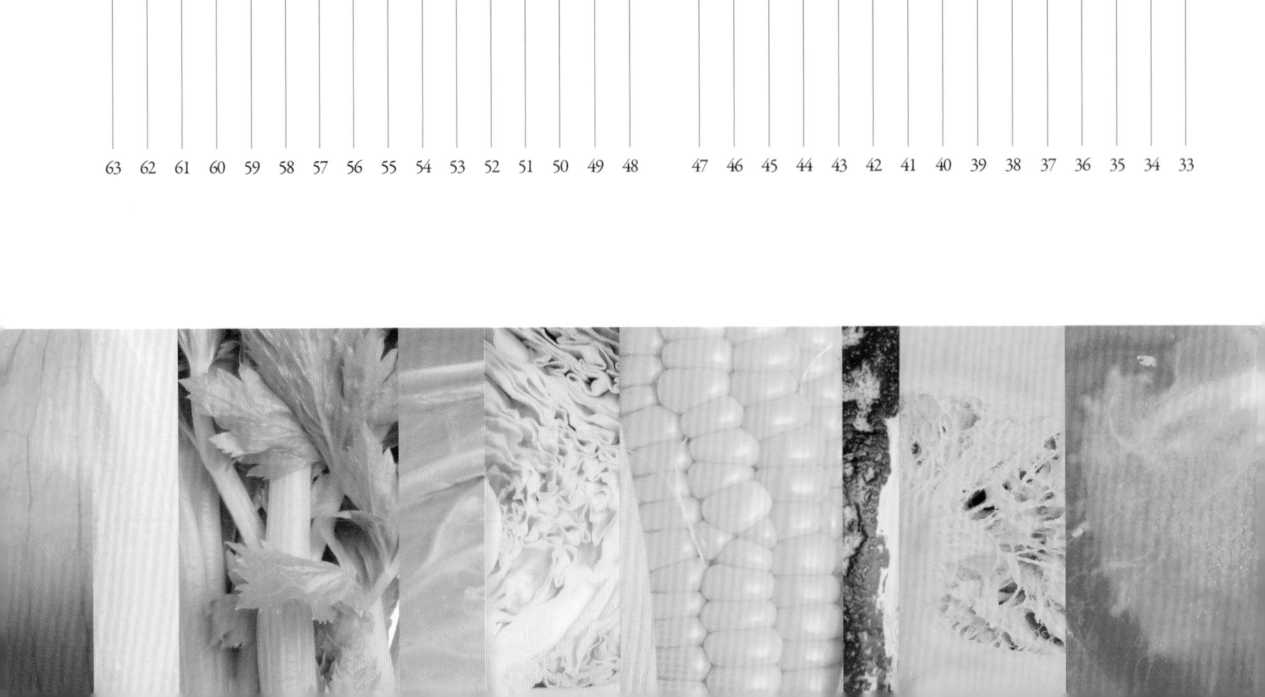

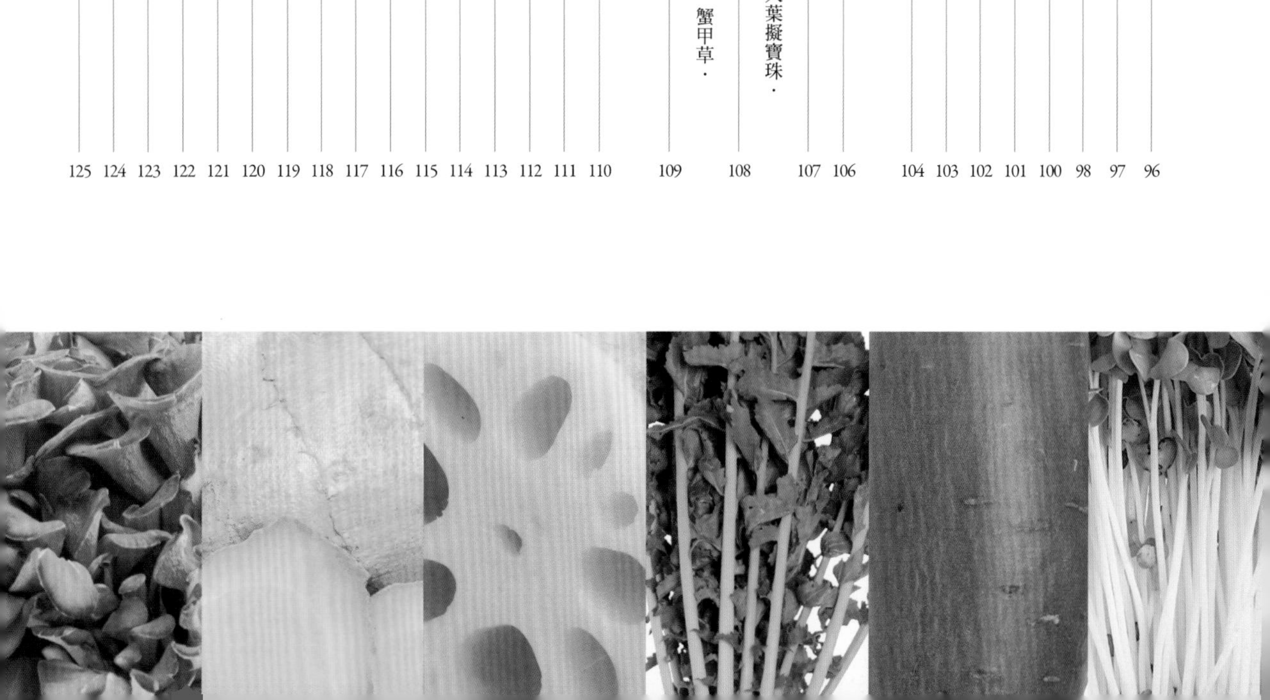

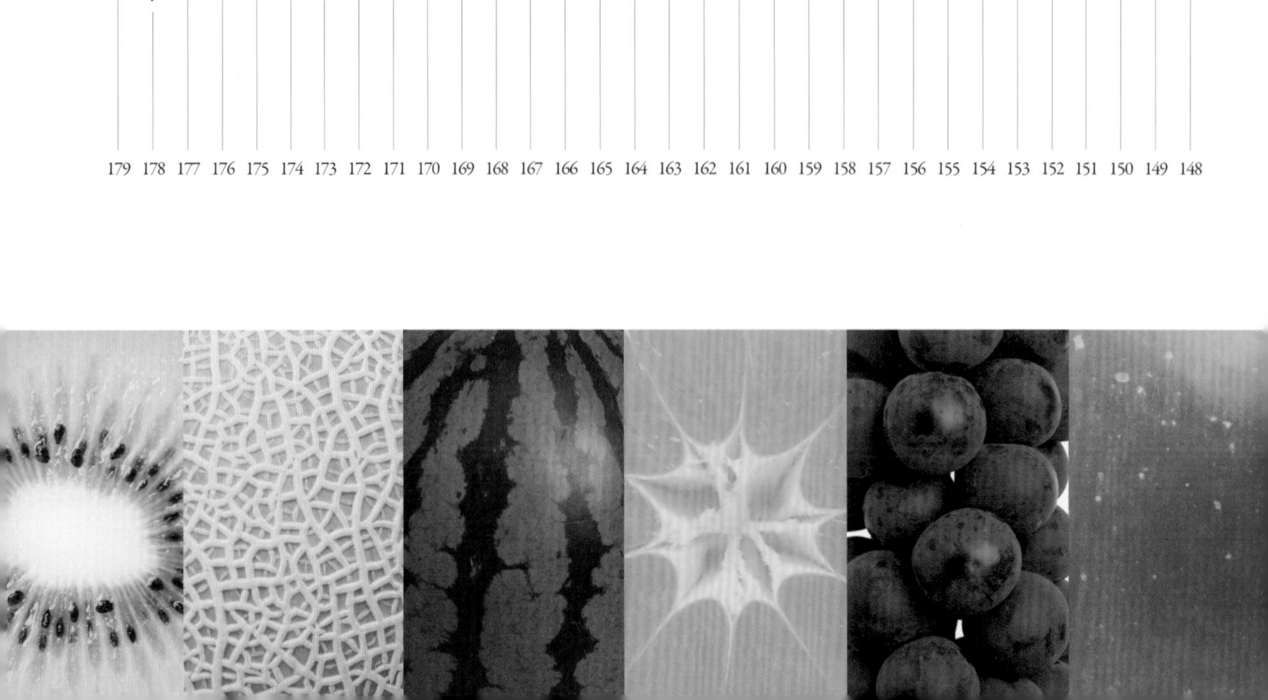

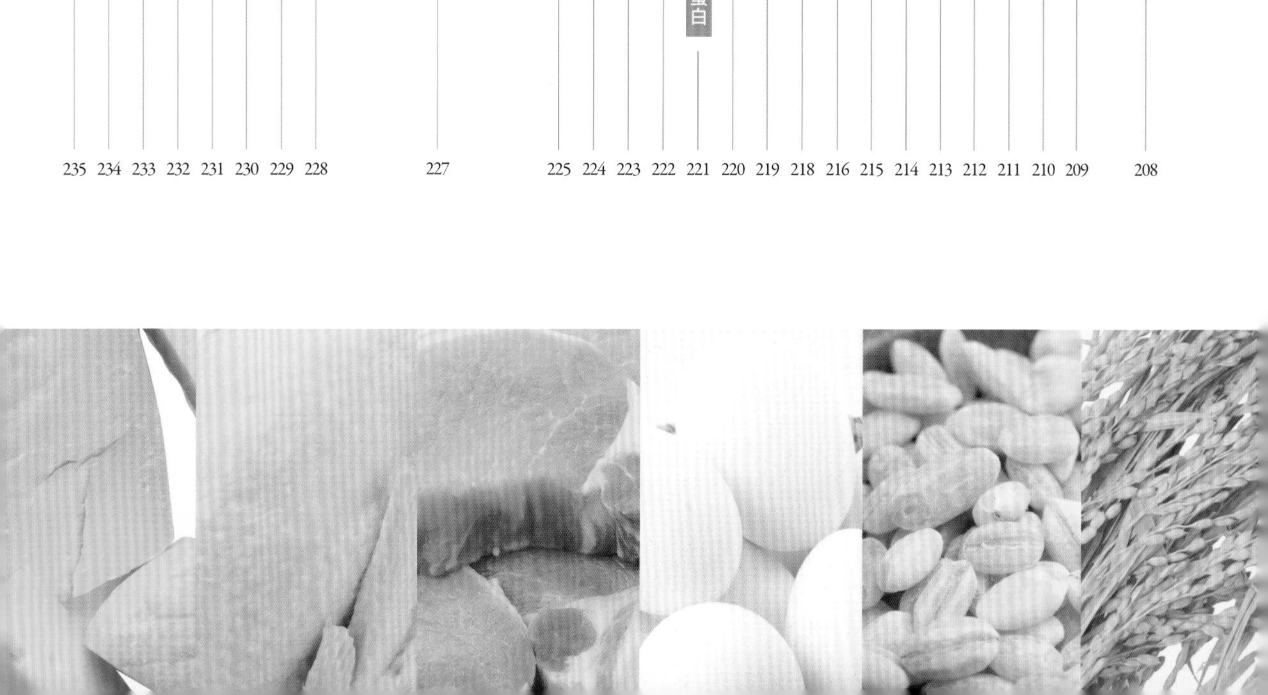

調味料

＊本書將「蕈菇類」歸類於「蔬菜」，「海藻」歸類於「海鮮」。
此外，「芋薯」則歸類於「蔬菜」中的「根莖類」。

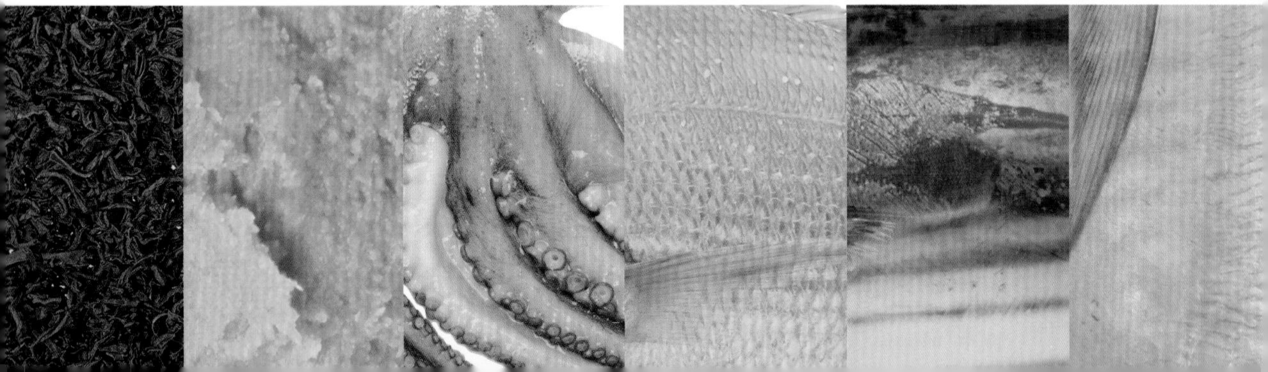

本書的使用方法

食品成分表
說明該食材每 100g 的主要營養成分。

美味選購法
說明選購食材需要注意的挑選重點。

營養素重點
以簡單好記的一句話，說明該食材的營養重點。

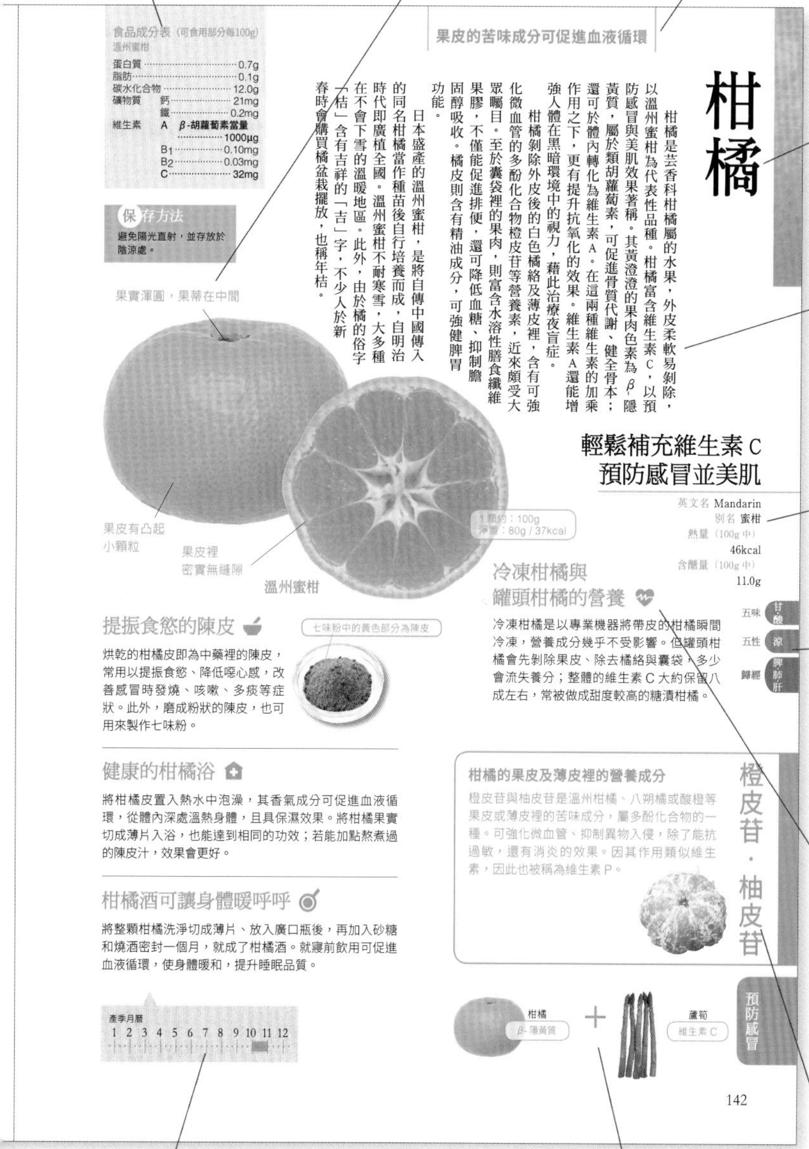
果皮的苦味成分可促進血液循環

柑橘

柑橘是芸香科柑橘屬的水果，外皮柔軟易剝除，以溫州蜜柑為代表性品種。柑橘富含維生素C，以預防感冒與美肌效果著稱。其黃澄澄的果肉色素為β隱黃質，屬於類胡蘿蔔素，可促進骨質代謝、健全骨本；還可於體內轉化為維生素A。在這兩種維生素的加乘作用之下，更有提升抗氧化的效果。維生素A還能增強人體在黑暗環境中的視力，藉此治療夜盲症。

柑橘剝除外皮後的白色橘絡及薄皮裡，含有可強化微血管的多酚化合物橙皮苷等營養素，近來頗受大眾矚目。至於囊袋裡的果肉，則富含水溶性膳食纖維果膠，不僅能促進排便，還可降低血糖、抑制膽固醇吸收。橘皮則含有精油成分，可強健脾胃功能。

日本盛產的溫州蜜柑，是將自傳中國傳入的同名柑橘當作種苗後自行培養而成，自明治時代即廣植全國。溫州蜜柑不耐寒雪，大多種在不會下雪的溫暖地區。此外，由於橘的俗字「桔」含有吉祥的「吉」字，不少人於新春時會購買橘盆栽擺放，也稱年桔。

食品成分表（可食用部分每100g）
溫州蜜柑

蛋白質		0.7g
脂肪		0.1g
碳水化合物		12.0g
礦物質	鈣	21mg
	鐵	0.2mg
維生素	A β-胡蘿蔔素當量	1000μg
	B1	0.10mg
	B2	0.03mg
	C	32mg

保存方法
避免陽光直射，並存放於陰涼處。

果實渾圓，果蒂在中間
果皮有凸起小顆粒
果皮裡密實無縫隙
溫州蜜柑

輕鬆補充維生素C
預防感冒並美肌

英文名 Mandarin
別名 蜜柑
熱量（100g 中）46kcal
含醣量（100g 中）11.0g

五味 甘 酸
五性 涼
歸經 脾 肺 肝

提振食慾的陳皮
七味粉中的黃色部分為陳皮
烘乾的柑橘皮即為中藥裡的陳皮，常用以提振食慾、降低噁心感，改善感冒時發燒、咳嗽、多痰等症狀。此外，磨成粉狀的陳皮，也可用來製作七味粉。

冷凍柑橘與罐頭柑橘的營養
冷凍柑橘是以專業機器將帶皮的柑橘瞬間冷凍，營養成分幾乎不受影響。但罐頭柑橘會先剝除果皮、除去橘絡與囊袋，多少會流失養分；整體的維生素C大約保留八成左右，常被做成甜度較高的糖漬柑橘。

健康的柑橘浴
將柑橘皮置入熱水中泡澡，其香氣成分可促進血液循環，從體內深處溫熱身體，且具保濕效果。將柑橘果實切成薄片入浴，也能達到相同的功效；若能加點熬煮過的陳皮汁，效果會更好。

柑橘的果皮及薄皮裡的營養成分
橙皮苷與柚皮苷是溫州柑橘、八朔橘或酸橙等果皮或薄皮裡的苦味成分，屬多酚化合物的一種。可強化微血管、抑制異物入侵，除了能抗過敏，還有消炎的效果。因其作用類似維生素，因此也被稱為維生素P。

橙皮苷・柚皮苷

柑橘酒可讓身體暖呼呼
將整顆柑橘洗淨切成薄片、放入廣口瓶後，再加入砂糖和燒酒密封一個月，就成了柑橘酒。就寢前飲用可促進血液循環，使身體暖和，提升睡眠品質。

產季月曆
1 2 3 4 5 6 7 8 9 10 11 12

柑橘 β-隱黃質 ＋ 蘆筍 維生素C

預防感冒

142

食材名稱
說明蔬菜、水果、肉、蛋、乳製品或魚貝類等食材名稱，以常見或慣用者為主。

內文解說
詳細說明該食材的營養、機能性成分、效果與功效，以及使用的歷史等。其中效果與功效以日常飲食習慣的攝取量為準。

相關資訊
說明該食材的英文名或別名、熱量、含醣量等相關資訊。

食材特性
自古以來人們即有藥膳的飲食智慧，並以中醫的角度，依照「五味・五性・歸經」三種方向掌握食材特性並分類（相關內容見第 134 頁）。

圖示說明
以各種一目了然的圖示，說明該食材的知識與應用。

- 營養・成分
- 民俗療法
- 料理方式
- 品種・種類
- 漢方應用
- 相關知識補充

保健功效專欄
以深入淺出的方式說明該食材的主要營養素、近年來的熱門保健話題等。

產季月曆
說明該食材主要品種的採收期與市場流通期。（此部分已調整為臺灣產季，少部分臺灣未生產的食材則維持日本產季。）

食材搭配法
將各種食材互相搭配，有助提高營養吸收率；也可當作設計食譜的參考。

＊為符合國情，全書「食品成分表」已修改為臺灣版本，並以衛福部 2018 年公告之《包裝食品營養標示應遵行事項》、「食品營養成分資料庫」網站資訊為主；部分臺灣未生產的食材則沿用日文原書資料。

＊食療無法取代藥物或正規醫療；預防疾病的效果也因人而異。身體若出現不適症狀，仍建議尋找醫師或專家協助。

食物裡的五大營養素

為了維持生命並健康生活，人體需要各種營養素以獲取活動所需的熱量，並藉此製造身體的肌肉、臟器、骨骼等重要組織、排除不必要的物質。而食物裡的營養素，則需要透過胃腸等消化道的吸收、代謝之後才能轉化為熱量。

營養素依其特質或作用，可分為蛋白質、醣類（碳水化合物）、脂肪（脂質）、維生素和礦物質，統稱「五大營養素」。

其中蛋白質、醣類和脂肪，可提供人體熱量以從事各種活動並維持體溫；蛋白質和礦物質可製造肌肉或骨骼、建構身體組織；維生素和礦物質則負責調整人體狀態。

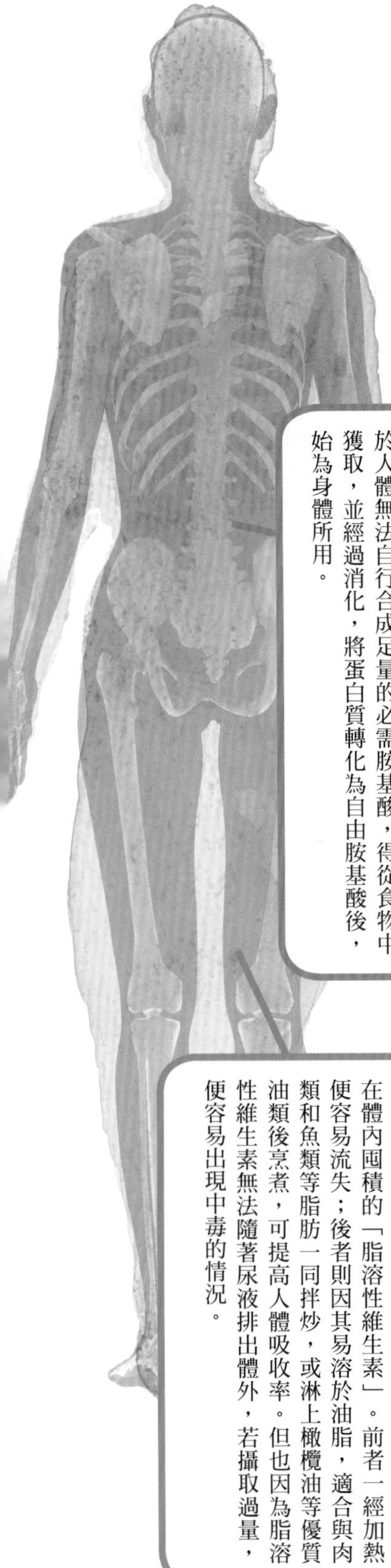

可用來製造各種身體組織的重要營養素

蛋白質

蛋白質不僅能用來製造肌肉、臟器、骨骼、血液、皮膚或毛髮等組織，也是構成酵素、賀爾蒙、免疫物質等的重要成分。人體若缺乏蛋白質，便會出現肌肉量減少的症狀。

蛋白質由二十種胺基酸所構成。其中包含纈胺酸（肝臟、加工乳酪等）、白胺酸（牛肉、鮮乳等）、異白胺酸（雞肉、鮮乳等）、蘇胺酸（蛋類、脫脂鮮乳等）、蛋胺酸（鮮乳、全麥麵粉等）、離胺酸（魚、蛋類等）、苯丙胺酸（肉、大豆製品等）、色胺酸（鮮乳、香蕉等）和組胺酸（雞肉、火腿等）九種必需胺基酸。一般來說，必需胺基酸的含量越多，且越能讓人體均衡攝取的，就是越優質的蛋白質。由於人體無法自行合成足量的必需胺基酸，得從食物中獲取，並經過消化，將蛋白質轉化為自由胺基酸後，始為身體所用。

維持人體正常機能並協助調整身體狀態

維生素

維生素是協助醣類、脂肪或蛋白質等營養素得以順利運作的潤滑劑，可維持身體的正常機能。人體需要的維生素共十三種，需求量雖然不高，但幾乎都無法於體內自行合成，只能從食物中攝取。這些物質對細胞的生長及健康十分重要，有助調節體內的新陳代謝，使人體維持良好的生理機能。一般來說，只需少量維生素就能發揮巨大的作用。由此可知，若攝取過多市售營養補充品，反而會有危害健康的疑慮，還請按照包裝上的指示服用。

此外，維生素分為可溶於水，隨尿液等排出體外的「水溶性維生素」，以及溶於油脂，容易在體內囤積的「脂溶性維生素」。前者一經加熱便容易流失；後者則因其易溶於油脂，適合與肉類和魚類等脂肪一同拌炒，或淋上橄欖油等優質油類後烹煮，可提高人體吸收率。但也因為脂溶性維生素無法隨著尿液排出體外，若攝取過量，便容易出現中毒的情況。

人體主要熱量來源 有助活化腦部功能

醣類（碳水化合物）

米、麥等穀物或水果含有大量醣類（碳水化合物），可於體內分解成葡萄糖與果糖等，提供人體活動所需的熱量。一般人很容易將「醣」與「糖」混淆，但後者並不含營養素，只能純粹提供熱量。經醣類分解而來的葡萄糖是腦部重要的熱量來源，一旦匱乏，腦部功能就會變差、導致專注力下降，但人腦無法先行儲存葡萄糖，必須經常從食物當中補給。另一方面，肌肉雖能將醣類提供的熱量儲存起來，但攝取過量就會變成脂肪囤積，造成肥胖。

人體將醣類轉換成熱量時，需要維生素B_1的協助，因此建議將醣類和富含維生素B_1的食材（例如豬肉或糙米）一同烹煮，可強化吸收。

每一公克脂肪 可製造九大卡熱量

脂肪（脂質）

一公克的醣類僅能製造四大卡熱量；相較於此，一公克的脂肪則可製造九大卡的熱量，是效率極高的熱量來源。脂肪具有構成血液、細胞膜、維生素和賀爾蒙的作用，還能促進脂溶性維生素吸收。

食物中的脂肪在腸胃消化、吸收後，大部分又再度轉變為脂肪，分布在人體皮下組織、腸繫膜和腎臟周圍。體內脂肪的含量常隨營養狀況、能量消耗等因素而變動。

構成脂肪的主要脂肪酸，可分為飽和脂肪酸和不飽和脂肪酸兩種。奶油或豬油等在常溫下為固體的油脂，富含飽和脂肪酸，可能導致肥胖或膽固醇增加，須注意攝取量。魚類或植物油富含不飽和脂肪酸，具有降低中性脂肪和膽固醇等功效。尤其是亞麻油酸、α-亞麻酸與花生四烯酸等必需脂肪酸，人體無法於體內自行合成，必須從食物中積極攝取。

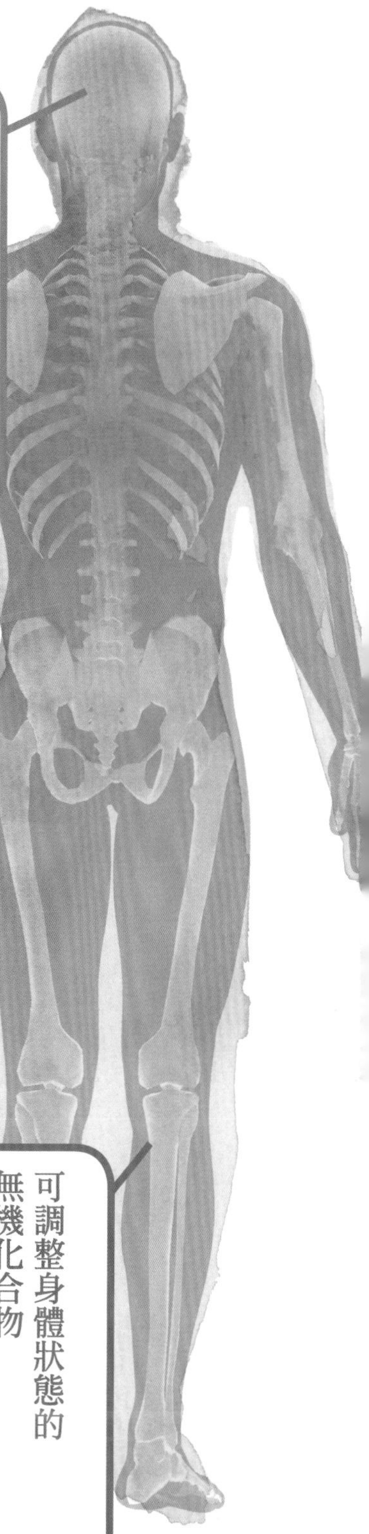

可調整身體狀態的 無機化合物

礦物質

可用來調整身體狀態、有利新陳代謝的營養素，分為維生素與礦物質兩種；其中維生素屬於有機化合物，礦物質則屬於無機化合物。人體所需的礦物質有十六種，但均無法於自行於體內生成，必須透過食物攝取。此外，礦物質攝取不足或過剩都會引發身體不適，必須注意攝取量是否均衡。像是吸收大量的鋅並不會危害人體，卻會間接導致身體中的銅不足。

其他重要的有效成分

膳食纖維

具有促進排便、抑制血糖上升、排除致癌性物質等重要功能。過去曾被稱為「第六種營養素」，但迄今尚未進入營養素之列。

植化素

植化素是植物生長的必要元素，也是植物的天然色素與氣味來源。其種類眾多，以多酚化合物、茄紅素等類胡蘿蔔素較為人熟知。

維生素

維生素A　脂溶性

預防癌症／防止感冒／改善膚質／護理毛髮／保護眼睛／強化抵抗力等

維生素A可維持皮膚和黏膜的健康並促進發育，人體若缺乏維生素A，眼睛較難適應明暗的變化。

肝臟．鰻魚．胡蘿蔔．奶油等

維生素B_1　水溶性

消除疲勞／預防夏日倦怠／促進醣類代謝等

維生素B_1可將醣類、脂肪轉為熱量，避免疲勞物質（丙酮酸等酸類）生成；建議與大蒜素分解後產生的烯丙基硫化物一同攝取，增加代謝效率。

豬肉．糙米．火腿等

維生素B_2　水溶性

預防感冒／改善膚質／護理毛髮／促進脂肪代謝等

維生素B_2可分解脂肪、產生熱量，有助維護皮膚、毛髮的健康。缺乏維生素B_2會引起口腔發炎（嘴破）或造成肌膚乾燥等症狀。

納豆．肝臟．乳製品等

維生素C　水溶性

預防感冒／美化肌膚／增強免疫力／提升抗壓性等

維生素C能強化免疫系統，並幫助身體生成膠原蛋白。因其本身溶於水且不耐高溫，容易隨尿液或汗水排出體外，需要常常補充。

檸檬．高麗菜．柑橘等

維生素D　脂溶性

強化骨骼／維持肌力／預防骨質疏鬆等

維生素D可用來製造強韌的骨骼與牙齒，並維持肌力。平常多晒太陽，也能幫助體內形成維生素D。

香菇．魚．蛋等

維生素E　脂溶性

預防動脈硬化／減緩老化／改善更年期症狀等

維生素E可預防體內脂肪氧化，並減少膽固醇生成、防止動脈硬化。建議與維生素C一同攝取，提升抗氧化的效果。

南瓜．杏仁果．植物油等

維生素B_{12}　水溶性

預防貧血等

維生素B_{12}能維護神經系統健康，並和葉酸共同發揮作用，增加紅血球裡的血色素，有助遺傳因子DNA的生成。缺點是相當容易氧化。

雙殼貝．牛肝．乳製品等

葉酸　水溶性

預防貧血／防止口腔發炎等

葉酸是維生素B群的一種，能促進紅血球形成，且與胎兒的健全發育、細胞的活動、分裂息息相關。建議孕婦攝取兩倍的正常攝取量。

毛豆．青花菜．肝臟等

維生素K　脂溶性

強化骨骼／促進凝血作用等

維生素K的功能為促進凝血或維持血管的健康，還能強化骨骼中的蛋白質活化與生成，常被用於骨質疏鬆的治療藥物中。

納豆．小松菜．菠菜等

菸鹼酸　水溶性

美化肌膚／促進血液循環等

菸鹼酸是維生素B群的一種，能夠修補受到紫外線傷害的皮膚，並具有安定神經的功效。

肉類．海鮮等

維生素B_6　水溶性

預防脂肪肝／防止經前症候群等

維生素B_6可幫助蛋白質產生能量，有助於皮膚油脂腺的正常分泌，藉此避免各類皮膚病生成。

海鮮．肝臟．香蕉等

泛酸　水溶性

增強免疫力／提升抗壓力等

泛酸是維生B群的一種，可幫助醣類、脂肪、蛋白質的代謝，並協助製造抗體，增強人體免疫系統。

肝臟．海鮮．納豆等

生物素　水溶性

維護皮膚和毛髮健康等

生物素是維生素B群的一種，有助於代謝醣類、脂肪及蛋白質，維持皮膚和毛髮健康。

肝臟．蛋黃．海鮮等

礦物質

Ca 鈣

製造骨骼、牙齒／提升抗壓性

鈣是人體含量最多的礦物質，可用來製造骨骼，也與細胞分裂、抑制神經興奮有關。和維生素D、酪蛋白或檸檬酸等一同攝取可增加吸收率。

鮮乳．加工乳酪．小魚乾．海藻等

Na 鈉

調整血壓

鈉可與鉀共同維持細胞滲透壓的平衡，但若攝取過量，將造成血壓上升或浮腫，必須多加注意。

調味料（鹽．醬油．味噌）．加工食品（火腿或魚漿製品）等

K 鉀

調整血壓

鉀可與鈉共同維持細胞滲透壓的平衡，抑制腎臟對鈉的吸收量，使多餘的鈉隨著尿液排出以降低血壓。但鉀離子太高會引發心律不整，甚至心臟衰竭，腎功能不佳者更容易導致高血鉀症，必須注意攝取量。

山藥．大豆．西瓜等

Fe 鐵

預防貧血

鐵是血色素的構成成分，一旦攝取不足便會引發貧血。動物性食品含有血紅素鐵；植物性食品則有非血紅素鐵，皆能促進鐵質吸收。攝取非血紅素鐵時，建議和維生素C一起食用。

肉．魚．肝臟（血紅素鐵）．蔬菜．海藻類．大豆（非血紅素鐵）等

Zn 鋅

促進新陳代謝

鋅又稱亞鉛，有助於細胞核內的核酸DNA和RNA合成，同時增強白血球的功能。攝取不足時將引發味覺障礙。

牡蠣．鱈魚子．鰻魚等

Cl 氯

胃液的主要成分

氯可活化胃蛋白酶以利消化，同時調整胃部功能，並促進胰臟分泌胰液。攝取不足時將引發食慾不振或消化不良。

食鹽等

P 磷

製造骨骼、牙齒

磷占了人體礦物質量的四分之一，和鈣一樣皆為製造骨骼與牙齒的重要成分，還能產生熱量。若攝取過量將造成骨量或骨質密度下降。

海鮮．乳製品．添加物或汽水等

Mg 鎂

生成熱量／調整血壓

鎂可促進骨骼形成、產生熱量、強化神經傳達，並協助酵素調整血壓。如果人體長期缺鎂，可能會導致骨質疏鬆症或糖尿病等疾病。

杏仁果．海鮮．海藻等

Cu 銅

生成紅血球

銅是大多數動物的必需營養素，可幫助生長，並促進鐵質吸收。

牡蠣．乾魷魚．肝臟．堅果類等

Mn 錳

幫助生長與促進生殖系統發育

錳當中含有各種可活化人體酵素的成分，有助抗氧化，還能促進骨骼的成長和生殖系統發育。

穀物．堅果類．豆類等

I 碘

甲狀腺賀爾蒙的主要成分

碘可促進發育、協助熱量生成。無論攝取不足或過剩，都可能引起甲狀腺腫大或發育障礙。

昆布．裙帶菜．海鮮等

Se 硒

抗氧化並預防感染

硒具有抗氧化的功能，還可和維生素E共同發揮作用，預防感染。

海鮮．蛋類．青蔥等

Cr 鉻

協助醣類正常代謝

鉻可增加胰島素的效能，並調節體內葡萄糖濃度，藉此避免低血糖症及糖尿病發生。

石蓴．紫菜．黑砂糖等

Mo 鉬

提高鐵質利用效率

鉬能促進尿酸或鐵質代謝，一旦攝取不足將引發貧血或痛風等問題。

乳製品．豆類．肝臟．穀物等

S 硫磺

不可或缺的美容成分

硫磺是胱胺酸的構成成分，對肌肉修復和骨骼、結締組織發展很有幫助，還可協助製造健康的皮膚與毛髮。

蛋白質豐富的食品（魚．肉．牛奶等）

Co 鈷

幫助紅血球生成

鈷是維生素B_{12}的成分之一，可協助紅血球或血紅素生成，並促進其吸收鐵質。人體一旦缺鈷便容易貧血。

各種含維生素B_{12}的動物性食品（豆芽菜．納豆等）

生活習慣病

不良的生活習慣可能引發各種疾病

什麼是生活習慣病？

「生活習慣病」一詞源自於日本，係指各種因不良的生活習慣（例如飲食紊亂、睡眠不足、吸菸飲酒、壓力過大、缺乏運動等）所引發的症狀或疾病。

生活習慣病過去被稱為「老人病」或「文明病」，這是因為「老化」從前被認為是導致生活習慣病的主因。之所以改變病名，是因為隨著時代的演進，以往可能只有中老年人才會罹患的疾病，也開始出現在年輕人身上。為了喚醒人們對「維持良好生活習慣」的重視，才將其更名為生活習慣病。

據說現代人的死亡原因當中，有相當大的比例來自於生活習慣病直接或間接引發的相關疾病。肇因於不良生活習慣的代表性疾患包含下列四種：肥胖、糖尿病、高血壓、血脂異常。其他像是動脈硬化、缺血性心血管疾病、腦血管疾病、高尿酸血症、骨質疏鬆症、癌症等，除了部分與遺傳有關之外，大多源自於不良生活習慣的累積。

現代社會已逐步邁向高齡化，民眾的健康意識亦陸續提升，越來越多人開始重新檢視平日的生活型態，尋求延長健康壽命的方法。那麼，有哪些預防措施是從平時就能做到的呢？

從日常中預防並改善

一日三餐・營養均衡

每天吃下肚的食物，將會逐漸決定身體的樣貌。因為食物具有改變人體的效能，為此，請試著多花點心思在飲食生活上，養成一日三餐，都能定時定量且營養均衡的好習慣。

- 適量且均衡攝取主食（米飯類）、主菜（魚、大豆、蛋類、肉類）、副菜（蔬菜）。
- 盡量減少鹽分攝取。
- 多攝取富含維生素或礦物質、膳食纖維的蔬果。
- 盡量多和家人或朋友一起用餐，增加食物多樣性並攝取充足的營養。
- 外食或選購市售食品時，記得看清營養成分標示，讓自己有意識地攝取足夠的營養。

養成運動習慣

養成運動習慣，以「比平常多動十分鐘」這種加十分鐘的概念為目標，讓身體慢慢習慣，此為持之以恆的祕訣。絕對不要操之過急，一次做太多劇烈運動，反而會有反效果。

- 十八～六十四歲 以一天總計運動超過六十分鐘為目標。若能養成長久的運動習慣，效果會更好。
- 六十五歲以上 以一天運動四十分鐘為目標，建議多做能確實強化肌肉的阻力運動（重量訓練）。

避免飲酒和抽菸

適量飲酒可促進血液循環、釋放壓力，但飲酒過量會引發肝功能障礙、血脂異常、高血壓、糖尿病等生活習慣病，並加速腦部老化、損傷智力、情緒不穩定、注意力分散，甚至引起精神焦慮、抑鬱等症狀。若正在服用某些容易導致低血糖的糖尿病藥物，過量飲酒也會暫時造成血糖過低。

香菸裡含有尼古丁或焦油等超過兩百種的致癌物質，容易引發高血壓、血脂異常、糖尿病、動脈硬化等。吸菸也會導致男性失去性機能、骨骼疏鬆及更年期提早到來。更糟的是，尼古丁具成癮性，二手菸還可能危及他人健康，還請確實戒菸。

肥胖・新陳代謝症候群

肥胖與新陳代謝症候群的關聯

體脂肪過度囤積的狀態稱為肥胖，可利用BMI（身體質量指數）與腰圍數值評估。

根據體脂肪囤積的部位，可分為「內臟脂肪型肥胖」與「皮下脂肪型肥胖」。其中內臟脂肪型肥胖，肇因於使胰島素功能變差的肥大脂肪細胞，此與生活習慣病有直接的關聯。而大家耳熟能詳的「新陳代謝症候群」（通稱代謝症候群），則是在內臟囤積了脂肪、造成肥胖之後，接著出現的高血壓、血脂異常、高血糖等症狀。事實上，二〇一二年臺灣十大死因中，便涵蓋了惡性腫瘤、心臟疾病、腦血管疾病、糖尿病、高血壓性疾病、腎病變等六項與肥胖高度相關的病症。而肥胖引起的睡眠呼吸中止症，更會使睡眠品質低落，長久下來除了引起高血壓、心臟病等，還容易導致車禍等事故傷亡。

臨床上判定代謝症候群時，除了因內臟脂肪囤積導致腰圍超標之外，下列三項中有兩項符合：(1)高血壓、(2)血脂異常、(3)高血糖，就屬於代謝症候群。

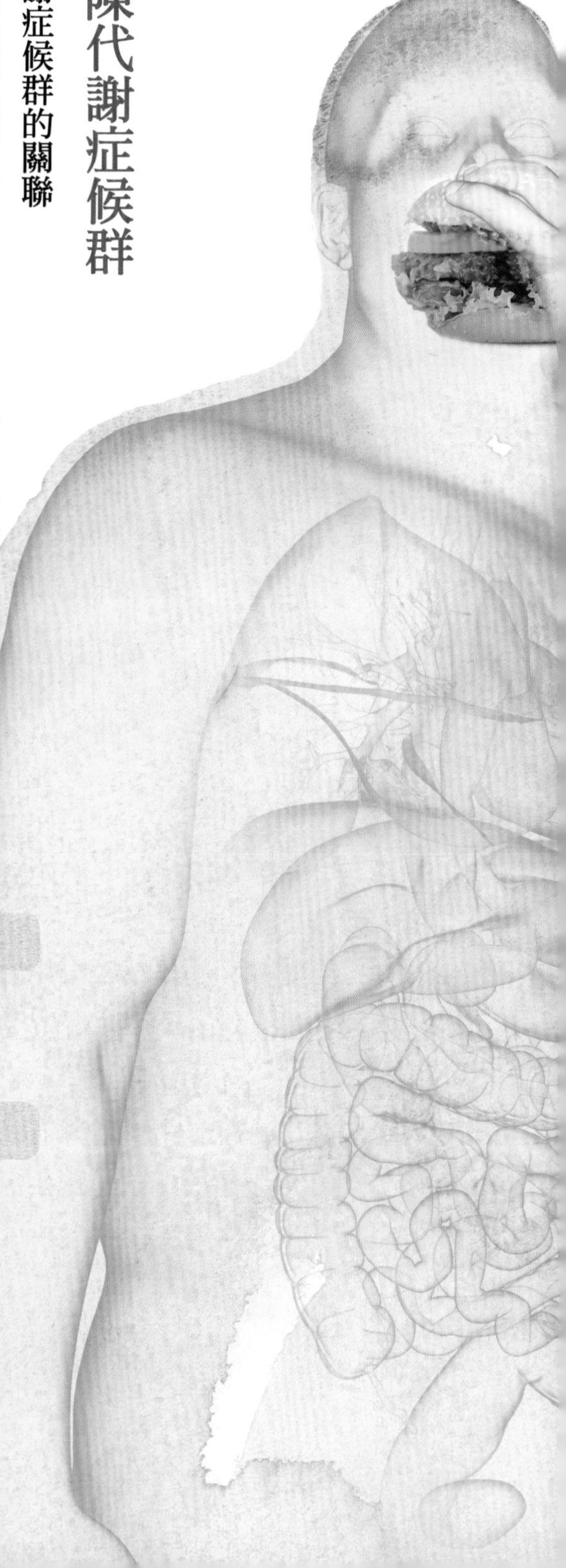

BMI ＝ 體重(kg)÷(身高[m]×身高[m])

評估身體質量指數 BMI

22	理想值
25以上，未滿30	過重
30以上，未滿35	輕度肥胖
35以上，未滿40	中度肥胖
40以上	重度肥胖

腰圍

男性≧90cm	要注意
女性≧80cm	要注意

代謝症候群的診斷標準

內臟脂肪囤積（腰圍異常）

腰圍 男性≧90cm／女性≧80cm

＋

若以下任兩項也符合

高血壓	血脂異常	高血糖
收縮壓 ≧130mmHg 或 舒張壓 ≧85mmHg	中性脂肪 ≧150mg/dl 或 HDL膽固醇 男性＜40 mg/dl 女性＜50 mg/dl	空腹時血糖值 ≧100mg/dl

↓

代謝症候群

＊為符合國情，本頁內容已改為臺灣衛福部公告的判定標準。

為什麼人們常常一不小心就變胖了？

從飲食方面來看，吃下肚的熱量高於日常生活消耗的熱量時，多餘的熱量就會囤積成內臟脂肪或皮下脂肪。除此之外，吃太多且運動不足、骨骼肌（可製造熱量並預防肥胖）弱化、基礎代謝率下降等，都是導致肥胖的原因。要避免肥胖，就必須隨著年齡或生活型態調整飲食方式。當然也有人具有容易肥胖的遺傳因子，天生基礎代謝率就偏低，但即便如此，只要透過飲食和運動，保持正確的生活習慣，就能打造不易肥胖的體質。定期監測ＢＭＩ及腰圍，並遵循少吃多動、低糖低鹽低油高纖的飲食原則，亦能使人常保健康活力。

代謝症候群會引發何種風險？

代謝症候群目前仍只是一群「容易導致心血管疾病的危險因子」的總稱，而非單指特定疾病。由於這些疾病幾乎沒有任何自覺症狀，往往使人忽略其威脅性。長期下來就有可能導致動脈硬化，若再加上其他症狀的惡性循環，便容易併發腦中風、心血管疾病或糖尿病等病症。

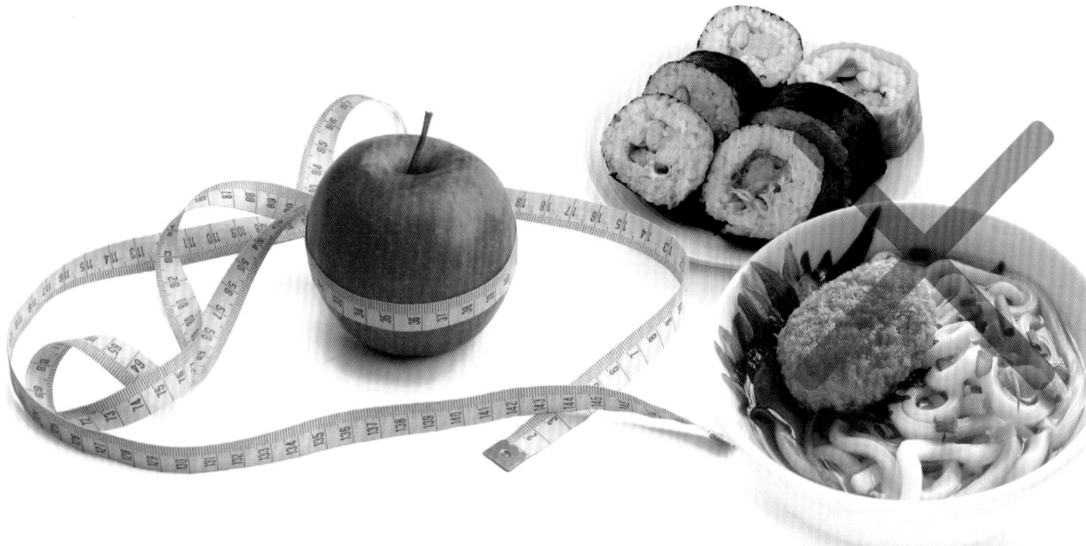

預防與改善方法

預防並改善代謝症候群，可從日常飲食開始調整，大家不妨參考以下的專家建議。

1. 避免攝取**過多的醣類**，像是麵包、蛋糕等精緻澱粉。
2. 用餐時若能**先吃蔬菜或搭配蛋白質一起吃**，血糖起伏程度會比較小，可有效減緩血糖值急劇上升（血糖值尖峰）。
3. 細嚼慢嚥。建議每吃一口就放下筷子，**慢慢咀嚼食物二十次以上**，除了能品嘗食物的美味，還能刺激腦部的飽食中樞，**就算吃得不多也能有飽足感**。
4. 嚴禁斷食或暴飲暴食，一日三餐要維持規律，如果省略其中一餐不吃，身體可能會在下一餐吸收更多養分。另外，在**餐間盡量不要吃零食**。
5. **吃飯不專心是導致飲食過量的元凶**，容易使人在不知不覺中吃進許多食物卻沒有飽足感。建議家裡不要放太多零食或點心，若覺得調整食量有困難，建議找專家諮詢。

蔬菜

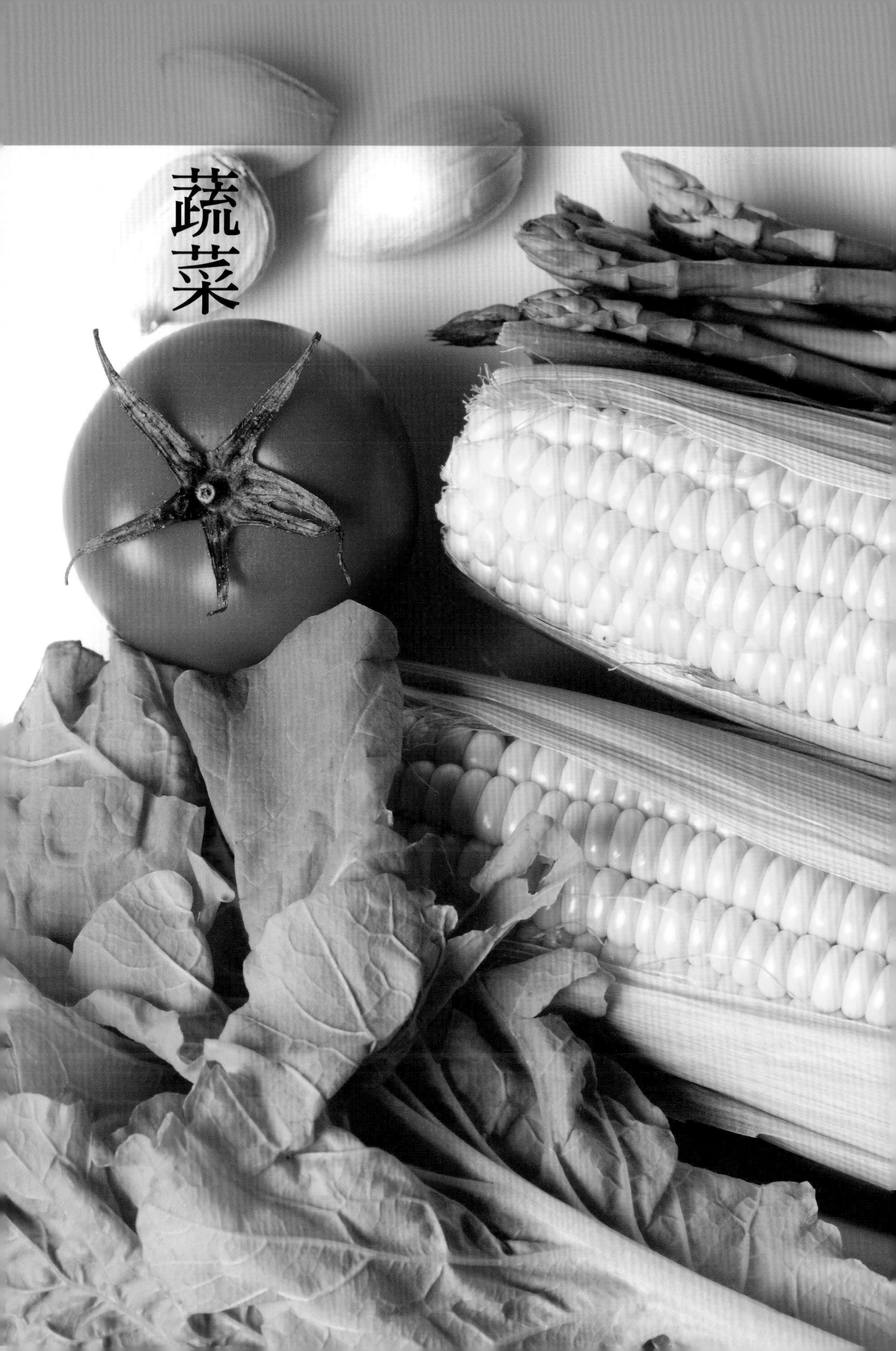

黃綠色蔬菜

富含β-胡蘿蔔素具優異的抗氧化作用

何謂黃綠色蔬菜？

一提到黃綠色蔬菜，大家應該會馬上聯想到胡蘿蔔或南瓜等色彩鮮豔的蔬果。若根據日本厚生勞動省的定義：「可食用部分每一〇〇公克的胡蘿蔔素（β-胡蘿蔔素當量）超過六〇〇μg」的蔬菜，就可稱為黃綠色蔬菜。由此看來，像番茄、四季豆或青椒等蔬菜，β-胡蘿蔔素雖低於標準值（見下方圖表），但只要每次吃的量夠多或經常食用，依然能夠有效補充胡蘿蔔素，故仍可歸類為黃綠色蔬菜。β-胡蘿蔔素可抗氧化、預防生活習慣病、改善各種不適症狀，近來頗受各界矚目。

相較於黃綠色蔬菜，β-胡蘿蔔素含量較少者，稱為淺色蔬菜。值得注意的是，此處的「淺色」並非蔬菜本身的色澤深淺，而是視β-胡蘿蔔素含量而定。除了β-胡蘿蔔素之外，蔬菜同時含有各種維生素、礦物質與膳食纖維等營養成分，有助於維持人體健康。有些蔬菜會因部位不同，而含有不同的營養成分。例

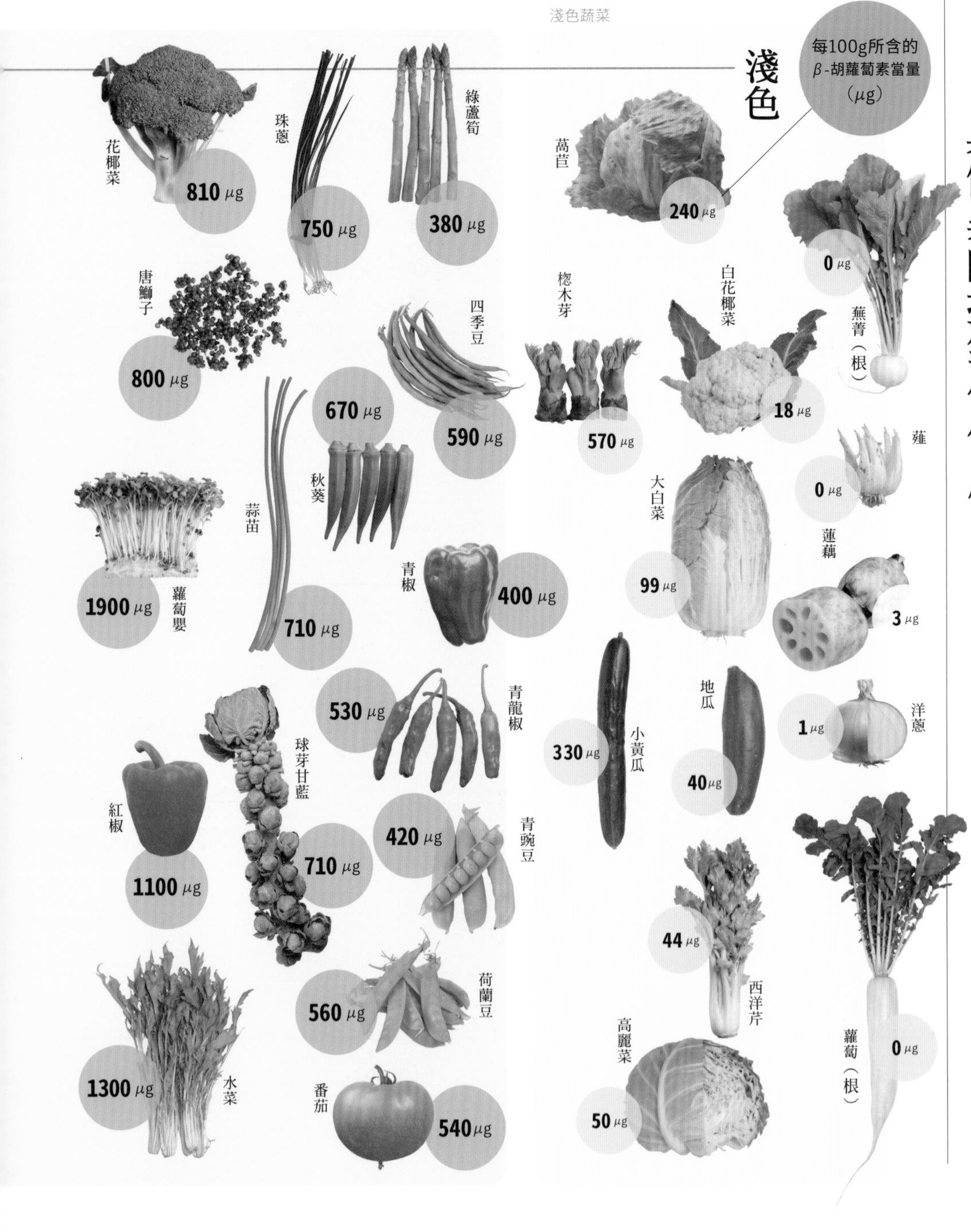

如蘿蔔，其葉子屬於黃綠色蔬菜，但根部卻是淺色蔬菜。

β-胡蘿蔔素是類胡蘿蔔素的一種，為植物中以黃、橙、紅等色澤呈現的色素成分。人體在有需要時，會主動將β-胡蘿蔔素轉換成維生素A，故β-胡蘿蔔素又稱維生素A原；未能轉換為維生素A的β-胡蘿蔔素則可當作抗氧化物，用以預防生活習慣病或延緩人體老化。

β-胡蘿蔔素的發現，最早可追溯至十九世紀，生化學家由綠葉中分離出黃色結晶的色素，通稱類胡蘿蔔素。目前自然界中已發現的類胡蘿蔔素大約有六百種。類胡蘿蔔素可分為兩大類，一種為只含碳氫化合物的色素，稱為胡蘿蔔素，β-胡蘿蔔素便是其中最重要的一種；另一種為含氧的衍生物，稱為葉黃素（見第三十六頁）。

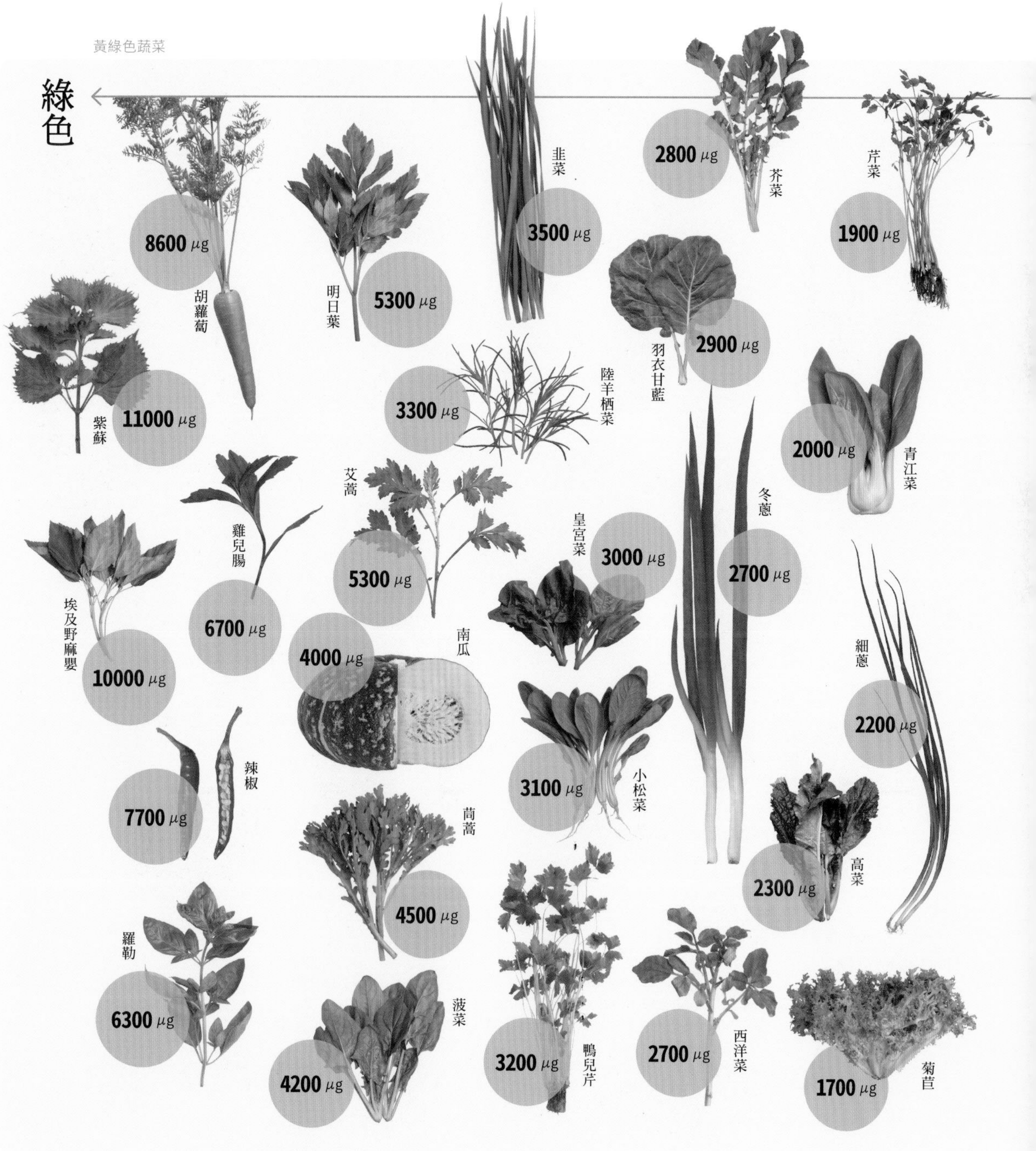

番茄

食品成分表（可食用部分每 100g）

蛋白質		0.7g
脂肪		0.1g
碳水化合物		4.7g
礦物質	鈣	7mg
	鐵	0.2mg
維生素	A β-胡蘿蔔素當量	540μg
	B_1	0.05mg
	B_2	0.02mg
	C	15mg

保存方法

完熟的番茄可放入塑膠袋，置於冷藏室保鮮；未熟的番茄則建議放常溫催熟。

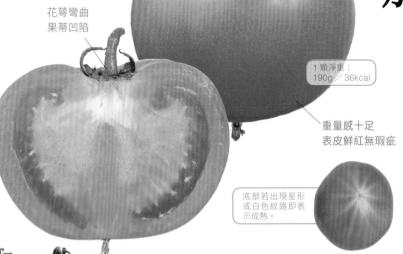

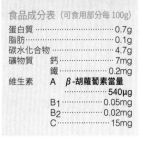

五味 甘．酸
五性 涼
歸經 肝．脾．胃

風味越酸 藥效越好

中醫認為番茄可治療因暑熱引起的乾渴，同時強化胃腸功能、增進食慾。此外，番茄的風味越酸，入藥時的療效就越好。

番茄的鮮紅來自茄紅素

英文名 Tomoto
別名 唐柿、赤茄子、西紅柿、小金瓜、珊瑚樹茄子
熱量（100g 中）19kcal、29kcal（小番茄）
含醣量（100g 中）3.7g

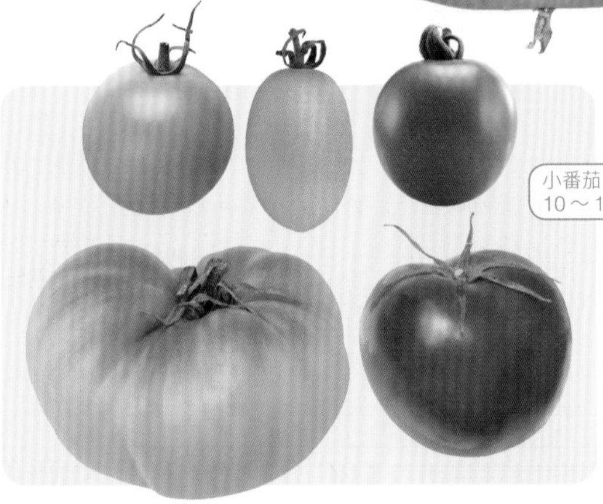

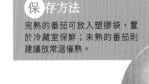

番茄不僅含有抗氧化力強大的茄紅素、維生素C和β-胡蘿蔔素，可幫助排除體內多餘鹽分的鉀，同時富含可消除便祕或抑制膽固醇的水溶性膳食纖維，營養價值極高。現在已有不少研究指出，番茄的茄紅素能有效預防前列腺癌並保護皮膚不受紫外線傷害，且番茄加熱烹煮後會釋出更多茄紅素，可從中提煉出治療高血壓的物質。

據說全世界的番茄品種多達八千種。日本從昭和時期便積極進行品種改良，現在市面上也很常見到新的番茄品種。番茄原產於中美洲和南美洲，現已廣泛種植於全世界，除了作為食用蔬菜，還具有醫療效用。

目前市場上流通的主流品項，是皮薄且適合生吃的「桃太郎番茄」。這種粉色系的品種，是以特殊手法栽種的水果番茄，甜度頗高，甚至超過十度，和哈密瓜一樣甜。

其他像「聖馬札諾番茄」等紅色品種，適合加熱食用。此外，與粉色品種相比，紅色品種的番茄麩胺酸或天門冬胺酸含量更多，口感更香甜。西方諺語甚至說：「到了番茄產期，就沒有失敗的料理。」番茄濃厚的滋味廣受大眾喜愛，番茄醬更是許多料理的基底。

不同顏色的番茄 營養價值也不一樣嗎？

番茄的品種眾多，多數品種的果實是紅色的，此外，還有橙、黃、綠、紫、粉紅、白色，甚至帶有彩色條紋的番茄。番茄的顏色會隨著內含的類胡蘿蔔素或多酚化合物的種類而變化。若富含茄紅素，番茄就會呈現紅色；茄紅素加上β-胡蘿蔔素會呈現黃色；若再加上表皮的花青素就會呈現黑色。至於綠色番茄，雖不含茄紅素，但富含番茄素和番茄鹼。番茄鹼可促進肌肉細胞發育，增強持久力；番茄素則帶有些微毒性，必須注意攝取量。

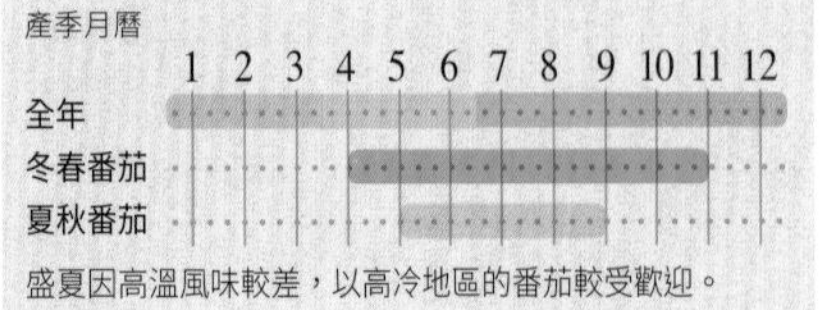

盛夏因高溫風味較差，以高冷地區的番茄較受歡迎。

番茄具微量毒素

番茄素乃番茄裡的一種生物鹼，含有微量毒性，可於生長期間防止昆蟲啃咬。番茄素可能出現在花、葉、莖或未熟果中，儘管含量很低，幾乎不會導致人類中毒，但仍須注意攝取量。

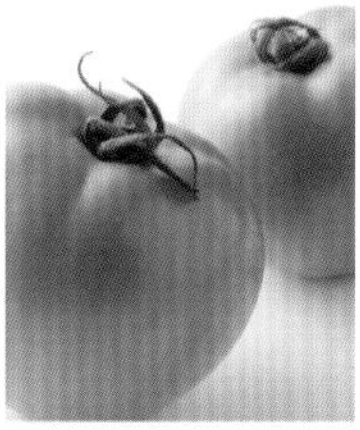

茄紅素

具優異的抗氧化力，有助防癌

番茄裡的茄紅素，是其鮮紅色澤的來源，具優異的抗氧化力，可抑制危害身體的過量活性氧，故被認定具有預防動脈硬化、高血壓、糖尿病等生活習慣病或癌症的效果。除此之外，針對黑斑、雀斑、皮膚鬆弛或皺紋等問題，茄紅素也有改善與美化的作用。茄紅素本身相當耐熱，即便加熱營養也不會流失，又因其屬於脂溶性，加點橄欖油等油品一起食用，吸收效率會更好。值得注意的是，茄紅素無法於人體自行生成，需要多加攝取。

每100g的茄紅素含量

第1名	番茄汁	19.0mg	▶P.21
第2名	小番茄	8.1mg	▶P.20
第3名	西瓜	3.2mg	▶P.151
第4名	粉紅葡萄柚	3.2mg	
第5名	番茄	3.0mg	▶P.20
第6名	柿子	0.7mg	▶P.153

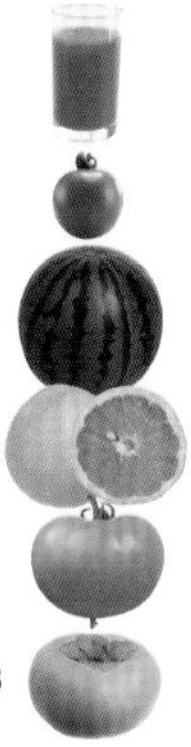

一天攝取目標 15mg

增加茄紅素吸收率

番茄
茄紅素
+
橄欖油
脂肪

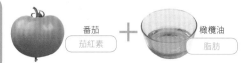

增強免疫力

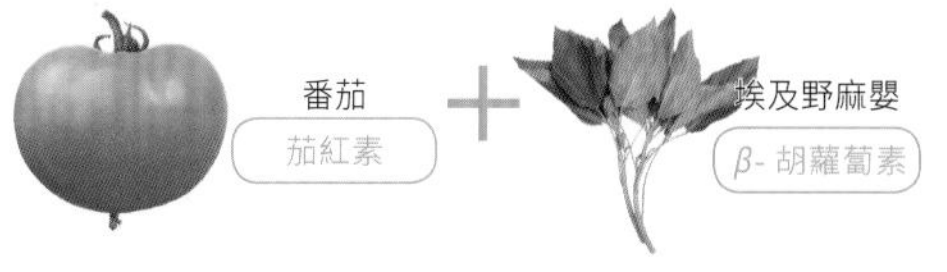
番茄
茄紅素
+
埃及野麻嬰
β-胡蘿蔔素

抗老化作用

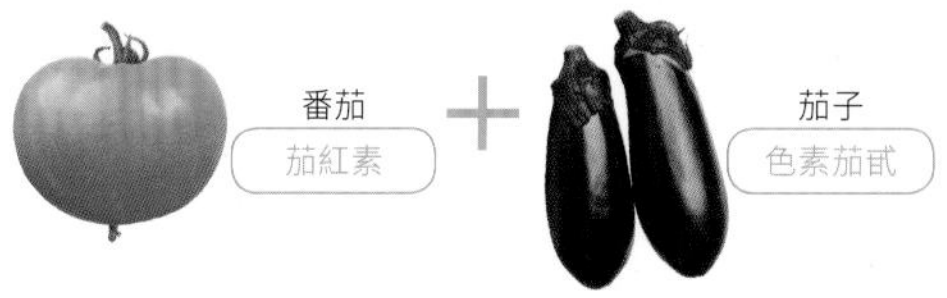

以前的番茄比現在好吃？

隨著技術進步，現代栽種番茄時更著重產品的外觀和產量；可增添番茄風味的基因則逐漸缺乏。若從營養成分比較，現在的番茄比二十年前含有更多胡蘿蔔素、菸鹼酸和磷等，但維生素C、鈉、鉀、鈣、鐵等礦物質的含量卻變少了。此外，儘管現在一株番茄的收成量比昔日大幅增加許多，卻少了以往特有的風味。

番茄的原汁

番茄富含麩胺酸，鮮味濃郁，成分與昆布類似。將番茄以果汁機打碎、過濾果肉後的透明液體就是番茄的原汁，具有很高的營養價值。

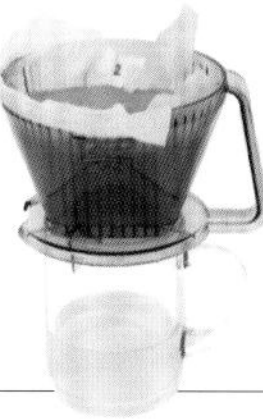

早餐時食用番茄最佳

番茄富含茄紅素，比起午餐或晚餐，早餐吃番茄，能讓茄紅素長時間於血液中維持高濃度。這與人體在睡眠狀態時，胃部處於空腹狀態，吸收效率較高有關。

打成果汁吸收效率更好

茄紅素位於番茄強韌的細胞壁內側，若想提升吸收率，得先破壞這層細胞壁。將番茄加熱、軟化細胞壁後打碎，吸收率會比直接生吃多3～4倍；或是將市面上的番茄汁加熱後再飲用，也能提升功效。除此之外，由於茄紅素屬脂溶性，加點橄欖油搭配食用，吸收效果會更好。

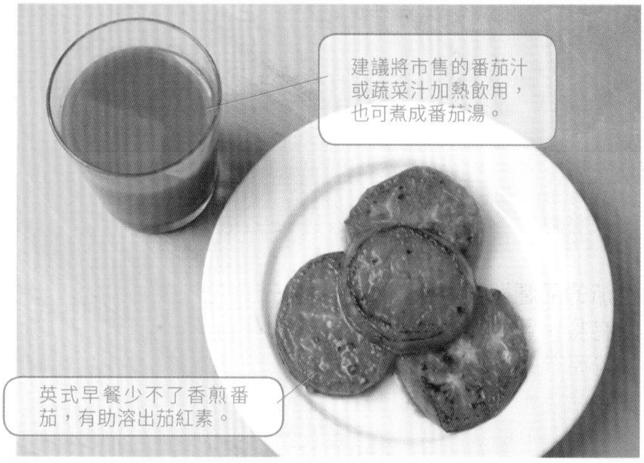

建議將市售的番茄汁或蔬菜汁加熱飲用，也可煮成番茄湯。

英式早餐少不了香煎番茄，有助溶出茄紅素。

番茄罐頭裡的番茄可能來自中國？

由於義大利或歐洲地區的食品標示制度中，並無規定必須註明原料產地。因此，義大利番茄罐頭的加工地若在義大利，就可認定為義大利產品。由於中國的番茄產量高居世界第一，售價更是便宜，故即使外包裝上標示義大利生產的罐頭，裡頭的番茄也很有可能來自中國。

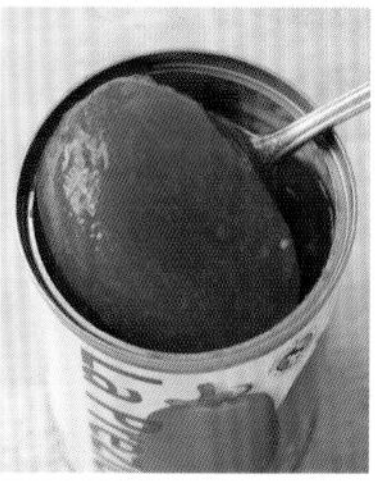

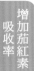

茄子

茄子有九〇%都是水分，且每一百公克只有二十二大卡，熱量相當低，適合於減肥時食用。與其他蔬菜相比，茄子的維生素或礦物質等營養素較少，但其外皮富含多酚化合物色素茄甙，屬於黃酮類化合物的一種，有益人體健康，因此烹調時建議不要去皮。茄子的果肉則含有抗氧化力強大的綠原酸，具有預防生活習慣病、協助減重的效果。此外，茄子的鉀含量頗高，可有效消除夏季倦怠。

目前由於溫室栽種技術發達，一年到頭都能買到茄子。茄子是原產於印度的夏季蔬菜，陽光越強，外皮的成色就越漂亮。日本的茄子則從中國傳入，奈良時代就已開始栽種。正因種植歷史悠久，不同地區還可種出長茄、大長茄、圓茄、蛋茄、橢圓茄、米茄等各式品種；顏色多為紫色或紫黑色，也有淡綠色或白色。無論品種為何，茄子的果肉皆無澀味、結構狀似海綿，能夠快速吸收其他食材的鮮味或湯汁，因此，容易入味是其一大特色。而根據茄子品種的不同，烹調方法亦相當多元，炒、燒、煎、蒸、拌、熗皆可。在臺灣就有茄盒、醬爆茄子、魚香茄子等料理。

消除倦怠的夏季蔬菜

英文名 Eggplant
別名 紅菜、六蔬
熱量（100g 中）22kcal
含醣量（100g 中）2.9g

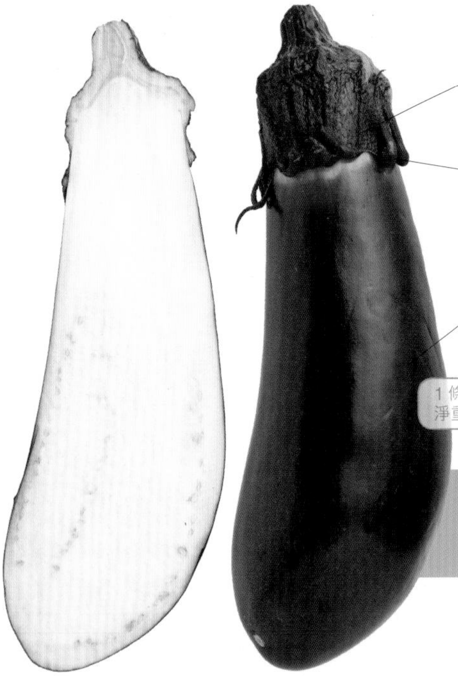

保存方法

放入塑膠袋置於冷藏室保鮮。茄子不耐低溫，冰太久會變硬。

什麼時候的茄子比較澀？

最近的茄子已經過改良，吃起來比較不澀，但各個時期生產的茄子口感都不太一樣。例如六月時的茄子，苦味和澀味皆不重，但八、九月生產的茄子則帶有些許澀味。部分不帶澀味的茄子適合直接生吃。

五味 甘
五性 涼
歸經 心

茄子的澀味來自綠原酸

茄子吃起來之所以會澀，是因內含多酚化合物綠原酸。綠原酸可抗氧化，具有美肌與防止老化等效果。為此，茄子烹煮前泡水清洗的時間建議盡量縮短，以免此成分流失。

膽鹼可幫助消化、提振食慾

茄子含有水溶性維生素膽鹼，可降低血壓與膽固醇，達到預防動脈硬化的效果。此外，它也能促進胃液分泌、幫助消化，提振溽夏時的食慾。

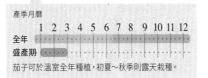

產季月曆

	1	2	3	4	5	6	7	8	9	10	11	12
全年	●	●	●	●	●	●	●	●	●	●	●	●
盛產期	●	●										

茄子可於溫室全年種植，初夏～秋季則露天栽種。

色素茄甙

有助改善血管問題的多酚化合物

茄子被譽為血管的清道夫，是因為茄子皮含有紫青色的色素成分色素茄甙。色素茄甙屬於多酚化合物裡的花青素，目前已被認定具有降膽固醇的效果，未來也期望它能發揮預防高血壓、血脂異常的功效，協助改善血管問題。

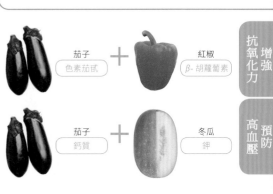

增強抗氧化力

茄子（色素茄甙）＋ 紅椒（β- 胡蘿蔔素）

預防高血壓

茄子（鈣質）＋ 冬瓜（鉀）

食品成分表（可食用部分每100g）		
蛋白質		1.1g
脂肪		0.1g
碳水化合物		5.1g
礦物質	鈣	18mg
	鐵	0.3mg
維生素	A β-胡蘿蔔素當量	100μg
	B_1	0.05mg
	B_2	0.05mg
	C	4mg

即使表皮出現黑點或褐化仍可安心食用

新鮮的茄子切開後應是白色，種子並不明顯；雖然茄子老化後種子會變黑，看起來有些突兀，但其實並沒有變質，仍可安心食用。有時茄子果肉會變褐，是因低溫冷藏所致。由於茄子原產於印度，運送時若長時間冷藏便容易褐化。當果肉變褐、口感變差或出現苦味時，可切除該部位並盡早食用完畢。

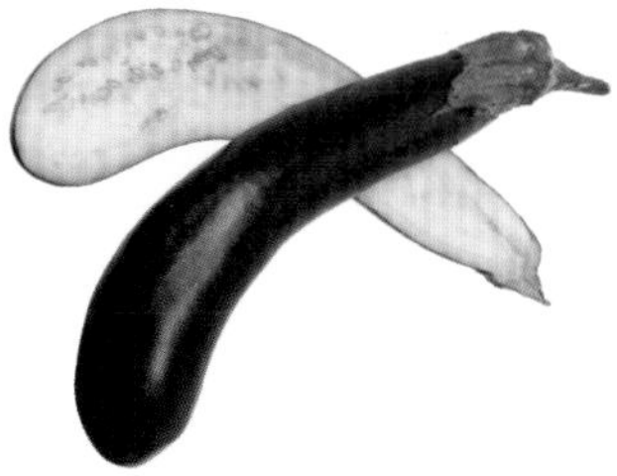

保留鮮豔紫色的烹調法

茄子表皮的花青素為水溶性，長時間加熱便會掉色。保留鮮豔紫色的訣竅是縮短加熱時間，或用油塗滿表皮。如右圖所示，將茄子劃開抹上油後，再整株下鍋烹調。若事先切塊再烹煮，茄肉裡的水分便會穿透表皮流失殆盡，顏色也會變得不好看。

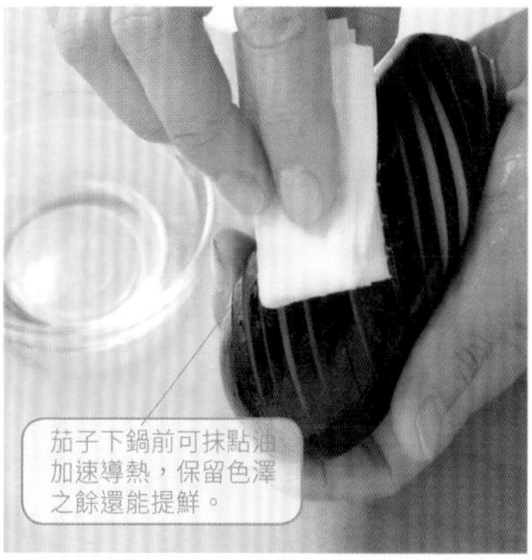

茄子下鍋前可抹點油加速導熱，保留色澤之餘還能提鮮。

蒂頭具有解毒效果

澀味較重的茄子蒂頭，常被用於民俗療法中。將蒂頭烤熟磨成粉，內服可治腹痛或食物中毒，或用來磨擦牙齦以防止齒槽膿漏。此外，用煮過茄子蒂頭的湯汁漱口，還能預防口腔發炎。

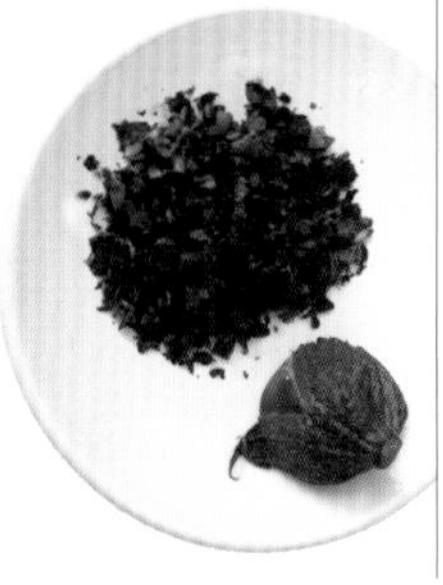

為什麼米糠醬茄這麼好吃？

發酵後的米糠是日本常見的調味料，富含維生素B群、鈣、鐵、含乳酸菌與酵母菌的酵素、膳食纖維、鈉等營養成分。用米糠醃漬蔬菜，可透過鹽分的滲透壓擠出蔬菜的水分，使蔬菜充分吸收米糠的營養。又因為茄子果肉具海綿的特性，可吸收更多美味成分，但醃漬物通常較鹹，高血壓患者必須注意攝取量。

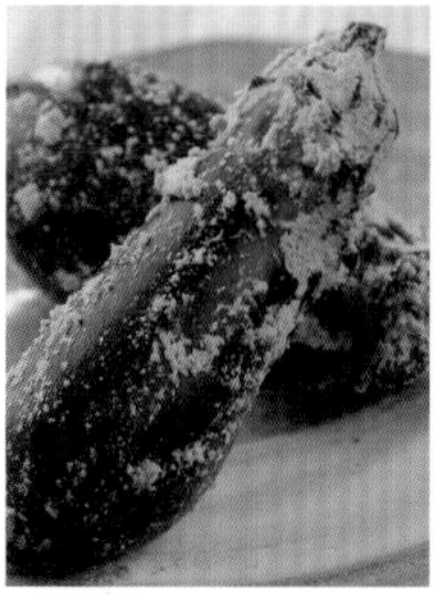

茄子的各式品種

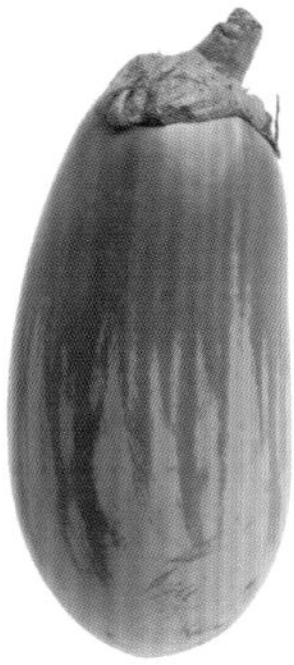

綠茄

日本各地常見的品種，又稱綠茄、翡翠茄。表皮較硬，適合加熱烹調，但煮太久會過於糊爛，需要留意烹煮時間。

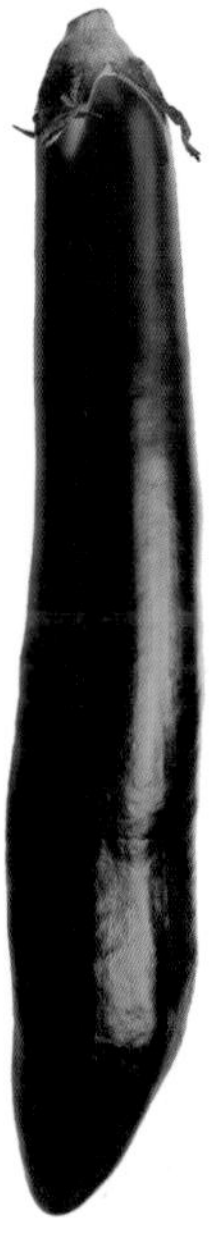

長茄

外型細長，長度大約為 20 公分左右，肉質軟嫩，適合燉煮或燒烤，主要產於日本西部或東北地區。常見品種有大阪府的大阪長茄、宮崎縣的佐土原長茄、秋田縣的河濱長茄，以及岩手縣的南方長茄等。

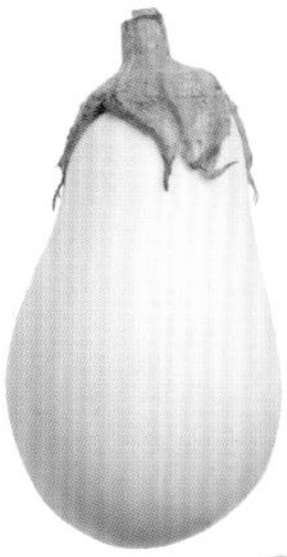

白茄

不含紫色色素的品種，加熱後果肉黏稠，具有消炎的功效。

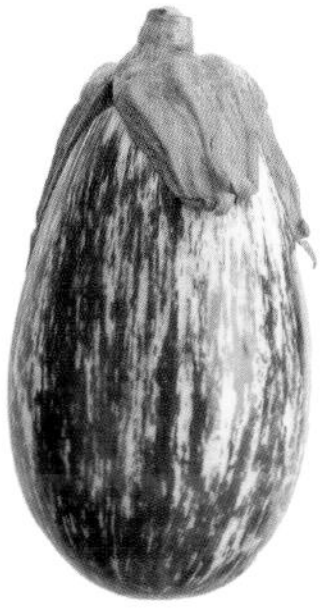

斑馬茄子

表皮有漂亮的直條紋，是義大利生產的人氣品種。

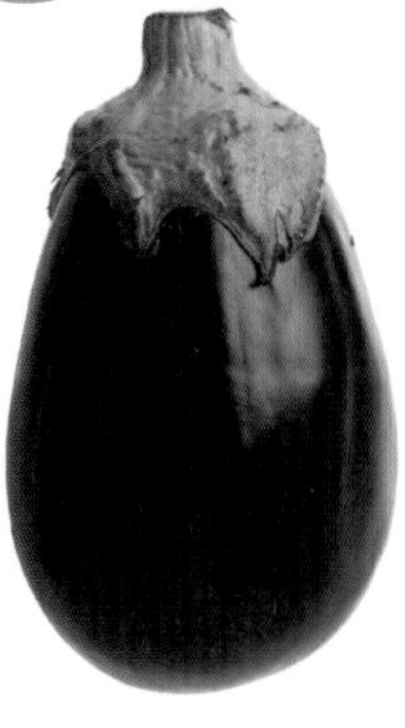

米茄

個頭又大又圓的西洋茄，改良自美國生產的黑美人茄。因果質緊實、纖維為縱向，適合切成圓片加熱烹調。

南瓜

冷凍保存

挖掉南瓜的種子，切成適當大小後可冷凍保存。烹煮時不必解凍直接下鍋，就能避免水分釋出後過於糊爛。

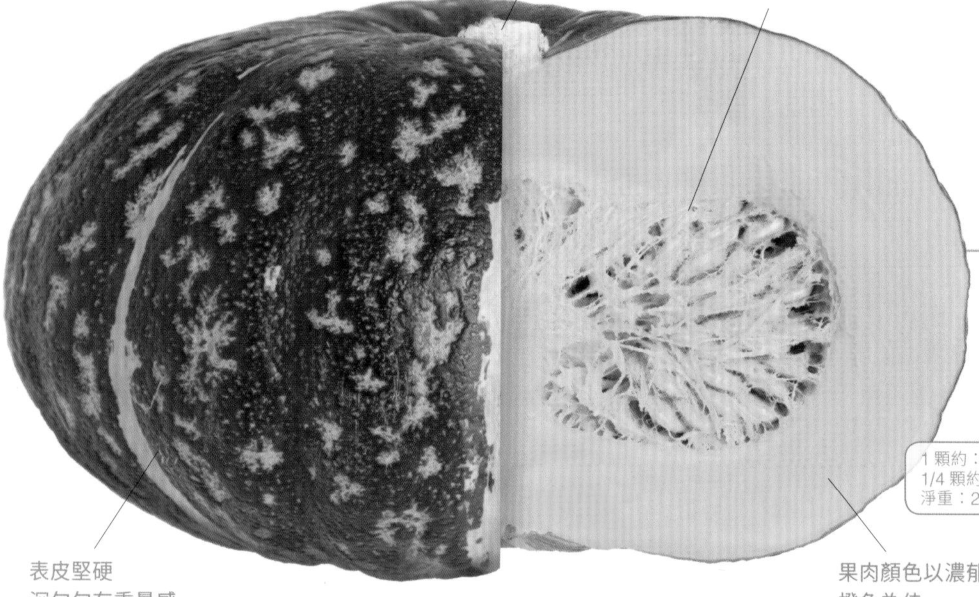
蒂頭乾燥
軸心果肉凹陷
剖開後若種子膨脹
即表示完熟
沉甸甸有重量感
橙色為佳

英文名 Pumpkin
別名 金瓜、番瓜
熱量（100g 中）
91kcal
含醣量（100g 中）
17.1g

1 顆約：1.2kg
1/4 顆約：300g
淨重：270g / 246kcal

五味 甘
五性 溫
歸經 脾、心

保存方法

南瓜剖開後，裡頭的瓜囊很容易腐敗，建議先挖除瓜囊再包上保鮮膜，置於冷藏室保存。

營養豐富，打造不易生病體質

南瓜富含維生素C和E，以及β-胡蘿蔔素和α-胡蘿蔔素，上述物質均具有優異的抗氧化力，營養價值很高。β-胡蘿蔔素和α-胡蘿蔔素皆可於體內轉換成維生素A，有助維持皮膚和黏膜的健康並增強免疫力。此外，南瓜籽中還含有不少的鋅，建議連皮帶籽食用，可預防攝護腺腫大等相關疾病。將南瓜連同菠菜、A菜一起入菜，可在體內產生加乘效應，達到中和亞硝酸鹽及重金屬的功效。

南瓜可分為西洋南瓜、日本南瓜以及美洲南瓜（櫛瓜亦屬美洲南瓜）。目前市場上常見的種類是西洋南瓜，以俗稱白皮栗子南瓜的品種最受歡迎，其表皮為白綠色，不僅甜度高、口感綿密，煎炸、煮成湯品、做沙拉、甜點都很適合。日本產的栗子南瓜表皮則為深黑色，味道清淡、果肉具黏性，適合燉煮入菜。

剛採收的新鮮南瓜還不是最好吃的，要經過靜置催熟甜度才會增加。若要購買已經剖開的南瓜，建議挑選果肉色澤濃郁、瓜囊鮮嫩多汁的品項，可從南瓜籽的狀態辨識成熟度。若種子厚度過薄，表示還尚未成熟；種子飽滿的南瓜，代表甜度已相當足夠。也可注意是否有蒂頭切口乾燥、軸心周遭果肉凹陷等特徵。此外，挑選圓形南瓜時，建議以表皮有光澤、左右勻稱者為佳。

南瓜籽的各種功效

南瓜的種子含有亞麻油酸、油酸、維生素 B_2、維生素 E 等成分，除了預防動脈硬化和高血壓之外，還可抗老化。南瓜同時含有功能類似女性賀爾蒙的木酚素，可預防骨質疏鬆。中醫稱南瓜籽為南瓜仁，可驅趕體內寄生蟲。

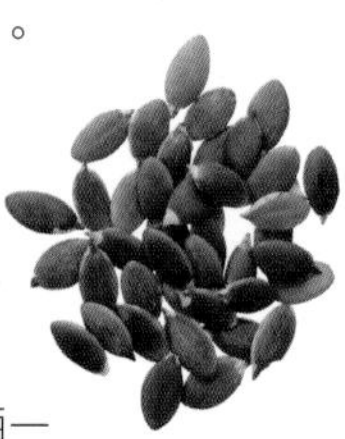

南瓜籽的烹煮法

將種子洗淨，去除黏液後日晒一天。用平底鍋炒到上色再充分放涼，以剪刀剪掉末端，取出裡頭的綠色部分。一天吃 10 ～ 15 顆即可，也可當作點心、麵包的配料。

產季月曆

	1	2	3	4	5	6	7	8	9	10	11	12
全年	●	●	●	●	●	●	●	●	●	●	●	●
盛產期	●	●	●	●	●	●	●					●

南瓜雖然可全年栽種，但進口品種也不少。

食品成分表（可食用部分每100g）
西洋南瓜

蛋白質		1.9g
脂肪		0.3g
碳水化合物		20.6g
礦物質	鈣	15mg
	鐵	0.5mg
維生素	A **β-胡蘿蔔素當量**	4000μg
	B_1	0.07mg
	B_2	0.09mg
	C	43mg

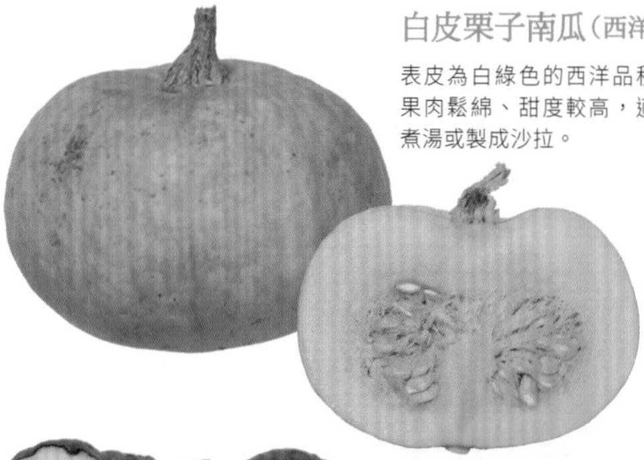

白皮栗子南瓜（西洋品種）

表皮為白綠色的西洋品種。果肉鬆綿、甜度較高，適合煮湯或製成沙拉。

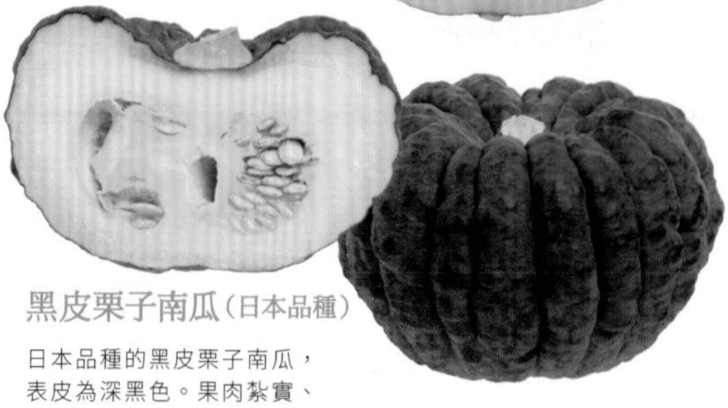

黑皮栗子南瓜（日本品種）

日本品種的黑皮栗子南瓜，表皮為深黑色。果肉紮實、甜度比西洋品種來得低，適合用來燉煮。

表皮和瓜囊是營養的寶庫

南瓜的表皮與瓜囊含有豐富的 β- 胡蘿蔔素；瓜囊的甜度甚至比果肉更高，且膳食纖維滿滿，有助消除便祕。此外，南瓜的表皮和瓜囊皆富含維生素 K，能維護骨骼和血管健康。烹調時可將表皮切成細絲醬炒、加蛋熱炒；或是將瓜囊打碎後煮成濃湯、粥品；也可把南瓜整顆剁碎，連同瓜囊製成南瓜蛋糕。

β-胡蘿蔔素

抗氧化力強大，可提升人體免疫力

β- 胡蘿蔔素可在人體內轉換成維生素 A，滋潤皮膚和黏膜、保護眼睛並促進細胞增生或分化。其餘未轉換成維生素 A 的部分，也能協助抗氧化、提升免疫力，發揮抗老化的效果。儘管食用過量 β- 胡蘿蔔素並不會造成不良作用，但仍可能導致皮膚發黃。此時只要停止服用 β- 胡蘿蔔素一段時間，皮膚就能恢復正常。β- 胡蘿蔔素屬脂溶性，和油品一起煮吸收率更好，建議加入美乃滋做成南瓜沙拉等料理。

維生素E

使身體再次回春的維生素

有「回春維生素」之稱的維生素 E 最初存在於身體的細胞膜，也可儲存在血液、脂肪、肌肉、心臟、肝臟等身體組織中。維生素 E 是一種脂溶性維生素，是最主要的抗氧化劑之一，可預防體內脂肪、蛋白質、DNA 氧化，具有促進血液循環、預防動脈硬化、心臟病、失智症的效果。此外，維生素 E 還能刺激生殖系統的賀爾蒙分泌，增加精子活力與數量、提高雌性激素濃度，藉此改善生育能力，達到治療不孕或預防流產的功效。

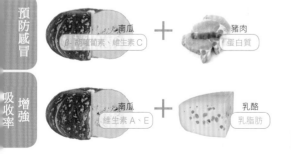

預防感冒

增強吸收率

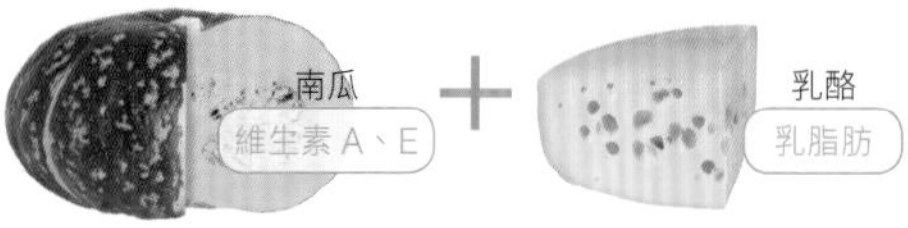

緩解頻尿困擾的美洲南瓜籽

美洲南瓜籽可改善頻尿、尿失禁等膀胱問題；在德國甚至是藥局處方箋藥。除此之外，美洲南瓜也是萬聖節裝飾常用的品種。

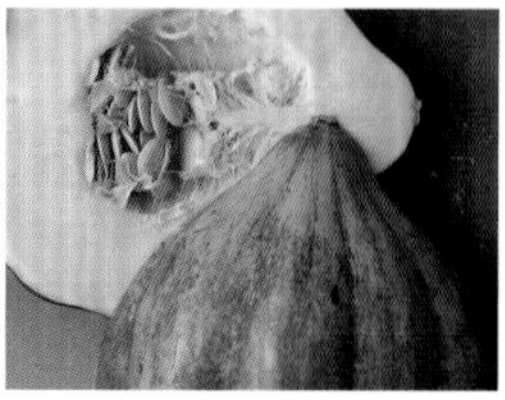

西洋南瓜是減肥時的大敵？

西洋南瓜的碳水化合物含量是日本南瓜的兩倍，熱量較高。由於南瓜富含脂溶性 β- 胡蘿蔔素，以油品烹調可提升吸收率，但也可能因此吃下更多熱量，成為減肥時的大敵。替代方案為，用餐時若其他料理已含油脂，建議以蒸煮的方式調理南瓜即可。

冬至吃南瓜的好處

將南瓜存放在通風陰涼處，就可長時間保鮮，且因為南瓜本身營養豐富，在寒冷的季節入菜烹調，自然是養生妙方。因此日本自古便有句俗語：「冬至吃南瓜就不會感冒。」說明了自古以來就有將夏季採收的南瓜妥善保存，留至冬天再食用的習慣。

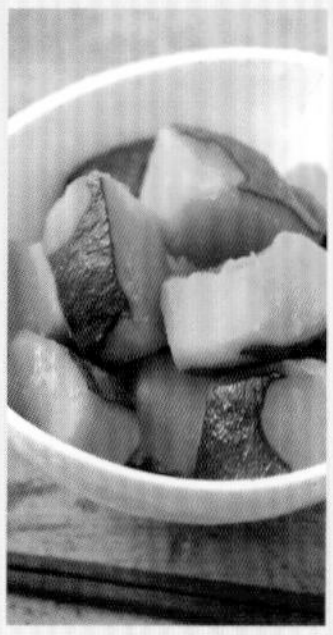

小黃瓜

小黃瓜幾乎全是水分，營養價值並不高。但因其含有較多鉀離子，可協助排除體內鹽分，具有利尿或消水腫的效果。此外，小黃瓜還能清熱降溫，以清爽脆口的口感提振食慾，可說是最能消暑的蔬菜。

小黃瓜原產自印度，原名胡瓜，由中國西漢的張騫出使西域時引入中原。其名稱中的「胡」字，便是經由西域進入中國的意思。順道一提，其他像是胡麻（芝麻）與胡桃（核桃）等食材，也是得名於此。胡瓜從中國傳入日本後，到江戶時代為止都稱其為「黃瓜」，意即等它完熟、變成黃色再食用的蔬菜。但太熟的黃瓜不但體型過大且有澀味，反而不受歡迎。到了幕府時代，人們才發現尚未完熟、顏色鮮綠的黃瓜口感既好且不苦澀，因此才有了現代人常吃的綠色小黃瓜。

選購小黃瓜時，建議挑選表皮有尖刺，甚至有些刺手的品項。不過，最近也有許多無刺、成熟時呈現墨綠或黃綠色的品種。小黃瓜的外觀若出現皺紋，即便代表水分不足。另外，若是兩端粗細不平均，可能是細的一邊成長還不完全，或受到生長環境的影響而變形，口感與風味可能較不平均，因此盡量挑選兩端粗細一致者為佳。

可清熱消暑的蔬菜

英文名 Cucumber
別名 胡瓜、刺瓜
熱量（100g 中）14kcal
含醣量（100g 中）1.9g

五味
五性
歸經

保存方法

將小黃瓜擦乾後放入塑膠袋，置於冷藏室保鮮。建議將蒂頭朝上直立擺放。

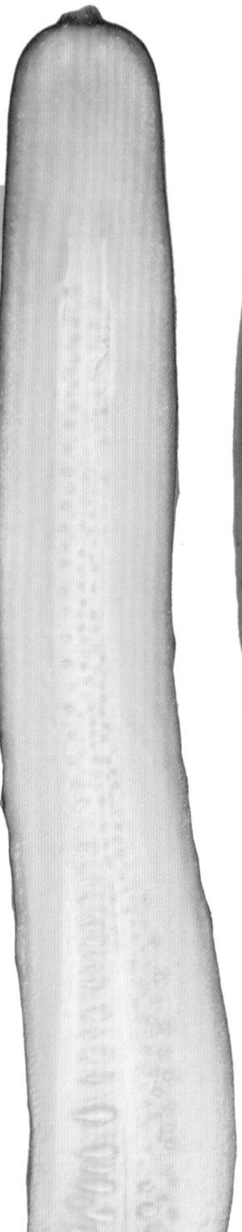

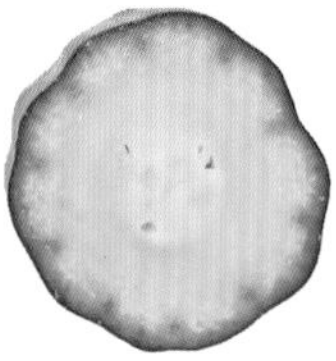

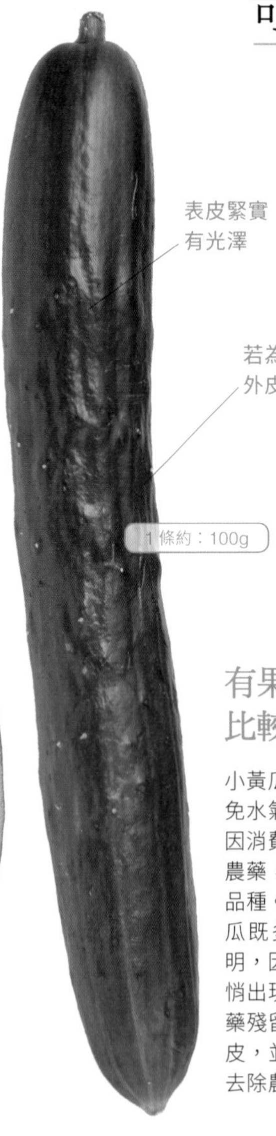
若為帶刺的品種
外皮上會有尖刺

小黃瓜的蒂頭也有藥效？

小黃瓜的蒂頭含有微量葫蘆素，此為葫蘆科特有的苦味成分，帶有些微毒性，如果覺得小黃瓜吃起來特別苦澀，建議趕緊吐掉，否則可能引起食物中毒，導致噁心、嘔吐、腹瀉等胃腸道症狀。話雖如此，葫蘆素仍具有優異的抗氧化力，適量攝取可預防癌症或抑制風濕症惡化；還能促進胃液、唾液分泌，達到增進健康之效。中藥也常利用葫蘆素治療肝炎或催吐。

有果粉的小黃瓜比較好吃？

小黃瓜表皮有層白色的果粉，可避免水氣蒸發，本身並不具毒性。但因消費者常誤以為這是黴菌或殘留農藥，後來便被改良成不帶果粉的品種。其實表皮有薄薄果粉的小黃瓜既多汁又爽脆，更是新鮮的證明，因此帶有果粉的品種最近又悄悄出現在市面上。各位如果擔心農藥殘留，食用前先以流動水沖洗表皮，並取軟毛牙刷清洗，即可有效去除農藥。

產季月曆

	1	2	3	4	5	6	7	8	9	10	11	12
全年	■	■	■	■	■	■	■	■	■	■	■	■
盛產期			■	■	■	■	■	■	■	■		

小黃瓜可於溫室全年種植，初夏～秋季則露天栽種。

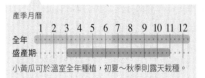

食品成分表（可食用部分每100g）

蛋白質		1.0g
脂肪		0.1g
碳水化合物		3.0g
鉀		**2000mg**
礦物質	鈣	26mg
	鐵	0.3mg
維生素	A β-胡蘿蔔素當量	330μg
	B_1	0.03mg
	B_2	0.03mg
	C	14mg

究竟生吃好還是熟食好？

小黃瓜中的分解酶會破壞維生素 C，但只要加熱超過 50°C，就可減輕酵素作用。因此將小黃瓜加熱食用，會比生吃還要好。食用小黃瓜時也可加點醋抑制分解酶活性，確保完整吸收維生素 C。

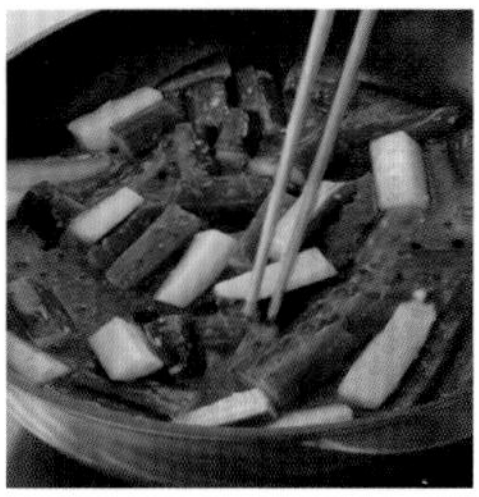

小黃瓜的美容功效

小黃瓜幾乎全是水分，冷藏後可切成薄片敷在晒過的肌膚上，其青澀味成分吡嗪可促進血液循環、美肌與消炎。將黃瓜薄片敷在臉上 15 分鐘後，就會發現肌膚比之前白嫩。此外，針對輕微燙傷，小黃瓜切片也可發揮療效。但要注意的是，由於小黃瓜會吸收紫外線，因此建議在晚上時使用較佳。

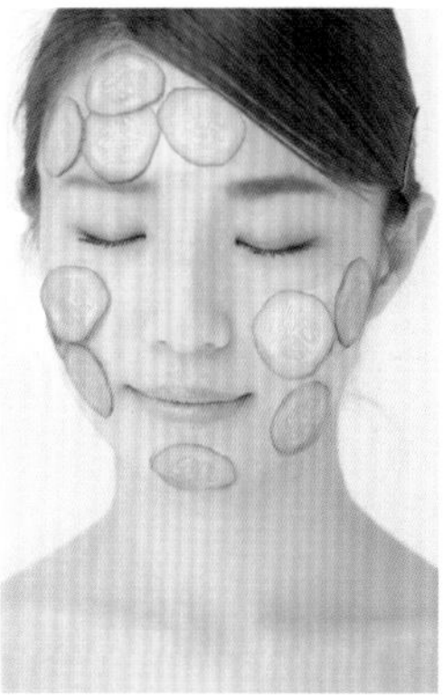

鉀　有效緩解肌肉不適的礦物質成分

人體內的細胞內液含有鉀，可和鈉共同調整體內水分維持平衡，使細胞的滲透壓正常運作。當鈉（鹽分）攝取過量時，鉀就會發揮作用，將多餘的鈉排出體外，達到消水腫、預防或改善高血壓的效果。人體一旦缺鉀，就容易出現不同程度的神經肌肉系統鬆弛無力，尤其以下肢最為明顯；嚴重時還會導致抽筋、肌肉痙攣疼痛。鉀離子可存在於動物性與植物性食品中，像是苦瓜、櫛瓜或哈密瓜等常見的夏季瓜果都富含鉀。

增強免疫力

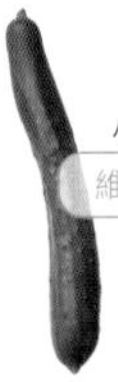

小黃瓜 維生素 C ＋

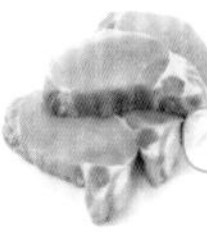

豬肉 維生素 B_1

迷你小黃瓜

迷你小黃瓜的長度只有 10cm 左右，適合做成泡菜、三明治，表面無刺易入口。

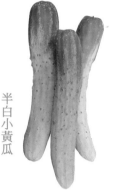

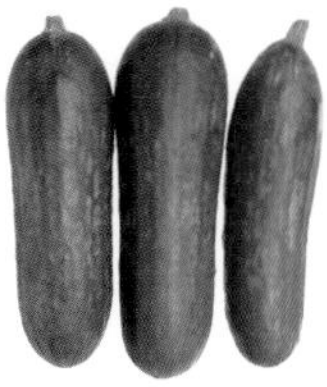

半白小黃瓜

靠近瓜頭的部分偏綠，下半則為白色漸層。風味濃郁、果肉鮮脆，適合涼拌或做成生菜沙拉等料理。

四葉小黃瓜

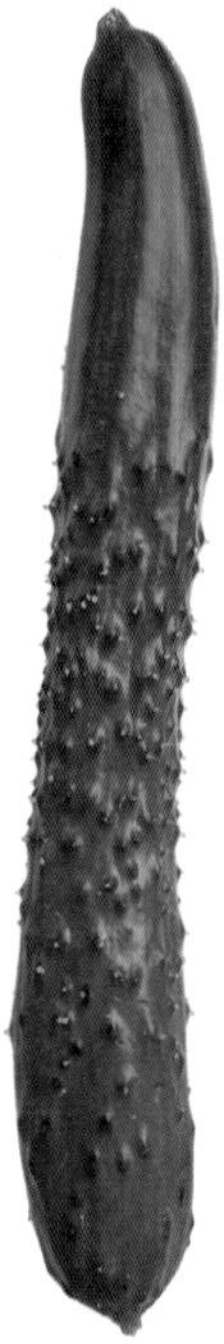

產自中國華北地區，尺寸是一般小黃瓜的 1.5 倍大。表皮有皺褶和尖刺，可做成醃菜或熱炒。

清熱消暑的美味食材

中醫將小黃瓜視為可清熱、調整水分代謝或解毒的蔬菜，常用於舒緩口腔的乾渴感、咽喉腫痛、眼睛充血或疼痛、燒燙傷或治療孩童的熱性下痢等症狀。特別在炎炎夏日時，可發揮清熱消暑之效。

小黃瓜澄清液的妙用

將小黃瓜磨成泥、靜置一段時間後，釋出的澄清液可用於舒緩輕微的燙傷、痱子、皸裂、凍瘡或凍傷。

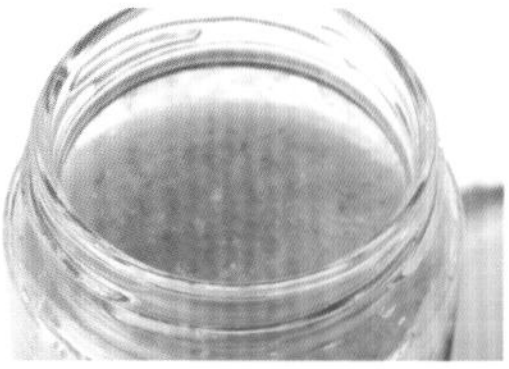

拍碎後更易入味

想製作美味的涼拌小黃瓜，建議先將其拍碎、使表面凹凸不平，調味料會更容易吸收。醃漬用的薑和蒜也建議磨成泥，可更快入味。

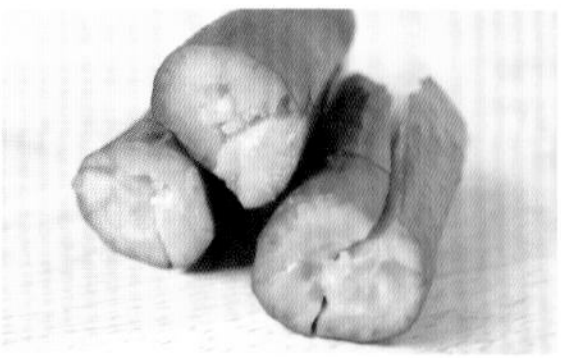

櫛瓜

與油品一起烹煮，釋出更多養分

櫛瓜中最多的營養素為鉀離子，可將體內多餘的鈉排出體外，有助預防高血壓。櫛瓜的外型儘管和小黃瓜類似，卻與南瓜同為葫蘆科；櫛瓜在日語中又稱「小型南瓜」，體型比南瓜略小，同樣富含β-胡蘿蔔素、維生素C和維生素E等。

不同於成熟後才採收的南瓜，櫛瓜於開花後五～七天的未熟狀態就可食用，若放太久、果實過大，口感反而會變差，一經加熱就會過於糊爛，因此大約長至二十公分左右的櫛瓜最美味。若切開果肉帶有黏滑感，表示內部的甜度較高。櫛瓜也很適合與油品一起烹煮，是義大利或南法料理必備的蔬菜。

明朝醫學家李時珍曾在《本草綱目》中記述：「櫛瓜味甘，性平，能生津，止渴，解暑濕，健脾胃，通利大小便。」其養分較一般蔬菜來得高，身體虛弱的人也更容易吸收。

煮湯炒菜兩相宜

英文名 Zucchini
別名 夏南瓜、西葫蘆
熱量（100g 中）14kcal
含醣量（100g 中）1.5g

五味
五性
歸經

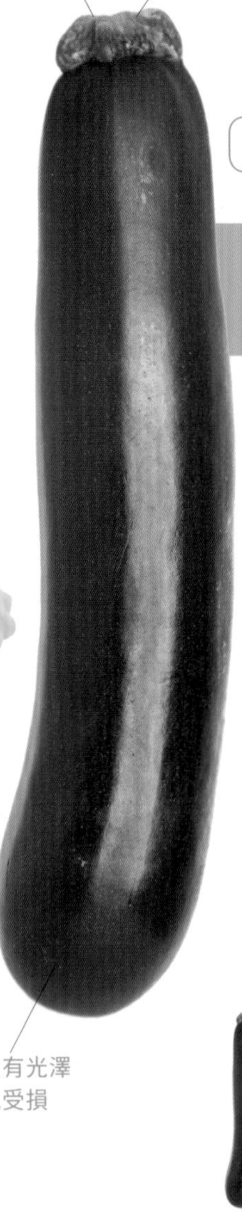

蒂頭不能太大
切口不能太乾燥
1 條約：170g
淨重：160g / 22kcal
表皮有光澤未見受損

保存方法

櫛瓜不耐乾燥，建議以報紙包好後放入塑膠袋，置於冷藏室保鮮。又因其不耐低溫，應盡早食用完畢。

食品成分表（可食用部分每100g）

蛋白質		1.3g
脂肪		0.1g
碳水化合物		2.8g
鉀		**320mg**
礦物質	鈣	24mg
	鐵	0.5mg
維生素	A β-胡蘿蔔素當量	320μg
	B1	0.05mg
	B2	0.05mg
	C	20mg

強健骨骼的維生素 K

櫛瓜富含維生素K，能幫助傷口癒合、促進患部正常凝血，以免因失血過量而造成生命危險。此外，維生素K還能協助骨骼吸收鈣質，對孩童的成長或骨質疏鬆症者很有幫助。

外型繽紛多變的櫛瓜

櫛瓜的外型繽紛多變，以類似小黃瓜者最為常見，此外，還有形似南瓜的圓弧狀、扁平如UFO般等各式品項，口感也有些微差異；在歐洲甚至還能看到前端開花的櫛瓜。此外，櫛瓜的表皮不單只有綠色，還有黃色、白色或帶條紋的品種。

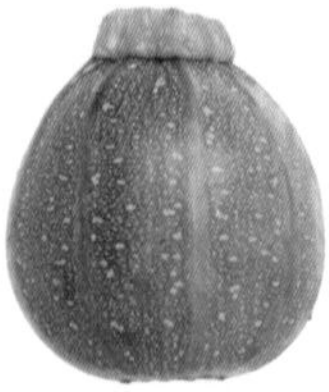
圓櫛瓜

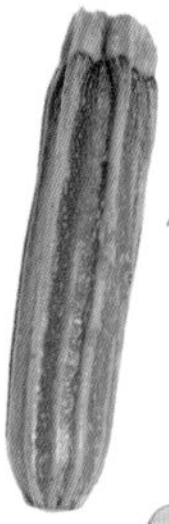
條紋櫛瓜

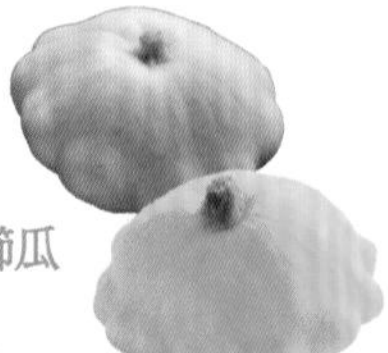
UFO 櫛瓜

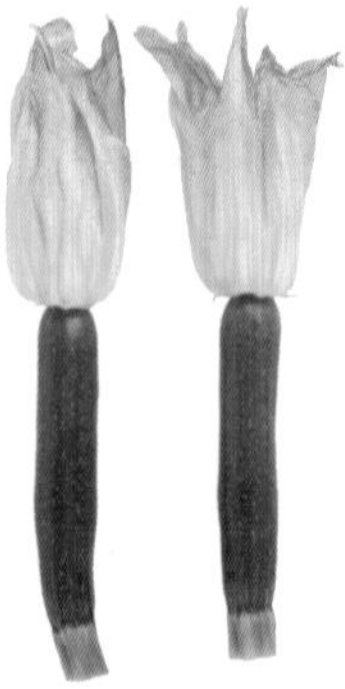
花櫛瓜

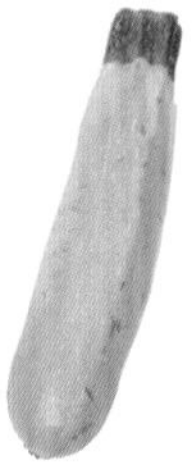
白櫛瓜

產季月曆

	1	2	3	4	5	6	7	8	9	10	11	12
全年	●	●	●	●	●	●	●	●	●	●	●	●
盛產期	●	●	●	●					●	●	●	●

溫室全年可種植。

適合與橄欖油一起烹煮

櫛瓜本身含醣量少，且富含脂溶性β-胡蘿蔔素和維生素E，以橄欖油烹調後即可提升營養素吸收率。此外，櫛瓜切成薄片就能生吃，可在上頭淋點橄欖油，做成生菜沙拉。

修復晒傷肌膚與毛髮 有效緩解夏季倦怠

櫛瓜含有維生素C和β-胡蘿蔔素，以及可促進新陳代謝、消除疲勞的維生素B群，能修復晒傷後的肌膚與毛髮，並有效緩解夏季倦怠感。此外，櫛瓜亦富含鉀、鈣、鐵等礦物質，可預防貧血、強健骨骼，同時還有提高免疫力的健康效果。

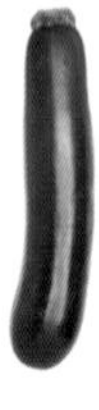
櫛瓜
維生素C
＋
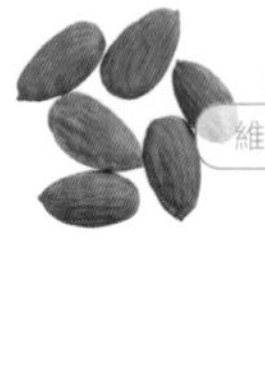
堅果
維生素E

增強抗氧化力

彩椒 青椒

色彩豐富的營養蔬菜

英文名 Bell pepper
別名 甜椒、菜椒
熱量（100g 中）22kcal（青椒）、30kcal（紅椒）、27kcal（黃椒）
含醣量（100g 中）2.8g（青椒）、5.6g（紅椒）、5.3g（黃椒）

不論青椒或彩椒都富含維生素C、維生素E和β-胡蘿蔔素，但與青椒相比，彩椒的含量更高。

青椒是除去辣椒原有的辣味、保留獨特苦澀與香氣後的新品種。未熟的綠色果實就可採收。青椒原產於中南美洲的墨西哥及秘魯一帶，先是被發現新大陸的西班牙人於一四九三年帶入歐洲並廣泛種植，後續再流傳至非洲及亞洲的印度，並於明朝末年時傳入中國。青椒的種子和椒囊含有帶青澀味的吡嗪，可使血液變得更清澈。目前市面上的青椒已經過改良，與過去相比，其獨有的青澀味已降低許多，孩童也較不會排斥食用。

同樣改良自辣椒、保留較多甜味且可供生食的彩椒，則必須等到完熟後才可採收。根據內含維生素的差異，市面上可買到紅、橙、紫、褐等五顏六色的品種，各色品項的營養成分亦不相同。

食品成分表（可食用部分每100g）

蛋白質		0.9g
脂肪		0.2g
碳水化合物		5.1g
礦物質	鈣	11mg
	鐵	0.4mg
維生素	A β-胡蘿蔔素當量	400μg
	B_1	0.03mg
	B_2	0.03mg
	C	76mg

保存方法
洗淨後擦乾放入塑膠袋，再置於冷藏室保鮮。

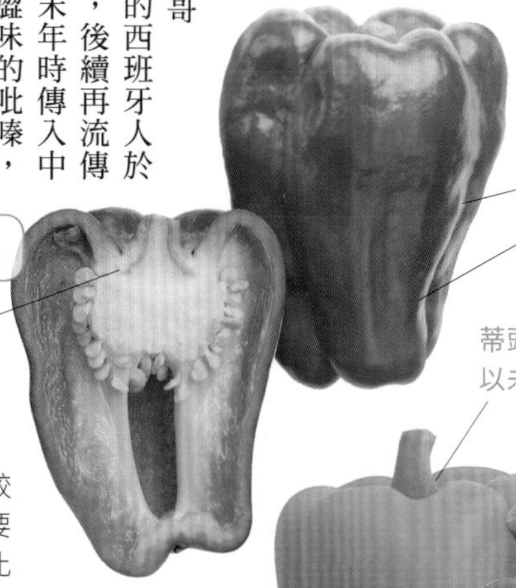

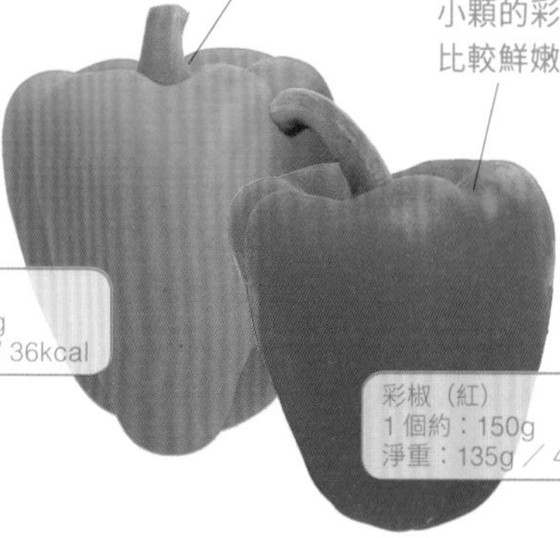

甘·辛 五味
溫 五性
肝·心·脾·腎 歸經

直切或橫切哪個好？

青椒的纖維從蒂頭一直延伸到底部，因此直切較能避免養分流失，熱炒後仍可保有嚼勁。但若要煮給孩子吃，則建議以橫切的方式截斷纖維，比較不會有討厭的青澀味，口感也會更加柔軟，適合做成沙拉生吃。

六角形的青椒比較不苦？

若從青椒的形狀區分，六角形青椒的苦味會比五角形的來得少。這是因為呈現六角形的品種生長時間較久，吸收了充足的養分，甜度也跟著增加，苦味相對較少，整體營養含量亦更豐富。

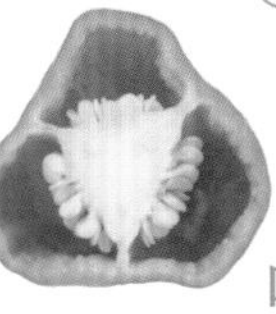

哪種顏色最營養？

綠色象徵的意義是「尚未成熟」，因此彩椒會比青椒來得更營養。例如紅椒的赤紅色，便是由葉綠素轉化為辣椒紅素而來；在維生素 E 含量方面，紅椒也比青椒多出五倍。此外，黃椒的維生素 C、橙椒的 β- 胡蘿蔔素與維生素 C 等，都比青椒還要多。

可改善血液循環的槲皮素

青椒含有槲皮素與吡嗪，兩者構成了青椒特有的青澀味。槲皮素是一種類黃酮多酚化合物，具有抗氧化功能，可改善血液循環、控制高血壓，並抑制血液裡的中性脂肪上升。

吡嗪

獨有的青澀味是使血液清澈的關鍵

吡嗪是青椒青澀味的來源之一，可使血液更清澈，故能預防心肌梗塞或腦中風。美容醫師更指出，吡嗪可協助頭皮微血管順利運作，使表皮恢復健康、促進毛髮生長。青椒的種子含有豐富的吡嗪，建議烹調時一同入菜。

增強免疫力

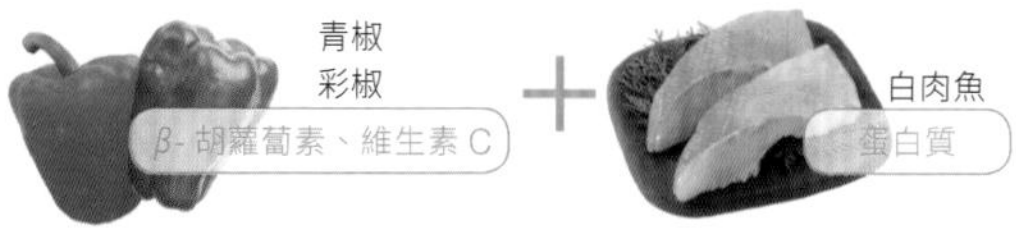
青椒
彩椒
β- 胡蘿蔔素、維生素 C
+
白肉魚
蛋白質

促進血液循環

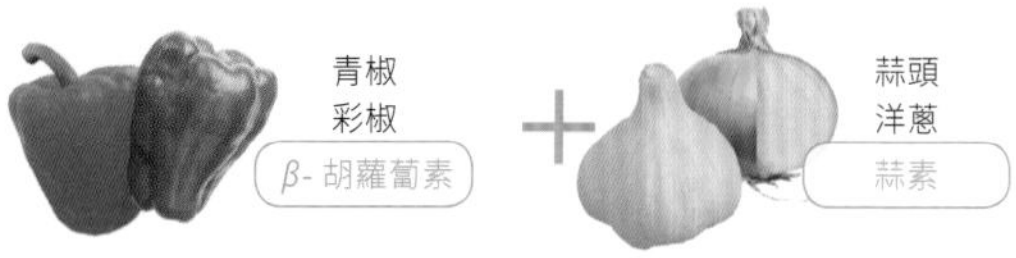
青椒
彩椒
β- 胡蘿蔔素
+
蒜頭
洋蔥
蒜素

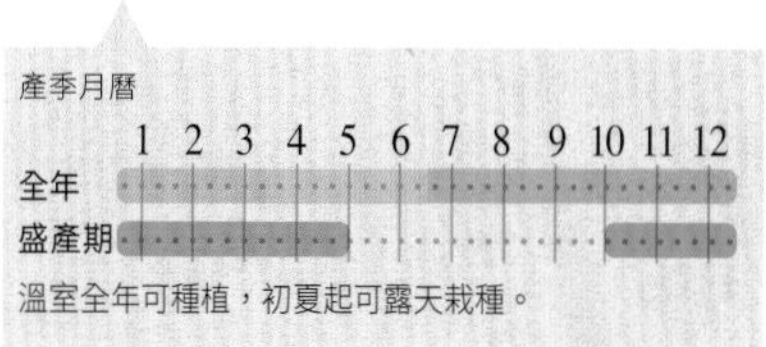

溫室全年可種植，初夏起可露天栽種。

辣椒、青龍椒（糯米椒）

保存方法
放入塑膠袋後，置於冷藏室保鮮。

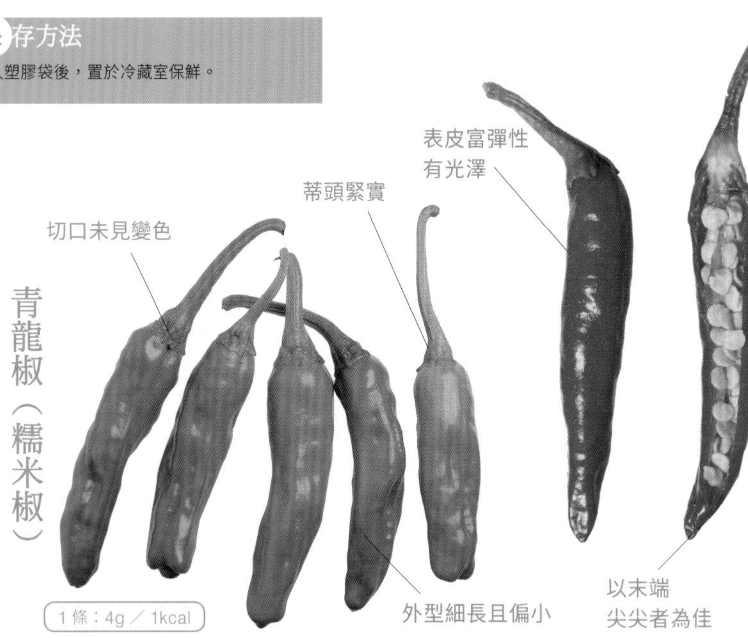

英文名 Chile pepper
別名 牛角椒、唐辛子、蕃椒
熱量（100g 中）
96kcal（辣椒）、27kcal（青龍椒）
含醣量（100g 中）
1.5g（辣椒）、2.1g（青龍椒）

五味
五性
歸經

到底有多辣？史高維爾指標知道

史高維爾指標（SHU）是將辣椒素數值化的單位。若是完全不含辣椒素的青椒、甜椒，史高維爾指數則為零。其測試方法是計算要加幾倍的糖水稀釋，才能讓測試員完全嘗不出辣味，但現在已改由機器測試。

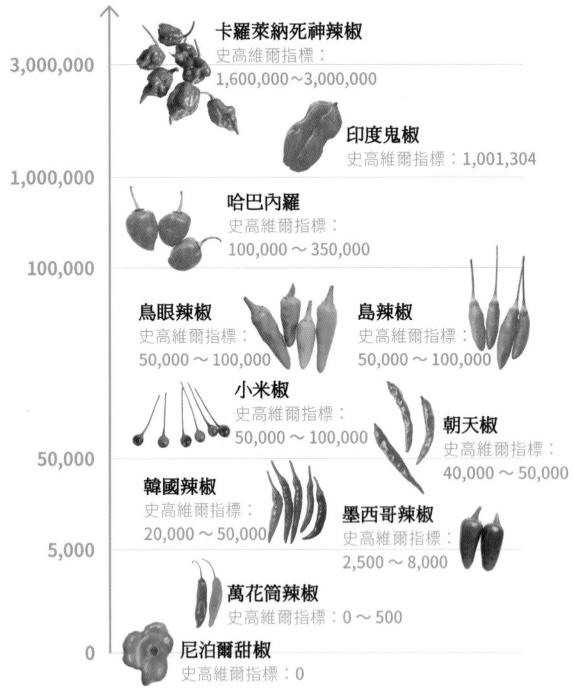

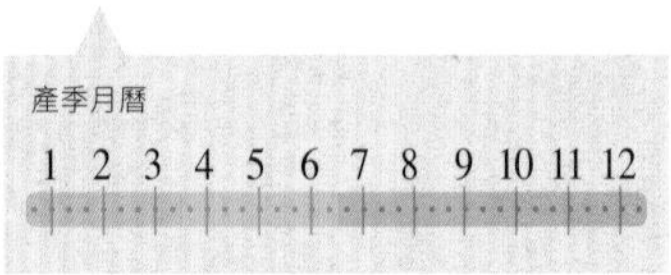

全世界的辣椒風潮

市面上越來越常見極辣料理、麻婆料理，為此，日本漸漸開始種植各類原產於海外的辣椒，無論顏色、外型或辣度都非常豐富。由於辣椒的新品種持續推陳出新，號稱世界第一辣的金氏世界紀錄也經常變動。

全世界都喜愛的辛香料

辣椒最辣的部位，是上頭布滿許多辣椒籽的白色辣囊，此處的辣椒素（辣味成分）含量最高，但這並不代表辣椒籽或辣椒果肉就完全不會辣。若把辣椒晒乾、將白色辣囊剁碎後食用，整根辣椒都會變辣。

青龍椒（糯米椒）則和青椒一樣，屬於不會辣的改良辣椒，但在高溫環境或水分不足等條件下也可能變辣。綠色的青龍椒成熟後仍會變成紅色，甜度也會增加，因此又稱甜辣椒。紅辣椒含有豐富的維生素C和胡蘿蔔素，但未熟的青龍椒或黃辣椒的維生素C和胡蘿蔔素相對較少。

食品成分表（可食用部分每100g）

辣椒			青龍椒（糯米椒）		
蛋白質		3.9g	蛋白質		1.9g
脂肪		3.4g	脂肪		0.3g
碳水化合物		16.3g	碳水化合物		5.7g
礦物質	鈣	20mg	礦物質	鈣	11mg
	鐵	2.0mg		鐵	0.5mg
維生素	A β-胡蘿蔔素當量	7700μg	維生素	A β-胡蘿蔔素當量	530μg
	B_1	0.14mg		B_1	0.07mg
	B_2	0.36mg		B_2	0.07mg
	C	120mg		C	57mg

吃辣可以減肥嗎？

辣椒中的辣椒素可增加新陳代謝率、活化交感神經，但光吃辣並不會使人變瘦。頂多是利用辣椒的發汗作用提升代謝機能、強化身體的能量消耗，建議從調整飲食並搭配運動著手，較有助於瘦身。

辣椒的各種妙用

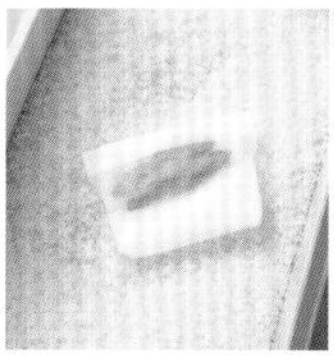

辣椒帶有特殊的辛辣味，可放入米桶防蟲、預防熱帶魚的白點病，或做成驅逐敵人的催淚瓦斯。也可利用它的增溫效果，加入襪子或腹圍的纖維裡，或做成泡澡入浴劑等。

辣椒素

可促進代謝、幫助瘦身的關鍵成分

人體吸收辣椒素送往大腦後，可活絡神經組織、刺激副腎分泌腎上腺素，並加強熱量代謝、增加發汗促進血液循環。當身體的代謝率增加，再配合有氧運動，瘦身的成效會更好。但若煮成麻辣鍋，裡頭的油脂量較高，且常會為了好吃，在湯頭裡添加又香又麻的辣油，反而使人因此增肥。若真想靠辣椒消耗熱量，最好吃原型食物、增加蔬菜比例，並搭配運動才能達到最佳效果。

甜椒素

不會辣的辣椒成分

甜椒素是不會辣的辣椒「CH-19 甘」裡的新天然成分；辣度只有辣椒素的 1／1000，不太會刺激胃腸，但和辣椒素一樣可活絡交感神經，藉此促進代謝、提高體溫或燃燒脂肪。

強化瘦身效果

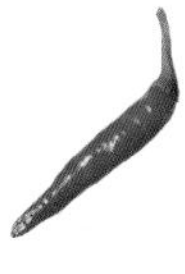

辣椒
辣椒素

＋

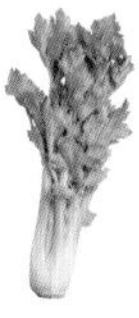

西洋芹
膳食纖維

預防動脈硬化

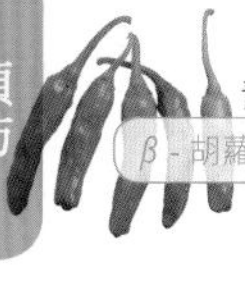

青龍椒（糯米椒）
β-胡蘿蔔素、維生素 C

＋

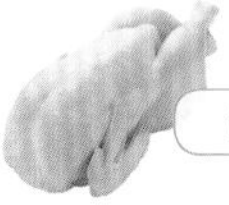

雞肉
蛋白質

辣椒的各種活用法

將辣椒加入油、醋、酒、醬油等調味料中醃漬，便可延長期限；但處理辣椒時，小心別用手碰觸眼睛周遭，以免引發紅腫不適。

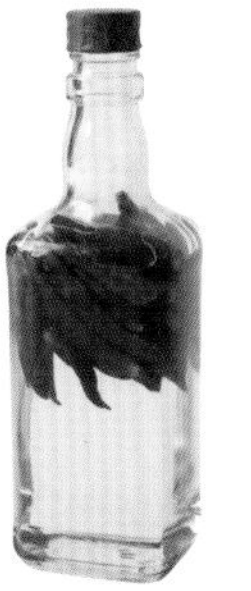

辣椒油

將乾辣椒放入沙拉油或橄欖油中浸泡，可用於熱炒或拌成佐料。

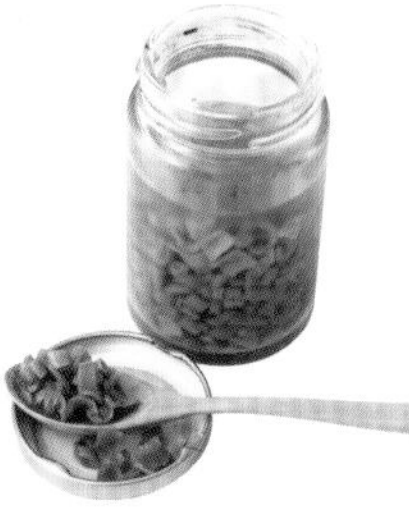

辣椒醋

將青辣椒剁碎後放入白醋中浸泡，可用於涼拌或醋拌菜料理。

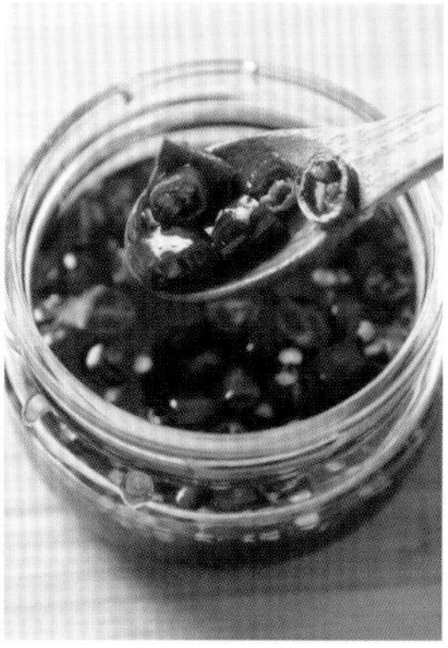

辣椒醬油

將青辣椒剁碎放入醬油中浸泡，適合搭配魚肉類料理。

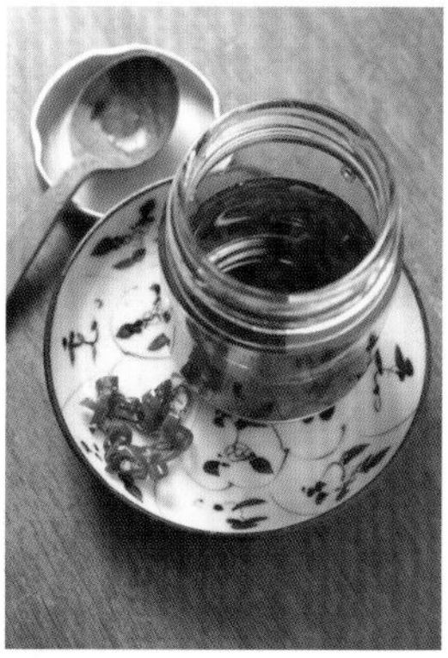

辣椒酒

將乾辣椒放入白酒中浸泡，稀釋後可熱敷或防蟲。

喝牛奶不能解口中的辣

辣椒素屬於脂溶性，本身不易溶於水，若想喝水減輕辣感，反而會讓辣感瀰漫整個口腔。鮮乳雖能舒緩胃部的刺激感，但無法清除口腔的嗆麻。若想緩解不適，建議喝咖啡，內含可分解辣感的多酚化合物，能有效舒緩辣味。此外，也可咀嚼生檸檬片，酸味的刺激也能消除嗆辣。

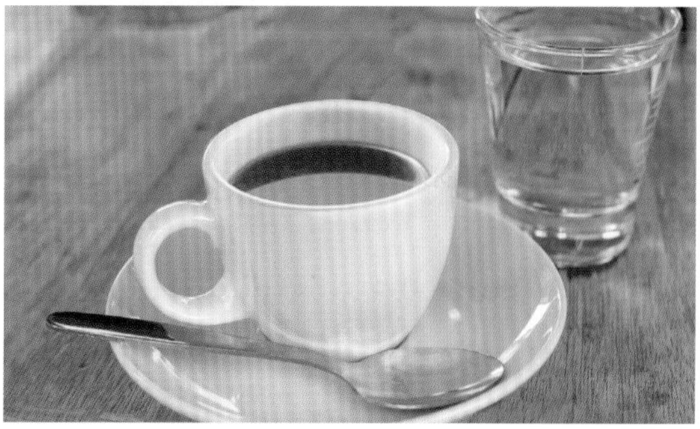

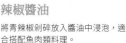

山苦瓜

苦中帶甘的消暑成分

英文名 Bitter melon
別名 苦瓜、蔓荔枝
熱量（100g 中） 17kcal
含醣量（100g 中） 1.3g

五味 苦
五性 寒
歸經 心、脾

食品成分表（可食用部分每100g）

蛋白質		1.0g
脂肪		0.1g
碳水化合物		3.9g
礦物質	鈣	14mg
	鐵	0.4mg
維生素	A β-胡蘿蔔素當量	210μg
	B_1	0.05mg
	B_2	0.07mg
	C	76mg

保存方法

放入塑膠袋後，置於冷藏室保鮮，或汆燙後冷凍保存。

山苦瓜又稱蔓荔枝，是原產自熱帶亞洲的葫蘆科植物，通常取其未成熟的果實食用。山苦瓜的維生素C含量很高，可防止紫外線帶來的肌膚老化，並修復因肌膚受損造成的黑色素沉澱，還可生成膠原蛋白。此外，山苦瓜還能護理夏季日晒後的乾燥肌膚，加上其含鐵量高，與維生素C一同攝取便能有效預防貧血。

山苦瓜特殊的苦味成分苦瓜素、苦瓜苷與科羅索酸都存在外皮當中，裡頭的白色瓜囊幾乎不帶苦味，且瓜囊的維生素C含量是瓜肉的一．七倍之多，因此烹調時建議不要挖掉瓜囊。山苦瓜和苦瓜一樣帶有苦味，但比一般苦瓜更加苦中帶甘，經烹煮後則會化為特有的苦甘味。山苦瓜的嫩果可供涼拌、熱炒、燉煮或醃漬等烹調，嫩葉、嫩梢及花果可煮湯，全株晒乾後還能煮茶飲用。

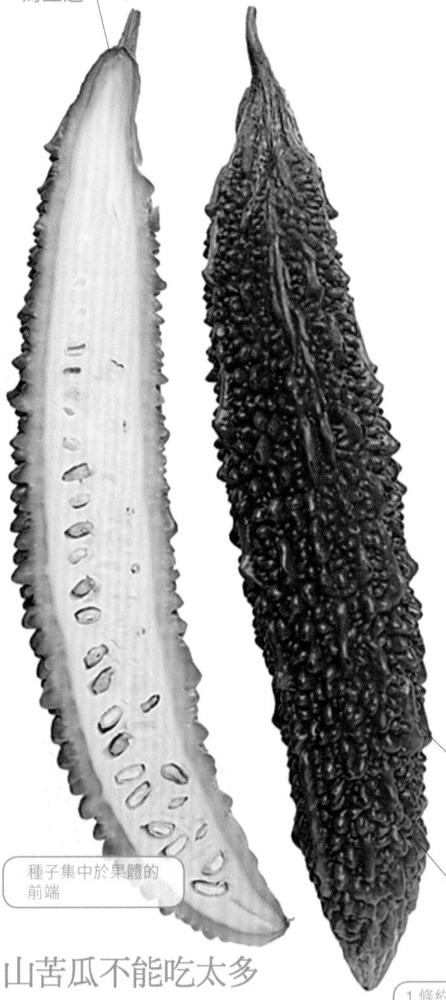

果體粗、前端細者為上選

種子集中於果體的前端

表皮為深綠色

果瘤未裂開者為佳

1 條約：250g
淨重：210g / 36kcal

以油品烹煮吸收效率更高

山苦瓜裡含有豐富的維生素C，儘管相當耐熱卻容易溶於水中，若泡水過久便會流失三成以上。β-胡蘿蔔素則屬於脂溶性，以油烹煮後會更好吸收。

瓜囊和瓜籽更具營養

山苦瓜的苦味集中在外皮，瓜囊與瓜籽不但較無苦味，營養更是豐富。瓜囊的維生素C含量是瓜肉的1.7倍；瓜籽更含亞麻酸，可協助燃燒肝臟囤積的脂肪，烹調時建議連同瓜囊與瓜籽一同食用。

切薄片抹鹽可去苦味

先將山苦瓜切薄片、抹鹽搓過洗淨或汆燙，即可去除苦味。

減少苦味的烹調建議

山苦瓜以油品烹調後，苦味就會減少，因此很適合做成熱炒料理，例如與雞蛋、豆腐或豬肉一起拌炒。此外，也可切薄片汆燙、冰鎮後，淋上醬油做成涼拌苦瓜。

山苦瓜不能吃太多

山苦瓜會刺激胃腸，吃太多容易造成腹痛，還請酌量食用。

苦瓜素

提振食慾＆降低血糖的特殊成分

苦瓜的苦味來自苦瓜素，裡頭包含了20種以上的胺基酸，可刺激胃腸功能、促進消化液分泌，並調整黏膜狀態，藉此預防夏季倦怠或食物中毒。苦瓜素還能促進胰島素分泌，抑制血糖急速上升，達到預防糖尿病的功效。另外，由於苦瓜的水分多、碳水化合物少，升糖指數較低，且含有人體必需的膳食纖維、多種維生素和微量元素，很適合糖尿病患者食用。

產季月曆

	1	2	3	4	5	6	7	8	9	10	11	12
全年	●	●	●	●	●	●	●	●	●	●	●	●
盛產期					●	●	●	●	●			

預防夏季倦怠

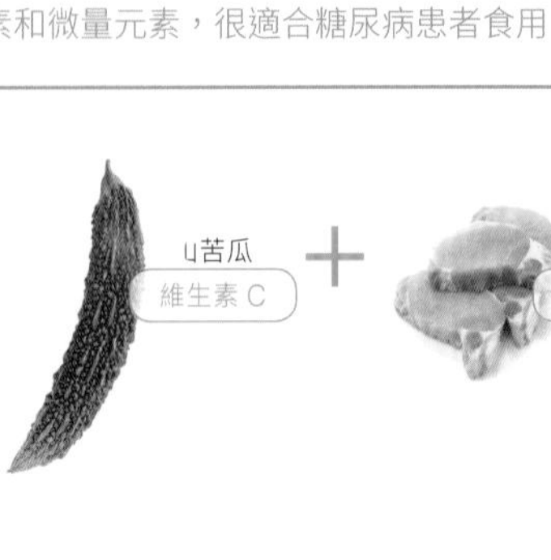

冬瓜

炎炎夏日的清爽食材

單從名字來看，冬瓜很容易被誤認為冬天的蔬菜，其實它是經典的夏季食材，果實可生吃、拌炒或煮湯。之所以稱其為冬瓜，是因為採收後若整顆存放於陰暗處，即使放到冬天也沒問題的緣故。冬瓜有九五％都是水分，整體營養價值並不高，但含鉀量較多，可消除水腫。汆燙後再烹調可減少生澀味，也比較容易入味。

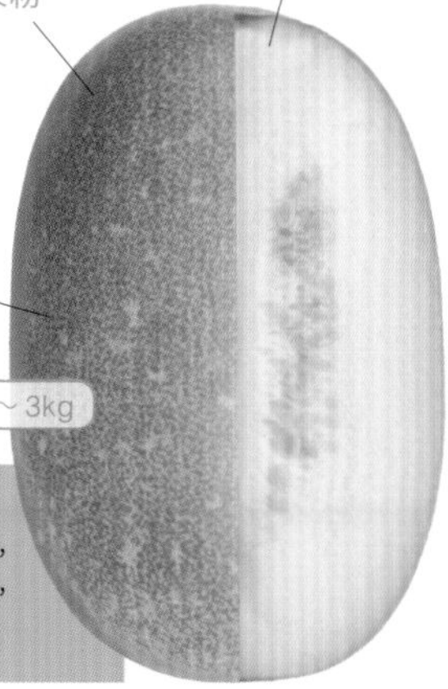

表皮有層白色的果粉
有分量感
表皮未見損傷
1顆約：2～3kg

食品成分表（可食用部分每100g）

蛋白質		0.5g
脂肪		0.1g
碳水化合物		3.8g
礦物質	鈣	19mg
	鐵	0.2mg
維生素	B_1	0.01mg
	B_2	0.01mg
	C	39mg

英文名 Winter melon
別名 東瓜、白瓜
熱量（100g中） 16kcal
含醣量（100g中） 2.5g

冷凍保存也沒問題

將冬瓜汆燙後即可冷凍保存，使用時再調味即可。

保存方法

整顆放於陰暗處保存，或切開後包上保鮮膜，置於冷藏室內。

辛·苦 五味
涼 五性
大腸·膀胱 歸經

佛手瓜

葉酸含量豐富 可協助蛋白質合成

佛手瓜富含葉酸，可幫助蛋白質合成，維持黏膜和肌膚的健康。一般分成綠色和淡綠色等不同品種，因一株佛手瓜可結一百～兩百顆果實，故又稱千成瓜。若是醃漬食用，口感爽脆；做成燉煮料理，則綿密易入味。另外，臺灣一般食用的綠色龍鬚菜，就是佛手瓜新生的嫩莖或葉子。

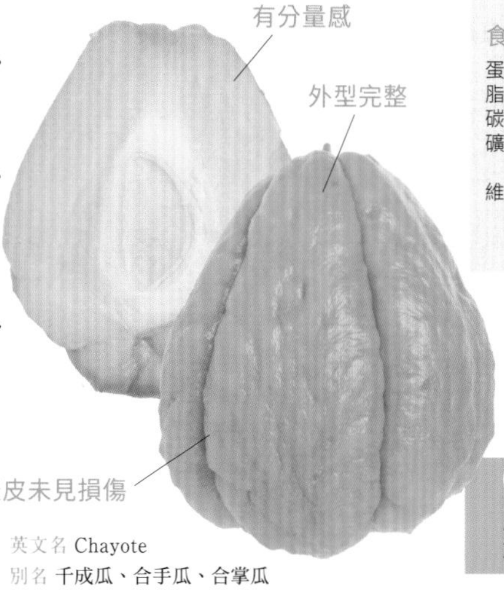

食品成分表（可食用部分每100g）

蛋白質		0.6g
脂肪		0.1g
碳水化合物		4.9g
礦物質	鈣	12mg
	鐵	0.3mg
維生素	B_1	0.02mg
	B_2	0.03mg
	C	11mg

小心咬手！

佛手瓜帶有澀味與苦味，要先搓鹽洗淨再調理。這種澀味成分會刺激皮膚，觸摸後記得把手洗乾淨。

保存方法

用報紙包起來後放進紙箱，置於通風處保存。

英文名 Chayote
別名 千成瓜、合手瓜、合掌瓜
熱量（100g中） 20kcal 含醣量（100g中） 3.7g

沖繩赤毛瓜

富含鉀離子 有助排除多餘的鈉

沖繩赤毛瓜有九〇％都是水分，且富含鉀離子，可使人體中多餘的鈉隨著汗水與尿液排出。其果皮為褐色、呈現皺裂般的微細紋路；果肉則為白色、細緻緊實。沖繩赤毛瓜與小黃瓜一樣，一般多用來涼拌或醋拌，但因本身沒有澀味，無論熱炒、燉煮、醃漬或煮湯都非常適合。

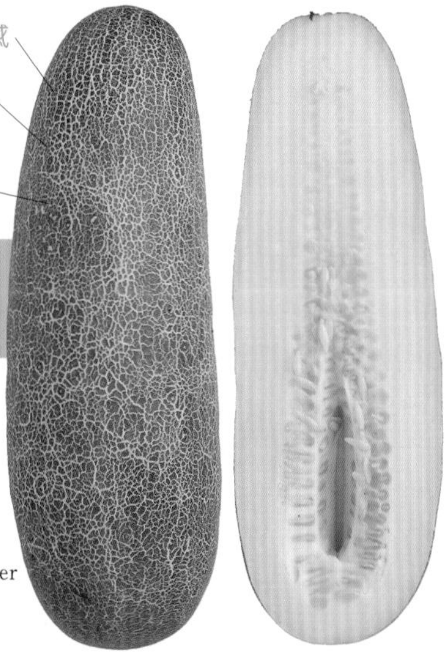

有分量感
表皮未見損傷
外型為漂亮的圓筒狀

保存方法

包上保鮮膜後放入塑膠袋裡，置於冷藏室保鮮。

沖繩當地的傳統蔬菜

沖繩赤毛瓜據說是15世紀時從中國華南地區引進的蔬菜，是琉球王朝時代的宮廷食材。

英文名 Okinawan yellow cucumber
別名 赤瓜

香瓜

甘甜多汁 可減緩肌膚老化

香瓜與哈密瓜為同類，特徵是爽脆、甘甜多汁的口感。富含可抗氧化的維生素C和β-胡蘿蔔素，可有效減緩肌膚老化問題。此外，香瓜亦含大量檸檬酸與水分，可消暑清熱、生津解渴。

英文名 Korean Melon
別名 韓國香瓜、韓國蜜瓜、甜瓜
熱量（100g中）34kcal
含醣量（100g中）6.8g

食品成分表（可食用部分每100g）

蛋白質		0.8g
脂肪		0.1g
碳水化合物		7.8g
礦物質	鈣	6mg
	鐵	0.2mg
維生素	A β-胡蘿蔔素當量	180μg
	B_1	0.03mg
	B_2	0.03mg
	C	30mg

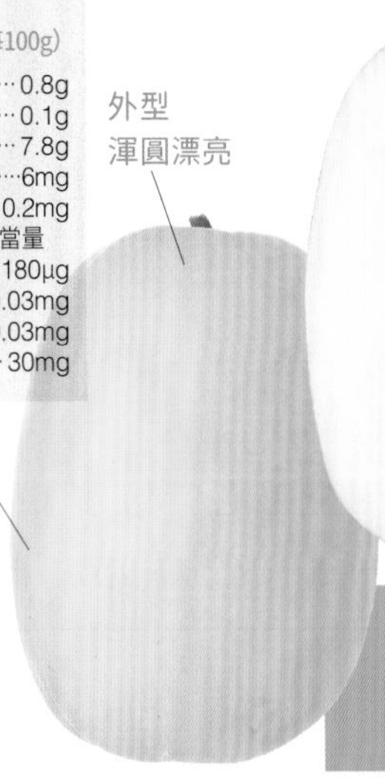

保存方法

還沒熟的香瓜須先放常溫催熟，熟了之後再放入冷藏室保鮮。

常溫保存 催熟效果較佳

從超市買回來的香瓜建議放常溫催熟，待熟後再冷藏，以免酵素失去活性。

蒲瓜

英文名 Bottle gourd

富含膳食纖維 有效調整腸道菌叢

蒲瓜含有均衡的水溶性與非水溶性膳食纖維，前者可穩定糖分吸收；後者可增加糞渣促進排便。故蒲瓜能有效調整腸道菌叢。其果實可分為球形和長筒形，果肉為白色，口感細緻且不帶澀味。將圓形的蒲瓜果肉切成薄片後晒乾，還可做成葫蘆條乾供烹煮食用。

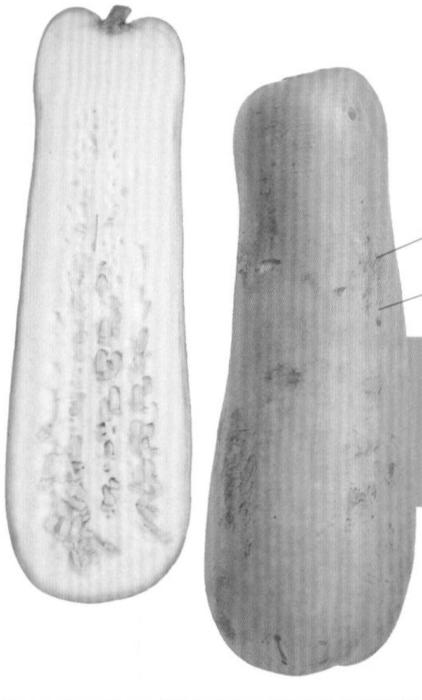

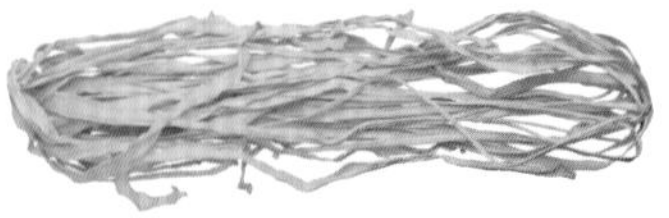

保存方法

若是完整狀態，可置於通風處保存；若已經切開，可包上保鮮膜冷藏。

膳食纖維豐富

蒲瓜富含非水溶性膳食纖維，吸收水分後會在胃裡膨脹，即使只吃一點點也能飽足。

越瓜

不具青澀味的爽脆口感

越瓜的外型雖然與小黃瓜類似，口感卻十分爽脆，不像小黃瓜那樣富含水分或帶青澀味。越瓜的營養成分雖然不高，但富含鉀離子，可生吃或醃漬，做成味噌湯或是燉煮也很美味，亦能做成涼拌菜。將越瓜切成薄片後，以食鹽搓揉一～二分鐘，出水後靜置十分鐘，再以醬油、大蒜或薑絲調味即可。

食品成分表（可食用部分每100g）

蛋白質		0.9g
脂肪		0.1g
碳水化合物		3.3g
礦物質	鈣	35mg
	鐵	0.2mg
維生素	A β-胡蘿蔔素當量	70μg
	B_1	0.03mg
	B_2	0.03mg
	C	8mg

避免選購變白的品項

越瓜要在未熟的狀態才好吃；雖然各品種的顏色都不太一樣，但選購時要盡量避免成熟變白色的品項。

英文名 Oriental pickling melon
別名 生瓜、醃瓜
熱量（100g中）15kcal
含醣量（100g中）2.9g

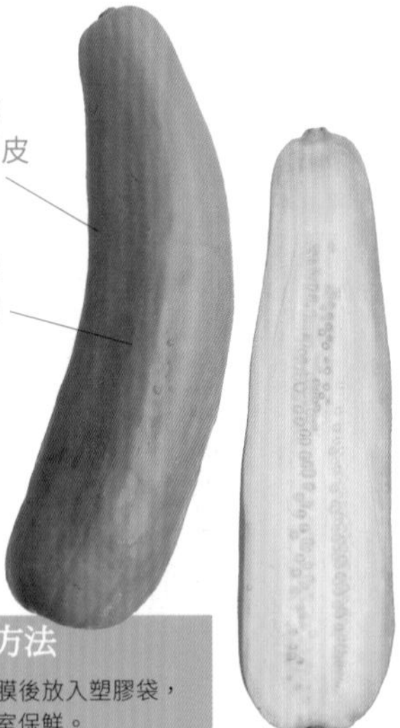

保存方法

包上保鮮膜後放入塑膠袋，置於冷藏室保鮮。

五味 甘
五性 寒
歸經 肺 腸 胃 膀胱

縞瓜

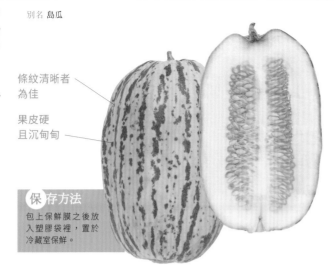

別名 島瓜

滋味微甜水分少 可醃漬切細絲食用

縞瓜的果皮上帶有直條紋，雖然與哈密瓜和香瓜是同類，但滋味微甜、水分較少，具爽脆的口感。可先切成薄片，再加點鹽巴醃漬、瀝水，最後切成細絲即可食用。

保存方法

包上保鮮膜之後放入塑膠袋裡，置於冷藏室保鮮。

大黃瓜

果肉細緻軟嫩 也可切薄片涼拌

大黃瓜是越瓜的同類，同時也是小黃瓜的近親，由小黃瓜與香瓜配種而來。大黃瓜的外皮可分為綠色的青色種與淡綠色的白色種，目前較廣泛種植的大多是青色種。果肉可直接切薄片醃漬涼拌，滋味清爽開胃；煮熟後則細緻軟嫩，即使是牙口不好的人也能方便食用。

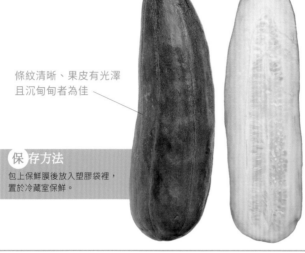

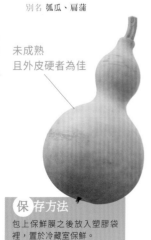

保存方法

包上保鮮膜後放入塑膠袋裡，置於冷藏室保鮮。

葫蘆

英文名 Gourd
別名 瓠瓜、扁蒲

帶有特殊苦味 可做成醃菜或酒器

以葫蘆為首的葫蘆科植物中，都含有特殊的苦味成分，總稱葫蘆素。通常苦味特別重的葫蘆不會拿來食用，但因外型罕見又討喜，常被製成酒器或長杓，最有名的便是豐臣秀吉的千成葫蘆馬印（豎立在將軍旁，用以標示位置與威示的象徵物），期待每打一次勝仗就多加一個葫蘆，直到達成千次的勝利。

現代葫蘆的品種大多經過改良，不具苦味者在尚未成熟時即可採收做成醃菜。但也有部分帶毒性、不可食用的葫蘆，要特別注意。

可製成各式容器

成熟的葫蘆經過加工後，可用來裝調味料或做成酒器、水壺，中國神話中甚至把葫蘆當作裝仙丹的容器。

容易忽略的毒素

小黃瓜、哈密瓜與山苦瓜皆為葫蘆科植物，蒂頭周遭含有微量的葫蘆素（山苦瓜則另含苦瓜素）。過量攝取葫蘆素會引起嘔吐或下痢，除了用量之外，有時也會因天候或栽種環境等因素，導致植物中的葫蘆素含量增加，食用前還請特別斟酌。

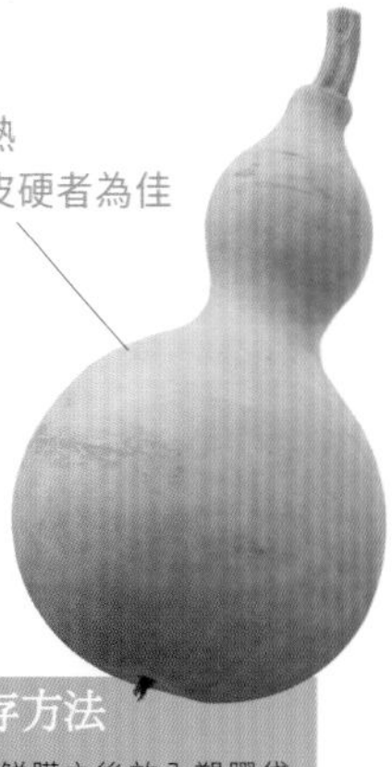

保存方法

包上保鮮膜之後放入塑膠袋裡，置於冷藏室保鮮。

玉米

玉米的黃色來自葉黃素

蔬菜一般給人輕盈低卡的印象，但玉米的熱量相當高，且富含醣類、維生素B_1、B_2、鉀等營養素，尤其膳食纖維含量高，具有優異的整腸作用。除此之外，玉米還含有可消除疲勞的天門冬胺酸，以及人體無法自行合成的葉黃素。

玉米原產於中美洲，是印地安人培育的主要糧食作物。最初的玉米體型較小，且喜歡高溫環境，經美洲原住民培育多代後才出現較大型的玉米。日本是全世界最大的玉米輸入國，幾乎都從美國進口作為家畜飼料、玉米罐頭或人工甘味劑等。而北海道所生產的甜玉米（sweet corn）可供煮熟食用。

食品成分表（可食用部分每100g）
北海道甜玉米

蛋白質		3.6g
脂肪		1.7g
碳水化合物		16.8g
鉀		**290mg**
礦物質	鈣	3mg
	鐵	0.8mg
維生素	A β-胡蘿蔔素當量	53μg
	B_1	0.15mg
	B_2	0.10mg
	C	8mg

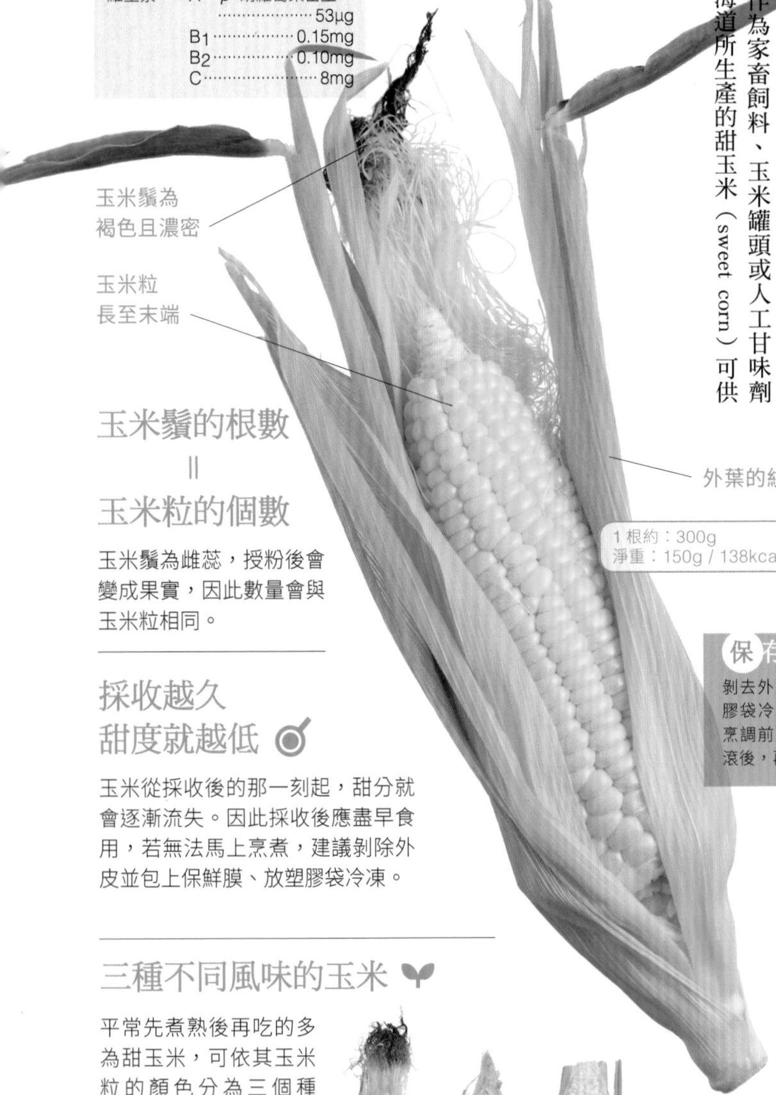

可當做主食的高熱量蔬菜

英文名 Corn
別名 玉蜀黍
熱量（100g 中）92kcal
含醣量（100g 中）13.8g

五味 甘
五性 平
歸經 脾·肝·腎·膀胱

保存方法

剝去外皮後包上保鮮膜、裝塑膠袋冷凍，並盡早食用完畢。烹調前不必退冰，冷水下鍋煮滾後，再煮 3 分鐘即可。

玉米鬚的根數 ＝ 玉米粒的個數

玉米鬚為雌蕊，授粉後會變成果實，因此數量會與玉米粒相同。

採收越久甜度就越低

玉米從採收後的那一刻起，甜分就會逐漸流失。因此採收後應盡早食用，若無法馬上烹煮，建議剝除外皮並包上保鮮膜、放塑膠袋冷凍。

玉米要煮多久才好吃？

烹煮的時間越長，玉米的糖分就越會溶進水裡，因此需要留意烹煮時間。一般以熱水煮 3 分鐘即可熟透，且帶點爽脆的口感。若於冷水時下鍋，等水煮滾後再續煮 3 分鐘，較能保留鮮甜味。

三種不同風味的玉米

平常先煮熟後再吃的多為甜玉米，可依其玉米粒的顏色分為三個種類。玉米粒呈深黃色的黃金玉米、玉米粒呈白色皮軟的銀白玉米，以及玉米粒黃白相間的雙色玉米。

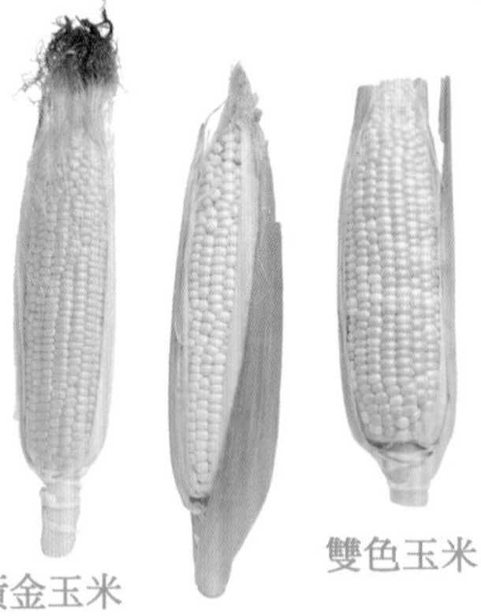

葉黃素

守護眼睛的天然救星

葉黃素是類胡蘿蔔素中的一種，屬於光合色素，一般多存在於黃綠色蔬菜中，可有效過濾藍光等有害光線。人體攝取葉黃素後會囤積於體內，特別是在眼睛的視網膜、水晶體或皮膚、乳房等部位，有助保護眼睛免於氧化威脅及光線傷害。若缺乏葉黃素會導致視力惡化、白內障等眼疾。

產季月曆
1 2 3 4 5 6 7 8 9 10 11 12
緯度較高地區或高地皆可種植。

營養攝取更加均衡

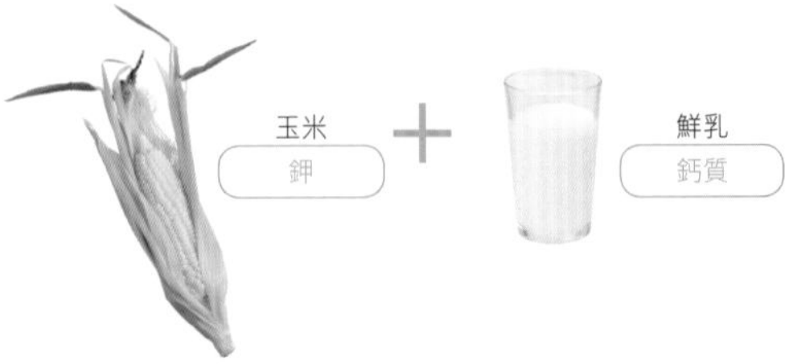

秋葵

食品成分表（可食用部分每100g）

蛋白質		2.1g
脂肪		0.2g
碳水化合物		6.6g
礦物質	鈣	92mg
	鐵	0.5mg
維生素	A β-胡蘿蔔素當量	670μg
	B_1	0.09mg
	B_2	0.09mg
	C	11mg

秋葵富含抗氧化力強大的β-胡蘿蔔素、可促進醣類與脂肪代謝的維生素B_1和B_2，以及可強化骨骼的鈣、鎂等礦物質，營養價值相當高。

秋葵的花形與洛神花相似，且開花幾天後果實就會變大。幼果約四～八公分長即可採收，太大的秋葵反而會因為纖維老化而口感變差。市面上常見的秋葵，是橫切後出現五角形的五角種秋葵，此外，也有圓形或鋸齒狀的星形品種。值得注意的是，由於秋葵性寒，體質弱、經常腹瀉的人不宜吃太多，孕婦也必須注意攝取量。

保存方法

放進塑膠袋避免乾燥，置於冷藏室保鮮。因其不耐低溫和濕氣，建議3～4天內吃完。

口感黏滑
抗氧化力強大

英文名 Okra
別名 羊角豆、陸蓮根、黃蜀葵
熱量（100g中）30kcal
含醣量（100g中）2.4g

辛·苦 五味
涼 五性
肺·肝·胃 歸經

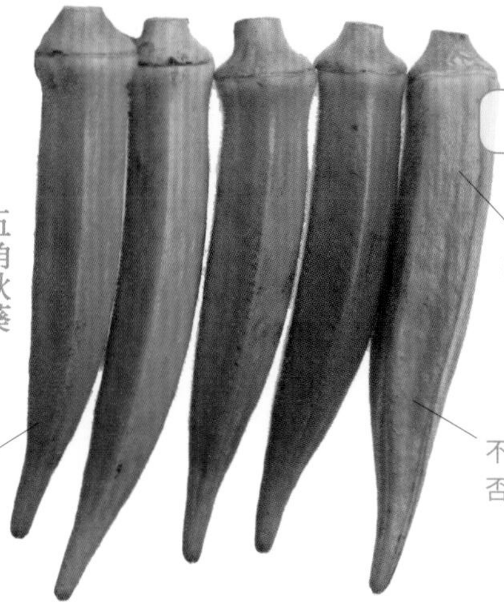

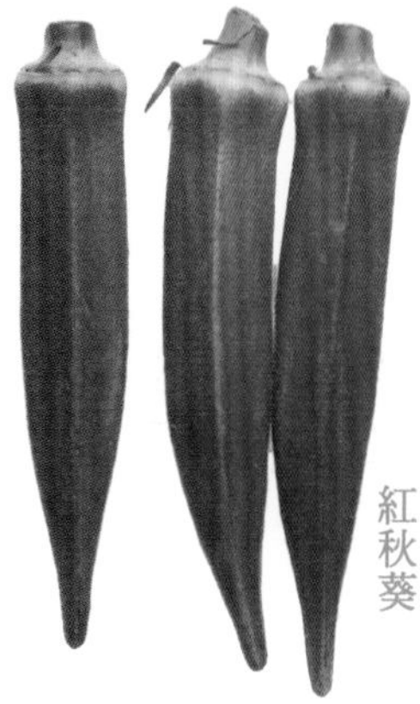

如何攝取更多膳食纖維？

秋葵裡頭的黏液成分屬於水溶性膳食纖維，可清除腸道有害物質。若想增加攝取量，可先將秋葵剁碎、破壞細胞壁，接著泡水三個小時，即可大量溶出膳食纖維，再經後續烹煮便能有效吸收。若在料理中加醋，其黏液成分就會減半，必須特別注意。

秋葵的種子可充當咖啡豆嗎？

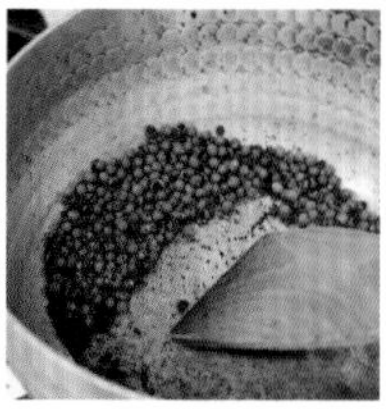

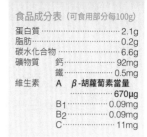

過去戰爭期間咖啡豆不易取得，人們會取成熟的秋葵籽充當咖啡豆。將秋葵籽烘培、磨碎後再以熱水沖泡，據說風味比起咖啡更像青草茶。

秋葵的黏液中含有黏液素嗎？

坊間有種說法為「秋葵的黏液成分含有黏液素」。但事實上，黏液素指的是唾液、鼻水等動物性黏液物質。因此，秋葵的黏液成分應該用果膠等帶黏液的物質表示較為貼切。

提升口感的祕訣

買回來的秋葵可於冷凍庫中保存一個月左右。食用前將秋葵抹鹽放在砧板上搓揉，可清除絨毛，不僅口感變好，顏色也會更鮮豔。直接生吃秋葵較能攝取水溶性生物素，若要煮熟，建議汆燙30秒即可。

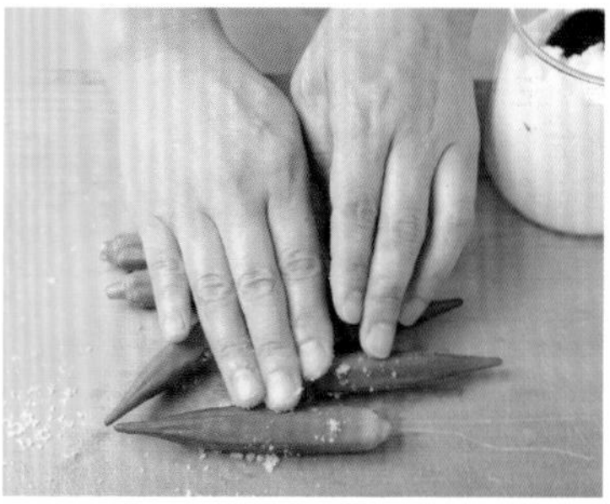

預防 夏季倦怠

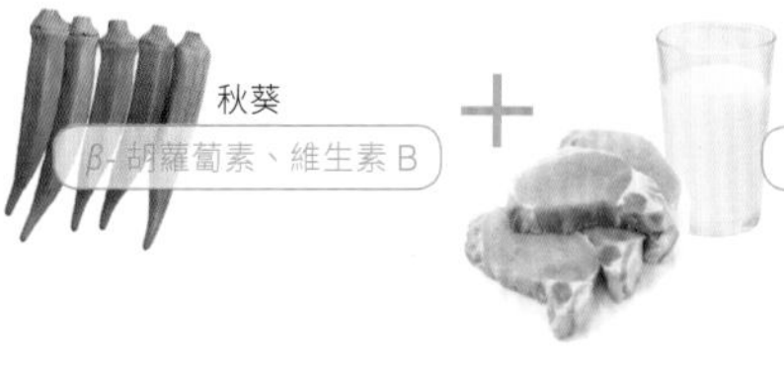

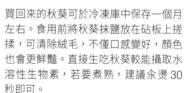

產季月曆

	1	2	3	4	5	6	7	8	9	10	11	12
全年	●	●	●	●	●	●	●	●	●	●	●	●
盛產期					●	●	●	●				

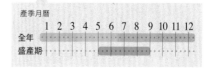

燈籠果

甜度極高的天然美容水果

燈籠果的果實為黃色，果肉甜度約為十四度（甘蔗約為二十度、柳橙約為十二度），具有濃厚的酸甜味。燈籠果含有能穩定情緒的維生素肌醇，以及鉀、鐵、膳食纖維、維生素A、B、C等養分，具有養顏美容的功效。可用來製成果乾或糖漬食品。

燈籠果原產於秘魯和智利等南美洲國家，但並非重要物產，當地人大多當成零食隨意食用，偶爾也能在菜市場看到。燈籠果在日本是有名的觀賞植物；在歐洲則以食用目的種植，是超市常見的食材。最近日本也開始栽種食用燈籠果，例如水果燈籠果、草莓番茄或柑橘櫻桃等品項皆很受歡迎。

英文名 Cape gooseberry
別名 黃金莓、秘魯酸漿

保存方法

燈籠果不耐濕氣，連同花萼以紙巾包裹後放進塑膠袋裡，置於冷藏室保鮮。

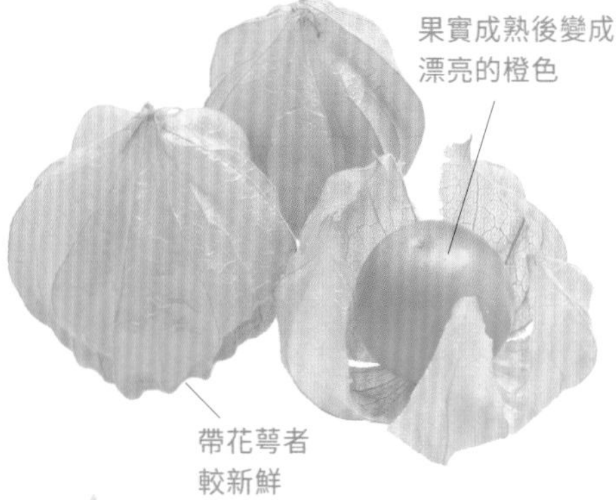
果實成熟後變成漂亮的橙色
帶花萼者較新鮮

產季月曆

1 2 3 4 5 6 7 8 9 10 11 12

編按：本食材臺灣並未生產，此為日本產季。

肌醇

避免脂肪囤積體內的維生素

肌醇又稱「可抗脂肪肝的維生素」，能促進血液裡的脂肪流通、避免囤積於肝臟，還能確保神經功能正常運作，調整自律神經平衡，甚至預防因壓力導致的頭皮問題或掉髮等困擾。因此，肌醇常被製成各式各樣的健康食品，用來輔助精神疾患、預防多囊性卵巢症、胎兒神經管缺損及妊娠糖尿病。

唐鰤子

生於田間的魚子醬 富含膳食纖維

唐鰤子屬低熱量食材，因富含膳食纖維、維生素E、維生素K、多酚化合物皂素等養分，具有抗老化、預防生活習慣病的效果。

唐鰤子其實是由箒木（掃帚草）的熟果加熱而成，日本自古以來就當作民俗療法用藥；中醫則稱其為「地膚子」，性寒味甘苦，有清熱利濕、利尿的功能，能改善皮膚濕瘡、濕疹瘙癢、小便淋瀝、腳氣水腫等症狀。現在則主要作為食材，無論外觀或口感都非常像魚子醬，故有「田間的魚子醬」之稱。風味清淡且帶嚼勁。

熱量（100g中）90kcal
含醣量（100g中）5.8g

食品成分表（可食用部分每100g）

蛋白質			6.1g
脂肪			3.5g
碳水化合物			12.9g
礦物質	鈣		15mg
	鐵		2.8mg
維生素	A	β-胡蘿蔔素當量	800μg
	B1		0.11mg
	B2		0.17mg
	C		1mg

風味清淡 適合點綴料理

唐鰤子風味清淡，可加在各種食材上點綴，食用時可淋點醬油或醬汁調味；直接撒在味噌湯或白飯上一起吃也很美味。唐鰤子呈顆粒狀，與具有黏性的食材（如山藥、納豆、秋葵、金滑菇）充分攪拌後，可同時享受黏滑與帶嚼勁的雙重口感；也可與美乃滋混合後加入鮪魚片做成三明治。

保存方法

新鮮的唐鰤子可於冷藏室保存兩週。若是真空包裝，開封後要分成小袋冷凍保存。

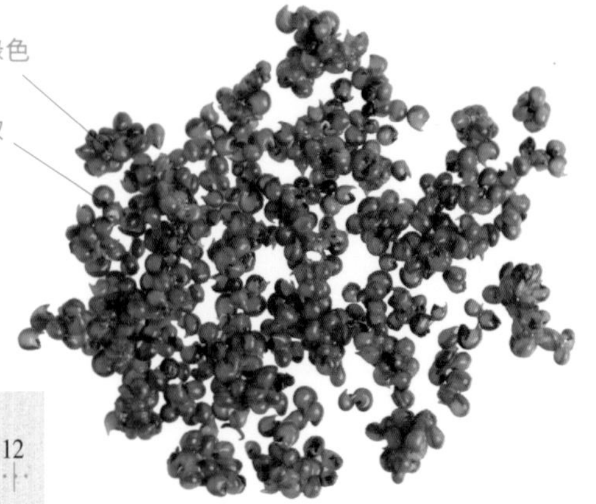
深色果實帶點綠色
果實大小要一致

產季月曆

1 2 3 4 5 6 7 8 9 10 11 12

編按：本食材臺灣並未生產，此為日本產季。

荷蘭豆

有助瘦身的美容食材

英文名 Garden pea
別名 豌豆、野良豆
熱量（100g 中）
36kcal
含醣量（100g 中）
4.5g

荷蘭豆並非原產於荷蘭，之所以稱其為荷蘭豆，是因為荷蘭人將它從原產地帶到中國，接著流傳至世界各地。

荷蘭豆富含可增強抗氧化力和免疫力的維生素C，特別是豆仁含有蛋白質和離胺酸，可促進身體發育，食用時記得連同豆莢一起吃，可攝取豐富的β-胡蘿蔔素。β-胡蘿蔔素可因應身體需求轉換成維生素A，藉此保護眼睛和皮膚的黏膜組織，並幫助眼睛適應陰暗處。若能與維生素C一同攝取，還可促進膠原蛋白增生、維持皮膚健康，達到抗老化的功效。除此之外，荷蘭豆裡還富含膳食纖維，可增加飽足感、避免用餐時不小心吃太多。膳食纖維還能促進腸道蠕動、加速排除老舊廢物，是瘦身減肥的最佳食材。

荷蘭豆可依照採收期，分為取完熟豆仁食用的「豌豆」、還很軟嫩時便採收，連同豆莢一起食用的「荷蘭豆」，以及豆仁有點成熟但仍顯軟嫩的「青豌豆」。豆莢特薄的荷蘭豆稱為「絹莢」。此外，豆莢肉厚、豆仁肥大的美國品種「甜豆」也是荷蘭豆的同類。

食品成分表（可食用部分每100g）

蛋白質		3.1g
脂肪		0.2g
碳水化合物		7.5g
礦物質	鈣	35mg
	鐵	0.9mg
維生素	A β-胡蘿蔔素當量	560μg
	B1	0.15mg
	B2	0.11mg
	C	60mg

保存方法

放進塑膠袋後置於冷藏室保鮮；或撕掉筋膜纖維後燙熟，放冷凍庫保存。

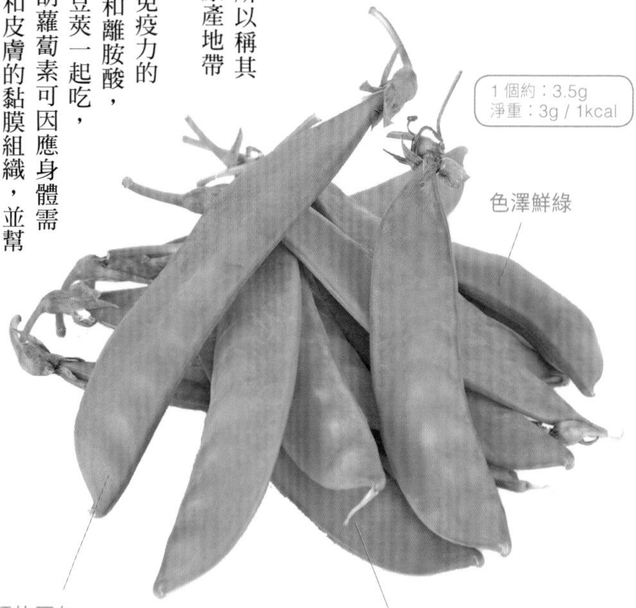

1 個約：3.5g
淨重：3g / 1kcal
色澤鮮綠
裡頭的豆仁還很軟嫩
豆莢末端的鬚鬚偏白

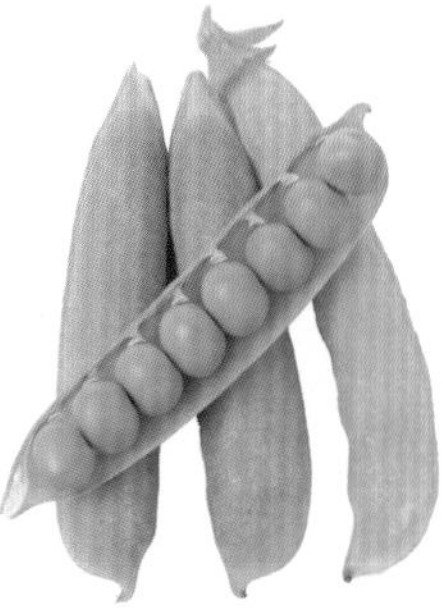
青豌豆

強健骨骼的維生素 K

荷蘭豆的維生素 K 含量約為青豌豆或蠶豆的兩倍。維生素 K 不僅能止血，還能留住鈣質、打造強健的骨骼。

來自蔬菜的蛋白質與胺基酸

荷蘭豆裡的嫩豆仁雖然軟嫩，卻富含蛋白質或胺基酸等養分，能補充一般蔬菜欠缺的營養。除了可促進身體組織復原、幫助生長，還能調整肌膚組織狀態，使人容光煥發。

離胺酸

人體成長的必要營養素

離胺酸屬必需胺基酸，是人體成長不可欠缺的營養素，也是合成蛋白質的必要成分。除了促進身體組織復原、消除疲勞感之外，還能調整肌膚狀態。離胺酸還可強健骨骼與血管、促進肝功能、活化腦細胞、提升專注力，成長期孩童應多加攝取。若長期缺乏離胺酸，將導致細胞組織降解，並引發嚴重的健康問題。

美化肌膚 預防感冒

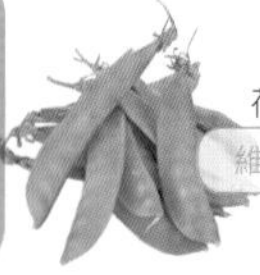
荷蘭豆
維生素 C
＋
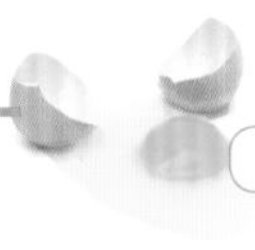
雞蛋
蛋白質

產季月曆

	1	2	3	4	5	6	7	8	9	10	11	12
全年	●	●	●	●	●	●	●	●	●	●	●	●
盛產期	●	●	●									●

溫室全年可種植。

四季豆

四季豆有九〇%都是水分，屬低熱量蔬菜，想瘦身的人可多吃四季豆增加飽足感。四季豆含有β-胡蘿蔔素、維生素E、維生素C等，具有抗氧化、抗老化、改善乾燥肌膚的效果。除此之外，四季豆還富含鉀與膳食纖維，可將多餘的鈉或老舊廢物排出體外，藉此預防高血壓、消除水腫或便祕。四季豆裡的天門冬胺酸在體內生成熱量之餘，還能消除疲勞，促進分解疲勞因子。

四季豆可依其有無藤蔓、豆莢的長度或形狀等分類，品種多達數百項。一般常見的四季豆，是俗稱隱元豆的圓豆莢品種。相傳是在中國明末時，由隱元禪師從中國傳入日本。四季豆的盛產期雖在夏天，但可依栽種方式錯開產期，一年最多可收成三次，故又被稱為三度豆。

儘管營養價值很高，但四季豆亦含有豆角毒素，容易造成紅血球破裂，形成溶血現象。因此，食用四季豆時需先加熱至攝氏一百度以上，或以較長時間烹煮以破壞植物毒素，避免身體不適。

食品成分表（可食用部分每100g）

蛋白質		1.8g
脂肪		0.1g
碳水化合物		5.1g
礦物質	鈣	48mg
	鐵	0.7mg
維生素	A β-胡蘿蔔素當量	590µg
	B_1	0.06mg
	B_2	0.11mg
	C	8mg

保存方法

放進塑膠袋後置於冷藏室保鮮；或撕掉蒂頭和筋膜纖維，以鹽水汆燙後放冷凍庫保存。

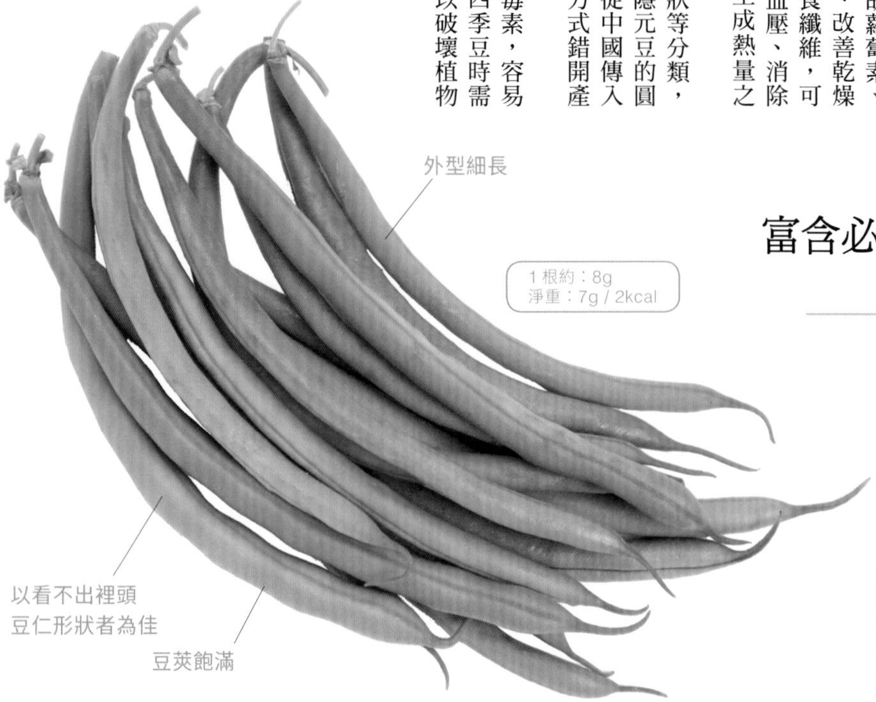
外型細長
1根約：8g
淨重：7g / 2kcal
以看不出裡頭
豆仁形狀者為佳
豆莢飽滿

富含必需胺基酸的超級蔬菜

英文名 String bean
別名 帶莢豌豆、敏豆
熱量（100g中）23kcal
含醣量（100g中）2.7g

五味 甘
五性 平
歸經 心

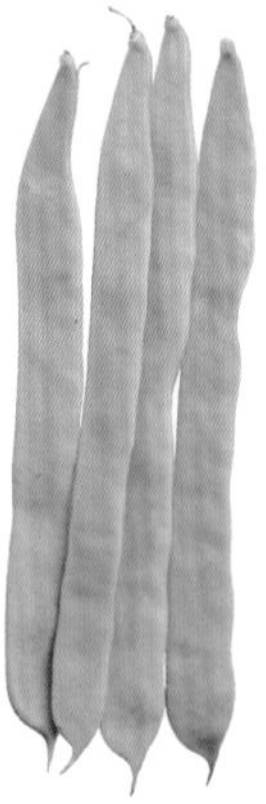

摩洛哥四季豆

摩洛哥四季豆長約 20 公分、呈扁平狀。口感要比圓柱狀的四季豆更爽脆。屬低熱量食材，富含可強健骨骼的維生素 K。

四季豆的營養價值

人體無法合成的必需胺基酸共有九種（離胺酸、色胺酸、纈胺酸、白胺酸、異白胺酸、苯丙胺酸、蘇胺酸、蛋胺酸、組胺酸），只能從食物補充。若攝取量不足，將影響骨骼、血液、肌肉、臟器組織的功能。而四季豆就是能完全補充這些必需胺基酸的超級蔬菜，營養價值極高。

產季月曆

	1	2	3	4	5	6	7	8	9	10	11	12
全年	●	●	●	●	●	●	●	●	●	●	●	●
盛產期					●	●	●	●	●	●		

溫室全年可種植。

消除疲勞

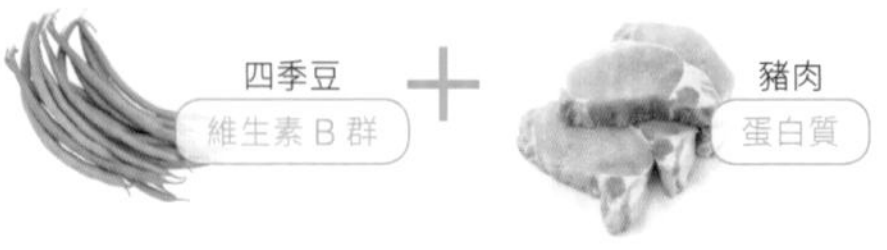
四季豆
維生素B群
+
豬肉
蛋白質

毛豆

毛豆即未成熟且呈青綠色的食用大豆，大約是全株鮮莢達八成飽滿時即採收。此時的豆莢為綠色且帶有茸毛，故被命名為毛豆。

毛豆與有「田中肉」之稱的大豆一樣，富含可構成身體組織的蛋白質。此外，毛豆脂肪裡的卵磷脂，還可促進神經傳導物質生成、提升專注力或記憶力。在維生素方面，毛豆含有功能類似女性賀爾蒙的大豆異黃酮、可造血的葉酸，以及具優異抗氧力的大豆皂素，可說是高營養價值的蔬菜。

日本從繩文時代後期到彌生時代（約西元前一萬四千年～西元前三百年）就開始食用毛豆，但像現在以鹽水汆燙的吃法，據說源自江戶時代。早期的毛豆常種於庭院或田間小路，稱為「畦豆」，後來又根據商人夏天販賣整株毛豆的樣子，稱之為「枝豆」。到了江戶時代中期，大豆和毛豆正式被分開種植。

煮食毛豆這種未熟豆類的飲食文化，原是亞洲國家特有的飲食習慣，臺灣的客家人亦有一種將毛豆醃製後食用的傳統小菜。但到了西元兩千年左右，隨著日本飲食風潮與健康觀念的提升，歐洲、北美國家也開始流行吃鹽味毛豆，並直接以日文發音「EDAMAME」稱之。

食品成分表（可食用部分每100g）

蛋白質		11.7g
脂肪		6.2g
碳水化合物		8.8g
礦物質	鈣	58mg
	鐵	2.7mg
維生素	A　β-胡蘿蔔素當量	260µg
	B_1	0.31mg
	B_2	0.15mg
	C	27mg

保存方法

連同豆莢放進塑膠袋，置於冷藏室保鮮；或將豆莢置於水中輕輕漂洗、瀝乾後冷凍保存。

風靡全世界的超級食物

英文名 Green soybean
別名 枝豆
熱量（100g 中）135kcal
含醣量（100g 中）3.8g

甘 五味
平 五性
脾 歸經

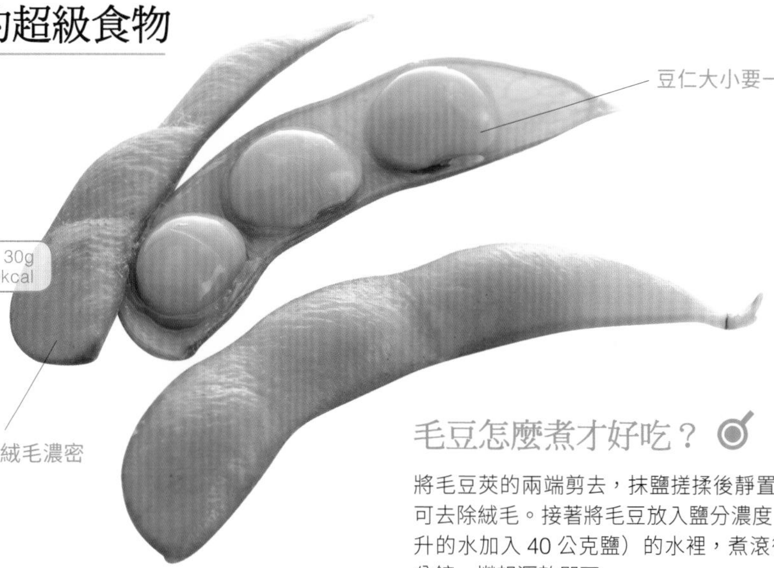

毛豆怎麼煮才好吃？

將毛豆莢的兩端剪去，抹鹽搓揉後靜置約 10 分鐘即可去除絨毛。接著將毛豆放入鹽分濃度 4%（於 1 公升的水加入 40 公克鹽）的水裡，煮滾後再接著煮 3 分鐘，撈起瀝乾即可。

葉酸　孕婦與孩童應多攝取的造血維生素

葉酸屬維生素 B 群，是一種水溶性維生素，也稱造血維生素，可製造細胞或使細胞再生。健康的人體因為腸道細菌即能合成葉酸，平時透過飲食即可足量攝取。但處於懷孕初期的孕婦與成長期的孩童，由於細胞分裂過於活絡，必須加強葉酸攝取。在新生兒的神經管缺損病例中，更有超過一半是因為懷孕初期葉酸不足所致。

預防宿醉的下酒菜

毛豆的營養豐富，其中的維生素 B_1 可促進酒精代謝、蛋胺酸可減輕肝臟負擔、膽鹼可增強肝功能，鉀離子可調整過量攝取的鹽分與水分，有助預防宿醉，很適合當作啤酒的下酒菜。另外，營養師更建議於飲酒前 30 分鐘適度食用豆腐、豆乾等高蛋白質的食物，有助延緩人體吸收酒精的速度。

預防倦怠　消除疲勞

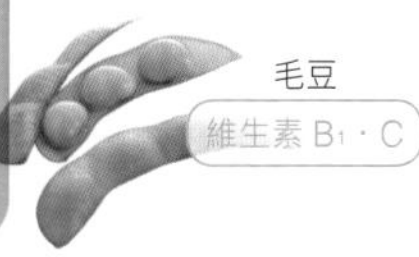

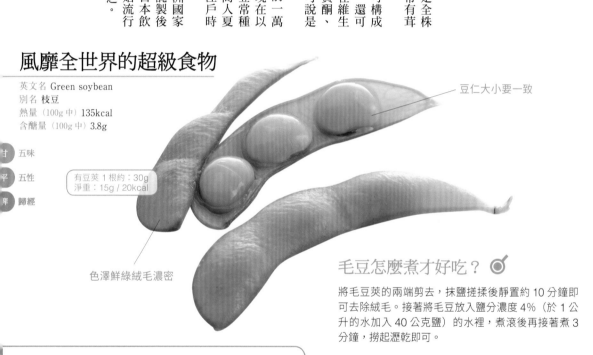

＋

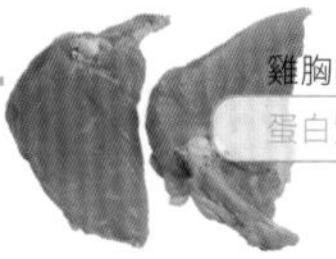

產季月曆

1 2 3 4 5 6 7 8 9 10 11 12

蠶豆

蠶豆富含植物性蛋白質，此外，維生素 B_1、B_2、C、鉀、鈣、鐵、銅等營養素含量也很均衡。人類食用蠶豆的歷史相當悠久，早在西元前六千年，東地中海區域即有栽種紀錄，甚至可能是人類最早種植的作物之一。相傳毛豆於西漢張騫出使西域時傳入中國；八世紀左右再從中國傳入日本。

蠶豆因豆莢狀如老蠶而得名，也因果實朝向天空而有「天豆」的別稱（見第一九八頁）。蠶豆一旦接觸空氣就會開始氧化、鮮度亦會降低，選購時記得買帶莢的蠶豆並在當天吃完。若買回後未在當日烹煮，建議先汆燙並冷凍保存。

食品成分表（可食用部分每100g）

蛋白質		10.9g
脂肪		0.2g
碳水化合物		15.5g
礦物質	鈣	22mg
	鐵	2.3mg
維生素	A β-胡蘿蔔素當量	240μg
	B_1	0.30mg
	B_2	0.20mg
	C	23mg

保存方法

連同豆莢放進塑膠袋後，置於冷藏室保鮮，或汆燙後冷凍保存。

3 顆約：12g
淨重：9g / 10kcal

帶著初夏氣息的健康豆類

英文名 Broad bean
別名 胡豆、川豆
熱量（100g 中）108kcal
含醣量（100g 中）12.9g

五味 甘
五性 平
歸經 脾

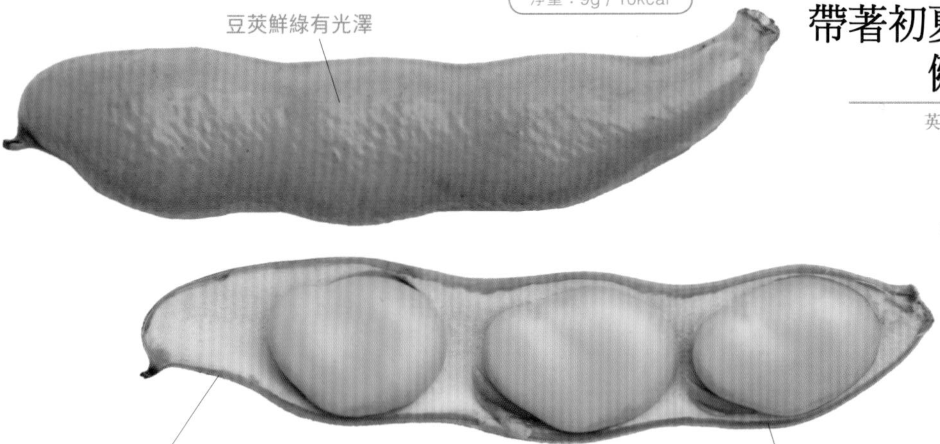
筋膜還沒變褐色才新鮮
有重量感

如何煮出蠶豆的甜味？

從豆莢取出蠶豆後，在芽眼劃個切口，放入鹽分濃度 2%（於 1 公升的水加入 20 公克鹽）的水裡，接著以不會煮滾的文火悶 3～5 分鐘，撈起後瀝乾即可，此時的蠶豆會更具甜味。若是以大火滾煮，蠶豆容易變硬，必須留意。

不同採收期的食用法

蠶豆會因採收時期呈現不同的口感。四月盛產時豆質鮮嫩，簡單以鹽水汆燙就很美味。但到了六月時，豆莢會變厚、水分也跟著減少，建議打成泥煮濃湯。除了日本之外，大部分亞洲國家多將蠶豆乾燥後加鹽調味食用。

過敏族群不得食用

蠶豆雖然營養豐富，但大量食用將出現發燒、黃疸等病症，嚴重時甚至會導致死亡。一般食用 10～20 顆是每日適量範圍。患有 G6PD 缺乏症（葡萄糖六磷酸鹽脫氫酶缺乏症，俗稱蠶豆症）者更不得接觸、食用。

從芽眼顏色判斷鮮度

蠶豆的側面為發芽長根的芽眼所在。新鮮蠶豆的芽眼為嫩綠色，若芽眼泛黑表示已不新鮮，應避免選購。

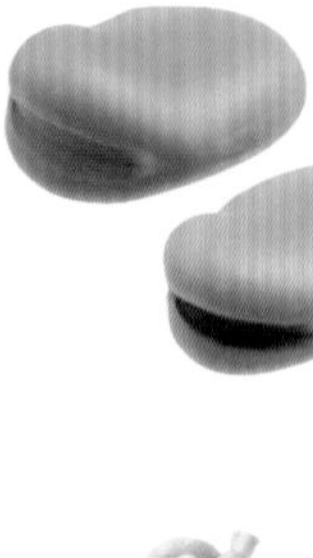

產季月曆

1 2 3 4 5 6 7 8 9 10 11 12

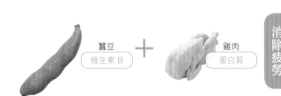

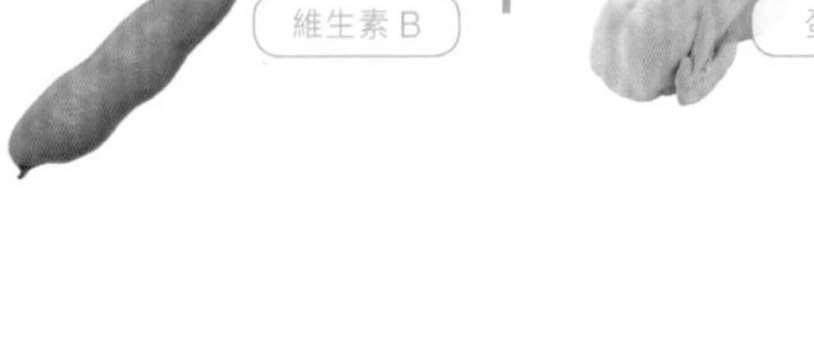

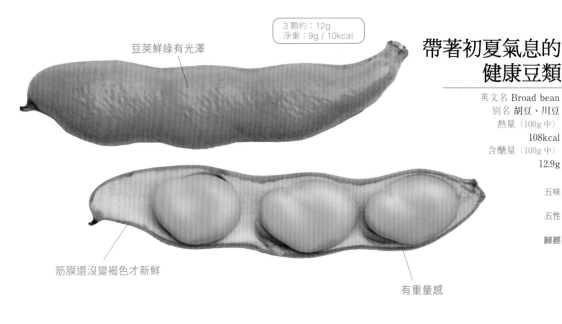

消除疲勞

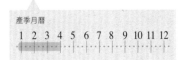

花生

富含優質植物性脂肪

英文名 Peanut
別名 長生果、南京豆、唐人豆
熱量（100g 中）295kcal
含醣量（100g 中）8.4g

甘 五味
平 五性
脾肺 歸經

花生有一半都是脂肪，因此熱量很高，三十顆花生就等於一碗飯的熱量。但這些脂肪為亞麻油酸，屬於能降膽固醇、活化腦機能的不飽和脂肪酸。再加上花生富含可活化腦細胞的輔酶Q10，近來已成為備受關注的抗老化食材。

關於花生的原產地，一般認為是距離現在約七千六百年前的秘魯和巴西，在秘魯沿海地帶的史前廢墟中，便曾發現大量的古代花生殘骸。在哥倫布遠航時期，航海家將花生莢果帶至西班牙，之後逐漸被傳播到世界各地。至於日本，則在江戶時代自中國引進花生。花生的花朵掉落後，子房下方的部分就會往地底方向生長結實，故得名「落花生」。此外，花生也因從中國傳入的緣故，又稱南京豆、唐人豆；沖繩地區則稱花生為「ZIMAMI」，常用來製作花生豆腐。

食品成分表（可食用部分每100g）

蛋白質		12.0g
脂肪		24.2g
碳水化合物		12.4g
礦物質	鈣	15mg
	鐵	0.9mg
維生素	A β-胡蘿蔔素當量	5μg
	B_1	0.54mg
	B_2	0.09mg
	C	20mg

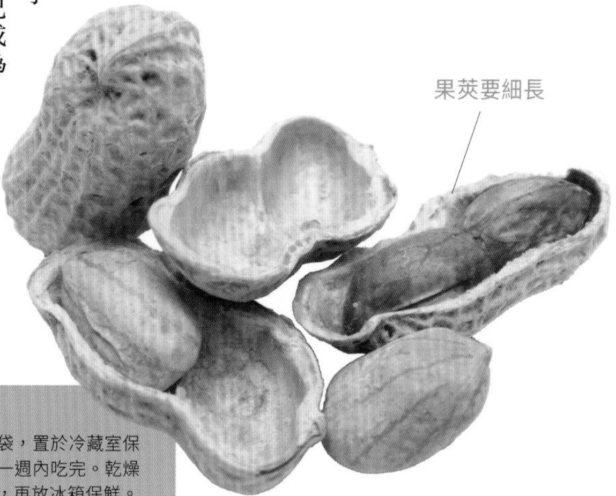
果莢要細長

保存方法

新鮮的花生可放進塑膠袋，置於冷藏室保鮮。因不耐久放，最好一週內吃完。乾燥的花生可裝進密閉容器，再放冰箱保鮮。

花生的薄膜可抗氧化

花生外層的薄膜中含有可抗氧化的多酚化合物白藜蘆醇（Resveratrol），此為植物為抵禦細菌或真菌入侵而產生的有機物質，具有美肌、抗老化的效果。

輔酶Q10　維持細胞年輕活力的維生素

輔酶 Q10 過去被稱為維生素 Q，屬維生素化合物，是身體製造熱量的必需物質。輔酶 Q10 一旦攝取不足，細胞內的熱量製作過程就會受阻、失去原有功能。輔酶 Q10 還能避免身體因為壓力產生自由基，使老化的細胞維持活力。此外，輔酶 Q10 還可改善許多與血糖、血脂相關的症狀（降低糖化血紅蛋白、空腹血糖等）。隨著年齡增長，人體內的輔酶 Q10 會逐漸減少，必須持續從食物裡補充。除了花生之外，大豆、核桃、杏仁果、牛肉、豬肉、沙丁魚也都含有輔酶 Q10。

花生的美味煮法

將花生洗淨後，放入鹽分濃度 3%（於 1 公升的水加入 30 公克的鹽）的水裡煮 20 分鐘，蓋上鍋蓋悶 10 分鐘，撈起後瀝乾即可。由於煮熟後的花生不耐久放，若有剩餘必須冷凍保存。

減輕肝臟負擔的下酒菜

花生含有維生素B_3（即菸鹼酸），可促進酒精代謝、分解乙醛避免宿醉，能有效減輕肝臟負擔，很適合用來下酒。

提升記憶力或預防失智

花生富含卵磷脂，具有降膽固醇、疏通乳腺管阻塞的效果，且對認知功能及肝臟健康很有幫助。卵磷脂也是乙醯膽鹼（中樞神經傳導物質）的製作原料，能增加乙醯膽鹼分泌，達到提升記憶力、防止腦部老化失智的效果。

預防老化

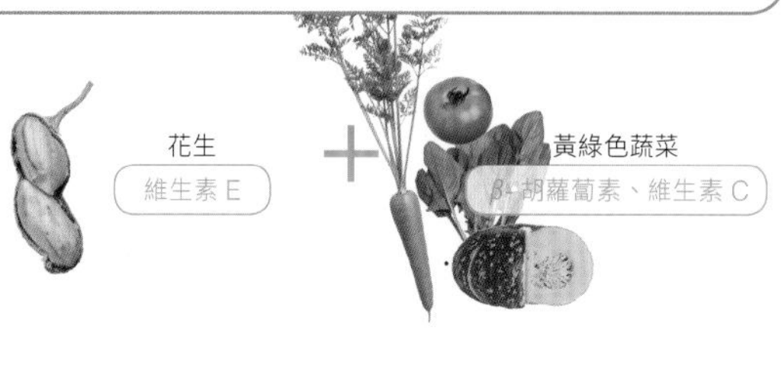
花生
維生素 E
黃綠色蔬菜
β-胡蘿蔔素、維生素 C

產季月曆
1 2 3 4 5 6 7 8 9 10 11 12
花生的採收期（8月）

扁豆

可緩解便祕並預防高血壓

扁豆除了食用其嫩豆莢，果莢成熟後還能用作生藥材，中醫常用來解毒、補氣，可健脾化濕消暑，並加強脾胃虛弱患者的消化機能。此外，扁豆還富含膳食纖維，可緩解便祕，更含有鉀與蛋白質，能預防高血壓。

扁豆有紅花品種與白花品種，紅花的果莢邊緣帶有紫色；白花的果莢鮮嫩，還帶有特殊香氣。日本的三重縣或岐阜縣稱扁豆為「千石豆」；石川縣則稱其為「蔓豆」或「TARA豆」，皆為在地的傳統蔬菜。

烹煮方法

撕掉筋膜纖維後汆燙撈起即可，適合做成沙拉或替料理點綴。

食品成分表（可食用部分每100g）

蛋白質		2.5g
脂肪		0.1g
碳水化合物		7.4g
礦物質	鈣	43mg
	鐵	0.8mg
維生素	A β-胡蘿蔔素當量	240μg
	B1	0.08mg
	B2	0.10mg
	C	13mg

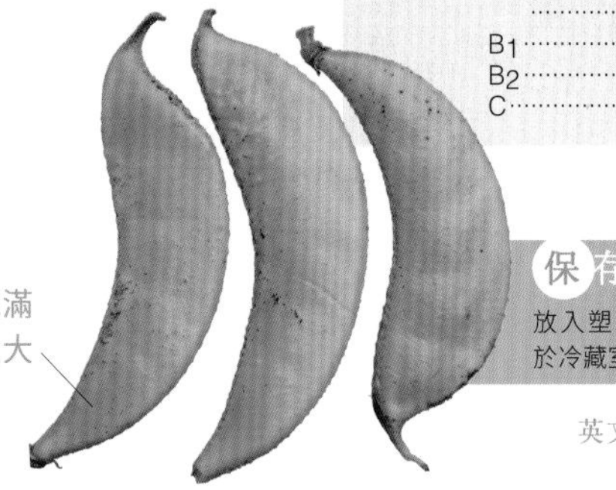

保存方法

放入塑膠袋後，置於冷藏室保鮮。

英文名 Hyacinth bean
別名 鵲豆、藤豆
熱量（100g中）33kcal　含醣量（100g中）3.0g

五味 甘
五性 平
歸經 脾‧胃‧心

刀豆

保持精神與活力調節酸鹼平衡

刀豆主要栽種於熱帶亞洲或非洲地區，生長快速，豆莢甚至可長到五十公分左右，為一年生的草質藤本植物。刀豆含豐富的蛋白質、澱粉、纖維素、刀豆氨酸等，營養價值很高。食用刀豆有益保持精神與活力，還可調節體內的酸鹼平衡。

長得越大的刀豆澀味越重，且豆莢內部會形成硬皮，因此選購大約十～十五公分長的豆莢最佳。一般常見的刀豆有白刀豆、紅刀豆與立刀豆三種，除了白刀豆外，其餘兩者皆具有微弱毒性，應留意食用量。鮮嫩的刀豆除了做成福神漬（以蘿蔔、紅刀豆、紫蘇等七種蔬菜為材料的日式醃菜）或酒粕漬外，也可燙熟做沙拉或炒熟食用。

刀豆的藥效

刀豆據說對膿瘍很有療效，還可協助排除體內廢物，常用於民俗療法。

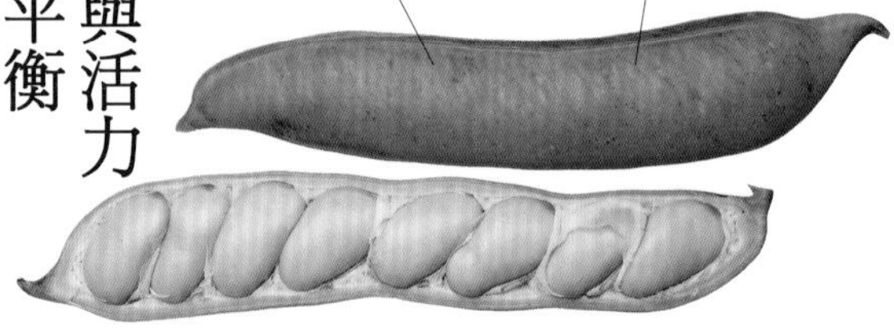

保存方法

放入塑膠袋後，置於冷藏室保鮮。

英文名 Sword bean
別名 鉈豆、關刀豆、立刀豆

五味 甘
五性 溫
歸經 肝‧脾‧胃‧腎

翼豆

清脆爽口的迷人風味

翼豆富含可去除活性氧的β-胡蘿蔔素、強健骨骼的維生素K，鈣含量甚至是荷蘭豆的兩倍。翼豆的外型類似楊桃或蕨類，橫切後很像長了稜翅的方形豆。由於翼豆少受病蟲害，幾乎可不必用藥，多在鮮嫩時就先行採收，汆燙後可當沙拉，滋味迷人。即使炸成天婦羅或熱炒，仍然能保留爽脆的口感。臺灣的翼豆多種植於東海岸的原住民部落中。阿美族人稱翼豆為「Fadas」，常見於農產市集，因當地偏好纖維較多的口感，通常較晚採收，並非大眾喜愛的口味。

英文名 Winged bean
別名 四角豆、楊桃豆
熱量（100g中）20kcal
含醣量（100g中）0.6g

食品成分表（可食用部分每100g）

蛋白質		2.4g
脂肪		0.1g
碳水化合物		3.8g
礦物質	鈣	80mg
	鐵	0.7mg
維生素	A β-胡蘿蔔素當量	440μg
	B1	0.09mg
	B2	0.09mg
	C	16mg

保存方法

翼豆碰上低溫就會變黑，必須用報紙包好放陰涼處保存。

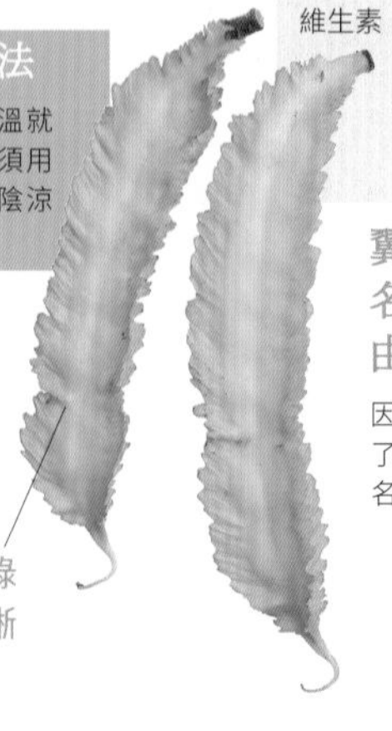

翼豆名稱的由來

因其橫切面很像長了兩對翅膀，故得名「翼豆」。

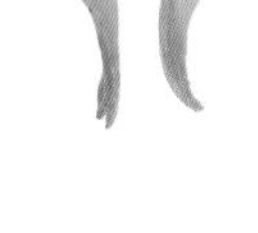

銀杏

可供食用與入藥的白果

銀杏又稱白果，秋天時成熟，果硬殼裡的胚乳可供熟食，約有四成是碳水化合物，同時含有蛋白質、脂肪、胡蘿蔔素、維生素C、鉀等多樣營養素。銀杏是裸子植物銀杏門唯一現存物種，被稱為植物界的活化石，自古以來就常被用於民俗療法。

值得注意的是，銀杏因含有銀杏酸，容易引起過敏、發癢。可食用部分還含甲基吡哆醇，會阻礙維生素 B_6 作用，造成抽搐等神經系統症狀。解毒能力差的孩童吃七～八顆就可能中毒，烹調前必須仔細去芯並注意攝取量。

食品成分表（可食用部分每100g）

蛋白質		4.7g
脂肪		1.6g
碳水化合物		34.8g
礦物質	鈣	5mg
	鐵	1.0mg
維生素	A β-胡蘿蔔素當量	290μg
	B_1	0.28mg
	B_2	0.08mg
	C	23mg

簡單的剝殼法

於銀杏外殼上敲出裂口，一次取 10 顆放入信封，再用 500 瓦微波爐加熱 60 秒，即可趁熱剝掉薄皮。

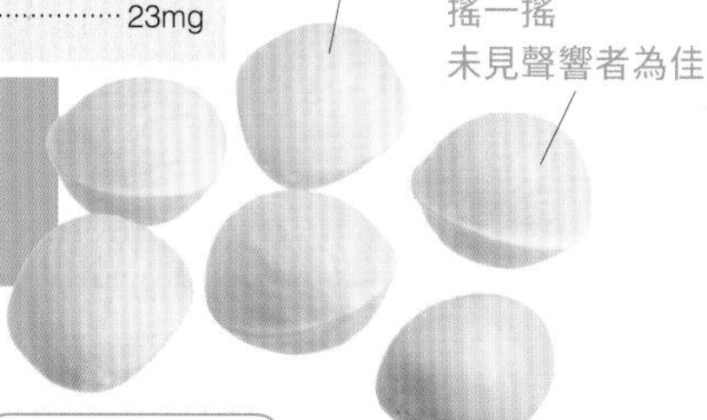

保存方法

放入紙袋後置於冷藏室，可保存數個月。

五味：甘·苦·澀
五性：平
歸經：脾·肺·腎

英文名 Ginkgo nut
別名 白果
熱量（100g 中）171kcal
含醣量（100g 中）33.4g

1 顆約：4g
淨重：3g / 6kcal

菱角

如同栗子般的鬆綿口感

菱角是一種長在沼澤或池塘等地的水中植物，因浮出於水面的葉子呈菱形，故稱菱角，堅硬的外殼裡有著白色的果肉。菱角中的鍺含量雖然不多，卻能有效提升身體的免疫力。在中醫上，菱角屬涼性食物，可幫助胃腸消毒解熱。除了果肉可供食用之外，菱角殼和菱葉也常被用來入藥。

菱角可以稀釋的鹽水煮熟，直接食用鬆棉如栗子般的果肉，或利用其風味或香氣，做成各式菱角料理。一般市售菱角都是剝殼販賣，可買來煮湯。

英文名 Water chestnut
別名 紅菱、水栗子
熱量（100g 中）190kcal
含醣量（100g 中）37.7g

食品成分表（可食用部分每100g）

蛋白質		5.8g
脂肪		0.5g
碳水化合物		40.6g
礦物質	鈣	45mg
	鐵	1.1mg
維生素	A β-胡蘿蔔素當量	7μg
	B_1	0.42mg
	B_2	0.08mg
	C	12mg

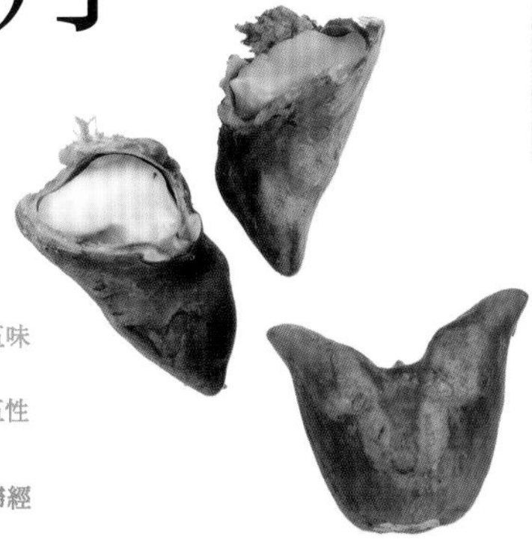

菱角的美味煮法

菱角先泡水兩個小時以上。水滾後加鹽（約水量的 2 ～ 3%）煮 10 分鐘，再泡水靜置 30 分鐘即可輕易剝皮，便於入菜烹調。若要直接食用，水滾後煮 20 分鐘即可。

五味：甘
五性：涼
歸經：腸·胃·心

紅棗

可穩定情緒 增加人體抗壓性

紅棗常用於韓式或中式藥膳料理，也可用來泡茶喝，甚至有句俗諺：「日食三顆棗，百歲不顯老。」紅棗富含俗稱維生素 B_5 的泛酸，可幫助神經細胞活動，藉此穩定情緒，並促進副腎皮質賀爾蒙的合成，增加人體抗壓性。市面上販售的紅棗，大多是經過加工乾燥的紅棗乾；生鮮的紅棗則有類似蘋果的口感，帶點微微的酸甜。紅棗屬抗旱植物、需水量不多，能夠生長在貧瘠的土壤，又因棗樹生長慢，木材堅硬細緻，適合製成雕刻品。

食品成分表（可食用部分每100g）

蛋白質		3.9g
脂肪		2.0g
碳水化合物		71.4g
礦物質	鈣	65mg
	鐵	1.5mg
維生素	A β-胡蘿蔔素當量	7μg
	B_1	0.10mg
	B_2	0.21mg
	C	1mg

英文名 Jujube
別名 大棗
熱量（100g 中）287kcal
含醣量（100g 中）68.9g

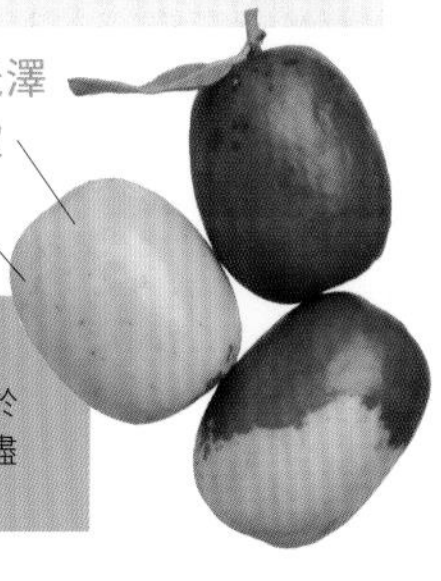

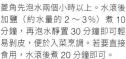

紅棗乾的做法

將新鮮紅棗洗淨後日晒一週，等紅棗變成紅褐色後蒸 20 分鐘，接著繼續曝晒至乾燥即可。乾燥紅棗富含鐵元素和維生素，營養豐富。

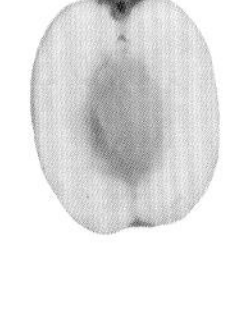

保存方法

放入塑膠袋後置於冷藏室保鮮，應盡早食用完畢。

五味：甘
五性：溫
歸經：心·脾

核桃

富含不飽和脂肪酸 可降低膽固醇

核桃的主要成分為脂肪，含有大量的亞麻油酸和 α-亞麻酸等不飽和脂肪酸，可降低膽固醇或中性脂肪。但每食用九～十顆核桃，其熱量就等於一餐飯，因此必須留意攝取量。在保存上，核桃和其他的堅果一樣，都需要謹慎處理及存放，否則容易長蟲，或因黴菌孳生而產生致癌物質黃麴毒素。

核桃屬落葉喬木，歷史上早從西元前七千年就有食用紀錄。日本則從繩文時代開始栽種鬼核桃或姬寶核桃等品種，如今已是相當普遍的堅果。

英文名 Walnut
別名 胡桃
熱量（100g中）674kcal
含醣量（100g中）3.2g

食品成分表（可食用部分每100g）

蛋白質		14.6g
脂肪		68.8g
碳水化合物		11.7g
礦物質	鈣	85mg
	鐵	2.6mg
維生素	A β-胡蘿蔔素當量	23μg
	B_1	0.26mg
	B_2	0.15mg

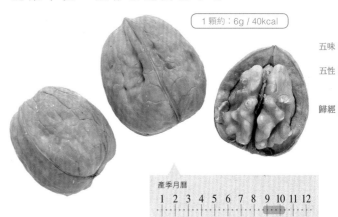

五味 甘・苦
五性 溫
歸經 肺・腎・肝・大腸

1顆約：6g / 40kcal

保存方法

帶殼的核桃放入冰箱可保存幾個月；剝殼之後的核桃要放入密封罐冷藏或冷凍保存。

一天吃多少最剛好？

一天吃一小把核桃（約 28 公克），可達到降低膽固醇的功效。

乾炒過後更添香氣

食用核桃前先以平底鍋乾炒約 10 分鐘，能提升香氣與口感。

產季月曆
1 2 3 4 5 6 7 8 9 10 11 12

栗子

富含多酚化合物 抗氧化力優異

栗子含有澱粉、維生素 B_1、維生素 C、鉀等營養素，整體熱量較高，同時富含可構成各類生長酵素的錳；外層的澀皮更有大量多酚化合物丹寧酸。丹寧酸具優異的抗氧化力，可防老化或抗癌，因此建議在烹煮栗子料理時，將營養豐富的澀皮一同保留。

全世界的栗子品種很多，大致可分為中國栗、歐洲栗、美洲栗和日本栗四種。日本栗的原生種是繩文時代就有的芝栗，顆粒偏小，但現在已經過改良，不但顆粒較大，甜度與香氣也更加濃郁。

英文名 Chestnut
別名 板栗
熱量（100g中）164kcal
含醣量（100g中）32.7g

食品成分表（可食用部分每100g）

蛋白質		2.8g
脂肪		0.5g
碳水化合物		36.9g
礦物質	鈣	23mg
	鐵	0.8mg
維生素	A β-胡蘿蔔素當量	37μg
	B_1	0.21mg
	B_2	0.07mg
	C	33mg

五味 甘
五性 溫
歸經 脾・腎・胃

保存方法

新鮮栗子容易乾燥，因此要裝入塑膠袋裡冷藏。熟栗子則放密封罐冷藏，並於 2～3 天吃完。

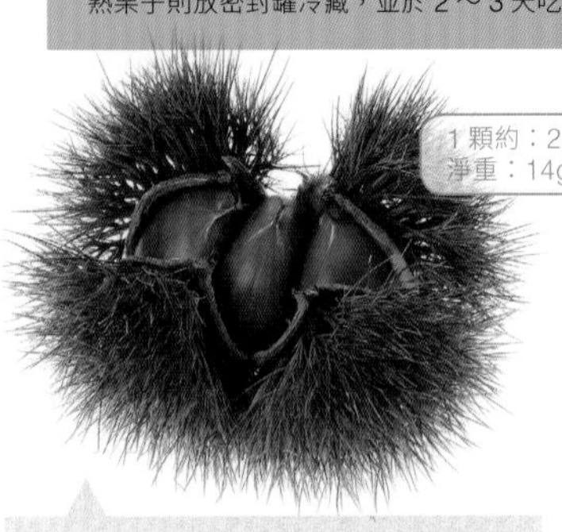

1顆約：20g
淨重：14g / 40kcal

栗子的美味煮法

栗子先泡水半天左右，之後放入滾水加鹽（約水量的 1%）煮 50 分鐘，放涼後再剝皮。

產季月曆
1 2 3 4 5 6 7 8 9 10 11 12

錳

可協助組織生成的礦物質成分

錳離子為礦物質成分，能幫助三大營養素（碳水化合物、蛋白質、脂肪）代謝。錳梨子通常存於體內的骨頭、肝臟、腎臟中，一旦缺乏便會影響生殖機能及皮膚代謝，並減緩細胞增殖與生成，加速人體衰老。

杏仁果

食品成分表（可食用部分每100g）		
蛋白質		19.6g
脂肪		51.8g
碳水化合物		20.9g
礦物質	鈣	250mg
	鎂	**290mg**
	鐵	3.6mg
維生素	A　β-胡蘿蔔素當量	11μg
	E	**30.3mg**
	B_1	0.20mg
	B_2	1.06mg

杏仁果富含維生素E，可抗氧化並保護身體免於有害活性氧（即自由基）的傷害，還能預防皺紋、鬆弛或肥胖等困擾。食用二十顆杏仁就可補充一天所需的維生素E。

杏仁的銅含量也很高，可促進肌膚或黏膜組織的新陳代謝，還能活化毛髮或肌膚等細胞組織，是近來頗受矚目的抗老化食材。此外，杏仁果同時也是優質的油脂來源，膳食纖維是一般堅果的兩倍以上，更含有一般人較缺乏的維生素 B_2。維生素 B_2 又被稱為美容營養素，適度食用杏仁果不只讓人精神更好，也會變得更漂亮。

杏仁果與蘋果、李子都屬薔薇科，原產於亞洲西部的高原或山地，產量稀少，但後續隨著加州一帶大量生產，目前杏仁果已可供應全世界的市場。

保存方法

放入密封罐後置於15°C左右的環境中可保存三個月，冷藏或冷凍均可。

可美容抗氧化的日常堅果

英文名 Almond
別名 扁桃、巴旦杏、阿蒙杏
熱量（100g 中）587kcal
含醣量（100g 中）10.8g

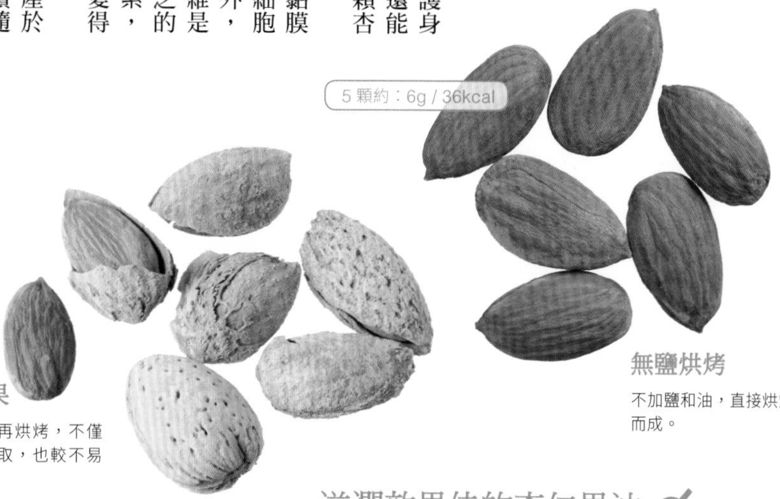

帶殼杏仁果

連殼泡鹽水後再烘烤，不僅能降低鹽分攝取，也較不易氧化變質。

無鹽烘烤

不加鹽和油，直接烘烤而成。

選擇乾烤、不加鹽的杏仁果

烤過的杏仁果若存放時間過長，油脂便會氧化，應放入密封罐並在保存期限內食用完畢。此外，調味過的杏仁果可能含有過多鹽分，建議各位選購未添加食鹽的品項較佳。

銅　促進新陳代謝 & 預防貧血的礦物質成分

銅為礦物質成分之一，與鐵結合後便能活化構成紅血球的血色素活性。當血色素增加、氧氣濃度升高，就可達到預防貧血、消除疲勞或水腫的效果，並改善畏寒症狀。此外，銅還能增加酵素含量，促進消化、活絡新陳代謝，維持骨骼、毛髮和肌膚的健康。值得注意的是，在消化道中，鋅和銅的吸收會互相競爭，過度攝取其中一種，就可能導致另一種礦物質缺乏。

滋潤效果佳的杏仁果油

杏仁果油富含可抗氧化的維生素 E，可添加於洗髮乳、保養品甚至衛生紙纖維中，具有滋潤保濕的功效。

吃太多杏仁果會冒痘痘？

儘管杏仁的營養成分可調整肌膚狀態，但這並不表示它與青春痘有直接關聯。目前僅知若攝取過量、過度加工或搭配巧克力食用，便會吃進過多脂肪，進而誘發痘痘生成。

在家自製杏仁奶

繼牛奶與豆漿之後，杏仁奶被稱為「第三牛奶」，是優質的營養補給品，在家也能輕鬆製作。自製杏仁奶的做法簡單，取 250 公克的杏仁果泡水（800ml）一晚，洗淨後再將杏仁果和 600ml 的飲用水打成汁，再以布濾出杏仁奶。過濾杏仁奶後剩餘的殘渣富含膳食纖維等營養素，可供入菜使用。

預防骨質疏鬆

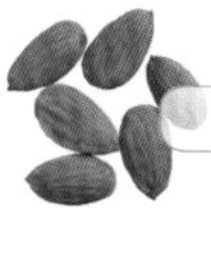
杏仁果　鎂

＋

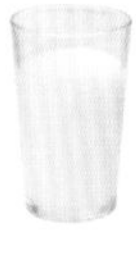
鮮乳　鈣

產季月曆

全年（進口）　1 2 3 4 5 6 7 8 9 10 11 12

高麗菜

食品成分表（可食用部分每100g）

蛋白質		1.3g
脂肪		0.2g
碳水化合物		5.2g
礦物質	鈣	43mg
	鐵	0.3mg
維生素	A β-胡蘿蔔素當量	50µg
	B_1	0.04mg
	B_2	0.03mg
	C	41mg

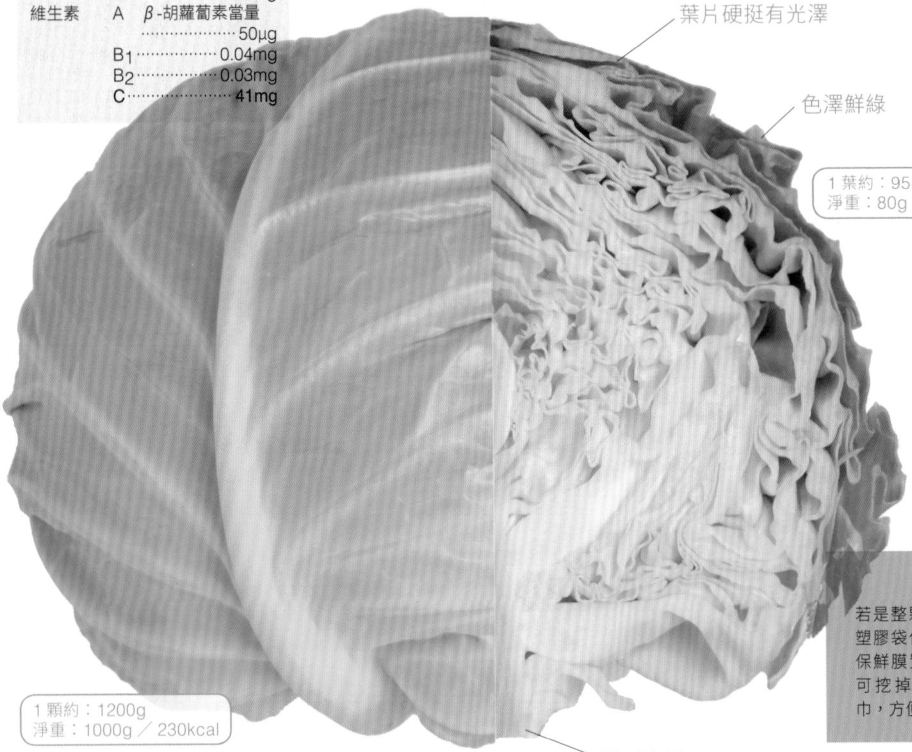

英文名 Cabbage
別名 甘藍
熱量（100g中）23kcal
含醣量（100g中）2.6g

五味 甘
五性 平
歸經 肝・胃

保存方法

若是整顆未切的高麗菜可放塑膠袋保存；若已切塊則包保鮮膜置於冷藏室保鮮。也可挖掉高麗菜芯塞入濕紙巾，方便長期保存。

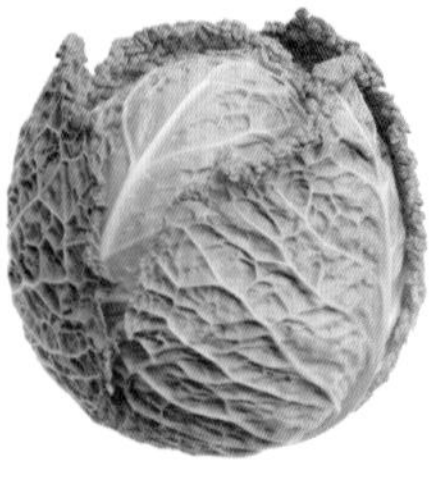

皺葉甘藍

別名皺葉洋白菜，葉片捲曲適合做成燉菜。

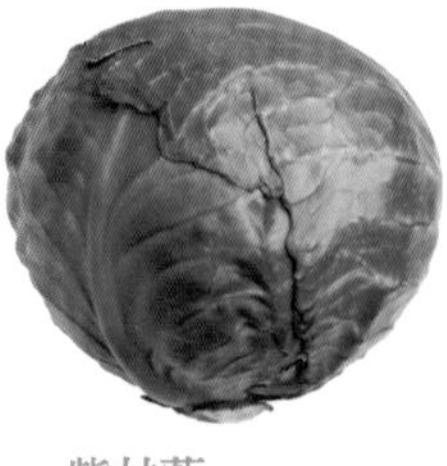

紫甘藍

又稱紅甘藍，富含花青素，抗氧化能力佳。

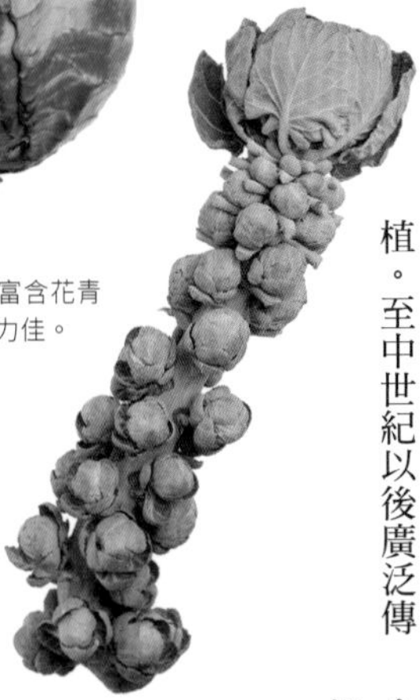

球芽甘藍

可從葉窩的側芽結球，富含維生素C。

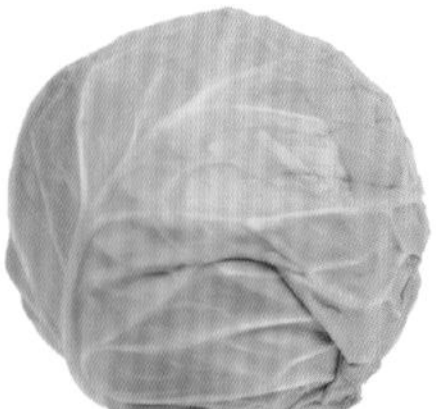

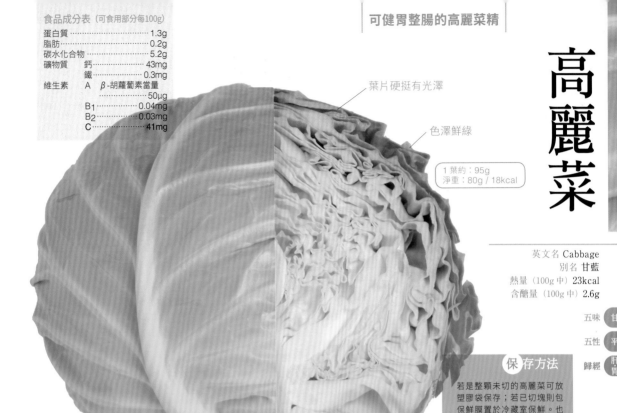

結球甘藍

個頭較小且質地柔軟，適合直接生吃。

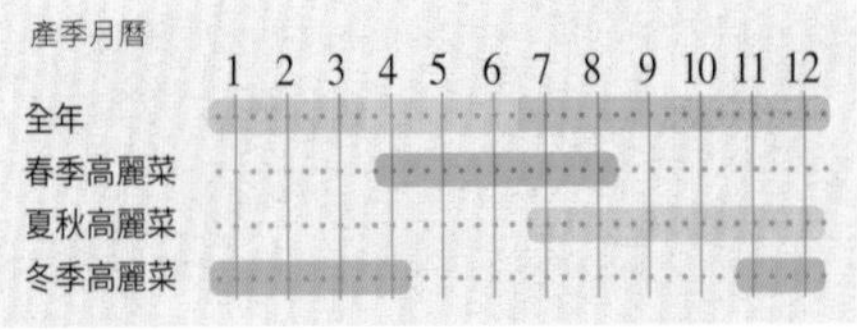

營養價值極高的健胃蔬菜

高麗菜富含維生素，營養價值極高。包括可增強免疫力、調整肌膚狀態的維生素C、可止血或製造骨骼的維生素K，以及保護胃腸功能的維生素U（又稱Cabagin，高麗菜精），是許多胃腸藥的必要成分。無論維生素C或U皆屬水溶性，泡水過久容易流失且不耐熱，故建議快速洗淨後生吃較為營養。除此之外，高麗菜也含有具殺菌、防癌效果的異硫氰酸烯丙酯。

高麗菜起源於地中海沿岸。古希臘人和古羅馬人已廣泛種植。至中世紀以後廣泛傳遍全世界。十五世紀時，高麗菜由荷蘭帶到當時的荷屬臺灣，荷蘭語為「Kool」，故高麗二字源自荷蘭語，與古韓國的高麗王朝並無關係。

高麗菜於江戶時傳入日本，最初的品種有著葉牡丹的外型，並不會結球。到了明治時期後，隨著飲食習慣西化，高麗菜越來越受歡迎，結球品種也於此時引進。高麗菜雖全年可見，但會隨著季節呈現不同風味。通常春天至初夏的春季高麗菜菜葉較軟，葉子捲度不明顯。但秋天後的當令冬季高麗菜，葉片變厚且捲度增加，口感較鮮甜。

高麗菜切絲生吃較佳

將高麗菜切絲生吃，可充分攝取維生素 C 和維生素 U，且因為高麗菜絲內的異硫氰酸烯丙酯容易揮發，要食用時再切較能留住養分。話雖如此，腸胃蠕動較差或容易脹氣的人，建議還是將高麗菜煮熟再吃。

菜芯比菜葉還要營養

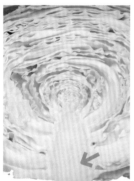

一般人都是食用高麗菜的葉子，但若仔細比較營養成分，高麗菜芯的鈣、鉀、磷、鎂等礦物質含量皆為葉子的兩倍，營養更高。換句話說，食用高麗菜芯既不浪費食材，同時還能攝取更多營養。烹煮時建議將菜芯切成薄片或細絲會更容易軟化。

高麗菜絲配豬排的好處

吃日式炸豬排時，店家通常都會搭配高麗菜絲一起上桌。這是因為高麗菜含有豐富的膳食纖維，可避免身體吸收過多油脂，也能幫助消化。

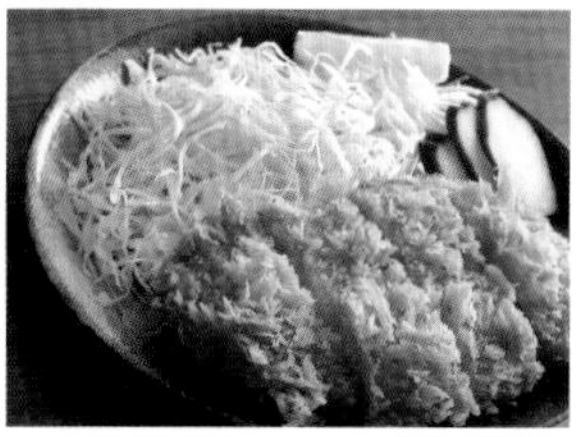

維生素U

純天然的腸胃藥成分

維生素 U 是從高麗菜發現的維生素，故又稱高麗菜精。維生素 U 的學名是碘甲基甲硫基丁氨酸，可作為抗潰瘍藥劑，並促進細胞分裂、活化蛋白質合成，加速修復受損的胃黏膜組織。此外，維生素 U 還能抑制胃液過度分泌，可預防、改善胃潰瘍或十二指腸潰瘍，是許多胃腸藥的必要成分。值得注意的是，甲狀腺功能失調者及腹脹者不宜大量食用高麗菜。

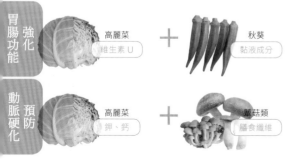

強化胃腸功能

高麗菜（維生素 U）＋秋葵（黏液成分）

預防動脈硬化

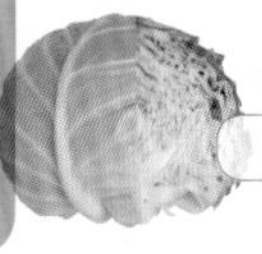

高麗菜（鉀、鈣）＋蕈菇類（膳食纖維）

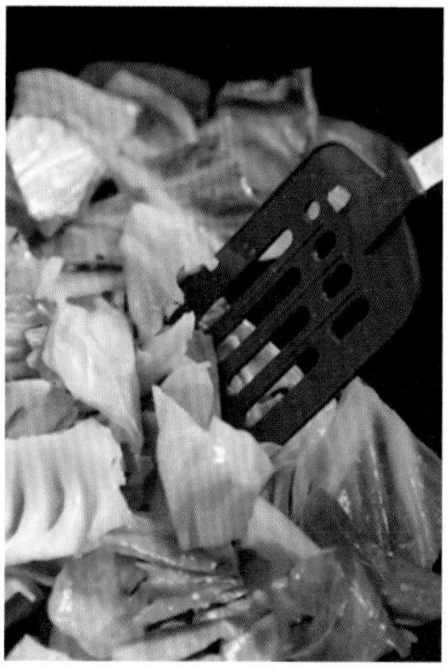

大火快炒有助溶出β-胡蘿蔔素

高麗菜內含微量脂溶性 β- 胡蘿蔔素，即使受熱也不會被破壞。因此高麗菜適合與油品一同以大鍋大火快炒，不但能促使 β- 胡蘿蔔素溶出，也能縮短烹調時間，將維生素 C 保留其中。

各種營養成分的保健效果

高麗菜含有麩胺酸、天門冬胺酸和蘇胺酸三種胺基酸。麩胺酸和天門冬胺酸可作為即時的熱量來源，消除身體疲憊感；蘇胺酸則可幫助酵素合成。高麗菜亦含有山奈酚，具消炎、抗癌、抗過敏、抗憂鬱等許多功效。另外，高麗菜還含有異硫氰酸鹽，可降低致癌物的毒性，有效預防肺癌和食道癌。

以袋裝高麗菜絲為攝取基準

每日所需的蔬菜攝取量是 350 公克，但光是知道數字還是很難想像具體分量有多少。這時可用袋裝高麗菜絲作為基準，每袋的重量差不多是 100～150 公克，一天蔬菜攝取量大約是三袋高麗菜絲。

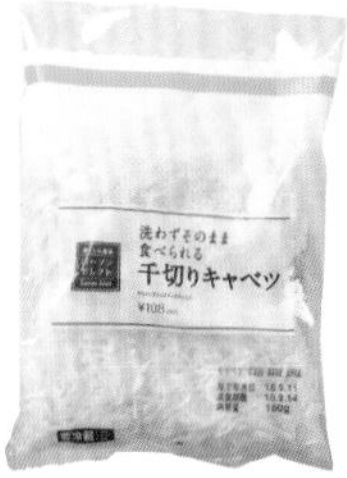

不同產季的營養價值

實際調查高麗菜整年度的生長狀況後發現，冬、春季生產的高麗菜維生素 C 數值較高；夏、秋季的維生素 C 則低於標準值。β- 胡蘿蔔素的含量則不太隨季節變動。

意想不到的奇妙藥方 高麗菜貼布

將高麗菜葉當作貼布，是世界各地的民俗療法之一。當腰痛、關節痛或扭挫傷導致發炎時，先貼上高麗菜生葉；後續再以泡過熱水的葉子敷於患部，就能使有效成分透過皮膚滲透至體內，達到舒緩症狀的效果。

菠菜

食品成分表（可食用部分每100g）

蛋白質		2.2g
脂肪		0.4g
碳水化合物		3.1g
礦物質	鈣	49mg
	鐵	2.0mg
維生素	A β-胡蘿蔔素當量	4200μg
	B_1	0.11mg
	B_2	0.20mg
	C	35mg

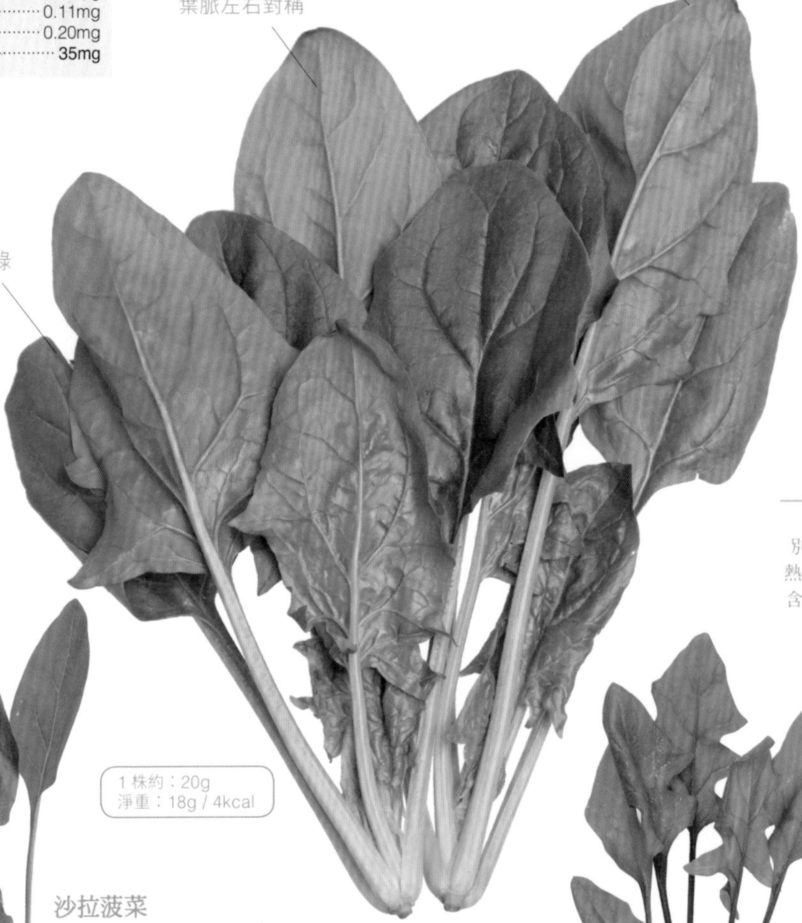

1株約：20g
淨重：18g / 4kcal

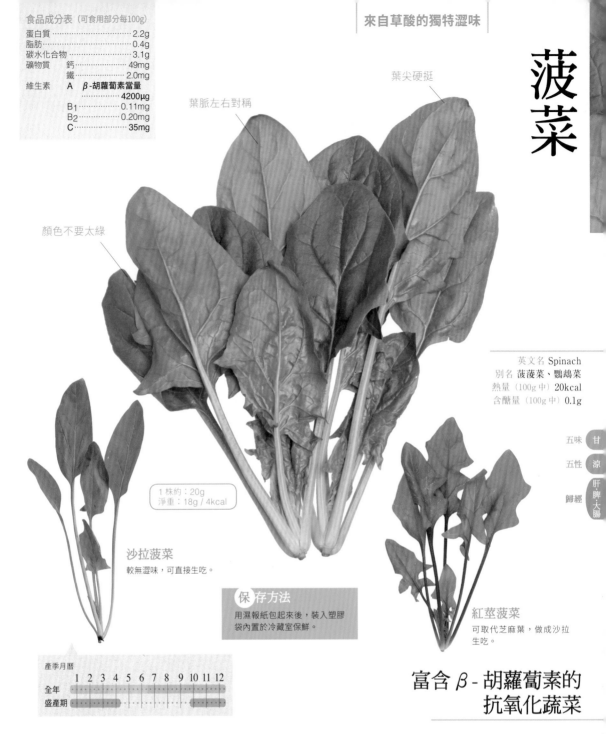

英文名 Spinach
別名 菠薐菜、鸚鵡菜
熱量（100g中）20kcal
含醣量（100g中）0.1g

五味 甘
五性 涼
歸經 肝·脾·大腸

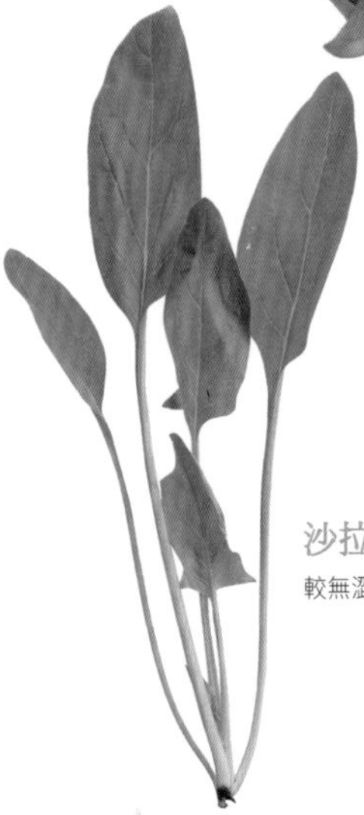

沙拉菠菜
較無澀味，可直接生吃。

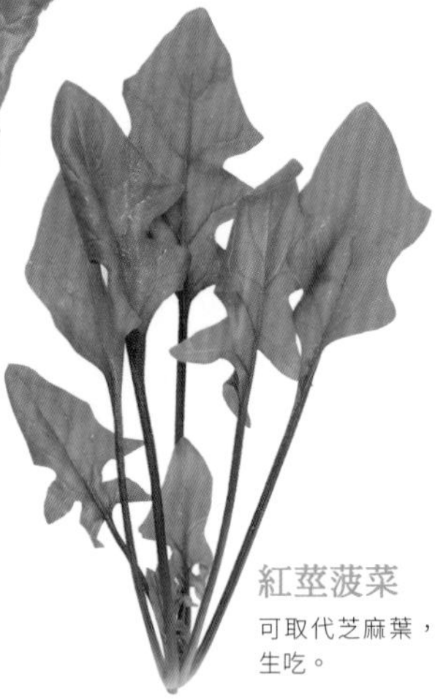

紅莖菠菜
可取代芝麻葉，做成沙拉生吃。

保存方法
用濕報紙包起來後，裝入塑膠袋內置於冷藏室保鮮。

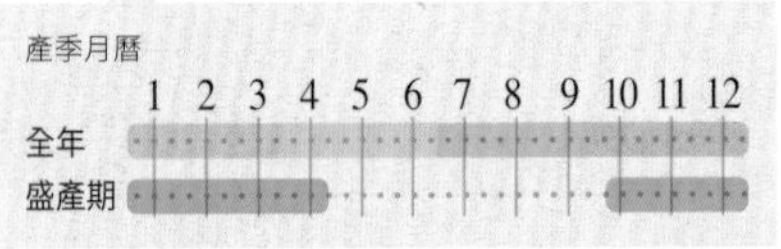

富含β-胡蘿蔔素的抗氧化蔬菜

菠菜是最具代表性的黃綠色蔬菜，含有抗氧化力強大的β-胡蘿蔔素。除此之外，維生素C、葉綠素，鐵、鈣、鎂等營養素含量也相當豐富，尤其根部含有錳元素，烹煮時記得一同入菜。將菠菜搭配富含維生素E的堅果類、芝麻或植物油等一同攝取，可增加抗氧化力，對於肌膚粗糙、感冒或預防癌症都有一定的功效。

原產於西亞的菠菜可分為風味濃郁、葉片有裂痕的東洋種，以及葉片渾圓肥厚的西洋種。前者廣植於亞洲，後者則種於歐洲地區。東洋種菠菜於十七世紀便引進日本，到明治時期才引進西洋種。目前市面上的菠菜大多是東洋種與西洋種的交配種。菠菜一年四季都可收穫，春天的菠菜通常較嫩小，適合涼拌，秋天菠菜則較粗大，適合熟食。由於栽種技術進步，許多培養於溫室的菠菜，一年到頭是一樣的大小。

菠菜裡的草酸含有澀味，一般都會先燙過再炒，口感會比較好，目前市面上也有澀味較少，適合生食的品種，例如沙拉菠菜與紅莖菠菜。

為何寒締菠菜比較營養？

葉片捲曲的寒締菠菜，必須經過嚴寒的洗禮才能採收。在低溫環境歷練過後，不僅甜度增加，維生素C、E與β-胡蘿蔔素的濃度也會提升。

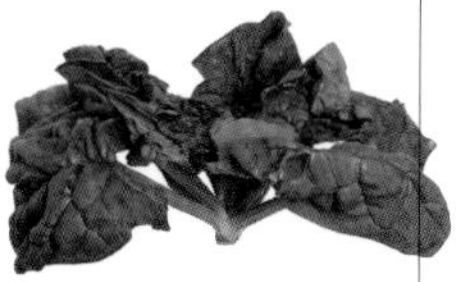

草酸

澀味的來源，建議汆燙後再食用

吃菠菜之所以會覺得口中澀澀的，是因為含有草酸。菠菜雖含鐵較多，但與其他蔬菜差距並不大，反倒是菠菜的草酸會妨礙鐵與鈣的吸收，但在正常飲食之下無須擔心。將菠菜汆燙過後，草酸含量就會減少，同時減少澀味。

鎂

構成骨骼和牙齒，促進酵素活化

鎂能鎮定中樞神經，並與磷和鈣質共同發揮作用，構成骨骼或牙齒組織、維持神經和肌肉的傳導功能，還能活化酵素、達到改善失眠、對抗壓力的效果。人體若缺鎂就容易抽筋，糖尿病等慢性疾病風險也會升高，若長期攝取不足便可能引發心臟疾病。現代食品多為加工製造，容易使鎂離子流失，必須加強攝取量。

葉綠素

有利造血、協助排除重金屬

植物的葉綠體中含有葉綠素，可用以進行光合作用，除了具抗氧化力之外，還能除臭或殺菌。且因葉綠素的分子結構類似血液裡的血色素，可於人體發揮造血功能，藉此預防或改善貧血。值得注意的是，葉綠素位於細胞膜的內側，將菜葉切細較容易釋出。此外，攝取過多礦物質時，可能對身體造成傷害，此時葉綠素可作為解毒劑，協助人體排出過多的重金屬。

增加抗氧化力

舒緩眼部疲勞

促進肝功能

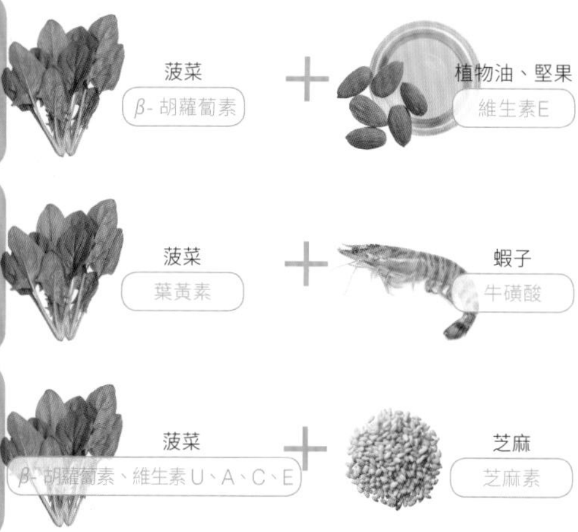

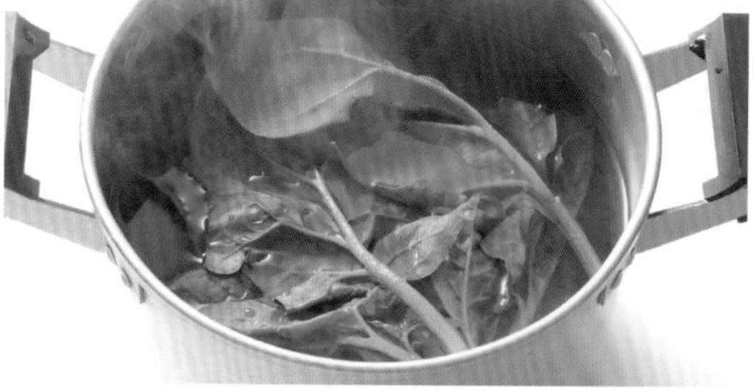

菠菜汆燙一分鐘就好

菠菜汆燙再過水雖然能去除草酸，但也會造成維生素C和鉀等養分流失。建議按照以下的步驟正確汆燙，以保留菠菜的營養成分。

1 一公升的水加一小匙鹽。
2 根部洗乾淨後，分成二~三小株。
3 根部先燙三十秒後，再將整株浸水汆燙。
4 合計燙一分鐘後撈起，盡速泡冷水冷卻、晾乾。

汆燙菠菜有三大重點：分成小株縮短汆燙時間、一鼓作氣泡水冷卻、泡水時間不能不超過一分鐘。如此一來便能保留七四%的維生素C，營養和甜度亦不會流失。

具抗氧化力的皂素

菠菜含有糖苷與皂素，其中皂素具有抗氧化力，又稱天然的界面活性劑，可將油與水結合，具吸附、降低膽固醇、抑制血糖值上升的健康作用。

中醫的止血草藥

中醫認為菠菜具有養血、止血等功效，常用於各種因流鼻血、血便、糖尿病引起的口乾舌燥等症狀。可直接煮食或磨成粉末使用。

菠菜的近親：夏日七草．紅藜

紅藜是空地等處常見的野草，紅色的嫩葉是其特色。儘管現代社會已不再食用紅藜，但在一九四五年二戰時期缺糧時，日本學術振興學會曾將之評定為可食用植物，名列「夏日七草」之一。夏日七草除了紅藜，還有牛膝、莧、馬齒莧、白三葉草、一年蓬和鴨跖草，可補充人體於夏天時流失的各種養分。紅藜因草酸多不適合生吃，但燙過後風味很像菠菜，兩者具有近親關係。在臺灣稱紅藜為灰菜，能預防貧血、促進兒童生長發育，針對中老年缺鈣者也能發揮保健功效。

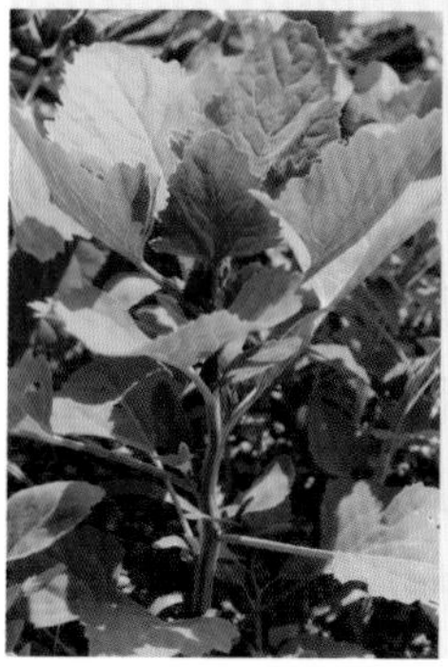

萵苣

富含營養的濃綠葉菜

英文名 Lettuce
別名 美生菜
熱量（100g 中）12kcal
含醣量（100g 中）1.7g

五味 甘 苦
五性 涼
歸經 胃 腸

萵苣有九〇%以上都是水分，每一百公克只有十二大卡，屬於低卡蔬菜。萵苣整體營養含量雖然較少，但因富含β-胡蘿蔔素、維生素C、E等維生素類，以及鉀、鈣、鎂等礦物質與膳食纖維，營養成分相當均衡。

萵苣原產於地中海沿岸至西亞一帶，最初的品種是不結球的紫水晶萵苣。日本種植萵苣的歷史可追溯至十世紀左右。現在常見的結球萵苣雖然晚至江戶末期才引進日本，但從一九六〇年代起，它就是很受歡迎的沙拉生菜。

時至今日，萵苣已是很常見的食用蔬菜，亞洲地區往往煮熟後食用，但在西方文化中則多製成沙拉、夾入漢堡等食品中生吃。市面上的萵苣品種很多，其中像美生菜或紅葉生菜這類色澤濃郁的紫水晶萵苣，β-胡蘿蔔素含量是結球萵苣的十倍，抗氧化力更佳。

食品成分表（可食用部分每100g）

蛋白質		0.6g
脂肪		0.1g
碳水化合物		2.8g
礦物質	鈣	19mg
	鐵	0.3mg
維生素	A β-胡蘿蔔素當量	240μg
	B_1	0.05mg
	B_2	0.03mg
	C	5mg

熟食的美味訣竅

萵苣除了直接生吃，還能熱炒或煮湯。以餘溫悶熱是美味訣竅。

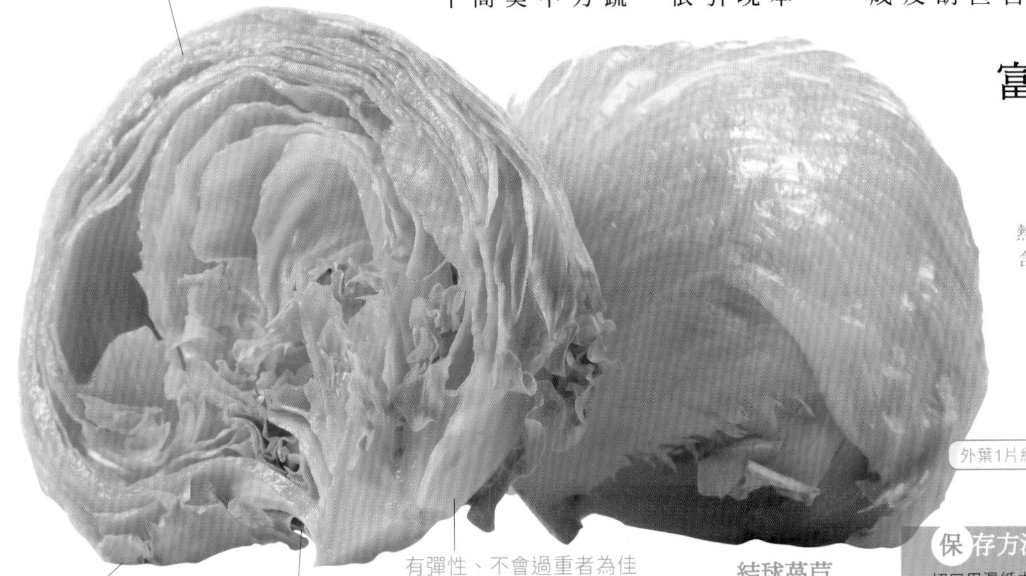

葉子顏色要淡一些

葉片微微捲曲

根部完整無缺口

有彈性、不會過重者為佳

結球萵苣

外葉1片約：40g / 5kcal

保存方法

切口用濕紙巾包起來後，放入塑膠袋，置於冷藏室保鮮。

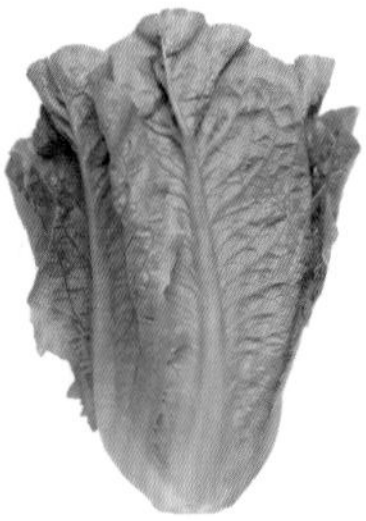

蘿蔓萵苣

又稱長葉萵苣，葉片直立口感清脆。

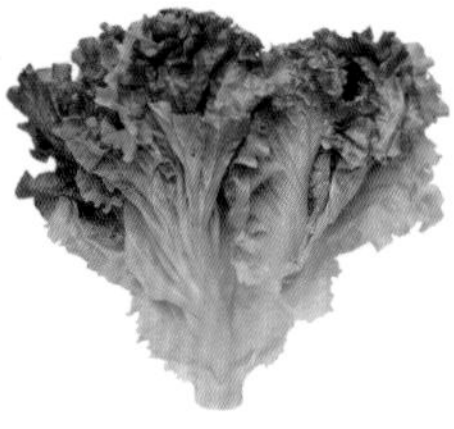

紫水晶萵苣

泛指紅葉生菜或綠葉生菜等不會結球的萵苣。

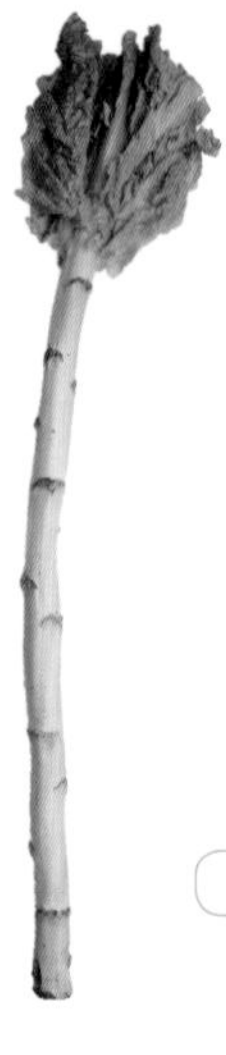

嫩莖萵苣

（筍萵苣、菜心）

主要食用其莖部，可涼拌或煮湯。

產季月曆

	1	2	3	4	5	6	7	8	9	10	11	12
全年	●	●	●	●	●	●	●	●	●	●	●	●
夏採萵苣					●	●	●	●	●			
秋採萵苣								●	●	●	●	●
冬採萵苣	●	●	●	●								●

萵苣切口的白色乳汁是什麼？

從萵苣切口流出白色的乳汁，俗稱萵亞片，一接觸空氣就會氧化成紅色，可擦點稀鹽水或醋水防止變色。萵亞片帶有苦味，具有鎮痛、麻醉與穩定情緒的效果。

腎病患者也適合的低鉀蔬菜

比起一般蔬菜，萵苣的含鉀量少，很適合需限制鉀攝取量的腎臟病患食用。再加上萵苣富含膳食纖維，不僅能促進排便，還能連帶將多餘的鉀排出體外。

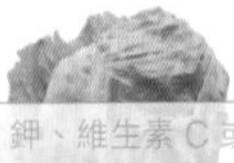

萵苣
鈣、鉀、維生素C或E

＋

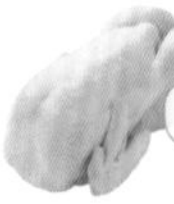

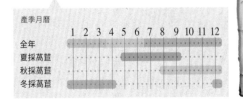

雞肉
蛋白質

預防骨質疏鬆

大白菜

大白菜富含水分與維生素C，可增強免疫力、預防感冒與美化肌膚。此外，大白菜還含有可調節體內水分平衡、預防高血壓的鉀，以及可調整腸道菌叢的膳食纖維。十字花科特有的異硫氰酸烯丙酯，更使其具有預防癌症的功效。

大白菜富含麩胺酸鮮味成分，尤其菜芯部位含量最高，悶煮至軟爛可帶出甜味，很適合幼小的孩童或老年人食用。大白菜又稱包心白菜，臺灣通常將白菜分為結球白菜與不結球白菜兩類，結球白菜為包心白菜；半結球白菜為山東白菜；不結球白菜為天津白菜。韓式泡菜、白菜滷、開陽白菜等是都大白菜常見的料理，而白菜更是酸菜白肉鍋不可或缺的食材。

日本於明治初期就引進大白菜，在這之後便迅速受到大眾喜愛，並普及於一般家庭。又以秋冬大白菜最為鮮甜水嫩。

食品成分表（可食用部分每100g）

蛋白質		0.8g
脂肪		0.1g
碳水化合物		3.2g
礦物質	鈣	43mg
	鐵	0.3mg
維生素	A β-胡蘿蔔素當量	99μg
	B_1	0.03mg
	B_2	0.03mg
	C	19mg

保存方法

若是整顆未切，可用報紙包起來後置於陰涼處保存；在菜芯劃十字可延長保存期限。若已經切塊，就必須包上保鮮膜置於冷藏室保鮮。

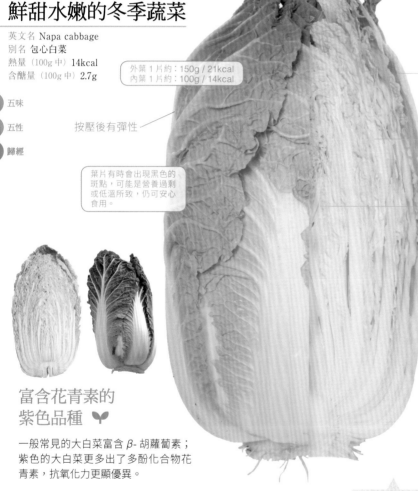

鮮甜水嫩的冬季蔬菜

英文名 Napa cabbage
別名 包心白菜
熱量（100g 中）14kcal
含醣量（100g 中）2.7g

甘 五味
平 五性
脾胃 歸經

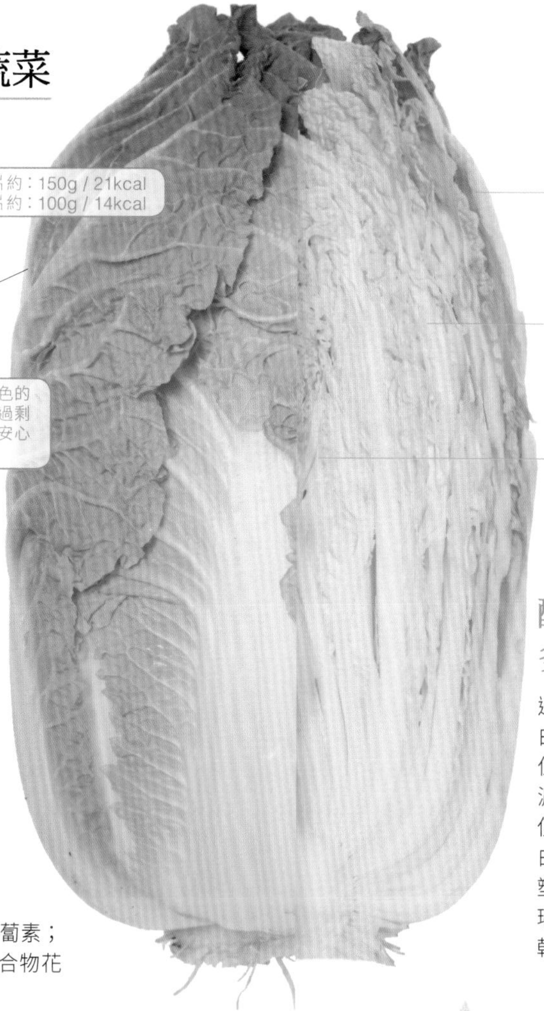

外葉 1 片約：150g / 21kcal
內葉 1 片約：100g / 14kcal
按壓後有彈性
葉片有時會出現黑色的斑點，可能是營養過剩或低溫所致，仍可安心食用。
外側
葉片顏色偏深、略帶青臭味，可炒食或煮湯，糖度較低。
中間
軟硬適中，大多用來熱炒或煮湯，糖度中等。

甜度與鮮度滿滿，適合直接生吃，糖度最高。

各部位的特徵

大白菜的生長點位於正中心，富含生長所需的糖分與胺基酸。其餘部位亦有不同口感。

富含花青素的紫色品種

一般常見的大白菜富含 β- 胡蘿蔔素；紫色的大白菜更多出了多酚化合物花青素，抗氧化力更顯優異。

醃大白菜要用多少鹽？

過去為了延長保存期限，醃大白菜時的鹽分濃度約為4%，但現代人需要減鈉養生，鹽分濃度可降為3%，甚至很多人僅用少許鹽快速醃過即成。醃白菜做好之後，建議裝進密封塑膠盒置於冰箱保存；或以玻璃瓶、陶罐盛裝，存放於陰涼乾燥通風處。

產季月曆

	1	2	3	4	5	6	7	8	9	10	11	12
全年	●	●	●	●	●	●	●	●	●	●	●	●
春季大白菜					●	●	●	●				
夏季大白菜								●	●	●	●	
秋冬大白菜	●	●	●	●						●	●	●

增加抗氧化力

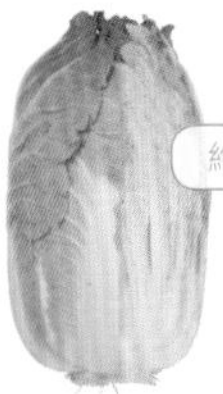
大白菜
維生素 C

＋

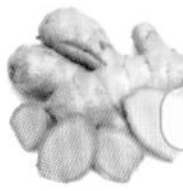
生薑
薑酮醇

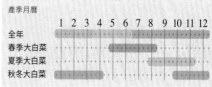

小松菜

方便烹煮的日常蔬菜

英文名 Japanese mustard spinach
別名 日本油菜、冬菜、鶯菜
熱量（100g 中）14kcal
含醣量（100g 中）0.1g

五味 辛·甘
五性 溫
歸經 肺·肝·胃·大腸

小松菜又稱日本油菜，最早栽種於東京的小松川地區，後續便以此地名將之命名為小松菜。小松菜是東京的傳統蔬菜之一，深綠的葉片含有很高的營養價值。

小松菜的鐵質成分可改善貧血、鈣可構成骨骼，兩種礦物質的含量都比菠菜還高，尤其鈣的含量更可媲美鮮乳，適合成長期孩童或想預防骨質疏鬆的中老年人食用。此外，小松菜的β-胡蘿蔔素與維生素C含量也很高，抗氧化力優異，可預防生活習慣病、增強免疫力，達到養顏美容的效果。

小松菜不帶澀味，不必汆燙就可下鍋烹煮，適合炒熟後加素蠔油或醬油調味；或直接以油品拌炒後食用，很適合生活忙碌的現代人。

食品成分表（可食用部分每100g）

蛋白質			1.5g
脂肪			0.2g
碳水化合物			2.4g
礦物質	鈣		170mg
	鐵		2.8mg
維生素	A	β-胡蘿蔔素當量	3100μg
	B_1		0.09mg
	B_2		0.13mg
	C		39mg

保存方法
用濕報紙包起來後放入塑膠袋，置於冷藏室保鮮。

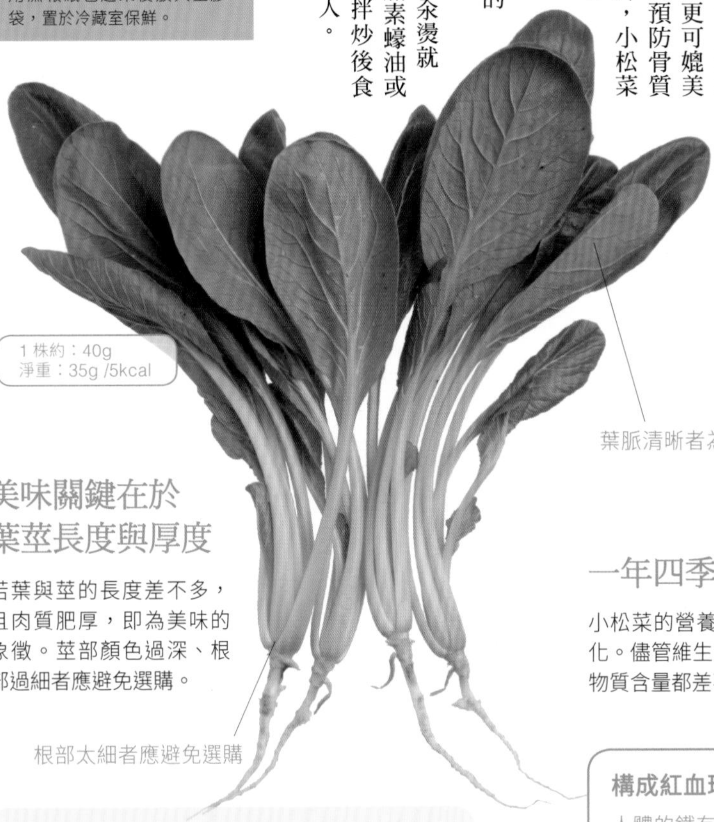

美味關鍵在於葉莖長度與厚度

若葉與莖的長度差不多，且肉質肥厚，即為美味的象徵。莖部顏色過深、根部過細者應避免選購。

一年四季的營養皆穩定

小松菜的營養成分，一年四季都不會有太大的變化。儘管維生素C或β-胡蘿蔔素略有增減，但礦物質含量都差不多，適合當作日常食用的蔬菜。

鐵

構成紅血球的重要成分

人體的鐵有七成都存於血液裡，是血色素、肌紅蛋白的構成成分。剩餘三成的鐵儲存於肝臟或骨髓，當身體缺鐵時便會釋出至血液裡。蔬菜的植物性鐵稱為非血紅素鐵，吸收率要比起動物性鐵來得差，若能搭配富含維生素C的水果、柳橙汁一同食用，便可強化吸收。此外，攝取富含維生素 B_2、B_6、葉酸及 B_{12} 的食材，也可補充紅血球生成時必要的營養。

道地江戶年糕湯裡的必備蔬菜

日本於新年吃年糕湯（御雜煮）的習慣，起源於室町時代（西元一三三六～一五七三年），各地居民都會以當地食材烹煮年糕湯。江戶地區的庶民年糕湯，會加入烤過的方形年糕、山藥、蘿蔔，以及當地盛產的小松菜。據說當時的小松菜要比現代品種還軟嫩甘甜，很適合用來煮湯。有趣的是，關東地區的年糕是方形，關西則是圓形。據說是因為方形年糕製作較省時，真實反映道地江戶人的性格。而關西的圓形年糕則有祈求圓滿的意頭。

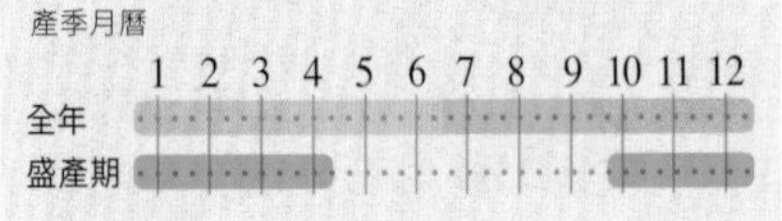

預防骨質疏鬆

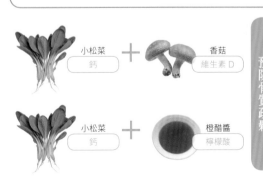

小松菜 鈣
＋

香菇 維生素D

小松菜 鈣
＋
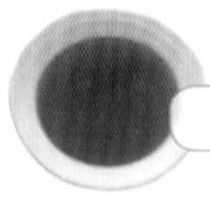
橙醋醬 檸檬酸

芥菜

辛辣刺激具防癌效果

英文名 Mustard greens
別名 刈菜、大菜
熱量（100g中）26kcal
含醣量（100g中）1.4g

芥菜的特徵是葉片帶有刺激的辛辣味，來自於十字花科蔬菜常見的異硫氰酸烯丙酯，具有預防癌症的效果。此外，芥菜還含有β-胡蘿蔔素、維生素C、維生素E、維生素K、鐵、葉酸、鈣、鉀等成分，營養價值很高。芥菜通常會做成醃菜，用於熱炒或涼拌也很美味。臺灣也有食用芥菜的習慣，農曆新年常吃的長年菜、長壽菜，就是以芥菜製成。芥菜葉、山葵菜也是常見的芥菜品種，多用於生菜沙拉當中。

五味	甘辛
五性	溫
歸經	肺·脾·胃

產季月曆
1 2 3 4 5 6 7 8 9 10 11 12

食品成分表（可食用部分每100g）

蛋白質		3.3g
脂肪		0.1g
碳水化合物		4.7g
礦物質	鈣	140mg
	鐵	2.2mg
維生素	A β-胡蘿蔔素當量	2800μg
	B_1	0.12mg
	B_2	0.27mg
	C	64mg

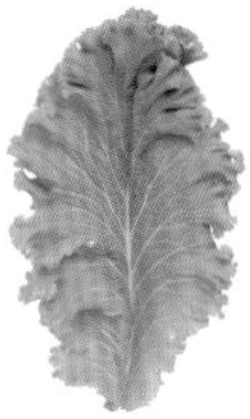

芥菜葉
葉型偏大，可當作三明治食材。

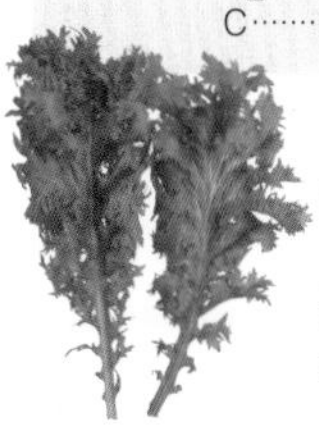

山葵菜
呈皺摺狀捲曲的葉子，可做成沙拉或涼拌菜。

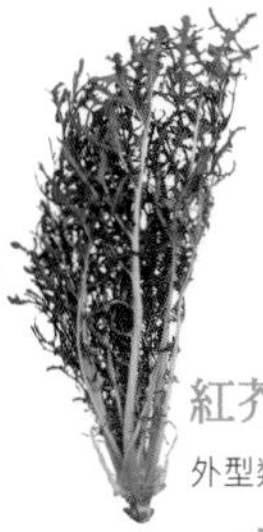

紅芥菜
外型類似水菜，葉緣有很多鋸齒狀。

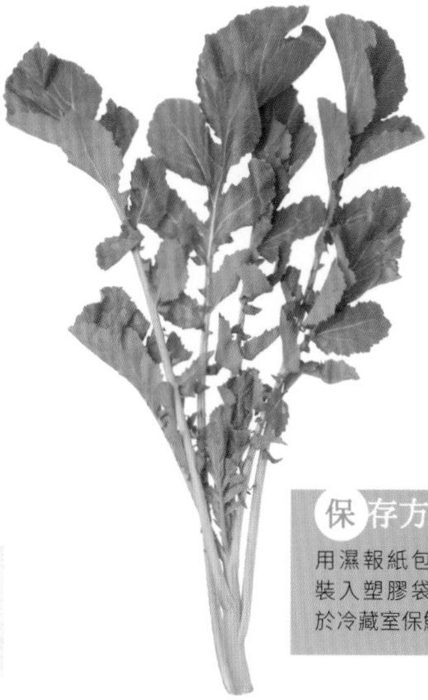

保存方法
用濕報紙包起來後裝入塑膠袋內，置於冷藏室保鮮。

芥末與山葵

將芥菜的種子磨粉後即成芥末粉，可調製成芥末醬。市售黃芥末醬是將西洋芥菜的種子加入酒、醋等原料製成，可分為口感柔滑，以及保留種子顆粒感兩種類型。平常壽司店吃到的綠色芥末其實是山葵（見第112頁），與芥菜同屬十字花科。

高菜

多為醃漬食用可抗菌並預防血栓

英文名 Leaf mustard
別名 高芥菜、大葉芥子、大菜、芭蕉菜
熱量（100g中）21kcal
含醣量（100g中）1.7g

高菜與芥菜一樣，葉片含有異硫氰酸烯丙酯辛辣成分，可抗菌、提振食慾、預防血栓，甚至還能防癌。此外，高菜亦富含β-胡蘿蔔素、維生素C和E等抗氧化維生素，能預防生活習慣病。一般多將高菜做成醃菜，可加鹽醃漬使乳酸菌發酵，有調整腸道菌叢的效果，是日本相當常見的佐菜，但為了預防高血壓，用鹽醃製時建議斟酌用量。此外，將高菜燙熟涼拌或直接拌炒食用也很美味。

食品成分表（可食用部分每100g）

蛋白質		1.8g
脂肪		0.2g
碳水化合物		4.2g
礦物質	鈣	87mg
	鐵	1.7mg
維生素	A β-胡蘿蔔素當量	2300μg
	B_1	0.06mg
	B_2	0.10mg
	C	69mg

保存方法
用濕報紙包起來後，裝入塑膠袋內，置於冷藏室保鮮。

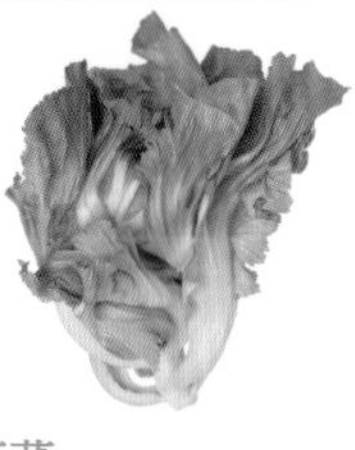

結球高菜
中心部分帶有結球感。

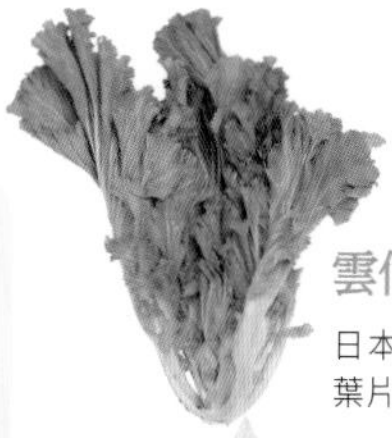

雲仙瘤高菜
日本長崎縣雲仙市的傳統蔬菜，葉片根部有瘤狀突起。

產季月曆
1 2 3 4 5 6 7 8 9 10 11 12

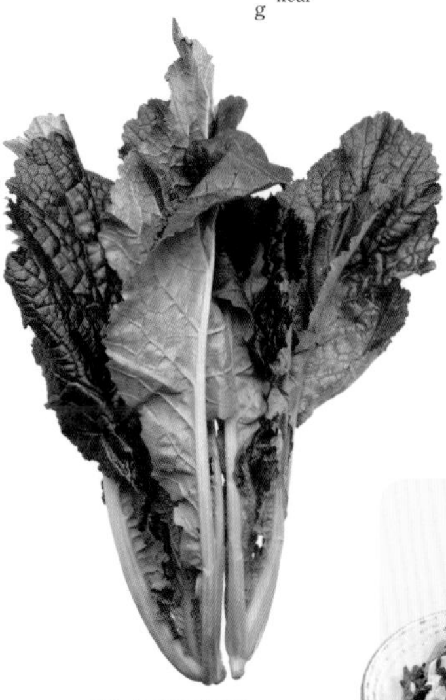

紅大葉高菜
最常見的品種，葉子表面帶有紫色。

高菜煨炒腐皮 香川縣特產

高菜煨炒腐皮是香川縣的鄉土料理。將高菜和豆腐、腐皮一起用醬油、糖煨炒即可，兼具鹹甜滋味。

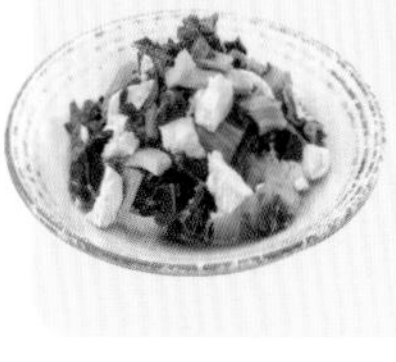

油菜花

用途多樣 有最營養蔬菜之稱

英文名 Turnip rape,Chinese colza
別名 油菜、西洋油菜、油菜籽、赤種
熱量（100g 中）35kcal
含醣量（100g 中）2.3g

五味 辛
五性 涼
歸經 肝脾肺

油菜花泛指十字花科植物的花苞、花莖與柔軟嫩葉，其種子可榨油，從江戶時期即種來製作燈油的原料，後來才成為食用蔬菜。臺灣農民大多將油菜視為施肥植物。趁著水稻秋割後至春耕前的空檔，在農田撒種油菜仔。並趕在春耕前，將油菜隨著整地犁田一同掩埋滲入泥土中，成為促進稻米生長的養分。

油菜花富含維生素C，可增強免疫力、預防感染和養顏美容。此外，油菜花還含有維生素E、β-胡蘿蔔素、異硫氰酸烯丙酯等抗氧化成分，以及可預防大腸癌、調整腸道菌叢的膳食纖維、可預防高血壓的鉀。若說油菜花是最營養的蔬菜，實在一點都不為過。

油菜花的品種可分為從側面發芽的側芽類（日本芥菜），以及從頂端發芽的頭頂類（束型）。油菜花的莖部比較硬，建議和葉子分開下鍋煮，且不能煮太久，以免水溶性的維生素C流失。

食品成分表
（西洋油菜可食用部分每100g）

蛋白質		4.1g
脂肪		0.4g
碳水化合物		6.0g
礦物質	鈣	97mg
	鐵	0.9mg
維生素	A β-胡蘿蔔素當量	2600μg
	B_1	0.11mg
	B_2	0.24mg
	C	110mg

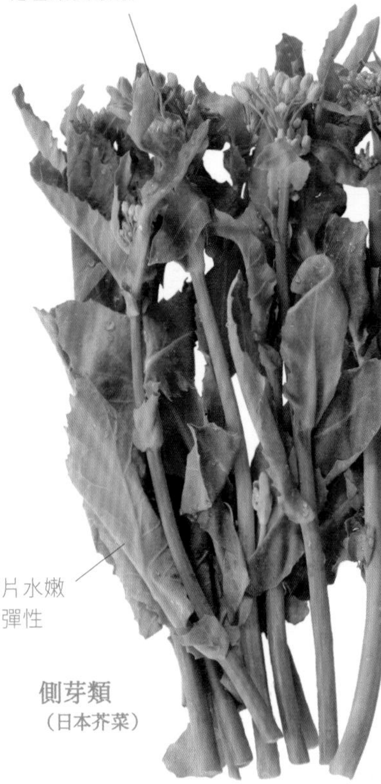
花苞結實纍纍
1株約：20g / 7kcal
葉子與莖部要鮮綠
但不宜太過深綠
葉片水嫩
有彈性

側芽類
（日本芥菜）

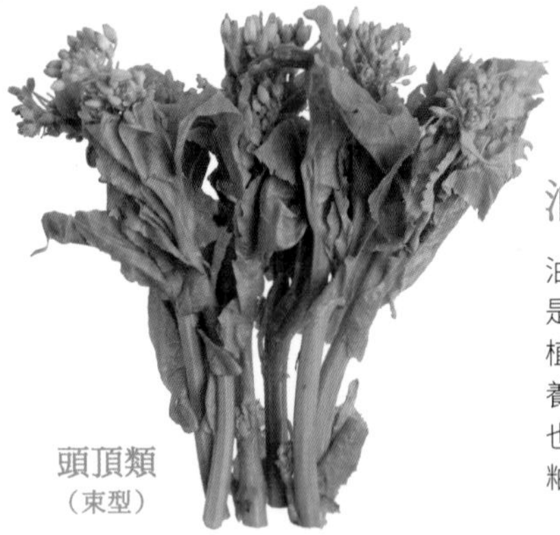

頭頂類
（束型）

保存方法

用濕報紙包起來後放入塑膠袋，置於冷藏室保鮮。

油菜籽與油粕

油菜籽榨油後剩餘的殘渣，就是園藝常用的肥料油粕，含有植物生長所需的氮、磷或鉀等養分。雖然大豆或棉籽榨油後也有油粕，但仍以油菜籽的油粕最為常見。

花店裡的油菜花為觀賞品種

油菜花原指大白菜、高麗菜、花椰菜等十字花科蔬菜的黃色十字形小花。現代花店裡也漸漸開始販售觀賞用的油菜花，屬於西洋油菜品種。將近農曆年時，臺灣東部與西部也有油菜花海綻放，每每成為熱門觀光景點。

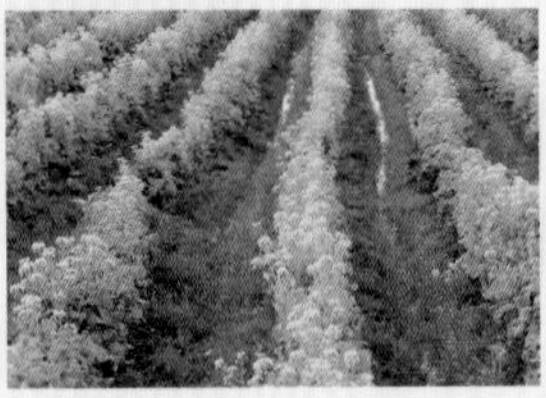

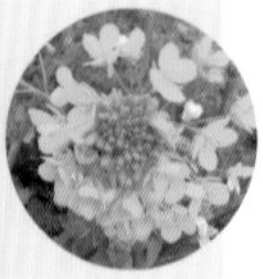

產季月曆

	1	2	3	4	5	6	7	8	9	10	11	12
全年	■	■	■	■	■	■	■	■	■	■	■	■
盛產期	■	■									■	■

祛血消腫的生藥成分

女性若長期月經失調，或因氣血失衡引發產後不適，都可透過食用油菜花改善。

異硫氰酸烯丙酯（異硫氰酸酯）

切碎葉片後的辛辣味來源

異硫氰酸烯丙酯是存在於山葵、芥菜、蘿蔔等十字花科蔬菜的揮發性硫磺化合物，具特殊的辛辣味，將葉片切碎後會釋出更多。可抗菌、抗黴，還有預防癌症的功效。另一種常見的辛辣成分為異硫氰酸酯，同樣含有硫磺化合物，常與異硫氰酸烯丙酯被視為同種成分，但後者其實隸屬於前者，是其成分中的一種化合物。

水菜

英文名 Potherb Mustard
別名 京都水菜
熱量（100g中）23 kcal
含醣量（100g中）1.8 g

口感清脆帶辛辣味 可防癌並抗氧化

水菜自古即栽種於京都一帶，大多是加進火鍋裡涮煮食用，也可放入沙拉裡生食，特色在於口感清脆且帶有辛辣味。現代多採溫室水耕栽培，全年均可收成。但由於水菜原本的盛產期為冬季，因此露天栽種的冬季水菜風味較佳，營養成分也更多。

水菜的葉子雖是淺綠色，但因富含具抗氧化力的β-胡蘿蔔素、維生素C和維生素E，可有效預防癌症與生活習慣病，還能減緩老化。此外，水菜還含有可促進脂肪代謝的維生素B_2、幫助熱量生成的維生素B_6、多酚化合物、鐵與鈣等，營養相當均衡。又因其莖部比較硬，若想直接生吃，建議先以鹽巴搓軟。水菜的葉子則偏薄容易熟透，烹煮時須留意時間不可過長，才能保留漂亮的色澤。

食品成分表（可食用部分每100g）

蛋白質		2.2g
脂肪		0.1g
碳水化合物		4.8g
礦物質	鈣	210mg
	鐵	2.1mg
維生素	A β-胡蘿蔔素當量	1300μg
	B_1	0.08mg
	B_2	0.15mg
	C	55mg

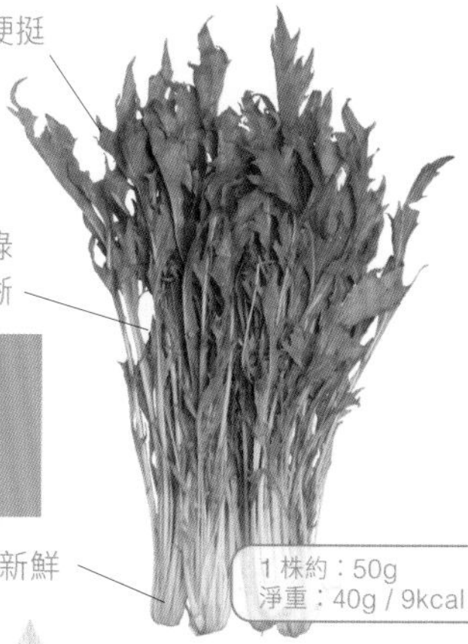

保存方法
用濕報紙包起來後放入塑膠袋，置於冷藏室保鮮。

搭配優質油品一起食用

水菜內的β-胡蘿蔔素與維生素E都屬於脂溶性，淋上油後會更好吸收，建議搭配ω-3這類富含不飽和脂肪酸的優良油品（例如魚油、亞麻籽油）；或是與小魚乾、蝦米或芝麻等含鈣質食材一起食用，可達預防骨質疏鬆的效果。

產季月曆
1 2 3 4 5 6 7 8 9 10 11 12
全年
以溫室水耕栽培為主。

茼蒿

英文名 Edible chrysanthemum
別名 春菊、打某菜
熱量（100g中）22 kcal
含醣量（100g中）0.7 g

富含β-胡蘿蔔素的營養食材

火鍋與涼拌料理中常見的茼蒿，儘管乍看之下像是配角，但β-胡蘿蔔素含量要比菠菜與小松菜還高，實為最具營養成分的健康食材。此外，茼蒿還含有可保護皮膚與黏膜組織的維生素B_2、可抗老化的維生素E，以及可預防貧血的鐵、維護骨骼健康的鈣、調整體內水分平衡的鉀。其特殊的氣味來自精油成分，可活絡胃腸功能、提振食慾，並發揮清痰、保護喉嚨的功效。

茼蒿在歐洲原本是庭園中的觀葉植物，但在宋朝引進中國後，其幼株漸漸被視為食用蔬菜。日本大約於室町時期引進茼蒿，江戶時代擴大種植規模。茼蒿因春天盛開可愛的小花，故被稱為春菊，有時也叫作菊花菜。市面上常見到的是中葉茼蒿，也有少數葉片較大的厚肉品種。

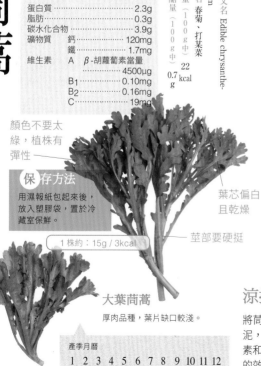

食品成分表（可食用部分每100g）

蛋白質		2.3g
脂肪		0.3g
碳水化合物		3.9g
礦物質	鈣	120mg
	鐵	1.7mg
維生素	A β-胡蘿蔔素當量	4500μg
	B_1	0.10mg
	B_2	0.16mg
	C	19mg

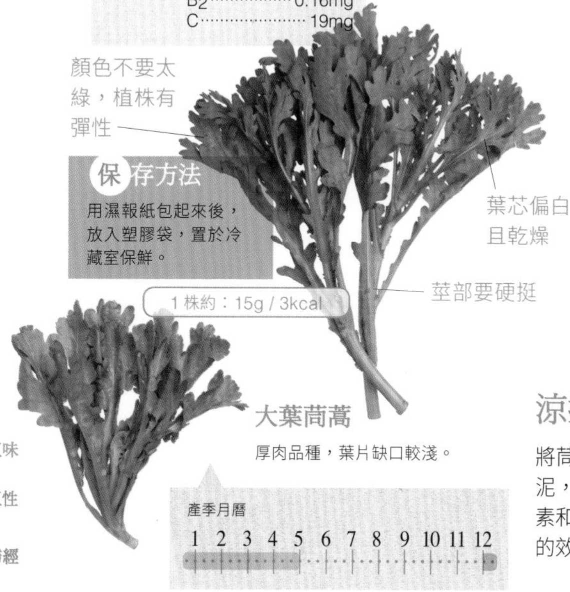

顏色不要太綠，植株有彈性
葉芯偏白且乾燥
莖部要硬挺
1株約：15g / 3kcal

保存方法
用濕報紙包起來後，放入塑膠袋，置於冷藏室保鮮。

大葉茼蒿
厚肉品種，葉片缺口較淺。

產季月曆
1 2 3 4 5 6 7 8 9 10 11 12

涼拌茼蒿

將茼蒿葉拌入鹽巴、香油和蒜泥，就可一次吸收β-胡蘿蔔素和蒜素，達到增強抗氧化力的效果。

氣味特殊具放鬆效果

茼蒿特殊的氣味來自於芳香成分α-蒎烯，針葉樹也有這種氣味，因此食用茼蒿能像森林浴一樣讓人感到放鬆，還有發汗、促進消化的效果。

五味 甘辛
五性 平
歸經 肝心脾

青蔥

食品成分表（可食用部分每100g）
根深蔥．莖．蔥白

蛋白質		1.4g
脂肪		0.1g
碳水化合物		8.3g
礦物質	鈣	36mg
	鐵	0.3mg
維生素	A β-胡蘿蔔素當量	83μg
	B_1	0.05mg
	B_2	0.04mg
	C	14mg

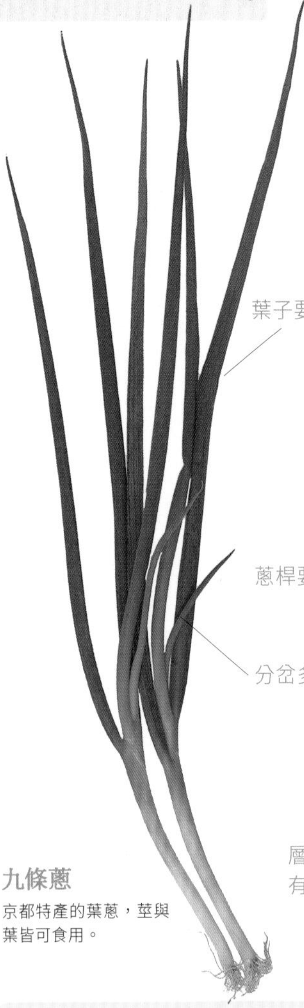
葉子要深綠

九條蔥

京都特產的葉蔥，莖與葉皆可食用。

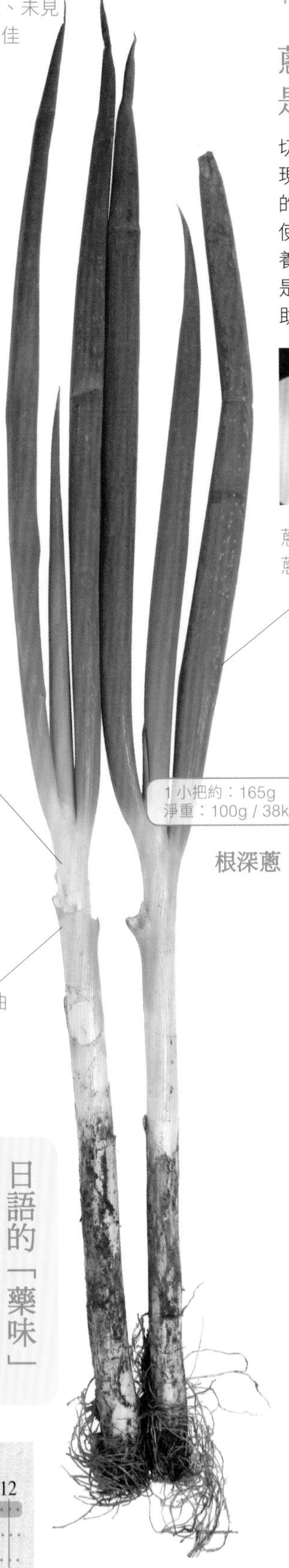
從蔥管到葉尖都非常硬挺、未見枯萎者為佳
蔥白蔥綠分明
蔥綠不能太深
蔥桿要硬挺
層層捲曲有光澤

根深蔥

蔥切開後的果凍物質是什麼成分？

切開根深蔥的蔥綠部分後，會出現果凍狀物質，其為各種多醣類的複合體，可強化免疫細胞，即使加熱營養也不會流失。一些營養學專家認為，這些果凍狀物質是蔥葉重要的營養成分，具有幫助血糖平穩等作用。

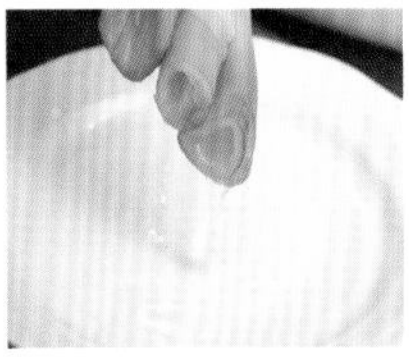

英文名 Welsh onion
別名 長蔥
熱量（100g 中）34kcal
含醣量（100g 中）5.8g

五味 辛
五性 溫
歸經 脾．肺．胃

保存方法

根深蔥可用報紙包好後，置於陰涼通風處。或切好包上保鮮膜，放入冰箱冷藏。葉蔥則用濕報紙包起來放塑膠袋後，置於冷藏室保鮮。

抗氧化力優異 辛辣氣味可抗菌

青蔥可分為蔥白長的根深蔥，以及蔥綠較多的葉蔥。將葉子的葉鞘埋進土裡避免日照的蔥是根深蔥，而九條蔥、細蔥則屬於葉蔥。

一般會將青蔥分成兩部分，蔥綠部分富含β-胡蘿蔔素，屬於具優異抗氧化力的黃綠色蔬菜，還含有可強健骨骼的鈣和造血的葉酸。至於蔥白部分屬於淺色蔬菜，富含可抗菌的辛辣蒜素（烯丙基硫化物）。將蔥切開蔥之後，蒜素的氣味就會跑出來，但因容易揮發，建議食用前再切較能留住有效成分。

青蔥在奈良時期引進日本，自古就被視為重要的蔬菜。原本關東地區主要種植根深蔥，關西則種葉蔥，時至今日已無明顯區別。一般習慣於炒菜前，將蔥和薑切碎一起下油鍋中爆香，後續再將其他蔬菜放入鍋中拌炒。中國東北則流行生吃青蔥，像是山東的煎餅捲大蔥，可完整攝取營養成分。

日語的「藥味」並不是真的藥

日語中的「藥味」，其實是指加在料理中用來提味的蔬果、乾燥海鮮的總稱。這些氣味可從鼻腔直接進入大腦，透過自律神經系統或內分泌系統等組織的傳導，於全身上下發揮作用。由於人們相信這些氣味具有藥性，因此稱之為「藥味」。

產季月曆

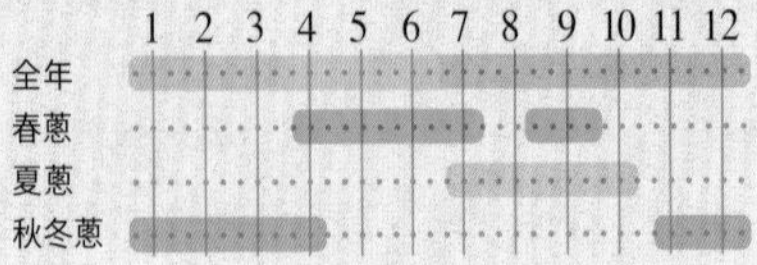

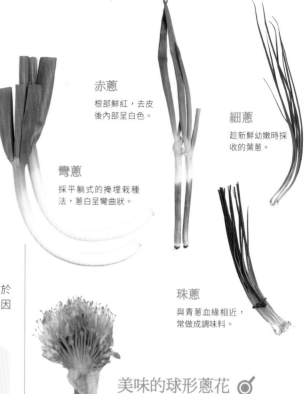

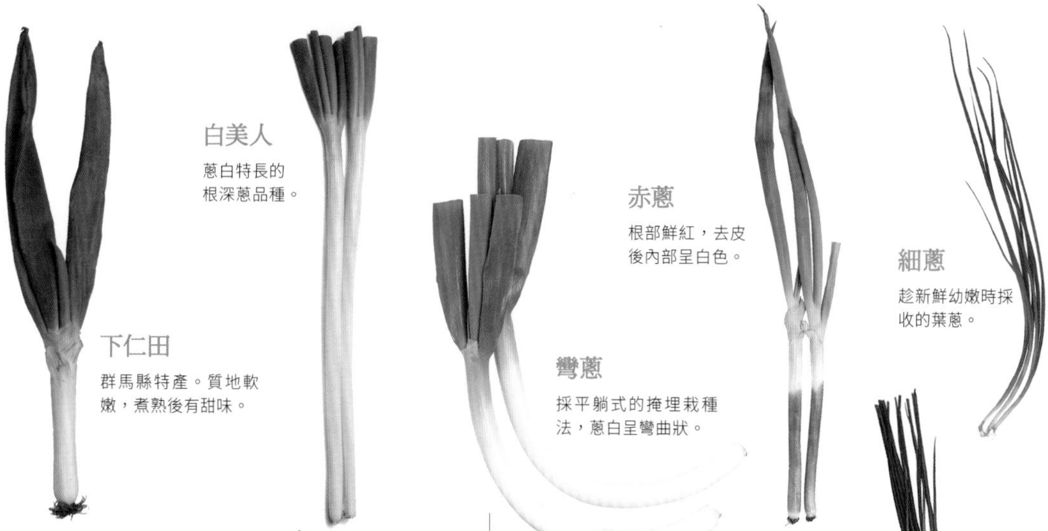

白美人
蔥白特長的根深蔥品種。
下仁田
群馬縣特產。質地軟嫩，煮熟後有甜味。
赤蔥
根部鮮紅，去皮後內部呈白色。
彎蔥
採平躺式的掩埋栽種法，蔥白呈彎曲狀。
細蔥
趁新鮮幼嫩時採收的葉蔥。

珠蔥
與青蔥血緣相近，常做成調味料。

清洗時不宜泡水過久

青蔥帶有辛辣味的烯丙基硫化物具揮發性，且容易溶於水中，若將切碎的蔥泡水，這些營養就會逐漸流失，因此不建議泡水太久。

雖為蔬菜 但仍屬葷食

佛教教義戒殺生，故素食料理中絕不能添加動物性食材（統稱腥）。除此之外，蔥、薤、韭、蒜、洋蔥，這五種蔥屬蔬菜則為五葷，帶有濃烈的刺激性氣味，若加入素食料理中，恐有妨礙出家人修行的疑慮。值得注意的是，各宗派對於五葷的定義不盡相同，若要準備素齋，還請特別留意。

烯丙基硫化物（蒜素）

蔥類特有的辛辣成分

烯丙基硫化物是蔥類或蒜頭、韭菜等蔥屬蔬菜特有的辛辣成分，屬硫磺化合物之一。這種帶點刺激性的氣味，除了抗菌、抗氧化，還能預防血栓、促進消化。此外，烯丙基硫化物裡的蒜胺酸，會在酵素的作用下變成蒜素，並於體內結合維生素 B_2 成為蒜硫胺素，發揮消除疲勞的效果。

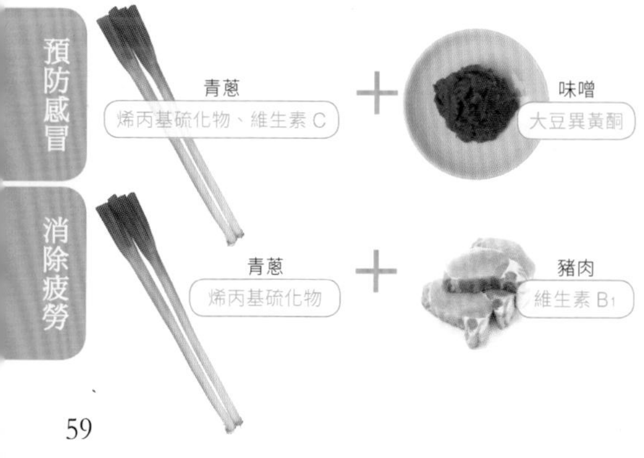

烯丙基硫化物、維生素 C

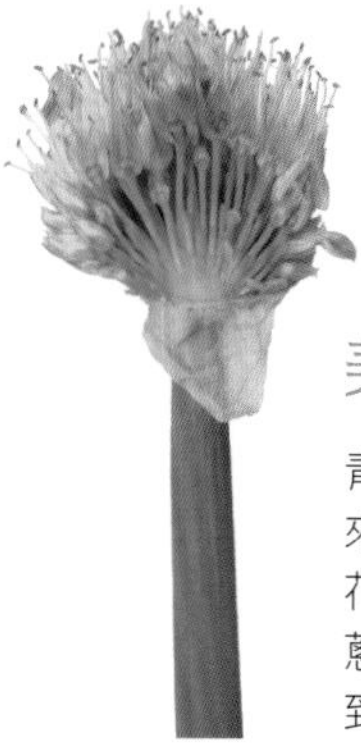

預防感冒

豬肉
維生素 B1

美味的球形蔥花

青蔥的花苞稱為球形蔥花，日本自古以來便將之視為消災除厄的象徵，常做成花束綁在神輿或橋梁的欄杆上。若在青蔥開花前便摘取花苞做成天婦羅，可嘗到蔥的甘甜與苦味，十分美味。

蔥的鬚根可產生天然抗生素

據說在葫蘆或小黃瓜四周種植青蔥，便能增加其產量。這是因為蔥的鬚根具有拮抗菌，能產生抗生素，可有效防治葫蘆和小黃瓜的土壤病蟲害。這種植物之間共存的狀態稱為同伴種植（companion planting），是自古便傳承至今的農業方法。

蔥白的藥用妙方

中醫會以蔥白入藥，適用於感冒風寒、發熱、惡寒等症狀，有幫助發汗的作用。另外，蔥白對於梅雨季時常見的畏寒、頭痛、下痢或浮腫等症狀也很有療效。

飲用蔥湯可緩解感冒

大豆異黃酮

自古就有以蔥煮湯治感冒的民俗療法。將蔥白剁碎後，連同味噌以開水攪拌均勻趁熱喝，除了能發汗降溫，還可補充體力。將滿滿的蔥末加入味噌湯一起喝也有同樣的效果，但發汗作用較弱，故較常用於輕症感冒，或搭配其他藥物作為輔助。

洋蔥

食品成分表（可食用部分每100g）

蛋白質		1.0g
脂肪		0.1g
碳水化合物		8.8g
礦物質	鈣	21mg
	鐵	0.2mg
維生素	A β-胡蘿蔔素當量	1μg
	B_1	0.03mg
	B_2	0.01mg
	C	8mg

洋蔥原產於中亞或西亞，現已有許多不同的品種。在西元前一千年的古埃及石刻中就有收穫洋蔥的圖畫；據說古埃及建造金字塔時，更會每天提供洋蔥給工人食用以增強體力。之後洋蔥傳到地中海一帶，並於西漢張騫通西域時帶回中國。

洋蔥富含物烯丙基硫化物，具有濃烈的氣味與辛辣味，此成分可協助人體抗氧化，與維生素 B_1 結合後還能消除疲勞。當切碎洋蔥，細胞壁被破壞後，具有刺激性氣味的烯丙基硫化物便會被釋放出來，並刺激眼睛與鼻腔黏膜，使人痛哭流涕。

洋蔥的維生素和礦物質雖然不多，但富含多酚化合物，可預防血栓並降低膽固醇。此外，洋蔥的主要成分是醣類，將洋蔥炒熟後，辛辣的烯丙基硫化物就會揮發分解，釋出醣類的鮮甜，因此許多熟食都會加入洋蔥提鮮。

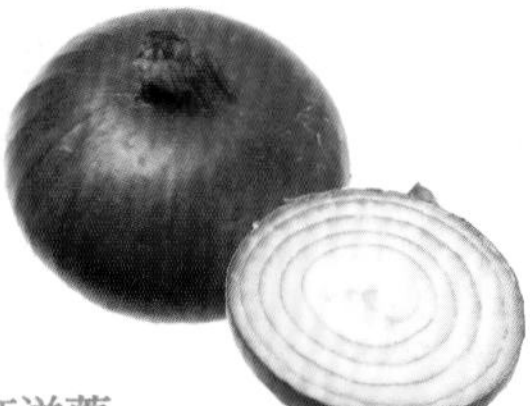

紅洋蔥

水分較多，口感不會太過嗆辣，適合生吃。紅色與紫色洋蔥都含有花青素，可抗氧化。

具獨特辛辣味 可預防生活習慣病

英文名 Onion
別名 玉蔥、蔥頭
熱量（100g 中）37kcal
含醣量（100g 中）7.2g

五味 辛
五性 溫
歸經 脾胃

洋蔥絲炒軟後 釋出甜度與鮮味

炒至軟化的洋蔥絲，裡頭的醣類與胺基酸會產生變化，濃縮出甜度與鮮味，可用於料理中增添風味。

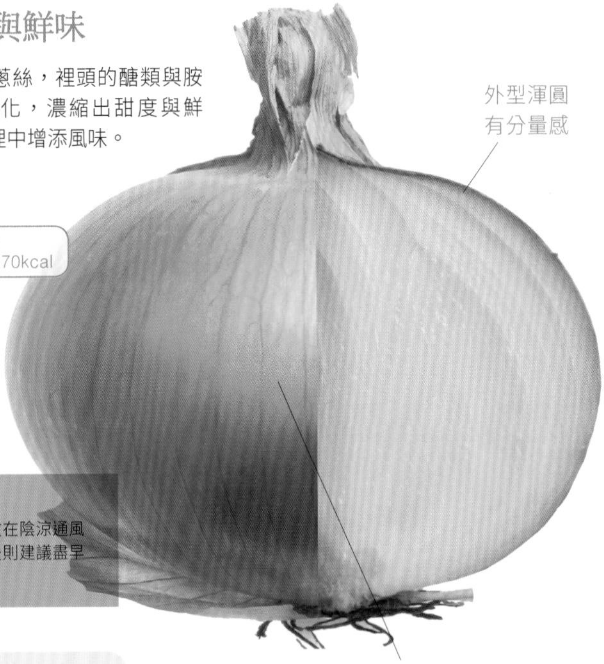

保存方法

完整的洋蔥可放在陰涼通風處保存；切開後則建議盡早食用完畢。

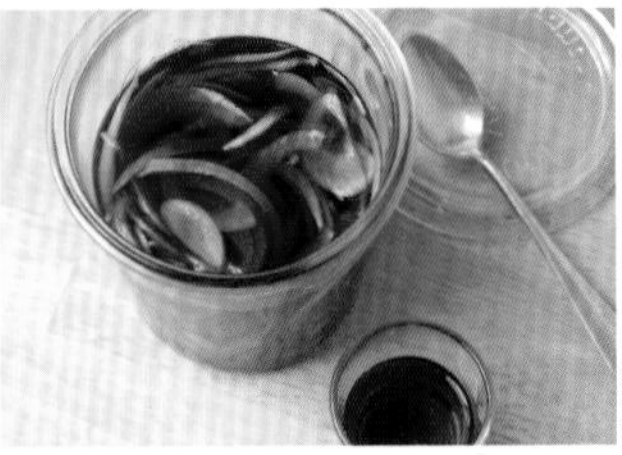

紅酒泡洋蔥

將洋蔥切薄片，加入紅酒浸泡四～五天，就成了絕佳的抗氧化飲料。洋蔥裡的烯丙基硫化物與槲皮素，可與紅酒裡的多酚化合物白藜蘆醇共同作用。每天喝一點即可預防生活習慣病。紅酒喝完後，還可把泡酒用的洋蔥加入料理中拌炒食用。

發燒時適用的洋蔥味噌湯

感冒發燒時可將洋蔥剁碎，連同薑泥、味噌等一起煮成味噌湯。睡前喝一碗，可促進排汗，達到解熱效果。

生吃洋蔥 抗氧化功效最高

將洋蔥切碎後，烯丙基硫化物就會釋出，由於其為水溶性，簡單以清水沖洗可減少辛辣感。值得注意的是，烯丙基硫化物較不耐熱，若想得到最佳抗氧化功效，建議直接生吃。

產季月曆

1 2 3 4 5 6 7 8 9 10 11 12

槲皮素

促進血液循環＆預防血栓的多酚化合物

「吃洋蔥可清血」是曾經流行的食療知識，洋蔥之所以能使血液清澈，源自裡頭的多酚化合物槲皮素。這種淡黃色的色素成分普遍存在於各式蔬菜與香草類植物中，可抑制血液凝固、減少壞膽固醇並預防動脈硬化。此外，槲皮素還能阻斷因食物過敏所引發的腸道發炎反應、以及其他系統性的不適。

薤

具優異整腸功能的辛辣蔬菜

薤又稱蕗蕎，富含烯丙基硫化物，具嗆鼻的辛辣味。薤可抗氧化、促進維生素B1吸收並消除疲勞，維生素和礦物質含量雖然不高，但膳食纖維含量足足是牛蒡的三～四倍，且多為水溶性膳食纖維，具有優異的整腸功能。此外，薤還能抑制血糖值和膽固醇上升，並減少脂肪吸收，達到預防糖尿病和動脈硬化的效果。

臺灣的薤多由原住民移民時自南洋傳來，現為零星種植，栽植較大規模者包括雲林縣古坑鄉以及花蓮縣壽豐鄉月眉村等阿美族部落。

英文名 Japanese shallots
別名 蕗頭、小蒜、蕗蕎
熱量（100g中）118kcal
含醣量（100g中）18.6g

食品成分表（可食用部分每100g）

蛋白質		1.4g
脂肪		0.2g
碳水化合物		29.3g
礦物質	鈣	14mg
	鐵	0.5mg
維生素	B_1	0.07mg
	B_2	0.05mg
	C	23mg

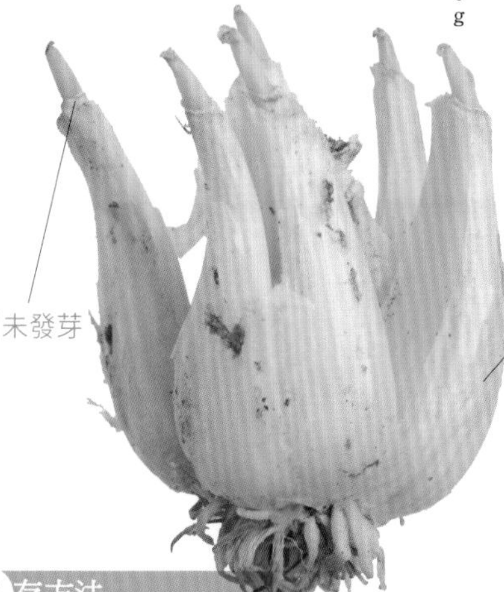

來自異槲皮素的澀味

薤具有特殊澀味，來源為皂素成分異槲皮素，可減少人體膽固醇和中性脂肪，還能預防癌症。

可醃漬或切碎當調味料

薤的營養成分就像是小顆的洋蔥，醃漬後食用或直接切碎作為調味料都很適合，可藉此充分攝取烯丙基硫化物。

烤熟食用也很美味

薤富含水溶性膳食纖維，簡單以烤箱烤熟再吃，可鎖住水分不流失，口感軟嫩美味。

保存方法

新鮮的薤很快就會發芽，買回當天就要吃完。

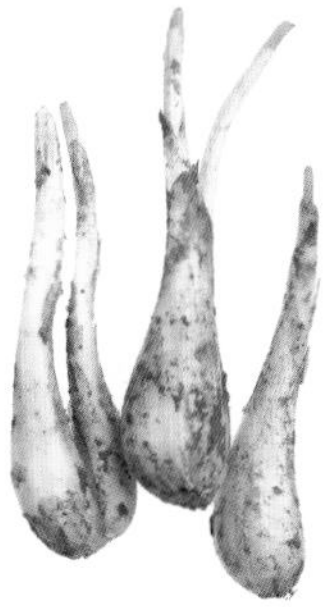

島薤

沖繩地區的傳統蔬菜，具有濃烈的辛辣味。

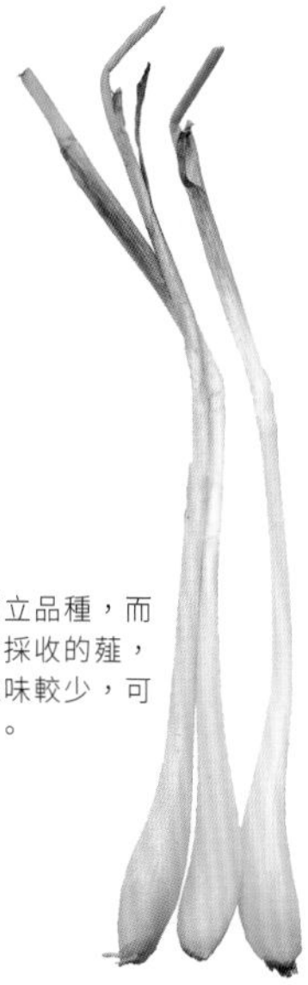

根薤

根薤並非獨立品種，而是趁鮮嫩時採收的薤，根薤的辛辣味較少，可沾味噌生吃。

辛 五味
溫 五性
胃·大腸·肺 歸經

產季月曆
1 2 3 4 5 6 7 8 9 10 11 12

火蔥（比利時洋蔥）

充滿法式風情的小型洋蔥

火蔥又稱紅蔥頭，外觀很像小型的洋蔥，但比洋蔥細長又略帶紫色。其風味介於洋蔥與蒜頭間，甜味較低。在南歐或東南亞地區，火蔥是很常見的調味蔬菜，與洋蔥一樣富含烯丙基硫化物。

此外，火蔥是目前所知唯一含攝護腺素A的蔬菜。攝護腺素A能擴張血管、減少血液黏度，並藉此降低血壓、增加冠狀動脈的血流量，達到預防血栓的作用。

英文名 Shallot
熱量（100g中）76kcal
含醣量（100g中）6.4g

食品成分表（可食用部分每100g）

蛋白質		2.3g
脂肪		0.2g
碳水化合物		17.8g
礦物質	鈣	20mg
	鐵	0.8mg
維生素	A β-胡蘿蔔素當量	18μg
	B_1	0.03mg
	B_2	0.05mg
	C	21mg

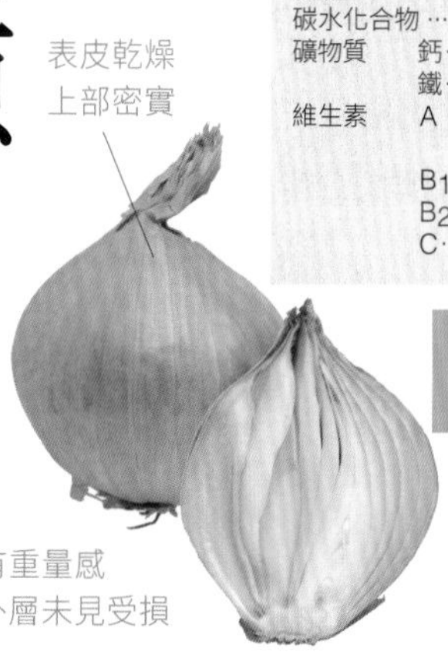

保存方法

置於陰涼通風處即可。

沒有火蔥的應急法

烹調時若手邊沒有火蔥，可將洋蔥和蒜頭以7：3的比例混合，味道與火蔥非常類似。

產季月曆
1 2 3 4 5 6 7 8 9 10 11 12

韭菜

抗氧化力優異的健康蔬菜

英文名 Green Chive
別名 起陽草
熱量（100g 中）21kcal
含醣量（100g 中）1.3g

五味 辛
五性 溫
歸經 肝·脾·肺·腎

日本的《古事記》與《萬葉集》等古書（前者為神話起源、後者為詩歌總集），都有關於韭菜的記述，自古就被視為具有藥效的蔬菜。中國隋唐的《食經》，則把置於黑暗之中生長的白韭菜稱為韭黃。

韭菜的刺激性氣味來自硫磺化合物烯丙基硫化物，不僅具有優異的抗氧化力，還能刺激胃腸、增進食慾。若搭配維生素 B_1 一同食用，便能提升吸收率、消除疲憊感。為此，一般多會將韭菜與富含維生素 B_1 的豬肝一起拌炒。

與避光生長的白韭菜相比，深綠色的韭菜含有更多β-胡蘿蔔素、維生素C和維生素E等抗氧化維生素，具有預防癌症、生活習慣病，甚至減緩老化等功效。

食品成分表（可食用部分每100g）

蛋白質		1.7g
脂肪		0.3g
碳水化合物		4.0g
礦物質	鈣	48mg
	鐵	0.7mg
維生素	A β-胡蘿蔔素當量	3500μg
	B_1	0.06mg
	B_2	0.13mg
	C	19mg

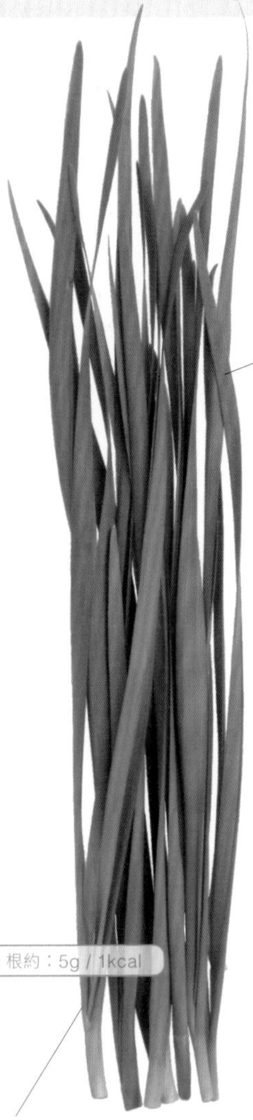
葉色深綠
葉尖硬挺有彈性
1 根約：5g / 1kcal
氣味濃郁有光澤

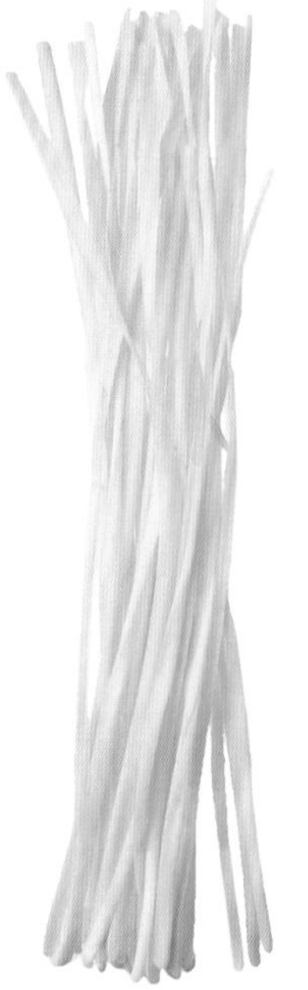

白韭菜

生長時避免陽光照射，質地軟嫩，又稱韭黃。

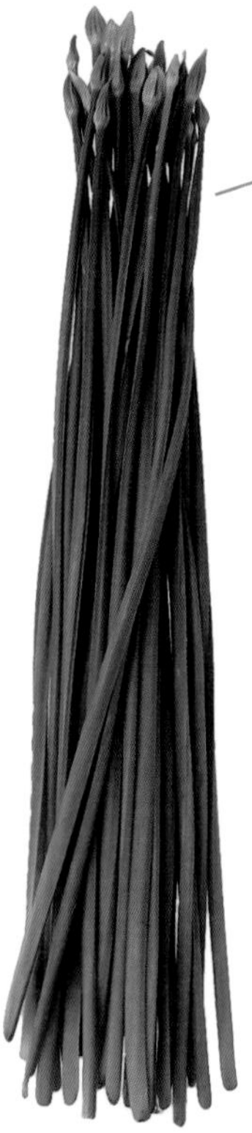

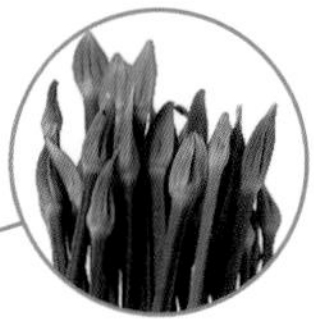

韭菜花

取韭菜柔軟的花莖與花苞食用。

保存方法

用濕報紙包起來後放入塑膠袋內，置於冷藏室保鮮。

韭菜花苞也能入菜

韭菜的花為傘狀小白花。一般會將未開的花苞汆燙涼拌，或是裹粉炸天婦羅都很美味。

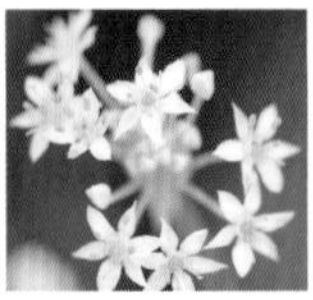

經典的水餃餡原料

韭菜裡的烯丙基硫化物加上豬肉的維生素 B_1，可持續發揮消除疲勞的效果，因此經典的韭菜水餃便被視為補充活力的料理。此外，烯丙基硫化物素還能促進消化液分泌、加強腸道蠕動，具有增進食慾的功能。

韭菜於中醫上的應用

中醫上有種名為韭白的生藥材，其原料來自韭菜葉，可強身、健胃整腸、預防高血壓或動脈硬化。韭菜葉煮粥可舒緩胃痛或下痢；韭菜浴可減輕畏寒感。韭菜的種子為韮子，常用來改善腰痛、頻尿、漏尿等腰部不適。

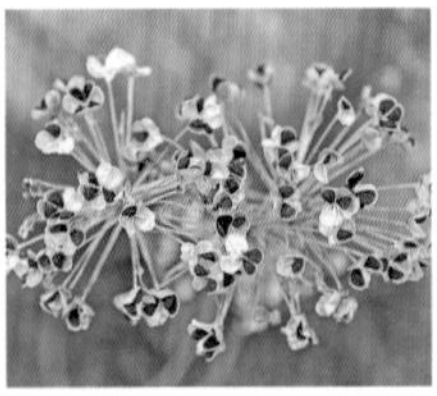

小心別誤食水仙

韭菜與水仙的葉片非常相似，但因水仙全株有毒，必須小心以免誤食中毒。

產季月曆

	1	2	3	4	5	6	7	8	9	10	11	12
全年	●	●	●	●	●	●	●	●	●	●	●	●

消除疲勞

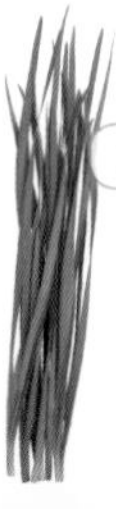

韭菜
烯丙基硫化物
＋

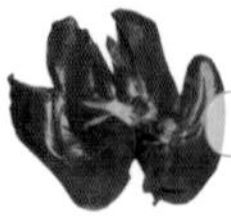

豬肝
維生素 B_1

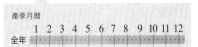

空心菜

莖管中空葉片黏稠 可預防夏季不適

到小吃店吃炒青菜，最常見的品項便是空心菜。空心菜的莖管中空且富嚼勁，葉片帶有黏稠感，口感獨特。在營養成分方面，空心菜富含高抗氧化力的β-胡蘿蔔素，屬脂溶性維生素，以油炒過便能提升吸收效率。除了可預防貧血的鐵離子，空心菜的膳食纖維含量也不少，可說是預防夏季炎熱不適的最佳食材。

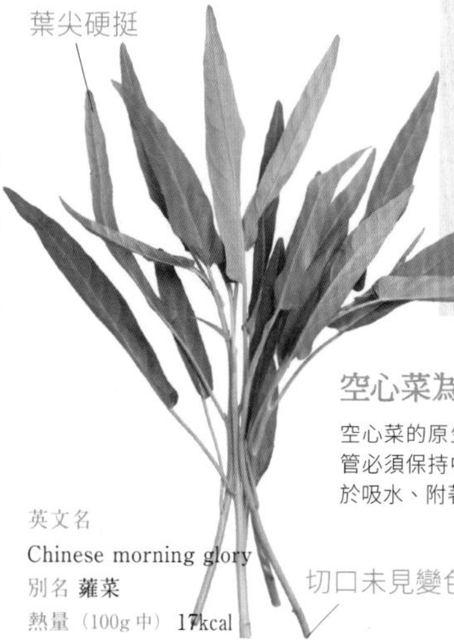

葉子有彈性
葉尖硬挺
切口未見變色

英文名 Chinese morning glory
別名 蕹菜
熱量（100g 中） 17kcal

食品成分表（可食用部分每100g）

蛋白質		2.2g
脂肪		0.1g
碳水化合物		3.1g
礦物質	鈣	74mg
	鐵	1.5mg
維生素	A β-胡蘿蔔素當量	4300μg
	B1	0.10mg
	B2	0.20mg
	C	19mg

空心菜為何「空心」？

空心菜的原生種生於水邊或濕地，莖管必須保持中空才能浮在水面上，便於吸水、附著氮或磷等養分。

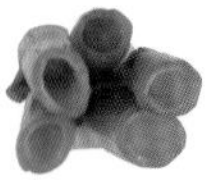

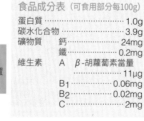

保存方法

用濕報紙包起來後放入塑膠袋內，置於冷藏室保鮮。

皇宮菜

富含各種礦物質 可保護皮膚與黏膜組織

皇宮菜又稱落葵，是泰國皇宮指定御用的菜餚。皇宮菜盛產於夏季，肉厚且具光澤的葉片內帶有特殊的黏液。除此之外，皇宮菜亦富含β-胡蘿蔔素、維生素C和維生素K等，以及鐵等礦物質類，營養價值很高。除了能抗氧化，還可保護皮膚與黏膜組織、幫助骨骼生長並預防骨質疏鬆。值得注意的是，皇宮菜帶有些許澀味，若吃不慣可先汆燙後再炒。

英文名 Indian spinach
別名 落葵、龍鳳菜
熱量（100g 中） 13kcal
含醣量（100g 中） 0.4g

食品成分表（可食用部分每100g）

蛋白質		0.7g
脂肪		0.2g
碳水化合物		2.6g
礦物質	鈣	150mg
	鐵	0.5mg
維生素	A β-胡蘿蔔素當量	3000μg
	B1	0.03mg
	B2	0.07mg
	C	41mg

紅莖種與綠莖種

市面上常見的皇宮菜為綠莖種，但富含甜菜素的紅莖品種也相當受歡迎。

保存方法

切口用濕紙巾包起來後放入塑膠袋，置於冷藏室保鮮。

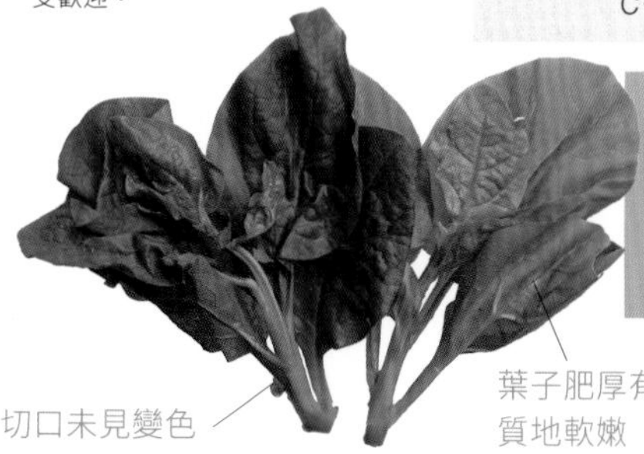

菊苣根

滋味微苦口感特殊 上館子必點的開胃菜

菊苣根的葉片為船型，鋪上餡料後可當作開胃菜，是上館子時必點的料理。菊苣根是罕見的多年生蔬菜，只要發芽時避光栽種，就能長得白白嫩嫩。雖然營養成分並不特別高，但微苦與獨特的口感教人一吃就上癮。也可每次取五～十公克，加入熱水浸泡作為茶飲。

英文名 Chicory
別名 菊苦菜
熱量（100g 中） 16kcal
含醣量（100g 中） 2.8g

保存方法

放入塑膠袋後，置於冷藏室保鮮。

食品成分表（可食用部分每100g）

蛋白質		1.0g
碳水化合物		3.9g
礦物質	鈣	24mg
	鐵	0.2mg
維生素	A β-胡蘿蔔素當量	11μg
	B1	0.06mg
	B2	0.02mg
	C	2mg

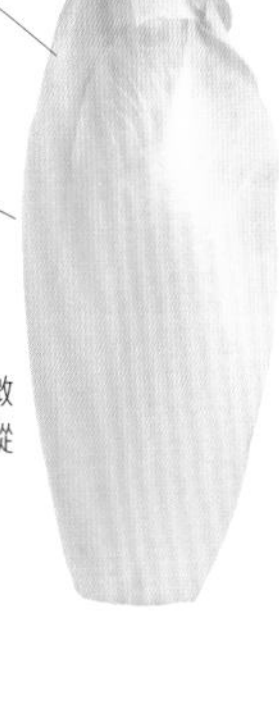

有光澤
與彈性
外型鼓脹
未見受損

各式料理法

菊苣根可放入沙拉中，以其微微的苦感點綴整道料理；或縱向劃開，裹上麵衣後油炸。

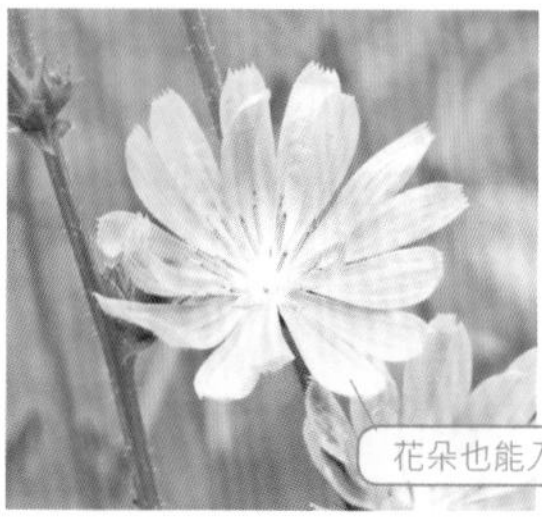

花朵也能入菜

紫菊苣（義大利菊苣）

食品成分表（可食用部分每100g）

蛋白質		1.1g
脂肪		0.2g
碳水化合物		3.9g
礦物質	鈣	21mg
	鐵	0.3mg
維生素	A β-胡蘿蔔素當量	14μg
	B1	0.04mg
	B2	0.04mg
	C	6mg

保存方法

放入塑膠袋後，置於冷藏室保鮮。

英文名 Red-leaved chicory
別名 紫包心生菜
熱量（100g中）18kcal
含醣量（100g中）1.9g

來自義大利的結球菊苣

紫菊苣（或稱義大利菊苣）是菊科蔬菜菊苣的一種，與菊苣根一樣帶有些微的苦味。一般常見的多為結球品種。紫菊苣的葉面為紫紅色，帶有白色的莖脈，因此又稱紫紅生菜。更因其葉子一葉一葉向內包覆，而有紫包心生菜之稱。

紫菊苣因含有多酚化合物花青素，其漂亮的紅葡萄色葉片便是來自於此。花青素能抗氧化、預防生活習慣病與改善視力。

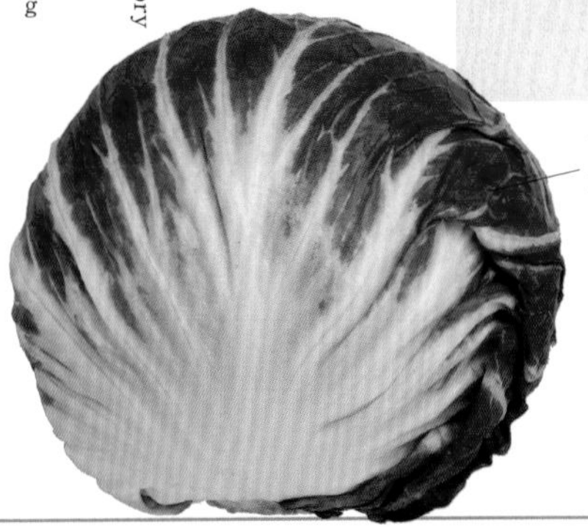
色澤鮮豔
有彈性與光澤者為佳

活用色彩點綴餐桌

紫菊苣一般多作為沙拉菜的點綴，也可加點鹽搓揉後糖醋醃漬。漂亮的色澤無疑是餐桌上的亮點。

紅菊苣（義大利菊苣）

義大利菊苣的細長品種 滋味苦中帶甜

義大利菊苣的品種眾多，體型細長的紅色品種為「Treviso」，為義大利北部的特產蔬菜，直接以當地地名命名。

紅菊苣還可分為早生種與晚生種，儘管外型有些差異，但都具有葉片紅白相間、滋味微苦帶甜的特徵。由於紅菊苣的口感脆嫩，很適合生吃，或是以各種烹調方式加熱食用。

英文名 Red-leaved chicory
別名 義大利菊苣
熱量（100g中）16kcal
含醣量（100g中）2.8g

保存方法

放入塑膠袋後，置於冷藏室保鮮。

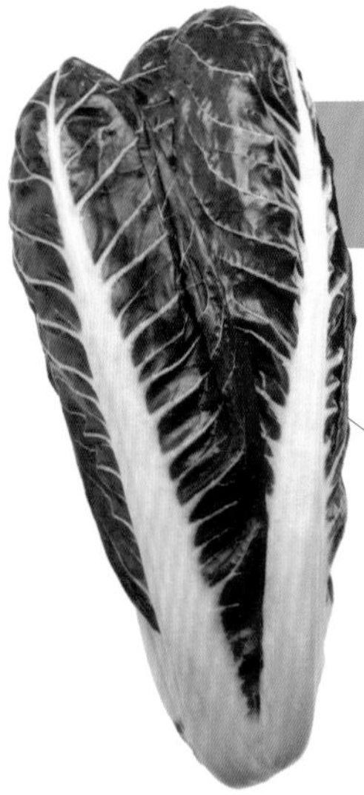
色澤鮮豔
有彈性與光澤

炙燒料理

將紅菊苣縱向切開後撒點鹽炙燒，並淋上橄欖油。吃起來有淡淡的甜味，適合搭配紅酒。

菊苣

食品成分表（可食用部分每100g）

蛋白質		1.2g
脂肪		0.2g
碳水化合物		2.9g
礦物質	鈣	51mg
	鐵	0.6mg
維生素	A β-胡蘿蔔素當量	1700μg
	B1	0.06mg
	B2	0.08mg
	C	7mg

英文名 Endive
別名 苦苣、護眼菜
熱量（100g中）15kcal
含醣量（100g中）0.7g

適合搭配滋味濃厚沾醬

有嚼勁又帶點苦味的菊苣，很適合搭配味道較重的沾醬。例如香蒜鯷魚熱沾醬、奶油起司，或是加了香脆培根的沾醬等。

微苦有嚼勁 可搭配油品一同攝取

皺縮的菊苣葉很有嚼勁且帶點苦味，是沙拉中常見的點綴。其深綠色的葉片富含可抗氧化的β-胡蘿蔔素，與橄欖油等優質油品一同攝取，吸收效率會更好。此外，菊苣的鈣與鉀離子含量也很豐富，可預防生活習慣病。

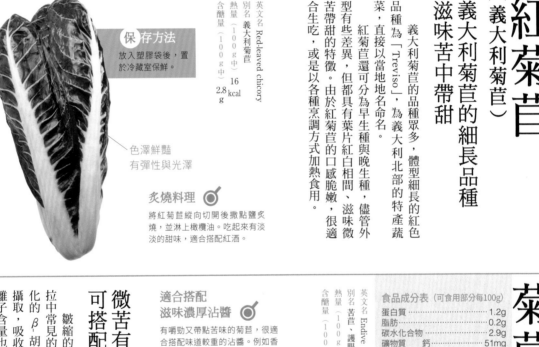

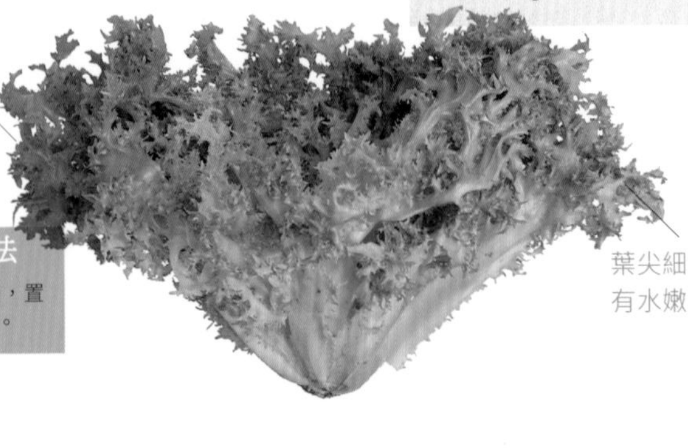
顏色不宜
過於深綠
葉尖細微皺縮
有水嫩感

保存方法

放入塑膠袋後，置於冷藏室保鮮。

番杏

英文名 New Zealand spinach
別名 蔓菜、濱萵苣、毛菠菜
熱量（100g中）15 kcal
含醣量（100g中）0.5g

鐵質豐富 不帶澀味的紐西蘭菠菜

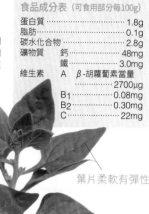

番杏是原產於紐西蘭的多年生草本植物，從夏天到秋天均可採收，自古即被視為重要蔬菜。番杏的風味很像菠菜，但沒有澀味、莖葉肥厚，特色是富含β-胡蘿蔔素和鐵質。採收後的嫩莖葉可汆燙、放涼後，加入薑、辣椒、醬油調味涼拌食用，用於煮湯也相當美味。

保存方法

因葉片易受損，裝入塑膠袋時記得先吹點空氣進去，再放冷藏室保鮮。

有效抑制膽固醇吸收

番杏的細胞膜含有植物固醇，可阻斷腸道中的膽固醇吸收點，抑制膽固醇值上升。

食品成分表（可食用部分每100g）

蛋白質		1.8g
脂肪		0.1g
碳水化合物		2.8g
礦物質	鈣	48mg
	鐵	3.0mg
維生素	A β-胡蘿蔔素當量	2700μg
	B_1	0.08mg
	B_2	0.30mg
	C	22mg

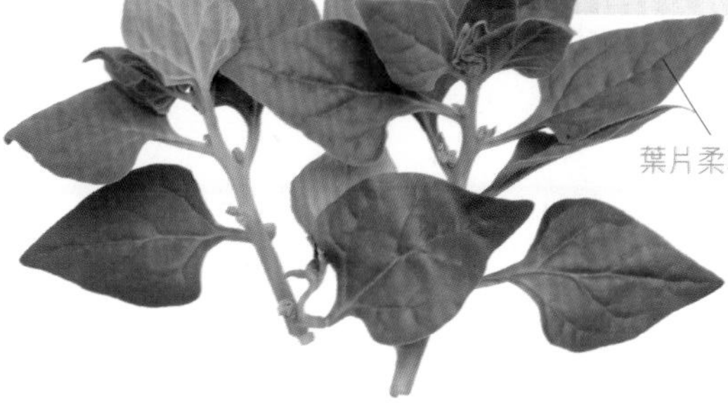
葉片柔軟有彈性

陸羊栖菜

英文名 Salt-wort
別名 陸鹿尾菜、水松菜
熱量（100g中）17 kcal
含醣量（100g中）0.9g

口感爽脆 帶有鹹味的海生藻類

陸羊栖菜的口感爽脆，多生長於日本濱海砂地，和紫菜一樣屬於海生藻類，β-胡蘿蔔素、維生素K、鈣、鉀等養分含量極多，可預防貧血、骨質疏鬆或高血壓等疾病。陸羊栖菜適合涼拌或煮湯，又因本身已有一定的鹹度，烹調時必須留意調味料的使用量。

食品成分表（可食用部分每100g）

蛋白質		1.4g
脂肪		0.2g
碳水化合物		3.4g
礦物質	鈣	150mg
	鐵	1.3mg
維生素	A β-胡蘿蔔素當量	3300μg
	B_1	0.06mg
	B_2	0.13mg
	C	21mg

山形縣的傳統蔬菜

陸羊栖菜是日本山形縣特有的蔬菜，放入滾水中汆燙並擰乾，接著淋上辣醬油涼拌就很美味。若是汆燙太久爽脆感會消失，最多燙2分鐘即可。

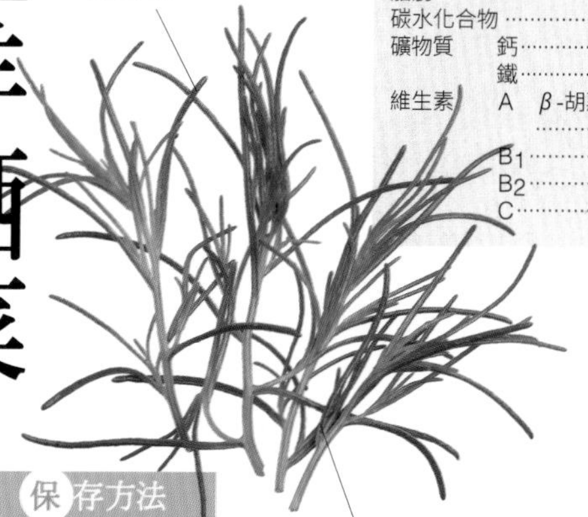
葉尖有光澤且柔軟
切口未見變色

保存方法

放入塑膠袋後，置於冷藏室保鮮。

蓴菜

英文名 Water shield
別名 水葵、純菜
熱量（100g中）5 kcal

特殊的黏液物質 可抑制血糖值上升

蓴菜生長於乾淨的沼澤，葉片呈橢圓形、深綠色，嫩莖和葉片背部都有膠狀且具黏性的透明物質。可食用部分是沉在水中尚未展開的新葉。

蓴菜全株都沾滿黏液，可做成日式清湯或涼拌菜，品嘗滑溜的口感。其黏液實為水溶性與非水溶性的膳食纖維，可避免血糖值快速上升，還能促進膽固醇排出體外，並調整腸道菌叢。

食品成分表（可食用部分每100g）

蛋白質		0.4g
碳水化合物		1.0g
礦物質	鈣	4mg
維生素	A β-胡蘿蔔素當量	29μg
	B_2	0.02mg

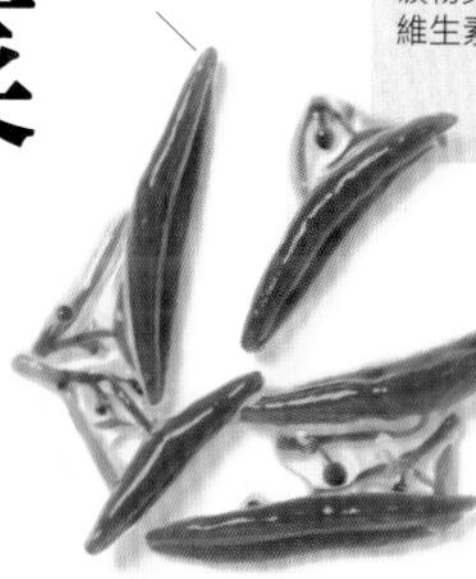
沾滿黏液

可舒緩胃潰瘍等腸胃症狀

蓴菜的黏液成分可滋潤乾燥的胃黏膜和胃壁。因此特別適合患有胃炎與胃潰瘍的患者食用。

烹調前先沖水汆燙

生鮮的蓴菜又黏又滑，可先用水輕輕沖過、汆燙後再泡水冷卻。搭配山葵醬油、生薑醬油，或煮湯食用。日本料理店常見的蓴菜醋，就是將燙過的蓴菜泡在調味醋中而來，帶有淡淡的昆布醬油風味。

保存方法

置於冷藏室保鮮，盡早食用完畢。

甘 五味
寒 五性
肝·脾 歸經

莙菜

食品成分表（可食用部分每100g）

蛋白質		2.0g
脂肪		0.1g
碳水化合物		3.7g
礦物質	鈣	75mg
	鐵	3.6mg
維生素	A β-胡蘿蔔素當量	3700μg
	B1	0.07mg
	B2	0.23mg
	C	19mg

英文名 Swiss chard
別名 瑞士甜菜、不斷草、莙薘菜
熱量（100g中）19kcal
含醣量（100g中）0.4g

富含礦物質 可預防骨質疏鬆

莙菜又稱莙薘菜，與菠菜同屬藜科蔬菜，因一年四季都能生長，又名「不斷草」；在歐美地區也很受歡迎，暱稱為「Chard」或「Bietola」。

莙菜含有可保護黏膜組織或皮膚的β-胡蘿蔔素、可預防高血壓的鉀，以及強健骨骼的維生素K和錳等營養成分，除了能抗氧化，還有預防骨質疏鬆的效果。莙菜的外觀儘管不討喜，但因不帶澀味且口感清脆，仍常用於沙拉中。初生軟嫩的莙菜甚至能做成貝比生菜（當季蔬菜的幼苗嫩葉，營養高於成菜）。

保存方法
用濕報紙包起來後放入塑膠袋，置於冷藏室保鮮。

產季月曆
1 2 3 4 5 6 7 8 9 10 11 12

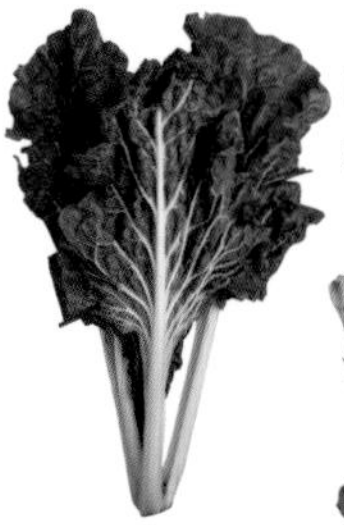

白柄莙菜
植株較大。

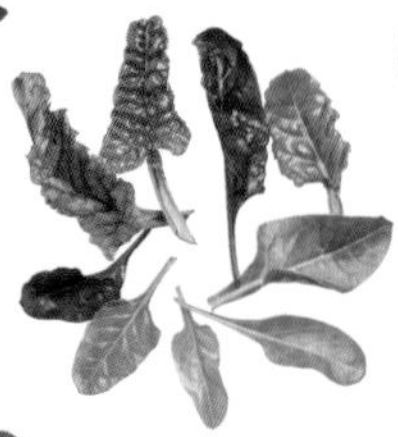

貝比生菜
可做成沙拉生吃。

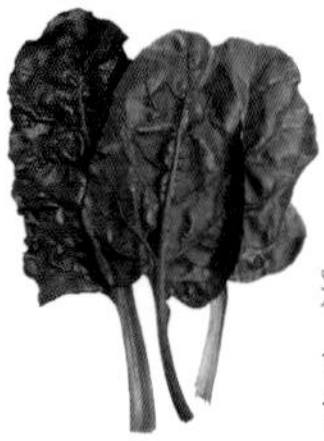

彩色莙菜
含有多酚化合物甜菜素的色素成分。

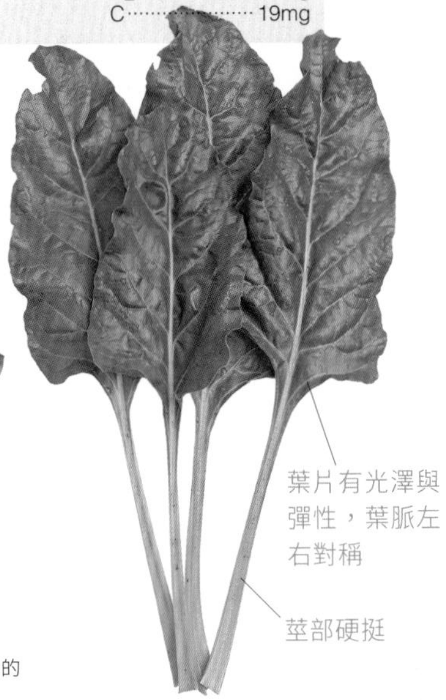
葉片有光澤與彈性，葉脈左右對稱
莖部硬挺

明日葉

食品成分表（可食用部分每100g）

蛋白質		3.3g
脂肪		0.1g
碳水化合物		6.7g
礦物質	鈣	65mg
	鐵	1.0mg
維生素	A β-胡蘿蔔素當量	5300μg
	B1	0.10mg
	B2	0.24mg
	C	41mg

英文名 Ashitaba
別名 八丈草、明日草
熱量（100g中）33kcal
含醣量（100g中）1.1g

生命力旺盛 可抗氧化 延年益壽的祕方

明日葉的名稱，來自於「葉子就算今天被摘了，明天依然能長出新的嫩芽」的旺盛生命力。此外，據說火山爆發後，最先長出的植物就是明日葉。明日葉是生長於太平洋沿岸的日本原生植物，以八丈島所栽種的明日葉最為出名。相傳飲用明日葉茶可延年益壽，是自古以來的皇室養生祕方。

明日葉中的β-胡蘿蔔素含量相當高；可抗氧化的維生素C與E也很豐富。此外，明日葉還含有許多有助熱量代謝的維生素B群、可預防高血壓的鉀、強健骨骼的鈣、協助造血的鐵等礦物質，種類相當均衡。

明日葉莖部切口流出的黃色汁液是多酚化合物查耳酮，具優秀的抗菌效果，能預防癌症，帶有特殊的氣味與苦味。

產季月曆
1 2 3 4 5 6 7 8 9 10 11 12

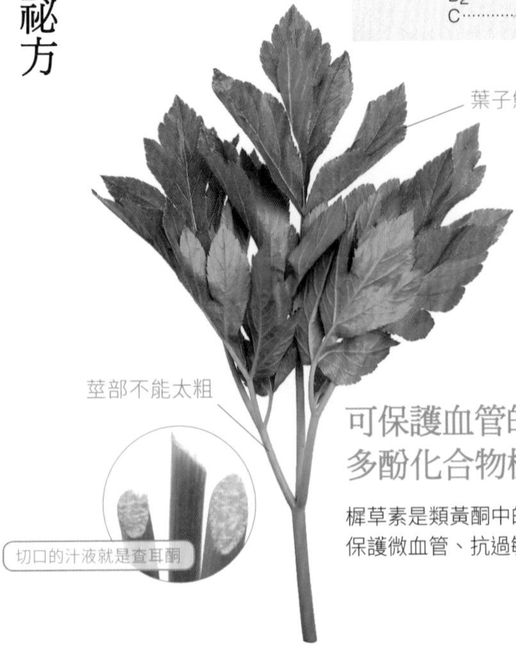
葉子鮮綠有彈性
莖部不能太粗
切口的汁液就是查耳酮

保存方法
用濕報紙包起來放塑膠袋，置於冷藏室保鮮。

可保護血管的 多酚化合物槲草素

槲草素是類黃酮中的抗氧化成分，有鎮定、保護微血管、抗過敏和利尿的功效。

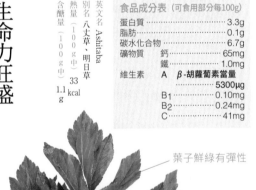

蒲公英

滋味微苦 可增進肝臟功能

蒲公英的軟嫩葉片可做成貝比生菜；顏色濃綠的葉子則適合汆燙後涼拌，略帶點苦味，可促進肝功能，又因富含鉀離子，具有利尿的功效。蒲公英根也是一種生藥材，在加拿大屬於正式註冊為利尿、解水腫的草藥。將蒲公英的根剁碎、乾燥後可用來泡製蒲公英茶，具有幫助消化、解便秘的作用。

英文名 Dandelion
別名 蒲公英草
熱量（100g中）44 kcal

保存方法
用濕報紙包起來後放入塑膠袋內，置於冷藏室保鮮。

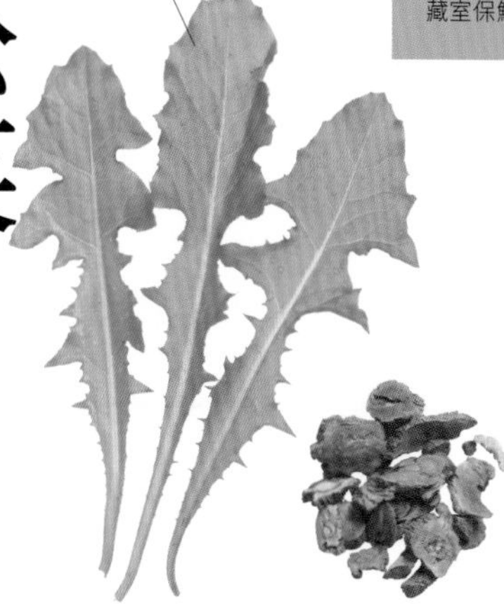
整片葉子
硬挺有彈性

根部可泡製香草茶
蒲公英的根可用來製作香草茶，英文稱為 Dandelion，因略帶苦味，又被稱為蒲公英咖啡。也可加點鮮乳做成拿鐵風味。蒲公英茶含有菊糖，可改善便祕困擾。

甘苦 五味
寒 五性
肝胃 歸經

1 2 3 4 5 6 7 8 9 10 11 12

水晶冰花

口感清脆略帶鹹味 可當成零嘴食用

水晶冰花的葉莖肥厚，上頭結滿泡泡似的結晶，一般生長於高鹽分地區，將土壤中的礦物質成分儲存於一顆顆的冰晶內。主要食用方法為涼拌或沾醬吃，口感清脆又略帶鹹味，可當成零嘴直接生吃。水晶冰花含有豐富的胺基酸、抗氧化物質與避免血糖快速上升的肌醇，近來備受大眾矚目。

英文名 Crystalline iceplant
熱量（100g中）8 kcal

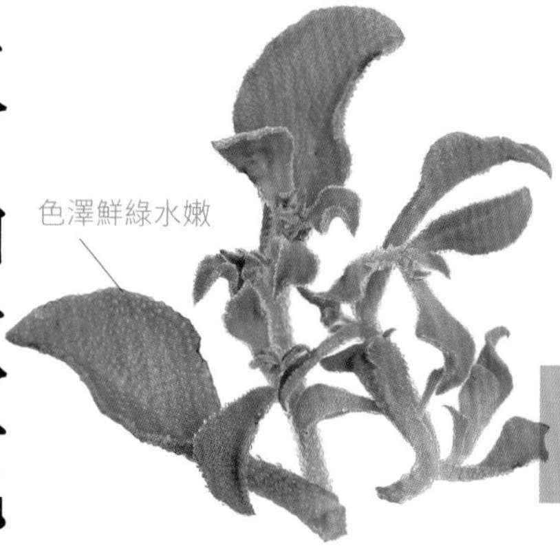
色澤鮮綠水嫩

保存方法
放入塑膠袋後置於冷藏室保鮮。

可改善糖尿病的肌醇
肌醇的活性與胰島素相近，可預防糖尿病，常見於豆科植物，例如大豆或黑豆等。其萃取物已被應用於改善阿茲海默症，或因糖尿病造成的記憶損傷。

水晶冰花納豆
將水晶冰花切成細絲，再拌入納豆即可食用，水晶冰花原有的鹹潤正好替納豆調味，因此醬油建議少放一點。

產季月曆
全年 1 2 3 4 5 6 7 8 9 10 11 12

石蓮花

口感香脆微酸的 食用蔬菜

石蓮花是原產於墨西哥的多肉植物，現已改良為可食用的品種，口感香脆、略帶點蘋果的酸味，且富含鈉、鉀、鈣、錳、鐵、銅等礦物質，鈣含量更是鮮乳的兩倍。

石蓮花豐富的維生素及礦物質，可補充現代人不甚均衡的營養攝取，並具有促進新陳代謝、養顏美容、滋養強身等功效。

英文名 Ghost plant
別名 朧月、寶石花
熱量（100g中）12 kcal

以多肉植物方式栽種
石蓮花屬於可食用的多肉植物，將葉片置於日照充足且通風良好的土壤中就會生根；接著再覆土，便會慢慢長葉，此為扦插繁殖法。

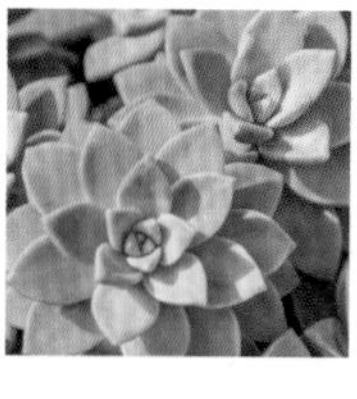

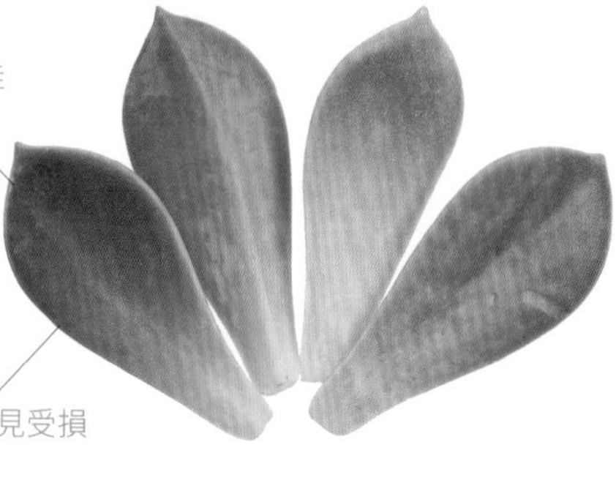
具光澤與彈性
顏色鮮豔者為佳
葉片未見受損

保存方法
放入塑膠袋後置於冷藏室保鮮。

產季月曆
全年 1 2 3 4 5 6 7 8 9 10 11 12

花椰菜

花椰菜是最具代表性的黃綠色蔬菜，可食用部分為花蕾和莖部，具有優秀的抗氧化力。花椰菜富含可於體內轉換成維生素A的β-胡蘿蔔素，以及可增強免疫力、美化肌膚的維生素C。其特有的辛味成分蘿蔔硫素是一種異硫氰酸酯，具有抗癌和解毒的功效。在上述營養素的加乘下，花椰菜可說是預防癌症和生活習慣病的最佳蔬菜。在美國的國立癌症研究所，根據免疫學調查結果所發表的「最佳防癌食物」排序中，花椰菜更是名列前茅。

除此之外，花椰菜當中還富含可降血壓的鉀、可預防貧血的鐵、以及能促進鈣質攝取的維生素K等礦物質成分。

儘管花椰菜看似很常見到，實際上日本卻一直到一九八〇年代才開始廣泛栽種，屬於比較近代的蔬菜。

食品成分表（可食用部分每100g）

蛋白質		4.3g
脂肪		0.5g
碳水化合物		5.2g
礦物質	鈣	38mg
	鐵	1.0mg
維生素	A β-胡蘿蔔素當量	810μg
	B1	0.14mg
	B2	0.20mg
	C	120mg

經美國相關單位認證的最佳防癌食物

英文名 Broccoli
別名 西蘭花、青花菜、綠花椰菜、美國花菜
熱量（100g 中）33 kcal
含醣量（100g 中）0.8g

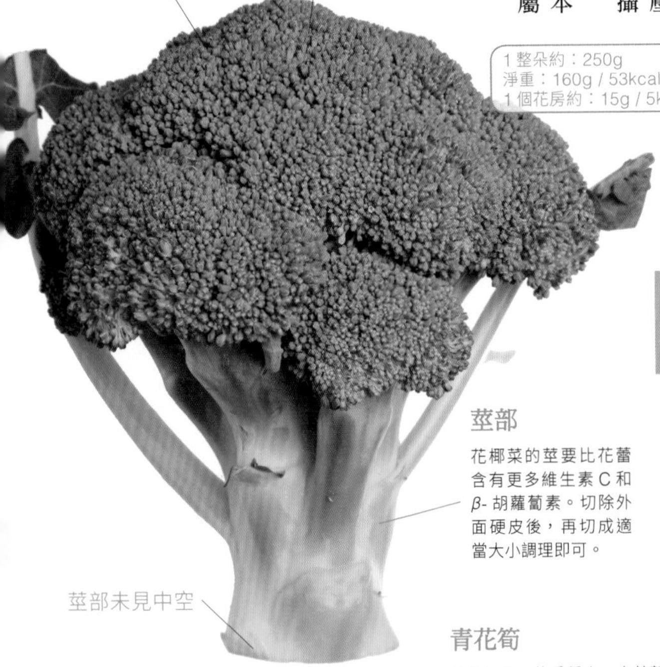

花蕾為鮮綠色
未見變黃或黑點者為佳
花蕾硬實
花房密集
莖部未見中空

1 整朵約：250g
淨重：160g / 53kcal
1 個花房約：15g / 5kcal

保存方法
放入塑膠袋後置於冷藏室保鮮。

五味 甘
五性 平
歸經 肝脾腎

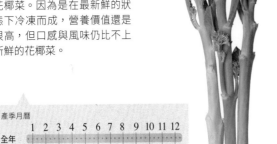

莖部
花椰菜的莖要比花蕾含有更多維生素C和β-胡蘿蔔素。切除外面硬皮後，再切成適當大小調理即可。

如何保留更多維生素C？

由於水溶性維生素C較不耐熱，烹煮後會流失50%；又因維生素C大多從切口流失，因此不要切得太小朵。烹調時改用蒸煮的方式即可保留90%的維生素C。將花椰菜切大朵倒入平底鍋，加200ml的水，蓋上鍋蓋開大火蒸煮3～4分鐘熄火，再利用餘熱悶熟即可。

青花筍
花莖細長、花房偏小，由芥藍菜與花椰菜配種而來，因其莖部口感很像蘆筍而得名。

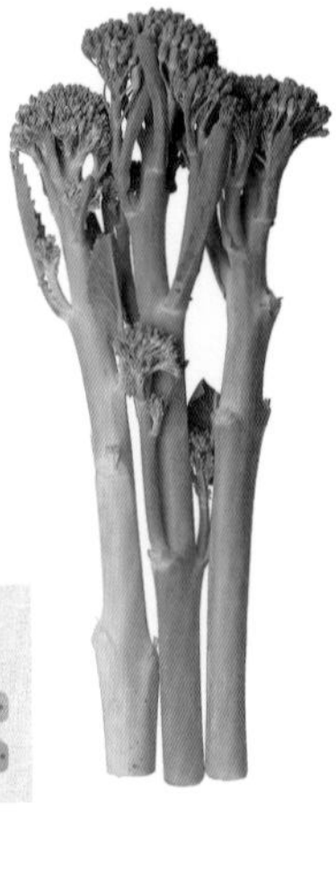

冷凍花椰菜夠營養嗎？

花椰菜採收後，立即送入冷凍食品工廠內過熱水汆燙，再以零下30～40°C急速冷凍、包裝，就成了市面上常見的冷凍花椰菜。因為是在最新鮮的狀態下冷凍而成，營養價值還是很高，但口感與風味仍比不上新鮮的花椰菜。

蘿蔔硫素

備受期待的抗癌成分

花椰菜裡的辛味成分蘿蔔硫素屬於異硫氰酸酯的一種，具優異的抗氧化力，還能針對體內的致癌物發揮解毒功效，未來也期待有抑制腫瘤生成的效果。近年的研究亦提及，蘿蔔硫素可針對幽門螺旋桿菌（存於消化系統，會引起胃粘膜慢性發炎）發揮除菌效果，同時舒緩花粉症。花椰芽菜苗裡的蘿蔔硫素含量更高，據說發芽第三天時含量最多，稱為超級花椰菜苗。

產季月曆

	1	2	3	4	5	6	7	8	9	10	11	12
全年	●	●	●	●	●	●	●	●	●	●	●	●
盛產期	●	●							●	●	●	●

消除疲勞

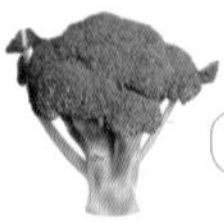
花椰菜 維生素C
＋
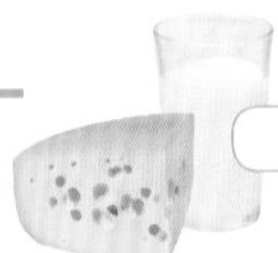
鮮乳 乳酪 蛋白質

白花椰菜

白花椰菜的白色花蕾富含維生素C，含量將近是高麗菜的兩倍，且其含有的維生素C較為耐熱，烹煮後不太容易流失，可幫助膠原蛋白合成、有利養顏美容，還可增強肝臟的解毒功能、提高人體免疫力，並防止感冒及壞血病等。白花椰菜還含有可調整體內水分、預防高血壓的鉀、改善腸道菌叢的膳食纖維，以及十字花科特有的異硫氰酸烯丙酯，具有優異的抗癌效果。

白花椰菜大約於明治時期引進日本，二戰後才大量出現在市面上。在花椰菜成為人氣蔬菜前，白花椰菜被暱稱為花蕾蔬菜，目前產量只有花椰菜的六分之一，算是比較嬌貴的蔬菜。

食品成分表（可食用部分每100g）

蛋白質		3.0g
脂肪		0.1g
碳水化合物		5.2g
礦物質	鈣	24mg
	鐵	0.6mg
維生素	A β-胡蘿蔔素當量	18μg
	B_1	0.06mg
	B_2	0.11mg
	C	81mg

維生素C含量豐富 具優異抗氧化力

英文名 Cauliflower
別名 花菜
熱量（100g中）27kcal
含醣量（100g中）2.3g

甘 五味
平 五性
胃·脾·腎 歸經

保存方法
放入塑膠袋後，置於冷藏室保鮮。

直接生吃 能吸收更多養分

白花椰菜的莖部比花苞含有更多維生素C和鉀，可切成薄片生吃，口感清脆。若不習慣生吃，可做成涼拌或稍微醃漬再食用。

不破壞維生素C的美味烹煮法

白花椰菜盡量切成大朵汆燙，還有點硬時就要撈起來，訣竅是利用餘熱加溫悶熟，可保留最多的維生素C。

悶烤白花椰菜

將白花椰菜放入平底鍋中，加少量的水將其悶熟。接著加入大把孜然、薑黃等香料調味，就成了印度風味料理。

各具營養的彩色花椰菜

橙色花椰菜含胡蘿蔔素；紫色花椰菜則含花青素，可提供不同的營養成分。

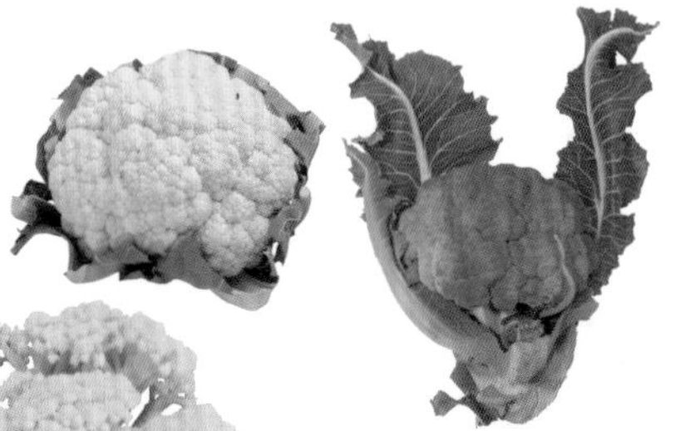

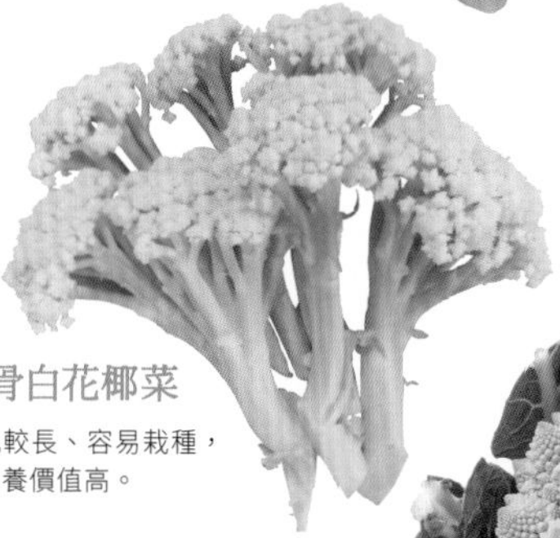

青骨白花椰菜
梗比較長、容易栽種，且營養價值高。

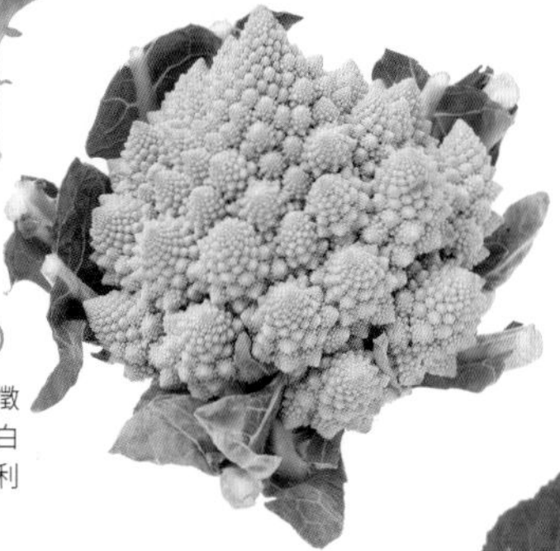

寶塔菜（羅馬花椰菜）
外觀呈淡綠色，特徵是類似幾何圖案的白色柱狀花蕾，義大利的傳統品種。

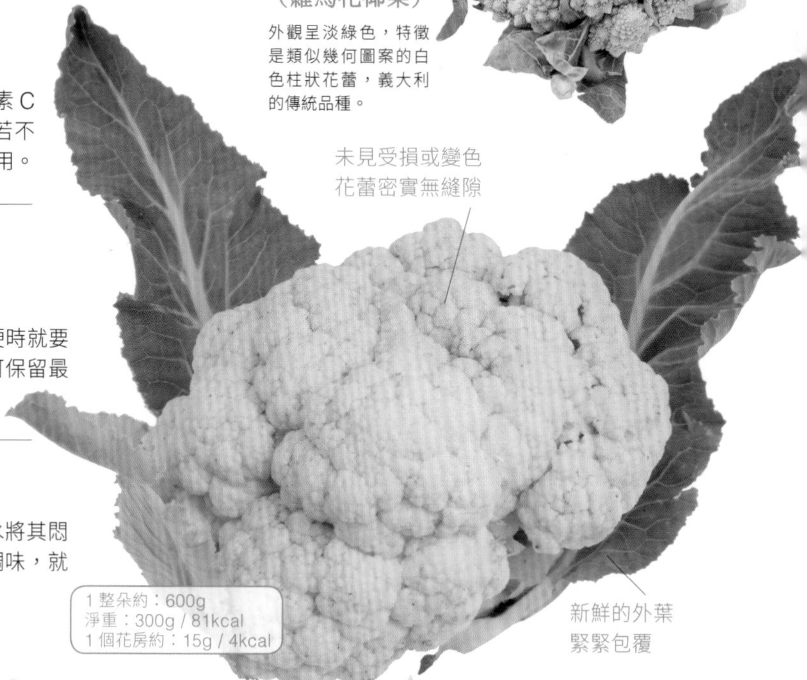
未見受損或變色
花蕾密實無縫隙
新鮮的外葉
緊緊包覆

1整朵約：600g
淨重：300g / 81kcal
1個花房約：15g / 4kcal

產季月曆
1 2 3 4 5 6 7 8 9 10 11 12

預防感冒

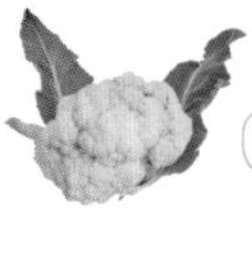

白花椰菜
維生素C

＋

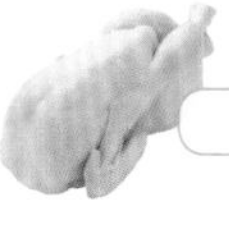

雞肉
蛋白質

蘆筍

蘆筍是蔬菜中罕見的多年生草本植物，一般多取其嫩芽食用。蘆筍原產於歐洲大部分地區，以及北非和西亞，現代已普遍種植於全世界。其中持續接觸陽光生長的蘆筍是綠蘆筍；被土壤掩埋、避光栽種的則為白蘆筍。

中國明代的李時珍曾在《本草綱目》提到蘆筍能「瘻結熱氣、利小便」，還可潤肺鎮咳、祛痰、殺蟲等。從現代科學的角度分析，綠蘆筍富含可消除疲勞、利尿的天門冬胺酸，以及可調整體內水分平衡的鉀離子。蘆筍柔軟的筍尖為其生長點，營養價值最高，含有可強化血管的芸香素、強健骨骼的維生素K、預防貧血的葉酸等成分，營養價值相當均衡。

白蘆筍的營養價值則略遜於綠蘆筍，可供採收的期間也較短，但帶有微微香氣與甜味，口感特殊，更是法國的報春蔬菜。

營養價值均衡 可利尿並強化血管

英文名 Asparagus
別名 石刁柏
熱量（100g 中）22kcal
含醣量（100g 中）2.1g

五味：甘
五性：涼
歸經：脾·肺·肝·膀胱

食品成分表（可食用部分每100g）

蛋白質		2.6g
脂肪		0.2g
碳水化合物		3.9g
礦物質	鈣	19mg
	鐵	0.7mg
維生素	A β-胡蘿蔔素當量	380μg
	B_1	0.14mg
	B_2	0.15mg
	C	15mg

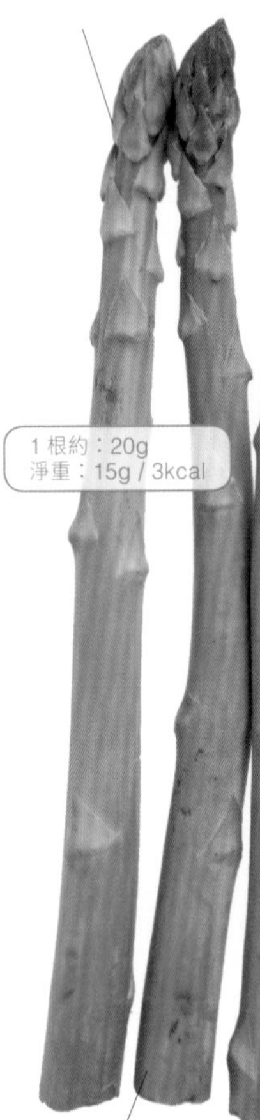
筍尖鼓脹
表面未見皺摺
三角形的突起整齊排列

白蘆筍

以大量土壤覆蓋，避光栽種而來。

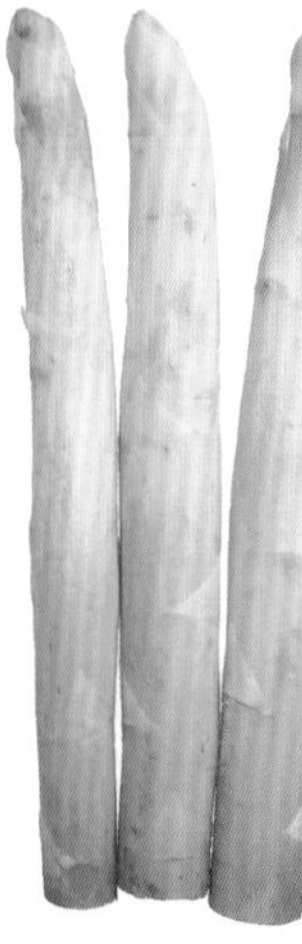

紫蘆筍

富含花青素的紫色品種，汆燙後會變深綠色。營養價值很高。

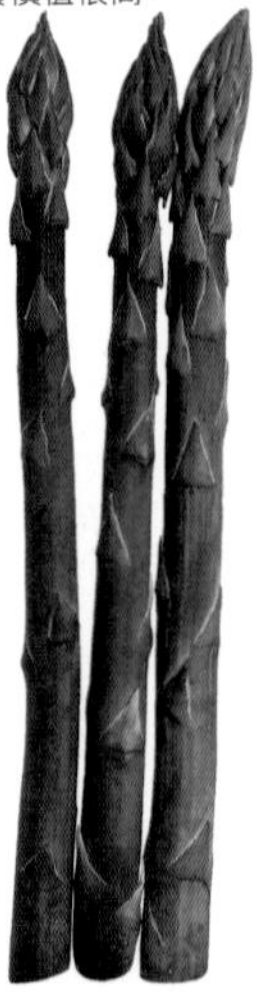

具有藥效的嫩莖

蘆筍的嫩莖帶有甜味，在醫學上有止咳、利尿，還有預防高血壓、動脈硬化的效果，甚至能增強體力。因此烹煮時建議多使用嫩莖部位。

保存方法

用濕報紙包起來後放入塑膠袋，置於冷藏室保鮮。

汆燙時加入硬皮一起煮

汆燙蘆筍時，記得將削掉的硬皮加進滾水裡，能增添風味與香氣。

捎來春意的法國蔬菜

日本人看見櫻花或竹筍就能感受到春天的氣息，法國人則滿心期待白蘆筍捎來的春意。不論是汆燙蘆筍淋手作美乃滋，或用奶油和水蒸煮、撒點胡椒鹽調味，都是簡單而美味的春季料理。

產季月曆

1 2 3 4 5 6 7 8 9 10 11 12

天門冬胺酸

消除疲勞的生力軍

天門冬胺酸是胺基酸的一種，可幫助熱量代謝、將疲勞物質燃燒、轉換成熱能，並將消除疲勞所需的鉀、鎂等礦物質運往各個身體組織。此外，天門冬胺酸還能促進排尿，將有害的阿摩尼亞排出體外，並提高男性體內的睪酮，進而促進肌肉生長、達到減肥瘦身效果。因此運動飲料或營養飲品常添加這種成分。

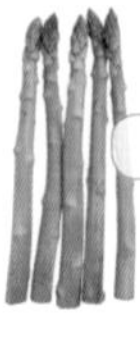
蘆筍
天門冬胺酸
＋
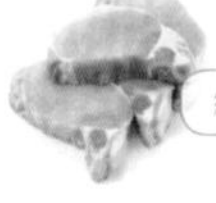
豬肉
維生素 B_1

消除疲勞

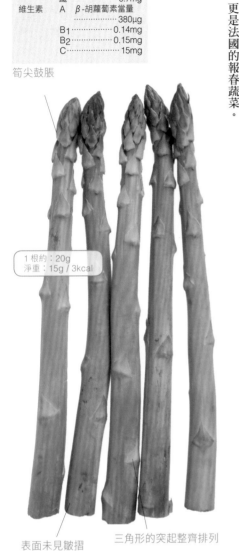

竹筍

竹筍是從土裡挖出的幼竹嫩芽。春筍破土、抽高長成竹子的速度非常快，因此竹筍實際可採集的時間很短，屬於較珍貴的食材。話雖如此，竹筍的營養價值並沒有一般想像中高，大約九〇%是水分，剩下的則為鉀和非水溶性膳食纖維。鉀離子能排除體內多餘的鈉，非水溶性膳食纖維則可調整腸道菌叢，達到預防大腸癌的效果。

竹筍的鮮甜來自麩胺酸、酪胺酸和天門冬胺酸等胺基酸成分，因此無須特別調味就很好吃。竹筍特殊的香味來自草酸等成分，會妨礙鈣質吸收，煮熟後泡水就能減少草酸含量。值得注意的是，竹筍採收後，草酸量仍會持續增加，因此記得先汆燙去澀再烹煮。另外，生竹筍與木薯相同，都含有醣苷，具有微量毒性且澀口，烹調時需要徹底加熱再食用。

食品成分表（可食用部分每100g）

蛋白質		3.6g
脂肪		0.2g
碳水化合物		4.3g
礦物質	鉀	520mg
	鈣	16mg
	鐵	0.4mg
維生素	A β-胡蘿蔔素當量	11μg
	B1	0.05mg
	B2	0.11mg
	C	10mg

富含鉀與膳食纖維 排毒效果加倍

英文名 Bamboo shoot
別名 筍子
熱量（100g 中）26kcal
含醣量（100g 中）1.5g

苦·甘 五味
寒 五性
胃·大腸·肺 歸經

保存方法
煮熟後用大量的水浸泡，放進冰箱冷藏。

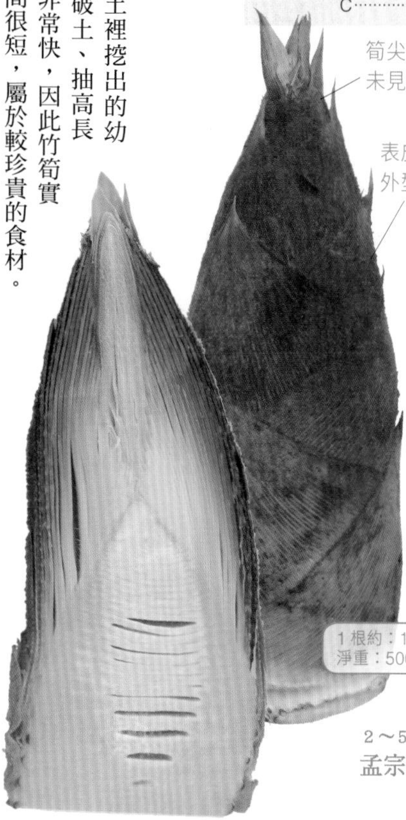

2～5月
孟宗竹

不同產期的烹調法

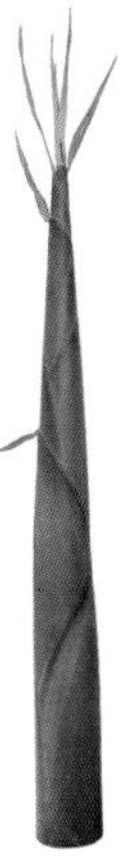

3～5月
大名竹
生長於九州南部，不帶澀味容易入口，可整根帶皮烤。

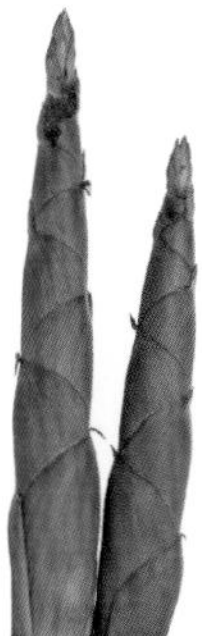

4～5月
淡竹
採收自竹筍伸出土壤的上端部分，筍狀細長，口感清脆。

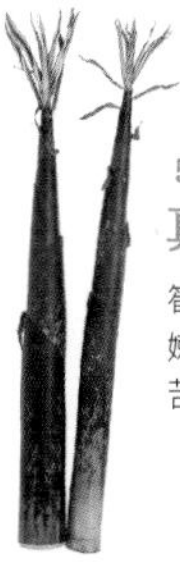

5～6月
真竹
筍質纖細，俗稱嫩芽，滋味較為苦澀。

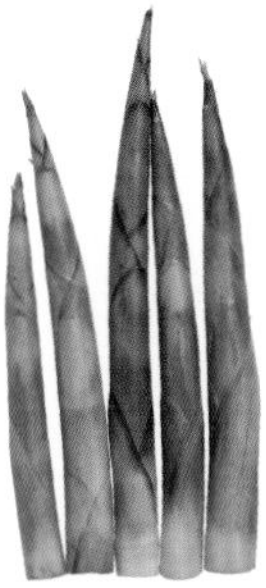

5～6月
根曲竹
約 15 公分即可採收，澀味少風味佳，主要產自日本北方。

煮竹筍時適合加什麼？

竹筍一般會加入米糠或辣椒一起烹煮，米糠能吸附草酸，辣椒則可殺菌。也有人用小蘇打取代米糠，但若加得太多，小蘇打味會過重，竹筍清脆的口感也會消失。中國江浙一帶會將冬筍與冬醃菜一起炒食，稱為炒二冬。

竹筍的澀味 來自草酸與尿黑酸

竹筍中含有草酸，這種成分在菠菜與皇宮菜裡也有。草酸若與鈣結合，不僅會妨礙鈣質吸收，還會形成結石。竹筍中的酪胺酸還會在酵素的作用下，於體內生成具特殊刺激性的尿黑酸。兩者都屬於水溶性，煮熟後泡水就會變少。

酪胺酸

幫助賀爾蒙生成的胺基酸

竹筍切口上常見的白色粉狀物即為酪胺酸，酪氨酸是一種胺基酸，因最初從乳酪中發現而得名。酪胺酸可幫助賀爾蒙生成、穩定情緒，緩解焦慮、憂鬱、過敏、頭痛等症狀。

預防 動脈硬化

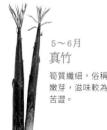

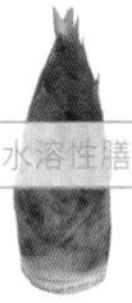
竹筍
非水溶性膳食纖維

＋

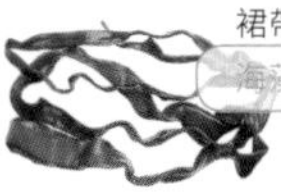
裙帶菜
海藻酸

產季月曆
1 2 3 4 5 6 7 8 9 10 11 12

西洋芹

可舒緩焦慮的特殊氣味

英文名 Celery
別名 西芹
熱量（100g 中）15kcal
含醣量（100g 中）2.1g

五味	甘·苦
五性	涼
歸經	肝·脾·肺

西洋芹具有特殊的氣味，各有喜愛與厭惡的族群。西洋芹的氣味來自多酚化合物芹菜甙，可舒緩不安與焦慮感、提振食慾、幫助入眠。其葉片更含有吡嗪，可清血、促進血液循環，達到預防動脈硬化的效果。

儘管西洋芹的確是有助減肥的食材，但過去曾有很長一段時間，西洋芹被誤認為「負熱量食物」（食用後熱量不增反減）。事實上，儘管消化西洋芹的纖維需要耗費能量，但這並不足以抵消其本身所帶來的熱量。因此食用西洋芹並非不會變胖。

西洋芹富含鉀，可調整細胞裡的鈉含量，排出多餘鹽分，藉此消除水腫、預防或改善高血壓。西洋芹的膳食纖維含量也很豐富，能調整腸道菌叢、預防大腸癌。此外，西洋芹葉子的營養成分要比莖部還多，建議多加攝取。

食品成分表（可食用部分每100g）

蛋白質		0.4g
脂肪		0.1g
碳水化合物		3.6g
礦物質	鉀	410mg
	鈣	39mg
	鐵	0.2mg
維生素	A β-胡蘿蔔素當量	44μg
	B_1	0.03mg
	B_2	0.03mg
	C	7mg

葉片活用法

將西洋芹的葉片剁碎後會更容易釋出營養成分，可做成沙拉、熱炒、打成果汁或冰沙。此外，將葉子切大片一些，可用來泡澡。

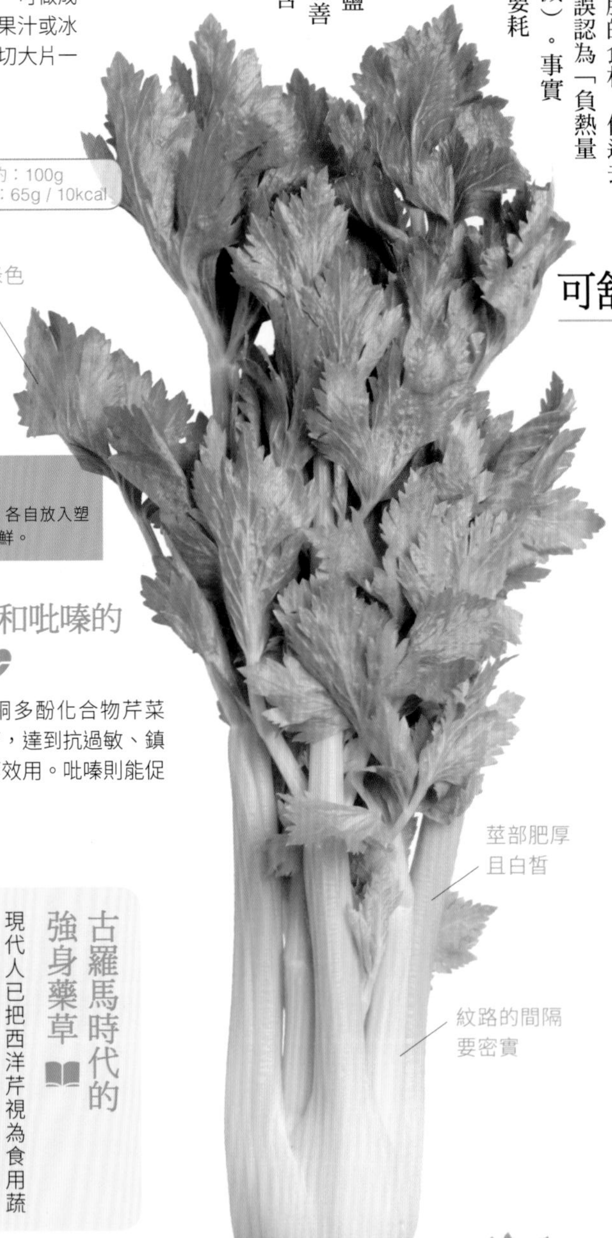

1 把約：100g
淨重：65g / 10kcal
葉子為淡綠色
葉尖硬挺
莖部肥厚
且白皙
紋路的間隔
要密實

保存方法

將葉子和莖部分開，各自放入塑膠袋，置於冷藏室保鮮。

來自芹菜甙和吡嗪的各式療效

西洋芹富含類黃酮多酚化合物芹菜甙，可保護微血管，達到抗過敏、鎮定、利尿、發汗等效用。吡嗪則能促進血液循環。

可祛熱除寒的中藥材

中醫會以整株芹菜入藥，稱之為「旱芹」。常用來祛熱、去除風邪惡寒，還有利尿、預防高血壓等多種功效。

芹菜籽可當香料

西洋芹的種子香氣十足，常用於番茄醬或泡菜裡當作香料。製作麵包時，也適合加些芹菜籽作為裝飾，並增添麵包風味。從芹菜種子萃取的油可消除水腫，常用於芳香按摩。但芹菜籽會刺激子宮收縮，懷孕婦女應避免使用。

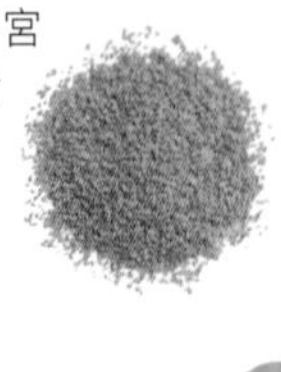

古羅馬時代的強身藥草

現代人已把西洋芹視為食用蔬菜，但在古羅馬時代，它是用來整腸或強身的藥草。因氣味濃郁，還可驅魔或裝飾木乃伊。就連古代所謂的「萬能藥」也是由芹菜製成。

產季月曆
1 2 3 4 5 6 7 8 9 10 11 12

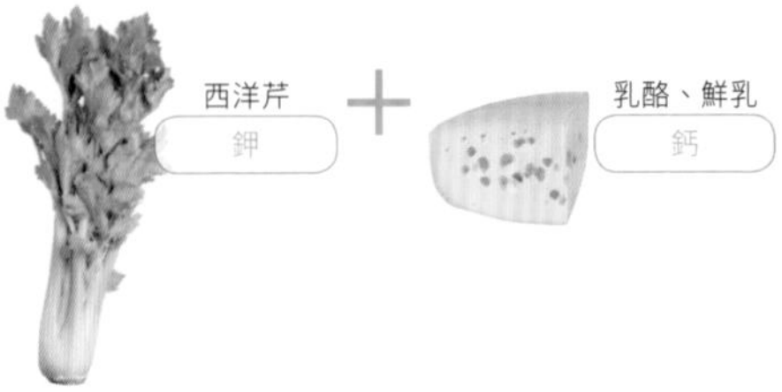

青江菜

青江菜是相當常見的蔬菜，特徵是柔軟的葉尖和肥厚的葉柄，富含維生素與礦物質，營養價值很高。青江菜又稱江門白菜，可分為青梗、白梗兩種，因形狀與湯匙相似，又稱湯匙菜，屬於十字花科蔬菜。

青江菜富含β-胡蘿蔔素、維生素C、維生素E等營養素，具有優異的抗氧化效果，可預防高血壓或動脈硬化等生活習慣病。此外，青江菜還含十字花科特有的氣味成分異硫氰酸烯丙酯，具有防癌效果。根據衛福部食品營養成分資料庫，每一百公克的青江菜含有一〇一毫克的鈣，是空心菜的一．四倍，屬含鈣量較高的蔬菜。在其餘的礦物質成分方面，青江菜含有鉀離子，能和維生素K共同作用，預防骨質疏鬆。又因其能促進鈣質吸收，建議與含有維生素D的香菇或小魚乾等一起食用。

食品成分表（可食用部分每100g）

蛋白質		0.6g
脂肪		0.1g
碳水化合物		2.0g
礦物質	鈣	100mg
	鐵	1.1mg
維生素	A β-胡蘿蔔素當量	2000μg
	B_1	0.03mg
	B_2	0.07mg
	C	24mg

花芽

青江菜的花苗。

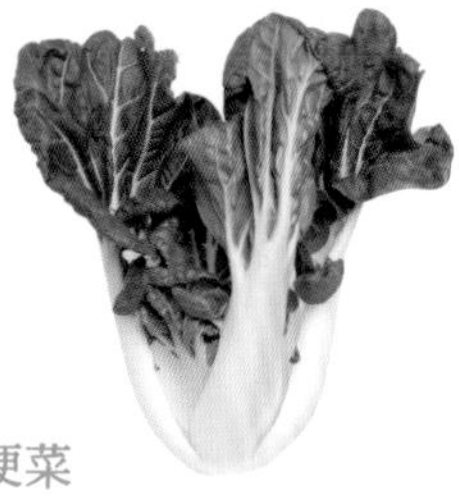

白梗菜

白莖品種，植株較大。

迷你青江菜

體型較小，可整株入菜。

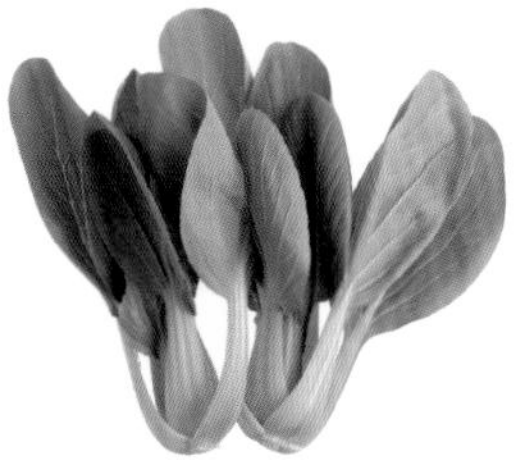

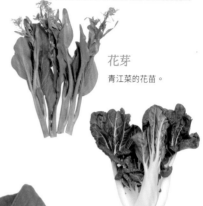

鈣含量較高的抗氧化蔬菜

英文名 Qing geng cai
別名 湯匙菜、青梗白菜
熱量（100g 中）9kcal
含醣量（100g 中）0.8g

辛甘 五味
涼 五性
肝脾肺 歸經

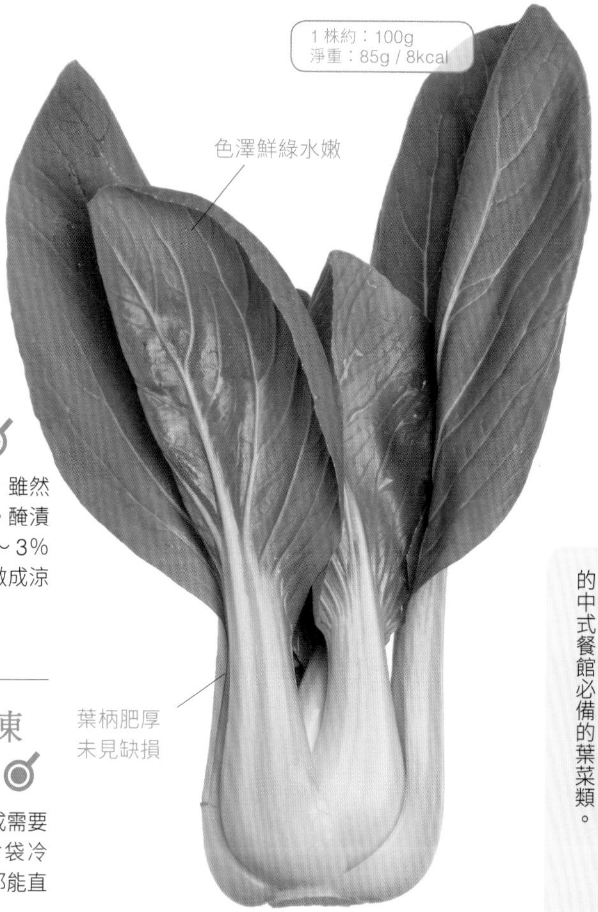

1株約：100g
淨重：85g / 8kcal
色澤鮮綠水嫩
葉柄肥厚
未見缺損

美味的鹽漬青江菜

青江菜可先以鹽醃漬，雖然帶點微苦但非常美味。醃漬用的鹽分濃度約 2.5～3% 即可。或與泡菜一起做成涼拌菜。

洗淨後切塊冷凍方便後續使用

將青江菜洗乾淨，切成需要用的大小後，放密封袋冷凍。無論拌炒或煮湯都能直接下鍋，非常方便。

青江菜是中日友好的證明？

青江菜於一九七〇年代引進日本。當時為了紀念中日邦交正常化，中國贈送了兩頭熊貓：康康與蘭蘭給日本。在這之後，日本國內掀起前所未見的中國熱，不斷引進中國的食材，其中最常見到的就是青江菜，是日本的中式餐館必備的葉菜類。

保存方法

用濕報紙包起來後，放入塑膠袋置於冷藏室保鮮。

消除壓力

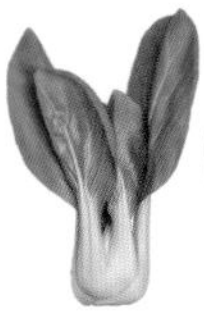

青江菜 鈣 ＋ 鮭魚 蛋白質、維生素D

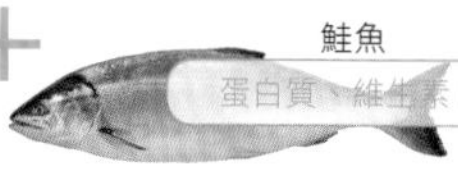

產季月曆

1 2 3 4 5 6 7 8 9 10 11 12
全年

塌菜

食品成分表（可食用部分每100g）

蛋白質		1.3g
脂肪		0.2g
碳水化合物		2.2g
礦物質	鈣	120mg
	鐵	0.7mg
維生素	A **β-胡蘿蔔素當量**	2200μg
	B_1	0.05mg
	B_2	0.09mg
	C	31mg

塌菜有著光澤且呈墨綠色的柔軟葉片，整體不帶澀味；其外型特徵恰如其名，呈現蓮座葉塌地或半塌地。單株葉片最多者可達數十片，葉面有皺縮。塌菜富含具高抗氧化力的β-胡蘿蔔素、維生素C與維生素E。除了可保護黏膜組織、防止感染、促進血液循環之外，還能預防癌症或延緩老化。此外，礦物質類豐富也是塌菜的一大特色，包含可將多餘的鈉排出體外、預防高血壓的鉀、維護骨骼健康的鈣，尤其以有助骨質生成的維生素K含量最多，故食用塌菜有預防骨質疏鬆症的效果。

塌菜於二戰前後引進日本，當時並不常見，直到一九六五年後才開始大量栽種。無論拌炒、燉煮、涼拌或做成火鍋配料都很美味，是冬天必吃的人氣蔬菜。烹調時建議與油品一起攝取，可提升β-胡蘿蔔素吸收率，並搭配優質蛋白質以攝取均衡的營養。

美味烹調法

從最外側的葉子逐一剝開，仔細將裡頭的髒汙洗淨。塌菜本身不帶澀味，不需要汆燙。

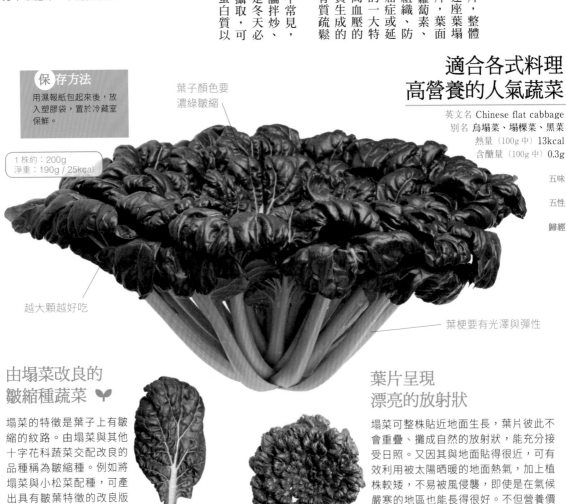

保存方法

用濕報紙包起來後，放入塑膠袋，置於冷藏室保鮮。

適合各式料理 高營養的人氣蔬菜

英文名 Chinese flat cabbage
別名 烏塌菜、塌棵菜、黑菜
熱量（100g 中）13kcal
含醣量（100g 中）0.3g

五味 甘
五性 平
歸經 胃

1 株約：200g
淨重：190g / 25kcal

由塌菜改良的皺縮種蔬菜

塌菜的特徵是葉子上有皺縮的紋路。由塌菜與其他十字花科蔬菜交配改良的品種稱為皺縮種。例如將塌菜與小松菜配種，可產出具有皺葉特徵的改良版小松菜。

葉片呈現漂亮的放射狀

塌菜可整株貼近地面生長，葉片彼此不會重疊、攤成自然的放射狀，能充分接受日照。又因其與地面貼得很近，可有效利用被太陽晒暖的地面熱氣，加上植株較矮，不易被風侵襲，即使是在氣候嚴寒的地區也能長得很好。不但營養價值高，風味也很迷人。

產季月曆
1 2 3 4 5 6 7 8 9 10 11 12

＋
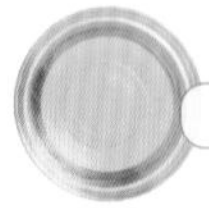

埃及野麻嬰

原產自中東的埃及野麻嬰迄今已有五千年的歷史，卻遲至一九八〇年代才引進日本，算是比較近代的蔬菜。由於埃及野麻嬰可於夏季炎暑時期採收，逐漸被視為珍貴的葉菜。

埃及野麻嬰富含 β- 胡蘿蔔素，含量更高居黃綠色蔬菜中的第二名。β- 胡蘿蔔素可於體內轉換成維生素 A，達到保護皮膚與抗氧化的效果。埃及野麻嬰還含有可預防感染、養顏美容的維生素 C，以及具抗老功能的維生素 E，在上述各種營養素相輔相成之下，便能強化人體的抗氧化力。此外，埃及野麻嬰更含有幫助熱量代謝的維生素 B 群、預防骨質疏鬆並減輕壓力的鈣，以及能夠預防高血壓的鉀。

將埃及野麻嬰剁碎後會出現黏液，此為多醣黏液物質的膳食纖維，具有保護胃部黏膜、抑制血糖或膽固醇值上升、預防糖尿病或動脈硬化等生活習慣病的功效。

食品成分表（可食用部分每100g）

蛋白質		4.8g
脂肪		0.5g
碳水化合物		6.3g
礦物質	鈣	260mg
	鐵	1.0mg
維生素	A β-胡蘿蔔素當量	10000µg
	B_1	0.18mg
	B_2	0.42mg
	C	65mg

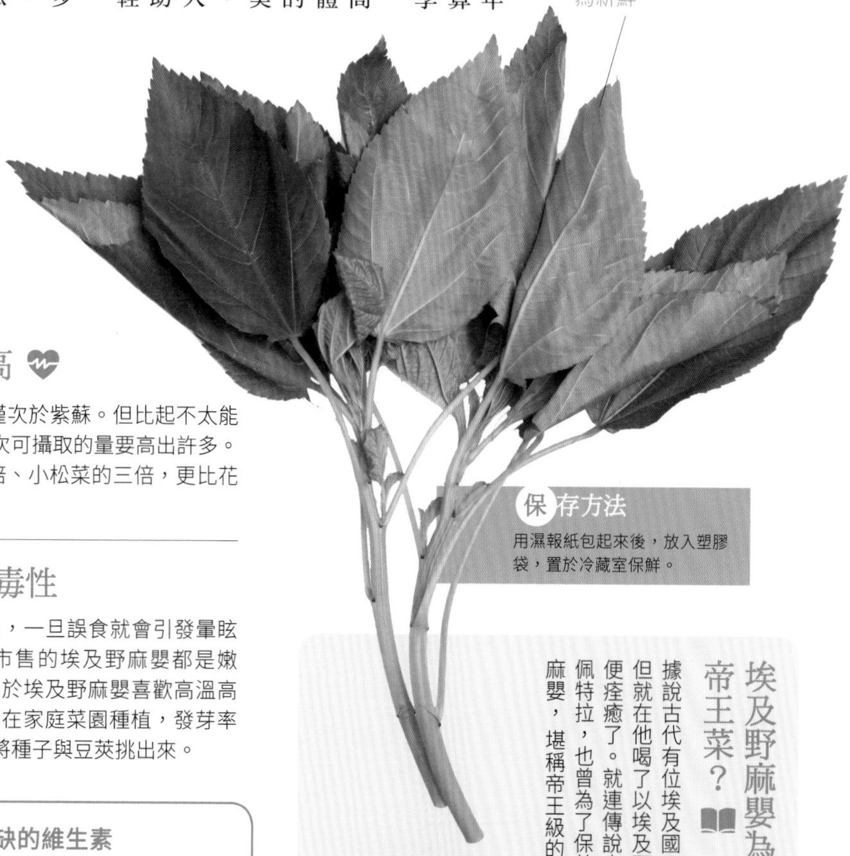
葉片薄、摸起來乾爽且色澤水嫩的品項較為新鮮

帝王級的營養蔬菜

英文名 Mulukhiyya
別名 長蒴黃麻、麻薏、臺灣綱麻
熱量（100g 中）38kcal
含醣量（100g 中）0.4g

β- 胡蘿蔔素含量極高

埃及野麻嬰的 β- 胡蘿蔔素含量僅次於紫蘇。但比起不太能直接食用的紫蘇，埃及野麻嬰一次可攝取的量要高出許多。其 β- 胡蘿蔔素含量是菠菜的兩倍、小松菜的三倍，更比花椰菜高出十二倍之多。

保存方法

用濕報紙包起來後，放入塑膠袋，置於冷藏室保鮮。

種子與豆莢帶有強烈毒性

埃及野麻嬰的種子和豆莢有毒性，一旦誤食就會引發暈眩或噁心，甚至導致重症。一般市售的埃及野麻嬰都是嫩葉，因此不會有豆莢。此外，由於埃及野麻嬰喜歡高溫高濕的環境，栽培方式簡單，適合在家庭菜園種植，發芽率很高，但在採收食用前，必須先將種子與豆莢挑出來。

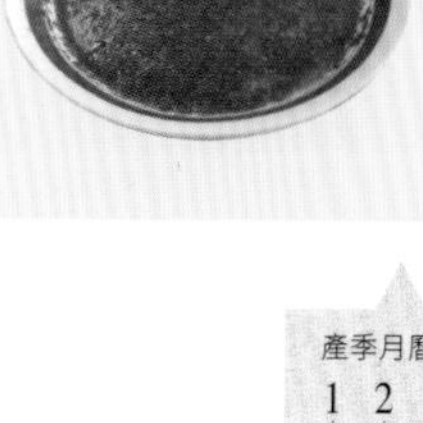

埃及野麻嬰為何又稱帝王菜？

據說古代有位埃及國王因不治之症所苦，但就在他喝了以埃及野麻嬰熬煮的湯之後便痊癒了。就連傳說中的埃及豔后克麗奧佩特拉，也曾為了保養美容而食用埃及野麻嬰，堪稱帝王級的高營養蔬菜。

維生素 K

製造血液與骨骼不可或缺的維生素

維生素 K 為脂溶性，有凝固血液、抑制出血的作用，同時可協助鈣質附著於骨骼上，藉此強健骨骼與牙齒、預防骨質疏鬆。一般可透過攝取葉菜類或相關發酵食品，促使腸道細菌在體內合成維生素 K。

預防夏季倦怠感

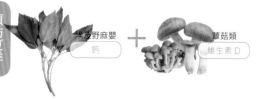

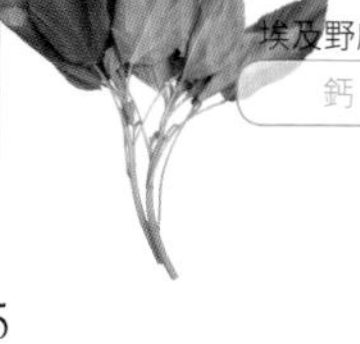
埃及野麻嬰 鈣
＋
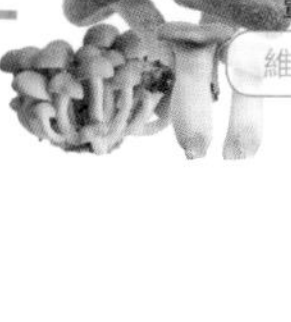
蕈菇類 維生素 D

產季月曆

1 2 3 4 5 6 7 8 9 10 11 12（產季：5～9月）

菜薊

可食用的花苞 口感微甘

菜薊原生於地中海沿岸，是菊科菜薊屬植物尚未成熟的花苞，也是春天時最早出現的蔬菜之一，在歐洲更是捎來春意的重要食材。菜薊的花萼基部肉質與花苞的苞芯皆可供食用，口感微甘；幼嫩的薊心可蒸煮、香煎或裹麵包粉油炸。

若與其他蔬菜相比，菜薊的糖分偏高；維生素類雖然不多，但富含各種礦物質。例如可預防高血壓的鉀、骨骼生成所需的鈣與磷，以及可幫助神經鎮定的鎂。除此之外，可抑制脂肪吸收的水溶性膳食纖維也很豐富。

食品成分表（可食用部分每100g）

蛋白質		2.3g
脂肪		0.2g
碳水化合物		11.3g
礦物質	鈣	52mg
	鐵	0.8mg
維生素	A β-胡蘿蔔素當量	6µg
	B_1	0.08mg
	B_2	0.10mg
	C	15mg

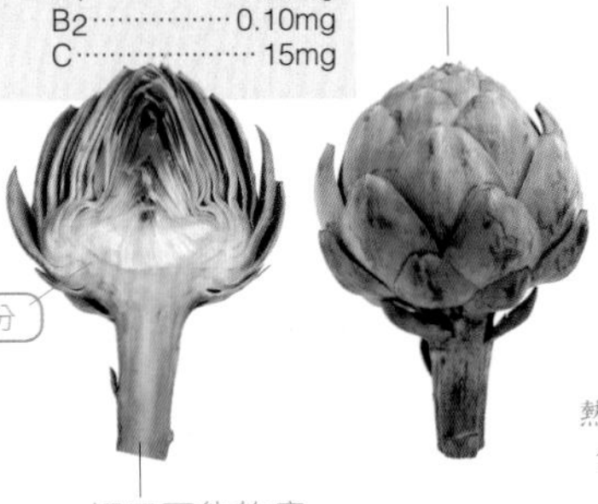

保存方法
放入塑膠袋後，置於冷藏室保鮮。

英文名 Artichoke, Globe artichoke
別名 朝鮮薊、洋薊
熱量（100g中） 48 kcal
含醣量（100g中） 2.6g

蕪菁甘藍

口感有嚼勁 滋味甘甜 料理方式多元

蕪菁甘藍的外型很像蕪菁，但屬於甘藍類，主要食用其肥大的莖部。口感甘甜有嚼勁，切成薄片可做沙拉；切厚片可供熱炒；切大塊則能煮湯，料理方式多元。亦富含可增強免疫力的維生素C、預防高血壓的鉀，營養豐富。

蕪菁甘藍最初於明治初期引進日本，當時稱為蕪菜牡丹，後來改稱蕪甘藍或球莖甘藍，現在則統稱為蕪菁甘藍。芬蘭人食用最多的根莖蔬菜就是蕪菁甘藍，烹調方式多樣，包括聖誕節的主要菜色、用作燉湯的調味、或是直接做成沙拉生食。在萬聖節時，蘇格蘭人還會取蕪菁甘藍製成燈籠。

淺漬風味的蕪菁甘藍
將蕪菁甘藍切薄片、撒鹽搓揉、擠出生汁後，再用喜愛的醬料醃漬入味即可食用。

食品成分表（可食用部分每100g）

蛋白質		1.0g
碳水化合物		5.1g
礦物質	鈣	29mg
	鐵	0.2mg
維生素	A β-胡蘿蔔素當量	12µg
	B_1	0.04mg
	B_2	0.05mg
	C	45mg

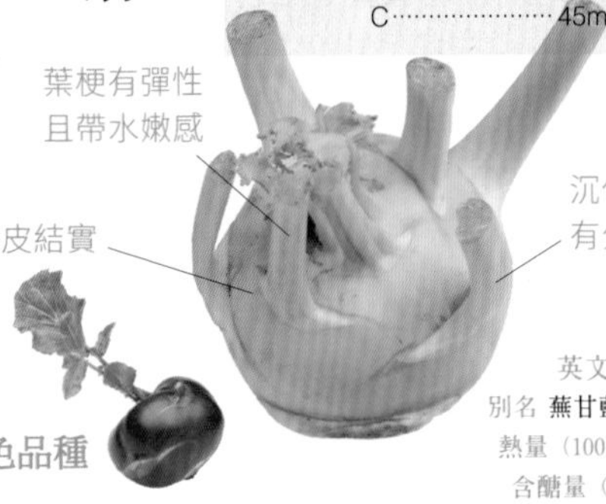

保存方法
用濕報紙包起來後放入塑膠袋內，置於冷藏室保鮮。

英文名 Kohlrabi
別名 蕪甘藍、洋大頭菜
熱量（100g中） 21 kcal
含醣量（100g中） 3.2g

大黃

帶獨特酸味 可製成甜點餡料

大黃有紅莖種與綠莖種之別，前者富含可抗氧化的花青素。大黃的可食用部位與款冬類似，皆為細長的葉柄，帶有獨特的酸味與濃郁的氣味，一般多與覆盆子和糖一起熬煮四小時，做成甜品、果醬或西式餡餅的餡料。大黃亦富含可抑制膽固醇上升的膳食纖維、預防高血壓的鉀，以及緩解骨質疏鬆的鈣。此外，大黃還含有可通便瀉火的大黃酸與番瀉苷等成分，可改善便祕困擾。

大黃的毒性主要集中在葉片，內含草酸，具有阻礙鈣質吸收、形成結石的風險。不過大黃葉柄中的草酸含量非常稀少，可放心食用。

食品成分表（可食用部分每100g）

蛋白質		0.7g
脂肪		0.1g
碳水化合物		6.0g
礦物質	鈣	74mg
	鐵	0.2mg
維生素	A β-胡蘿蔔素當量	40µg
	B_1	0.04mg
	B_2	0.05mg
	C	5mg

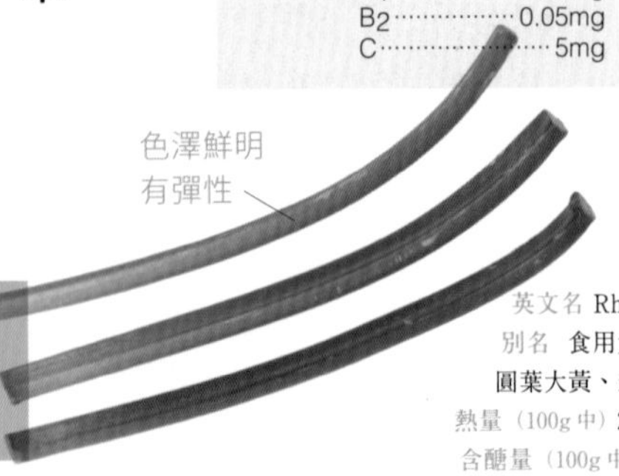

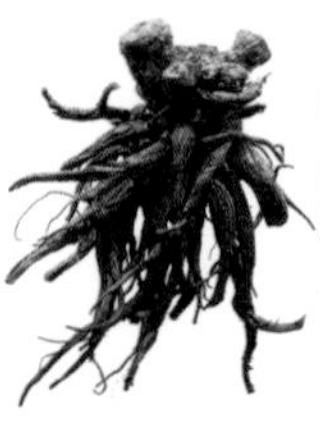

中醫上的大黃生藥材
中醫上用來治療便祕的大黃，是食用大黃的近親種。一般多取其根莖入藥，除了通便瀉火，還能消炎健胃、抗菌整腸。

保存方法
用保鮮膜密封後，放冷藏室保鮮。

英文名 Rhubarb
別名 食用大黃、圓葉大黃、生大黃
熱量（100g中） 24 kcal
含醣量（100g中） 3.5g

羽衣甘藍

羽衣甘藍是高麗菜、花椰菜等許多十字花科蔬菜的近親，但不像高麗菜會結球，可食用部位為葉片。羽衣甘藍是德國冬季常見的蔬菜，俗稱綠菜，通常醃製成酸菜，用來燉肉、搭配烤香腸。過去日本大多將羽衣甘藍製成蔬菜汁，隨著近年來學界將之定位為超級食物後，已有越來越多人將之入菜烹調。

羽衣甘藍與高麗菜最大的差別，在於前者的β-胡蘿蔔素含量特別高，在黃綠色蔬菜中名列前茅。β-胡蘿蔔素可於體內轉換成維生素A，藉此保護皮膚或黏膜組織、增強免疫力。此外，羽衣甘藍還含有類胡蘿蔔素的色素成分葉黃素，可維護眼睛健康。

而在礦物質方面，羽衣甘藍的鈣含量也是食用蔬菜中的優等生，具有強健骨骼或牙齒的功效。此外，俗稱睡眠賀爾蒙的褪黑激素含量也很高，可幫助入眠。

食品成分表（可食用部分每100g）

蛋白質		2.1g
脂肪		0.4g
碳水化合物		5.6g
礦物質	鈣	220mg
	鐵	0.8mg
維生素	A β-胡蘿蔔素當量	2900μg
	B_1	0.06mg
	B_2	0.15mg
	C	81mg

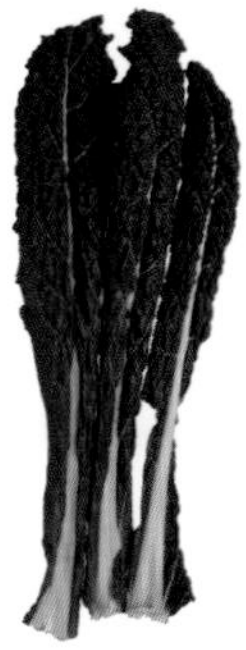

恐龍羽衣甘藍

葉片纖維較粗，風味濃郁。適用於燉煮料理。又名黑甘藍。

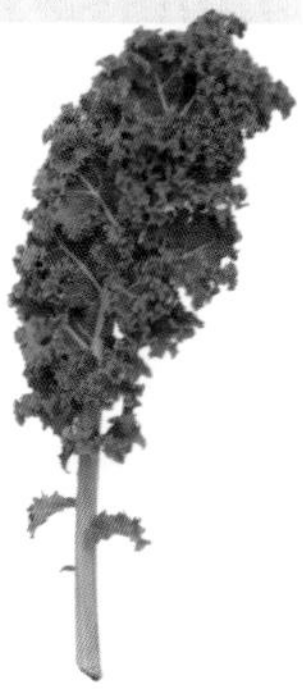

皺縮品種

葉緣呈皺摺狀的西伯利亞種。

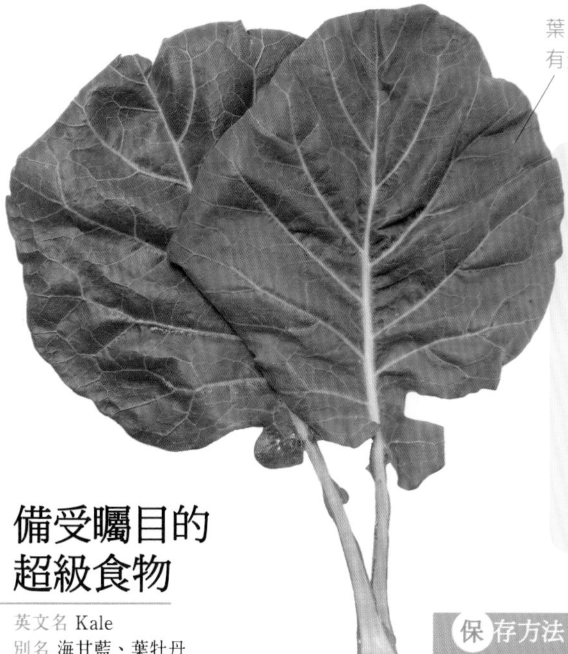

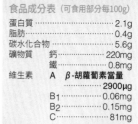

建立人體生理節奏 可誘發睡意的賀爾蒙 褪黑激素

大腦的松果體所分泌的褪黑激素，俗稱睡眠賀爾蒙。會因外界光源的刺激，調整體內的生理時鐘，使人體建立從睡眠到甦醒的生理節奏。人體一到黑夜就會分泌褪黑激素，到了早上才停止。褪黑激素的原料為血清素，而血清素的來源為色胺酸。因此在晚餐時間，多補充含色胺酸的食物，或是在睡前喝杯熱牛奶，便能幫助入眠。褪黑激素會隨著年齡增長而減少，因此年紀越大的人，睡眠時間就會越短。

備受矚目的超級食物

英文名 Kale
別名 海甘藍、葉牡丹
熱量（100g 中）28kcal
含醣量（100g 中）1.9g

保存方法

用濕報紙包起來後，放入塑膠袋，置於冷藏室保鮮。

超級食物是什麼？

超級食物一詞，最早出自美國或加拿大的醫師與食療專家，意指營養價值高於一般食物，不僅可透過烹煮均衡攝取各種營養成分，也可作為健康食品的原料。羽衣甘藍的營養素與機能性成分含量豐富，熱量亦較低，同樣被視為超級食物，在美國和日本都相當受歡迎。

各種現代蔬菜的祖先

羽衣甘藍的原生種是許多現代蔬菜的祖先。若是葉片發達的品種，就成了高麗菜或葉牡丹；莖部發達者則變成花椰菜、白花椰菜或蕪菁甘藍；若是側芽發達的就成了球芽甘藍。

做法簡單美味的羽衣甘藍脆片

將羽衣甘藍撒點油和鹽巴，接著以 50 ～ 160℃ 的烤箱烤約 20 分鐘即可，口感酥脆美味。

預防骨質疏鬆

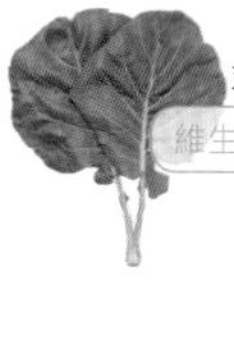
羽衣甘藍
維生素A・C・K

＋

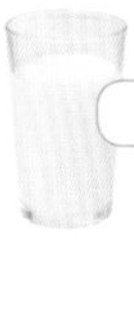
鮮乳
鈣

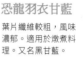

產季月曆

	1	2	3	4	5	6	7	8	9	10	11	12
全年	●	●	●	●	●	●	●	●	●	●	●	●

食用菊花

英文名 Edible chrysanthemum
別名 菊花、料理菊花、甘菊
熱量（100g中）27 kcal
含醣量（100g中）3.1 g

食品成分表（可食用部分每100g）

蛋白質		1.4g
碳水化合物		6.5g
礦物質	鈣	22mg
	鐵	0.7mg
維生素	A β-胡蘿蔔素當量	67μg
	B_1	0.10mg
	B_2	0.11mg
	C	11mg

兼具色澤與口感的美麗食材

中國將菊花視為長壽花，自古以來就有飲用菊花茶或菊花酒的習慣。菊花茶可清肝明目，含有豐富的維他命與其他微量元素，其中的類黃酮可抗氧化，有助養顏美容。身體健康的人平時也可多飲用菊花茶，是老少皆宜的茶飲品。至於日本，早在奈良時期便引進菊花，日本人不僅賞菊，還會拿菊花入菜。

各種苦味較淡、容易入口的食用菊花中，就以青森縣產的「阿房宮」，以及山形縣產的「延命樂」等品種最為出名。用點醋水汆燙，即可涼拌或醋漬食用。食用菊花不僅兼具色澤、香氣與口感，還富含各種營養成分。除了可抗氧化的維生素C之外，還含有可幫助代謝的維生素B_1與B_2，鉀、鈣、磷等礦物質類含量也很豐富。據說菊花具解毒功效，因此部分日本料理店會在生魚片旁附上菊花以防食物中毒。

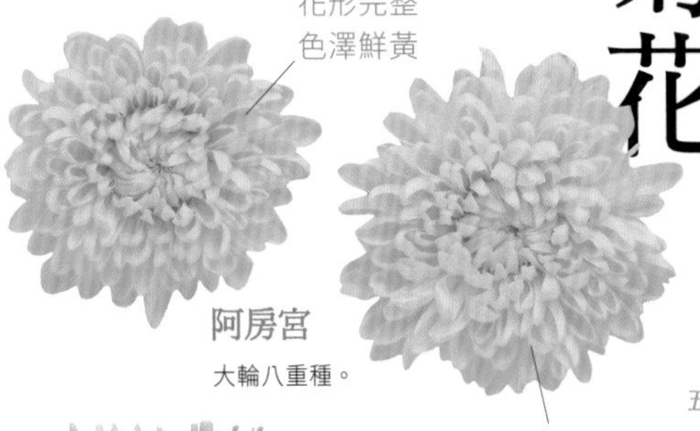

阿房宮

大輪八重種。

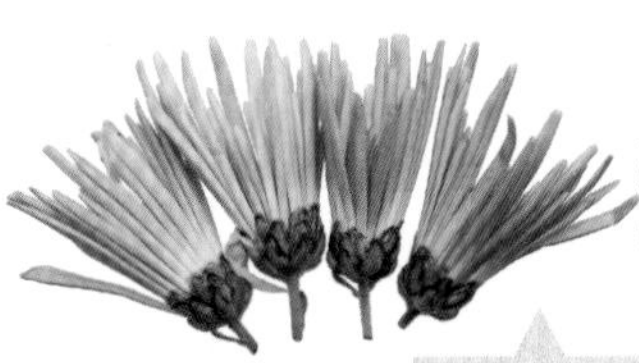

延命樂

中輪八重種。

五味 辛·甘·微苦
五性 涼
歸經 肝·肺

便於使用的乾燥菊花

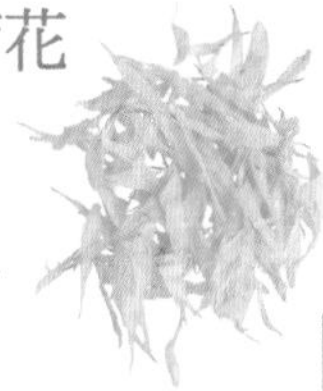

將菊花花瓣乾燥後壓成扁平狀。食用時以熱水泡開，可涼拌或醋漬，口感爽脆、色澤誘人。

保存方法

放入塑膠袋後，置於冷藏室保鮮。

產季月曆

1 2 3 4 5 6 7 8 9 10 11 12

食用花卉

英文名 Edible flower
別名 可食用花朵

兼具美觀與美味的優雅花卉

目前已有許多食用花卉品種問世，可彌補蔬菜所欠缺的色澤與造型，多用來製成沙拉、甜品或飲品。食用花卉的營養價值不一，比較常見的營養素包括維生素C、鉀與膳食纖維等。也有不少食用花卉的蛋白質含量遠勝過牛肉、雞蛋，維生素C含量甚至高於水果。

在維生素方面，紅花或紫花裡的色素成分為花青素；橙花裡則有類胡蘿蔔素；白花或黃花含有類黃酮，上述物質皆有抗氧化的效果。另外，像是菊花、玫瑰、紫羅蘭和南瓜科植物的花朵，則有幫助大腦發育的功效。

有些食用花卉帶點微甘或微苦；有些會散發水果香氣；有些則吃起來脆口，風味或口感各不相同。再加上美麗的花色與淡淡的花香，對於視覺與嗅覺都是一大享受，十分療癒。但並非所有花卉皆可食用，建議先詢問專家意見。

保存方法

用濕紙巾包住花莖後，插入密封罐裡，放冷藏室保鮮。

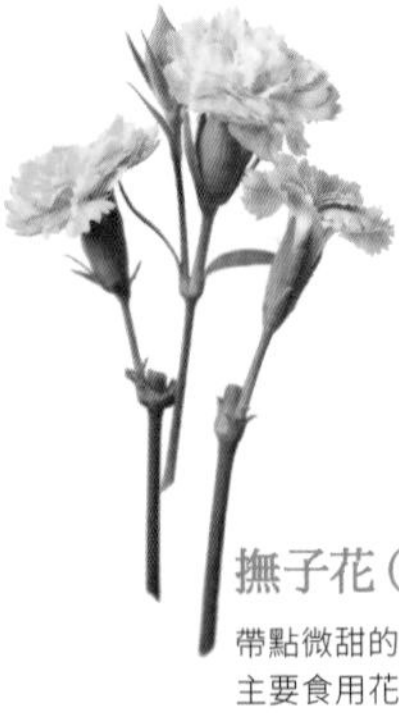

撫子花（石竹）

帶點微甜的香氣，主要食用花瓣。

繁星花

根部有花蜜，滋味微甜，又名五星花。

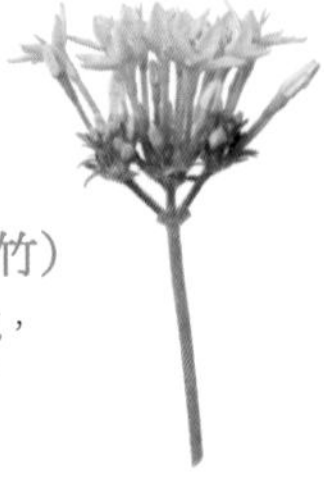

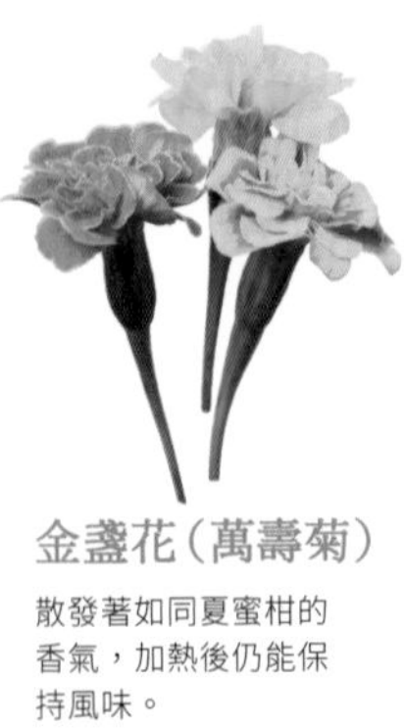

金盞花（萬壽菊）

散發著如同夏蜜柑的香氣，加熱後仍能保持風味。

馬櫻丹

散發著柑橘或木瓜的香氣，花朵較小容易散落。

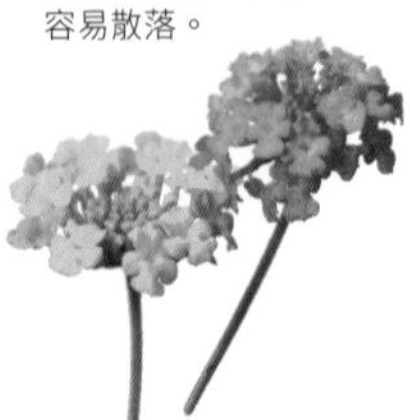

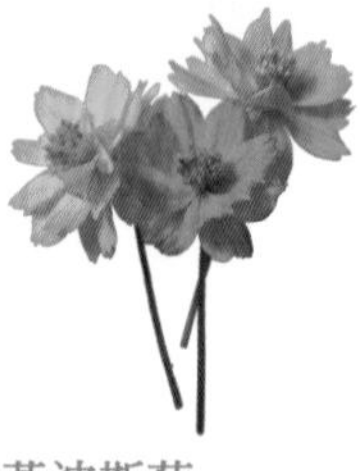

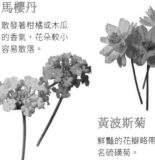

黃波斯菊

鮮豔的花瓣略帶苦味，又名硫磺菊。

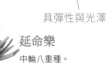

海苔菜

烘烤後乾燥酥脆 口感有如海苔

海苔菜與秋葵同為槿葵科植物，因其葉片烤到酥脆後，具有如同海苔的香氣與口感而得名。新鮮的海苔菜剁碎後會有黏性，滑潤的口感很適合炎熱的季節。這些黏液成分可保護黏膜組織、抑制血糖值上升，同時富含鈣、鐵等礦物質，營養價值豐富。

英文名 Curled mallow
別名 陸海苔

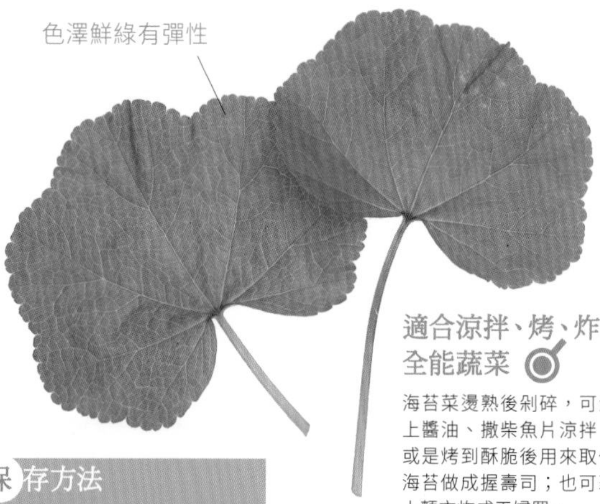
色澤鮮綠有彈性

適合涼拌、烤、炸的全能蔬菜

海苔菜燙熟後剁碎，可淋上醬油、撒柴魚片涼拌。或是烤到酥脆後用來取代海苔做成握壽司；也可裹上麵衣炸成天婦羅。

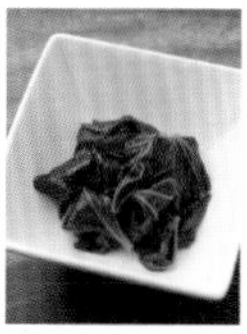

保存方法
用濕報紙包起來後放入塑膠袋，置於冷藏室保鮮。

馬齒莧

從田間雜草 躋身熱門蔬菜

馬齒莧是田裡或路邊常見的野草，因中國明代的李時珍曾記述「其葉比並如馬齒，而性滑利似莧」而得名。馬齒莧大約於明治時代末期引進日本，肥厚的葉子微酸微辛，可做成沙拉生吃或汆燙後涼拌，含有豐富的營養成分，尤其ω-3脂肪酸的含量更位居綠色葉菜之首，是近來相當熱門的蔬菜。中醫上的應用也相當多，可用以解毒，並協助人體排除多餘水分等。

英文名 Purslane
別名 大葉滑莧、馬生菜、豬母乳

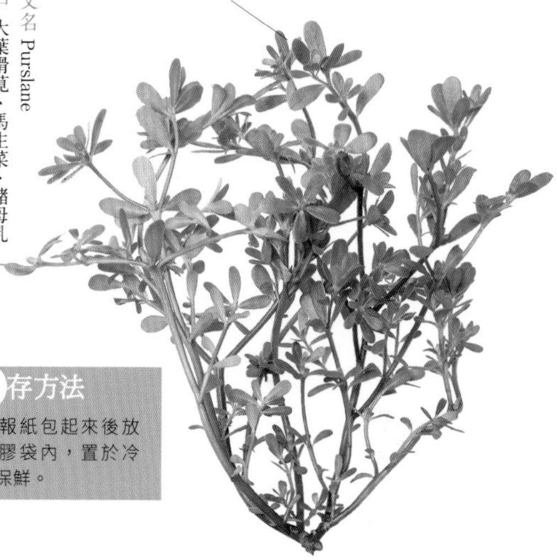
葉子肥厚有彈性

保存方法
用濕報紙包起來後放入塑膠袋內，置於冷藏室保鮮。

五味 酸
五性 寒
歸經 大腸·肝·脾

中醫常用於利尿、解毒

全株馬齒莧晒乾後可當做生藥材，用來消炎、治療膀胱炎或肝病。此外，將生葉搗碎擠汁，可塗抹蚊蟲叮咬的傷口或止癢；若用於藥膳中，則稱為五行草或馬踏菜。

仙人掌葉

富含礦物質的奇特蔬菜 可拌炒或燉煮

可供食用的仙人掌葉改良自又扁又大的圓扇仙人掌，已是相當普遍的食用蔬菜。烹調時需要取刺汆燙再削皮，風味類似四季豆，主要用來拌炒，美墨地區則會將之做成沙拉或燉煮料理。

仙人掌葉富含磷、鈣等礦物質或胺基酸，膳食纖維含量也很豐富，可抑制血糖值上升、排除壞膽固醇。根據美國科學家最新研究，一株仙人掌含有一萬多種植物營養素，是迄今所發現的植物中，化學物質含量最高的種類。

英文名 Cactus leaf
別名 圓扇仙人掌

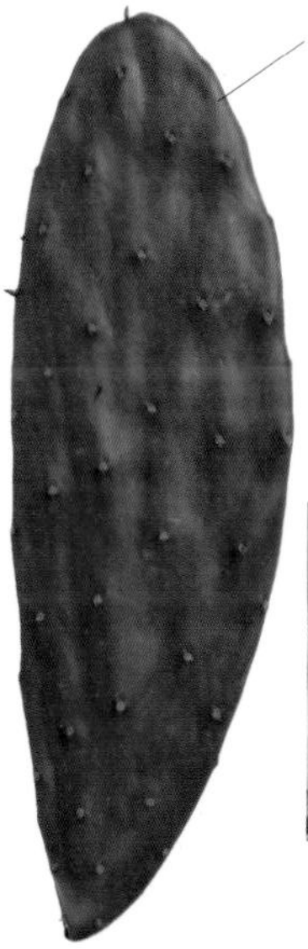
葉色墨綠有彈性

保存方法
放入塑膠袋後，置於冷藏室保鮮。

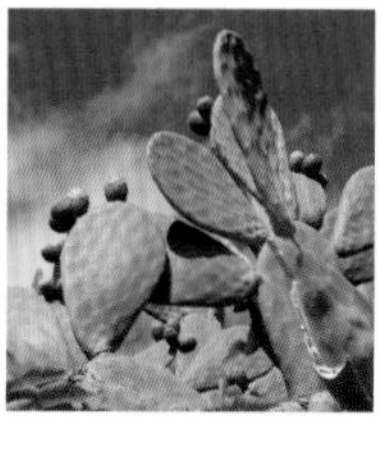

圓扇仙人掌

圓扇仙人掌有許多品種，仙人掌葉即為圓扇仙人掌改良而來。仙人掌屬為仙人掌科最大的屬，光是已知的品種就有200種以上。

芽菜

食品成分表（可食用部分每100g）
蘿蔔嬰

蛋白質		2.1g
脂肪		0.5g
碳水化合物		3.3g
礦物質	鈣	54mg
	鐵	0.5mg
維生素	A　β-胡蘿蔔素當量	1900μg
	B_1	0.08mg
	B_2	0.13mg
	C	47mg

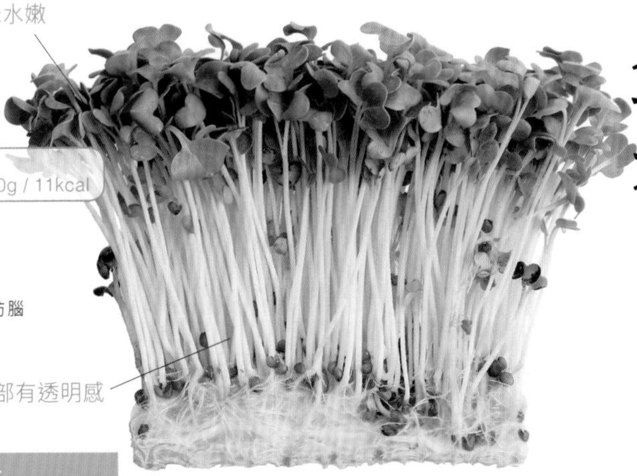
葉色鮮綠水嫩
蘿蔔嬰
1小包：50g / 11kcal
根部有透明感

蘿蔔嬰
含辛辣成分蘿蔔硫素，是最具代表性的芽菜。

英文名 Sprout
別名 新芽蔬菜
熱量（100g中）21kcal
含醣量（100g中）1.4g

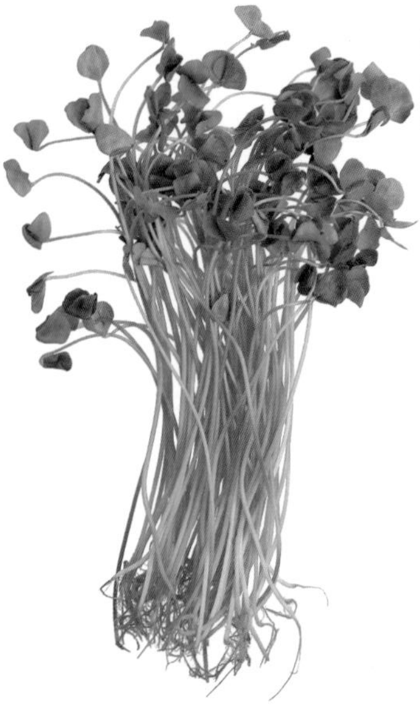

蕎麥苗
富含芸香素可預防腦梗塞，體型較長。

保存方法
連同包裝一起放入冷藏室保鮮，盡早食用完畢。

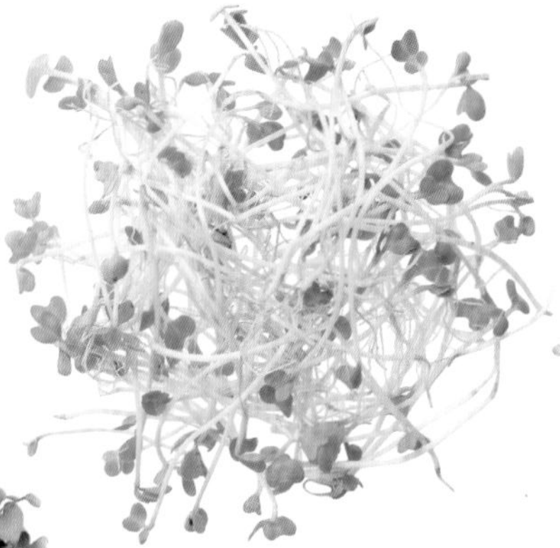

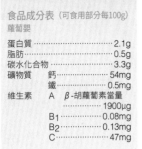

超級花椰菜苗
發芽後三天即採收的花椰菜苗，蘿蔔硫素含量最高。

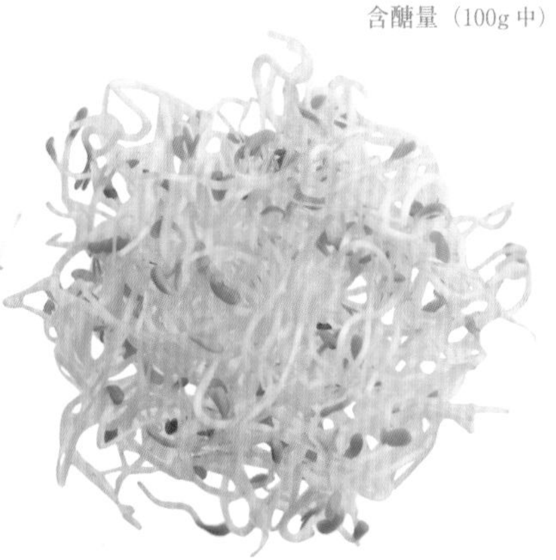

苜蓿芽
紫苜蓿芽的芽菜，富含胺基酸與酵素，營養價值頗高。

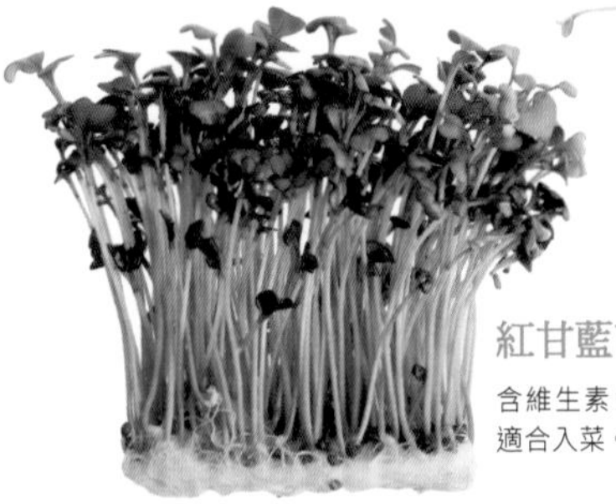

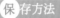

紅甘藍苗
含維生素U，鮮豔的顏色適合入菜。

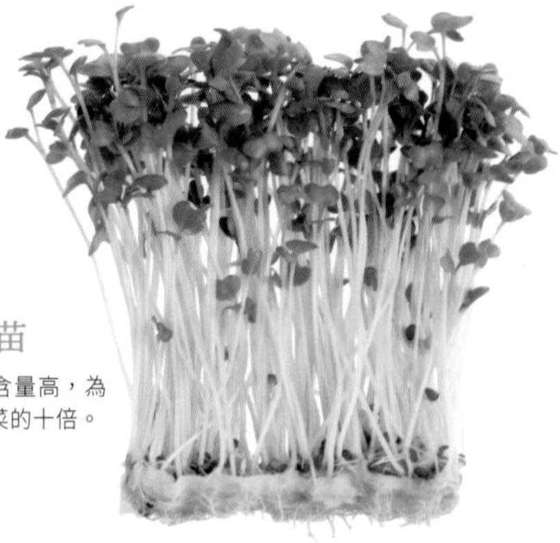

花椰菜苗
蘿蔔硫素含量高，為成熟花椰菜的十倍。

產季月曆

	1	2	3	4	5	6	7	8	9	10	11	12
全年	●	●	●	●	●	●	●	●	●	●	●	●

富含水溶性維生素的嫩芽

所謂芽菜並不是指某種特定的蔬菜，而是各類蔬菜的嫩芽。在發芽過程中，儲存在種子中作為生長動力來源的蛋白質、脂肪與澱粉類等高分子物質，會經由酵素作用轉變為氨基酸、脂肪酸、醣類等可溶性物質，而這些可溶性物質都非常容易為人體吸收利用，同時富含大量的酵素與珍貴的植化素，營養價值較成菜高出甚多。

蘿蔔嬰與紅甘藍等十字花科的芽菜，因含有異硫氰酸烯丙酯，嘗起來會有點辛辣味；蕎麥苗則含有可軟化血管的芸香素，含量也比成熟的蕎麥還多；花椰菜苗中可抗癌的蘿蔔硫素含量，更是成熟花椰菜的十倍。值得注意的是，上述芽菜因富含水溶性的維生素類，因此建議盡量生吃。

豆苗

食品成分表
（莖葉 可食用部分每100g）

蛋白質		3.8g
脂肪		0.4g
碳水化合物		4.0g
礦物質	鈣	7mg
	鐵	1.0mg
維生素	A β-胡蘿蔔素當量	4100μg
	B1	0.24mg
	B2	0.27mg
	C	79mg

英文名 Snow pea leaf
別名 豌豆苗
熱量（100g中）27 kcal
含醣量（100g中）0.7g

礦物質成分完勝眾多豆類蔬菜

豆苗就是豌豆的嫩芽，將種子密集栽種後，採水耕方式培育，全年皆可採收。若將豆苗和同為豌豆類的荷蘭豆兩相比較，會發現豆苗的β-胡蘿蔔素要比荷蘭豆多出五倍、維生素K多出四倍，就連維生素C也比荷蘭豆豐富。若再與四季豆相比，豆苗的β-胡蘿蔔素多出七倍、維生素K多出六倍，小小的豆苗能完勝眾多豆類，實在出乎意料。

豆苗的β-胡蘿蔔素、維生素C含量都高於菠菜與小松菜。上述營養素能大幅提升抗氧化力，藉此預防癌症與生活習慣病。此外，由於豆苗富含有助骨骼生成的維生素K，因此也具有預防骨質疏鬆的效果。

將豆苗熱炒過後，可減少其特有的青臭味。以油烹煮後，還能提升胡蘿蔔素的吸收率。

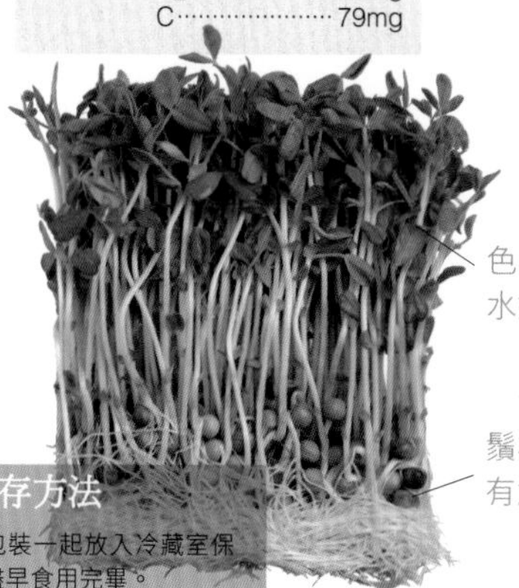

保存方法
連同包裝一起放入冷藏室保鮮，盡早食用完畢。

產季月曆
1 2 3 4 5 6 7 8 9 10 11 12
全年

如何去除青臭味？

若不喜歡豆苗的硬梗或特殊的青臭味，可先汆燙後再食用。

簡單美味的豆苗肉捲

用薄肉片將豆苗捲起來後放微波爐加熱即可，還能搭配個人喜好的沾醬，做法簡單又美味。

豆芽菜

食品成分表
（綠豆芽 可食用部分每100g）

蛋白質		1.7g
脂肪		0.1g
碳水化合物		2.6g
礦物質	鈣	10mg
	鐵	0.2mg
維生素	A β-胡蘿蔔素當量	6μg
	B1	0.04mg
	B2	0.05mg
	C	8mg

英文名 Bean sprout
熱量（100g中）14 kcal
含醣量（100g中）1.3g

外型雖不起眼 營養含量卻很豐富

豆芽菜有九五％都是水分，熱量非常低，很適合減肥中的人食用。豆芽菜的儘管外表看來毫不起眼，營養價值卻很豐富，含有優秀的蛋白質、可消除疲勞的維生素B1、保護黏膜組織的維生素B2，以及可生成骨骼的鈣、預防貧血的葉酸和鐵等營養成分。另外像是能抗氧化的維生素C、增強體力的天門冬胺酸，也是在豆芽菜發芽後才生成的營養素，營養成分絕非豆類本身可以比擬。除此之外，豆芽菜也富含膳食纖維，可整腸或美化肌膚。

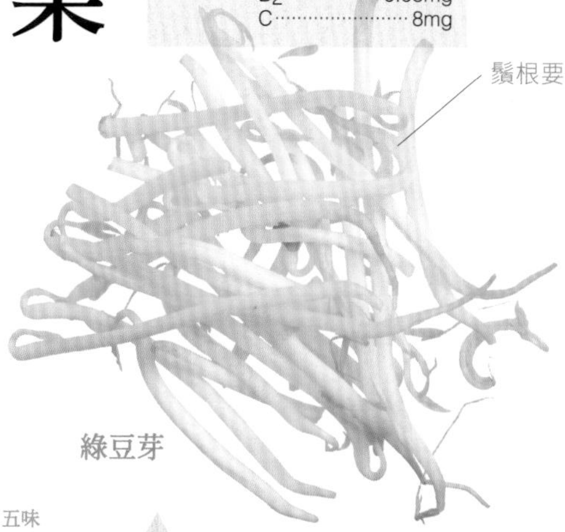

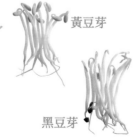

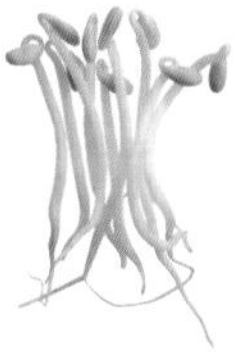

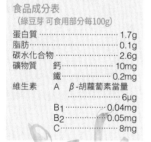

燙豆芽菜要用冷水或熱水？

【冷水下鍋】在鍋中注入大量冷水後，加入豆芽菜開火煮滾，煮開後輕輕攪拌豆芽菜，再撈起來放涼，可保留爽脆的口感。

【熱水下鍋】水先煮滾再下豆芽菜，待水第二次煮開後，續煮約 10 ～ 15 秒撈起來放涼，可減少營養成分流失。

甘 五味
寒 五性
心 脾 歸經

產季月曆
1 2 3 4 5 6 7 8 9 10 11 12
全年

保存方法
連同包裝一起放入冷藏室保鮮，盡早食用完畢。

白蘿蔔

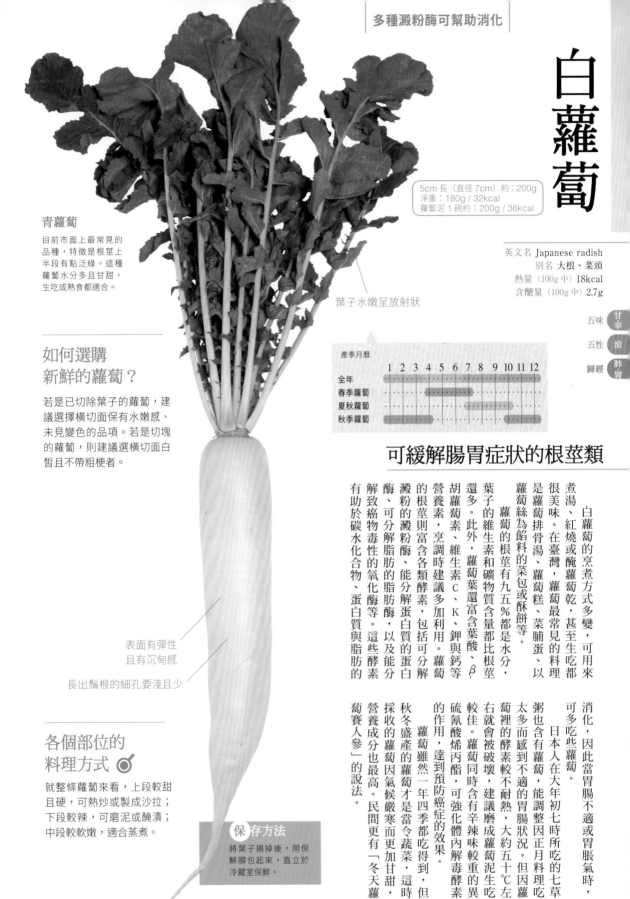

5cm 長（直徑 7cm）約：200g
淨重：180g / 32kcal
蘿蔔泥 1 碗約：200g / 36kcal

英文名 Japanese radish
別名 大根、菜頭
熱量（100g 中）18kcal
含醣量（100g 中）2.7g

五味 甘辛
五性 涼
歸經 肺.胃

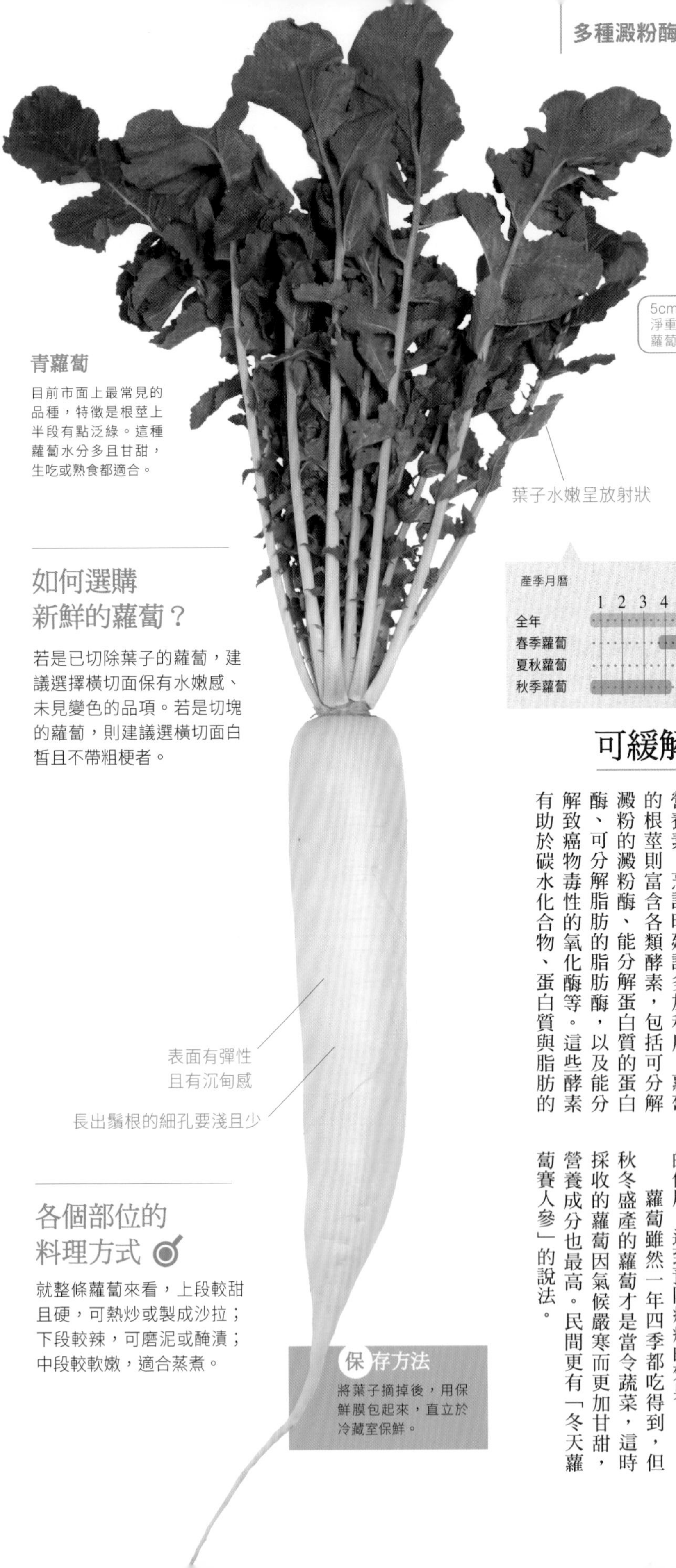
葉子水嫩呈放射狀
表面有彈性
且有沉甸感
長出鬚根的細孔要淺且少

青蘿蔔

目前市面上最常見的品種，特徵是根莖上半段有點泛綠。這種蘿蔔水分多且甘甜，生吃或熟食都適合。

如何選購新鮮的蘿蔔？

若是已切除葉子的蘿蔔，建議選擇橫切面保有水嫩感、未見變色的品項。若是切塊的蘿蔔，則建議選橫切面白皙且不帶粗梗者。

產季月曆

	1	2	3	4	5	6	7	8	9	10	11	12
全年	●	●	●	●	●	●	●	●	●	●	●	●
春季蘿蔔				●	●	●	●					
夏秋蘿蔔							●	●	●	●		
秋季蘿蔔	●	●	●	●						●	●	●

可緩解腸胃症狀的根莖類

白蘿蔔的烹煮方式多變，可用來煮湯、紅燒或醃蘿蔔乾，甚至生吃都很美味。在臺灣，蘿蔔最常見的料理是蘿蔔排骨湯、蘿蔔糕、菜脯蛋、以蘿蔔絲為餡料的菜包或酥餅等。

蘿蔔的根莖有九五％都是水分，葉子的維生素和礦物質含量都比根莖還多。此外，蘿蔔葉還富含葉酸、β-胡蘿蔔素、維生素C、K、鉀與鈣等營養素，烹調時建議多加利用。蘿蔔的根莖則富含各類酵素，包括可分解澱粉的澱粉酶、能分解蛋白質的蛋白酶、可分解脂肪的脂肪酶，以及能分解致癌物毒性的氧化酶等。這些酵素有助於碳水化合物、蛋白質與脂肪的消化，因此當胃腸不適或胃脹氣時，可多吃些蘿蔔。

日本人在大年初七時所吃的七草粥也含有蘿蔔，能調整因正月料理吃太多而感到不適的胃腸狀況。但因蘿蔔裡的酵素較不耐熱，大約五十℃左右就會被破壞，建議磨成蘿蔔泥生吃較佳。蘿蔔同時含有辛辣味較重的異硫氰酸烯丙酯，可強化體內解毒酵素的作用，達到預防癌症的效果。

蘿蔔雖然一年四季都吃得到，但秋冬盛產的蘿蔔才是當令蔬菜，這時採收的蘿蔔因氣候嚴寒而更加甘甜，營養成分也最高。民間更有「冬天蘿蔔賽人參」的說法。

各個部位的料理方式

就整條蘿蔔來看，上段較甜且硬，可熱炒或製成沙拉；下段較辣，可磨泥或醃漬；中段較軟嫩，適合蒸煮。

保存方法

將葉子摘掉後，用保鮮膜包起來，直立於冷藏室保鮮。

食品成分表（可食用部分每100g）
帶皮根莖

蛋白質		0.5g
脂肪		0.1g
碳水化合物		4.1g
礦物質	鈣	24mg
	鐵	0.2mg
維生素	B_1	0.02mg
	B_2	0.01mg
	C	12mg

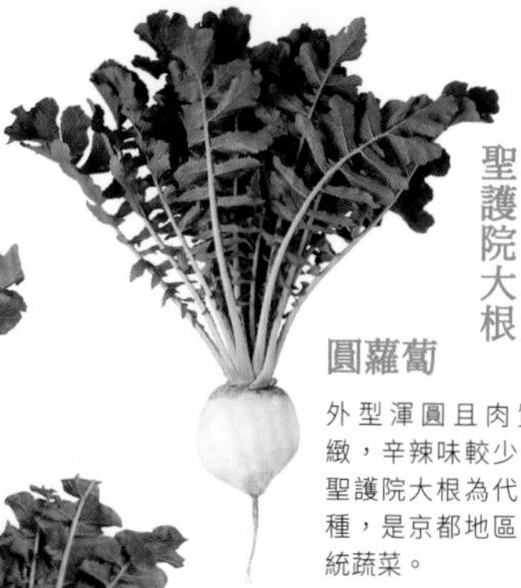
聖護院大根

圓蘿蔔

外型渾圓且肉質細緻，辛辣味較少，以聖護院大根為代表品種，是京都地區的傳統蔬菜。

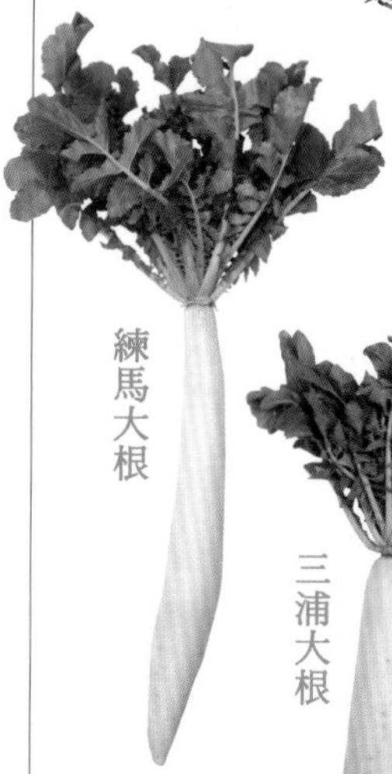
練馬大根

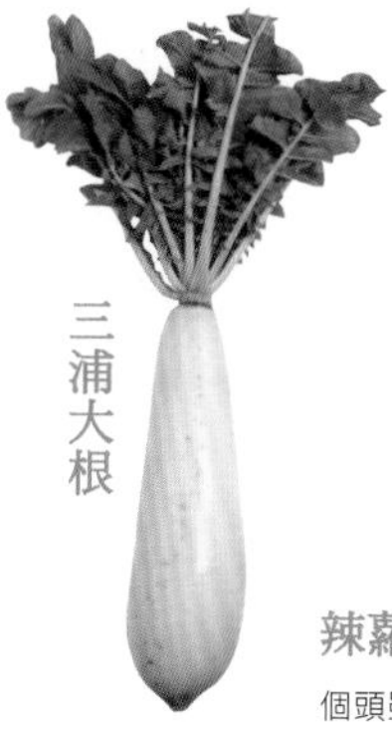
三浦大根

白蘿蔔

以練馬大根為代表的醃漬用品種。個頭細長白皙，肉質偏細不易煮爛，適合做成燉煮料理。練馬大根改良後就是三浦大根。

辣蘿蔔

個頭雖小卻很辛辣。水分偏少且肉質偏硬，以信州生產的鼠蘿蔔最出名。

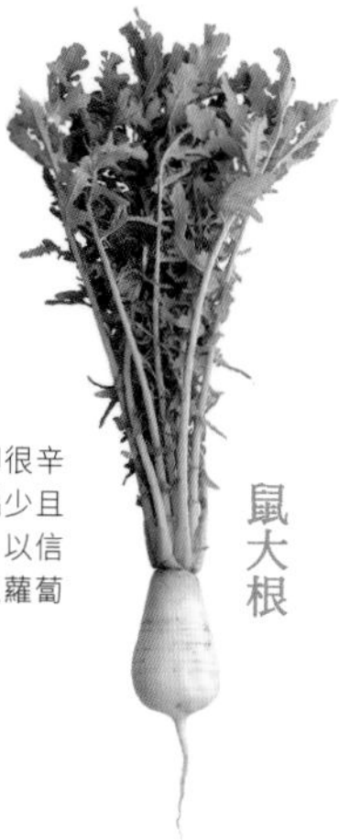
鼠大根

如何判斷蘿蔔是否空心？

到市場上買蘿蔔時，如何在不切開的情況下判斷裡頭是不是空心？方法很簡單，若葉子的橫切面有空洞，表示這條蘿蔔很可能是空心蘿蔔。若不慎買到空心蘿蔔，建議磨成泥或切成細絲，加調味料醃一下口感較佳。

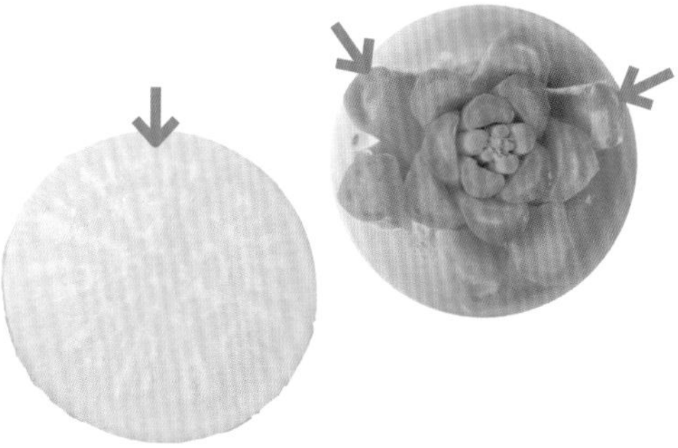

長不大的芽菜：蘿蔔嬰

蘿蔔嬰是蘿蔔的芽菜。很多人以為只要土壤夠肥沃，蘿蔔嬰就能長成蘿蔔。其實蘿蔔嬰本來就是為了吃其嫩芽而改良的品種，因此再怎麼種也不會變成蘿蔔。

自古以來的蘿蔔活用法

容易消化不良或宿醉者，用餐前喝點蘿蔔汁，便能緩解症狀。感冒發燒、咳嗽時，則可將蘿蔔汁加點薑泥沖開水服用。若是扁桃腺發炎或扭傷、挫傷，可用蘿蔔汁冷敷。蘿蔔葉搗碎後擠出的生汁，能舒緩蚊蟲叮咬、刀傷或輕微燙傷。此外，晒乾的蘿蔔葉還能用來泡澡。

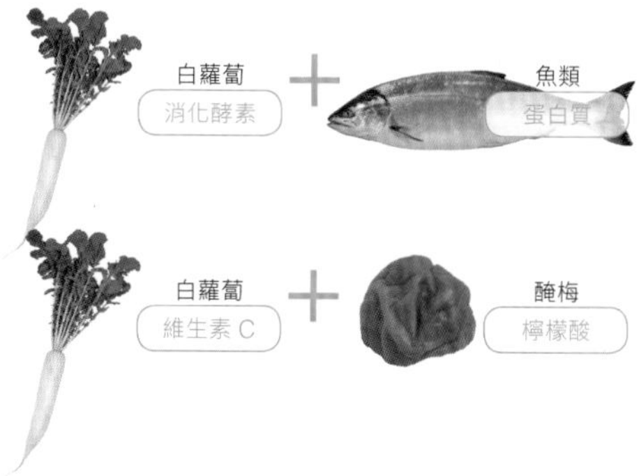
白蘿蔔
消化酵素
+
魚類
蛋白質
白蘿蔔
維生素 C
+
醃梅
檸檬酸

蘿蔔皮的營養價值

蘿蔔皮比蘿蔔更營養，富含膳食纖維、維生素 C、辛辣成分黑芥子酶、澱粉酶酵素，以及多酚化合物芸香素等養分。若要做燉蘿蔔，削去外皮較容易入味，但削掉的皮不要浪費，可切絲後油炸，就像洋芋片一樣好吃。

切口泛黑還能吃嗎？

有的蘿蔔一切開，切口會出現泛黑的細紋，此為青斑症，是因土壤高溫潮濕、缺少硼酸肥而引發的症狀。發黑的蘿蔔儘管還是能夠食用，但變硬變苦的部位建議切除。

美味的蘿蔔關東煮

若想煮出美味的蘿蔔關東煮，蘿蔔要先單獨煮過。蘿蔔的青臭味來自甲基硫醇等硫磺化合物，以滾水煮過就會溶出並去除青臭味。煮過後的蘿蔔不但不會搶味，還能凸顯各類食材的風味與層次。

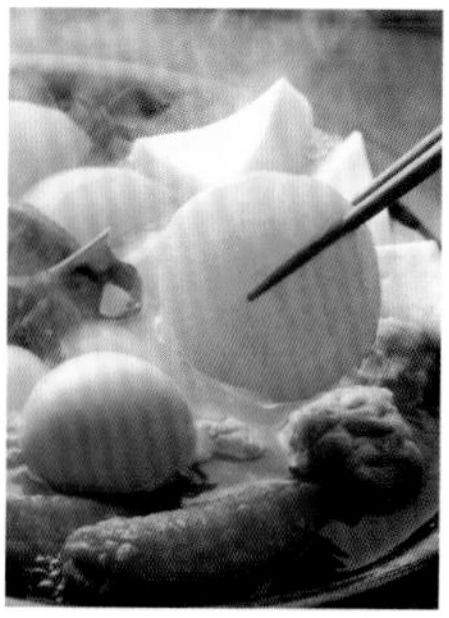

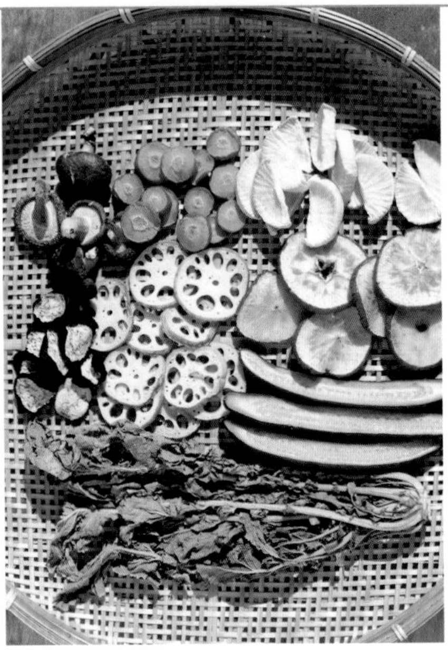

蔬菜晒乾後營養與鮮度都會增加

蔬菜裡的維生素D、維生素B群、鉀、鈣、鐵、膳食纖維等營養成分，經過乾燥後都會增加。將蔬菜乾燥還能活化澱粉酶酵素、分解澱粉釋出糖分，吃起來更鮮甜，滋味也更加濃縮。脫水乾燥的蔬菜做法相當簡單，在家就能製作，各位不妨花點時間試試看。

外皮也能晒乾食用

生吃時口感不佳，且帶有怪味道的蔬菜皮，一旦經過乾燥後就能改變口感與風味。因此烹調時削掉的蔬菜皮先不要丟棄，試著將胡蘿蔔或白蘿蔔皮晒成蔬菜乾，將出現意料之外的驚喜。

乾燥蔬菜的做法

如上圖所示，盡量把蔬菜切小、切薄後排在竹篩上，並置於通風且日照良好的地方，晒上半天或數日即可。建議在上頭覆蓋網子，可避免小蟲子或灰塵等汙染食材。

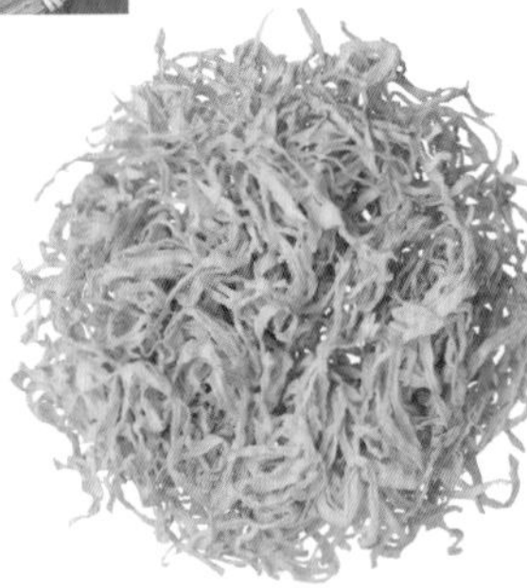

補充維生素C得吃新鮮蔬菜

維生素C和酵素等都不耐熱，在陽光下放得越久，就會流失得越多。因此仍建議從新鮮的蔬菜補充這些養分。

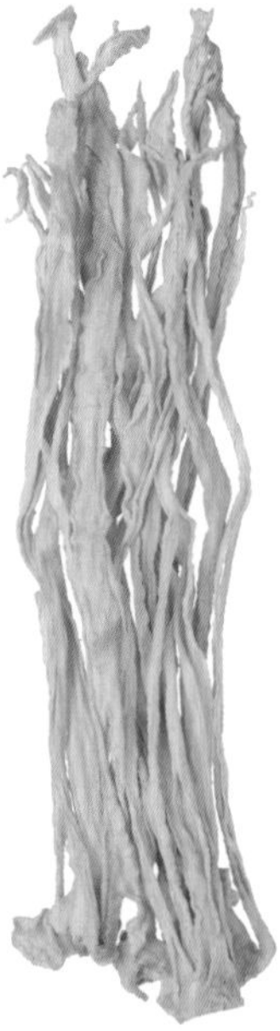

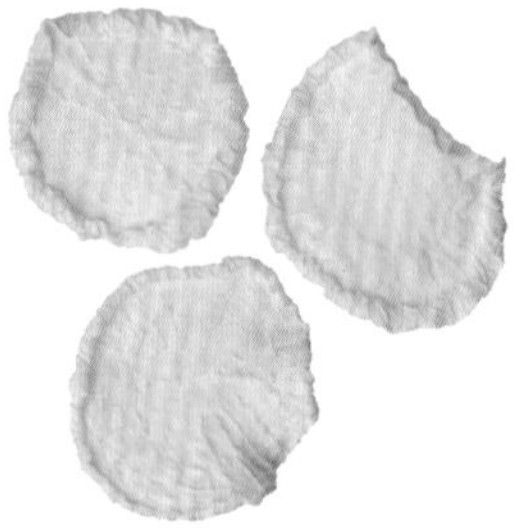

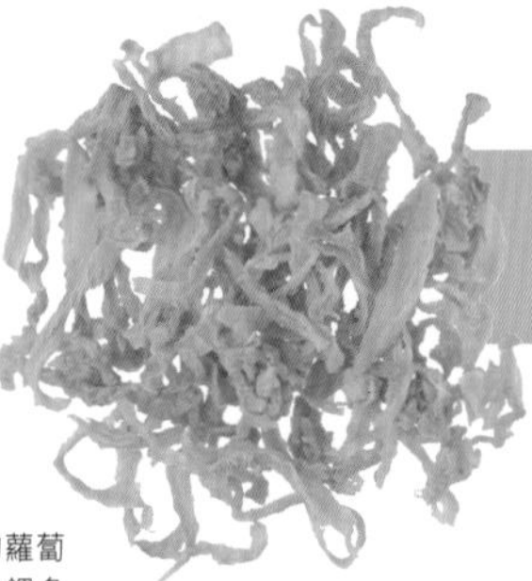

保存方法

放入密封袋置於冷藏室保鮮，或放冷凍庫保存。

以蘿蔔為例，比起同分量的生鮮蘿蔔，乾燥後的蘿蔔乾膳食纖維增加了十五倍、蛋白質多了十一倍、鉀多了十四倍，鈣質更多出二十三倍。

蕈菇類

晒乾後更鮮美 維生素D含量倍增

香菇或舞菇等蕈菇類在烹煮前，將菇傘朝上曝晒30分鐘～1小時，可增加維生素D含量。乾香菇還可生成鳥糞嘌呤核苷酸鮮味成分，很適合用來煮味噌湯或其他湯品。

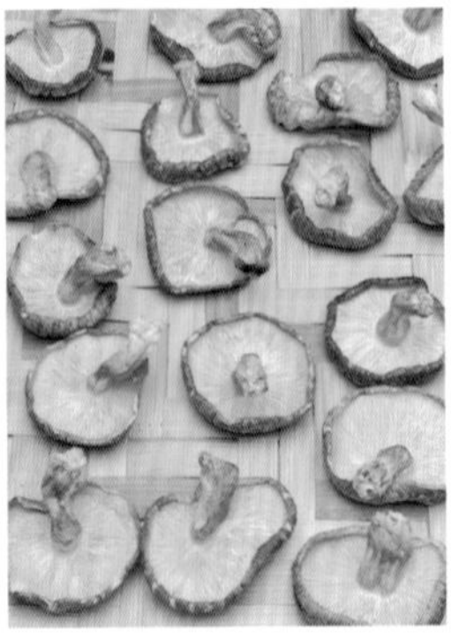

膳食纖維

維護身體健康不可或缺的養分

膳食纖維分為水溶性與非水溶兩種。非水溶性的膳食纖維能吸附消化酵素無法消化的物質，以及過度攝取的脂肪、糖分與鈉，將之隨著排泄物排出體外，達到調整腸道菌叢、幫助體內代謝的效果；還能中斷雌激素由肝門循環再吸收回身體，藉此預防乳癌、大腸直腸癌、食道癌、胃癌等癌症。至於水溶性的膳食纖維，則可預防血糖值快速上升、抑制膽固醇吸收。話雖如此，若過度攝取膳食纖維，可能導致食物太快通過腸道，身體便會因此來不及吸收其他營養物質，建議適量為佳。

蕪菁

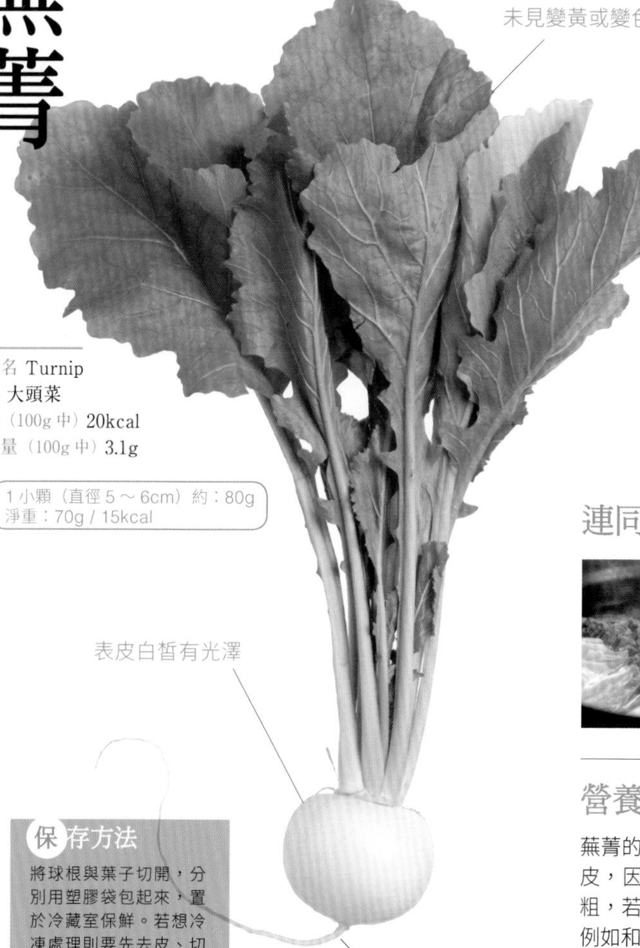
葉片水嫩
未見變黃或變色
表皮白皙有光澤
以鬚根為中心
球根渾圓鼓脹

英文名 Turnip
別名 大頭菜
熱量（100g 中）20kcal
含醣量（100g 中）3.1g

1 小顆（直徑 5 ～ 6cm）約：80g
淨重：70g / 15kcal

甘辛苦 五味
平 五性
脾·肺·胃·心 歸經

保存方法

將球根與葉子切開，分別用塑膠袋包起來，置於冷藏室保鮮。若想冷凍處理則要先去皮、切成適當大小後放進袋子裡再冷凍。

食品成分表（可食用部分每100g）
帶皮球根

蛋白質		0.7g
脂肪		0.1g
碳水化合物		4.6g
礦物質	鈣	24mg
	鐵	0.3mg
維生素	B_1	0.03mg
	B_2	0.03mg
	C	19mg

蕪菁汁可治喉嚨痛

蕪菁據說有保護喉嚨黏膜、消炎與解毒的功效。聲音沙啞不適時，將蕪菁連皮打成汁，過濾殘渣後飲用可緩解症狀，加點蜂蜜會更好喝。

連同葉子煮湯更營養

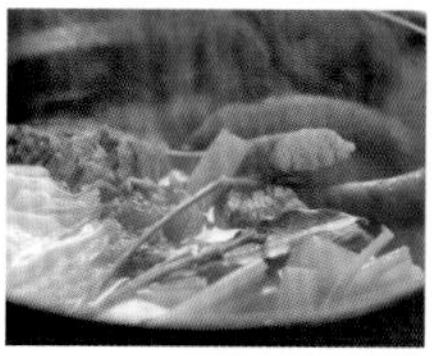

蕪菁葉裡含有 β- 胡蘿蔔素，加熱煮熟後含量更會倍增，建議將球根連同葉子一起煮成湯，可一次攝取滿滿的維生素，營養價值非常高。

營養豐富的蕪菁皮

蕪菁的澱粉酶、鉀、膳食纖維與維生素 C 大多儲存於表皮，因此小顆的蕪菁要帶皮吃。但大顆的蕪菁纖維較粗，若不削皮口感不佳，建議將削掉的外皮另外烹煮。例如和鹹海帶一同醃漬，或剁碎後加進炒飯中拌炒。

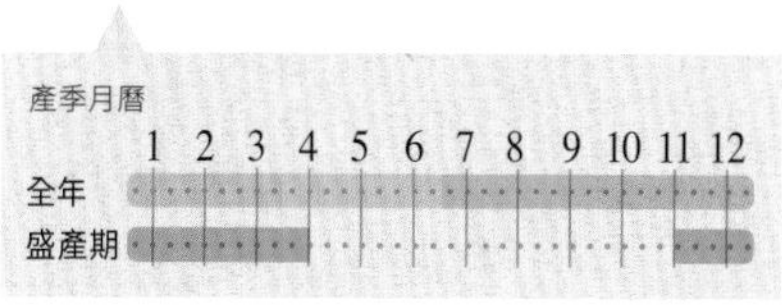

歷史悠久的傳統蔬菜

蕪菁的球根幾乎全是水分，同時富含維生素C、鉀和消化酵素澱粉酶等養分。其葉片更含有β-胡蘿蔔素、維生素B_1、B_2、C、鐵和鈣質等，營養非常豐富。再加上澀味較少，適合拿來入菜。

蕪菁的栽種歷史相當悠久，據說最初種植於中東的兩河流域至印度河平原地區，中國也是蕪菁的原產地之一。日本則大約在彌生時代（約西元前三百年～二五〇年）引進，到了江戶時期已在全日本廣泛栽種，並因應各地風土培育出不同品種。像京都聖護院生產的蕪菁、滋賀的日野菜等地方品種都非常出名。

目前日本的蕪菁可分為東日本種植，具耐寒性的歐洲小型品種，以及西日本種植，葉或莖長絨毛的東洋中、大型品種等。

澱粉酶

唾液和胰臟裡的消化酵素

唾液和胰臟裡都存有澱粉酶，可用來分解澱粉。吃了米飯、麵食或麵包等食物之後，澱粉酶便會發揮作用、促進澱粉消化，並幫助身體吸收澱粉的營養。

促進消化

蕪菁
澱粉酶

＋

白飯
澱粉

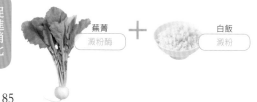

胡蘿蔔

英文名 Carrot
別名 黃根
熱量（100g 中）39kcal
含醣量（100g 中）6.5g

五味 甘
五性 平
歸經 脾 肺

保存方法

若是帶葉的胡蘿蔔，切掉葉子後，各自用塑膠袋包起來，置於冷藏室保鮮。冷凍處理時，可先將胡蘿蔔切成適當大小，再放袋子裡冷凍。

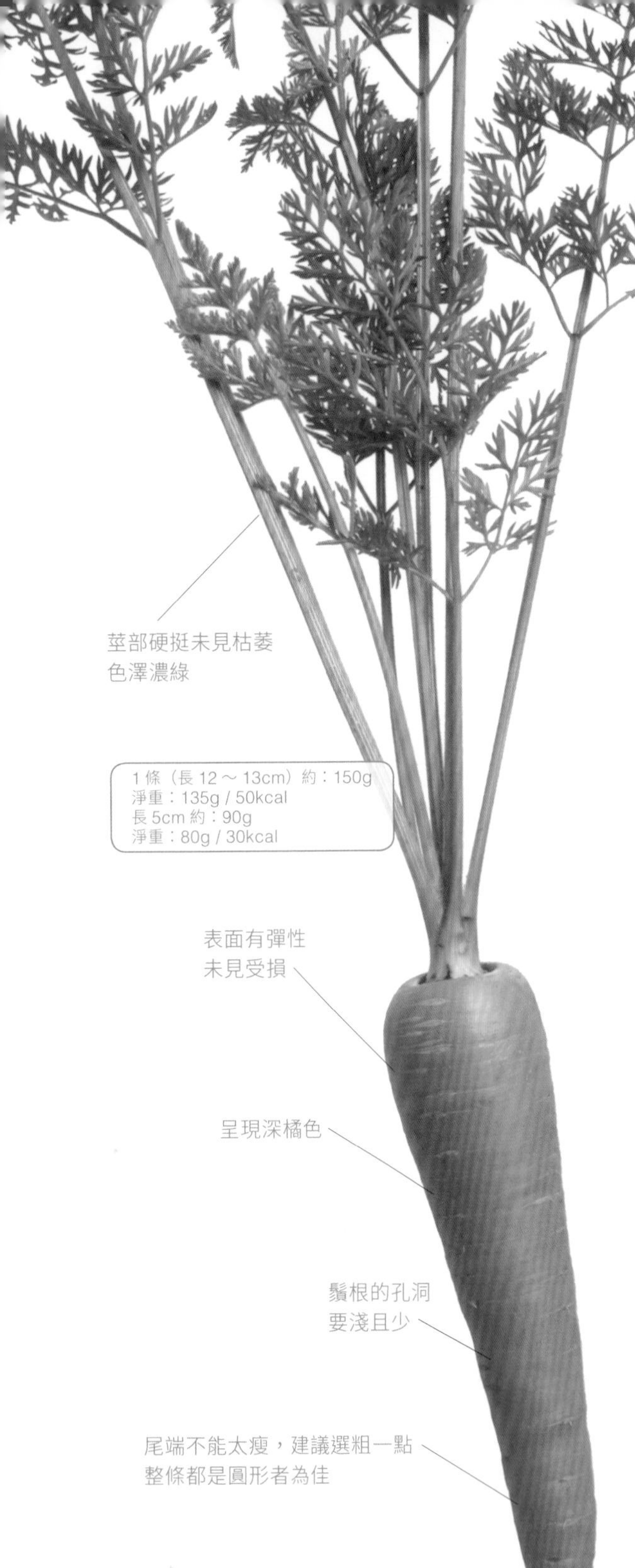

不帶葉子時如何挑選？

不帶葉子的胡蘿蔔可從頂端判斷新鮮度。切口越細緻、芯越細，就表示纖維較少且幼嫩。反之，切口越粗，表示養分已被葉子吸收，營養價值較低。

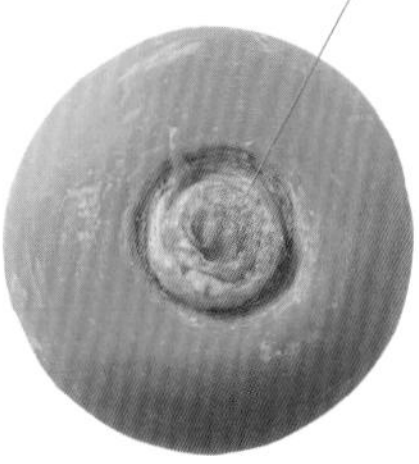

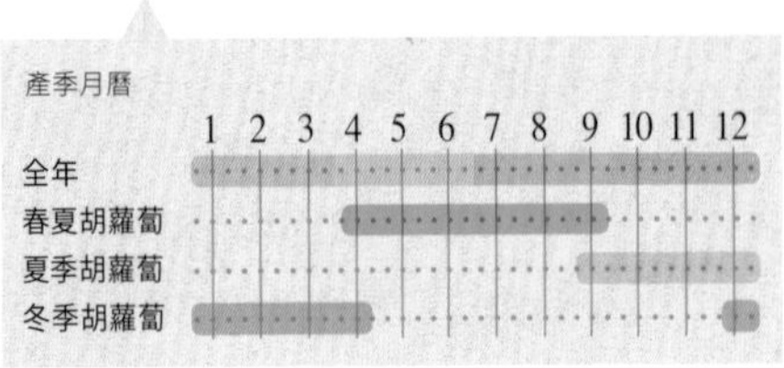

抗氧化力強大的根莖類

胡蘿蔔含有大量 β- 胡蘿蔔素，是抗氧化力優異的黃綠色蔬菜。但因 β- 胡蘿蔔素大多存在於表皮裡，因此胡蘿蔔洗淨後帶皮吃最營養。其他的營養素還包括 α- 胡蘿蔔素、維生素 B_{12} 與促進葉酸作用的乳清酸等。

胡蘿蔔原產於亞洲西南部，栽培歷史有兩千年以上。西元八世紀由摩爾人引進西班牙。十世紀時，西亞人、印度人和歐洲人食用的胡蘿蔔是紫色的；現代的胡蘿蔔則在十世紀出現於阿富汗。到了十三世紀左右，胡蘿蔔從伊朗被帶進中國，發展成新的生態型。

胡蘿蔔有西洋種與東洋種之別，一般市面上的大多是西洋種，特徵是橘色短胖的外型。過去的胡蘿蔔因特有氣味過重，常使孩童敬而遠之，但最近的胡蘿蔔經過改良，氣味和澀味已減少許多。

東洋種的胡蘿蔔大約於新年期間上市，細長形的紅色蘿蔔滋味甘甜且香氣十足，以金時胡蘿蔔為代表性品種，但因栽種困難，產量並不多。此外，東洋種的胡蘿蔔還富含紅色色素茄紅素，抗氧化力更優於 β- 胡蘿蔔素，可抑制血糖上升、預防動脈硬化或高血壓等生活習慣病。

淋白醋可預防維生素 C 氧化

胡蘿蔔裡的酵素維生素 C 分解酶，常被視為會破壞維生素 C 的酵素，但其實它並不是「破壞」，而是將維生素 C「氧化」。實際上胡蘿蔔的維生素 C 屬於還原型，氧化後仍能於體內被還原，發揮相同的營養效力。若不想讓胡蘿蔔的維生素 C 氧化，可加點酸性物質或加熱，弱化維生素 C 分解酶的作用。因此生吃胡蘿蔔時建議淋上白醋。

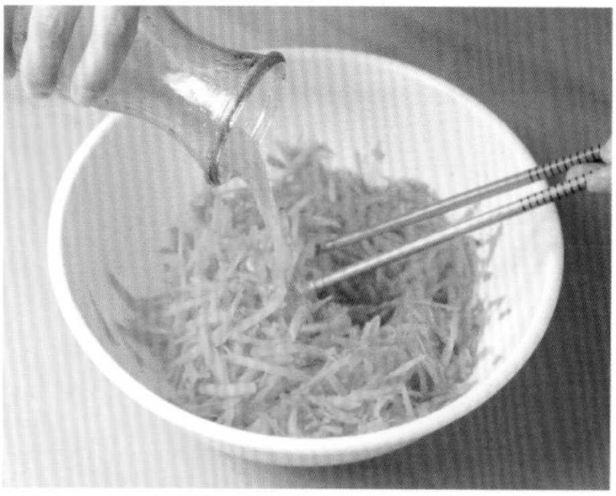

α-胡蘿蔔素

抗癌效果已獲認證的維生素

胡蘿蔔素是黃綠色蔬菜裡的一種類胡蘿蔔素，進入體內可轉換成維生素 A，藉此保護皮膚、黏膜或角膜的健康，並增強免疫力。維生素 A 的抗氧化力比 β- 胡蘿蔔素還強大，抗癌效果也已獲得認證。除了胡蘿蔔，番茄與南瓜中也含有 α- 胡蘿蔔素。建議將上述食物與油脂一起烹煮，可提高胡蘿蔔素的吸收率。

乳清酸

加速修復肝功能障礙的酵素

乳清酸曾被誤以為維生素 B 群的一種，但它其實是存在於粒腺體中的酵素，能幫助葉酸與維生素 B_{12} 代謝。葉酸可合成 DNA，維生素 B_{12} 可防貧血，兩者皆為懷孕初期婦女應積極攝取的營養素。此外，據說乳清酸還可加速修復因中毒導致的肝功能障礙。除了胡蘿蔔之外，馬鈴薯與小麥胚芽中也含有乳清酸。

增加抗氧化力

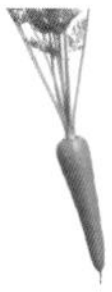

胡蘿蔔（β- 胡蘿蔔素）＋ 橄欖油、奶油（維生素 E）

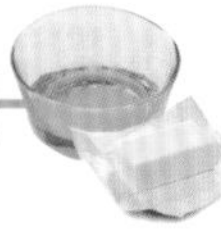

預防感冒

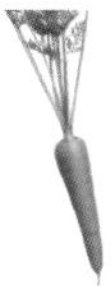

胡蘿蔔（β- 胡蘿蔔素）＋ 檸檬（檸檬酸）

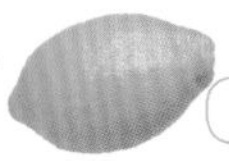

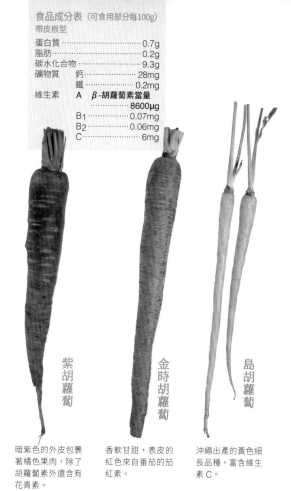

食品成分表（可食用部分每100g）

帶皮根莖

蛋白質		0.7g
脂肪		0.2g
碳水化合物		9.3g
礦物質	鈣	28mg
	鐵	0.2mg
維生素	A β-胡蘿蔔素當量	8600μg
	B_1	0.07mg
	B_2	0.06mg
	C	6mg

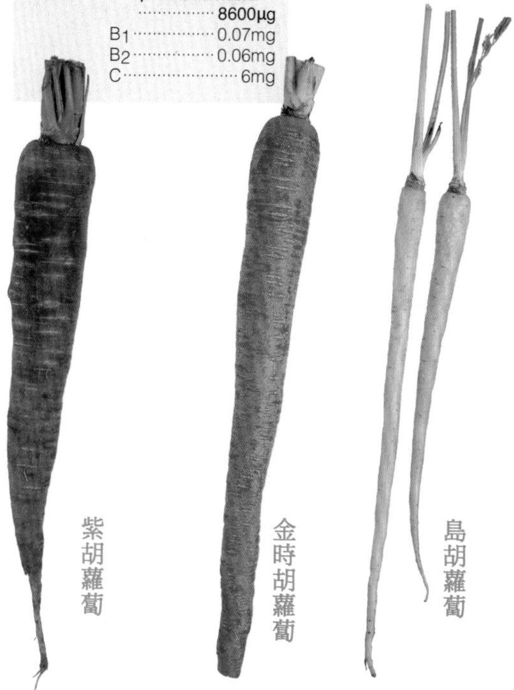

暗紫色的外皮包裹著橘色果肉，除了胡蘿蔔素外還含有花青素。

香軟甘甜，表皮的紅色來自番茄的茄紅素。

沖繩出產的黃色細長品種，富含維生素 C。

水煮即可促進 β- 胡蘿蔔素吸收

β- 胡蘿蔔素屬於脂溶性，以油調理可提升吸收率。但胡蘿蔔本身就含有微量的脂肪成分，因此即便烹調時並未加入油品，簡單用水煮過就能使 β- 胡蘿蔔素更容易吸收。

一天最多喝幾杯胡蘿蔔汁皮膚才不會變黃？

根據胡蘿蔔汁濃度，一天飲用 2 ～ 3 杯是合理範圍。若喝太多胡蘿蔔汁，就會和吃太多橘子一樣，體內多餘的類黃酮素會囤積於肌膚角質層，導致身體與臉部變黃，尤其以手掌心和腳底最明顯，嚴重者可能全身皮膚都會變黃。此時不必過度擔心，只要停止攝取 β- 胡蘿蔔素並多喝水就可加速代謝，大約 2 ～ 6 週就會自行消退。

胡蘿蔔葉的活用法

民俗療法常將胡蘿蔔葉剁碎，加水熬煮後用作漱口水，可治療口腔炎或扁桃腺炎。將胡蘿蔔葉加入泡澡水中，可溫熱身體，舒緩畏寒、腰痛或肩部的痠痛感。下回若能買到帶葉的胡蘿蔔，不妨在家試試看。

蓮藕

可增強免疫力 預防感冒

英文名 Lotus root
別名 有藕、荷藕
熱量（100g 中）66kcal
含醣量（100g 中）13.5g

五味 甘
五性 寒
歸經 心·脾·肺·大腸

蓮藕的主要成分是澱粉，同時富含可增強免疫力的維生素C，以及調整腸道菌叢的膳食纖維。此外，蓮藕還含有黏質成分，可健胃整腸、預防感冒。中醫認為蓮藕的根葉皆可滋補入藥，用蓮藕製成粉，能消食止瀉、開胃清熱、滋補養性，還有預防內出血的效果，是相當優異的流質與滋補食品。

蓮藕是蓮花膨大的地下莖，為了透過水面的蓮葉吸收氧氣，蓮藕裡頭長滿了孔洞。蓮藕原產於印度，據說在南北朝時代（西元一三三一年~一三九二年），蓮藕的種植就已相當普遍。早在江戶時代之前，日本便培育出了本土的日本蓮藕，外型碩長且滋味濃郁，但紮根過深不易採收，後續才自中國引進改良品種。因此目前市面上大多是地下莖淺且容易採收的中國蓮藕，外型粗短且耐病蟲害。

食品成分表（可食用部分每100g）

蛋白質		1.9g
脂肪		0.1g
碳水化合物		**15.5g**
礦物質	鈣	20mg
	鐵	0.5mg
維生素	A β-胡蘿蔔素當量	3μg
	B_1	0.10mg
	B_2	0.01mg
	C	48mg

1 節約：200g
淨重：160g / 106kcal

保存方法

蓮藕切開後用保鮮膜包好，放入塑膠袋置於冷藏室保鮮。

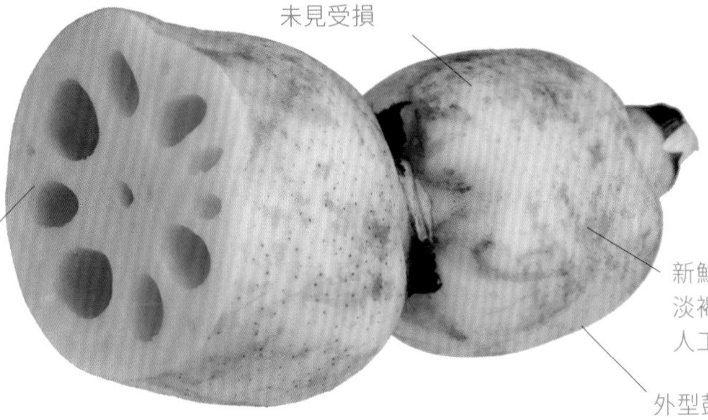

澀味來自單寧酸

蓮藕切開後，常因多酚化合物單寧酸氧化而變黑。烹調時可將切開的蓮藕泡入醋水避免氧化，又因單寧酸屬水溶性，可同時達到去澀的效果。

出現紅褐色斑點還能吃嗎？

蓮藕表皮上的紅褐色斑點來自土壤中的氧化鐵。此為蓮藕出土後排出氧氣的結果，可安心食用。但市場小販常用洗白劑去除藕鏽，恐有影響健康的疑慮，選購時建議留意店家處理方式。

可消除疲勞的蓮藕泥

蓮藕裡的澱粉酶酵素可促進食物消化，使人體更有效率地運用各種熱量。將蓮藕磨成泥，便可活化澱粉酶酵素作用，快速消除疲勞。

較早採收的蓮藕口感爽脆

蓮藕的產期在冬季，甘甜且帶黏性，適合燉煮或炸天婦羅。較早採收的蓮藕大約8月中過後就會上市，特色是鮮嫩無澀味，適合做成沙拉或熱炒，口感爽脆。

清心降火氣 最適合考生食用

每一百公克蓮藕所含有的維生素C，可滿足人體一天所需攝取量的一半，且具強化黏膜組織、避免病毒染感、預防感冒、消除疲勞的效果。從中醫觀點來看，蓮藕可消暑降火氣，也有助長期熬夜的考生清心降火。日本人也認為，蓮藕的孔洞有著「洞見前方光明」的好兆頭，是很適合考生的食材。

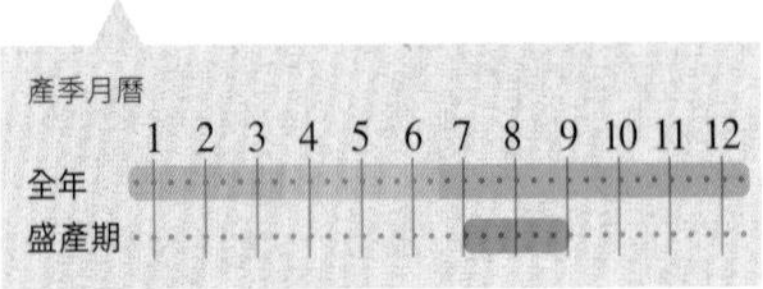

預防感冒

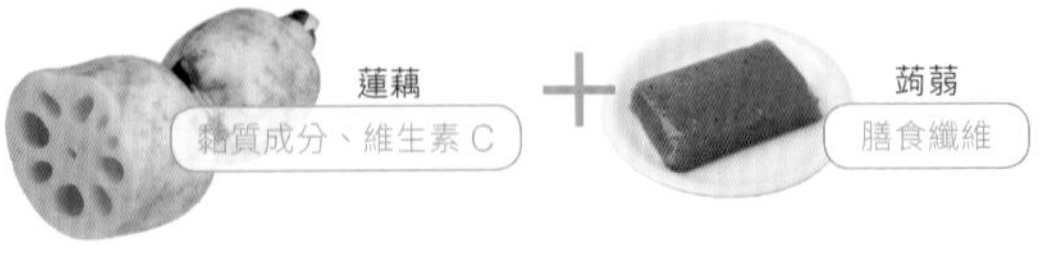

牛蒡

牛蒡的可食用部位為根部，富含膳食纖維，在協助調整腸道菌叢之餘，還能降低膽固醇。其中的非水溶性膳食纖維木酚素，可促進腸道致癌物排出，預防大腸癌的效果值得期待。牛蒡的外皮則含有多酚化合物綠原酸，可抑制身體氧化。

牛蒡可做成金平牛蒡（炒牛蒡絲）或筑前煮（總匯煮物）等料理，是日本餐桌常見的蔬菜。除了日本，臺灣或韓國也會吃牛蒡根。臺灣食用牛蒡的風氣主要受到日本影響，最初並沒有原生種，但經由引進種植，在屏東市的歸來地區以人工種植成功後，被列為當地名產之一。歐洲多以牛蒡嫩葉製作沙拉，中國則取種子入藥，稱為「惡實」。歐美地區則稱牛蒡根為「Burdock」，多作為利尿或發汗的藥用植物。

食品成分表（可食用部分每100g）

蛋白質		1.8g
脂肪		0.1g
碳水化合物		**15.4g**
礦物質	鈣	46mg
	鐵	0.7mg
維生素	B_1	0.03mg
	B_2	0.02mg
	C	1mg

保存方法

帶泥的牛蒡用報紙包好，根部朝下立於冷藏室保鮮。洗好的牛蒡則用微濕的報紙包好，放入塑膠袋內置於冷藏室保鮮。

富含膳食纖維可調整腸道環境

英文名 Edible burdock
和名 東洋蔘、吳茱
熱量（100g 中）65kcal
含醣量（100g 中）9.7g

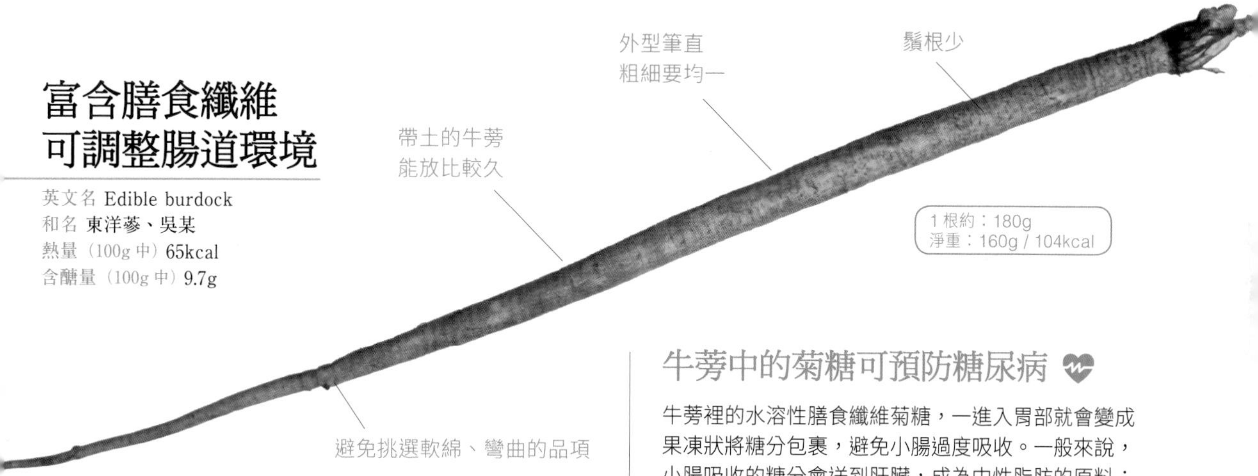

苦 五味
寒 五性
心 歸經

泡水去澀不超過 5 分鐘 養分較不易流失

牛蒡皮中含有鮮味與營養素，因此建議連同外皮一起攝取。烹調前簡單以鋁箔紙、刷子或刀背輕輕刮除外皮上的泥土即可。此外，牛蒡泡水越久，裡頭的綠原酸就會流失越多，若想去澀，泡水 5 分鐘或泡醋水 1～2 分鐘最佳。

綠原酸

抑制脂肪囤積的多酚化合物

牛蒡的外皮富含多酚化合物綠原酸，可抗氧化、抑制血糖值上升，還能避免體內脂肪囤積、減少細胞遭受自由基傷害，達到預防癌症或慢性病的功效。咖啡內亦含有綠原酸，但在咖啡豆烘製的過程中，其綠原酸已大幅流失，建議從蘋果、茄子等生鮮蔬果中補充較佳。

牛蒡中的菊糖可預防糖尿病

牛蒡裡的水溶性膳食纖維菊糖，一進入胃部就會變成果凍狀將糖分包裹，避免小腸過度吸收。一般來說，小腸吸收的糖分會送到肝臟，成為中性脂肪的原料；一旦糖分變少了，血糖值就會降低，中性脂肪也不容易增加。因此含有菊糖的牛蒡，具有預防糖尿病的效果。醫學上更發現，菊糖可刺激腸內多種有益物質產生，其中更包括 GLP-1，可促進胰島素分泌。

先炒再煮，更能促進排便

富含膳食纖維的牛蒡建議搭配油品一同攝取，可於腸道形成包覆作用，使排便更順暢。因此建議烹煮炒牛蒡絲時，先用油炒過再悶煮。

適合居家常備的冷凍牛蒡

新鮮牛蒡可直接冷凍保存，或切成適當大小後汆燙再冷凍，方便下次烹煮。冷凍牛蒡可保存一個月，是適合居家的常備菜。

降低血液的膽固醇值

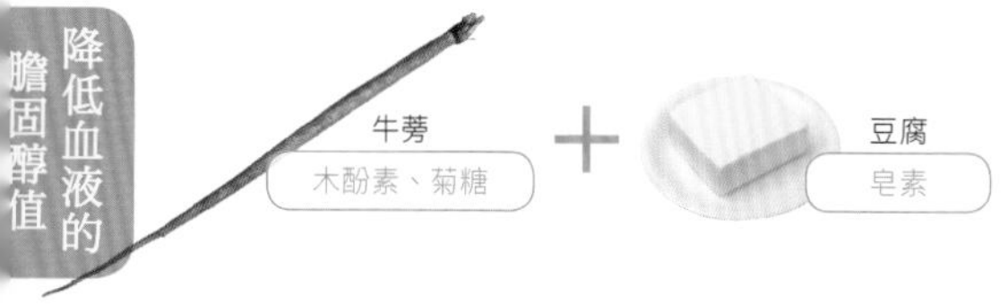

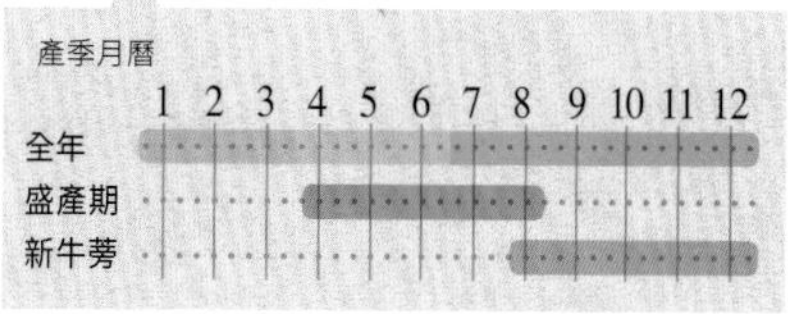

辣根

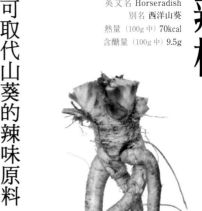

英文名 Horseradish
別名 西洋山葵
熱量（100g中）70kcal
含醣量（100g中）9.5g

可取代山葵的辣味原料

辣根又稱西洋山葵、粉山葵、山葵蘿蔔，原產於東南歐一帶，是十字花科辣根屬多年生宿根耐寒植物。辣根於明治初期引進日本，除了當作烤牛肉的佐料或奶油醬的原料之外，也可加入食用色素充作山葵的代替品。

削皮後的辣根裡頭呈現白色，磨成泥狀後，據說辣度是山葵的一．五倍。內含辛辣成分異硫氰酸烯丙酯可除臭，還有增進食慾、抗菌，預防血栓或癌症等效果。

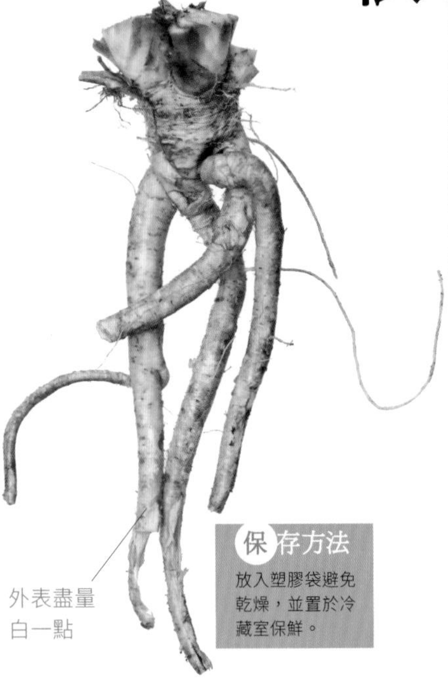

保存方法
放入塑膠袋避免乾燥，並置於冷藏室保鮮。

食品成分表（可食用部分每100g）

蛋白質		3.1g
脂肪		0.3g
碳水化合物		7.7g
礦物質	鈣	110mg
	鐵	1.0mg
維生素	A β-胡蘿蔔素當量	7μg
	B_1	0.10mg
	B_2	0.10mg
	C	73mg

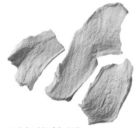

具抗菌效果 可用作治療藥物

辣根的辛辣成分異硫氰酸烯丙酯具優異的抗菌效果，對於腎盂腎炎或膀胱炎等常見的尿道感染頗有療效。德國更將辣根當作各種治療藥物的原料。

磨成泥後 要立即食用

辣根磨成泥後若放置過久，香氣或辣度都會流失，因此要食用前再以畫圓般的方式慢慢磨成泥狀即可。

雪蓮薯

富含膳食纖維 可增進益生菌含量

雪蓮薯富含膳食纖維菊糖與果寡糖，可降低血糖、調整腸道菌叢。此外，雪蓮薯還含有綠原酸等多酚化合物，具有抗氧化的功效。原產於南美洲的安地斯山脈，當地居民廣泛栽種雪蓮薯作為根莖類蔬菜食用。

雪蓮薯的外型很像地瓜，但水分豐富、口感與梨子相近，常做成沙拉或加醋醃漬生吃。一旦切開接觸空氣，果肉就會氧化變褐色，因此建議淋上檸檬等柑橘類果汁避免氧化。做成金平料理（以醬油、砂糖和味醂熱炒的根莖類蔬菜）或天婦羅等也很美味。

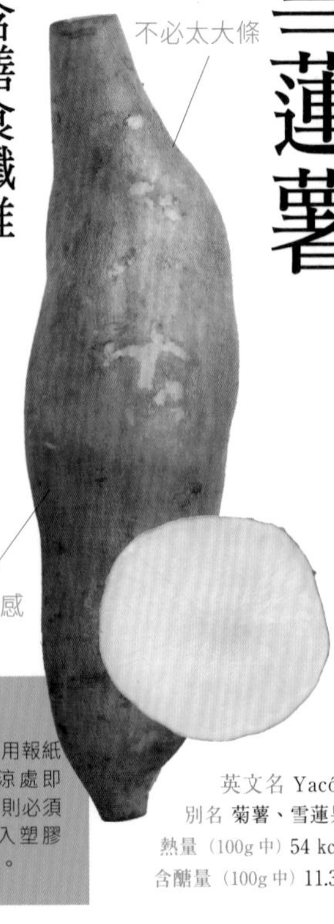

保存方法
若是整根存放，用報紙包後好置於陰涼處即可。若已切開，則必須包上保鮮膜放入塑膠袋，置於冷藏室。

英文名 Yacón
別名 菊薯、雪蓮果
熱量（100g中）54 kcal
含醣量（100g中）11.3g

食品成分表（可食用部分每100g）

蛋白質		0.6g
脂肪		0.3g
碳水化合物		**12.4g**
礦物質	鈣	11mg
	鐵	0.2mg
維生素	A β-胡蘿蔔素當量	22μg
	B_1	0.04mg
	B_2	0.01mg
	C	3mg

改善腸道菌叢 排便更順暢

雪蓮薯內的果寡糖較難被人體消化酵素分解吸收，可順利通過胃部、抵達腸道，成為益生菌的能量來源。當益生菌大量生成，由其製造的短鏈脂肪酸就會增加，藉此降低腸道的 pH 值，進而抑制壞菌形成，達到改善腸道菌叢的效果。也因為腸道蠕動變得活絡，排便會更加順暢。

最營養的吃法

雪蓮薯加熱後果寡糖就會變少，因此建議生吃。又因口感很像梨子，加鮮乳或蜂蜜打成果汁後相當美味。

產季月曆
1 2 3 4 5 6 7 8 9 10 11 12（產季：10～12月）

甜菜根

英文名 Beet root
別名 甜菜根、紅菜
熱量（100g 中）41kcal
含醣量（100g 中）6.6g

甜菜紅素可抗氧化 多用作加工製品

甜菜根營養豐富，含有鉀、鈉、鈣等礦物質，以及菸鹼酸與泛酸等維生素B群，且富含膳食纖維等。種植甜菜的目的是為了食用其軸根及葉子。甜菜根裡的多酚化合物甜菜紅素具有良好的抗氧化效果，可預防癌症。其碩大的紅色根部很像蕪菁，常被誤認為紅蕪菁，但它與菠菜同屬藜科植物，是俄羅斯紅甜菜湯的必備食材。甜菜根除了烹調食用之外，也可當作食用色素及藥用植物。大部分的甜菜製品都是從糖用甜菜提煉製成。

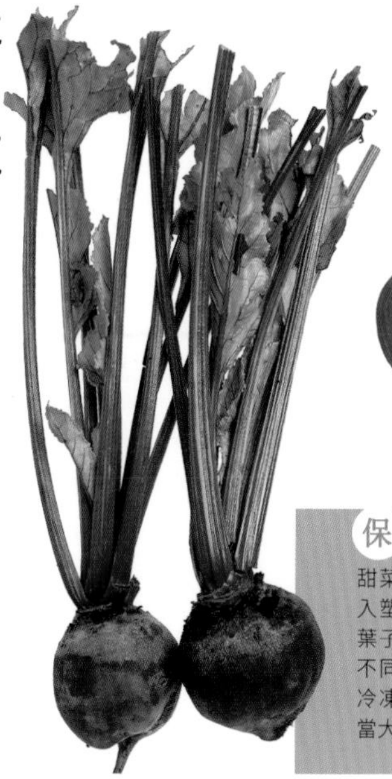

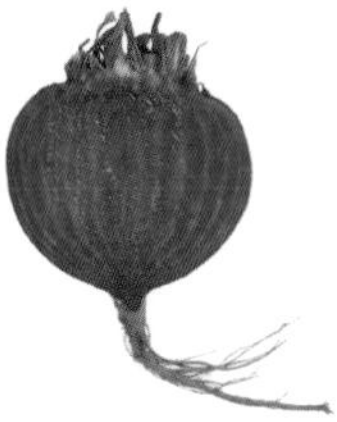

球根不必太大
約手掌大小即可

保存方法

甜菜根若已切開，必須包上保鮮膜放入塑膠袋，置於冷藏室保鮮。若帶有葉子，則需將葉片及軸根切開、裝入不同的塑膠袋，放冷藏室保鮮。若要冷凍保存，需先汆燙去皮，再切成適當大小冷凍。

一氧化氮（NO）可改善血液循環

甜菜根含有硝酸鹽（NO_3），可於體內轉化成一氧化氮（NO），有助改善血液循環，使血管變得更柔軟，進而降低血壓、預防血栓。此外，一氧化氮還具有消除疲勞與改善畏寒的效果。

產季月曆
1 2 3 4 5 6 7 8 9 10 11 12

防風草

英文名 Parsnip
別名 歐洲防風草、白胡蘿蔔、糖胡蘿蔔

不帶顏色的胡蘿蔔 風味清淡微苦

防風草又稱歐洲防風草，富含膳食纖維、維生素B_1、C、E等營養成分，但因糖分較高，必須注意攝取量。防風草和巴西里、西洋芹同屬芹科植物，但外表很像沒有顏色的胡蘿蔔，故又稱白胡蘿蔔或糖胡蘿蔔。口感介於蕪菁與馬鈴薯之間，風味清淡帶點微苦。其食用歷史十分悠久，古希臘和古羅馬時代已有栽種，歐美國家也有食用防風草的傳統。

不帶葉子者為佳

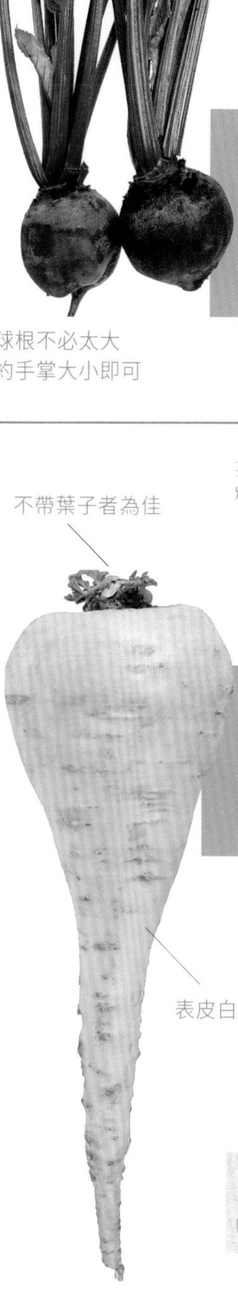

表皮白皙未見受損

保存方法

防風草若帶有葉子，必須先將葉片及根部切開、裝入不同的塑膠袋，放冷藏室保鮮。若要冷凍保存，則需切成適當大小再冷凍。

防風草煎汁可改善腎臟炎

在歐洲的民俗療法中，會將防風草煎汁，用於治療腎臟炎。

適合做成燉菜可消除苦味

防風草帶有特殊苦味，較不適合生吃。但因耐煮不怕爛，可像胡蘿蔔切小塊燉煮，加熱後風味更顯甘甜，且能保有口感不軟爛，苦味亦會消失。

產季月曆
1 2 3 4 5 6 7 8 9 10 11 12

菊芋

菊芋是原產於北美的菊科植物，其塊莖外型與生薑相似。江戶末期引進日本，最初打算用作家畜飼料，卻因保存不易又具強大繁殖力，容易搶走田裡的養分而未能普及。但近年來研究發現，菊芋富含有益健康的菊糖、豐富的維生素和礦物質，加上總熱量較低，備受各界矚目。

菊糖是水溶性膳食纖維，可在腸道中作為比菲德氏菌和乳酸菌等益生菌的能量來源。一般而言，人體一旦攝取過多膳食纖維，礦物質的吸收就會受到阻礙，但菊糖例外。腸道菌若以菊糖作為食物，便能製造許多短鏈脂肪酸，可促進礦物質吸收。目前日本醫學界已將菊芋廣泛應用於糖尿病治療，能顯著改善病情。嗜甜或愛吃澱粉的人，也可考慮用菊芋代替，以降低罹患糖尿病的風險。

食品成分表（可食用部分每100g）

蛋白質		1.9g
脂肪		0.4g
碳水化合物		**14.7g**
礦物質	鈣	14mg
	鐵	0.3mg
維生素	B_1	0.08mg
	B_2	0.04mg
	C	10mg

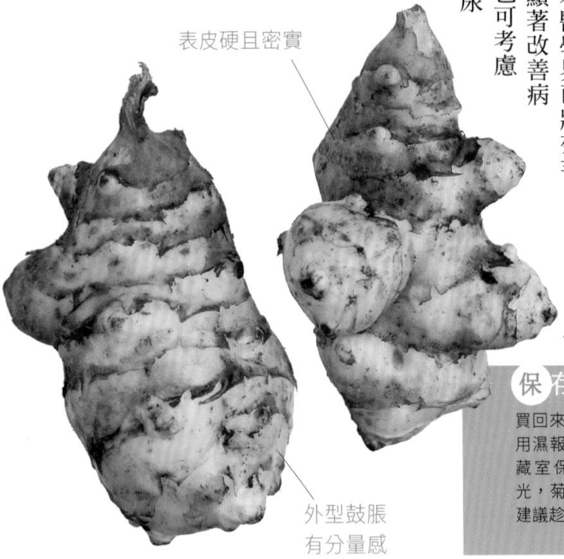

保存方法

買回來的菊芋不必清洗，用濕報紙包好後，置於冷藏室保鮮。菊芋只要見光，菊糖就會漸漸流失，建議趁早食用完畢。

富含水溶性膳食纖維 提供益生菌能量

英文名 Jerusalem artichoke
別名 洋薑、鬼子薑
熱量（100g 中）35kcal
含醣量（100g 中）12.8g

五味 甘
五性 平

熱量較低的瘦身食材

與其他芋類、根莖類相比，菊芋的澱粉含量明顯較少，熱量甚至不到馬鈴薯的一半。因此想瘦身時，菊芋是相當理想的食材。

切片乾燥更營養

將菊芋切成薄片後曝晒兩天左右，再取平底鍋以文火乾煎，即可直接食用或碎成粉末。乾燥切片後的菊芋中，菊糖與維生素 B_2 的含量會增加為原先的五倍；蛋白質甚至增加了七倍。

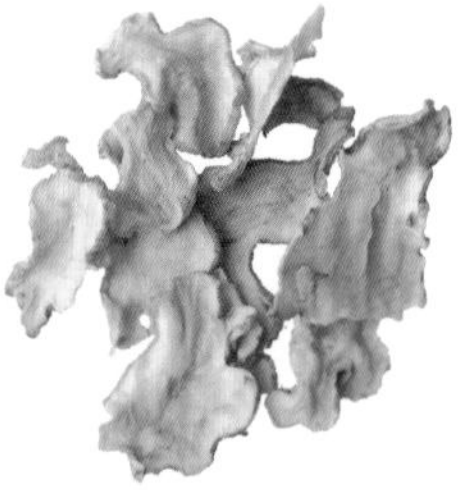

生吃或熟食口感大不同

菊芋泡水 10 分鐘去澀後即可生吃，口感爽脆、適合做成沙拉或醃菜。若是以微波爐加熱，口感會變得更加鬆軟，可作成燉菜，煮到軟爛也很美味。

菊糖

改善血糖值的人氣營養素

有「天然胰島素」之稱的菊糖屬水溶性膳食纖維，一經消化就會變成寡糖。因其具有抑制糖分或鹽分吸收的功能，可有效改善糖尿病、減少中性脂肪囤積，對於瘦身或抗老很有幫助。此外，菊糖的甜度只有蔗糖的十分之一，可維持血糖穩定，目前亦為糖尿病患常使用的低熱量醣取代品。除了菊芋外，牛蒡、雪蓮薯、蒲公英根、菊苣根或菜薊中也都富含菊糖。

產季月曆

1 2 3 4 5 6 7 8 9 10 11 12

消除疲勞

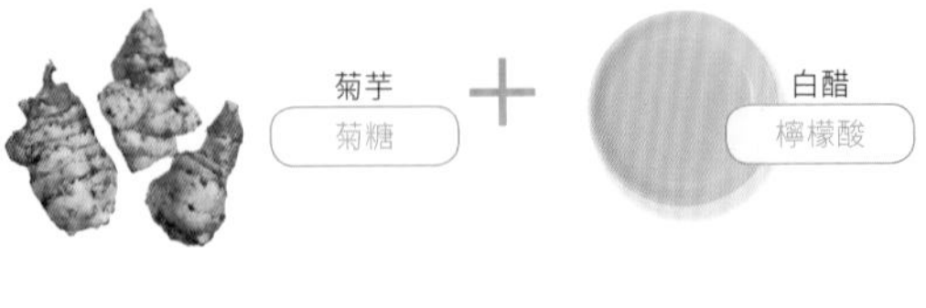

慈菇

食品成分表（可食用部分每100g）

蛋白質		6.3g
脂肪		0.1g
碳水化合物		26.6g
礦物質	鉀	600mg
	鈣	5mg
	鐵	0.8mg
維生素	B_1	0.12mg
	B_2	0.07mg
	C	2mg

象徵出人頭地 正月的吉利年菜

慈菇主要的營養成分為碳水化合物，此外，還富含可將多餘的鈉排出體外的鉀、有利骨骼強健的鈣質等。慈菇原產於中國華中、華南一帶，生長於淺水溝、溪邊或水田中；後續廣植至新疆阿勒泰等地的溫帶濕地，甚至遠播到歐洲、大洋洲等地。

慈菇可大致分為青慈菇、白慈菇與吹田慈菇三種。在日本主要食用外皮微綠的青慈菇，口感爽脆。又因慈菇會在十二月冒芽，其「出人頭地」的意象被視為正月的好兆頭，常被用來做成年菜。

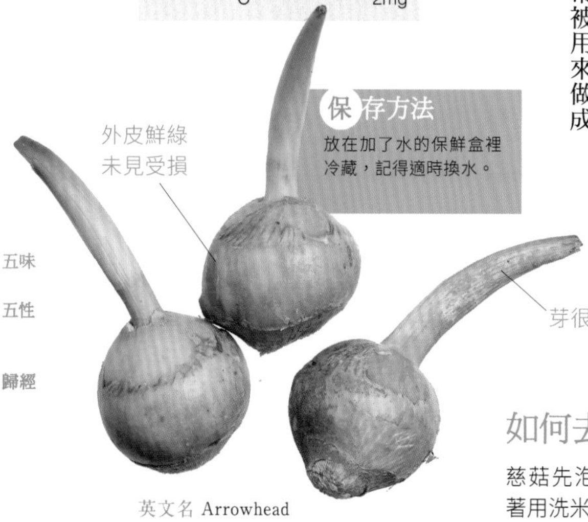

保存方法

放在加了水的保鮮盒裡冷藏，記得適時換水。

五味：苦甘
五性：涼
歸經：心·肝·肺·胃

營養豐富 適合孕婦食用

慈菇富含葉酸、膳食纖維和鉀。其中葉酸是懷孕初期建議積極攝取的養分；膳食纖維則能改善便祕；鉀可預防高血壓，很適合孕婦食用。

如何去除澀味？

慈菇先泡水一個小時，接著用洗米水煮 10 分鐘再沖乾淨，即可去除澀味。

英文名 Arrowhead
別名 田尾、燕尾草、剪刀草
熱量（100g 中）126kcal
含醣量（100g 中）24.2g

產季月曆
1 2 3 4 5 6 7 8 9 10 11 12

百合

食品成分表（可食用部分每100g）

蛋白質		3.8g
脂肪		0.1g
碳水化合物		28.3g
礦物質	鉀	740mg
	鈣	10mg
	鐵	1.0mg
維生素	B_1	0.08mg
	B_2	0.07mg
	C	9mg

滋養強身的中藥材 可預防癌症

百合的主要成分是碳水化合物，屬於糖分含量較多的高熱量食材，同時富含鉀離子。除了澱粉、蛋白質、維生素 B_1 等營養素之外，百合還含有秋水仙鹼等多種生物鹼，不但能有效滋補人體，對癌症也有一定的療效或預防效果。

常見的食用百合是小鬼百合或山百合的球根，由多層鱗片堆疊而成，稱為鱗莖。由於百合從栽種到長成，需要花六年左右的時間，故能大量吸收田裡的養分。自古日本與中國便將百合視為可滋養強身的中藥材，更有取百合鱗莖入菜的習慣。

英文名 Lily bulb
別名 百合根
熱量（100g 中）125kcal
含醣量（100g 中）22.9g

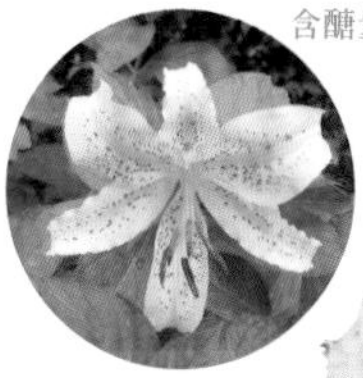

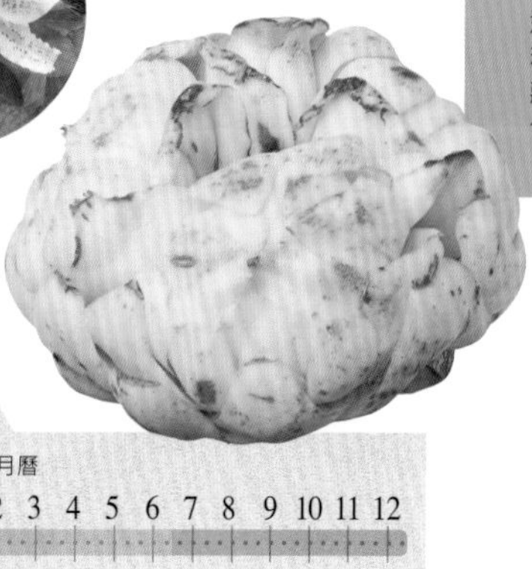

保存方法

連同木屑一起裝袋冷藏，可保存一個月。若手邊沒有木屑，也可直接放塑膠袋冷藏。若是剝好的鱗莖，先用鹽水汆燙後再包上保鮮膜，置於冷藏室保鮮即可。

不易流失的鉀離子

一般蔬菜裡的鉀離子經汆燙後很容易流失，百合裡頭的鉀則沒有這個問題，能有效被人體攝取。此外，百合還富含可運送鉀離子的鎂，對於水腫、慢性疲勞等症狀都有舒緩效果。

穩定情緒的中藥材

中國與日本會取百合入藥，除了能滋養強身、止咳或利尿，據說還有穩定情緒、舒眠等鎮定效果，可改善虛弱、慢性支氣管炎，以及結核病的症狀。

五味：苦
五性：涼
歸經：心·肺

產季月曆
1 2 3 4 5 6 7 8 9 10 11 12

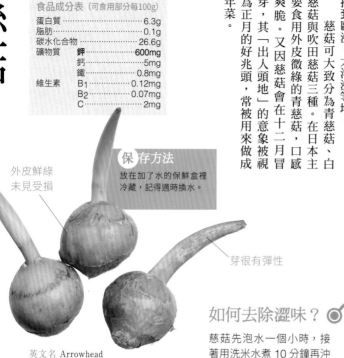

薑黃

薑黃的種類眾多，包括秋天開花的秋薑黃、春天開花的春薑黃，以及切口為紫色的紫薑黃等。一般指稱的薑黃是秋薑黃，將秋薑黃肥厚的地下莖磨成粉後，就是咖哩香料常用的黃色薑黃粉。

薑黃大約於室町時期引進沖繩，當時稱之為「鬱金」，但與鬱金香並無關係。當地人將薑黃視為珍貴的藥草，至今沖繩地區仍會喝薑黃茶防宿醉。薑黃除了含有可促進肝功能的薑黃素，也富含膳食纖維、鈣、鎂、鐵、鉀等礦物質。薑黃素為脂溶性，與油脂一起烹煮可提高吸收率；若與黑胡椒一同食用，胡椒鹼亦可提高薑黃素的吸收率。

! 特別提醒：有肝功能障礙者，若長期或過量攝取薑黃，容易囤積過多的鐵質，使病況更加惡化。特別是在食用保健食品或喝飲品時，很容易不小心攝取過量，務必遵照包裝上的指示，並注意服用量。

有益肝臟並預防失智

英文名 Turmeric
別名 毛薑黃、毛薑黃、鬱金
熱量（100g 中）
312kcal

五味 辛·苦
五性 寒
歸經 肝·心

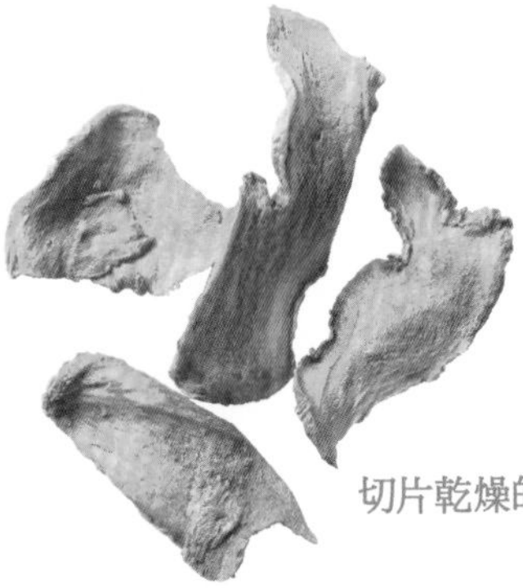
切片乾燥的薑黃

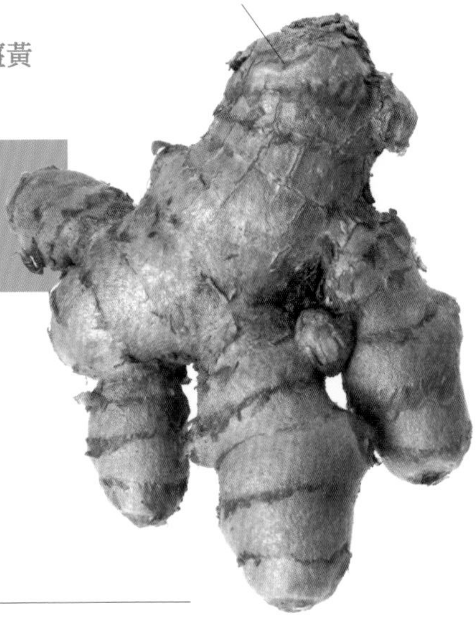

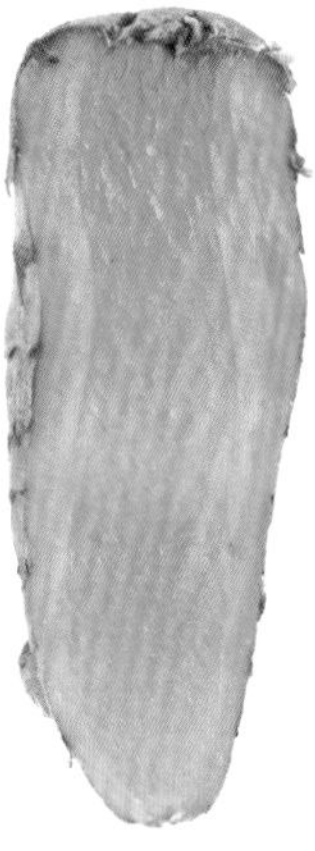

保存方法

用濕報紙包起來後，放入塑膠袋內置於冷藏室保鮮。也可洗淨後磨成泥，分成小袋冷凍保存。

以薑黃粉取代番紅花

烹煮西班牙海鮮燉飯需要使用昂貴的番紅花，目的是為了上色，可取薑黃粉代替。烹調時加點薑黃粉、奶油和鹽巴，就能煮出色香味俱全的薑黃飯。

薑黃粉與薑黃酒

將洗淨的薑黃切薄片、晒乾後碎成粉末，篩掉粗纖維就成了薑黃粉，可放密封罐保存。若將切片薑黃加上砂糖和酒浸泡，就成了薑黃酒。浸泡約一年左右就能飲用，可消除疲勞、強身健胃。

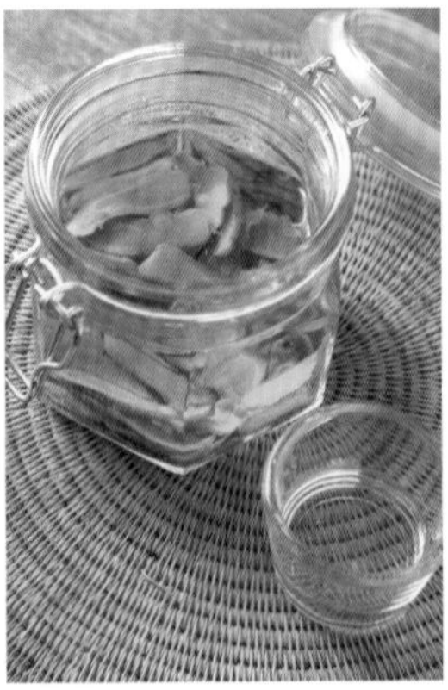

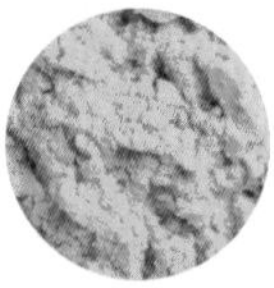

產季月曆
1 2 3 4 5 6 7 8 9 10 11 12

薑黃素

促進肝功能、預防宿醉的多酚化合物

薑黃素是一種多酚化合物，尤其秋薑黃裡含量特別多。薑黃素除了抗氧化，還能促進肝功能、預防宿醉，並增加膽汁分泌以降低膽固醇。薑黃素還可避免蛋白質過度囤積，在預防阿茲海默症的功效上頗受矚目。除此之外，薑黃素還能降低輻射線危害，故也被應用於太空食物的咖哩中。薑黃素一日的成人攝取量，建議以每公斤體重 3 毫克計算。在安全考量下，每日攝取量在 200 毫克內較為保險，可避免攝取過多產生反效果。

健胃作用

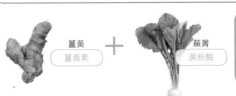

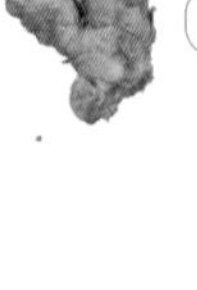
薑黃
薑黃素
＋
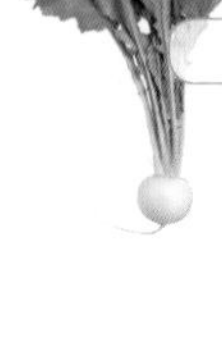
蕪菁
澱粉酶

＊儘管食用薑黃素可能引發副作用，但其對人體健康的貢獻仍值得期待。請務必按照個人身體狀況攝取，必要時還請諮詢醫師意見。

草石蠶

口感類似百合 可改善腦中風與失智

草石蠶為唇形科植物，一般取其地下根末端二～四公分的塊莖食用。因塊莖形狀與色澤很像石蛾的幼蟲（石蠶），故稱草石蠶。在日本一般都做成紅色醃菜，口感類似百合，可作為年菜料理的點綴。據近期的研究報告分析，草石蠶的藥理作用豐富，除了有助改善腦中風或失智，也有降低體溫的效果。

英文名 Chinese artichoke
別名 甘露子、甘螺子

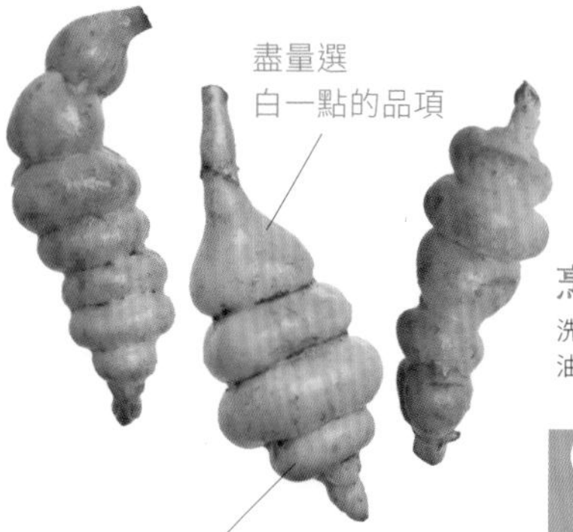
盡量選
白一點的品項
外型為鼓脹的
螺旋狀

烹調方式

洗淨後可做成味噌漬、醋漬或醬油漬物，或不裹麵衣直接油炸。

保存方法

放入塑膠袋後置於冷藏室保鮮，避免乾燥。若想長期保存，建議埋進土裡，要食用時再採收。

豆薯

生吃熟食皆適合 營養豐富的高效能蔬菜

原產於北美地區的豆科藤蔓植物，可長出外型像地瓜、大小不一的地下塊根。豆薯的營養價值很高，鈣、蛋白質、鐵與膳食纖維等營養素含量，是地瓜和馬鈴薯的好幾倍。此外，豆薯還含有大豆常見的大豆異黃酮，以及可降低血壓的胜肽，堪稱高效能的蔬菜。生吃爽脆甘甜，亦可熟食，由於口感與荸薺相似而被視為荸薺的替代品。

英文名 Apios
別名 田薯、豆仔薯

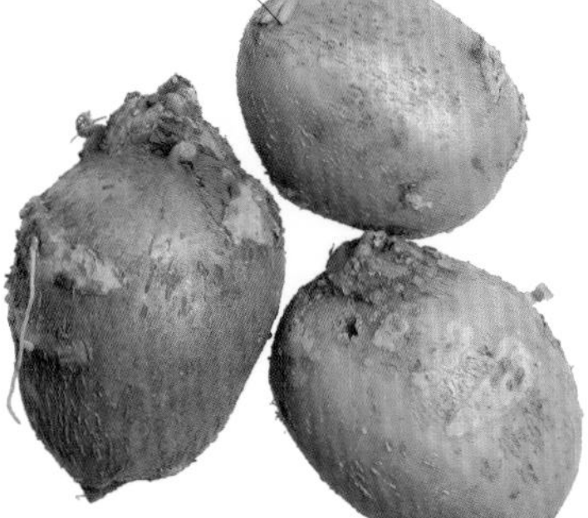
外型渾圓

烹調方式

帶皮放入煮滾的鹽中水汆燙，或整顆不裹粉油炸，品嘗黏糊的口感。

保存方法

用報紙包好後置於陰涼處，或放入塑膠袋，置於冷藏室保鮮。冬天建議埋進土裡。

塊根芹

外型肥大且氣味濃郁 適合磨泥做沙拉

塊根芹是芹科西洋芹的變種植物，氣味比西洋芹更濃郁、風味細緻。一般多取其肥大的塊根食用，越大的塊根芹纖維就越粗，因此十～十五公分的大小最佳。塊根芹在歐洲是很常見的蔬菜，可直接生吃，或是煎、烤、磨成泥做沙拉，在歐洲就有將塊根芹泥與馬鈴薯泥一起拌勻食用的習慣。日本的塊根芹完全依賴進口，價格相當昂貴。塊根芹沒有特別突出的營養成分，但澱粉、維生素B_1、C、膳食纖維等養分含量相當均衡。

英文名 Celeriac
別名 根芹菜、芋芹菜、芹菜頭

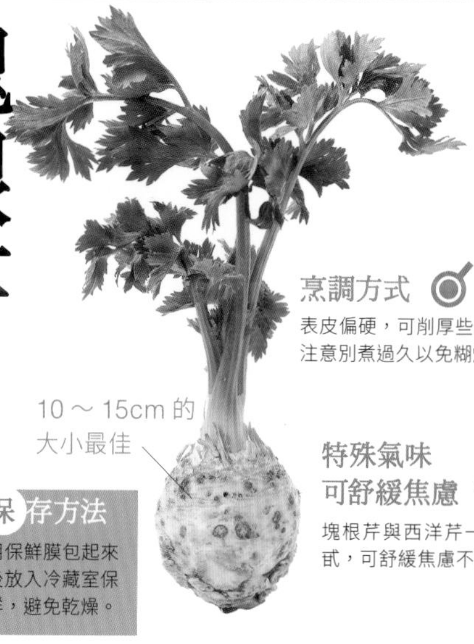
10～15cm 的
大小最佳

烹調方式

表皮偏硬，可削厚些去除澀味。注意別煮過久以免糊爛。

特殊氣味可舒緩焦慮

塊根芹與西洋芹一樣含有芹菜甙，可舒緩焦慮不安。

保存方法

用保鮮膜包起來後放入冷藏室保鮮，避免乾燥。

地瓜

食品成分表（可食用部分每100g）
連皮地瓜

蛋白質		0.9g
脂肪		0.5g
碳水化合物		33.1g
礦物質	鈣	40mg
	鐵	0.5mg
維生素	A　β-胡蘿蔔素當量	40μg
	B1	0.10mg
	B2	0.02mg
	C	25mg

1 條（長 18 ～ 20cm、直徑 4 ～ 5cm）約：200g
淨重：（削掉外皮、去頭去尾）180g / 238kcal

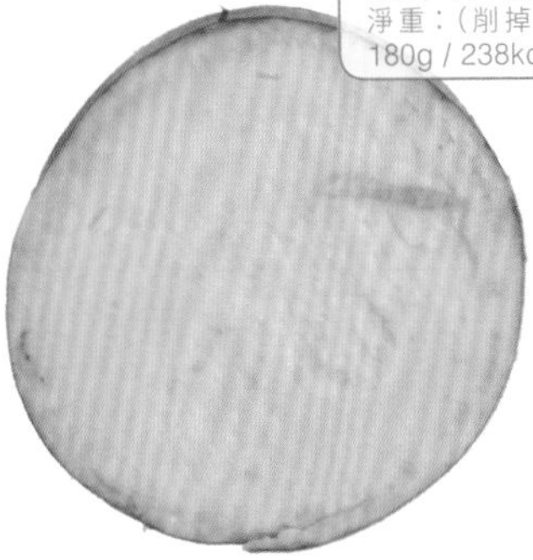

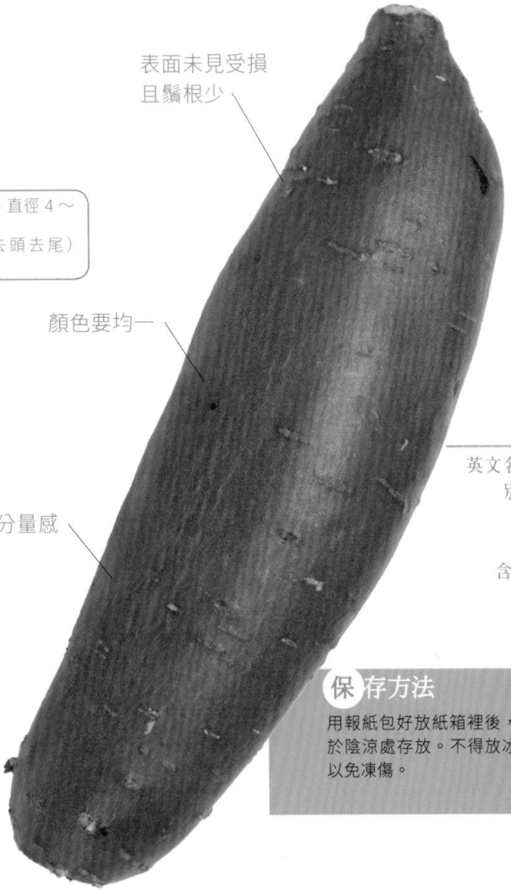

英文名 Sweet potato
別名 甘薯、番薯
熱量（100g 中）140kcal
含醣量（100g 中）30.3g

五味　甘
五性　涼
歸經　心 腎

保存方法

用報紙包好放紙箱裡後，置於陰涼處存放。不得放冰箱以免凍傷。

鬆軟種地瓜

日本鬆軟種地瓜的代表品種包含關東地區的紅東、西日本的高系 14 號。紅東又有改良品種紅黃金；高系 14 號則衍生出鳴門金時與紅薩摩等品種。

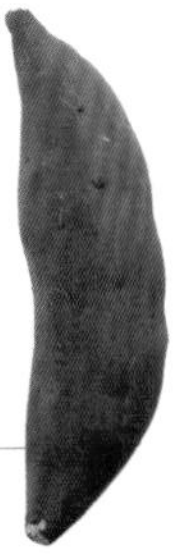
紅東

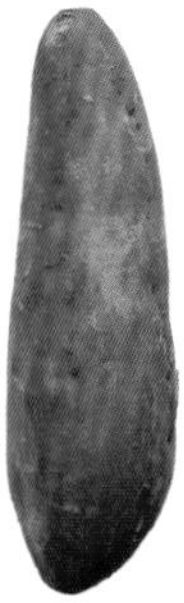
鳴門金時

濕潤種地瓜

香氣濃郁，帶有濕潤的口感，如安納芋、蜜芋等，至今仍陸續推出新品種。

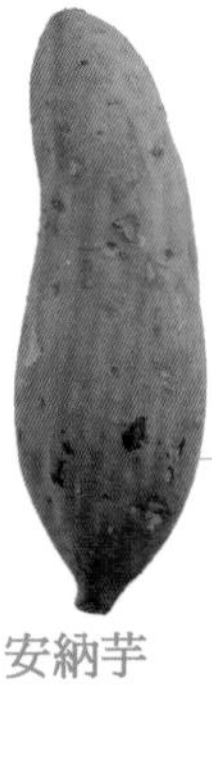
安納芋

彩色品種

地瓜也有各色品種，例如含胡蘿蔔素的橙色人蔘芋，以及甜度與水分較少，表皮為白色的白豐或黃金千貫等。

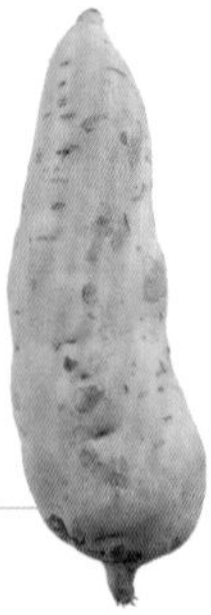
黃金千貫

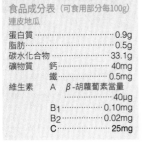

產季月曆
1 2 3 4 5 6 7 8 9 10 11 12（產季：3～9月）

可調整腸道菌的膳食纖維

地瓜的主要成分是澱粉等醣類，其中不易囤積於體內的寡糖含量很高。此外，地瓜還富含紫茉莉苷、耐熱的維生素C、維生素E、β-胡蘿蔔素、鉀、鈣、膳食纖維等營養成分，具有很高的實用價值。地瓜皮則含有可抗氧化的多酚化合物，建議洗淨後連皮食用。

地瓜屬於旋花科植物，通常取其塊根食用。其外層有很多鬚根，可深入地底吸收土壤養分，因此無論如何貧瘠的土地，地瓜都能長得很好，自古便被當作饑荒或缺糧時的救濟食物。

地瓜原產於美洲的熱帶地區，最初由印第安人成功種植，優點在於抗病蟲害強，對土壤品質要求較低，栽培容易。十五世紀哥倫布初見西班牙女王伊莎貝拉時，將地瓜獻給女王；到了十六世紀初，全西班牙已普遍種植地瓜。而後，西班牙水手把地瓜攜至菲律賓和摩鹿加群島，使之傳遍亞洲各地。到了江戶時代，地瓜從中國被引進沖繩。起初地瓜以中國的名稱「甘薯」為名，或因其來自唐朝而稱之為「唐芋」，後來才廣泛種植於日本的種子島或薩摩等地。因此，當地瓜引進關東地區時，便以其來自薩摩地區而稱之為薩摩芋。

在家用微波爐做烤地瓜

想讓地瓜變得更甜，必須先將澱粉分解，轉換成麥芽糖等甘味成分，其關鍵在於酵素 β- 澱粉酶。β- 澱粉酶在 60 ～ 70℃時最為活絡，而將地瓜的水分減去 15 ～ 30%最甜。一般市售烤地瓜便是用這樣的溫度持續烤 60 分鐘而來，可將地瓜的甜度完全釋出。這樣的美味在家也吃得到，將地瓜洗淨後用濕紙巾包住，再裹上保鮮膜，將微波爐開至 600 瓦，正反面各加熱 1 分鐘。接著切換至解凍模式，正反面加熱 7 分鐘即可。

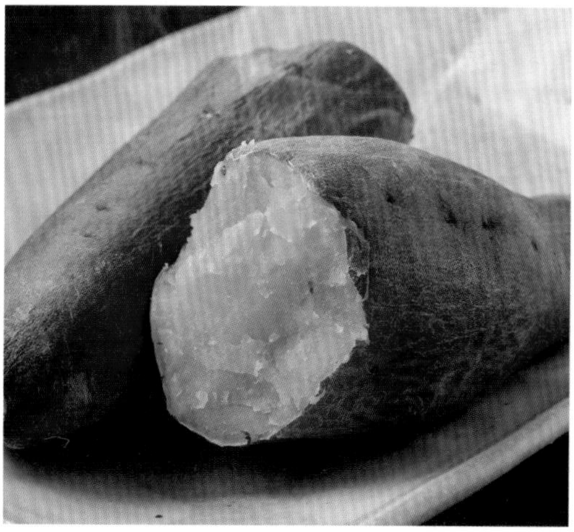

寡糖

不易被人體吸收，有助緩解便祕

蔬菜的根部或種子含有寡糖，肉品與魚類則幾乎沒有。寡糖不同於葡萄糖或果糖，不易在胃或腸道中被吸收或分解，也不容易囤積，故能隨著糞便排出體外，可說是較不會讓人發胖的糖分。此外，當寡糖進入腸道時，可成為比菲德氏菌的能量來源，故有清腸健胃的效果。當腸子蠕動更順暢，自然能緩解便祕症狀。大蒜、洋蔥、牛蒡、蘆筍、大豆、麥類等食物裡皆含寡糖，可從這些天然食物攝取。

紫茉莉苷

地瓜獨有的營養成分

生鮮地瓜一切開就會出現白色黏液，此為紫茉莉苷，可保護胃部黏膜組織、促進腸道蠕動、軟化糞便。地瓜皮裡的紫茉莉苷含量最高，且較耐熱不怕被破壞，因此建議地瓜要連皮吃。

整腸作用

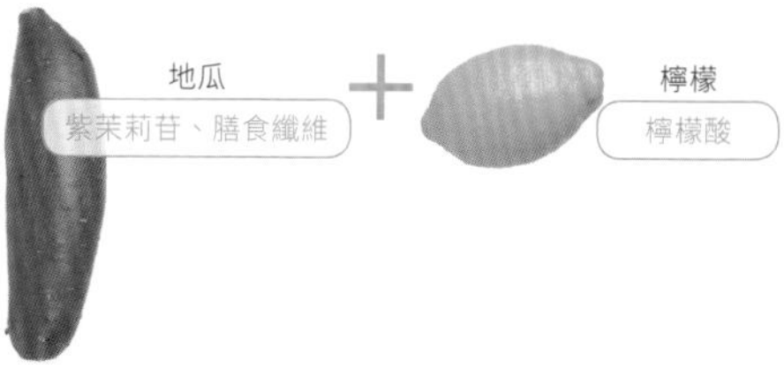

花青素含量豐富的紫心地瓜

比起紅心地瓜，紫心地瓜含有更豐富的花青素，抗氧化能力也更強大。除了抑制活性氧生成、預防癌症與生活習慣病之外，還可消除眼部疲勞。紫心地瓜富含澱粉、蛋白質、糖分、紫色素、綠原酸、維生素，維生素 C 的含量更是蘋果、葡萄、梨的十倍以上。在風味上，紫心地瓜甜度略低於紅心地瓜，適合用於加工食品。綾紫或紫優等品種，可萃取其紫色色素使用；甜芋片或蒙布朗等甜點，則取自甜度較高的紫蜜芋或沖夢紫等品種。

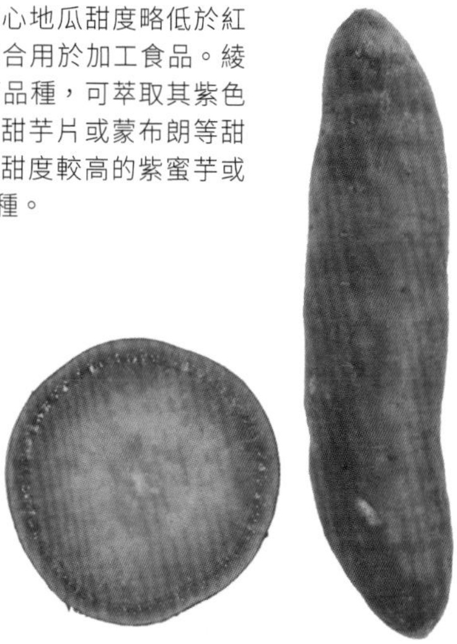

減肥時適合吃地瓜嗎？

一般人都覺得地瓜帶有甜味，熱量一定很高。但實際上，150 公克的白米飯，熱量約為 250 大卡，相較於此，150 公克的地瓜則只有 190 大卡。因此，以地瓜代替米飯作為主食，可有效減少熱量攝取。而在升糖指數的表現上，米飯為 84，蒸地瓜約 50，烤地瓜則有 100 左右。當血糖值上升得越慢，越能抑制胰島素分泌，人也就越不容易發胖。因此想瘦身減重者，建議食用蒸地瓜。

不容易被破壞的維生素 C

一般的維生素 C 較不耐熱，但地瓜裡的維生素 C 因為被澱粉包裹，帶有天然的保護層，即便加熱也不易被破壞。

不易消化的抗性澱粉 有助血糖控制與瘦身減重

地瓜裡的澱粉又稱抗性澱粉，最大特徵在於不易被人體消化。抗性澱粉不會在小腸裡被分解，進入大腸後還能成為益生菌的能量來源，可與膳食纖維共同調整腸道菌叢。除了能消解便祕，還有瘦身減重、抑制血糖上升等效果。

馬鈴薯

馬鈴薯最大的營養特徵，在於富含維生素C，抗氧化力強大。和地瓜一樣，馬鈴薯裡的維生素C外層也被澱粉包裹，即使加熱也不易破壞，可被人體有效攝取。且收成後靜置一段時間的馬鈴薯，維生素C含量會比新鮮馬鈴薯還要多。此外，馬鈴薯還富含可協助人體排除鹽分的鉀，以及可消解壓力、穩定情緒的GABA（γ胺基丁酸）等。

馬鈴薯與稻米、小麥、玉米並列世界四大主食作物，原產於南美洲秘魯與波利維亞境內的安地斯山脈，人工栽培的歷史最早可追溯到西元前八千～西元前五千年。隨著西班牙征服印加帝國，馬鈴薯在十六世紀下半葉被西班牙人帶回到歐洲而傳播開來；後續又被歐洲的探險者和殖民者帶往世界各地。

約在江戶時期，馬鈴薯從Jacatra（印尼首都雅加達Jakarta的舊稱）傳到長崎一帶，被稱為「Jacataraimo」，後來才演變成現在的「Jagaimo」（馬鈴薯的日語發音）。明治維新後，日本正式在北海道大規模闢地種植馬鈴薯。主要品種包括黏性少且口感鬆軟的「男爵」，因不耐煮，適合做馬鈴薯泥或可樂餅，以及肉質細緻有黏性且不易煮爛的「五月皇后」，適合做成馬鈴薯燉肉或炸物。

富含耐熱維生素C 有助預防感冒

英文名 Potato
別名 土豆、洋芋
熱量（100g 中）76kcal
含醣量（100g 中）16.3g

五味 甘
五性 平
歸經 脾・胃・大腸

以有彈性
不乾癟者為佳

1顆約：150g
淨重：135g / 105kcal

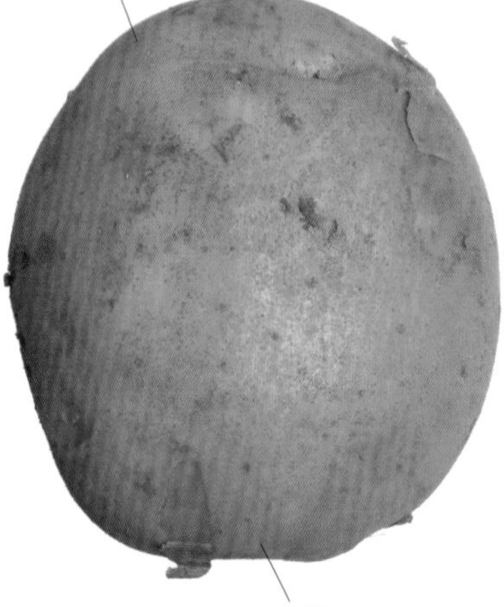

表皮為
均勻的淺褐色

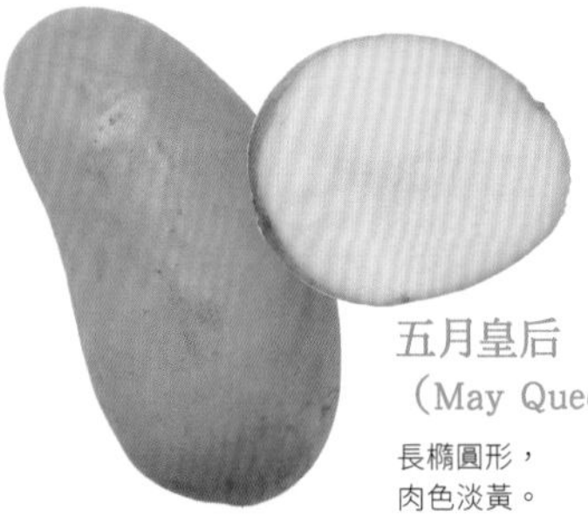

五月皇后
（May Queen）
長橢圓形，
肉色淡黃。

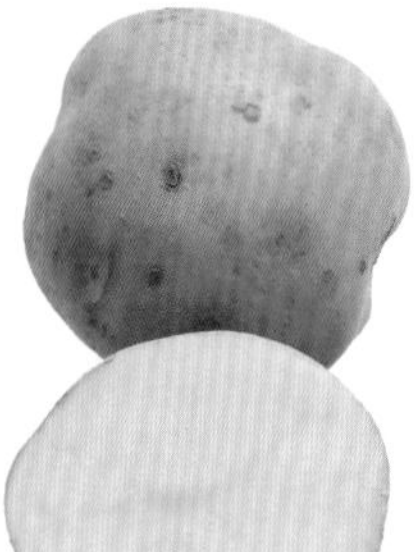

男爵
外型渾圓，
肉色較白。

保存方法
放入紙袋或紙箱後置於陰涼處存放。若要長期保存，可加顆蘋果，利用蘋果散發的乙烯氣抑制馬鈴薯發芽。

碳水化合物

提供人體熱量的三大營養素

碳水化合物中含有醣類，屬三大營養素之一，可提供人體活動所需熱量。從食物中攝取的碳水化合物，可於血液中轉化成葡萄糖等糖分，用以活絡大腦或身體機能。1公克的碳水化合物可製造4大卡熱量。

維生素C

可預防癌症的必需營養素

維生素C是高等靈長類動物與其他少數生物的必需營養素，可用來製造膠原蛋白，與骨骼或肌腱生長息息相關。此外，維生素C還能維持微血管、牙齒、軟骨、皮膚等部位的正常功能，更因其具優異的抗氧化力，可有效預防癌症或動脈硬化。

馬鈴薯的「馬鈴」是指什麼？

中國東北稱馬鈴薯為土豆、華北稱山藥蛋、西北一帶則稱洋芋。馬鈴薯一詞最早見於清朝年間的《松谿縣誌》，因其外型有如古代用的馬鈴而得名。馬鈴本來是牧人繫於牲口的小金屬鈴，用於避免家畜走失，現代已較為少見。

產季月曆

	1	2	3	4	5	6	7	8	9	10	11	12
全年	●	●	●	●	●	●	●	●	●	●	●	●
盛產期	●	●										

預防感冒

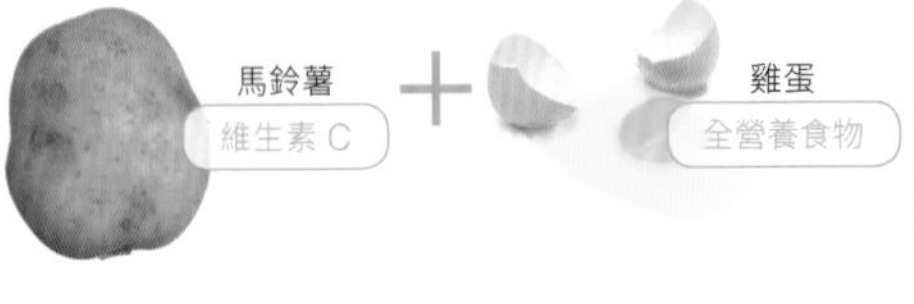

食品成分表（可食用部分每100g）

蛋白質		1.6g
脂肪		0.1g
碳水化合物		17.6g
礦物質	鈣	3mg
	鐵	0.4mg
維生素	B_1	0.09mg
	B_2	0.03mg
	C	35mg

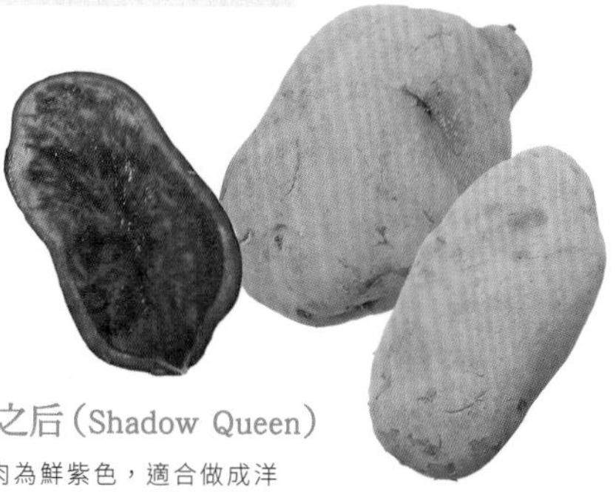

影之后（Shadow Queen）

果肉為鮮紫色，適合做成洋芋片或馬鈴薯燉肉。

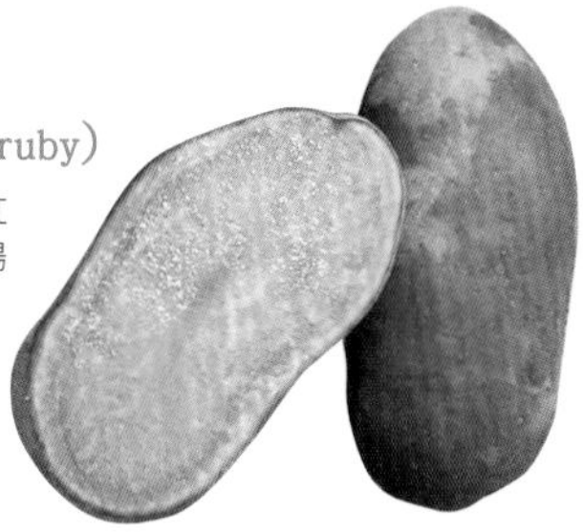

紅薯（Northern ruby）

加熱後仍為漂亮的粉紅色，適合做成奶油濃湯等料理。

富含各種營養的彩色品種

日本北海道盛產許多特有品種的馬鈴薯，有紫色、粉紅或深黃色等各色品項。「影之后」、「紅薯」、「北村崎馬鈴薯」（紫薯）這類紫色或粉紅品種，含多酚化合物花青素，具抗氧化效果；「印加的覺醒」的深黃色則來自類胡蘿蔔素玉米黃素，同樣具抗氧化力，可保護眼睛健康。

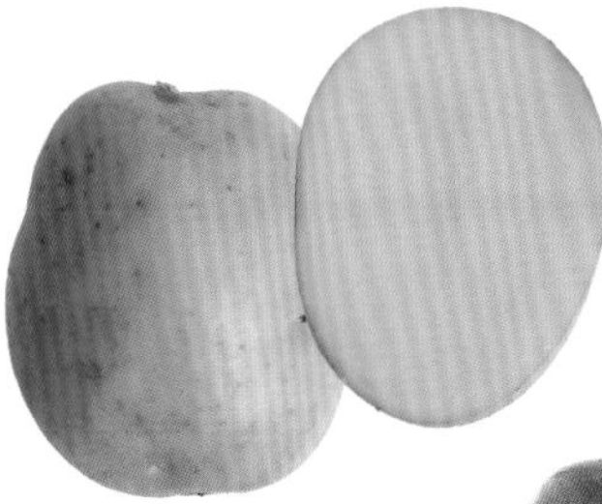

印加的覺醒（Awakening of Inca）

甜度高達 6 ～ 8 度，滋味相當甘甜。

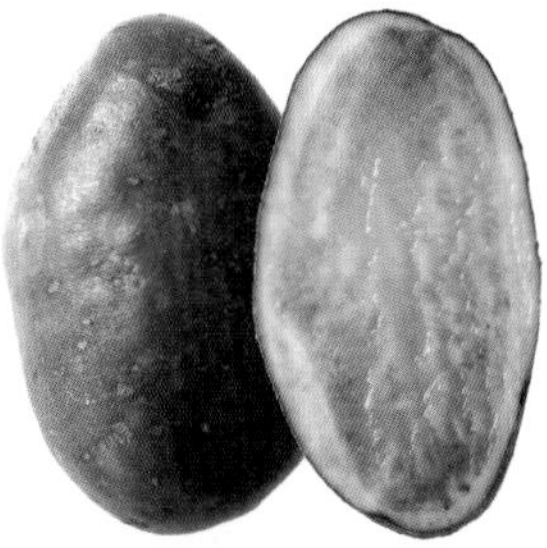

北村崎馬鈴薯（Kitamurasaki）

外皮和果肉皆為紫色，可做成洋芋片。

鎮定情緒 & 預防失智

目前已知馬鈴薯的中心部位含有豐富的 GABA，GABA 大多作用於小腦或大腦皮質等組織，屬於抑制性的神經傳導物質，可使腦部功能穩定正常，藉此預防失智，且有鎮定情緒的效果。

冷藏過後的馬鈴薯應避免高溫烹調

冷藏過後的馬鈴薯較不適合用來拌炒、油炸或煎烤。這是因為馬鈴薯經冷藏後，裡頭的澱粉會轉為糖分，這些糖分與馬鈴薯裡的胺基酸，會在高溫加熱時出現化學反應，產生具有致癌性的丙烯醯胺。因此，冷藏過後的馬鈴薯較適合以燙、煮、蒸的方式調理。

發芽的馬鈴薯還能吃嗎？

馬鈴薯晒了太陽後就會發芽，外皮會變成綠色。因發芽部位含天然毒素龍葵鹼或茄鹼，食用前必須徹底清除。但在仔細削皮、加熱煮熟後，裡頭仍可能含有微量茄鹼，無法完全排除中毒風險。

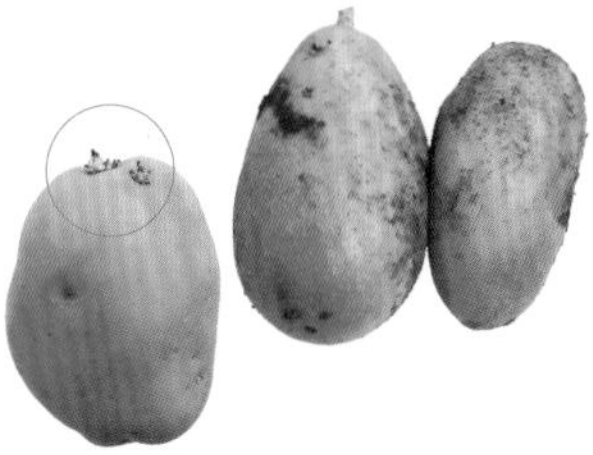

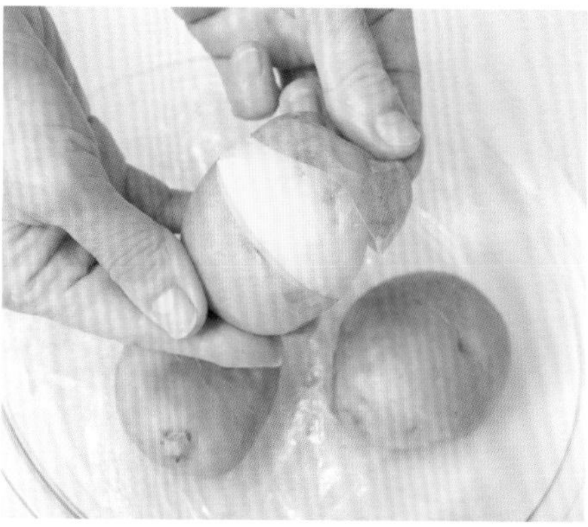

如何輕鬆剝除馬鈴薯皮？

將馬鈴薯清洗乾淨後，在正中央劃一圈 2 ～ 3mm 深的切口，接著包上保鮮膜微波加熱。取出放涼後，抓住切口處上下扭動，即可輕鬆剝除外皮。

燒燙傷或跌打損傷時可敷馬鈴薯泥

燒燙傷或跌打損傷時，將馬鈴薯磨成泥，加入麵粉與白醋充分攪拌塗於紗布上，可敷於患部。

芋頭

食品成分表（可食用部分每100g）

蛋白質		1.5g
脂肪		0.1g
碳水化合物		**13.1g**
礦物質	鈣	10mg
	鐵	0.5mg
維生素	A β-胡蘿蔔素當量	5μg
	B_1	0.07mg
	B_2	0.02mg
	C	6mg

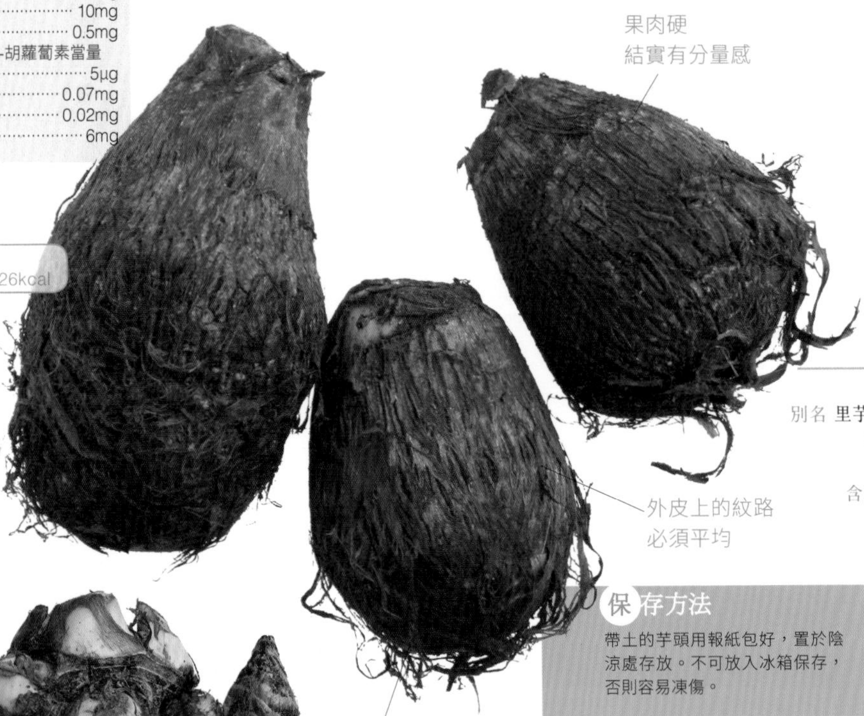

英文名 Taro
別名 里芋、畠芋、宇毛
熱量（100g 中）
58kcal
含醣量（100g 中）
10.8g

保存方法

帶土的芋頭用報紙包好，置於陰涼處存放。不可放入冰箱保存，否則容易凍傷。

五味 甘辛
五性 平
歸經 脾・小腸

八頭芋

母芋和子芋長在一起，口感鬆綿，被視為好兆頭，常用於日本年節料理。

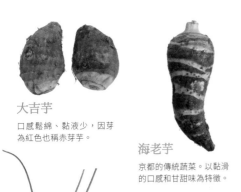

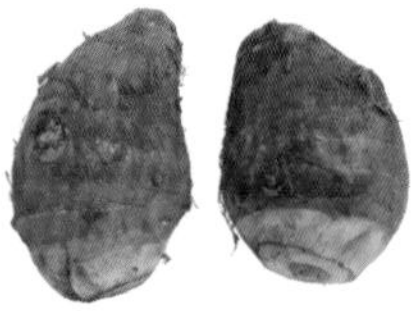

大吉芋

口感鬆綿、黏液少，因芽為紅色也稱赤芽芋。

海老芋

京都的傳統蔬菜。以黏滑的口感和甘甜味為特徵。

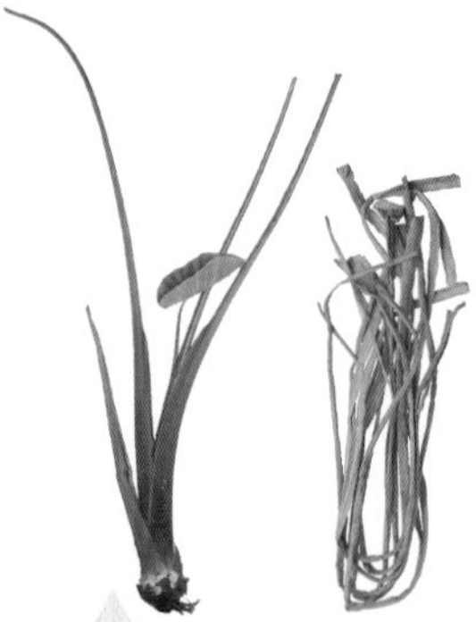

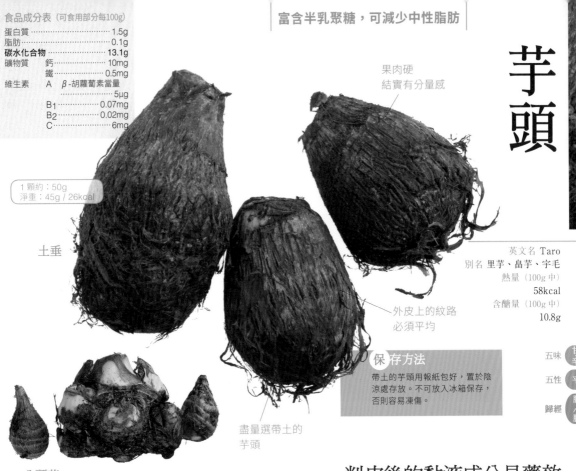

芋莖與葉柄乾

芋頭或蓮芋的葉柄稱為芋莖，去皮後煮熟可食用。乾燥後的芋莖稱為葉柄乾。

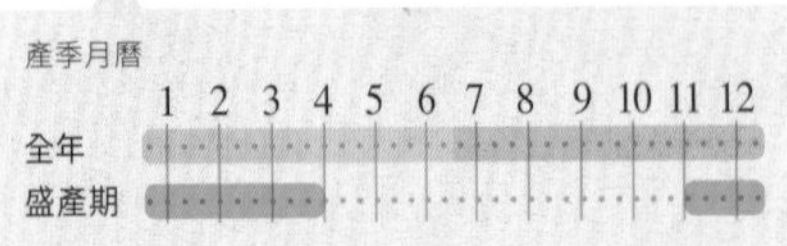

削皮後的黏液成分具藥效

芋頭的主要成分雖是澱粉，但因水分含量較高，與其他芋薯類相比，熱量相對較低。除了含有可排除體內鹽分的鉀、調整腸道菌叢的膳食纖維之外，還有可將糖分轉為熱量的維生素B_1，以及可幫助代謝的鉬等養分。

芋頭削皮後的黏液成分具有藥效，可保護黏膜組織，預防胃腸被細菌入侵。此黏液成分屬半乳聚糖等多醣類，可有效減少中性脂肪，進而預防動脈硬化。且因其無法被身體消化酵素分解，攝取再多也不怕脂肪堆積。

早從繩文時代，芋頭便被引進日本，是當時人們主要的熱量來源。而在馬鈴薯或地瓜於江戶時代進入日本之前，日本人所說的芋薯類，指的就是芋頭。

芋頭的中心點有母芽，四周會長出子芋或孫芋，被視為多子多孫的好兆頭，也是正月料理常用的食材。目前日本超市常見的芋頭多產自關東地區，俗稱土垂。其他還有母芋和子芋長在一起的八頭芋，以及外型如蝦子彎曲的京都傳統蔬菜海老芋等。

另外，在臺灣的原住民中，排灣族會利用特殊的窯烤方式將芋頭做成芋頭乾以利保存。芋頭乾可單吃或做成料理，也能磨成芋乾粉。芋莖亦可作為食材入菜，但須截取特定部位，並以特定方式處理，否則食用後易導致身體不適。

削皮時黏液沾手怎麼辦？

芋頭洗淨後以刀子切開、削皮時，裡頭的黏液會讓手變得滑滑的，此時可先靜置一段時間，等芋頭乾燥後比較好削。

不怕手癢的剝皮法

芋頭和山藥一樣富含草酸鈣，為其鮮味的來源。草酸鈣實為荊棘狀的結晶體，一觸及皮膚就會引發搔癢。好在草酸鈣既不耐熱也不耐酸，剝芋頭皮時，可先在手上抹點稀釋後的白醋，藉此減輕搔癢的感覺。

治療跌打損傷、消炎鎮痛的民俗療法

將芋頭磨成泥，加入生薑與麵粉攪拌後敷於患部，有治療肩頸痠痛、跌打損傷、乳腺炎或喉嚨痛等效果。這是因為芋頭裡含量豐富的鉀發揮了滲透壓作用的緣故。

鉬　促進代謝的礦物質

鉬是能夠幫助身體代謝功能的礦物質，存在於肝臟或腎臟，可促進發育及生長，並協助醣類、脂肪代謝，同時也是人體形成尿酸時不可或缺的微量礦物質之一。人體所需的鉬量並不高，從日常飲食即可充分攝取。但一旦缺少鉬，便容易引發貧血、頻脈、頭痛、夜盲症、尿酸代謝障礙、不孕等問題。食材裡的鉬含量相當微量，很難正確測出，一般來說，芋頭或豆類等食材的含量較多。

每 100g 裡的鉬含量

第 1 名 炒熟青大豆 ⋯⋯⋯800 μg ▶P.194 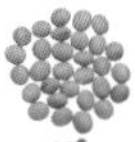

第 2 名 紅豆 ⋯⋯⋯⋯⋯⋯210 μg ▶P.196 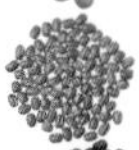

第 3 名 大角豆 ⋯⋯⋯⋯⋯380 μg ▶P.197 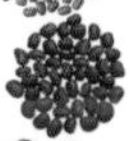

第 4 名 大吉芋 ⋯⋯⋯⋯⋯ 24 μg ▶P.100 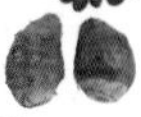

第 5 名 芋頭 ⋯⋯⋯⋯⋯⋯ 8 μg ▶P.100 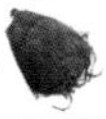

活化肝功能

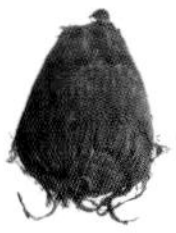

芋頭
膳食纖維

＋

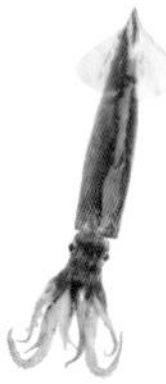

魷魚
牛磺酸

芋頭切開後有紅斑，還能吃嗎？

芋頭切開後，如果中心有紅色斑點或外側變紅，是因為裡頭的多酚化合物花青素氧化所致。收成後放太久的芋頭常會有這種現象，仍可安心食用，但風味已比新鮮芋頭來得差，建議芋頭買回後應盡早食用完畢。

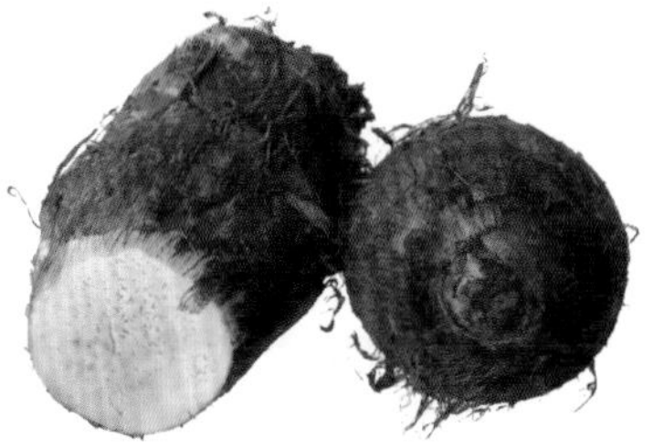

為何有些芋頭久煮不爛？

芋頭在生長期間，需要補充適量的氮肥與磷肥，使根莖成長茁壯。但到了採收期仍未停止施肥，根莖就會持續長大，此時採收的芋頭會變得硬梆梆，無論煮再久都不會爛，稱為「水晶症」。建議把這樣的芋頭削成薄片，可讓口感好一些。

洗淨後帶皮蒸熟，營養不流失

芋頭富含可排除鈉、抑制血壓上升的鉀離子。因鉀易溶於水，故建議將芋頭洗淨後直接帶皮蒸熟，不僅容易剝皮，還能避免鉀離子在蒸熟的過程中流失。

如何讓芋頭更容易入味？

芋頭帶有黏性，若直接下鍋燉煮，內層較不容易入味，因此烹煮前需要先將黏液清除。先將芋頭削皮後，加鹽巴充分搓揉、沖洗，接著用大鍋水煮熟，最後再用冷水洗淨，即可去除黏液。

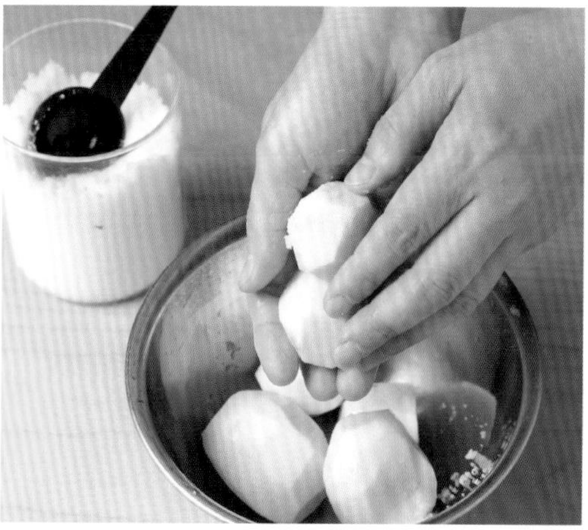

山藥

山藥的營養價值很高，富含可消除疲勞的精胺酸、可排除體內鈉離子的鉀；且其黏液成分可促進細胞增生，保護眼睛、鼻腔黏膜或胃壁組織。此外，山藥還有豐富的澱粉酶消化酵素，可分解澱粉、幫助消化，達到促進營養吸收的效果。但因澱粉酶本身不耐熱，建議直接磨成山藥泥生吃。近年來的研究更發現，山藥可誘導產生干擾素，藉此增強人體免疫功能。

實際上，山藥並不是指單一物種，而是薯蕷科底下的芋薯類總稱，種類繁多，包含長芋（長薯）、自然薯、銀杏薯蕷或佛掌薯蕷等。具有滋養強身的功效，自古以來就被當成中藥材使用。

增強免疫力 消除疲勞

英文名 Japanese yam
別名 山之芋、薯蕷
熱量（100g 中）
121kcal（自然薯）
含醣量（100g 中）
24.7g（自然薯）

五味 甘
五性 溫
歸經 心・脾・肺・腎

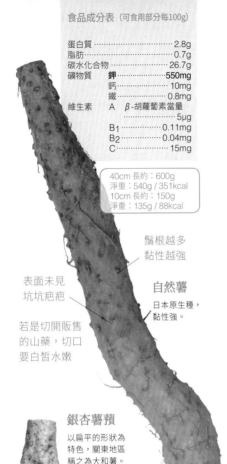

食品成分表（可食用部分每100g）

蛋白質		2.8g
脂肪		0.7g
碳水化合物		26.7g
礦物質	鉀	550mg
	鈣	10mg
	鐵	0.8mg
維生素	A β-胡蘿蔔素當量	5μg
	B1	0.11mg
	B2	0.04mg
	C	15mg

40cm 長約：600g
淨重：540g / 351kcal
10cm 長約：150g
淨重：135g / 88kcal

鬚根越多黏性越強

表面未見坑坑疤疤

若是切開販售的山藥，切口要白皙水嫩

自然薯
日本原生種，黏性強。

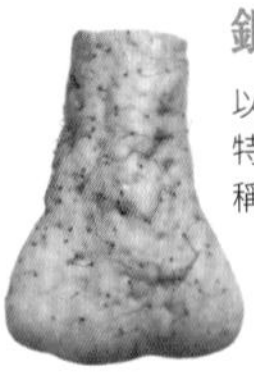

銀杏薯蕷
以扁平的形狀為特色，關東地區稱之為大和薯。

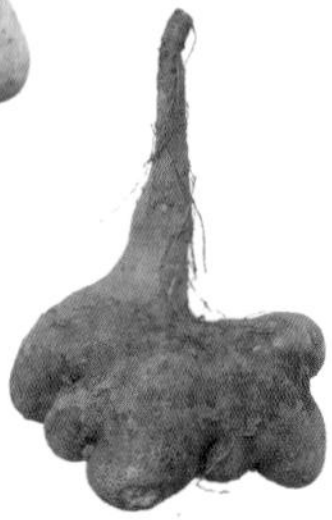

薯蕷
水分少、黏性強的品種。常用做和菓子的原料。

自古以來即被入藥使用

山藥俗稱淮山，具有滋養強身、祛痰止咳、止瀉等補氣的藥效。在民俗療法裡，也常透過山藥補充感冒或缺乏元氣時的營養。

薯蕷皂素可防失智

山藥含有薯蕷皂素，屬於植物性雌激素，能增加變少的賀爾蒙，並強化肌肉訓練的效果，甚至還能刺激乳腺分泌、使女性更加豐滿，並改善更年期不適症狀。近年研究也證實，攝取薯蕷皂素，可減少引發阿茲海默型的失智症纖維性蛋白質「β 類澱粉蛋白」堆積，藉此預防失智。

使人發癢的結晶成分

生吃山藥泥時，若不小心碰到手或嘴邊，很容易引起搔癢，這是表皮接觸到山藥裡頭的草酸鈣所致。草酸鈣是一種荊棘狀結晶，儘管不具毒性也非過敏原，仍會使人發癢。此時可用醋水或檸檬水沖洗，減緩搔癢狀況。

生食要直切，加熱要橫切

生吃山藥時，必須沿著纖維直切，吃起來才會爽脆。若是油炸或燒烤，就得橫切成圓片以截斷纖維、增加甜度，使口感變得更鬆綿。

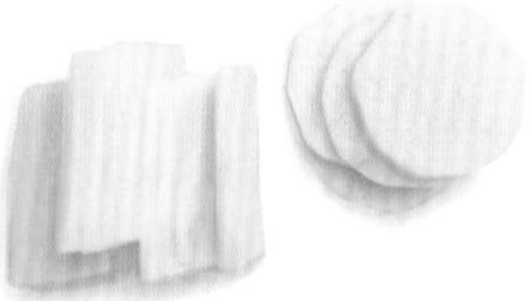

保存方法

帶皮的山藥用報紙包好，放入塑膠袋後，可置於冷藏室保鮮。若放木屑裡置於陰涼處，可保存長達三個月。

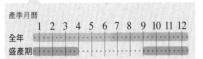

產季月曆

	1	2	3	4	5	6	7	8	9	10	11	12
全年	■	■	■	■	■	■	■	■	■	■	■	■
盛產期	■	■	■	■					■	■	■	■

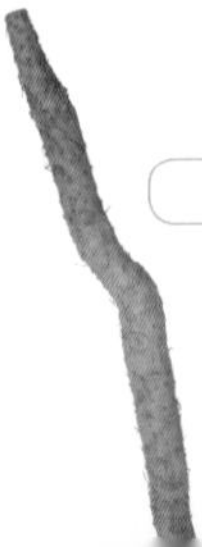

降血壓

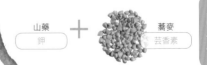

山藥 鉀 ＋ 蕎麥 芸香素

蒟蒻

食品成分表
（生芋蒟蒻．可食用部分每100g）

蛋白質		0.1g
碳水化合物		3.3g
礦物質	鈣	68mg
	鐵	0.6mg

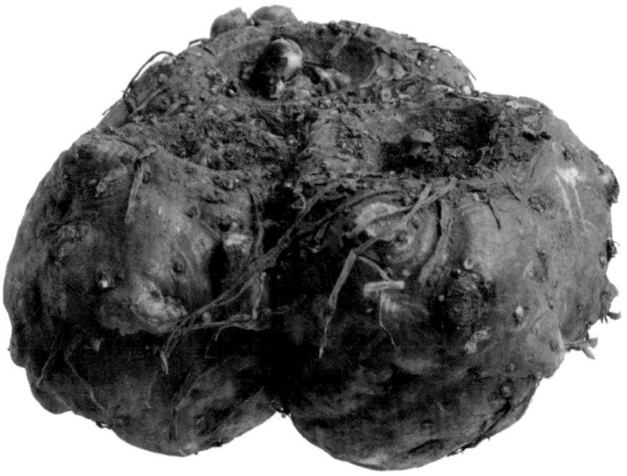

蒟蒻的主要成分幾乎全是水，熱量並不高。此外，蒟蒻還含有水溶性膳食纖維葡甘露聚糖，除了能降低膽固醇與血糖之外，還能改善腸道菌叢，可預防生活習慣病、消除肥胖或便祕的困擾，有助減肥。蒟蒻亦富含可製造骨骼與牙齒的鈣、排除體內鈉離子的鉀等礦物質。

市售蒟蒻多以天南星科的魔芋為原料加工製成。將魔芋磨成粉末後，接著加入水和氫氧化鈣（凝固劑）煮熟。此時，裡頭的葡甘露聚糖會呈現凝膠狀，蒟蒻特有的彈牙口感便是來自於此。

熱量較低 適合減肥食用

英文名 Elephant foot
別名 蒟蒻、魔芋
熱量（100g 中）7kcal
含醣量（100g 中）0.3g

甘辛 五味
寒 五性
脾·肺·胃·大腸 歸經

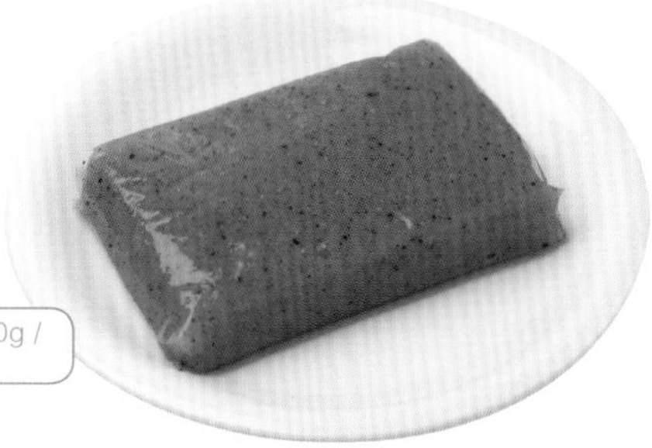

生芋蒟蒻 1 塊約 250g / 17.5kcal

保存方法

蒟蒻不耐低溫，放陰涼處保存即可。

如何去除蒟蒻的怪味？

蒟蒻生芋特有的異味，以及製作蒟蒻時添加的氫氧化鈣凝固劑等，都會導致蒟蒻出現怪味。即便是標榜「無須去澀」的蒟蒻商品，都難免會有些微的味道。若很介意這些異味，可於調理前將蒟蒻切塊汆燙、加鹽搓揉或乾煎，減輕怪味對料理的影響。

「蒟蒻」和「生芋蒟蒻」有何不同？

超市販售的蒟蒻產品，外袋上常有「生芋蒟蒻」與「蒟蒻」之別。其中遵古法製成的生芋蒟蒻，是以蒟蒻魔芋的生芋為原料，不僅做工費時，過程中還會加入生皮，故成品偏黑，但風味較佳。蒟蒻則是以精製的蒟蒻生芋粉製作，可大量生產，因此價格低廉。此外，由於以精緻生芋粉製作的蒟蒻外表較白，為使其呈現偏黑的生芋蒟蒻感，廠商大多會另外加入羊栖菜等海藻粉，以泛黑的蒟蒻塊形式販售。

葡甘露聚糖

維護腸道環境的減肥幫手

蒟蒻熱量低，可在胃部吸水膨脹數十倍，使人產生飽足感，故對減肥很有幫助。蒟蒻裡頭的葡甘露聚糖是無法被人體酵素消化的水溶性膳食纖維，能抑制糖分或膽固醇吸收、控制血糖值上升，因此有助於降低膽固醇或中性脂肪。此外，葡甘露聚糖也是一種常見的食品添加劑，可用來製作乳化劑和粘稠劑。

改善便祕困擾

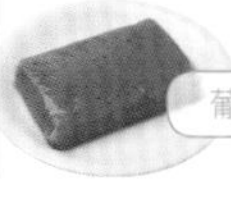

蒟蒻
葡甘露聚糖

＋

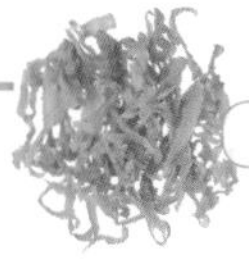

蘿蔔乾
膳食纖維

產季月曆
1 2 3 4 5 6 7 8 9 10 11 12

腸道菌叢的平衡關鍵

改善腸道菌叢的最佳飲食方法

存在於人體、與人類共生的細菌，絕大部分位在腸道當中，這些細菌對於養分吸收與免疫系統的調節非常重要。但隨著年齡漸長，胃腸等消化器官往往跟著老化，很容易就會出現消化不良或便祕等困擾。

除此之外，現代人日趨西化的飲食習慣，更加速了腸道老化的進程。以日本人為例，肉類消費量在這五十年來，增加了將近十五倍以上。這種多肉飲食的結果，不單是造成肥胖，也是導致大腸瘜肉、大腸癌、潰瘍性大腸炎、過敏性腸道症候群等疾病增加的主因。

身體的免疫細胞約七成都在腸道

腸道是負責吸收食物養分與水分的重要臟器。近年研究更發現，腸道具備強大的免疫力，裡頭遍布複雜的神經網絡，因此有「第二個大腦」之稱。此外，腸道菌可能也和身心疾病有著高度相關。

腸道可製造血清素，這種神經傳導物質可幫助腦部維持良好的精神狀態。由此看來，腸道不僅是消化器官，更是人體最重要的免疫器官。

透過飲食打造優良的腸道環境

大腸壁上遍布上千種腸道細菌，總數多達六百～一千兆個。分別為能調整腸道菌叢的乳酸菌或比菲德氏菌等「益生菌」；可能產生不良影響威爾斯氏菌等「腸道壞菌」，以及可能變成益生菌或腸道壞菌的「日和見菌」（又稱伺機菌、中性菌等）三種。

當益生菌處於優勢地位，就是最理想的腸道環境。因此三類菌種的最佳比例為益生菌：腸道壞菌：日和見菌＝二：一：七。腸道菌種的比例會隨年齡變化；將何種營養素送入大腸、餵養腸道菌，產生的結果也大不相同。因此必須經常檢飲食生活習慣與身體狀況，藉此打造優良的腸道環境。

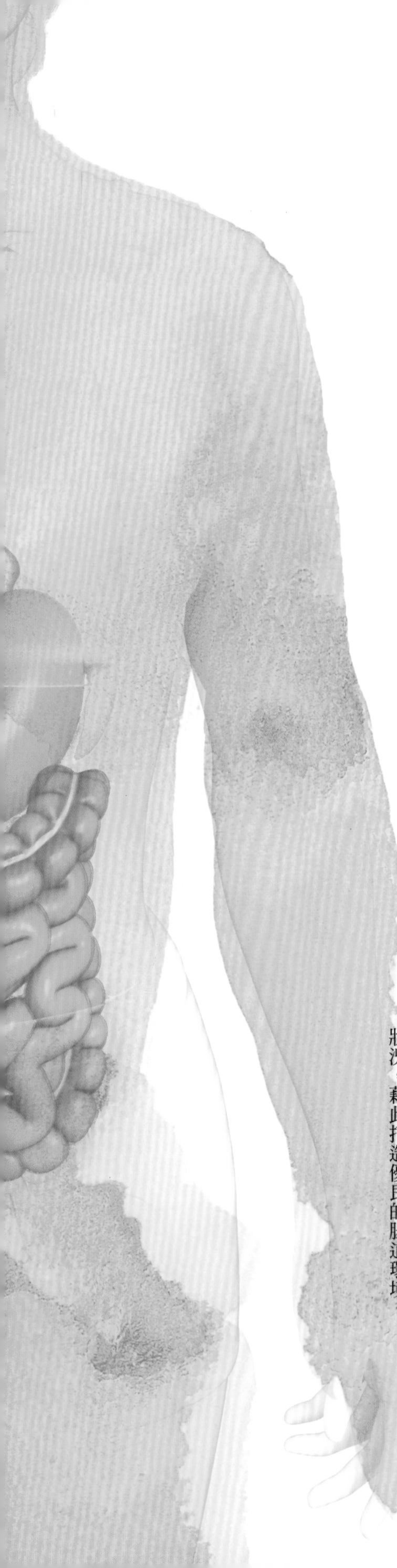

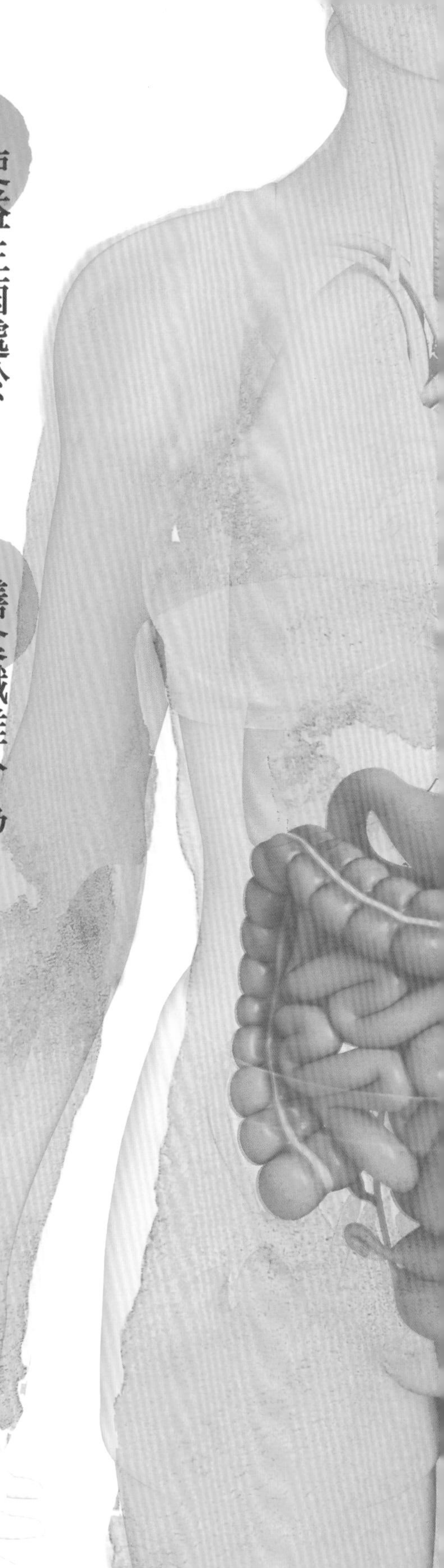

使益生菌處於優勢地位

為了打造優良的腸道環境，必須設法使益生菌處於優勢地位。增加日常飲食中的纖維素、控制脂肪與蛋白質的攝取量，養成規律的生活習慣等，都是增加益生菌、維持腸道菌叢平衡的有效法門。

過去大家都認為「膳食纖維是沒有營養的食物殘渣」，但近年來針對其用處的研究越來越多。膳食纖維可在腸道吸收水分、增加糞便殘渣，使排便更順暢，因此日常飲食應多攝取高纖食物。此外，膳食纖維也是腸道菌叢的能量來源，可製造出更多益生菌。

膳食纖維分為水溶性與非水溶性

膳食纖維有「水溶性」與「非水溶性」兩種，功效大不相同。像牛蒡或芋薯類的纖維質，屬於肉眼可見的非水溶性膳食纖維，可吸收大量水分、刺激腸壁促進排便。

而另一種「水溶性膳食纖維」則具有滑溜的黏性，如海藻、蕈菇類或水果等就含有較多的水溶性膳食纖維，適量攝取能使排便更順暢。

值得注意的是，若只攝取非水溶性膳食纖維，反而容易便祕。因此水溶性與非水溶性膳食纖維的攝取比例應以二：一最為理想。

可增強免疫力的乳酸菌與比菲德氏菌

若想讓腸道裡的益生菌處於優勢地位，可食用添加乳酸菌或比菲德氏菌的優格製品。乳酸菌廣泛分布在自然界，但比菲德氏菌只能生存於人或動物的大腸深處。

乳酸菌或比菲德氏菌皆屬益生菌。前者是從葡萄糖等醣類中製造乳酸的微生物通稱；後者則以醣類或寡糖為能量來源，製造醋酸和乳酸。一般來說，成人的腸道細菌中，比菲德氏菌就占了一〇～二〇％。比菲德氏菌具各種功能，可調整腸道菌叢、增強身體免疫力，以及預防病原菌感染或生成維生素等。

蕗

日本特有的山菜 帶有微苦感

蕗的可食用部位是葉柄的莖部，特殊的氣味與微微的苦感是最大特徵，可做成燉菜、醬油煮或拌炒等料理；屬多年生草本植物，葉子能當作跌打損傷的貼布，或遭蛇咬時的緊急用藥。蕗是日本特有的山菜，據說平安時代（西元七九四～一一八五年）已有栽種，目前最常見的蕗是一百八十年前產於愛知縣的「愛知早生蕗」。還有香氣濃郁且柔軟的「水蕗」、莖部可達兩公尺高的「秋田蕗」等品種。

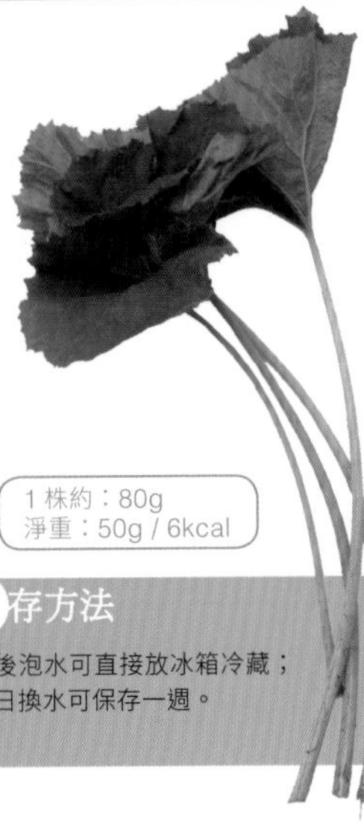

1株約：80g
淨重：50g / 6kcal

保存方法

去澀後泡水可直接放冰箱冷藏；若每日換水可保存一週。

食品成分表（可食用部分每100g）

蛋白質			0.3g
碳水化合物			3.0g
礦物質	鈣		40mg
	鐵		0.1mg
維生素	A	β-胡蘿蔔素當量	49μg
	B_2		0.02mg
	C		2mg

含多酚化合物 類黃酮

蕗含槲皮素或山奈酚等類黃酮，可抗氧化或發炎。

英文名 Butterbur
別名 款冬
熱量（100g中）11 kcal
含醣量（100g中）1.7g

蕗薹

可妝點餐盤的春季滋味

蕗薹又稱蜂斗菜，是蕗的花苞（花莖）。春寒料峭時，它會從地面冒出頭來，令人感受到濃濃的春意，常用來妝點餐盤。李時珍的《本草綱目》也記載，此植物在冬至時也能開花，故蕗薹又名款冬。

蕗薹的營養價值比蕗還高，胡蘿蔔素、維生素B_1、鉀等礦物質與膳食纖維等營養素含量多。其苦味成分可促進新陳代謝、強化肝功能；香氣成分則能加強胃腸功能。一般常做成天婦羅或與味噌拌炒食用。

注意攝取量

蕗薹含有蜂斗菜烯鹼有毒物質，可能導致肝臟中毒或致癌，應煮熟去澀後再食用。

食品成分表（可食用部分每100g）

蛋白質			2.5g
脂肪			0.1g
碳水化合物			10.0g
礦物質	鈣		61mg
	鐵		1.3mg
維生素	A	β-胡蘿蔔素當量	390μg
	B_1		0.10mg
	B_2		0.17mg
	C		14mg

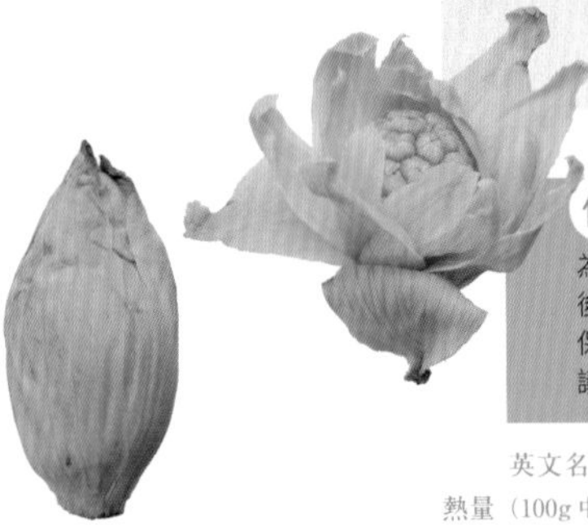

保存方法

為避免乾燥，應用報紙包好後放入塑膠袋，置於冷藏室保鮮。又因香氣易流失，建議於2～3天內食用完畢。

英文名 Butterbur scape　別名 蜂斗菜
熱量（100g中）43kcal　含醣量（100g中）3.6g

楤木芽

饒富野趣的山菜之王

楤木芽的蛋白質含量比其他山菜還要高出許多，口感滑順。此外，它還富含葉酸，可增強人體造血功能、預防貧血、避免胎兒先天性異常，很適合懷孕初期的孕婦食用，並被認為具有和人參相同的滋補保健功效。

楤木芽原產於日本，被譽為山菜之王，可做成天婦羅、涼拌菜或醋拌菜等料理。楤木芽是龍芽楤木的變型，較耐蔭，喜溫暖濕潤氣候，且土地適應性強。野生的楤木芽約在四月左右上市，但若用縮短栽培周期的速成栽培法，約十二月即可收成。

適合做成下酒菜

楤木芽含有苦味成分皂素類，可抑制酒精吸收，具有護肝效果。

食品成分表（可食用部分每100g）

蛋白質			4.2g
脂肪			0.2g
碳水化合物			4.3g
礦物質	鈣		16mg
	鐵		0.9mg
維生素	A	β-胡蘿蔔素當量	570μg
	B_1		0.15mg
	B_2		0.20mg
	C		7mg

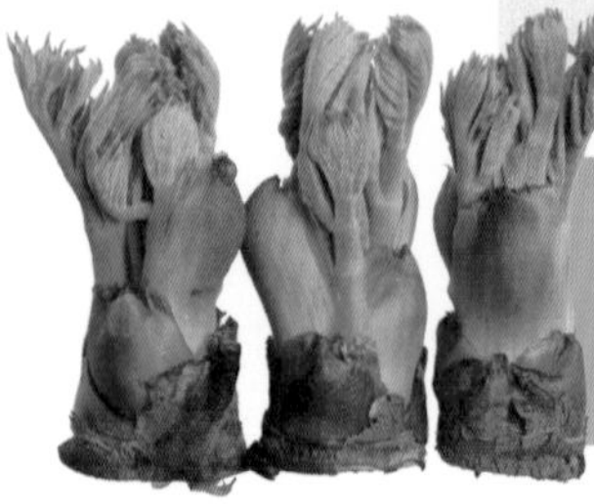

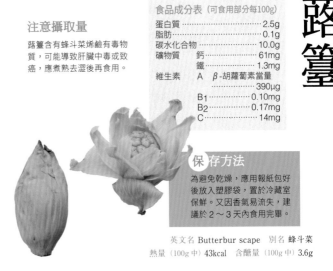

保存方法

為避免乾燥，應用報紙包好後放入塑膠袋，置於冷藏室保鮮。又因香氣易流失，建議於2～3天內食用完畢。

英文名 Aralia sprout　別名 無刺楤木
熱量（100g中）27kcal　含醣量（100g中）0.1mg

蕨菜

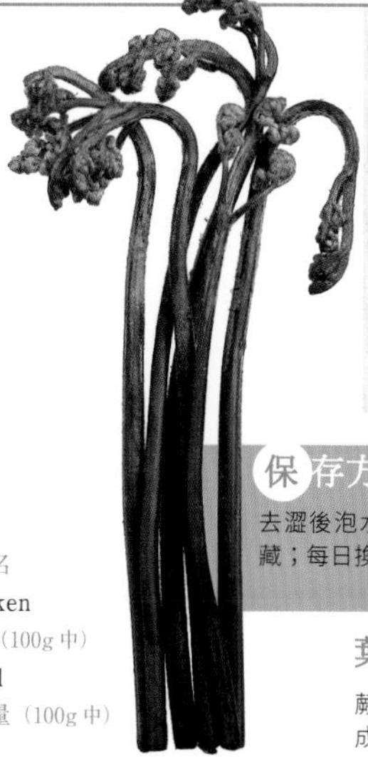

遍植日本各地的常見山菜

蕨菜富含維生素B_2、維生素E、β-胡蘿蔔素、膳食纖維等養分。晒乾後更營養，但因含有微量原蕨苷致癌物質，必須徹底泡水除澀後再食用。

蕨菜是日本各地常見的山菜，取春天冒出的嫩芽食用。其歷史悠久，早在明治時期就已開始栽種，且地下莖富含澱粉，可磨製成粉製作蕨餅。蕨菜多採拳蕨的根製作，而非臺灣俗稱過貓的過溝菜蕨。

食品成分表（可食用部分每100g）

蛋白質		2.4g
脂肪		0.1g
碳水化合物		4.0g
礦物質	鈣	12mg
	鐵	0.7mg
維生素	A β-胡蘿蔔素當量	220μg
	B1	0.02mg
	B2	1.09mg
	C	11mg

保存方法

去澀後泡水，可直接放冰箱冷藏；每日換水可保存一週。

葉酸與銅可防貧血

蕨菜富含葉酸與銅，可促進紅血球生成，維護胎兒正常發育。

英文名
Bracken
熱量（100g中）
21kcal
含醣量（100g中）
0.4g

紫萁

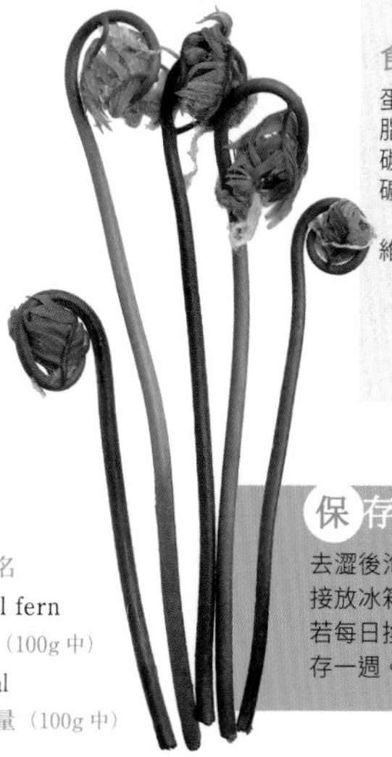

嫩芽呈漩渦狀晒乾後食用更營養

紫萁是日本各地常見的山菜，原生於山野、野溪或水路附近的濕地。多分布於林下、山溪兩側和濕潤的溝谷中，光照強度和土壤對其生長發育影響相當大。主要取其漩渦狀的嫩芽食用。富含胡蘿蔔素、維生素B_2、維生素C、鐵與膳食纖維等養分，晒乾後更加營養。

紫萁澀味濃重，一般都會先除澀晒乾或鹽漬食用，有時也會做成燉菜或醋拌菜等料理。但因摘採與處理相當費時，目前日本市面上的紫萁，超過八〇％都是從中國等地進口。

食品成分表（可食用部分每100g）

蛋白質		1.7g
脂肪		0.1g
碳水化合物		6.6g
礦物質	鈣	10mg
	鐵	0.6mg
維生素	A β-胡蘿蔔素當量	530μg
	B1	0.02mg
	B2	0.09mg
	C	24mg

保存方法

去澀後泡水可直接放冰箱冷藏；若每日換水可保存一週。

含不溶於水的膳食纖維

紫萁內含不溶於水的膳食纖維，可於腸道內吸水膨脹、促進腸道蠕動。因此食用時建議搭配飲水。

英文名
Royal fern
熱量（100g中）
29kcal
含醣量（100g中）
2.8g

土當歸

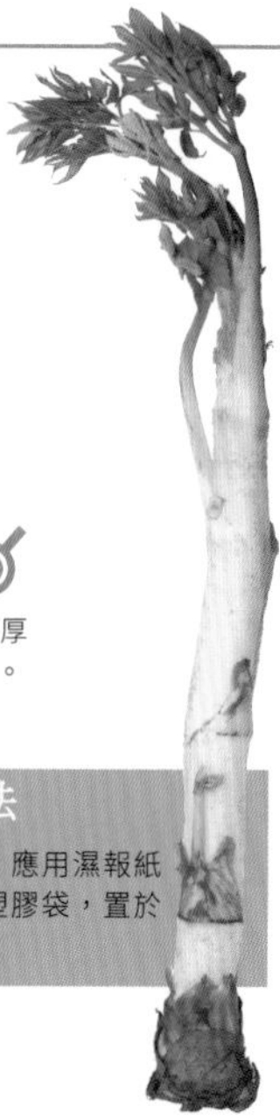

可消除疲勞的清爽氣味

土當歸九〇％以上都是水分，但因含有天門冬胺酸，有助於排除阿摩尼亞、消除身體疲憊感。土當歸清爽的氣味成分二萜醛與檸檬油，也具有放鬆或促進血液循環等效果。

土當歸是多年生草本植物「獨活」的根部，滋味清甜爽口，香氣有些類似松仁，是山菜中較不苦澀的一種，可用來製作沙拉。如果是在俗稱「土當歸小屋」這種不見光溫室長大的土當歸，則稱「軟白獨活」，也是市面上常見的品項。

食品成分表（可食用部分每100g）

蛋白質		0.8g
脂肪		0.1g
碳水化合物		4.3g
礦物質	鈣	7mg
	鐵	0.2mg
維生素	B1	0.02mg
	B2	0.01mg
	C	4mg

削皮泡醋水去澀

土當歸的澀味較重，皮可削厚些，泡醋水5分鐘後再料理。

保存方法

為避免日照，應用濕報紙包好後放入塑膠袋，置於冷藏室保鮮。

英文名
Udo
別名
山獨活
熱量（100g中）
18kcal
含醣量（100g中）
2.9g

五味 辛・苦
五性 溫
歸經 膀胱・腎

其他的山菜

土筆

稍來春意的山菜

土筆是杉菜的孢子莖，原生於日本各地草原、田間、空地或路邊。在春天來臨時，會從土壤中最先冒出頭來，有捎來春意的兆頭。土筆還是幼苗狀態時，可做成佃煮（醬菜）；在上頭的孢子囊打開前，可去澀做成涼拌菜或炒蛋，帶點微苦感。含有鉀、鎂、磷、胡蘿蔔素、維生素E、蛋白質、膳食纖維等營養成分。

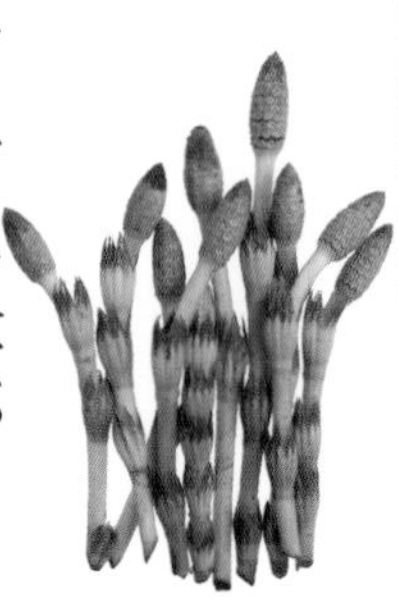

行者大蒜

栽種耗時，殺菌效果強

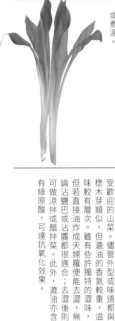

行者大蒜自古即為愛奴人（阿伊努族，位於日本北海道的原住民族群）食用的野菜，原生於奈良縣以北至北海道一帶，後因濫摘導致數量銳減，目前多為人工栽種，但因生長速度慢，至少得等五年以上才能採收。氣味濃郁類似韭菜，但無須去澀，可做醬油漬物、炒物或涼拌菜，殺菌效果強，還有助溶解血栓。

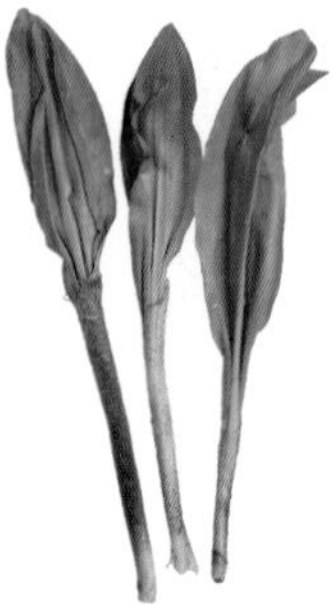

莢果蕨

滋味清爽、葉片翠綠可作為觀賞植物

紫蘇類的莢果蕨，原生於北海道至九州一帶，目前多為栽種品種。其味道清爽、帶點黏性，口感獨特，幾乎沒有蕨菜或紫萁特有的澀味。可做天婦羅、醋拌菜或炒物等料理。富含胡蘿蔔素、膳食纖維及豐富的維生素C。葉片顏色翠綠、婀娜多姿，相當賞心悅目，可作為觀葉植物。

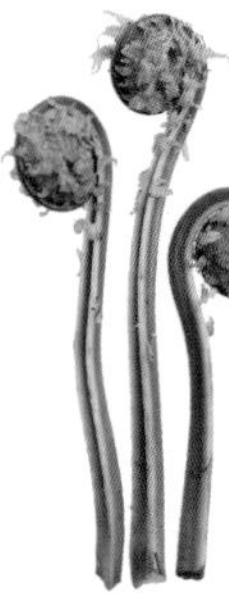

大葉擬寶珠

口感爽脆微苦 可製成沙拉生食

擬寶珠是常見的觀葉植物，其嫩葉大葉擬寶珠可供食用。大葉擬寶珠又稱大葉玉簪，雖耐寒但不耐陽光，是山菜中個頭較大的品種。原生於北海道至九州一帶，目前已能普遍栽種，多以軟白化栽培法生產可生食的品種。有類似青蔥的黏液和微苦感，但口感爽脆。烹煮前無須去澀，可做成沙拉或煮湯。

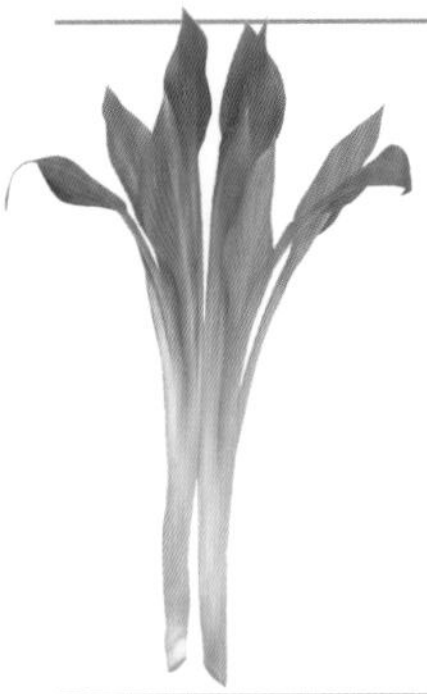

豬牙花

觀賞或食用皆宜

豬牙花是百合科豬牙花屬的多年生植物，原產於日本、韓國和中國東北部。豬牙花的紫紅花朵是極具人氣的觀賞用花，其初春大量落花的區域，甚至成為知名的觀光地點。豬牙花的葉、花或鱗莖均可食用，葉與花可汆燙，適合涼拌菜。過去因豬牙花的鱗莖富含澱粉，可用來製作太白粉，但因製作耗時且昂貴，現在幾乎都已改用馬鈴薯澱粉代替。

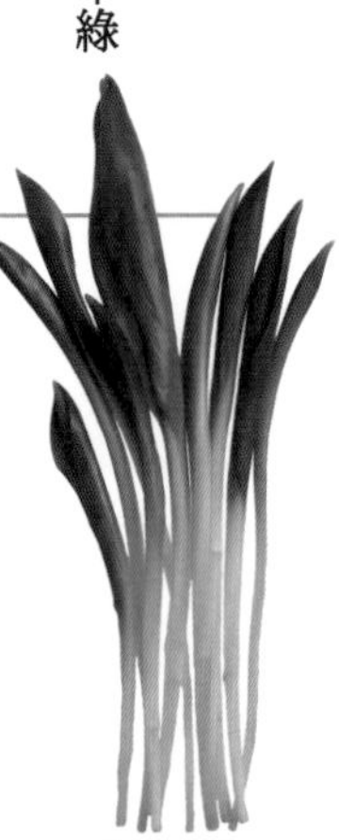

漉油

澀味獨特 可直接油炸成天婦羅

漉油與楤木芽同為五加科，是近年很受歡迎的山菜。儘管外型或味道都與楤木芽類似，但漉油的香氣較重，滋味較有層次。雖有些許獨特的澀味，但若直接油炸成天婦羅便能去澀，無論沾鹽巴或沾醬都很適合；去澀後則可做涼拌或醋拌菜。此外，漉油亦含有綠原酸，可達抗氧化效果。

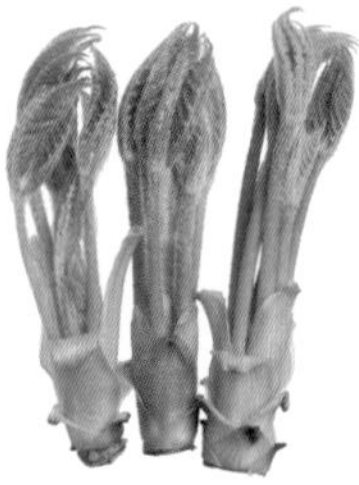

山蒜

市區也能輕易發現 滋味辛辣適合涼拌

山蒜又稱小根蒜，是蔥科蔥屬的植物。分布在朝鮮、日本、俄羅斯及中國等地。山蒜原生於日本各地野外，但在市區也能輕易發現。一般取根部類似洋蔥的小鱗莖和柔軟的葉子食用，有類似薤的氣味與辛辣感，常做成醋味噌涼拌菜。含有維生素C、胡蘿蔔素、鈣、鉀、膳食纖維與蒜素等營養素。

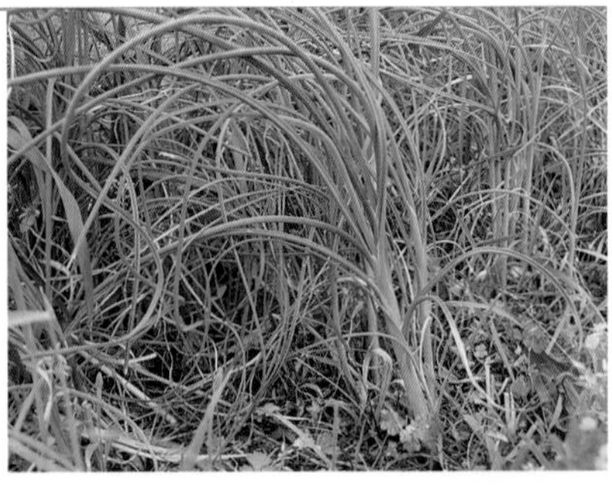

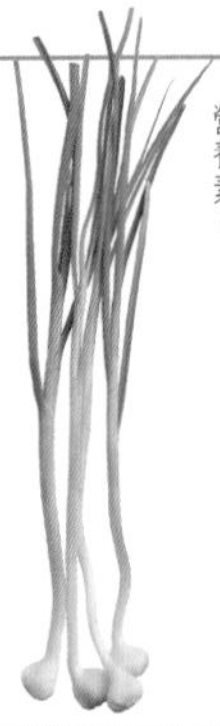

蟒蛇草

莖部柔軟充滿水分 黏液可做水糊糊料理

蟒蛇草又稱水菜，原生於乾淨的溪流沿岸或山間濕地。其莖部柔軟且充滿水分，一般主要取莖部食用，不會有青草的怪味。此外，蟒蛇草極富黏性，可做涼拌或醋拌菜。將莖部搗出黏性，加入醬油或味噌、生薑或蒜頭等調味料，就成了日本知名的水糊糊（mizutororo）料理。

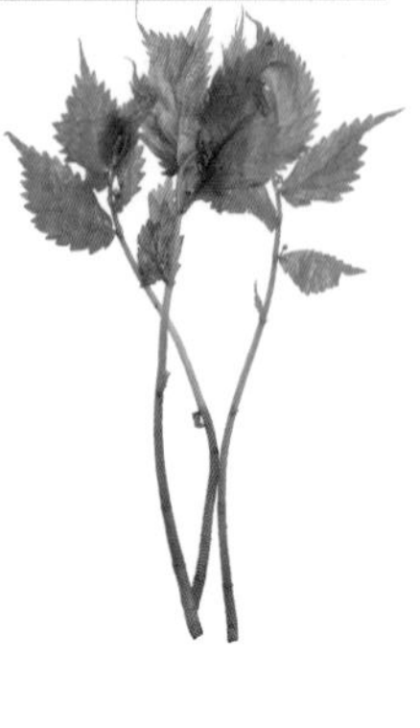

透莖冷水花

連根部都是綠色 蟒蛇草的同種

透莖冷水花與蟒蛇草同為蕁麻科，別名山時繫，是蕁麻科冷水花屬的植物。分布在日本、北美、朝鮮、臺灣、西伯利亞、蒙古及中國。不光是葉片，透莖冷水花連根部都是綠的，口感爽脆且帶有甜味，常用於涼拌或拌炒。

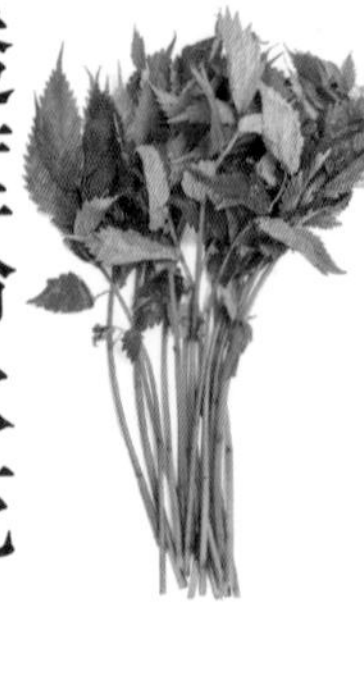

紅葉笠

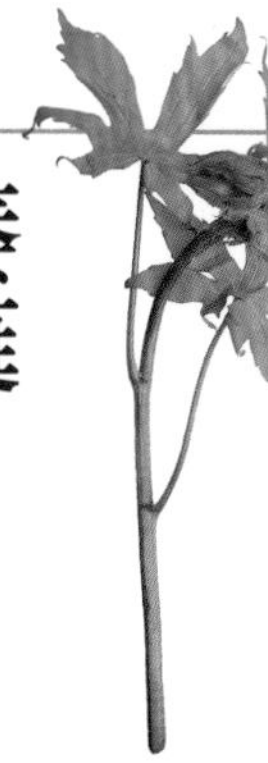

氣味獨特微苦 口感彈牙

紅葉笠是菊科蟹甲草屬的多年生草本植物，因葉片形似楓葉而得名，具有蔬菜特有的獨特氣味與微苦味，口感彈牙。富含胡蘿蔔素、鐵和維生素C，對健康很有幫助。

萎蕤

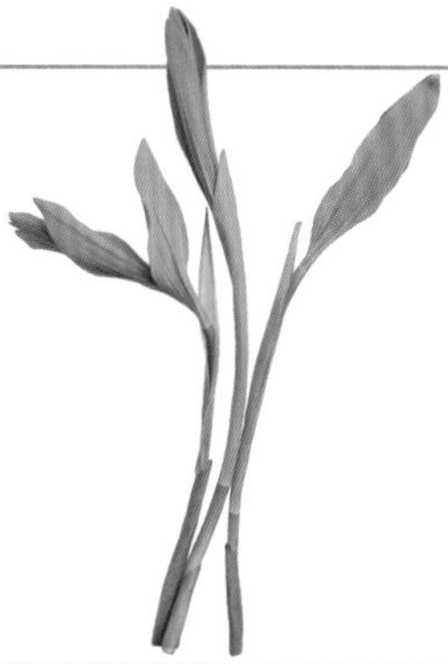

觀賞與食用皆合適 帶有微微甘甜味

原生於北海道至九州一帶的山野地區，不僅能食用，還可當成觀葉植物。萎蕤的特殊成分可降低酪胺酸酶（褪黑激素的生成酵素）的活性，故有預防黑斑或雀斑之效。萎蕤屬天門冬科，生長在低海拔至中海拔地區陰涼潮溼且富含腐植質處，在臺灣稱玉竹，主要分布於北部地區。

虎杖

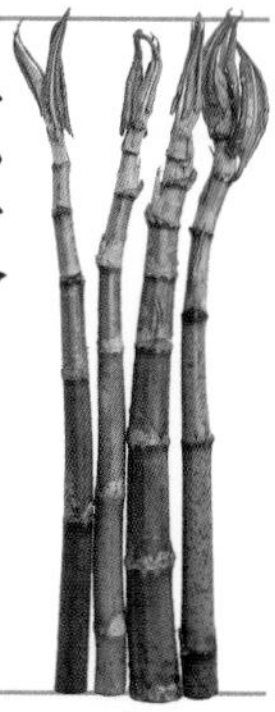

外型似蘆筍 取其嫩莖食用

虎杖又稱酸模，外型與蘆筍相似，且像竹子一樣中空，一般取其有酸味的嫩莖食用。因含蘋果酸與檸檬酸等有機酸，酸味較濃，且含草酸，須先除澀後再食用。原產於東亞地區，分布在日本北海道西部以南地區，莖和根都可入藥。

歪頭菜

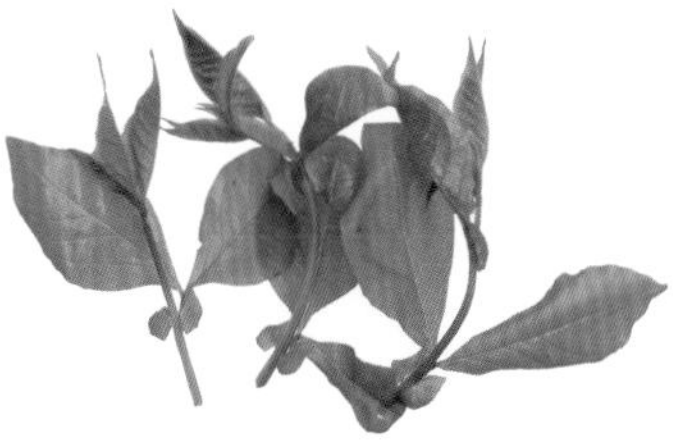

具紅豆香氣 適合各種料理

歪頭菜在日本稱南天萩，因煮熟後有類似紅豆的香氣，又稱紅豆菜，主要取其嫩芽食用。歪頭菜為豆科野豌豆屬的植物。分布在蒙古、朝鮮、俄羅斯、日本以及中國，沒有青草的怪味，可汆燙涼拌或醋拌，也可拌炒或做成天婦羅。

艾麻

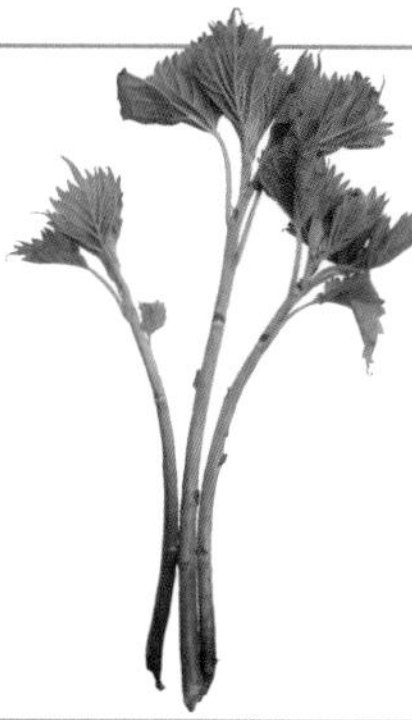

莖部帶刺 可做成涼拌菜

艾麻是蕁麻科艾麻屬的植物，分布在緬甸、日本以及中國等地，生長於海拔八百～兩千七百公尺地區。需注意其莖帶刺，不可徒手摘取。艾麻沒有青草的臭味且帶點甘甜感，其葉片比莖還要營養，富含維生素C、鈣等礦物質，可用來涼拌或醋拌。

野萱草

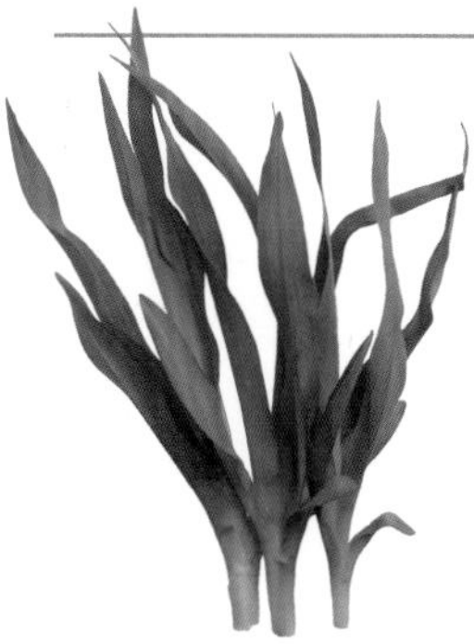

中國傳統的母親花 可供觀賞與食用

野萱草為百合科植物，原產於中國、日本和東南亞。此外，野萱草也是中國傳統的母親花，初春時群生於原野、田際或河隄，夏天會開類似百合的橙色花朵，非常美麗。其花苞含有胡蘿蔔素與鈣質，營養豐富。

蟹甲草

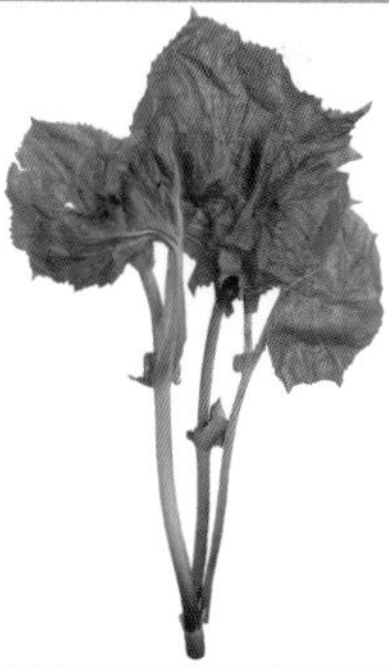

莖部有嚼勁 氣味獨特

蟹甲草是菊科蟹甲草屬的植物，生長於海拔兩千三百～三千七百公尺的地區。在日本也稱為「Honna」，這是因其莖部中空，一折斷就會發出類似「Honna」的聲響。莖部很有嚼勁且帶有類似茼蒿的氣味，能抑制褪黑激素形成。

三葉木通

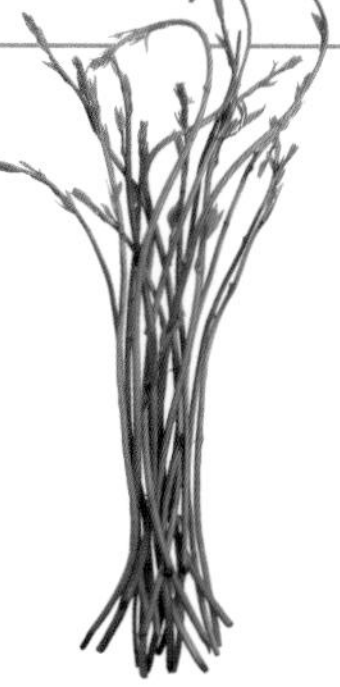

春天食用蔓尖 秋天可吃果實

三葉木通為木通果的同類，取春天抽出的蔓尖食用，多生長於山地溝谷邊疏林或丘陵灌叢中。其莖部稱為木通，可做成生藥材，具有利尿、抑制胃液分泌等保健效果。到了秋天則可結出果實生吃。

虎耳草

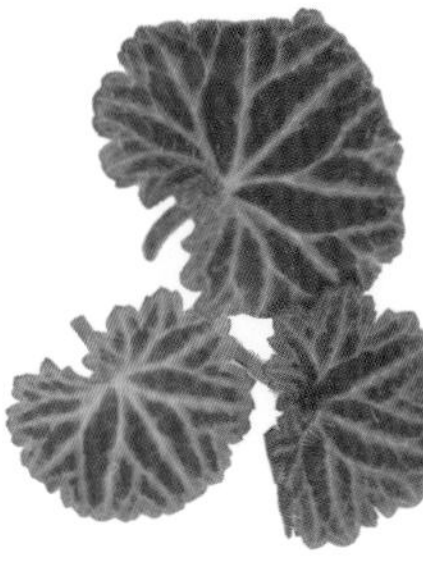

可入藥治療中耳炎 更具美白效果

虎耳草又名石荷葉，原生於陰暗潮濕的地方；又名錦耳草，具有祛風清熱、涼血解毒的功效，可用來入藥，以治療中耳炎聞名。又因具有美白效果，常被用於化妝品。可炸成天婦羅，具有爽脆的口感。

雞兒腸

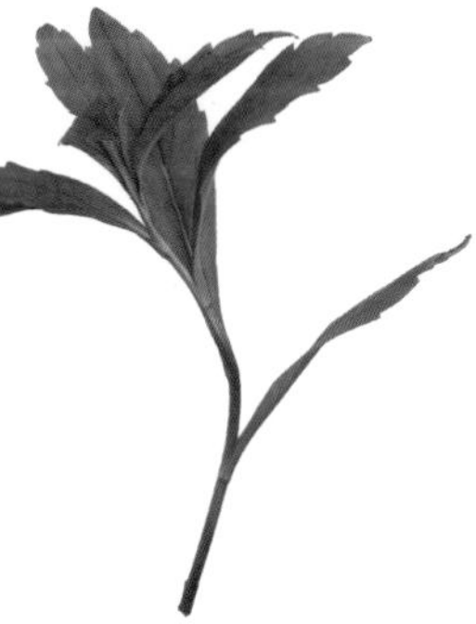

營養豐富 汆燙後可拌入米飯食用

原生於日本各地濕氣較重的地區。一般取其嫩葉食用，含β-胡蘿蔔素、維生素B_1、維生素B_2、維生素K、鉀、鐵、膳食纖維等營養成分。嫩葉汆燙後拌入米飯可做成雞兒腸飯；或加醋涼拌、炸成天婦羅食用。

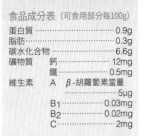

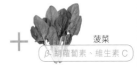

生薑

英文名 Ginger
別名 薑根
熱量（100g 中）30kcal
含醣量（100g 中）4.5g

五味 辛
五性 溫
歸經 脾·肺·胃

食品成分表（可食用部分每100g）

蛋白質		0.9g
脂肪		0.3g
碳水化合物		6.6g
礦物質	鈣	12mg
	鐵	0.5mg
維生素	A β-胡蘿蔔素當量	5μg
	B1	0.03mg
	B2	0.02mg
	C	2mg

保存方法

洗乾淨的生薑放入瓶子裡，倒入可淹過生薑的水，放冰箱保存。每隔2～3天要換一次水。

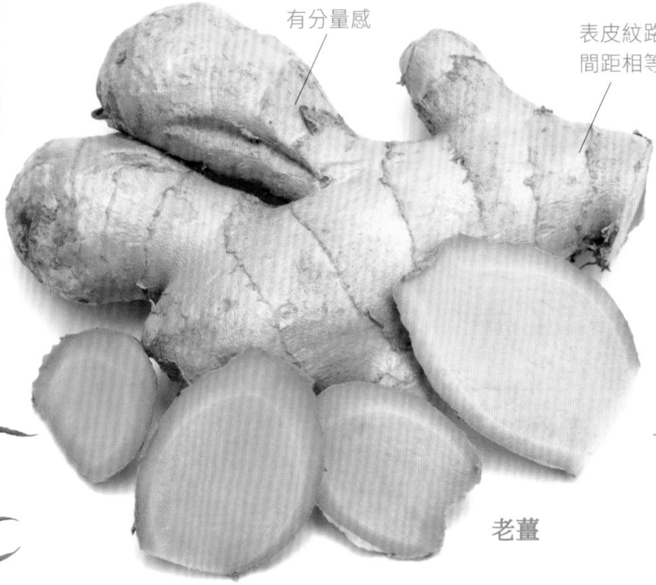
外型鼓脹
有分量感
表皮紋路
間距相等
老薑

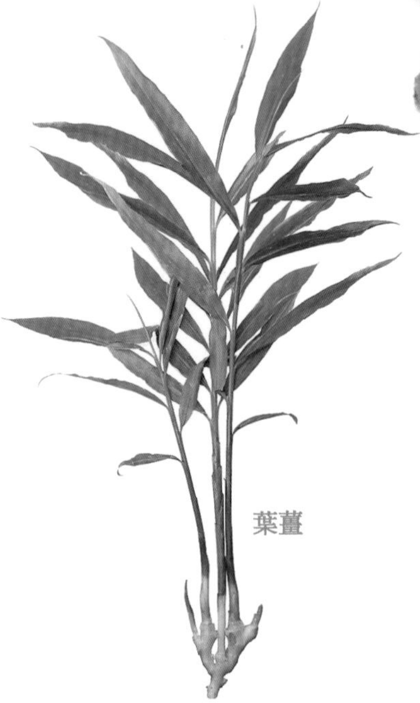
葉薑

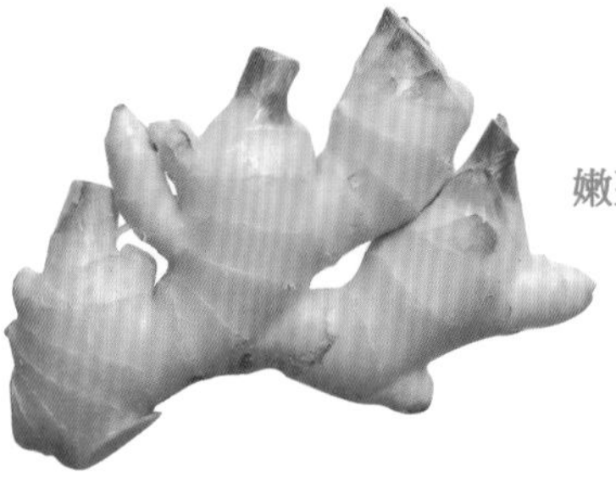

透過氣味與辛辣感改善畏寒引發的不適

生薑原產於東南亞熱帶地區，會開黃綠色的花，根莖具有刺激性的香味。日本自古以來即有栽種紀錄，主要當作辛香料使用。一般取生薑的塊莖食用，老薑與嫩薑各有不同的用途。在全球產薑的國家中，印度的生產量約三〇％，已取代中國成為世界最大生產國。

生薑特有的辛辣味來自裡頭的薑酮醇（又稱薑辣素）成分。薑酮醇經由乾燥或加熱脫水就會變成薑烯酚。無論是薑酮醇或薑烯酚，都具有促進血液循環、改善畏寒與提升新陳代謝率的效果。當人體體溫上升後，免疫力自然會增加。此外，這兩種成分的殺菌力都很強，可防止溽暑時食物腐壞；加上抗氧化力佳，可預防生活習慣病或延緩老化。生薑的香氣來自精油成分薑烯，可健胃整腸，更有解毒、消除疲勞等效果。

近年來生薑的用途逐漸在網路上受到關注，許多食譜也會以生薑入菜。例如糖醋醃薑、糖漿生薑、生薑蜂蜜等加工食品都很受歡迎。生薑也可沖泡成草本茶；薑汁亦可用來製成甜食，例如薑糖、薑汁豆花等。

老薑與嫩薑 口感與用法大不相同

老薑又稱根薑，指首次移植栽種的薑；從根薑新長出來的薑則為嫩薑。嫩薑鮮嫩辣度低，外皮乾淨、帶有紫紅色的色澤，遇到酸性物質便會起化學反應，變成漂亮的粉色，可沾味噌生吃或做成糖醋漬。老薑的水分少，外皮乾皺呈灰土色，纖維粗、色澤濃郁，口感辛辣且藥效強，適合當作佐料。盛產期為每年的三月與八月。

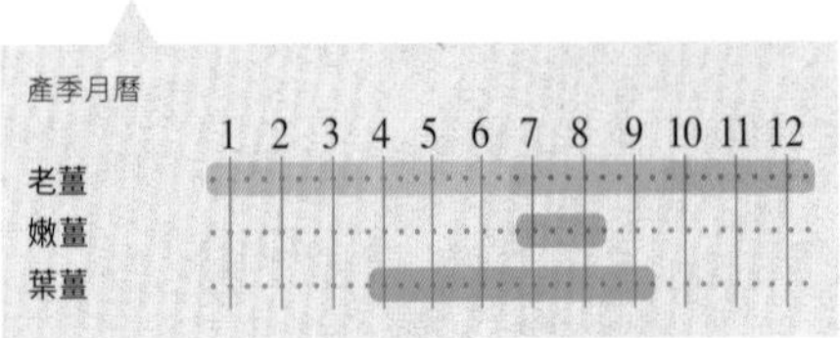

預防感冒

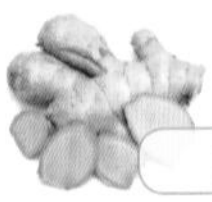
生薑
薑烯酚
＋

菠菜
β-胡蘿蔔素、維生素C

生薑皮營養高 沿著纖維切細或切片

生薑皮含營養成分，用薑時建議不要削皮，用湯匙刮除髒汙部位即可。此外，無論是切薄片或切細絲，都要沿著生薑的纖維走向才能切得漂亮。若要磨薑泥，磨菜板要與纖維垂直，以畫圓的方式慢慢磨，比較容易切斷纖維。磨好的薑末用菜刀剁一剁口感會更好。

兩種乾薑製作法

將老薑切片晒乾後製成薑粉；或是直接下鍋乾煎，可製造更多的薑烯酚。

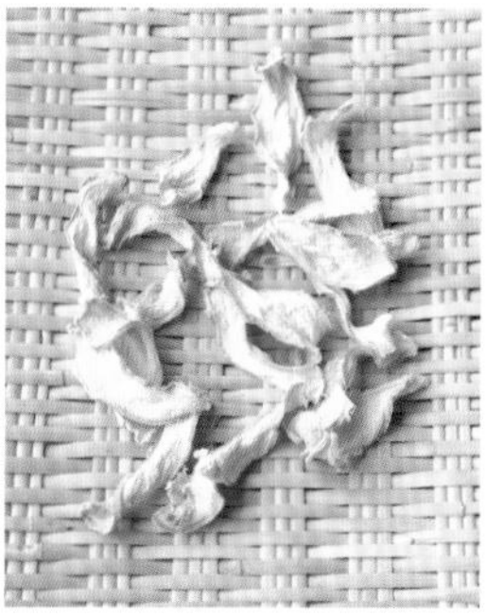

晒乾法

老薑洗淨後帶皮切薄片，並平鋪於竹篩上（不可疊放）晒乾。晒到充分乾燥後，再用食物調理機打成粉末，連同乾燥劑放入密封罐保存。

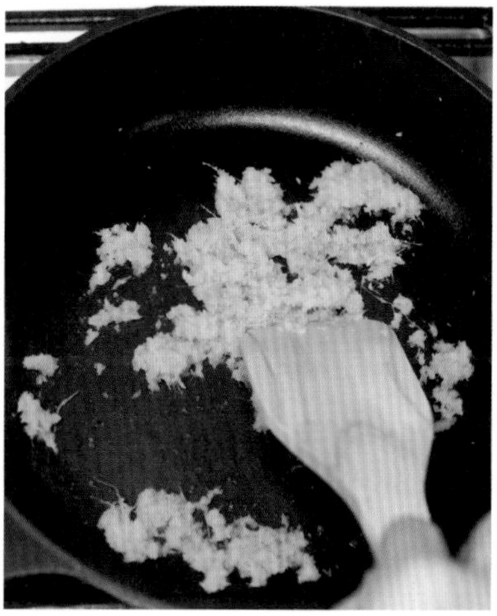

乾煎法

老薑剁成薑末後下平底鍋乾煎，炒到微黃上色即可熄火，放涼後再裝入密封罐保存。

薑烯酚・薑酮醇

暖和身體的關鍵成分

生薑含有薑烯酚和薑酮醇，兩者都有促進血液循環、使身體變暖和的效果。加熱乾燥後的乾薑，薑烯酚含量會變高，可刺激腸胃、活絡內臟運作。吃下生薑之後，身體會從末稍開始變暖，若吃了乾薑，則會從身體的中心部位開始暖和，改善畏寒的效果要比生薑好。

活用生薑的民俗療法

活用生薑與其他日常食材的民俗療法相當多，可改善各種因畏寒而起的不適。

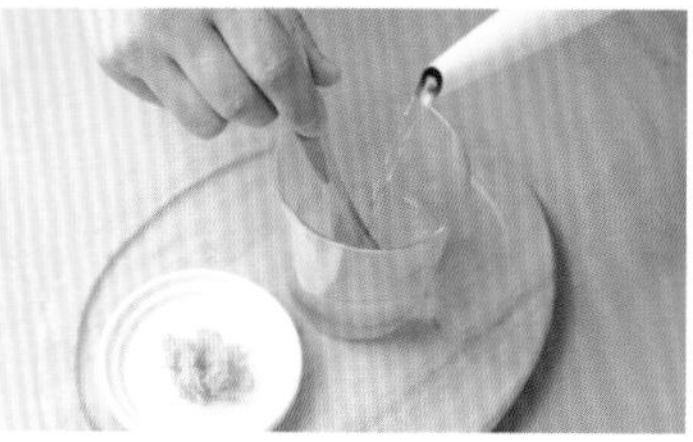

針對食慾不振或噁心感

生薑磨成泥之後沖熱開水，一天喝三次。

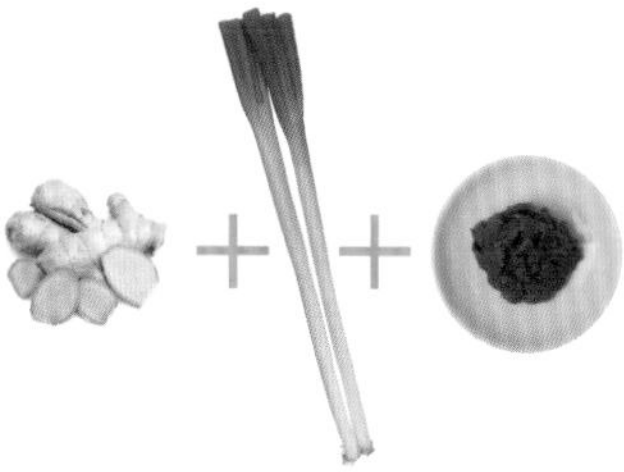

有感冒跡象或想恢復體力時

生薑泥＋剁碎的蔥白＋味噌煮成湯，熱熱喝下可恢復體力，避免感冒惡化。

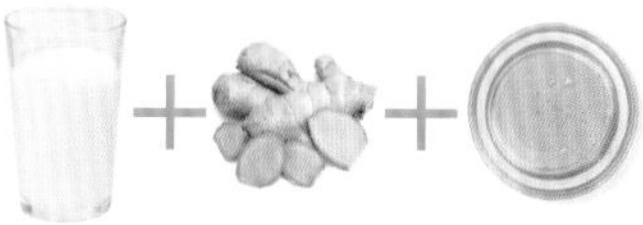

緩解頭痛關節痛

熱牛奶＋生薑泥＋蜂蜜攪拌後飲用，有助於緩解頭痛與關節疼痛等症狀。

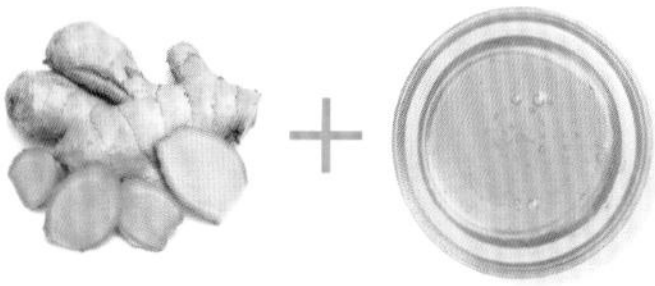

減輕喉嚨痛

生薑泥＋蜂蜜，沖熱開水喝，能減輕喉嚨不適感。

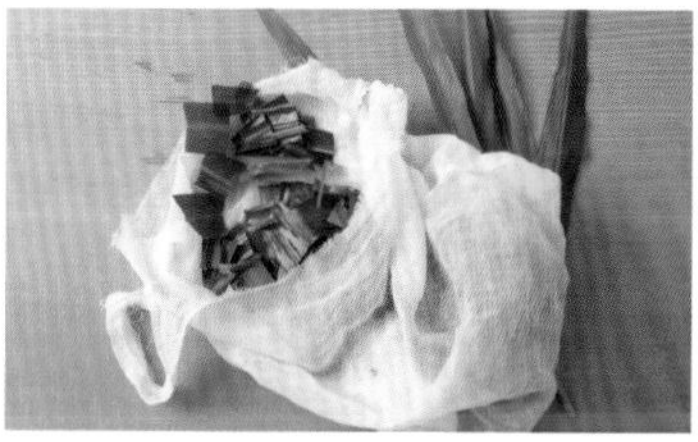

用生薑葉泡澡

生薑葉剁碎，放入布袋裡泡澡，能活絡血液循環。

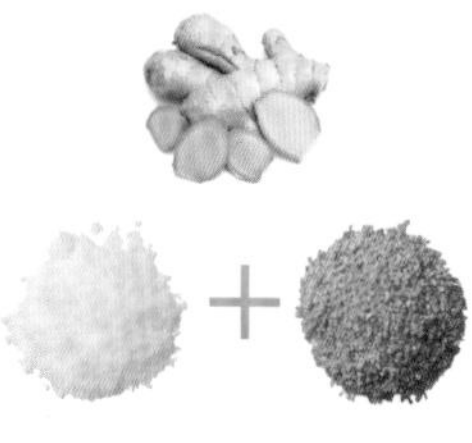

提振食慾

將生薑（老薑更佳）切成薄片，加糖與燒酒製成薑酒，有助提振食慾。也可加入陳皮，浸泡約一年左右後飲用。

山葵

辛辣嗆鼻 氣味清新迷人

英文名 Japanese horseradish
別名 和佐比、山萮菜
熱量（100g 中）88kcal
含醣量（100g 中）14.0g

山葵又稱山萮菜，日語音譯為哇沙米，屬於十字花科山萮菜屬的植物。山葵喜歡乾淨的水流，像山谷河流等濕地或可引入流水的田地，都是適合栽種山葵的場所。山葵原產於日本，自古即有使用紀錄，到了江戶時代更受到德川家康喜愛，開始鼓勵民眾種植山葵。

山葵嗆鼻的辛辣味來自硫磺化合物異硫氰酸烯丙酯，高麗菜、花椰菜或白蘿蔔等十字花科蔬菜都有這種成分，但山葵的嗆辣味特別濃。這種辛辣成分會因磨成泥狀而產生酵素分解，剛磨好的山葵泥很嗆辣，但因容易揮發，時間一久辣味就會流失，因此要吃之前再磨即可。山葵的辛辣或氣味具有殺菌效果，還能刺激胃部、增進食慾。因為山葵較為少見且難以保存，市面上大多是以味道近似的辣根（西洋山葵）生產的仿製品。

山葵含有維生素C、鉀、鈣與膳食纖維，儘管因每次攝取量不多，很難期待這些營養素發揮效果，但其嗆鼻的辛辣與清新的氣味仍相當迷人。

食品成分表（可食用部分每100g）

蛋白質		5.6g
脂肪		0.2g
碳水化合物		18.4g
礦物質	鈣	100mg
	鐵	0.8mg
維生素	A β-胡蘿蔔素當量	7μg
	B_1	0.06mg
	B_2	0.15mg
	C	75mg

如何去除山葵的苦味？

若覺得山葵苦味太重，可加點糖試試看。

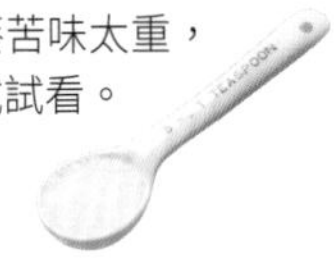

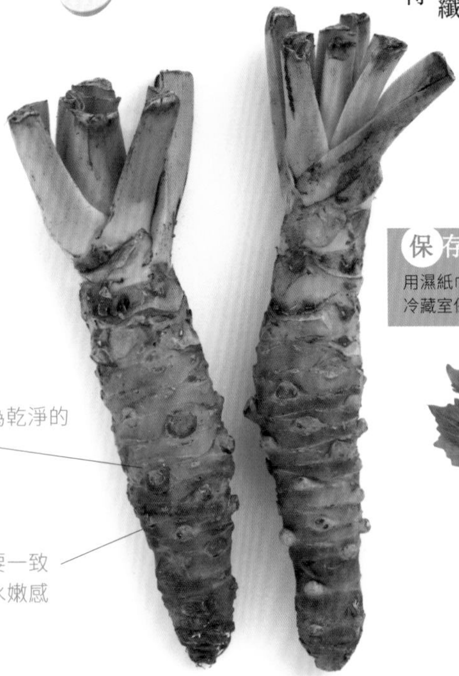

保存方法

用濕紙巾包起來，放入塑膠袋後置於冷藏室保鮮。

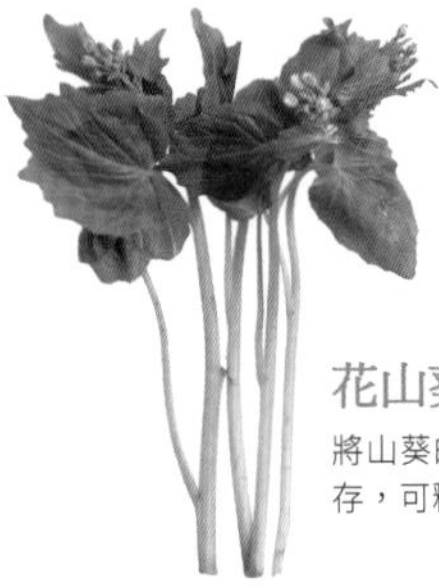

花山葵

將山葵的花與葉莖汆燙，放入密閉容器裡加蓋封存，可釋出辛辣味。放涼後可當成涼拌菜。

山葵貼布

將山葵磨成泥狀塗在紗布，可當貼布敷於患部，舒緩風濕或神經痛等症狀。但因刺激性較強，患部容易起水泡，造成感染。因此肌膚敏感者請稀釋後再敷，有胃炎者則不建議使用。

市售山葵醬都有添加物？

市售山葵醬大多是把同為十字花科的辣根的根部磨成粉狀，並以葉綠素上色製成膏狀產品。真正用山葵製作的山葵醬會標註「添加本山葵」或「添加本生山葵」。但即便是號稱「100％本山葵」的產品，也難免會有添加物，以避免辛辣感或風味流失。

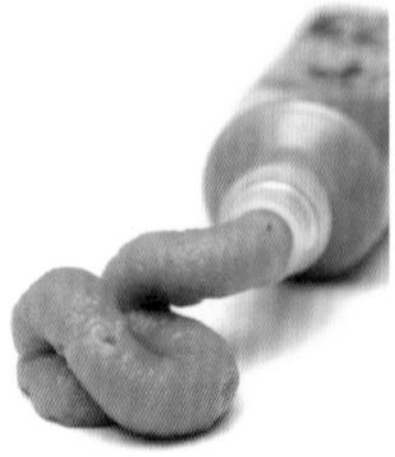

種在田裡的山葵

種在田裡或山林間的「畑山葵」或「陸山葵」都是改良後的品種。這些山葵不同於水邊長大的山葵，細鬚根多，且價格較為低廉。

研磨山葵醬的訣竅

研磨山葵醬的訣竅在於，從帶葉子的地方開始著手。先把受損的部分切乾淨，接著用細孔研磨器以畫圓方式慢慢磨，就可磨出辛辣味。若家裡沒有細孔研磨器，也可包層鋁箔紙再處理。

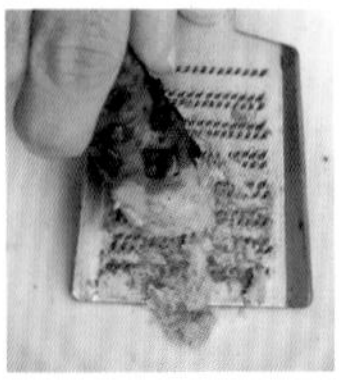

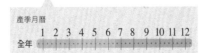

產季月曆

	1	2	3	4	5	6	7	8	9	10	11	12
全年												

日本山椒

帶有麻痺感的辛香風味

英文名 Japanese pepper
別名 山椒
熱量（100g 中）375kcal
含醣量（100g 中）69.6g

辛 五味
熱 五性
脾·肺·腎·胃 歸經

日本山椒為原生於日本山野的芸香科落葉灌木，自古以來就有各種不同的使用方式，最主要用途的便是香辛料，許多日式料理都可見其蹤影。其香氣成分可刺激大腦、活化內臟機能，並有提升代謝的效果。

日本山椒氣味濃郁的嫩芽稱為木之芽，可用來當作湯品的配料，或做成木之芽味噌；未熟的青果實青山椒與成熟的山椒子可做佃煮；裂開的果皮碾碎即為山椒粉。其堅硬的枝幹還能加工製成研磨杵。最近甚至有商家以日本山椒的花入菜，推出季節限定的火鍋，很受大眾歡迎。

日本山椒的辛辣味給人麻痺般的刺激感。這種辛辣成分為山椒素，除了可刺激胃部幫助消化、增進食慾之外，還能殺菌、緩解腹痛或下痢等症狀。

食品成分表（山椒粉 每100g）

蛋白質		10.3g
脂肪		6.2g
碳水化合物		69.6g
礦物質	鈣	750mg
	鐵	10.1mg
維生素	A β-胡蘿蔔素當量	200μg
	B_1	0.10mg
	B_2	0.45mg

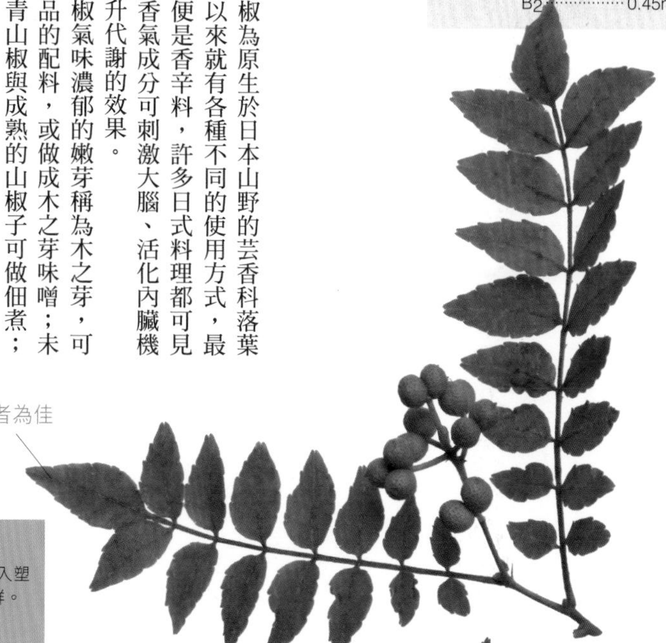

保存方法

用濕紙巾包起來後放入塑膠袋，置於冷藏室保鮮。

日本山椒和花椒是同種植物嗎？

中式料理常用的花椒不同於日本山椒，是另一種華北山椒的果實，顆粒較大且更辣。花椒為球形，椒皮外表紅褐色，晒乾後呈黑色。中文把麻痺般的辛辣稱為「麻」，讓身體變熱的辛辣稱為「辣」。因此，麻婆豆腐一定要加花椒才能呈現又麻又辣的風味。

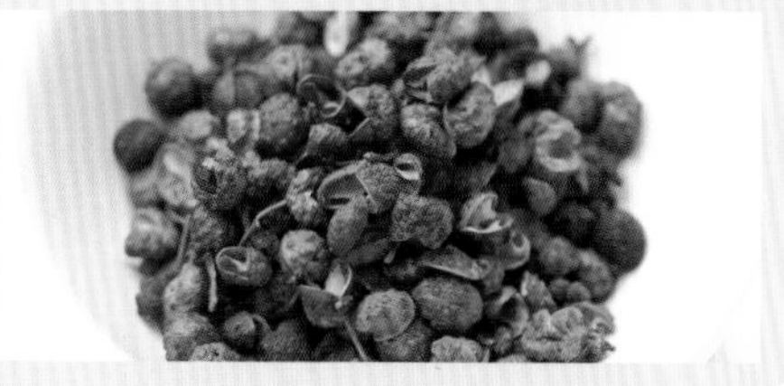

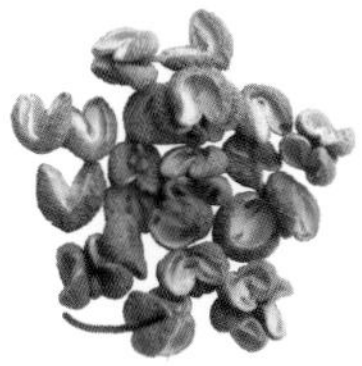

裂開的果實

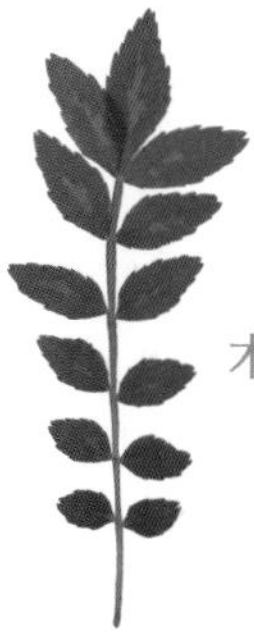

木之芽（嫩芽）

具有多種功效的香味

日本山椒同時含有香茅醛、檸檬烯與香葉醇等精油物質。香茅醛為柑橘類的香味成分；檸檬烯為柳橙等水果的香味來源；香葉醇則可提供玫瑰花香氣。這些精油成分具有抗菌、消炎、健胃、燃燒脂肪、驅蟲等各種功效。

吃完日本山椒為何會舌頭麻麻的？

日本山椒的辛辣成分中含有黃質醛生物鹼，有局部麻醉效果，當此成分碰觸到舌尖，就會覺得麻麻的。儘管對人類無害，卻對魚類有強烈的痙攣作用。

改善畏寒引發的腹痛

中醫認為日本山椒具溫潤腸胃、止痛、驅蟲等藥效，可緩解因畏寒引發的腹痛或下痢，大建中湯或當歸湯等藥方中都含有日本山椒。

暖身抗病毒的類黃酮

日本山椒含有可促進血液循環的類黃酮槲皮素，能使身體變暖，並幫助人體對抗病毒。

產季月曆

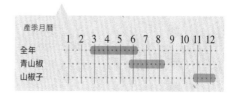

	1	2	3	4	5	6	7	8	9	10	11	12
全年			●	●	●	●						
青山椒						●	●	●				
山椒子											●	●

蒜頭

蒜頭原產於亞洲中部的帕米爾高原與中國天山山脈一帶。早在五千年前，埃及即有栽種蒜頭的紀錄，中國則在漢朝時由張騫自西域引進栽培；大約八～九世紀時傳入日本。蒜頭最初被視為強身用的藥用植物，直到二戰後才被當作辛香料蔬菜。

蒜頭含有蔥類特有的硫磺化合物蒜氨酸，當蒜頭被切開或剁碎時，蒜氨酸接觸空氣，就會在蒜氨酸酶酵素的作用下變成蒜素。蒜素除了有良好的殺菌效果，還能預防血栓形成；若再與維生素 B_1 結合，就會成為蒜硫胺素，能夠消除疲勞，使維生素 B_1 持續發揮作用。因此，本身即含有維生素 B_1 的蒜頭，可說是最能讓人重拾精力、恢復體力的蔬菜。將新鮮的大蒜切片或搗碎後生吃，有助於心臟健康，醫學上也會用蒜片驅除腸內的寄生蟲。

除此之外，蒜頭還含有可維護肌膚健康的維生素 B_6、能造血的葉酸、可排除體內多餘的鈉、預防高血壓的鉀等營養素。再加上富含蛋白質，堪稱是健康蔬菜的代表，但刺激性較強，吃太多恐會傷胃，需要注意攝取量。

食品成分表（可食用部分每100g）

蛋白質		6.4g
脂肪		0.9g
碳水化合物		27.5g
礦物質	鈣	14mg
	鐵	0.8mg
維生素	A β-胡蘿蔔素當量	2μg
	B_1	0.19mg
	B_2	0.07mg
	C	12mg

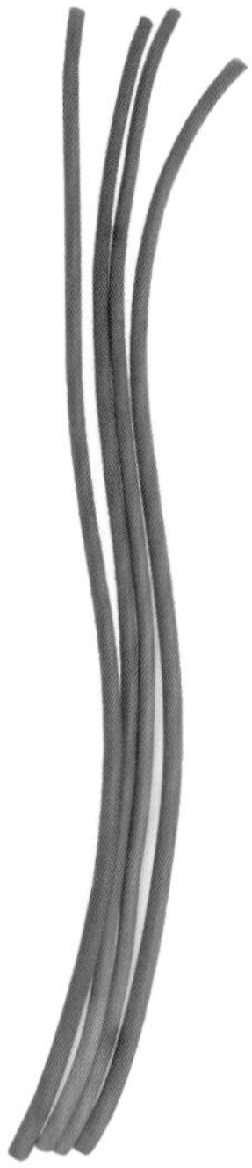

蒜苗

保存方法

掛在通風處即可。

殺菌力強大 自古多為藥用

英文名 Garlic
別名 大蒜
熱量（100g 中）136kcal
含醣量（100g 中）21.3g

五味 辛
五性 溫
歸經 脾·肺·胃

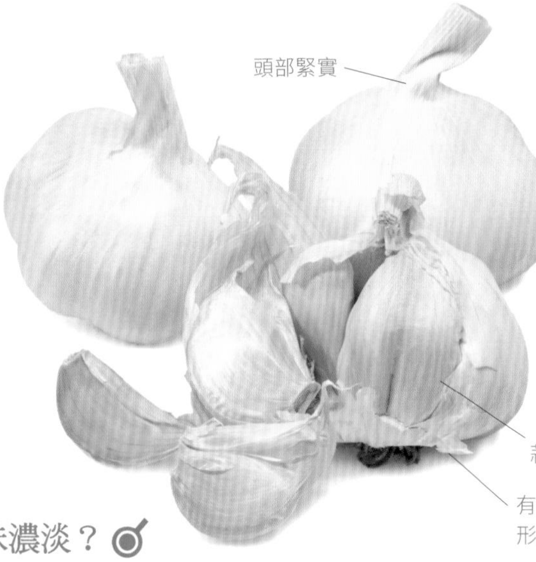

切法不同會影響蒜味濃淡？

將蒜頭內的細胞破壞後，蒜頭的氣味就會跑出來，不同的切法會影響蒜味的濃淡。若是橫切，蒜頭的纖維會被切斷，氣味會比沿著纖維的直切法更濃。若將蒜頭剁碎，味道最為濃郁，因此最能呈現蒜味的方式就是磨成蒜泥。但蒜素容易揮發，切完後應立即食用。

蒜頭不能吃太多

蒜頭因具有強力的藥效，若吃太多容易影響胃部功能引起胃炎，更會破壞腸道菌叢的平衡，造成維生素 B_1 缺乏症，引起皮膚炎等副作用。每日理想的蒜頭攝取量，大約是生蒜頭 1 瓣；熟蒜頭 2～3 瓣。

可製成各式加工食品

蒜頭除了直接食用，也可製成醬油漬、鹽漬、蜂蜜漬、味噌漬或大蒜酒等加工食品。若想在家做鹽漬蒜頭，鹽巴用量為蒜頭的 20%，再加入一倍量的日本酒醃漬。

如何去除口中的蒜臭味？

吃完蒜頭後，會覺得蒜臭味久久不散。這是因為蒜素會隨著血液循環全身，因此如何去除蒜臭味的來源才是重點。吃蒜頭時可搭配鮮乳，讓鮮乳的蛋白質包裹蒜素，後續就不會在胃裡被吸收。另外，搭配綠茶也能達到相同的效果。

產季月曆

	1	2	3	4	5	6	7	8	9	10	11	12
全年	●	●	●	●	●	●	●	●	●	●	●	●
盛產期		●										

消除疲勞

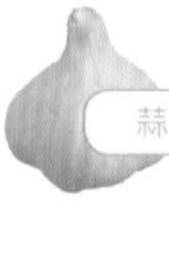

蒜頭
蒜素、維生素 B_1

＋

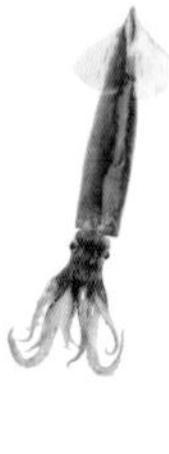

魷魚
蛋白質

紫蘇

　氣味芳香的紫蘇具有殺菌或防腐作用，常擺在生魚片等生食旁當作佐料，以預防食物中毒。紫蘇的氣味可促進胃液分泌、增進食慾，剁碎後的紫蘇葉會比整葉使用效果更好。除了葉片之外，紫蘇的嫩芽、花穗或未熟的果實均可使用。而僅在五到六月上市的紅紫蘇，也含有頗受矚目的花青素矢車菊素，能夠舒緩過敏症狀。在中醫上，紅紫蘇的莖、葉和種子均可入藥，其葉又稱蘇葉，具有解表散寒、行氣和胃等功效。

　紫蘇葉含有可抗氧化的β-胡蘿蔔素、保護肌膚或黏膜組織的維生素B_2，以及可強健骨骼的鈣質等養分，無論維生素或礦物質含量都很豐富。但如果當佐料使用，一次能吃的量有限，無法攝取太多營養素。在中國會將紫蘇入菜，可烹製的菜餚包括紫蘇干燒魚、紫蘇鴨、紫蘇百合炒羊肉等。韓國也會在吃烤肉時搭配新鮮的紫蘇葉或辣椒葉，藉此補充鈣質攝取。

食品成分表（可食用部分每100g）

蛋白質		3.9g
脂肪		0.1g
碳水化合物		7.5g
礦物質	鈣	230mg
	鐵	1.7mg
維生素	A β-胡蘿蔔素當量	11000μg
	B_1	0.13mg
	B_2	0.34mg
	C	26mg

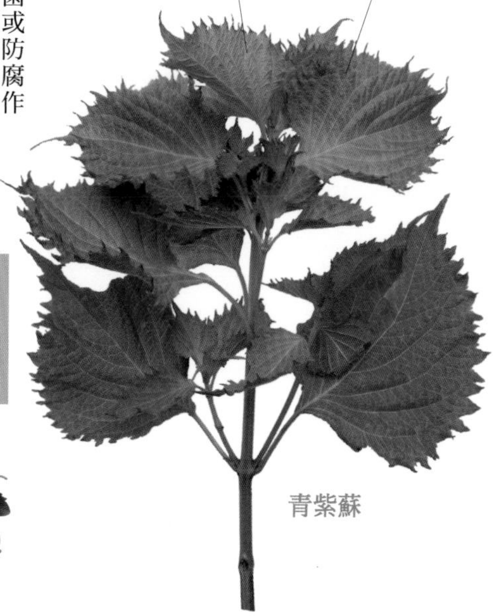

青紫蘇

氣味芳香 具殺菌與防腐作用

英文名 Perilla
別名 紫蘇葉
熱量（100g 中）37kcal
含醣量（100g 中）0.2g

保存方法

將玻璃瓶倒過來放入紫蘇葉，加點水上蓋，放冰箱保鮮。

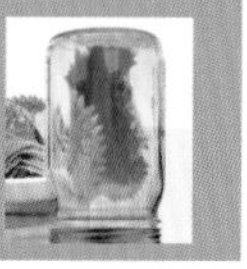

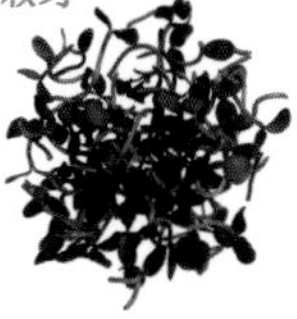
嫩芽

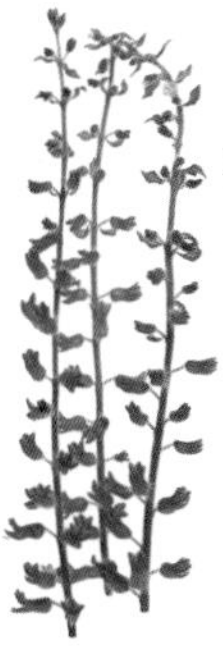
花穗

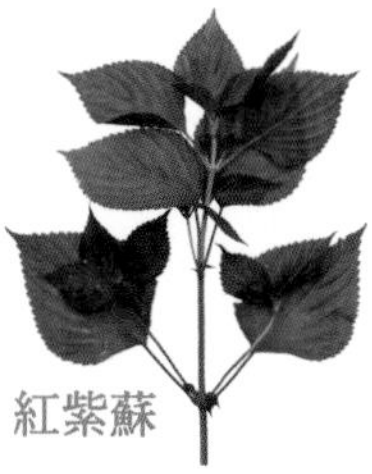
紅紫蘇

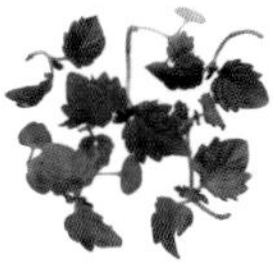

辛 五味
溫 五性
脾肺 歸經

中藥裡的蘇葉

中醫裡名為「蘇葉」的生藥材，指的就是紅紫蘇。除了健胃芳香，還可發汗解熱、止咳祛痰。常用於香蘇散或半夏厚朴湯等中藥方裡。

紫蘇氣味的多種功效

紫蘇特有的氣味成分紫蘇醛除了可促進發汗、止咳，還具防腐作用；除此之外，紫蘇亦含有檸檬烯與蒎烯等精油成分。

在家也能簡單製作的紫蘇香鬆

將沒吃完的紫蘇葉充分乾燥後捏碎，就成了美味的紫蘇香鬆，撒在飯上相當好吃。

荏胡麻是紫蘇的變種

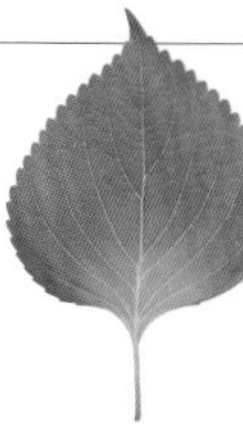

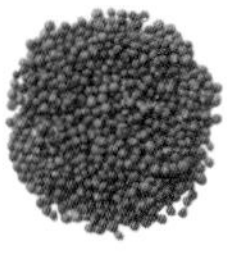

荏胡麻雖有胡麻二字，但其實是紫蘇的變種。其微香的葉片含有β-胡蘿蔔素、維生素C與E，具優異的抗氧化力。此外，荏胡麻也富含鈣與鎂等礦物質；以其種子製作的紫蘇油含有α-亞麻酸，對健康很有幫助。

迷迭香酸

預防失智的熱門新成分

紫蘇、迷迭香或檸檬蜂草等紫蘇科植物，內含多酚化合物迷迭香酸，除了可抗過敏、抗氧化，還可預防失智，近來已成了網路上的關注焦點。目前已知失智症肇因於β類澱粉蛋白囤積於大腦，而由東京大學、福島大學、金澤大學組成的研究團隊，則發現迷迭香酸能抑制β類澱粉蛋白凝集，此結果替預防阿茲海默症帶來新的可能性。

增強免疫力

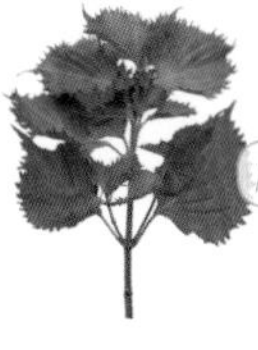
紫蘇 β-胡蘿蔔素

＋

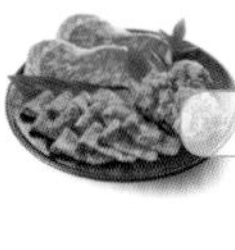
牛肉 蛋白質

產季月曆

	1	2	3	4	5	6	7	8	9	10	11	12
全年	●	●	●	●	●	●	●	●	●	●	●	●

茗荷

英文名 Japanese ginger
別名 日本生薑
熱量（100g中）12kcal
含醣量（100g中）0.5g

具清新的香氣與美麗的色澤

茗荷又稱蘘荷，其特殊的清新香氣來自精油成分α-蒎烯，可促進血液循環並增進食慾；但因揮發性高，議要吃之前再切即可。

茗荷的淡紅色澤來自可抗氧化的多酚化合物花青素，遇到酸性物質後顏色會更鮮豔。茗荷原產於亞洲，自古便引進日本，生長於山野地區。值得一提的是，茗荷與生薑幾乎是同時從中國傳入，香味濃的生薑叫「兄香」；香味淡的茗荷則稱「妹香」。

茗荷主要的食用部位是花苞聚集的花穗，俗稱「花茗荷」，會從地下莖冒出來。其味芳香微甘，可涼拌或炒食，或搭配日式涼拌麵線食用。也可醬藏、鹽漬，富含蛋白質、脂肪、纖維及多種維生素等，亦可沾裹雞蛋麵糊油炸、切半炒香菇肉絲、稍加汆燙做成生菜沙拉，或是用味噌、豆腐煮湯，營養可口。

食品成分表（可食用部分每100g）

蛋白質			0.9g
脂肪			0.1g
碳水化合物			2.6g
礦物質	鈣		25mg
	鐵		0.5mg
維生素	A	β-胡蘿蔔素當量	31μg
	B_1		0.05mg
	B_2		0.05mg
	C		2mg

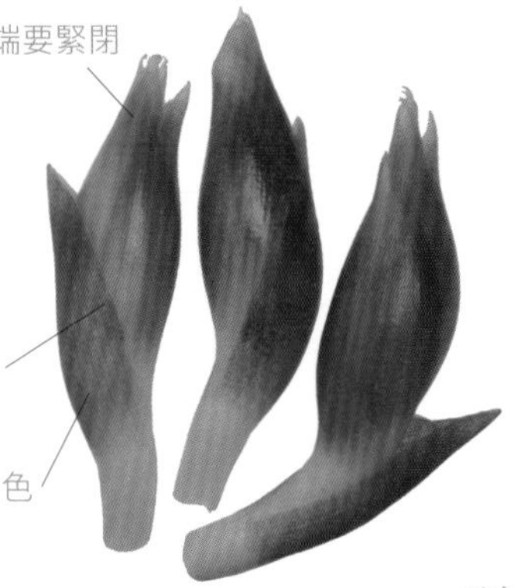
末端要緊閉
有光澤且膨脹
美麗的淡紅色

保存方法

用濕紙巾包起來後放入塑膠袋，置於冷藏室保鮮。

產季月曆

	1	2	3	4	5	6	7	8	9	10	11	12
全年	●	●	●	●	●	●	●	●	●	●	●	●
夏茗荷						●	●	●	●			
秋茗荷								●	●	●	●	

茗荷葉可用來泡澡

茗荷除了花苞，其葉、莖或根莖都含有可溫熱身體的成分。切大塊裝袋後用來泡澡比較不會覺得冷，針對畏寒、肩膀痠痛、腰痛或痱子等症狀皆具療效。

五味 辛
五性 溫
歸經 肺

鴨兒芹

英文名 Japanese honewort
別名 三葉芹
熱量（100g中）8kcal
含醣量（100g中）1.5g

恬淡的香氣可穩定情緒

鴨兒芹原產於日本及東南亞，一枝莖會長出三片葉子，所以又稱三葉芹。鴨兒芹的食用歷史悠久，但從江戶時代以後才開始大量栽種。

鴨兒芹的嫩葉富含可抗氧化的β-胡蘿蔔素、與骨骼生成有關的維生素K，以及可預防高血壓的鉀等養分。其香氣成分更受矚目，內含可穩定情緒、增進食慾的精油物質。鴨兒芹受熱後味道易遭破壞，因此大多數使用鴨兒芹的料理，通常都是最後一個步驟才加入。鴨兒芹的葉子能為壽司、沙拉或麵條增添淡淡的清香。值得注意的是，遮光栽種的鴨兒芹營養成分較少，選購時須留意。

食品成分表
（可食用部分每100g）

蛋白質			0.9g
脂肪			0.1g
碳水化合物			2.9g
礦物質	鈣		47mg
	鐵		0.9mg
維生素	A	β-胡蘿蔔素當量	3200μg
	B_1		0.04mg
	B_2		0.14mg
	C		13mg

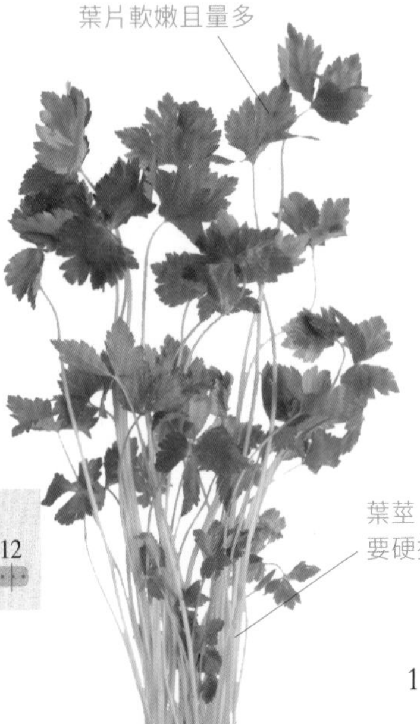
葉片軟嫩且量多
葉莖
要硬挺

保存方法

用濕紙巾包起來後放入塑膠袋，置於冷藏室保鮮。

產季月曆

	1	2	3	4	5	6	7	8	9	10	11	12
全年			●	●	●					●	●	●

快感冒時提前服用

感覺有點受到風寒時，可將鴨兒芹的莖葉剁碎，連同薑泥倒入高湯做成鴨兒芹汁，趁熱喝完睡一覺，就能大量發汗、幫助退燒。此外，剁碎的葉莖加熱水拌勻，冷卻後用來塗抹按摩，可促進血液循環或治療凍傷。

吃不完可打成蔬菜汁

吃不完的鴨兒芹可打成蔬菜汁；與其他食材搭配，帶點微香又美味。

五味 辛苦
五性 平
歸經 肺

芹菜

生長於水岸的抗氧化蔬菜

英文名 Water dropwort
別名 水芹
熱量（100g中） 17kcal
含醣量（100g中） 0.8g

食品成分表（可食用部分每100g）		
蛋白質		2.0g
脂肪		0.1g
碳水化合物		3.3g
礦物質	鈣	34mg
	鐵	1.6mg
維生素	A β-胡蘿蔔素當量	1900μg
	B1	0.04mg
	B2	0.13mg
	C	20mg

芹菜口感爽脆且帶點微香，常用於火鍋或涼拌菜。芹菜的香氣成分樟腦萜或豆蔻酸可健胃發汗或解熱。而鮮綠的芹菜葉除了β-胡蘿蔔素，還富含鉀、鈣、鎂等礦物質，可防骨質疏鬆或抑制血壓上升。

芹菜為日本原產蔬菜，食用歷史悠久，許多古書都有相關記載。在義大利菜中也常用作爆香料。芹菜可食用部分主要為葉柄，葉片雖然也可食用，但因略帶苦味，較少被拿來入菜。芹菜適合生長於濕地，原生於田際或水邊等有水區域。寒冷時節採收的芹菜味道更好，被視為春日七草之一。

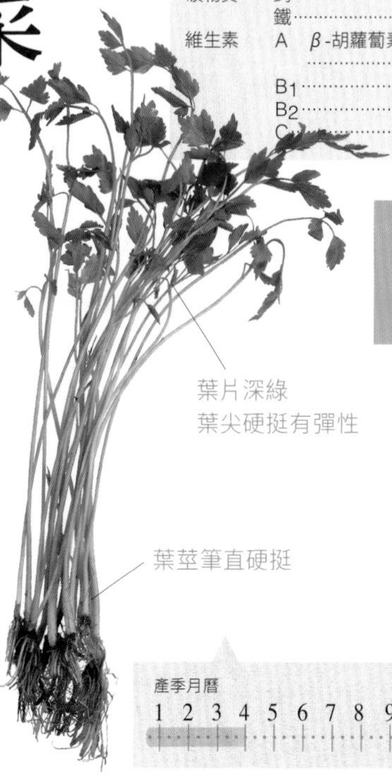

保存方法

用濕紙巾包起來後放入塑膠袋，置於冷藏室保鮮。

產季月曆
1 2 3 4 5 6 7 8 9 10 11 12

芹菜葉煎液可預防高血壓

乾燥後的芹菜葉煎液具改善高血壓、便祕、神經痛等效果，乾燥的葉子還能泡澡。至於新鮮的芹菜葉汁，據說能利尿、袪風邪或治療幼兒發燒。

促進血液循環的槲皮素

芹菜含有槲皮素，可促進血液循環，達到保護微血管的效果。此外，其他如β-胡蘿蔔素與維生素C等更可增加抗氧化力。

艾蒿

流傳已久的萬用草藥

英文名 Mugwort
別名 艾蓬、艾草
熱量（100g中） 46kcal
含醣量（100g中） 0.9g

食品成分表（可食用部分每100g）		
蛋白質		5.2g
脂肪		0.3g
碳水化合物		8.7g
礦物質	鈣	180mg
	鐵	4.3mg
維生素	A β-胡蘿蔔素當量	5300μg
	B1	0.19mg
	B2	0.34mg
	C	35mg

艾蒿原生於日本各地山野間，是相當知名的野草。春天採收的艾蒿嫩葉香氣特別濃重，可用來製作草餅或草丸子。艾蒿以葉背的白色絨毛為特徵，蒐集這些絨毛可做艾灸用的乾艾。在醫學上，艾蒿主要用於灸療，人們常說的艾灸，就是點燃乾艾蒿後置於患部的治療方式。

艾蒿葉富含可抗氧化的β-胡蘿蔔素、預防高血壓的鉀離子，以及可調整腸道菌叢的膳食纖維，自古以來便被當作萬用藥草。除了治療畏寒或生理不順等婦科症狀之外，還可改善下痢、嘔吐、腰痛、肩膀痠痛、痱子、肌膚粗糙等困擾，但因澀味濃重，得先燙熟再使用以減輕苦味。

苦辛 五味
溫 五性
肝脾腎 歸經

保存方法

用紙巾包起來後放入塑膠袋，置於冷藏室保鮮。

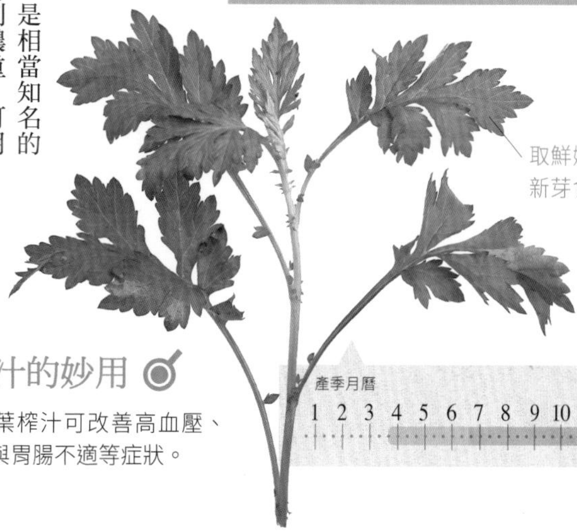

艾蒿的多種藥物應用

以艾蒿的生葉泡澡可改善神經痛、腰痛、扭挫傷或痔瘡等困擾。此外，生葉榨汁可做貼布，用於治療割傷、蚊蟲叮咬或皮膚搔癢。飲用艾蒿酒還可治氣喘，晒乾的艾蒿葉煮汁則能改善過敏性皮膚炎。

艾蒿汁的妙用

艾蒿生葉榨汁可改善高血壓、神經痛與胃腸不適等症狀。

產季月曆
1 2 3 4 5 6 7 8 9 10 11 12

香菜

香菜是原產於地中海的辛香蔬菜，又稱芫荽。香菜因氣味特殊，有的人喜愛，但也有人敬而遠之。隨著飲食的多元化，各國料理風行，目前已有越來越多的香菜愛好者。其葉片的氣味成分為乙醛，生葉時味濃，但乾燥後味道會變淡。香菜葉的營養價值相當高，含有可抗氧化的β-胡蘿蔔素及維生素C和E，同時富含可消除疲勞的維生素B_1與利尿的鉀離子等養分。

香菜的種子稱為香菜籽（芫荽籽），是咖哩不可欠缺的香料之一。中世紀歐洲人經常使用香菜葉子和種子掩蓋敗壞的肉類腥臭，至今香菜籽還經常放入歐式香腸中。英國在伊莉莎白一世時期，會把香菜籽磨粉，調成在婚禮時喝的酒，現在香菜籽粉也常用於調雞尾酒或泰式咖啡。香菜籽不同於香菜葉，散發類似柑橘的微香，因富含芳樟醇成分，可舒緩緊繃的情緒。而香菜根的氣味比葉子還濃，常用於東南亞料理當中，作為提鮮的香料。

氣味特殊 可利尿抗氧化

英文名 Coriander
別名 芫荽、胡荽
熱量（100g中）23kcal

五味 辛
五性 溫
歸經 肺、脾

保存方法
用濕紙巾包起來，放入塑膠袋，置於冷藏室保鮮。

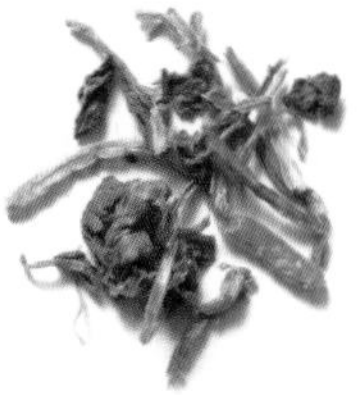

冷凍乾燥香菜
簡單泡水後馬上就能用，非常受歡迎。

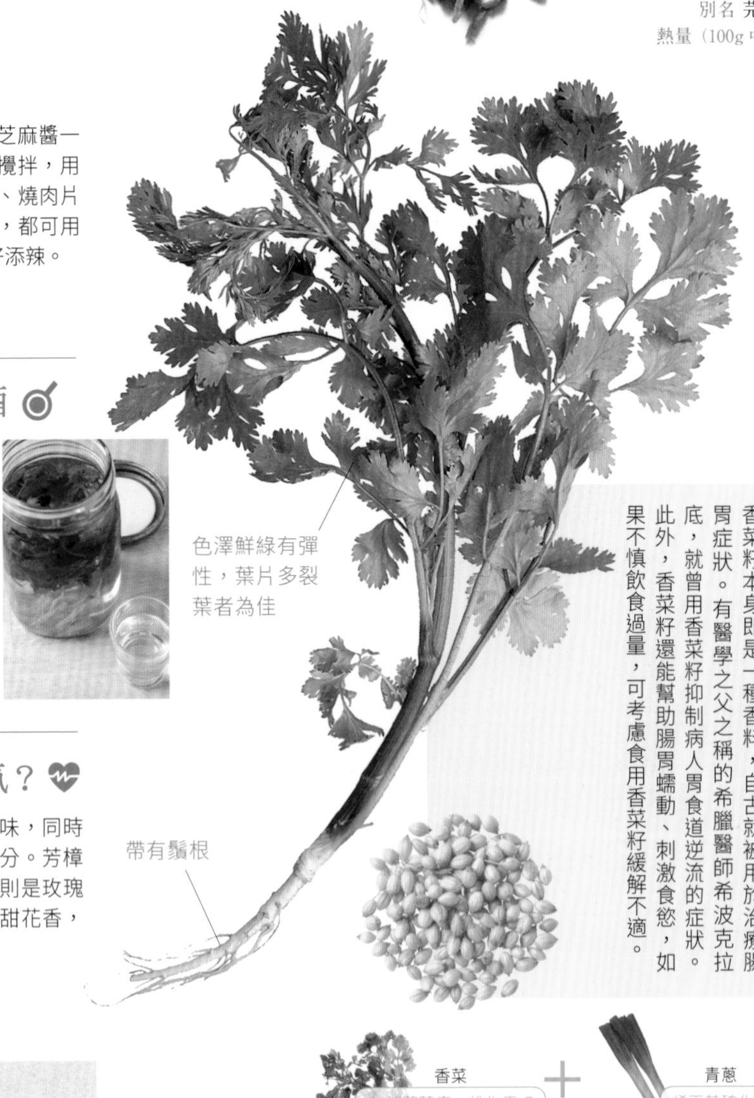

色澤鮮綠有彈性，葉片多裂葉者為佳

帶有鬚根

可提振食慾的香菜沾醬

將香菜剁碎後和蔥末、薑泥、芝麻醬一起倒入玻璃瓶，再加香油充分攪拌，用鹽巴調味即成。無論燒烤蔬菜、燒肉片或豆腐、油炸豆腐皮、麵食等，都可用香菜沾醬當佐料，再依個人喜好添辣。

一喝就上癮的香菜酒

可用帶鬚根的香菜製作香菜酒。將香菜（尤其是鬚根）充分洗淨後，再擦乾、放入寬口玻璃瓶，加砂糖和燒酒，浸泡一個月即可飲用。泡過的香菜還能再次用來入菜。

香菜真的有「香」氣？

香菜具有類似魚腥草的濃郁氣味，同時富含芳樟醇及香葉醇等精油成分。芳樟醇的氣味與鈴蘭相似，香葉醇則是玫瑰主要的香氣成分，兩者均有甘甜花香，可消炎或舒緩情緒。

具健胃作用的香菜籽

香菜籽本身即是一種香料，自古就被用於治療腸胃症狀。有醫學之父之稱的希臘醫師希波克拉底，就曾用香菜籽抑制病人胃食道逆流的症狀。此外，香菜籽還能幫助腸胃蠕動、刺激食慾，如果不慎飲食過量，可考慮食用香菜籽緩解不適。

產季月曆
1 2 3 4 5 6 7 8 9 10 11 12
全年

預防癌症

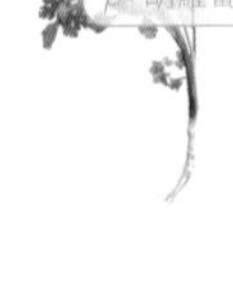

香菜
β-胡蘿蔔素、維生素C
＋
青蔥
烯丙基硫化物

西洋菜

可殺菌防血栓的辛辣成分

西洋菜原產於歐洲、地中海東部山間乾淨的水域內，早期用於醫療用途，可對抗壞血病。大約遲至西歐黑暗時代開始，西洋菜才逐漸被視為食用蔬菜，其獨特的辛辣與微苦感與肉類相當契合，可達到提鮮解膩的效果。日本則於明治時期左右引進西洋菜，栽種於各地水域或濕地。

和山葵或蘿蔔一樣，西洋菜的辛辣成分來自異硫氰酸烯丙酯，不僅可殺菌，還能預防血栓形成並增進食慾。深綠的葉子含有β-胡蘿蔔素與維生素C可抗氧化，除此之外，西洋菜還富含可強健骨骼的維生素K、鈣，以及可預防貧血的鐵離子等。

英文名 Watercress
別名 水芥菜、水田芥
熱量（100g中）15 kcal

食品成分表（可食用部分每100g）

蛋白質		2.1g
脂肪		0.1g
碳水化合物		2.5g
礦物質	鈣	110mg
	鐵	1.1mg
維生素	A β-胡蘿蔔素當量	2700μg
	B_1	0.10mg
	B_2	0.20mg
	C	26mg

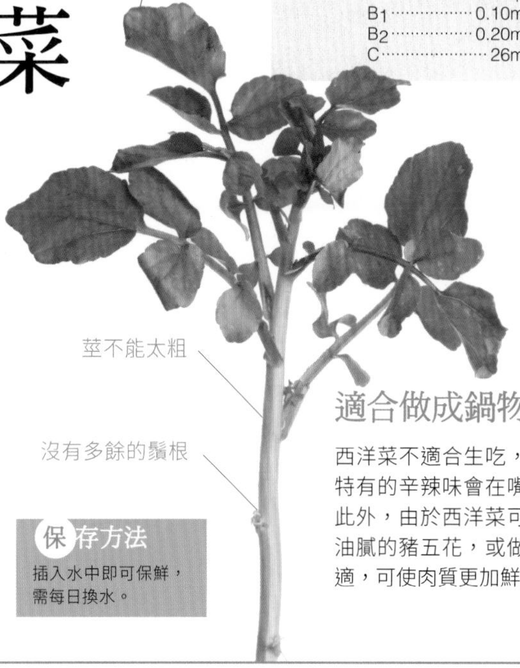

適合做成鍋物料理

西洋菜不適合生吃，建議煮成火鍋，其特有的辛辣味會在嘴裡變得非常清爽。此外，由於西洋菜可促進消化，搭配較油膩的豬五花，或做成肉丸子都相當合適，可使肉質更加鮮美。

保存方法
插入水中即可保鮮，需每日換水。

產季月曆

	1	2	3	4	5	6	7	8	9	10	11	12
全年	●	●	●	●	●	●	●	●	●	●	●	●
盛產期				●	●							

香芹（巴西里）

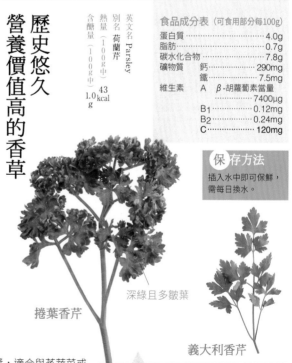

歷史悠久營養價值高的香草

原產於歐洲的香芹亦稱巴西里，對於地質和氣候的適應性較強，栽培容易，故世界各地都有栽種。香芹大約於十八世紀引進日本，原以葉子皺縮的捲葉香芹為主流，但現在平葉的義大利香芹產量越來越多。義大利香芹比起捲葉香芹少了些青草味，吃起來較為順口。

香芹富含β-胡蘿蔔素或維生素C，不僅能抗氧化，還能增加免疫力、預防老化或美化肌膚。此外，香芹還含有可預防骨質疏鬆的維生素K及鈣，以及具造血功能的鐵質。香芹獨特的青臭味來自精油成分芹菜腦，具有抗菌、增進食慾與預防口臭的效果。

英文名 Parsley
別名 荷蘭芹
熱量（100g中）43 kcal
含醣量（100g中）1.0 g

食品成分表（可食用部分每100g）

蛋白質		4.0g
脂肪		0.7g
碳水化合物		7.8g
礦物質	鈣	290mg
	鐵	7.5mg
維生素	A β-胡蘿蔔素當量	7400μg
	B_1	0.12mg
	B_2	0.24mg
	C	120mg

保存方法
插入水中即可保鮮，需每日換水。

捲葉香芹

義大利香芹

辛 五味
溫 五性
肝脾肺 歸經

香芹末需和油品一同攝取

將香芹大量剁碎後加入奶油拌勻，就成了香芹奶油醬，適合與蒸蔬菜或魚類搭配食用。若再加入奶油乳酪充分攪拌、撒點檸檬汁，即為美味的香芹起司醬。此外，也可加入美乃滋、塔塔醬或炸物的麵衣裡，但建議搭配油品一同攝取，才能提高β-胡蘿蔔素的吸收率。

產季月曆

	1	2	3	4	5	6	7	8	9	10	11	12
全年	●	●	●	●	●	●	●	●	●	●	●	●

羅勒

食品成分表（可食用部分每100g）		
蛋白質		2.0g
脂肪		0.6g
碳水化合物		4.0g
礦物質	鈣	240mg
	鐵	1.5mg
維生素	A β-胡蘿蔔素當量	6300μg
	B1	0.08mg
	B2	0.19mg
	C	16mg

英文名 Basil
別名 聖約瑟夫草
熱量（100g中）24 kcal

具甘甜香氣的食用香草

羅勒是義大利料理中相當常見的香草，原產於印度或熱帶亞洲。在印度為供奉神像的神聖香草，印度的傳統醫學阿育吠陀也經常將之作為藥物使用。臺灣料理中常見的九層塔，就是羅勒的一種。

羅勒的品種多樣，最常用於食用的是甜羅勒，其特徵在於類似丁香的甘甜味。此氣味裡的芳樟醇與丁子香酚等精油成分可增進食慾、幫助消化，還能抗菌、穩定情緒。此外，羅勒還含有可抗氧化的β-胡蘿蔔素、維生素E，以及鉀、鈣和鐵等礦物質，將之製成羅勒醬，就能大量攝取這些營養。

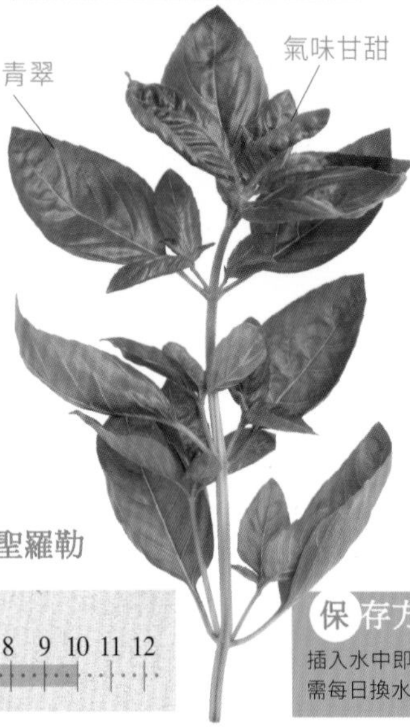
色澤鮮綠青翠
氣味甘甜

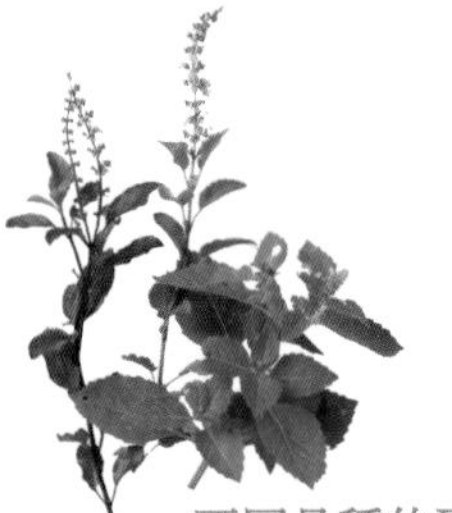
不同品種的聖羅勒

藥效顯著的聖羅勒

印度傳統醫學阿育吠陀所用的羅勒，即是俗稱「聖羅勒」的品種。阿育吠陀認為聖羅勒可增加人體對壓力的適應性，具有延年益壽、長生不老的效果。聖羅勒的抗氧化力顯著，可用來改善感冒、頭痛或胃痛等各種症狀。最近更有研究發現，聖羅勒具有降低血壓的效果。

產季月曆
1 2 3 4 5 6 7 8 9 10 11 12

保存方法
插入水中即可保鮮，需每日換水。

芝麻菜

食品成分表（可食用部分每100g）		
蛋白質		1.9g
脂肪		0.4g
碳水化合物		3.1g
礦物質	鈣	170mg
	鐵	1.6mg
維生素	A β-胡蘿蔔素當量	3600μg
	B1	0.06mg
	B2	0.17mg
	C	66mg

英文名 Rocket salad
別名 芝麻葉、黃花蘿蔔
熱量（100g中）19 kcal
含醣量（100g中）0.5 g

嗆鼻的辛辣味是最大特徵

芝麻菜因全株散發芝麻香氣而得名，實際上卻和芝麻毫無關係。原產於歐洲和中亞，又稱芸芥、火箭菜、火箭生菜。在義式料理中除了製作沙拉，也是披薩常用的人氣香草。

芝麻菜屬於十字花科，與山葵或蘿蔔一樣，其嗆鼻的辛辣味來自異硫氰酸烯丙酯，可抗菌、抗癌與預防血栓形成，更可刺激食慾，營養價值高。除了有可抗氧化的維生素β-胡蘿蔔素、維生素C、維生素E與維生素K，還富含鈣、鉀、鎂等礦物質。

保存方法
用紙巾包起來後放入塑膠袋，置於冷藏室保鮮。

做成醬料用途更廣且方便保存

芝麻菜的口感辛辣，當作沙拉吃攝取量有限，做成醬料用途較廣，保存也更方便。把芝麻菜的葉子與橄欖油、蒜頭、核桃等一起用果汁機打勻，再加鹽巴調味即可。若想多點味道層次，可加入帕馬森乳酪；想吃起來清爽些，可加點檸檬汁。也可用來搭配義大利麵或當作佐料基底。

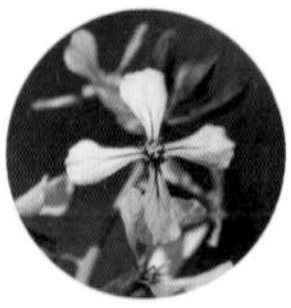

芝麻菜的花也能入菜

芝麻菜的花長得像十字架，不但可愛還可供食用。一般的芝麻菜花為白色，野生種的裂葉芝麻菜則是黃色，可作為料理的配料。

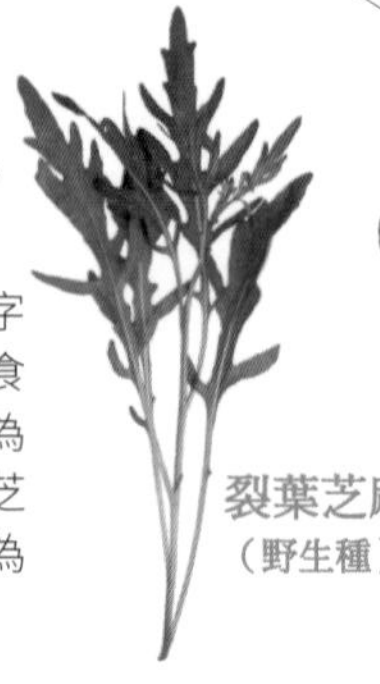
裂葉芝麻（野生種）

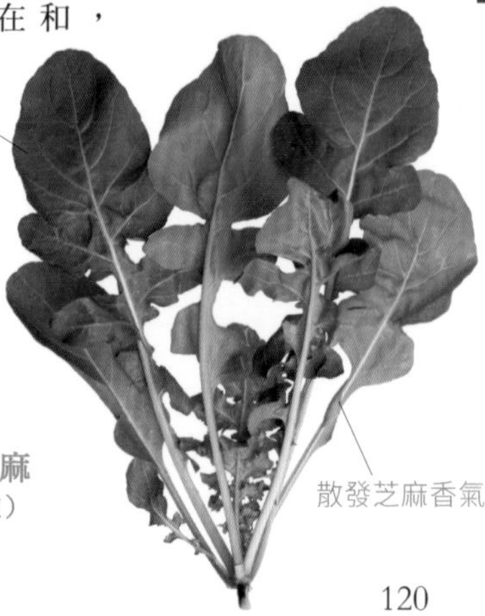
葉片硬挺有彈性
散發芝麻香氣

產季月曆
1 2 3 4 5 6 7 8 9 10 11 12

薄荷

英文名 Mint
別名 銀丹草

保存方法
插入水中即可保鮮，需每日換水。

最常見的萬用香草

薄荷的氣味清香，最早盛產於歐洲地中海地區及西亞一帶，現在已分布於全世界。常見的品種有胡椒薄荷、綠薄荷、蘋果薄荷或日本薄荷等，可購買種苗自行回家栽種。

薄荷的香氣含有薄荷腦精油成分，可舒緩疼痛，尤其對胃痛或頭痛特別有效。此外，它還能刺激大腦、提升專注力、驅除睡意，更有已被認證的殺菌效果。純度高的薄荷醇藥用價值很高，其香味並不刺鼻，具有濃郁芬芳的香氣。夏季天氣炎熱時，很適合來杯薄荷飲品消暑。

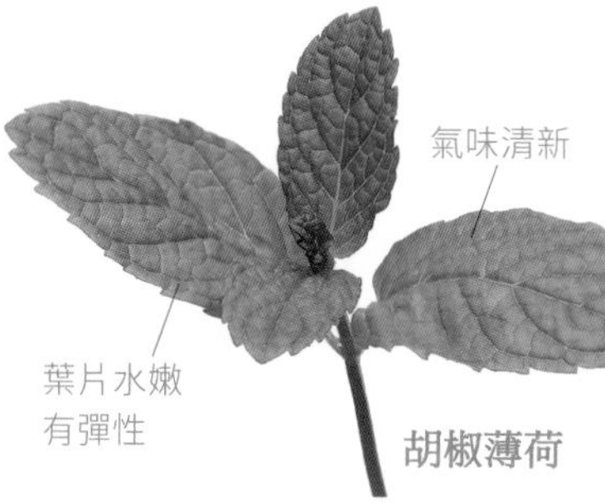
氣味清新
葉片水嫩有彈性
胡椒薄荷

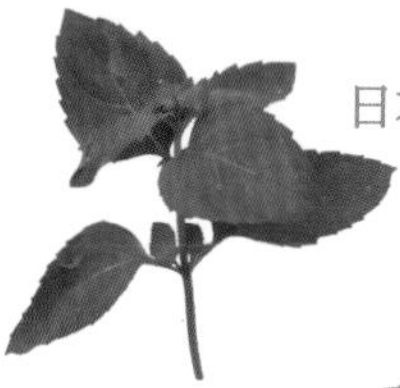
日本薄荷

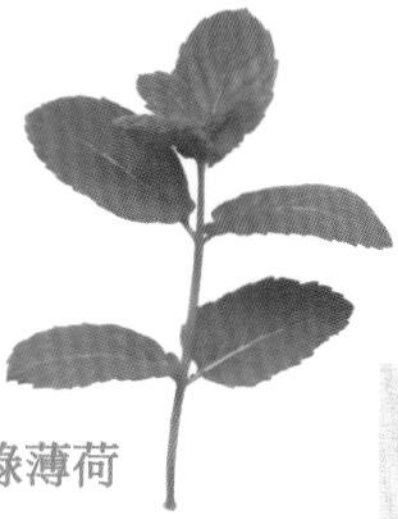
綠薄荷

辛 五味
涼 五性
肝·肺 歸經

可入茶增添香氣

薄荷可和各式茶葉搭配調味，常見的烘焙茶或茉莉花茶等茶飲，都可加片薄荷葉增添風味。薄荷的香氣與精油成分較容易在熱水中釋出，若想獲得薄荷的機能性成分，建議以熱水沖泡。

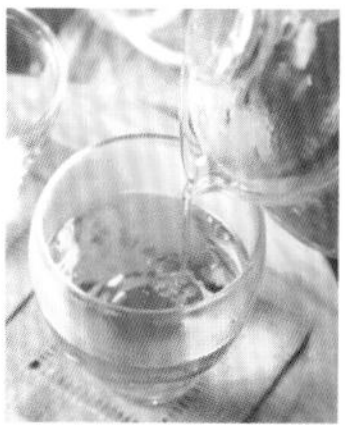

製作方法超簡單的薄荷噴劑

將新鮮的薄荷葉撕碎放入玻璃瓶，注滿消毒用的酒精靜置一晚，接著取出薄荷葉，將溶液倒入噴霧罐裡，用四倍的水稀釋，就是簡單的薄荷噴劑，可用來抗菌或除臭。

產季月曆
1 2 3 4 5 6 7 8 9 10 11 12

牛至（奧勒岡草）

英文名 Oregano
別名 披薩草、花薄荷、奧勒岡草

充滿義大利風味的美味香草

牛至又稱奧勒岡草，可增添食物風味，是義大利或墨西哥料理不可或缺的香草，尤其與番茄或乳酪等相當契合，更是肉醬等燉煮料理好吃與否的關鍵。因時常撒在披薩餅上，又稱披薩草。乾燥過的牛至香氣濃郁，氣味比新鮮牛至還強烈。牛至的氣味類似馬鬱蘭，但又比馬鬱蘭更香，因此也有「野馬鬱蘭」之稱。

牛至原產於歐洲地中海沿岸，生於山坡草地、路旁。栽培時需要排水良好的土壤及充足日照。牛至的精油成分含可殺菌的香芹酚，對感冒、支氣管炎或消化不良等很有療效。

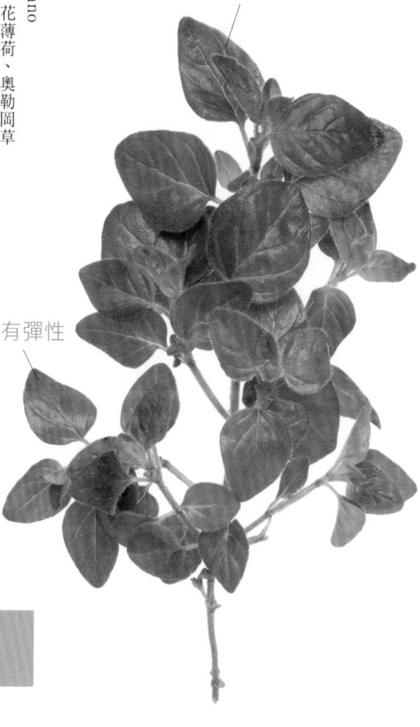
盡量在開花前摘採葉
香氣較足夠
葉色鮮綠有彈性

如何將新鮮牛至做成乾燥香草？

將新鮮牛至攤平在竹篩上（注意不能疊放），置於不受陽光直射的陰涼通風處，使其自然乾燥。若想知道是否完成，可用手摸摸看，若覺得葉子乾乾脆脆就差不多了。也可使用烤箱烘乾，但因溫度較高，香氣等揮發性物質會損失得較多。一般來說，乾燥香草的香氣成分約為新鮮香草的四倍。

產季月曆
1 2 3 4 5 6 7 8 9 10 11 12

保存方法
插入水中即可保鮮，需每日換水。

迷迭香

英文名 Rosemary
別名 海洋之露

香氣四溢 抗氧化力特強

迷迭香原產於地中海盆地，屬木本多年生香料植物，可種植於白堊土壤中。迷迭香的莖、葉和花都能提取芳香油，外型類似針葉樹的唇形科常綠小灌木，帶有森林般的氣息。其濃郁的氣味可除臭殺菌，常用於肉類料理中去腥；以迷迭香浸泡紅酒，就成了香氣四溢的迷迭香酒。

迷迭香是抗氧化力特強的香草，甚至有「不老香草」之稱，因含有可促進血液循環的類黃酮，能維持肌膚健康與預防動脈硬化。此外，迷迭香還含有可減緩記憶力退化的迷迭香酸，可能具有預防失智的效果，近來頗受關注。

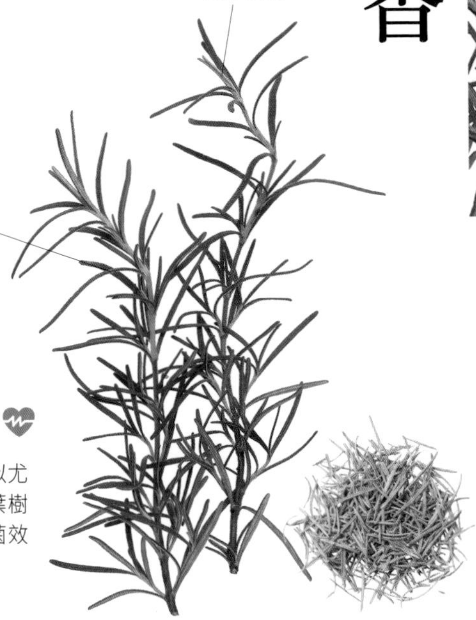

葉子肥厚 色澤鮮綠
摸起來帶黏膩感 且香氣充足

富含抗老成分

迷迭香含有可促進血液循環的類黃酮樨草素，除了促進血流，還可改善肩膀痠痛、恢復肌膚的光澤或彈性，藉此達到抗老效果。此外，迷迭香還含有可加強記憶力的迷迭香酸、抑制脂肪吸收的綠原酸。上述成分都屬於類黃酮，在這些多重功效下，迷迭香成了擁有最強抗氧化力的香草。

保存方法

插入水中即可保鮮，需每日換水。

具殺菌作用的氣味

迷迭香的主要氣味成分為類似尤加利的桉油精，以及類似針葉樹的蒎烯；兩者均有良好的殺菌效果，可用來替魚肉類去腥。

產季月曆

1 2 3 4 5 6 7 8 9 10 11 12

全年

百里香

英文名 Thyme
別名 麝香草
熱量（100g中）352kcal
含醣量（100g中）69.8g

食品成分表
（粉末 可食用部分每100g）

蛋白質		6.5g
脂肪		5.2g
碳水化合物		69.8g
礦物質	鈣	1700mg
	鐵	110.0mg
維生素	A β-胡蘿蔔素當量	980μg
	B_1	0.09mg
	B_2	0.69mg

殺菌力強 可預防感染

百里香是殺菌力強大的香草，古埃及製作木乃伊時，也有利用百里香防腐、保存的紀錄；古希臘則用來泡澡沐浴，或用於寺廟中當作香薰燃燒；中世紀的歐洲也流行將百里香置於枕頭下幫助睡眠。其香氣濃郁，即使久煮也不會散去，常與香芹、鼠尾草、迷迭香製成辛香料包。此外，醋漬魚類料理也少不了百里香。

百里香含類黃酮，可發汗或利尿。其精油成分百里酚與香芹酚有殺菌效果。因此用百里香泡茶喝，對於喉嚨痛或咳嗽等呼吸器官方面的病症特別有療效。

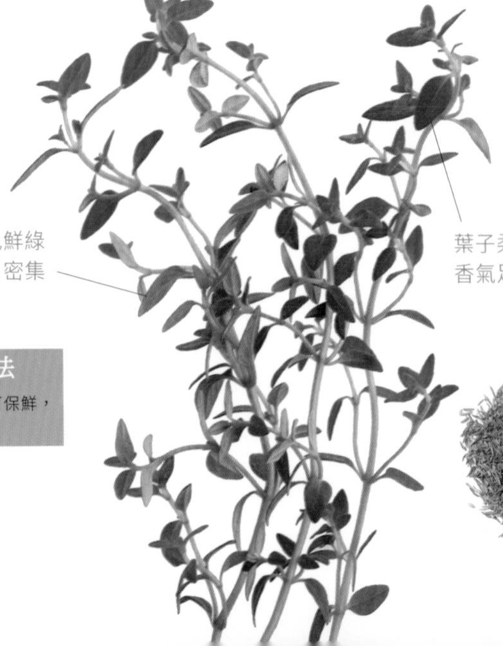

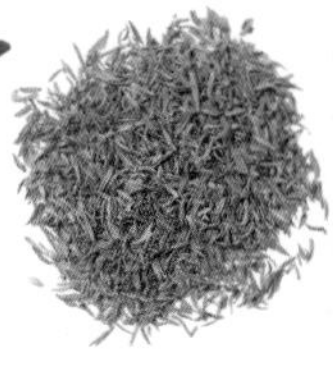

可殺菌抗黴的百里酚與香芹酚

百里香的殺菌效果比甲酚還好，其主要氣味成分百里酚帶點微微的香料味；香芹酚的氣味則類似檜木，兩者均有殺菌、抗黴菌的效果。

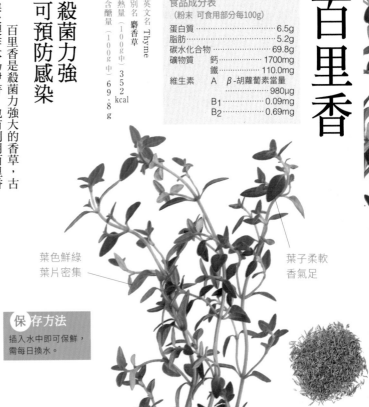

保存方法

插入水中即可保鮮，需每日換水。

產季月曆

1 2 3 4 5 6 7 8 9 10 11 12

全年

蒔蘿

英文名 Dill
別名 刁草

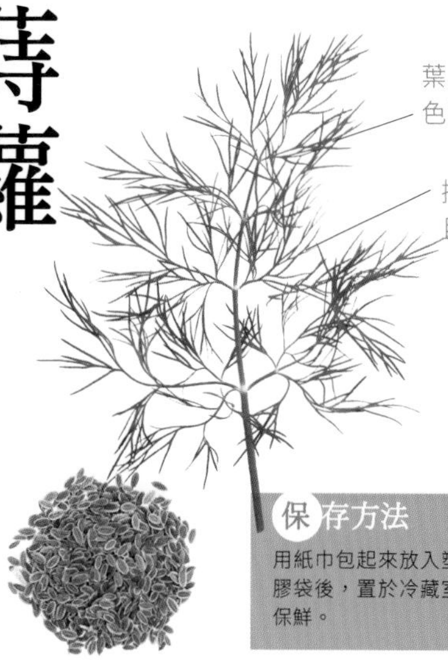

適合海鮮的甘甜辛香

蒔蘿是傘形科的香草，氣味類似茴香。原生於西亞，後西傳至地中海沿岸及歐洲各地，現在則以地中海和東歐一帶為主要生產地。一般製作海鮮料理時（特別是醋漬鮭魚）都少不了蒔蘿葉，其帶有香氣的花與種子可增添風味。而蒔蘿葉的果實和種子，在尚未成熟時採收，便能提煉成精油食用，或經過晾晒乾燥製成香辛料。

蒔蘿的香甜氣味，來自香芹酮或檸檬油等精油成分，能幫助消化並增加食慾。此外，據說古時羅馬人也會在枕邊擺放蒔蘿，可睡得更安穩。

氣味甘甜的香芹酮

蒔蘿中含有精油成分香芹酮，是製作德國酸菜（醋漬高麗菜）必用香料。此外，綠薄荷也含香芹酮，微甘的氣味為其特徵。

保存方法

用紙巾包起來放入塑膠袋後，置於冷藏室保鮮。

香茅

英文名 Lemongrass
別名 檸檬草、檸檬香茅

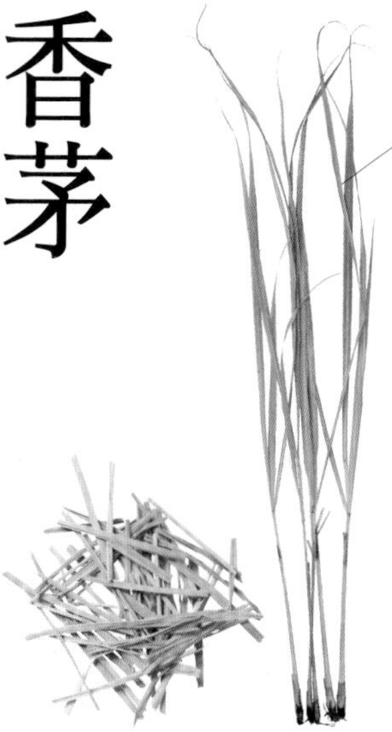

葉子鮮嫩
不容易折斷

穩定情緒的舒壓效果

香茅是禾本科的香草，原產於印度。其外型和芒草相似，香氣與檸檬相近，故又稱檸檬草。香茅清爽的檸檬香氣給人清新的感受，適合搭配雞肉或海鮮；以泰式酸辣湯為首的泰國菜或越南菜，更少不了可增添風味的香茅。

香茅的香氣來自檸檬醛與香茅醛等精油成分，除了可促進胃腸功能，也常用作驅蟲劑，或做成芳香用品，可穩定情緒並舒壓。西元一九一三年，日本人從爪哇移植了一批香茅草到臺灣，就此開啟臺灣香茅草栽植事業。

保存方法

先將香茅切成需要的大小，香茅葉可晒乾保存；香茅莖需冷凍。

有檸檬香氣的檸檬醛

檸檬或香茅都含有檸檬醛香氣成分，但香茅的含量較多，香味也較濃，具有抗菌、消炎、鎮定止痛等效果。

茴香

英文名 Fennel
別名 小茴香、甜茴香

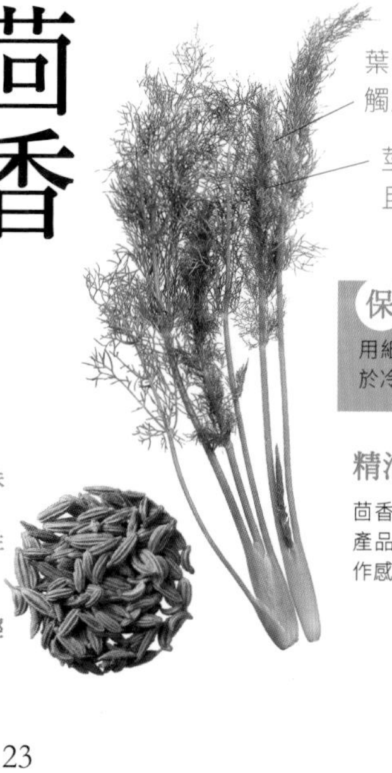

葉色不宜過於深綠
觸感要柔軟
莖部未見變色
且肥厚

幫助消化的甘甜氣味

茴香是從古羅馬時代就有的香草，原產於地中海沿岸與東南亞，目前已廣泛種植在世界許多地方。茴香整株均可使用，茴香葉適合搭配魚料理或沙拉；莖部切碎可做沙拉；花能做成泡菜；種子則可作為咖哩用的香料。

茴香富含多酚化合物槲皮素與芸香素，可保護血管、促進血流。其香氣來自茴香腦精油成分，可幫助消化、消除腹脹感，還具有止咳的作用。

保存方法

用紙巾包起來放入塑膠袋後，置於冷藏室保鮮。

精油成分茴香腦

茴香或大茴香富含茴香腦，可用於潔牙粉等產品或製作甜味調酒；也可取其止咳效果製作感冒糖漿。

五味 甘·辛
五性 溫
歸經 肝·胃·大腸

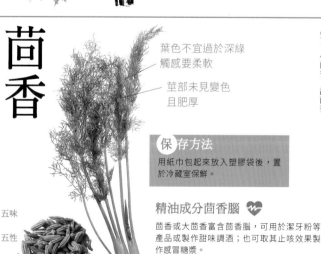

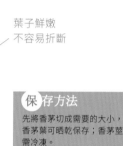

細葉香芹

英文名 Chervil
別名 山蘿蔔葉、香葉芹

優雅與香氣兼具 法國人的最愛

細葉香芹有著淡淡的幽香與優雅的羽狀細葉，是法國人的最愛，又稱「美食家的香芹巴西里」，適合搭配白肉魚、雞肉或蛋類，可提味或純做裝飾。細葉香芹還有促進消化的作用，其葉子很像紅蘿蔔的頂部，因此又稱山蘿蔔葉。細葉香芹的莖上有細細的溝槽，淺綠色的葉子形似扁葉巴西里，但味道更細緻。

法國人擅長混搭細葉香芹、巴西里、細香蔥、龍艾或蒔蘿等帶有幽香的數種香草，剁碎後製成混合香草，用於各類料理中。

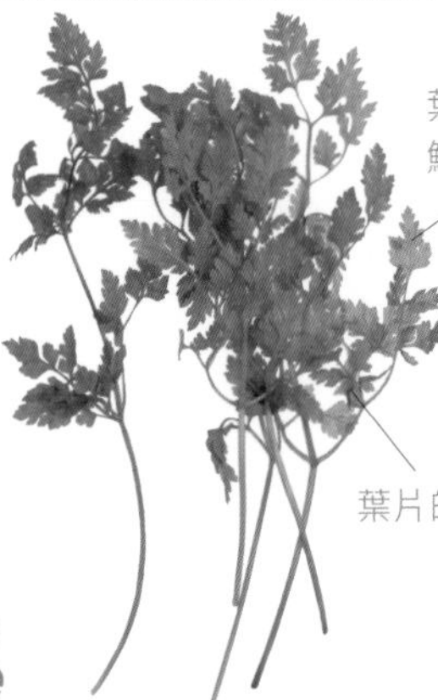
葉子要柔軟
鮮綠
葉片的裂痕纖細

可預防高血壓的細葉香芹茶

細葉香芹大多趁新鮮時使用，但泡成細葉香芹茶香氣更濃郁，可預防高血壓。又因含有豐富的類黃酮，能幫助身體吸收維生素 C 的營養。

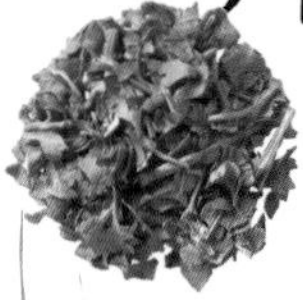

保存方法

用紙巾包起來後放入塑膠袋，置於冷藏室保鮮。

細香蔥

英文名 Chive
別名 西洋胡蔥、蝦夷蔥
熱量（100g中）33 kcal
含醣量（100g中）2.3 g

香氣溫潤細緻的蔥屬香草

細香蔥屬蔥類，但滋味比蔥更細緻，香氣溫潤，為法國常見的人氣香草。初夏時會開小球般的粉色花，常撒在沙拉上食用。根據文獻記載，古代中國人在西元前三千年就開始使用細香蔥，臺灣則常稱其為蝦夷蔥。

細香蔥除了含有β-胡蘿蔔素、維生素C、鉀或鐵等營養成分外，還富含烯丙基硫化物辛辣成分，可達到抗菌、增強免疫力的效果。

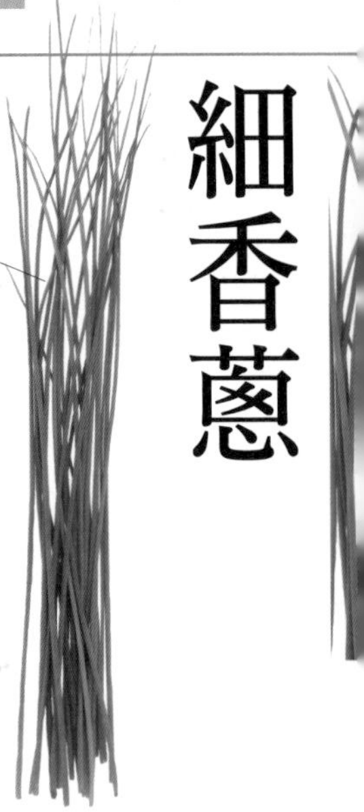
葉子鮮嫩
不易折斷

保存方法

根部用濕紙巾包起來，放入塑膠袋後，再置於冷藏室保鮮。

細香蔥的花也能入菜？

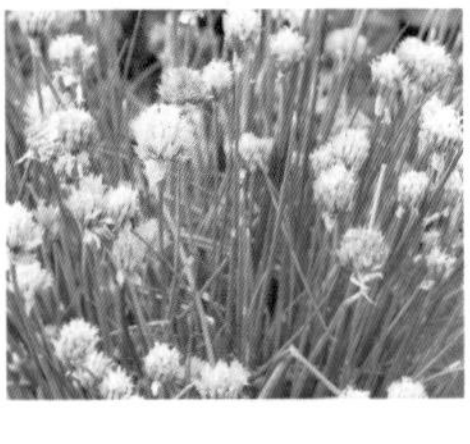

細香蔥的小球花由小小的花序簇集而成，可摘下後撒於沙拉上；其嫩莖或嫩葉同樣也能食用。

鼠尾草

英文名 Sage
別名 庭院鼠尾草
熱量（100g中）384 kcal
含醣量（100g中）66.9 g

具優異抗氧化力的救命香草

氣味濃郁的鼠尾草可抗菌或抗病毒，自古希臘時代就被當作救命用的藥用香草，也常用於肉類或內臟料理去腥。在歐洲部分地區（特別是巴爾幹半島），會栽種藥用鼠尾草以萃取精油使用。

用鼠尾草茶漱口可舒緩口腔炎、牙齦炎等口腔黏膜發炎症狀。此外，它還能舒緩更年期婦女常有的熱潮紅，不僅具優異的抗氧化力，還有抗老化的效果。

食品成分表
（粉末 可食用部分每100g）

蛋白質		6.4g
脂肪		10.1g
礦物質	鈣	1500mg
	鐵	50.0mg
維生素	A β-胡蘿蔔素當量	1400μg
	B_1	0.09mg
	B_2	0.55mg

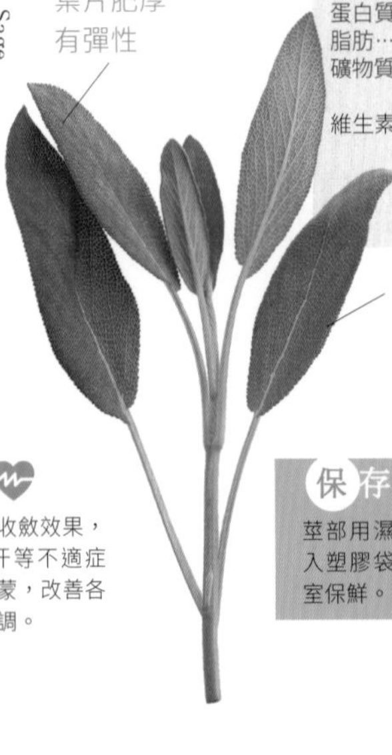
葉片肥厚
有彈性
葉子上有
白色絨毛

適合女性的香草

鼠尾草內含單寧酸，具有收斂效果，可抑制過多的經血或盜汗等不適症狀。鼠尾草也能調整賀爾蒙，改善各種更年期的不適或月經失調。

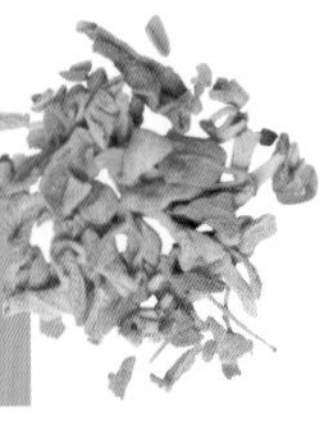

保存方法

莖部用濕紙巾包起來，放入塑膠袋後，再置於冷藏室保鮮。

月桂葉

英文名 Bay Leaf
別名 月桂樹、香葉

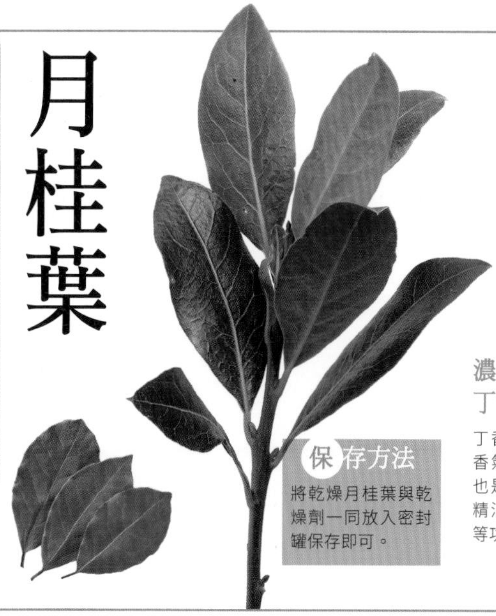

香氣濃郁 勝利與榮耀的象徵

自有文字紀錄以來，便有文獻記載月桂樹的耕作狀況。月桂源於小亞細亞，後傳播到地中海及其他氣候合適的國家。月桂葉常用於燉煮料理或醬料，能增添食物風味。可單獨綁成一束，或搭配其他香草綁成花束使用。

月桂葉的甘甜香氣來自芳樟醇、丁子香酚與桉油精等精油成分，具有抗菌、幫助消化與增加食慾等效果。在古希臘時代，競技場上的勝利者常被戴上月桂葉編成的月桂冠，象徵勝利與榮耀。

濃郁的香氣成分 丁子香酚

丁香香料富含丁子香酚，香氣濃郁，除了月桂葉，也是茉莉花或玫瑰常見的精油成分，有抗菌、消炎等功效。

保存方法

將乾燥月桂葉與乾燥劑一同放入密封罐保存即可。

龍艾

英文名 Tarragon
別名 法國龍艾、龍蒿

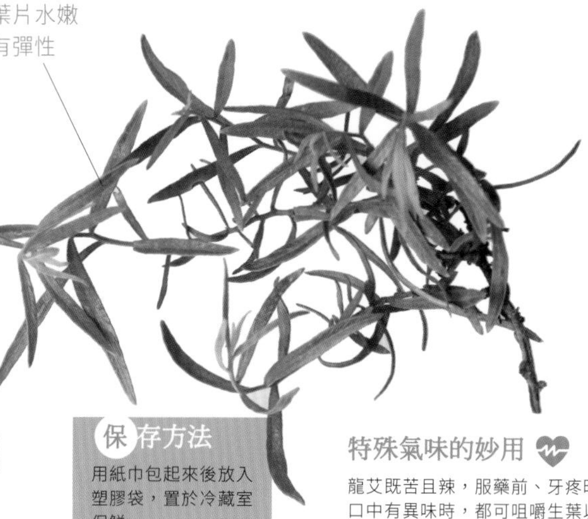

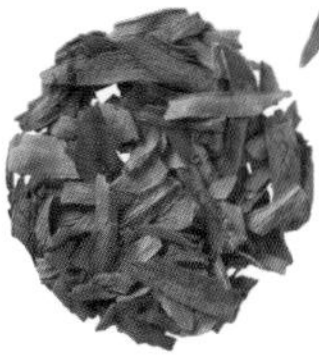

氣味香濃 可刺激食慾

龍艾更為人熟知的名稱為龍蒿，是法國料理不可或缺的香草之一。其香濃的氣味與辛辣感，很適合替蛋類、蔬菜或雞肉等清淡食材提鮮；更是蛋黃醬、荷蘭醬等佐料的主要成分。用醋醃漬的龍艾泡菜也相當美味。

保存方法

用紙巾包起來後放入塑膠袋，置於冷藏室保鮮。

特殊氣味的妙用

龍艾既苦且辣，服藥前、牙疼時或感覺口中有異味時，都可咀嚼生葉以去除口腔異味感。

洋甘菊

英文名 Chamomile
別名 黃金菊

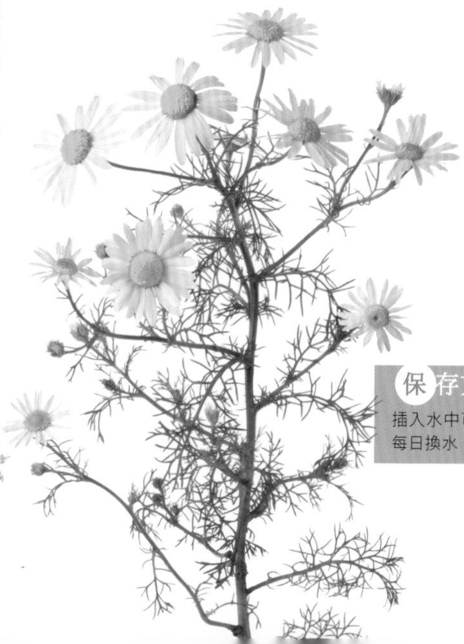

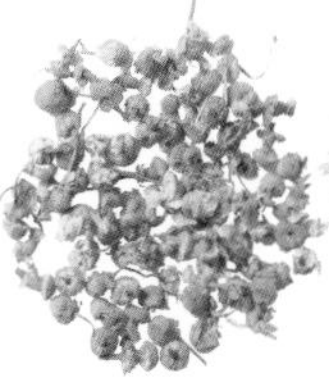

全世界最廣為人知的 萬用香草茶

洋甘菊因能治癒附近草木的疾病，而被尊稱為「植物的醫生」。洋甘菊茶自古即被視為藥效良好的茶飲，德國稱其為「媽媽的藥草」，當幼童染上感冒或腹痛時，媽媽都會給孩子喝洋甘菊茶。因為洋甘菊含有可抗氧化的類黃酮，能鎮定與消炎。一般分成德國洋甘菊與羅馬洋甘菊兩種。洋甘菊雖然藥效良好，對菊科過敏者仍需注意攝取量。

保存方法

插入水中可保鮮，需每日換水。

萬用的香草茶

洋甘菊可消炎、鎮靜、解除痙攣與驅風，對於胃痛、經痛、畏寒或失眠等均有療效。此外，洋甘菊亦富含多酚化合物芹菜素與槲草素，因此抗氧化效果頗佳。

檸檬香蜂草

英文名 Lemon balm
別名 香水薄荷、西洋山薄荷

可舒緩緊繃的神經並預防失智

檸檬香蜂草的外型像薄荷，葉子的味道卻像檸檬。歐美以檸檬香蜂草為原料的加爾慕羅水（Carmelite water），迄今仍為法國人流行的夏日飲料。除了製作飲品或甜點外，還能用來醋漬雞肉或替海鮮增添香氣。

檸檬香蜂草的氣味清新，含有香茅醛與檸檬醛等精油成分，除了舒緩緊繃的神經，還有預防失智的效果。

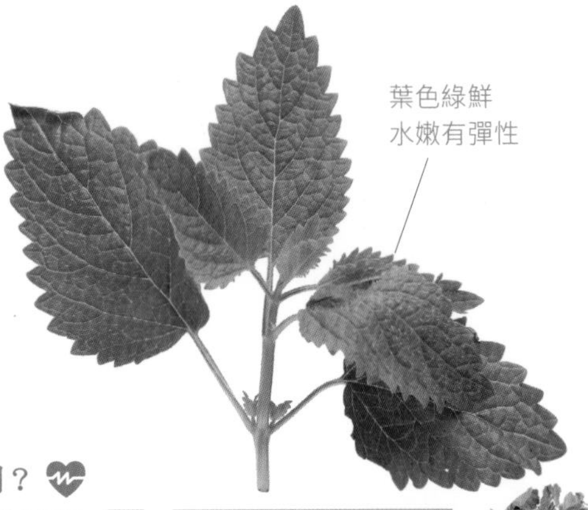

香茅醛有什麼作用？

香茅醛的味道與柑橘相近，可抗菌消炎，是天然的除蟲劑。

保存方法

用紙巾包起來後放入塑膠袋，置於冷藏室保鮮。

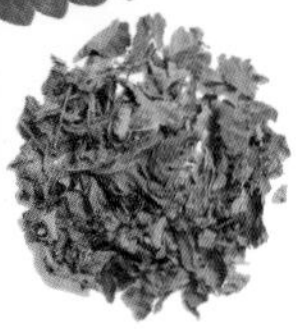

香薄荷

英文名 Savory
別名 木立薄荷

香氣濃郁的豆類香草

香薄荷有股辛辣味，氣味類似百里香。因為常用在豆類料理當中，因此又名「豆類香草」。有健胃、幫助消化、消除疲勞等效果，但因香氣濃郁，料理時需要斟酌用量。將香薄荷泡成茶於餐後飲用更能幫助消化，有助去除體內多餘的油脂。

法國的普羅旺斯地區，當地居民常將香薄荷、百里香、羅勒、茴香等多種香草混合，做成日常調味料，稱為普羅旺斯綜合香料。

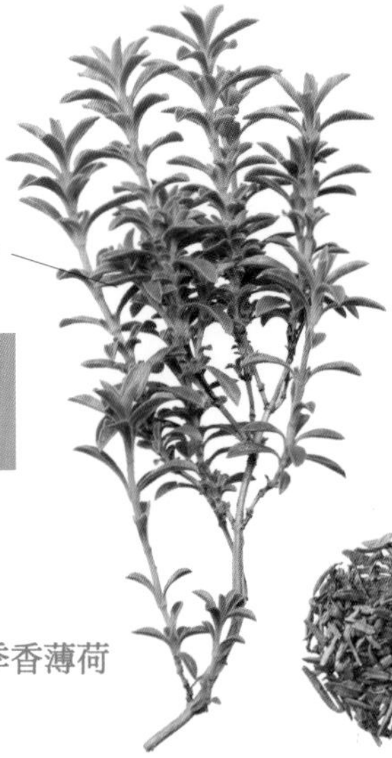

保存方法

插入水中可保鮮，需每日換水。

歐洲香薄荷與冬季香薄荷

香薄荷可分為一年生的草本歐洲香薄荷（木立薄荷），以及常綠矮灌木的冬季香薄荷（庭院香薄荷）；後者的氣味或辛辣度都較強，可替肉類去腥。

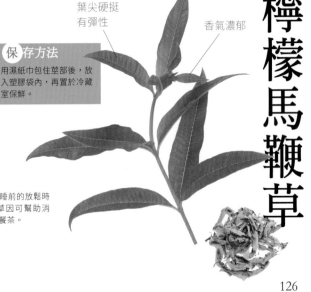

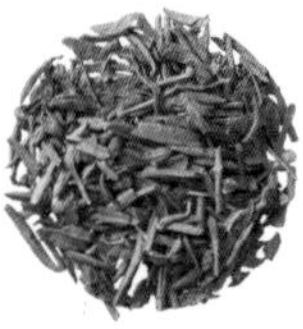

檸檬馬鞭草

英文名 Lemon verbena
別名 香水木

有助舒緩緊張的檸檬香氣

檸檬馬鞭草為灌木香草，散發著宜人的檸檬味。除了可泡茶，還能製成果凍鎖住香氣，或放在水果盤上增添風味。

其優雅的香氣來自於檸檬醛精油成分，可穩定情緒、放鬆身體。檸檬馬鞭草茶很適合飯後或睡前飲用，食慾不佳時，也能沖一杯來提振食慾。

保存方法

用濕紙巾包住莖部後，放入塑膠袋內，再置於冷藏室保鮮。

最佳的晚餐茶

所謂晚餐茶指的是飯後到睡前的放鬆時刻所喝的茶。檸檬馬鞭草因可幫助消化，在法國被視為最佳晚餐茶。

香菇嘌呤可淨化血液

香菇

食品成分表（菌床栽種 可食用部分每100g）		
蛋白質		3.0g
脂肪		0.3g
碳水化合物		5.7g
礦物質	鈣	1mg
	鐵	0.3mg
維生素	B_1	0.13mg
	B_2	0.20mg

香菇富含膳食纖維，以及其他許多近來頗受矚目的營養成分，例如可抑制癌症的β-葡聚糖、有效降膽固醇的香菇嘌呤、可補充維生素D的麥角鈣醇等。

中國元代名醫吳瑞所撰寫的醫書《日用本草》中就曾記載：「蕈生桐、柳、枳木上，紫色者，名香蕈。」可見香菇頗具療效，自古即被視為珍貴的藥材。日本也因香菇風味絕佳，將之視為珍稀寶物；到了室町時代前後，日本人開始正式食用香菇，當時已有文獻記載，有人將乾香菇作為贈禮，敬獻給八代將軍足利義政。到了江戶時期，香菇開始普及栽種，逐漸成為庶民喜愛的食材。中式料理亦廣泛使用乾香菇，在烹調時需將乾香菇先行泡水。茹素者的素三鮮中，香菇便是其中一鮮。

目前市面上流通的香菇，有八成都是透過木屑與營養劑，於人工架設的菌床中植入菌種所生產。雖然也有人採用原木栽種法，在森林或架設類似菌床的設施，並在櫟木或枹木的圓木頭植入菌種生產香菇，但這種較天然的栽種方法，往往會因天候影響產量或品質，不適合用作量產。

保存方法

香菇最怕潮濕，必須先用濕紙巾包起來，菇柄朝上，放入塑膠袋後置於冷藏室保鮮。

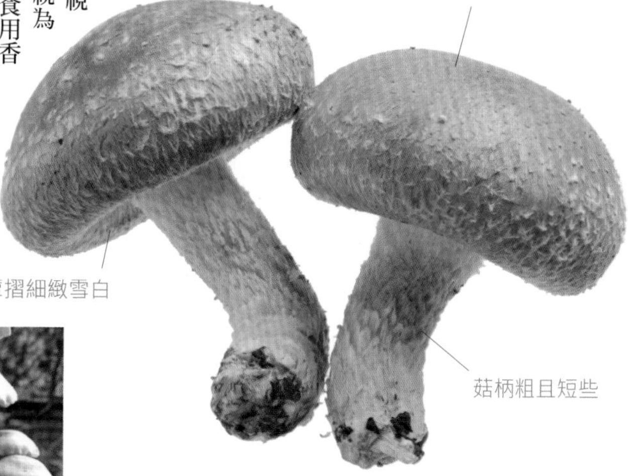

菇傘渾圓
不會過度張開
蕈摺細緻雪白
菇柄粗且短些

市場需求高 現代幾乎都採人工栽種

英文名 Shiitake mushroom
別名 椎茸
熱量（100g中）19kcal
含醣量（100g中）1.5g

甘 五味
平 五性
肝·脾·胃 歸經

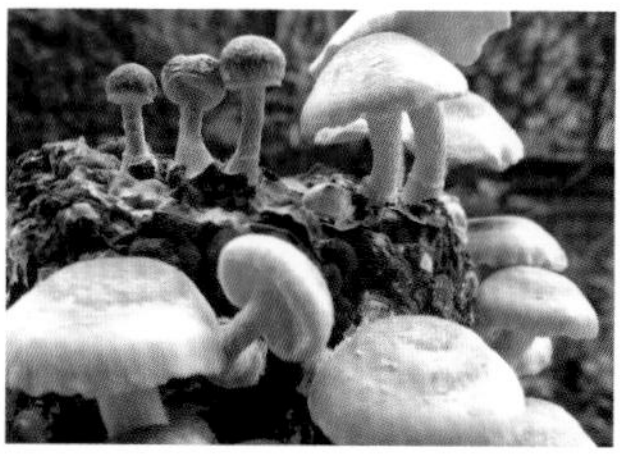

香菇嘌呤

有助減少壞膽固醇的特殊成分

香菇嘌呤是從香菇或蘑菇中萃取的蕈菇類特殊成分，可減少血液裡的壞膽固醇。當膽固醇的代謝變好、血液循環順暢就不容易形成血栓。由此可知，多食用香菇可預防動脈硬化、抑制血壓上升，可有效預防生活習慣病。此外，香菇裡的香菇嘌呤含量約為蘑菇的一百倍以上。相較之下，吃香菇比吃蘑菇更能有效吸收香菇嘌呤。香菇嘌呤易溶於水，因此泡過乾香菇的香菇水也含有這類成分，再加上香菇嘌呤很耐熱，因此建議烹調時把泡乾香菇的水拿來煮成湯品一同食用，更能完整吸收香菇嘌呤。

冷凍後的香菇 營養與鮮味更好

香菇一經冷凍，細胞內的水分便會膨脹、破壞細胞壁，釋出養分或鮮味，人體可更容易吸收。但菇柄冷凍後味道會變差，因此建議單獨冷凍菇傘即可。值得注意的是，使用冷凍香菇時無須解凍，以免造成水分流失，風味也跟著降低。

菇柄適合用來熬湯

將菇柄晒乾，加入味噌湯或火鍋裡可提鮮；單獨熬煮成高湯也很美味。

盡量不要水洗

香菇一泡水後，香氣和鮮味便會大量流失，口感亦會變差。若真的覺得不乾淨，簡單以濕紙巾擦拭即可。

預防動脈硬化

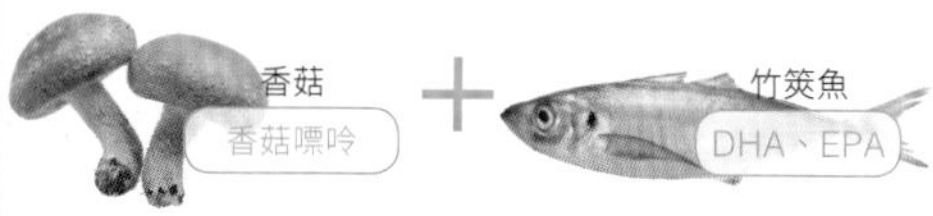

舞菇

舞菇為薄孔菌科，具有特殊的氣味與口感，香氣濃郁。關於其名稱由來，根據日本《今昔物語集》中記載，野生的舞菇有輕微毒性，使用後毒性發作時會使人手舞足蹈。另一種說法是，舞菇通常集簇長在橡樹根部，看起來就像一群飛舞的蝴蝶。

近來研究發現，舞菇具有優異的抗癌效果。雖然香菇、金針菇或鴻喜菇等其他菇類也含有可製成抗癌劑的β-葡聚糖，但舞菇內含的β-葡聚糖，其化學結構不同於他種，據說有抑制腫瘤增生之效，可用於免疫療法。這種舞菇特有的β-葡聚糖稱為舞茸多醣（MD-Fraction），相當耐熱，即使加熱煮食仍能保留效果。因此將舞菇煮成火鍋或燉菜時，建議連湯汁一起食用。

此外，舞菇的菸鹼酸含量也高於其他菇類，可促進三大營養素的代謝作用。菸鹼酸還能活化皮膚或黏膜組織、改善粗糙的膚質或預防感冒。舞菇還富含維生素 D_2 的前驅物質麥角鈣醇，能強健骨骼或牙齒。中醫認為舞菇有助於調節身體平衡，多數人喜愛它的味道，但也有人會產生過敏反應，食用時須留意自身狀況。

富含舞茸多醣 可抑制腫瘤增生

英文名 Maitake mushroom　別名 舞茸、灰樹花
熱量（100g 中）15kcal　含醣量（100g 中）0.9g

五味	甘
五性	溫
歸經	脾

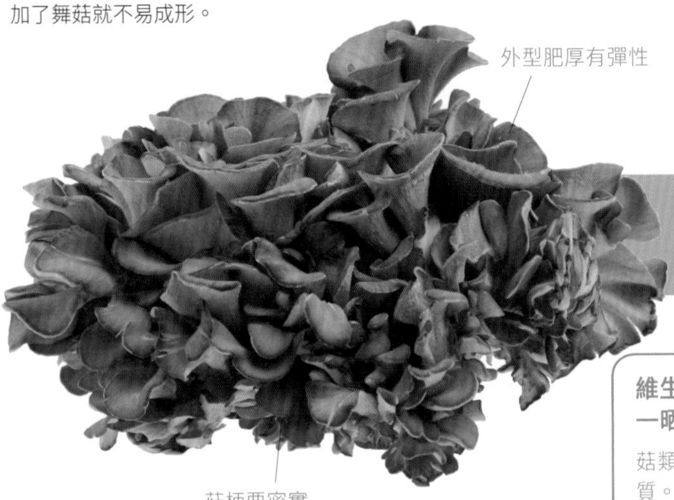

保存方法

新鮮的舞菇不要清洗，直接放入塑膠袋，置於冷藏室保鮮。

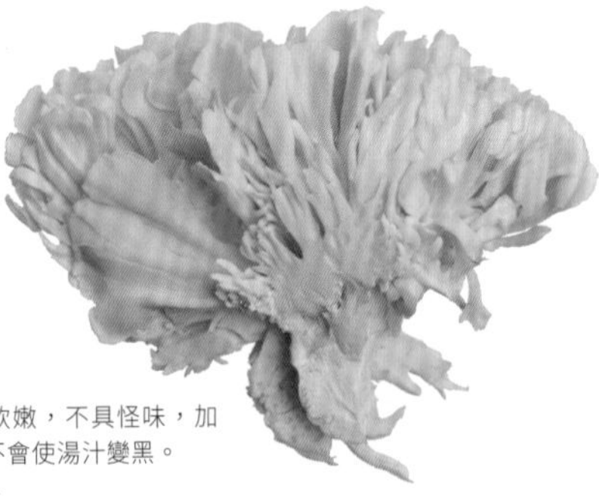

白舞菇

口感比舞菇軟嫩，不具怪味，加進湯裡煮也不會使湯汁變黑。

麥角鈣醇

維生素 D_2 的前驅物質，一晒太陽即自動轉變

菇類含有麥角鈣醇，其為維生素 D_2 的前驅物質。麥角鈣醇可治療因吸收不良、肝病造成的維生素 D 缺乏症。麥角鈣醇一碰到紫外線，就會轉變成維生素 D_2。維生素 D_2 能調整鈣或磷等礦物質成分，可預防骨質疏鬆、幫助釋放壓力或強化生長期孩童的骨骼與牙齒。建議在食用菇類前，將菇傘內側的蕈摺朝上置於陽光底下，曝晒 30 分鐘就能增加維生素 D_2 含量。

生物素

活化體內酵素、促進胺基酸合成

生物素是維生素 B 群裡的水溶性維生素，香菇等蕈菇類含量較多。生物素可活化體內的酵素，並促進胺基酸、脂肪酸與醣類的合成，製造更多的蛋白質、脂肪與碳水化合物，藉此產生更多能量。生物素無法於體內合成，若長期缺乏恐會導致皮膚炎等症狀，必須確實於食材中補充。

食品成分表（可食用部分每100g）

蛋白質		2.0g
脂肪		0.5g
碳水化合物		4.4g
礦物質	鐵	0.2mg
維生素	B_1	0.09mg
	B_2	0.19mg

冷凍後風味更好

舞菇冷凍後，細胞內的水分會膨脹並破壞細胞壁。從細胞中釋放出的核酸酶，此時會開始分解核酸 RNA、釋出鮮味，整體風味亦會提升。

讓肉類料理更軟嫩的訣竅

舞菇含有可分解蛋白質的蛋白酶，肉類若加入舞菇一起烹煮，肉質會變得更軟嫩。相反的，如果是做讓蛋白質固化的茶碗蒸，加了舞菇就不易成形。

烹煮美味舞菇的最佳溫度

舞菇裡的鮮味成分鳥糞嘌呤核苷酸，會在加熱至 60 ～ 70℃ 時逐漸增加，若溫度比此還要低或煮至沸騰，其鮮味成分便不會增多。因此建議煮湯時，舞菇要在冷水下鍋，並盡量將溫度控制在這個區間。

鴻喜菇

英文名 Shimeji mushroom
別名 真姬菇、白玉菇
熱量（100g中）18kcal
含醣量（100g中）1.3g

全年皆流通 價格便宜

鴻喜菇又稱真姬菇、白玉菇、班玉蕈及蟹味菇，原生於東亞溫帶以北，現代主要從日本引進，是具有高經濟價值的食用菇。鴻喜菇富含可調整腸道菌叢的非水溶性膳食纖維，以及碰上紫外線就會變成維生素D_2的麥角鈣醇。此外，鴻禧菇還含有可幫助熱量代謝的維生素B_2，能抑制體內活性氧生成。但因其營養成分多為水溶性，烹煮鴻喜菇後的湯汁建議一起食用。

一般市面上看到的鴻喜菇品種多為淡褐色的菇傘，若是天然品種會稍微帶點苦味；人工栽種則苦味較淡。鴻喜菇吃起來很有嚼勁，適合熱炒、燉菜、火鍋或涼拌菜，料理方法多元，很受歡迎。除了褐色的鴻喜菇外，還有雪白的美白菇、丹波菇（美姬菇）、菇傘可長至五～十三公分的松本茸等。

食品成分表（可食用部分每100g）
淡褐色鴻喜菇

蛋白質		2.7g
脂肪		0.6g
碳水化合物		**5.0g**
礦物質	鈣	1mg
	鐵	0.4mg
維生素	B_1	0.16mg
	B_2	0.16mg

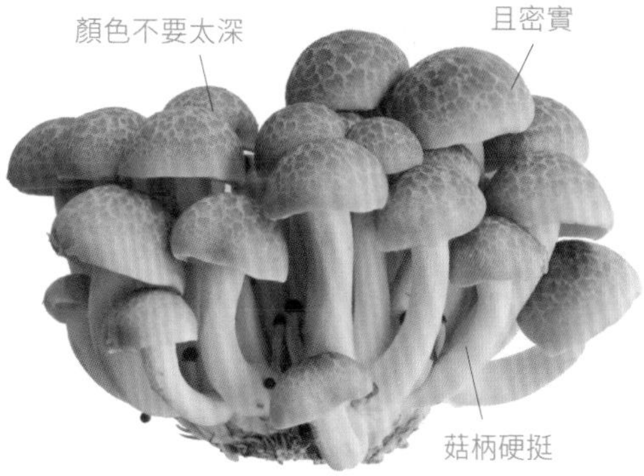

酒煮鴻喜菇

在米酒加點鹽巴煮滾，放入分成小朵的鴻喜菇，煮熟後撈起瀝乾放涼，即可作為涼拌菜。

鴻喜菇的鳥胺酸比蜆還要多？

鳥胺酸可促進肝臟代謝，並影響賀爾蒙分泌，一般多以蜆的含量最為人熟知，每 100 公克含量約 20 毫克。較少人知道的是，同分量的鴻喜菇含有 140 毫克的鳥胺酸，將近是蜆的七倍。

保存方法

新鮮的鴻喜菇不要清洗，直接放入塑膠袋後，置於冷藏室保鮮。若要冷凍，同樣不必清洗，切除蒂頭後裝入密封袋。

金針菇

隔絕光線栽種的軟白菇類

金針菇熱量較低，且富含膳食纖維，非常適合當作減肥食材。金針菇中的膳食纖維俗稱菇類甲殼素，能增加腸道的益生菌，還可吸附、排除有害物質，達到改善便祕的效果。近年來，金針菇更因含有EA6糖蛋白質而備受矚目，據說具有抑制腫瘤的效果。

金針菇分布世界各地，屬於木棲腐生野菇的一種，人工種植亦採用此方法。又因煮熟的金針菇有黏液，口感類似金滑菇，而有滑茸的別稱。金滑菇的菌類生長於春天、秋天與冬天的中高海拔林區，數天即能長成且肉質軟嫩，亦可加工作為藥材。

市面上的金針菇大多是隔絕光線栽種的軟白品種，其他還有菇傘為褐色、菇柄為淺灰褐色的種類，亦有全株皆為淡褐色者，一年四季都能流通。

英文名 Enoki mushroom 別名 榎茸、金菇
熱量（100g中）22kcal
含醣量（100g中）3.7g

食品成分表（可食用部分每100g）

蛋白質		2.7g
脂肪		0.2g
碳水化合物		7.6g
礦物質	鐵	1.1mg
維生素	B_1	0.24mg
	B_2	0.17mg

保存方法

新鮮的金針菇切除蒂頭後放入塑膠袋，置於冷藏室保鮮。若要冷凍，直接放冷凍庫約可保存三週左右。

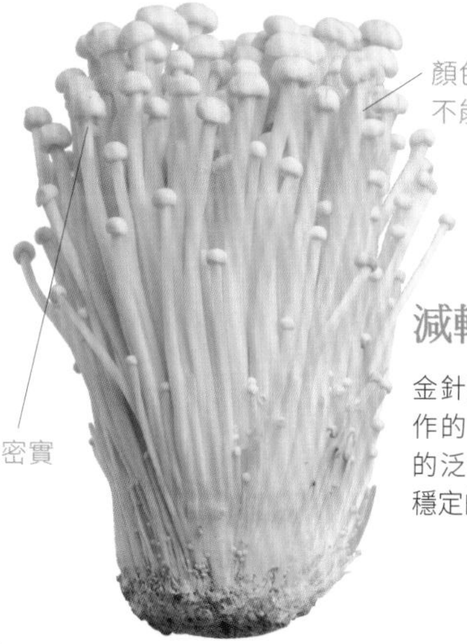

減輕壓力穩定情緒

金針菇含有可促進副交感神經運作的 GABA，以及可增加抗壓性的泛酸，故能使人放鬆，並維持穩定的情緒。

金針菇的蒂頭要切到哪裡比較好？

除了沾上木屑的蒂頭要切掉之外，其他部分均可食用。尤其是成把的根部既營養又鮮甜，不要浪費，好好享受咀嚼的口感。

杏鮑菇

英文名 King trumpet mushroom
別名 大王小號菇、刺芹菇
熱量（100g 中）19kcal
含醣量（100g 中）2.6g

食品成分表（可食用部分每100g）

蛋白質		2.8g
脂肪		0.4g
碳水化合物		6.0g
礦物質	鐵	0.3mg
維生素	B_1	0.11mg
	B_2	0.22mg

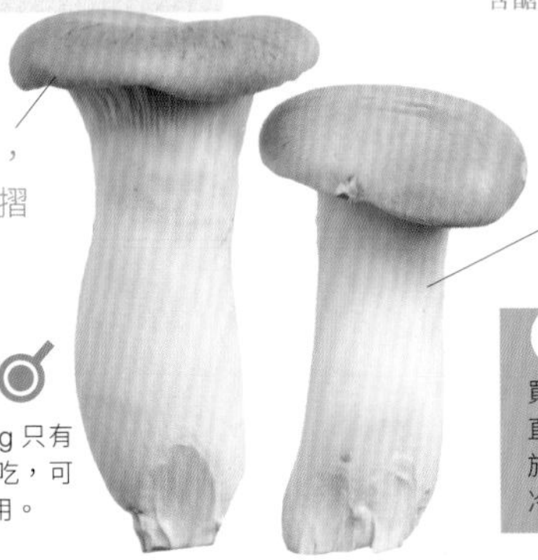
菇傘色淡，背面的蕈摺纖細分明
菇柄硬實有彈性

低熱量的減肥食材

杏鮑菇的熱量極低，每 100g 只有 19 大卡，加上口感彈牙好吃，可產生飽足感，適合減肥時食用。

保存方法

買回來後不要清洗，直接放入塑膠袋，置於冷藏室保鮮；也可冷凍保存。

增強免疫力 預防過敏

蕈菇類的細胞壁裡富含膳食纖維β-葡聚糖，可活化免疫力，並預防或改善過敏症狀。此外，由於β-葡聚糖可直接對腸道產生作用，空腹吃效果最好。

杏鮑菇原產於歐洲，一九九三年引進日本，因口感佳且不具香菇特有的臭味，很快就成為受廣喜愛的食材。杏鮑菇也是齋菜的一味好料。可先用人造奶油或橄欖油爆香洋蔥，再把切片的杏鮑菇拌在一起炒熟，口感彈牙。

黑木耳

英文名 Jew's ear
別名 雲耳、木耳
熱量（100g 中／乾燥）167kcal
含醣量（100g 中）13.7g

食品成分表
乾燥黑木耳（可食用部分每100g）

蛋白質		7.9g
脂肪		2.1g
碳水化合物		71.1g
礦物質	鈣	310mg
	鐵	35.2mg
維生素	B_1	0.19mg
	B_2	0.87mg

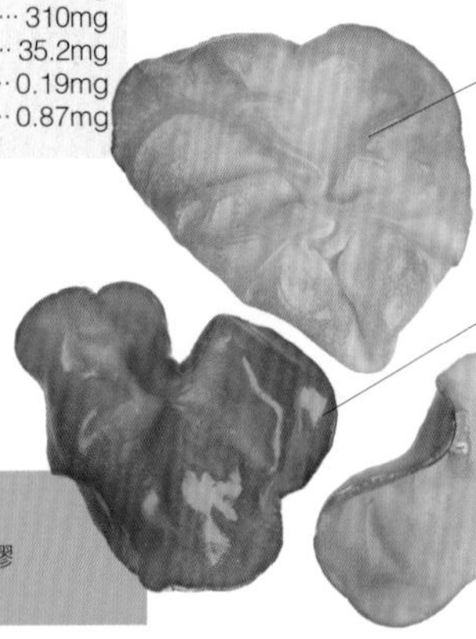

膳食纖維是牛蒡的三倍

黑木耳同時含有水溶性與非水溶性膳食纖維，含量是牛蒡的三倍，整腸效果絕佳。

保存方法

新鮮的黑木耳可放入塑膠袋，直接置於冷藏室保鮮。

優質的鈣質來源

黑木耳常用於中式料理，口感滑Q。市售黑木耳可分新鮮與乾燥兩種，相較之下，新鮮的黑木耳要比乾燥者更有彈性。

黑木耳富含鈣質，可強健骨骼或牙齒，是優質的鈣質來源，能鎮定焦慮的情緒；此外，黑木耳亦富含維生素D，可促進鈣質吸收。黑木耳的營養價值比白木耳還要高，裡頭的膳食纖維可幫助腸胃蠕動，解決便祕症狀。

金滑菇

英文名 Nameko mushroom
別名 滑子
熱量（100g 中）15kcal
含醣量（100g 中）2.0g

食品成分表（可食用部分每100g）

蛋白質		1.8g
脂肪		0.2g
碳水化合物		5.4g
礦物質	鈣	4mg
	鐵	0.7mg
維生素	B_1	0.07mg
	B_2	0.12mg

保存方法

金滑菇不耐放，買回後 2～3 天內就要吃完，或連同包裝直接冷凍保存。

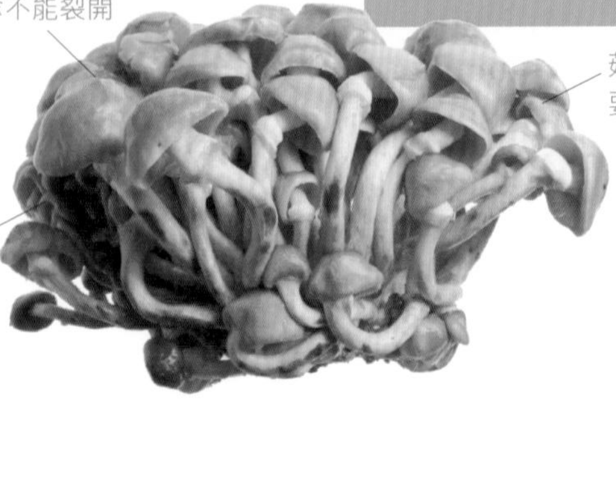

可增加人體抗壓性

金滑菇富含補充酵素泛酸，可促進副腎皮質賀爾蒙生成，增加人體抗壓性。

富含黏液成分 可滋潤細胞

金滑菇又稱珍珠菇，其特殊的黏性除了可滋潤細胞、保護黏膜組織，還有微量的硫酸軟骨素，具有增加肌膚彈性、使關節活動更加順暢的效果。

多數的金滑菇在生長至花苞狀時即採收，也有些會等完株後才收成。市面上亦有等待完全長成後再採收的巨無霸金滑菇。

洋菇（蘑菇）

英文名 Common mushroom
別名 雙孢蘑菇
熱量（100g 中）11kcal
含醣量（100g 中）0.1g

食品成分表（可食用部分每100g）

蛋白質		2.9g
脂肪		0.3g
碳水化合物		2.1g
礦物質	鈣	3mg
	鐵	0.3mg
維生素	B_1	0.06mg
	B_2	0.29mg

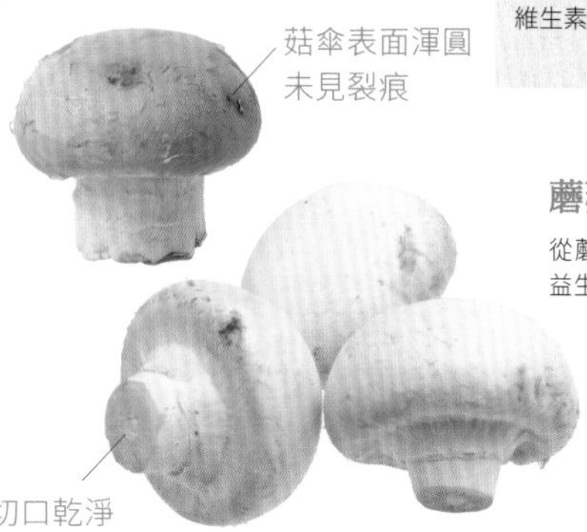

外型渾圓 風味鮮甜濃郁

洋菇亦稱蘑菇，富含水溶性維生素泛酸，除了可促進糖分或脂肪代謝，還能增加好的膽固醇、調整腸道菌叢。洋菇原產於歐洲，外型渾圓可愛，至少自古希臘時代起便開始食用；人工栽培則約始於十七世紀的法國等地，現在已廣泛栽植於世界各地，據說是全球產量最多的蕈菇。洋菇有白色種與褐色種之別，市面上常見的是白色洋菇。

蘑菇精可除臭

從蘑菇萃取的磨菇精，可增加腸道益生菌，消除體臭或口臭等異味。

保存方法

買回來後不要清洗，直接放入塑膠袋，置於冷藏室保鮮。

松茸

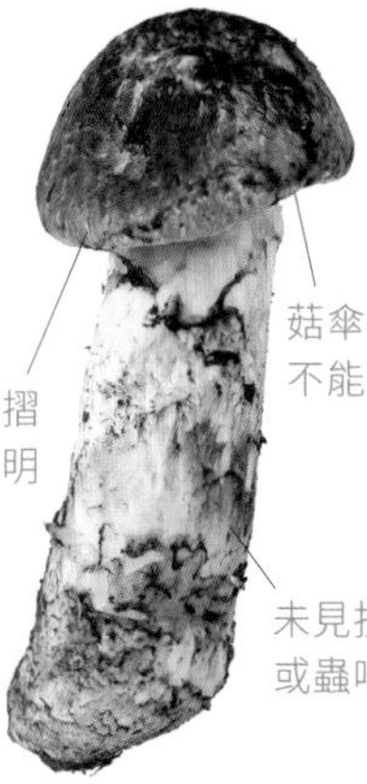

英文名 Matsutake mushroom
別名 松口蘑
熱量（100g 中）23kcal
含醣量（100g 中）3.5g

香氣濃郁 秋天滋味的代表

香氣濃郁的松茸對日本而言，猶如松露之於法國，是極美味的珍貴食材。因栽種不易，日本國產的松茸較少。近年來常由中國、加拿大、美國、土耳其、芬蘭等國進口，超市才得以販售較便宜的松茸。但這些進口松茸自採收到上市已有一段時間，加上中間的檢疫洗淨等作業，難免會在過程中耗損香氣。

食品成分表（可食用部分每100g）

蛋白質		2.0g
脂肪		0.6g
碳水化合物		8.2g
礦物質	鈣	6mg
	鐵	1.3mg
維生素	B_1	0.10mg
	B_2	0.10mg

保存方法

買回來後不要清洗，用紙巾包起來放入塑膠袋，置於冷藏室保鮮。

特殊的香氣可刺激食慾

松茸的香氣來自松茸醇與桂皮酸甲酯，可提振食慾，增加消化酵素的分泌量。

松露

英文名 Truffle
別名 西洋松露

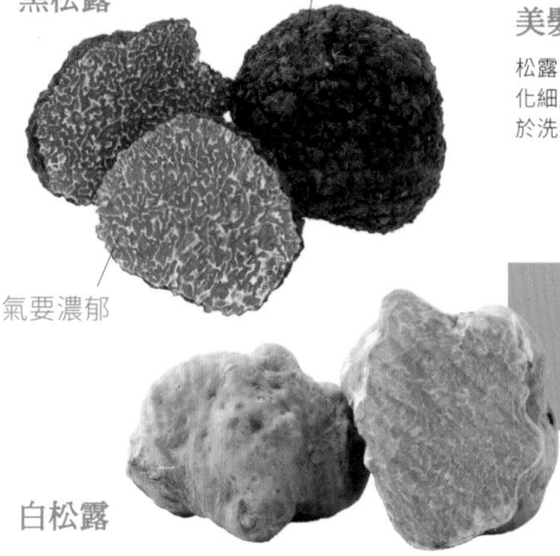

外型像黑色輪胎 卻是高級食材

松露的外型與常見的蕈菇不同，沒有菇傘、菇柄或蕈摺，而是呈現歪七扭八的塊狀。實際上，松露是數種可食用子囊菌門物種的合稱，和蘑菇、靈芝一樣都是真菌類。此外，松露還含有可分解澱粉的澱粉酶，與義大利麵或麵包等主食非常契合。

松露與魚子醬、鵝肝醬並列世界三大珍味，尤以法國生產的黑松露，以及義大利生產的白松露最為高級。

松露有美肌與美髮的效果？

松露可驅動生長賀爾蒙，活化細胞保持滋潤感，常添加於洗髮精或精油等產品。

保存方法

用冰水洗淨擦乾後包上鋁箔紙冷凍，能保存好幾個月。

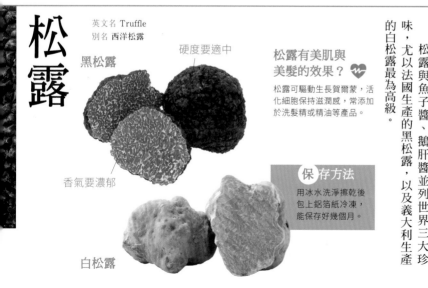

其他蕈菇類

人工栽種的蕈菇類

山茶茸

金針菇照光栽種就成了褐色的山茶茸，吃起來比金針菇更有嚼勁。

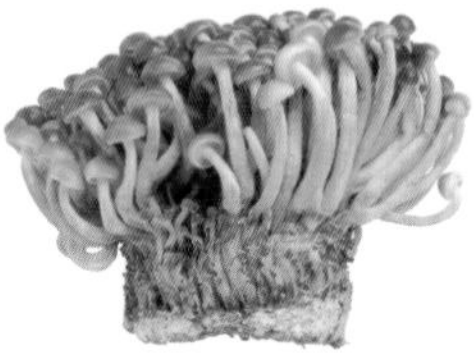

白靈菇

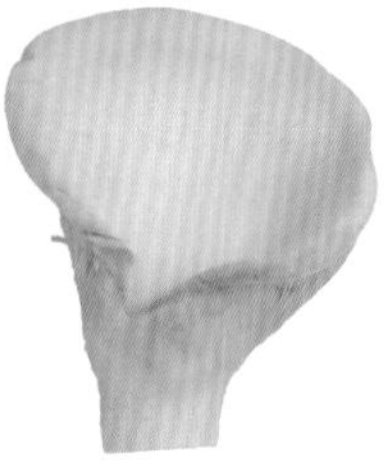

也稱為「雪嶺茸」或「鮑魚菇」，香氣濃郁，肉質肥厚有口感。更因沒有菇類特有的異味，被視為珍貴的高級食材。

花瓣菇

主要生長在一千公尺以上的高濕山區，人工栽種不易，被稱為萬菇之王。近來的研究更發現，花瓣菇的β-葡聚糖含量高於其他蕈菇，增強免疫力的效果佳。

平菇

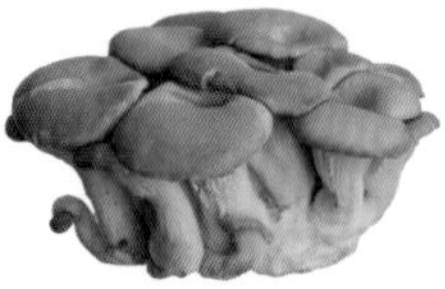

生長於全世界溫帶闊葉林的常見蕈菇，大多層層堆疊、成簇生長，以香氣濃郁及口感獨特為最大特色。

白王茸

菇柄比一般的蕈菇還要大，肉質肥厚多汁、氣味濃郁，沒有菇類特有的異味，是較常見的菇類食材。

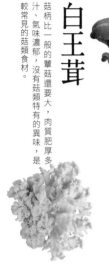

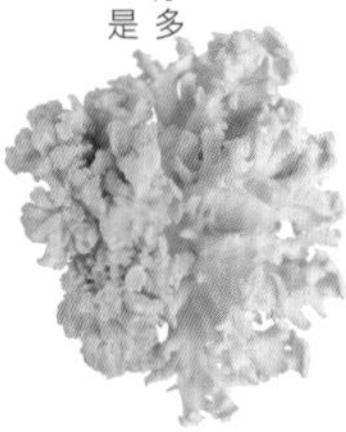

柳松菇

柳松菇為柳菇的同類，菇柄爽脆，有著類似松茸的氣味，乾燥後風味更佳。

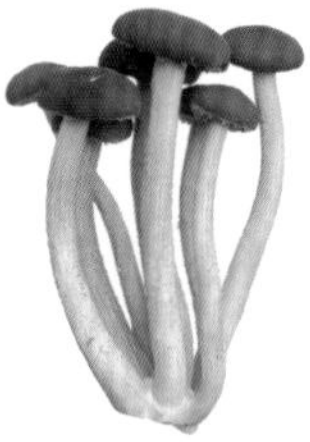

珊瑚猴頭菇

沒有菇傘或菇柄的白色球狀蕈菇，水分較多，沒有怪味。富含β-葡聚糖，中國早於四百年前即開始食用。

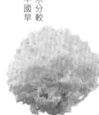

黃金菇

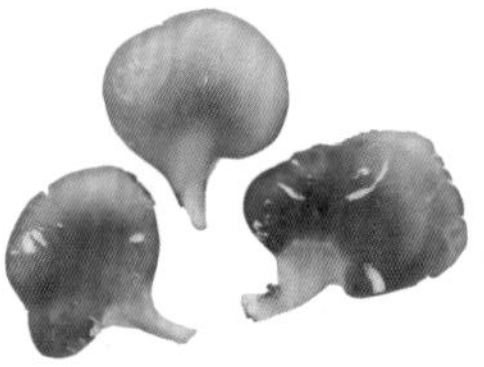

色澤鮮麗、氣味濃郁的鮮黃蕈菇，加熱後其黃色會褪色成乳白色。

黑蠔菇

平菇的同類，又稱秀珍菇。菇傘較大且肥厚，口感近似鮑魚。

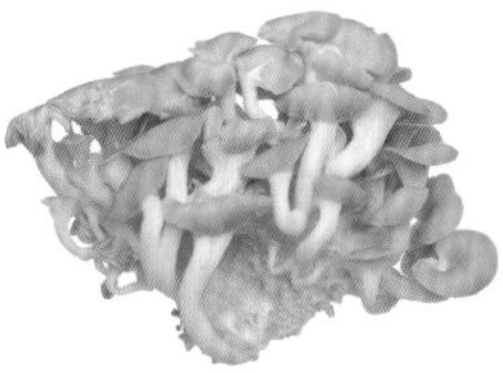

櫻花蘑菇

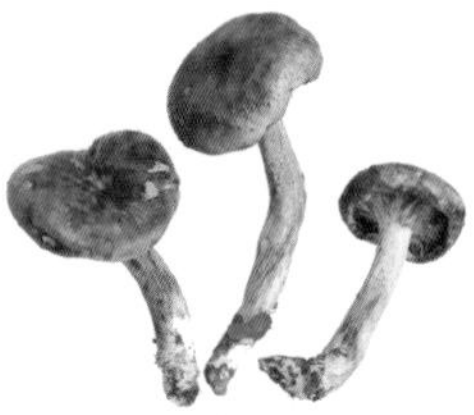

秋天採菇活動時的人氣品種，帶點微苦，富有嚼勁，適合用來拌炒或做成燉菜料理。

補血針菇

因顏色類似朱鷺的粉紅毛色而得名，不新鮮時則會褪為白色，且纖維會變粗。

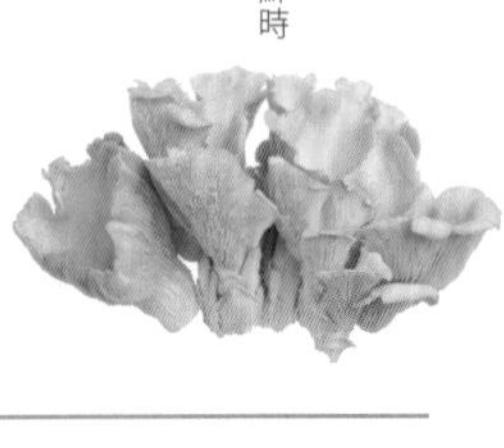

灰鮑魚菇

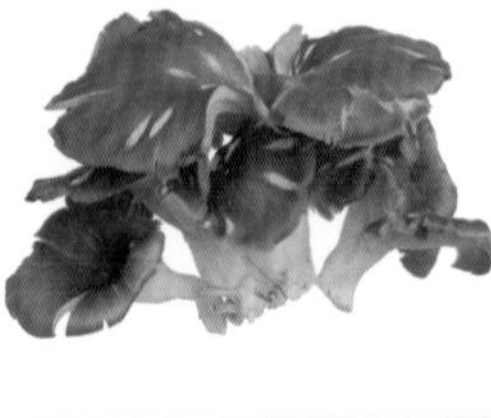

極富嚼勁，口感類似鮑魚。菇傘肥厚，加熱後也不會釋出過多水分。

鳳尾茸

原產於喜馬拉雅山麓的蕈菇，因富含胺基酸而氣味濃郁。

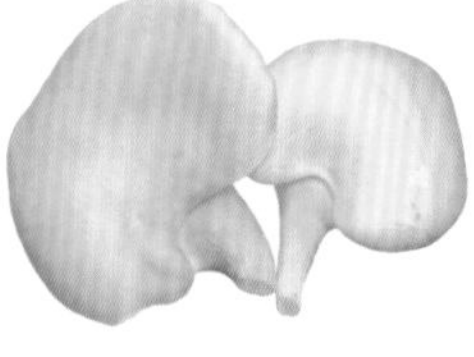

松蘑菇

日本廣島縣生產的蕈菇，為松茸和香菇的菌種共生後的突變品種。氣味類似松茸，口感爽脆。

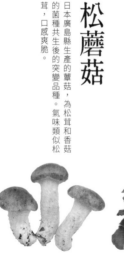

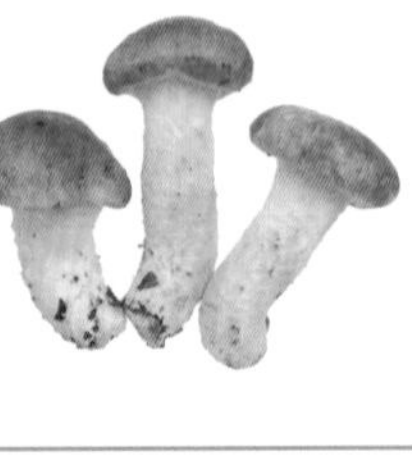

雞腿菇

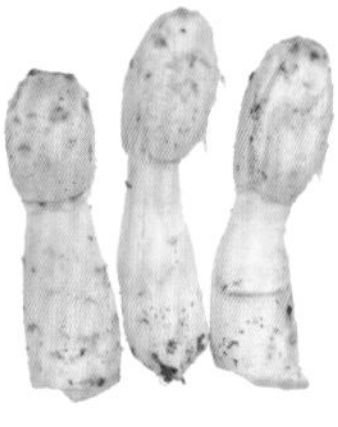

又名毛頭鬼傘，長大後菇傘會打開溶出黑汁，因此幼菌時就要採收，通常以真空包裝出貨。

天然的蕈菇類

青頭菌

夏秋之際生長於紅松或黑松等松科針葉林，一旦受損即變為青綠色。不具特殊味道或香氣，常用來煮湯或炊飯。

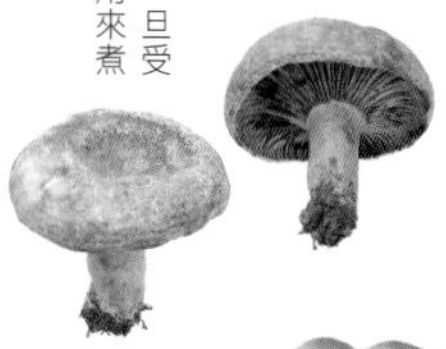

毛栓菌

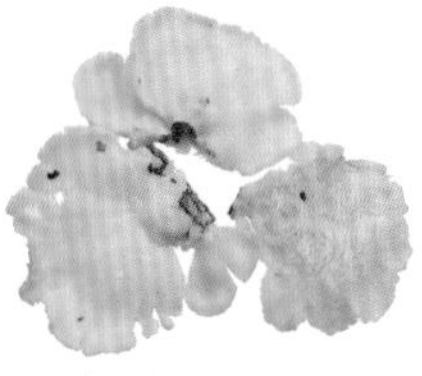

外型像扇子或貝殼，秋天原生於山毛櫸等闊葉樹的枯幹上。性甘甜味濃，頗具口感。但煮熟後香氣會變淡，建議快速汆燙後即可食用。

乳牛肝菌

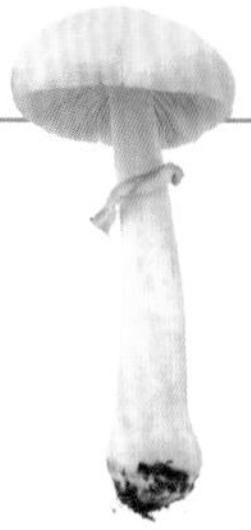

夏秋之際生長於松樹林，表面有黏液，菇傘背面呈網狀。與有毒的「乳栗茸」長得很像，煮熟會變成紫紅色的才是乳牛肝菌。

皺蓋羅鱗傘

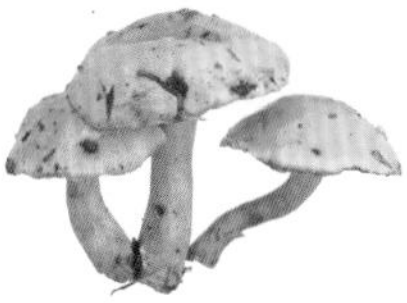

因外型很像邊走邊吹尺八的修行者，也稱為「僧侶菇」或「虛無僧」。香氣濃郁口感佳，可煮湯或炒食。

珊瑚狀猴頭菌

外型正如其名，近似珊瑚，屬於沒有菇傘的特殊蕈菇，秋天時生長於水楢等闊葉樹的伏幹上。沒有青草臭味，口感較佳，可用作火鍋或煮湯的食材。

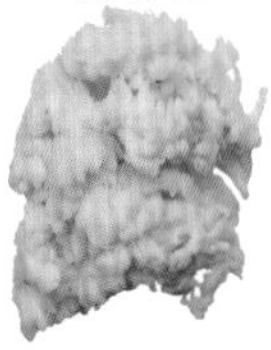

栗茸

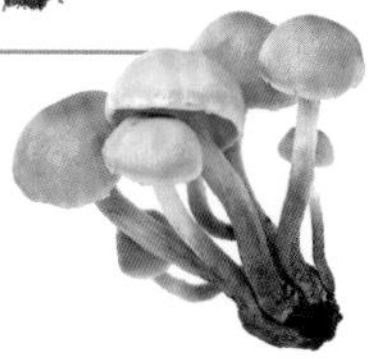

菇柄爽脆有嚼勁，沒有菇類特有的怪味，食用歷史很早。但近年來發現其具有毒性，建議不要大量食用。

風船栗茸

秋天原生於山毛櫸等闊葉樹林裡，沒有菇類的怪味，香氣濃郁頗具口感。表面帶點黏液，煮湯後釋出鮮味相當好吃。

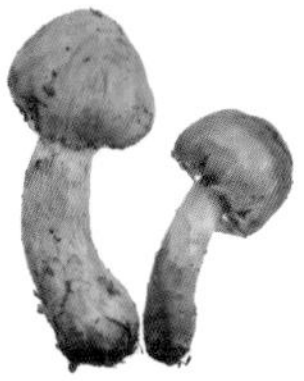

多孔菌科

多孔菌科為外型獨特的數種蕈菇總稱，中國常用作中醫生藥材，多以煎煮服用，據說能抗癌、增強免疫力，不適合直接食用。

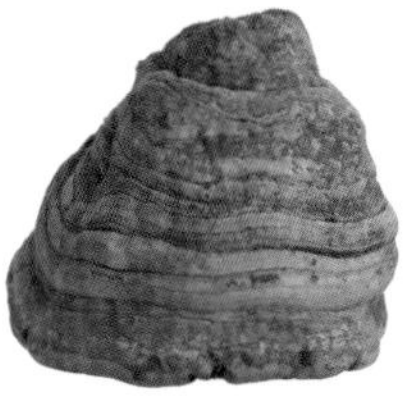

紅樅乳菇

秋天生長在冷杉類的針葉樹上，雖有鮮味但口感較乾，建議用來煮湯、炊飯，或是炸成天婦羅。

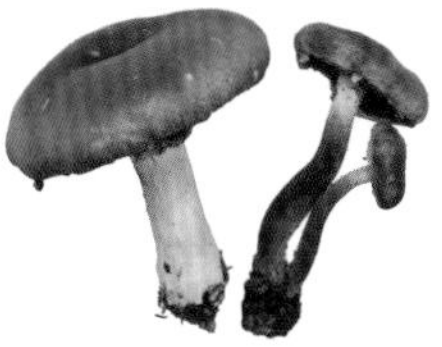

大球蓋菇

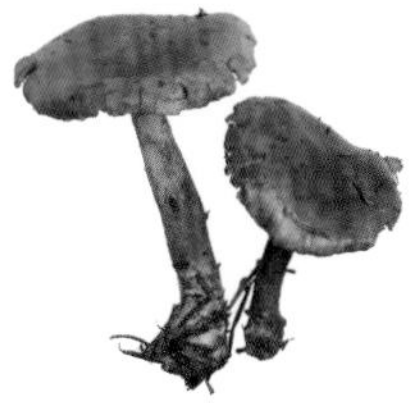

春秋之際生長於草地或路邊，裂成星形的菇傘邊緣為其特徵。沒有菇類的異味，適合做成湯菜、燉菜或拌炒；必須先將孢子沖洗乾淨後再調理。

蜜環菌

春秋之際生長於立木或枯木，加入湯中可煮出黏性，口感佳。其菇柄本身不好消化，注意別吃太多。

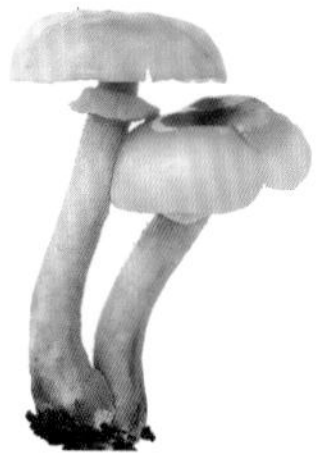

蠔菇

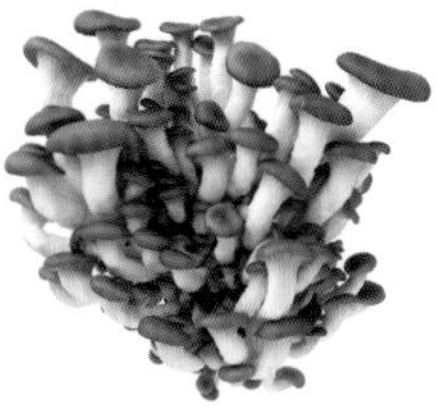

春秋之際生長於立木或枯木上，現在大多採人工栽種。鮮味足且富嚼勁，可用來煮湯、拌炒或做成義大利麵等料理。

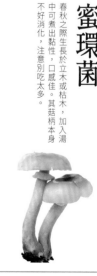

紫牛肝菌

初秋至晚秋時節生長於雜樹林或竹林。雖可食用，但生吃可能會中毒，務必煮熟。本身帶點菇類的異味，建議以油品調理比較妥當。

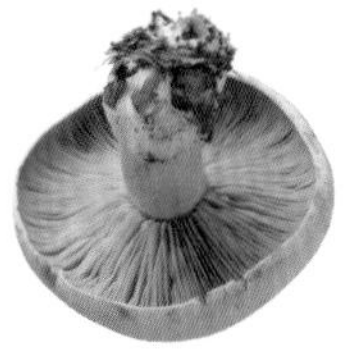

丹波菇（美姬菇）

夏秋之際生長於田裡、路旁、草地、庭院等處。口感爽脆有嚼勁，可做成炊飯、煮湯或拌炒等各種料理。

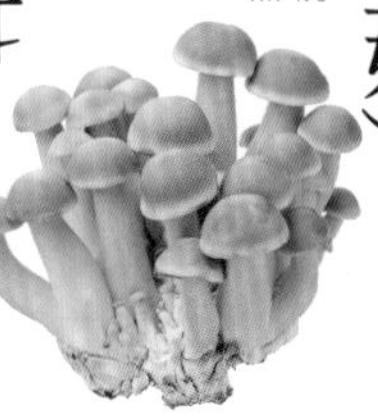

剝茸

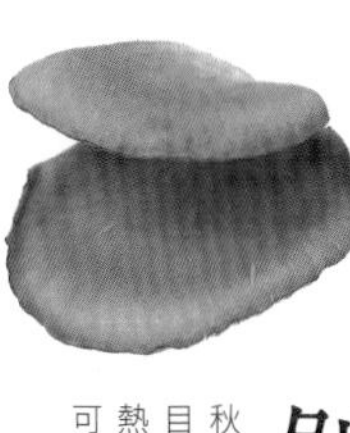

秋天時生長在山毛櫸等的枯幹上，目前多為人工栽種。肉質肥厚，加熱後呈柔軟的明膠狀，刮去表皮後可煮湯或做鮮炒時蔬等料理。

選對食材做藥膳

了解食材的特性，便能以食養生

中國的傳統醫學稱為中醫；藥膳則發源於中國傳統的飲食和中醫食療文化。所謂藥膳，是在中醫學、烹飪學和營養學的理論指導下，按照嚴格的配方，將中藥與某些具藥用價值的食物搭配烹調而成。自然界的每種食材都有其特質或功效，因此，製作藥膳料理時必須配合體質，選擇身體所需的食材，才能提升自癒力與健康。

此外，中醫還有一俗稱「五行學說」的哲學理論，與自然界的所有現象息息相關。食材所具備的特質，可根據各式各樣的論點相互搭配組合。在此簡單說明其中一小部分。

五味

食材的味道（加入「淡」則有六種）

- **酸** 酸味
- **苦** 苦味
- **甘** 天然甘甜味
- **辛** 刺激性辣味
- **鹹** 鹹味
- **淡** 無味

五性

食材對身體的作用／選擇適合體質的食材

- **寒** 可除濕清熱、消炎鎮定
- **涼** 可清熱，使人感到舒爽
- **平** 不具涼寒或溫熱的效果
- **溫** 可補血，產生溫熱感
- **熱** 可加速血液循環，產生溫熱感

歸經

食材於人體中發揮作用的部位（五臟六腑）

五臟

這裡所指的五臟並不單指身體的某個特定器官，而是包含其他臟器在內的廣泛性功能。

肝 指肝臟，可儲存血液，調節體內的血液流量。也可控制新陳代謝，調整其他臟器、關節或肌肉的功能。此外，還能針對中樞神經系統、自律神經系統或循環器官等發揮作用。「肝」失調會反映在眼睛或指甲。

心 如同西醫，指的是與循環器官有關的臟器，而主要控制其功能者為「心」。心與精神狀態關係密切，心失調人則不安或失眠，反映於舌頭或氣色。

脾 指胃腸與脾臟，主控消化與吸收。可保護血管預防出血，或避免內臟下垂。「脾」與口有關，脾失調容易引起口腔炎或味覺障礙。

肺 主行呼吸的器官，吸入新鮮空氣並排出廢「氣」的同時，可促進水分代謝。「肺」與鼻、喉、支氣管或皮膚均有關連，肺失調會造成鼻塞、嗅覺異常或肌膚乾燥等困擾。

腎 指腎臟，被視為生命能量的寶庫，主控生長、發育或生殖機能，也能控管體內的水分排尿。腎與耳、髮、骨、齒有關，「腎」失調會耳鳴、長出白髮。

六腑*

與五臟互為表裏發揮功能。

*腑為管狀或中空的臟器。

膽 與「肝」互為表裏。可儲存與排泄膽汁，輔助肝功能促進消化。

小腸 與「心」互為表裏。負責消化吸收。

胃 與「脾」互為表裏。負責處理初步的消化。

大腸 與「肺」互為表裏。負責消化吸收再排出糞便。

膀胱 與「腎」互為表裏。負責尿液的儲存與排泄。

三焦 調整全身的水分循環，並未與任何五臟互為表裏。

從五味了解食材的特性

五味與五臟有關，可補充各個臟器的功能。
五味也與五色有關，挑選食材時，請盡量涵蓋五色與五味。

五味	功效・作用	五臟・五腑	五色	主要食材
酸	具收斂作用，改善多汗、下痢與頻尿等症狀。	肝・膽	青	**梅子、柑橘、番茄、醋等**
苦	可清熱解毒，改善發熱、便祕或消化不良。	心・小腸	紅	**苦瓜、綠茶、西洋芹等**
甘	可舒緩與滋養，以消除疲勞，減輕疼痛感。	脾・胃	黃	**地瓜、栗子、胡蘿蔔、肉類等**
辛	具發散作用，可改善畏寒或低落情緒，亦可止痛。	肺・大腸	白	**辣椒、青蔥、生薑、紫蘇等**
鹹	具溫和的潤滑效果，可改善便祕。	腎・膀胱	黑	**蜆、裙帶菜、沙丁魚、味噌等**
淡	可除濕利尿改善水腫，舒緩下腹痛。	／	／	**冬瓜、薏仁等**

＊中醫在日本自行發展的理論統稱為漢方（或漢方醫學）。本書有關食材特性的論述，可能與漢方醫學的主張不同，但皆是從藥膳的觀點出發。如有疑問，建議諮詢中醫師或專家。

如何預防與改善高血壓？

引發循環系統問題的沉默殺手

何謂高血壓？

血壓為心臟打出的血液流經血管時，血管壁的單位面積承受的壓力。心臟會持續收縮舒張，並透過血液流量與血管的阻力產生不同的血壓值。心臟跳動肌肉收縮時的血壓為最高血壓，也稱「收縮壓」或「上壓」；心臟跳動肌肉舒張時的血壓為最低血壓，也稱「舒張壓」或「下壓」。

醫學上對於高血壓的判斷有既定數值，當收縮壓超過一四〇mmHg；舒張壓超過九〇mmHg，或是兩者皆超標時，就可判斷為高血壓。

超過 140／90 mmHg

↓

高血壓

❗ 一般人的血壓值應小於 120/80mmHg。如果是糖尿病患者，血壓的控管目標則應調整為：收縮壓低於 130mmHg；舒張壓則低於 80mmHg。若病患本身腎功能不佳，甚至出現蛋白尿，請務必將血壓降下來，並諮詢主治醫師意見。

為何要控制血壓？

血壓若持續過高，血液的壓力便會增加血管的負擔；當血管越來越鼓脹，血管就會變硬、纖維化，導致動脈硬化。而當情況惡化至連控制飲食（例如減少鹽分攝取量）或增加運動量都無法讓血壓下降時，就得進入服藥階段。如果患者不願用藥、放任血管持續硬化，屆時即使服用多種降血壓藥也很難讓血壓下降，甚至影響腎功能。

值得注意的是，患者在動脈硬化的過程中很難有自覺，通常要等心臟或大腦等循環系統出現嚴重併發症才意識到事態嚴重。因此，高血壓也被稱為沉默的殺手。平時若不好好控制，等血壓越來越高，發病之後難以控制，就很容易引發腦中風或心血管疾病。為此，每個人都必須養成良好的生活習慣，必要時適度用藥，將血壓控制在正常範圍。

高血壓的預防與改善方法

1 減少鹽分攝取

鹽吃太多會導致身體積水、增加血液流量，造成血壓上升。

2 增加蔬果攝取量，養成均衡的飲食習慣

富含鉀的蔬菜或水果，可幫助身體排除多餘的鹽分，但腎功能不佳者，攝取鉀之後容易囤積體內，建議先諮詢主治醫師意見。此外，膽固醇含量太多的食物會使血管阻塞，導致血流變差，也應減少攝取。

3 努力維持適當體重

4 適度運動

5 飲酒適量

6 戒菸

7 充分休息，適當放鬆情緒

8 注意激烈的溫差變化

＊本頁各項數值參考自臺灣衛福部 2006 年《遠離糖尿病完全學習手冊》公告之判定標準。

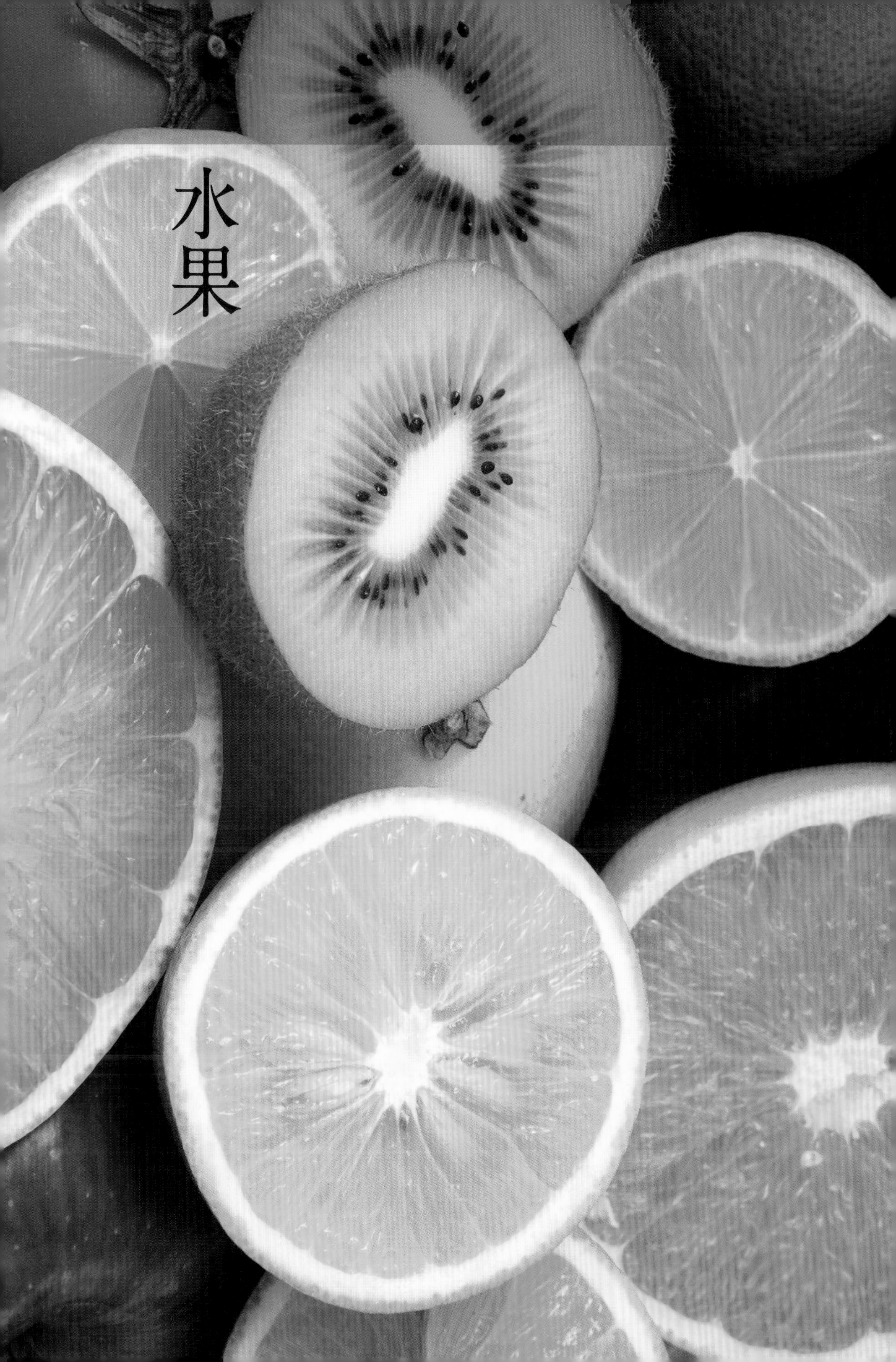
水果

蘋果

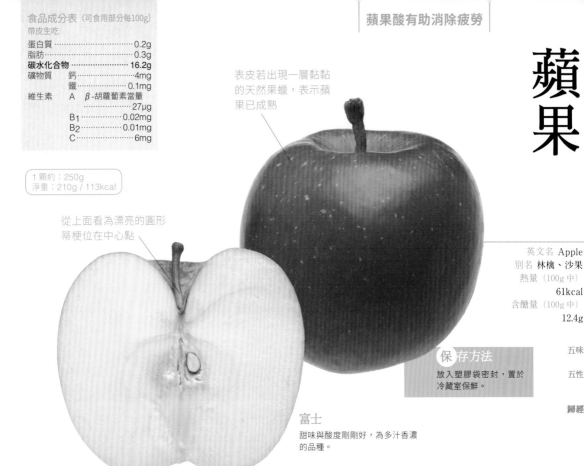

食品成分表（可食用部分每100g）
帶皮生吃

蛋白質		0.2g
脂肪		0.3g
碳水化合物		**16.2g**
礦物質	鈣	4mg
	鐵	0.1mg
維生素	A β-胡蘿蔔素當量	27μg
	B_1	0.02mg
	B_2	0.01mg
	C	6mg

1顆約：250g
淨重：210g / 113kcal

英文名 Apple
別名 林檎、沙果
熱量（100g中）
61kcal
含醣量（100g中）
12.4g

五味 甘 酸
五性 平
歸經 心·脾·肝·肺

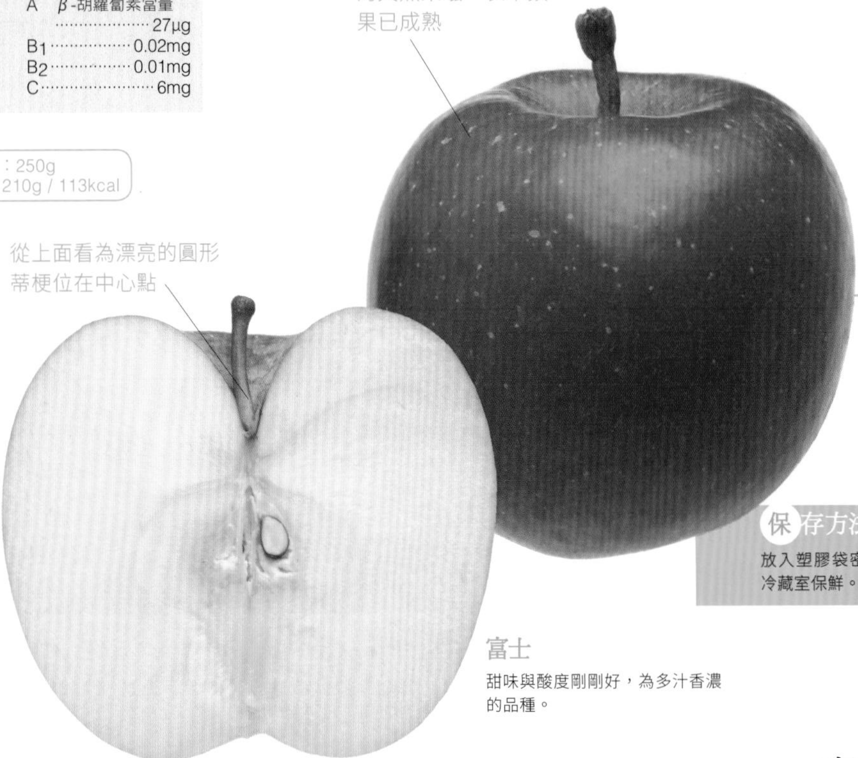
表皮若出現一層黏黏的天然果蠟，表示蘋果已成熟
從上面看為漂亮的圓形
蒂梗位在中心點

富士
甜味與酸度剛剛好，為多汁香濃的品種。

保存方法
放入塑膠袋密封，置於冷藏室保鮮。

應每日攝取的高營養水果

據說蘋果是人類最早食用的水果。歐洲甚至有句俗諺：「一天一蘋果，醫生遠離我。」可見蘋果營養非常豐富。蘋果原產於歐洲、中亞及中國新疆地區。哈薩克的阿拉木圖與新疆阿力麻里，更有「蘋果城」的美譽。中國古代的林檎、花紅等水果，也被認為是中國土生蘋果品種，或與蘋果相似的水果。

蘋果的甜味來自蔗糖、果糖、葡萄糖等營養成分，可於體內轉為熱量。其酸味來自於蘋果酸，有助消除疲勞。此外，蘋果還有維生素與礦物質，除了豐富的鉀可排除體內多餘的鈉，亦富含水溶性膳食纖維果膠，能改善便祕困擾、抑制膽固醇上升。

日本的蘋果種類眾多，大多於秋冬之際採收，現代因儲藏方式進步，即使長期存放也不會變質，幾乎全年皆能在市面上買到，深受海外各國歡迎。蘋果除了當水果吃，也能用來製作甜點、果汁、蘋果醋、水果茶，或與豬肉等各式食材搭配入菜，用途多元。

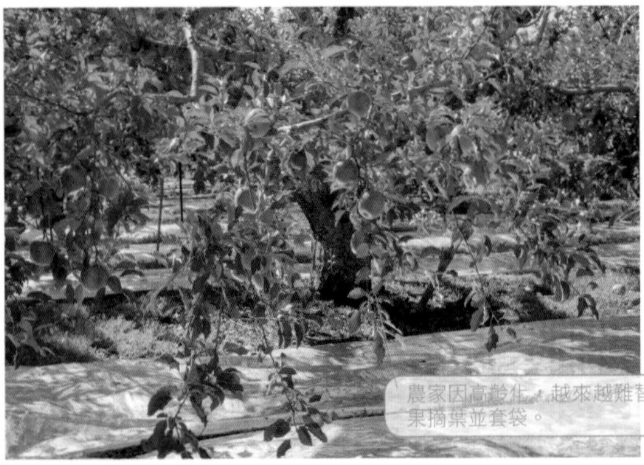
農家因高齡化，越來越難替蘋果摘葉並套袋。

不摘葉的蘋果更美味

當蘋果準備轉紅時，若摘掉周遭的葉子使日照充足，就會長成漂亮的紅蘋果。若不摘掉葉子，被樹葉遮住的蘋果雖會長出色斑，但可獲得樹葉的養分，長成更美味的蘋果。沒有套上紙袋的不摘葉蘋果，在日本稱為「陽光蘋果」，近來隨著農家高齡化，市面上越來越常見。

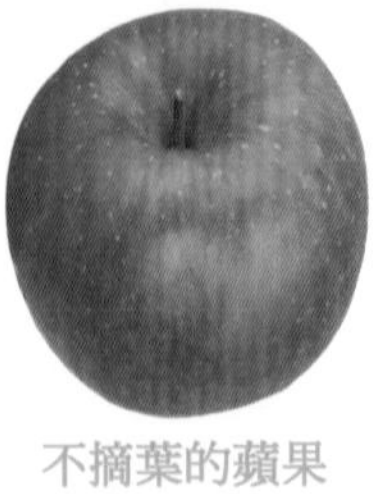
不摘葉的蘋果

產季月曆
1 2 3 4 5 6 7 8 9 10 11 12

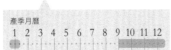

最能完整攝取營養的食用方法

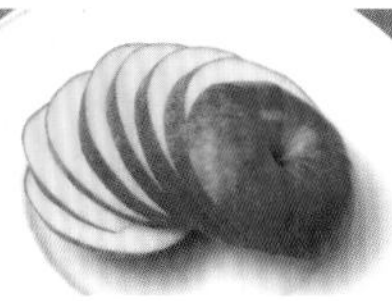

將洗乾淨的蘋果帶皮橫切成圓片後直接拿起來咬，最後就會剩下蘋果芯和種子。這種切法既簡單又能吃得很乾淨，攝取滿滿的養分。

蘋果中心的果蜜比較甜？

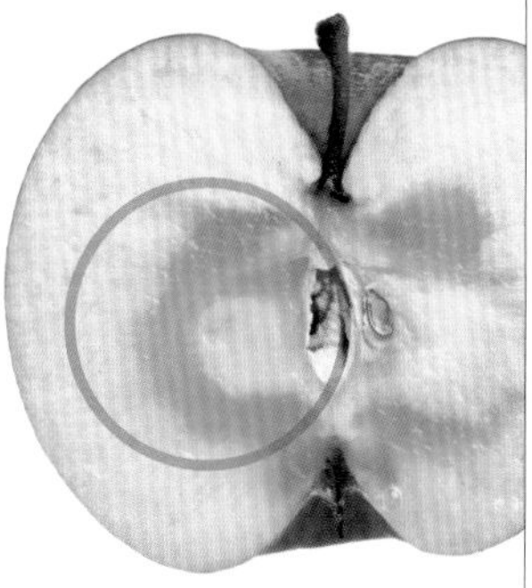

蘋果中心的深黃色稱為「蘋果蜜」，許多人因此誤以為中心比較甜。其實這種果蜜為糖醇裡的山梨糖醇，甜度遠比果肉還要低。山梨糖醇因為滲透壓高，容易吸收周遭組織的水分，因此變成蜜狀。雖然沒有比果肉甜，但蘋果出現果蜜時，便表示其已是完熟狀態。

富含多酚化合物抗氧化力強大

蘋果裡的多酚化合物，總稱為蘋果多酚化合物，主要成分有兒茶素類與其聚合物原花青素類等。因抗氧化力極佳，已有研究證實其具抗過敏、抗癌、抑制脂肪吸收等多種功效。除此之外，蘋果還含有花青素類、槲皮素等多酚化合物。

蘋果酸

可抗菌並消除疲勞的有機酸

蘋果的酸味來自蘋果酸，屬於有機酸，除了蘋果，也存在於葡萄、山楂等果實中，因為最先從蘋果汁中分離出來而得名。這種有機酸以紅酒為首，可用於各種飲品、作為食品的酸味劑，或當成 pH 調整劑及乳化劑。此外，蘋果酸也能幫助熱量代謝，不僅能消除疲勞，還有抗菌效果。

高血壓 預防

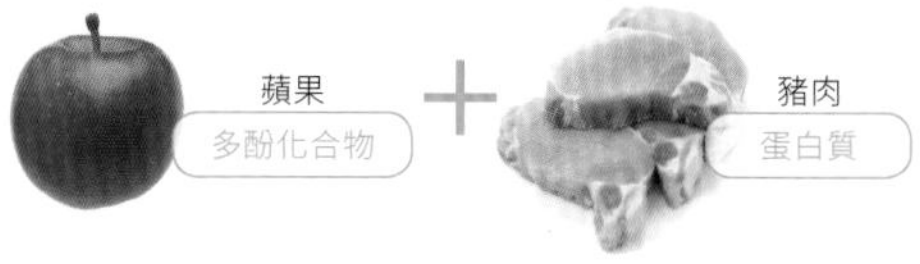

改善便祕

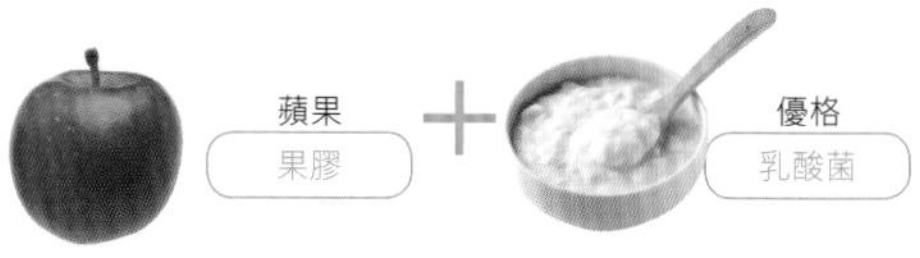

各品種蘋果的酸甜分布

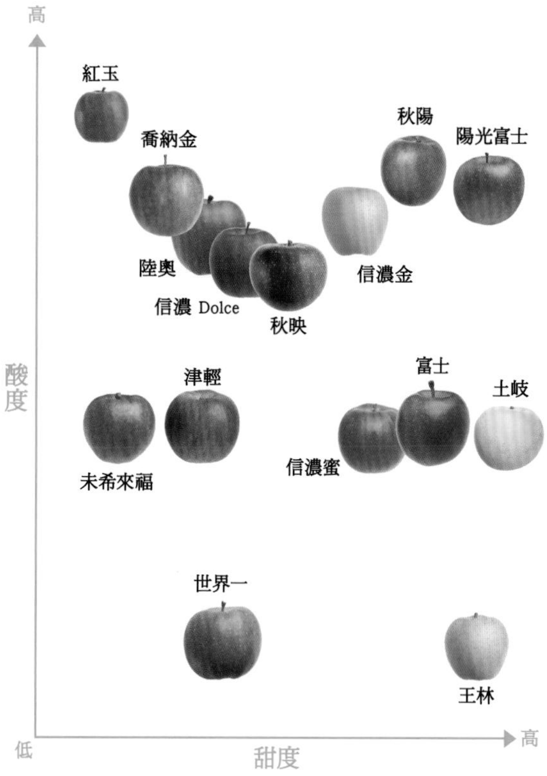

表皮比果肉還要營養

蘋果果皮的紅色色素為多酚化合物花青素。這種營養素除了可消除眼睛疲勞，還能抗氧化、抑制活性氧生成。比起果肉，蘋果表皮含有更多的多酚化合物，因此建議洗乾淨之後直接連皮一起吃。

為何蘋果一切開就會褐化？

蘋果裡的多酚化合物一碰到空氣，多酚化合物中的氧化酶就會啟動氧化作用，導致果肉變成褐色。因此，切開的蘋果可泡於鹽水或檸檬汁中，避免果肉長時間暴露於空氣裡。但若泡太久鹽水將造成其他養分流失，必須注意浸泡時間。

腸胃不適時可吃蘋果泥

因為下痢等因素感到腸胃不適時，可將蘋果帶皮磨成泥，加點蜂蜜於早餐前飲用。蘋果裡的果膠或寡糖進入體內之後，可成為腸道益生菌的能量來源，達到改善腸道環境、舒緩不適症狀等效果。

草莓

草莓富含維生素C，除了預防感冒，還能促進膠原蛋白生成，達到美化肌膚的效果。草莓還含有果膠膳食纖維，可調整腸道菌叢，使腸胃更健康。此外，草莓亦富含能促進胎兒發育、防止貧血的葉酸、預防蛀牙的木糖醇，以及具高抗氧化力的多酚化合物花青素。平常人們所食用的部位並非草莓的果實，而是由花托發育而成。草莓的花托會在傳播花粉後變大，而真正的草莓果實，其實是布滿草莓表面的眾多小點。

日本最初的草莓，據說於江戶時代從荷蘭引進，作為觀賞用途。草莓的露天栽種時節原為五～六月，但隨著溫室栽種的普及，冬季後超過半年均可採收，以因應歲末初始的高需求量。許多更甜、更大的人氣品種也陸續被開發出來。

6～7顆草莓即可補充一天所需的維生素C

英文名 Strawberry　別名 苺
熱量（100g 中）34kcal
含醣量（100g 中）7.1g

五味 甘、酸
五性 涼
歸經 肝、脾、肺

食品成分表（可食用部分每100g）

蛋白質		0.9g
脂肪		0.1g
碳水化合物		8.5g
礦物質	鈣	17mg
	鐵	0.3mg
維生素	A β-胡蘿蔔素當量	18μg
	B1	0.03mg
	B2	0.02mg
	C	62mg
	葉酸	90mg

1 顆約：15g / 5kcal

蒂頭要鮮綠未見枯萎

整個蒂頭周遭都是漂亮的紅色

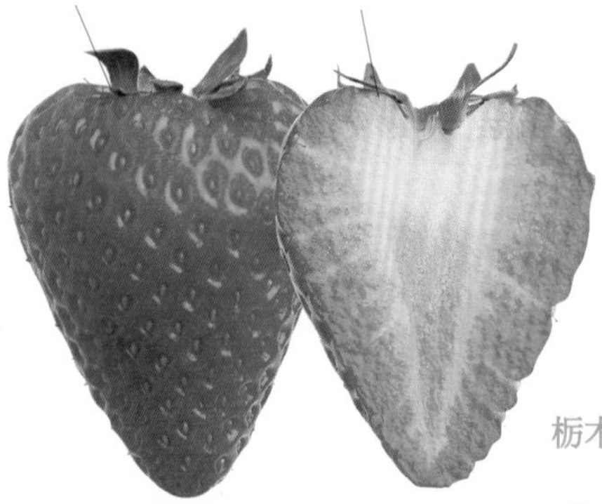

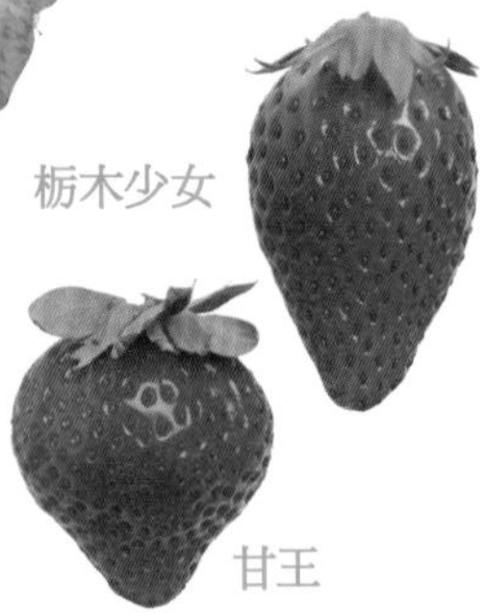

保存方法

不可疊放，逐一擺好放入容器裡，置於冷藏室保鮮。食用之前再清洗。

各品種草莓的酸甜分布

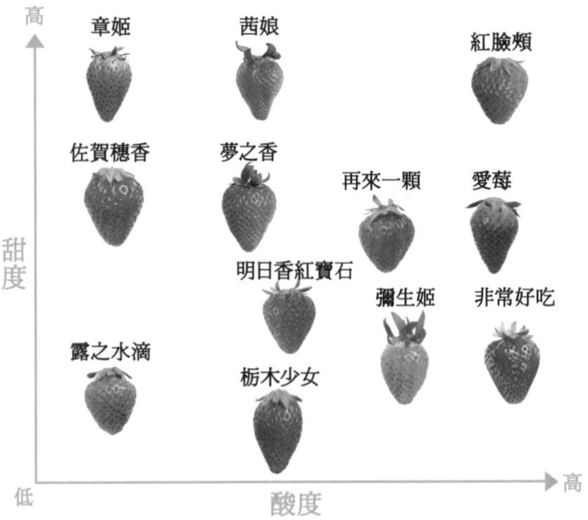

野生草莓＆野草莓茶

在改良的品種登場以前，野生的草莓才是主流，不僅可食用，葉子晒乾還能泡茶。野草莓茶富含維生素C與鐵、鈣等礦物質，可保護胃腸健康。

產季月曆
1 2 3 4 5 6 7 8 9 10 11 12

草莓果醬要加檸檬汁

草莓果醬做好後記得加入檸檬汁，不僅能增加風味，還能利用檸檬汁裡的檸檬酸降低整體的 pH 值，使花青素的色彩更鮮豔。

木糖醇

可維護口腔健康的甜度來源

木糖醇為糖醇的一種，甜度與蔗糖（砂糖）相當，但熱量只有蔗糖的六成。木糖醇除了天然萃取外，也能以工業方式合成。它能促進唾液分泌，增加口腔中的鈣質含量，幫助牙齒再次石灰化，變得更堅固。此外，木糖醇不會產生酸度，能避免蛀牙菌增殖。但木糖醇對於犬隻具有毒性，要小心避免狗兒誤食。

每100g裡的木糖醇含量

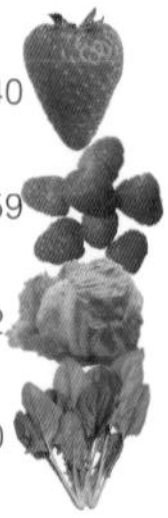

第1名 草莓 ……350mg ▶P.140
第2名 覆盆子 ……260mg ▶P.159
第3名 萵苣 ……130mg ▶P.52
第4名 菠菜 ……100mg ▶P.50

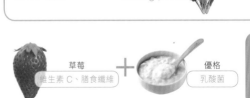

改善高血壓

葡萄

食品成分表（可食用部分每100g）		
蛋白質		0.4g
脂肪		0.1g
碳水化合物		15.7g
礦物質	鈣	6mg
	鉀	**130mg**
	鐵	0.1mg
維生素	A　β-胡蘿蔔素當量	21μg
	B_1	0.04mg
	B_2	0.01mg
	C	2mg

葡萄是葡萄屬植物的通稱，屬於常見的落葉木質藤本植物。葡萄的品種相當多，夏季時適合種在夜裡溫度低且排水良好的地區。葡萄的主要成分為果糖與葡萄糖等醣類，甜味與酸味含量十分平均。人體吸收這些醣類轉換成熱量後，可即刻消除疲憊感；葡萄的酸味來自檸檬酸，亦可分解體內囤積的疲勞物質。此外，葡萄還含有許多鉀離子，能協助人體排除多餘的鈉，達到降低血壓的效果。

葡萄的外皮有黑、紅、白綠三種顏色，由葡萄皮內的花青素含量決定外皮顏色。花青素是一種可抑制活性氧的多酚化合物，黑或紅色的葡萄含量較多。此外，紅色葡萄的表皮與種子中，含有高抗氧化力的白藜蘆醇與ＯＰＣ（原花青素或前花青素）；葡萄籽中更含有丹寧酸等多種多酚化合物。因此吃葡萄時最好連皮帶籽一起食用。除了消除疲勞，還有預防動脈硬化或抗老化等效果。葡萄還可用來釀酒、生產果醬、果汁、果凍、葡萄籽精華素、葡萄乾、醋或葡萄籽油等多種產品。

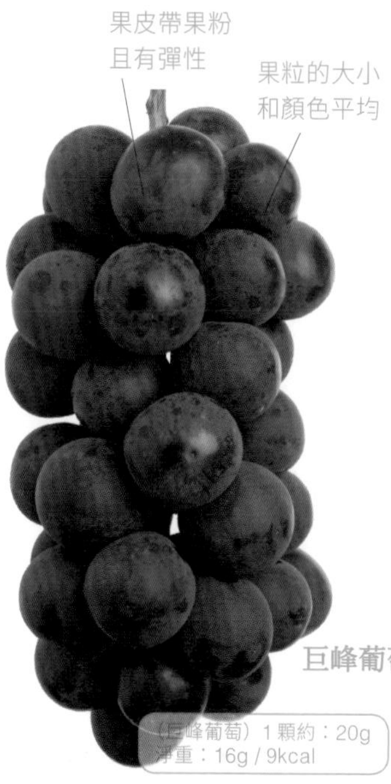

巨峰葡萄

（巨峰葡萄）1顆約：20g
淨重：16g / 9kcal

葡萄皮內富含各式多酚化合物

英文名 Grape　別名 蒲桃
熱量（100g 中）59kcal
含醣量（100g 中）15.2g

五味：甘・酸
五性：平
歸經：肺・腎

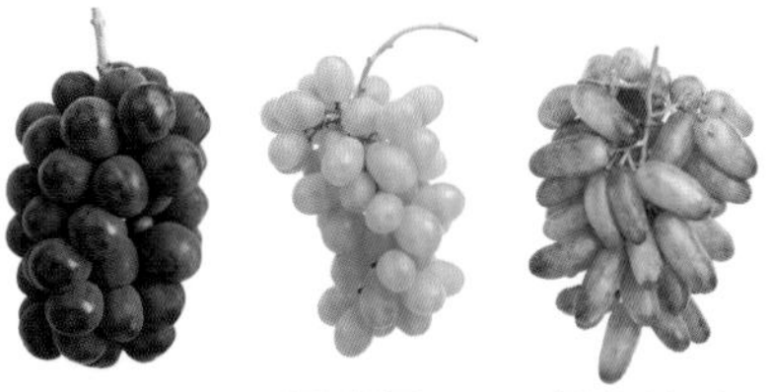

黑皮諾　羅薩里奧比安科　瑪尤基亞手指

葡萄皮上的果粉是什麼成分？

葡萄皮上的白色果粉（果霜）為俗稱 Bloom 的臘質；這是葡萄為自我保護所形成的物質，可放心食用。

保存方法

用紙巾包起來放入塑膠袋，置於冷藏室保鮮。

葡萄乾富含礦物質

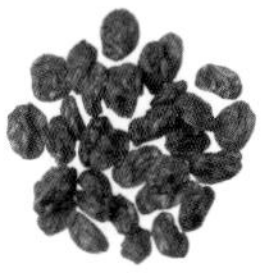

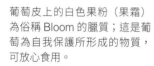

葡萄做成葡萄乾後礦物質便會增加，將葡萄乾與新鮮葡萄相比，鎂多了五倍、鈣多十倍、銅則多出六倍左右，還能有效預防骨質疏鬆。

白藜蘆醇・OPC

能保護血管的抗氧化物

有一種說法為：「法國人的飲食偏油卻長壽，全拜紅酒之賜。」因葡萄的果皮或黑葡萄的葉子裡，含有多酚化合物白藜蘆醇，此為非黃酮類的酚類物質，屬於芪類化合物的植物抗毒素，可協助人體抗氧化、避免肥胖。加上它與長壽基因關係密切，對於抗老化效果頗值得期待。除了葡萄外，天然白藜蘆醇的來源還有藍莓、樹莓與桑葚的果皮，以及決明屬植物。至於多酚化合物 OPC，同樣具有優異的抗氧化力，葡萄籽內含量最多。近年來已有報告指出，OPC 具有保護血管的作用。

冷凍後即可輕鬆去皮

將葡萄洗淨、放入夾鏈袋裡直接冷凍。要吃之前過一下水即可輕鬆去皮。

連同果皮和種子一起打成汁

為了有效攝取葡萄皮與葡萄籽的多酚化合物，最好挑選能帶皮吃的葡萄，將皮與種子一起打成果汁飲用。

可當水果吃，也能用來釀酒

葡萄是全世界產量最多的水果，不僅可當水果吃，還能製成各種美味的葡萄酒。日本生產的葡萄大約九成都會作為水果食用，歐洲則將八成的產量加工成葡萄酒。

消除眼部疲勞

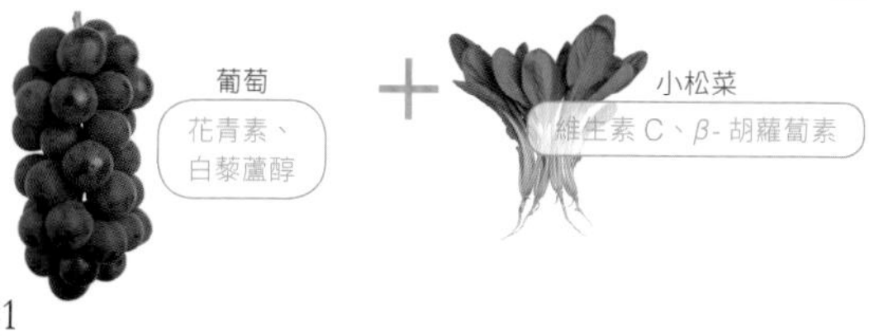

葡萄（花青素、白藜蘆醇）＋小松菜（維生素 C、β- 胡蘿蔔素）

產季月曆
1 2 3 4 5 6 7 8 9 10 11 12

柑橘

輕鬆補充維生素 C
預防感冒並美肌

英文名 Mandarin
別名 蜜柑
熱量（100g 中） 46kcal
含醣量（100g 中） 11.0g

五味 甘·酸
五性 涼
歸經 脾·肺·肝

柑橘是芸香科柑橘屬的水果，外皮柔軟易剝除，以溫州蜜柑為代表性品種。柑橘富含維生素C，以預防感冒與美肌效果著稱。其黃澄澄的果肉色素為β-隱黃質，屬於類胡蘿蔔素，可促進骨質代謝、健全骨本；還可於體內轉化為維生素A。在這兩種維生素的加乘作用之下，更有提升抗氧化的效果。維生素A還能增強人體在黑暗環境中的視力，藉此治療夜盲症。

柑橘剝除外皮後的白色橘絡及薄皮裡，含有可強化微血管的多酚化合物橙皮苷等營養素，近來頗受大眾矚目。至於囊袋裡的果肉，則富含水溶性膳食纖維果膠，不僅能促進排便，還可降低血糖、抑制膽固醇吸收。橘皮則含有精油成分，可強健脾胃功能。

日本盛產的溫州蜜柑，是將自傳中國傳入的同名柑橘當作種苗後自行培養而成，自明治時代即廣植全國。溫州蜜柑不耐寒雪，大多種在不會下雪的溫暖地區。此外，由於橘的俗字「桔」含有吉祥的「吉」字，不少人於新春時會購買橘盆栽擺放，也稱年桔。

食品成分表（可食用部分每100g）
溫州蜜柑

蛋白質		0.7g
脂肪		0.1g
碳水化合物		12.0g
礦物質	鈣	21mg
	鐵	0.2mg
維生素	A β-胡蘿蔔素當量	1000μg
	B_1	0.10mg
	B_2	0.03mg
	C	32mg

保存方法
避免陽光直射，並存放於陰涼處。

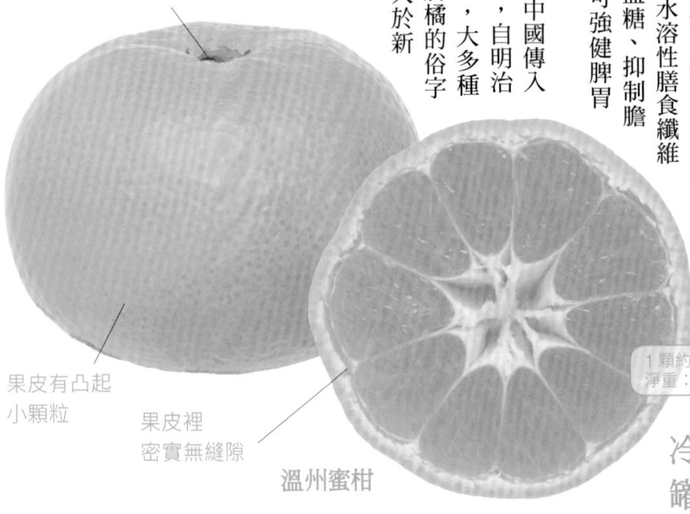

溫州蜜柑

冷凍柑橘與罐頭柑橘的營養
冷凍柑橘是以專業機器將帶皮的柑橘瞬間冷凍，營養成分幾乎不受影響。但罐頭柑橘會先剝除果皮、除去橘絡與囊袋，多少會流失養分；整體的維生素C大約保留八成左右，常被做成甜度較高的糖漬柑橘。

提振食慾的陳皮
烘乾的柑橘皮即為中藥裡的陳皮，常用以提振食慾、降低噁心感，改善感冒時發燒、咳嗽、多痰等症狀。此外，磨成粉狀的陳皮，也可用來製作七味粉。

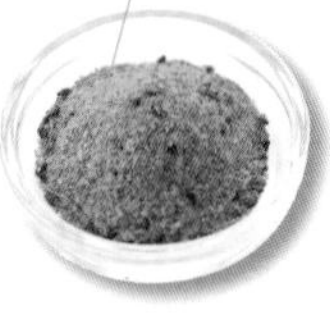
七味粉中的黃色部分為陳皮

健康的柑橘浴
將柑橘皮置入熱水中泡澡，其香氣成分可促進血液循環，從體內深處溫熱身體，且具保濕效果。將柑橘果實切成薄片入浴，也能達到相同的功效；若能加點熬煮過的陳皮汁，效果會更好。

柑橘酒可讓身體暖呼呼
將整顆柑橘洗淨切成薄片、放入廣口瓶後，再加入砂糖和燒酒密封一個月，就成了柑橘酒。就寢前飲用可促進血液循環，使身體暖和，提升睡眠品質。

橙皮苷·柚皮苷
柑橘的果皮及薄皮裡的營養成分
橙皮苷與柚皮苷是溫州柑橘、八朔橘或酸橙等果皮或薄皮裡的苦味成分，屬多酚化合物的一種。可強化微血管、抑制異物入侵，除了能抗過敏，還有消炎的效果。因其作用類似維生素，因此也被稱為維生素P。

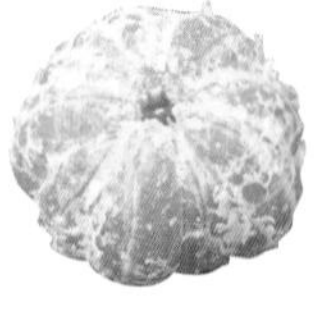

產季月曆
1 2 3 4 5 6 7 8 9 10 11 12

預防感冒
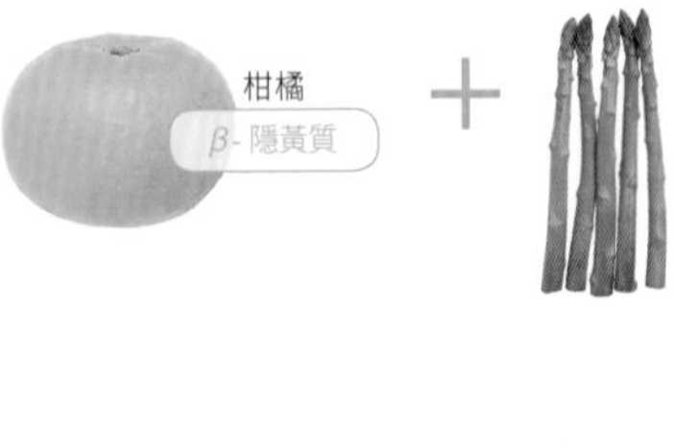

香橙

風味清爽用途多樣

英文名 Citron　別名 日本柚子
熱量（100g 中）59kcal（果皮）、21kcal（果汁）
含醣量（100g 中）7.3g（果皮）、6.6g（果汁）

五味：甘．酸
五性：寒
歸經：肝

香橙酸味偏重，不太適合生吃，但可入藥或用作調味。香橙屬於小喬木，枝幹通常有粗長刺，新梢及嫩葉柄則有疏短毛。未熟的香橙為綠香橙；完熟的香橙為黃香橙，兩者均可打成果汁，果皮也各有用途。現已有研究證實，香橙為宜昌橙和橘子雜交後生成的品種。

就和其他柑橘類一樣，香橙富含可抗氧化的維生素C，能促進膠原蛋白生成並預防感染。此外，其酸味來源檸檬酸，更有消除疲勞或增進食慾的效果。中醫認為香橙具有生津止渴、疏肝理氣、通乳等功效。無論是用來替料理增添香氣，或搭配富含維生素A或E的食材一同食用，均能增加人體的抗氧化力。

香橙的外皮則含有精油成分檸檬油與芳樟醇，能促進血液循環、消炎，常用來添加於沐浴劑中。天冷時以香橙泡湯，可讓身體溫暖起來，能預防感冒，甚至還有溫潤肌膚等美容效用。

食品成分表（可食用部分每100g）

蛋白質		1.2g
脂肪		0.5g
碳水化合物		14.2g
礦物質	鈣	41mg
	鐵	0.3mg
維生素	A β-胡蘿蔔素當量	240μg
	B_1	0.07mg
	B_2	0.10mg
	C	160mg

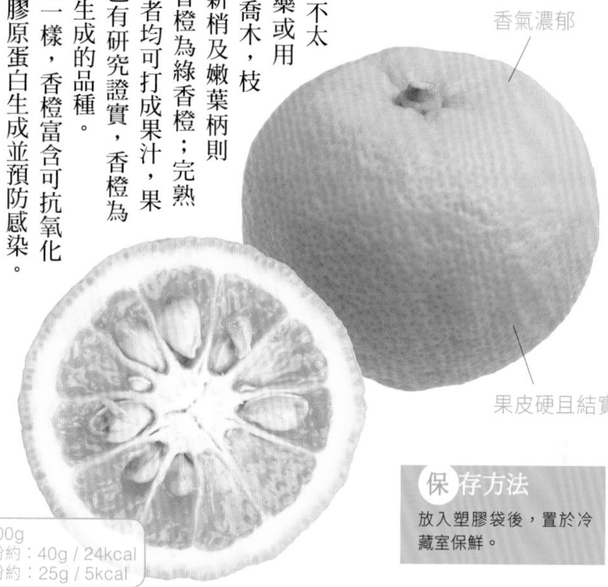

1 顆約：100g
果皮 1 顆份約：40g / 24kcal
果汁 1 顆份約：25g / 5kcal

保存方法
放入塑膠袋後，置於冷藏室保鮮。

萬用的香橙種子

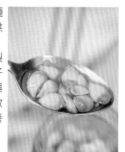

一顆香橙平均有 20 顆種子。民俗療法會用這些烘烤過的種子治療關節痛，或將種子浸泡於清酒，製成美肌化妝水。香橙種子裡的香氣成分檸檬類素與膳食纖維果膠等，都是效用不輸果肉或果皮的營養成分。

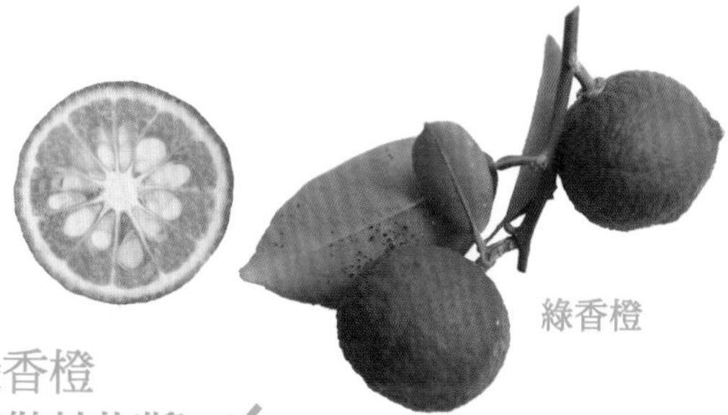

綠香橙可做辣椒醬

未成熟的綠香橙適合製成香橙青辣椒醬。將果皮與青辣椒用研缽搗碎後加鹽調味即可，也可加點果汁增添風味。由於綠香橙較受採收期限制，可先將果皮冷凍保存方便日後使用。

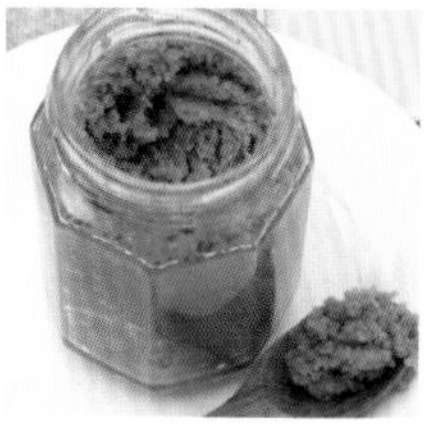

香橙皮的妙用

先將香橙充分洗淨後，用削皮刀削出薄薄的果皮（注意不能削到底下的白色海綿層），平鋪於竹篩上晒乾，並放入密閉容器保存，可用來泡茶或當作入浴劑。

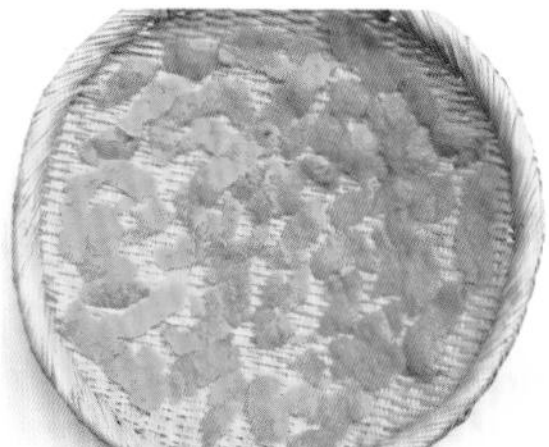

有助預防生活習慣病的營養成分

香橙含有可強化微血管的橙皮苷，以及可抑制膽固醇與糖分吸收的果膠。若再搭配能抗氧化的維生素 C，便能有效預防或改善生活習慣病。

預防感冒

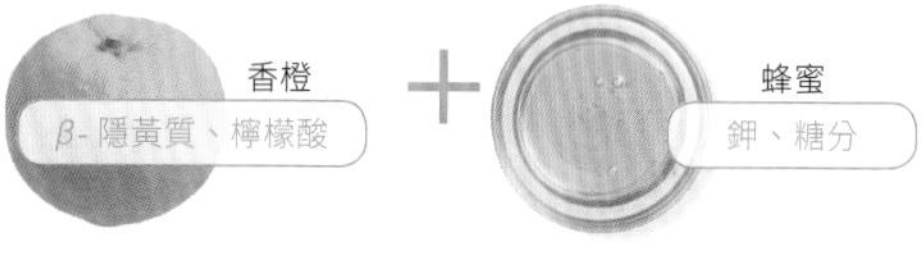

產季月曆
1 2 3 4 5 6 7 8 9 10 11 12

柑橘類

世界產量最大的水果 種類繁多，滋味大不同

隸屬芸香科柑橘屬的品種很多，統稱為柑橘類。主要種類有橘、柑、甜橙、酸橙、柚、葡萄柚、檸檬、萊姆、枸櫞、佛手柑和金柑等。柑橘類是世界上產量最大宗的水果，目前的年產量已超過一億噸。

桔橙類（Tangor）為柑橘類（Tangerine）與柳橙類（Orange）雜交後的品種總稱。像「清見」與「不知火柑」即屬桔橙，為日本本土栽種的品種。而橘柚類（Tangelo）則是柑橘類與葡萄柚類，或是柑橘類與文旦類雜交後的品種總稱，代表性品種為「塞米諾爾橘柚」。

食用歷史較早的品種「夏蜜柑」或「八朔」為雜交柑橘類；「文旦」或「晚白柚」屬於文旦類；其他如柳橙或葡萄柚類也屬於柑橘類。然而「金柑」並非柑橘屬，但因方便起見，本書還是將之歸類於此。

柑橘類富含維生素C、類胡蘿蔔素、檸檬酸與膳食纖維，除了抗氧化力強大之外，還有消除疲勞、增進食慾、促進血液循環、改善腸道菌叢等各種效果。

清見 風味甘甜的人氣品種

清見為溫州蜜柑與甜橙雜交後產生的桔橙類。具有柑橘類的甘甜，以及類似柳橙的風味，是日本相當具有人氣的品種。富含可抗氧化的β-隱黃質，膳食纖維含量也不少。

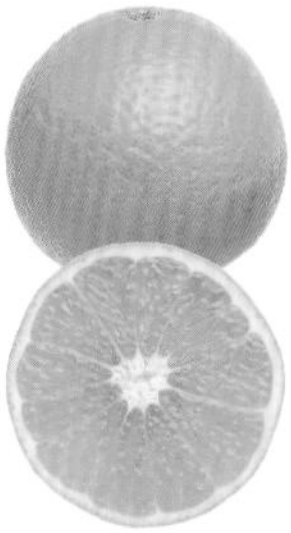

伊予柑 多汁易剝皮的日本桔橙

伊予柑是日本土產的桔橙，果皮易剝、果肉軟嫩多汁，甜度與酸味剛剛好，香氣十足。愛媛縣的產量約占全日本九成左右，因此被冠上「伊予國」（愛媛縣的舊令制國名）的名號。

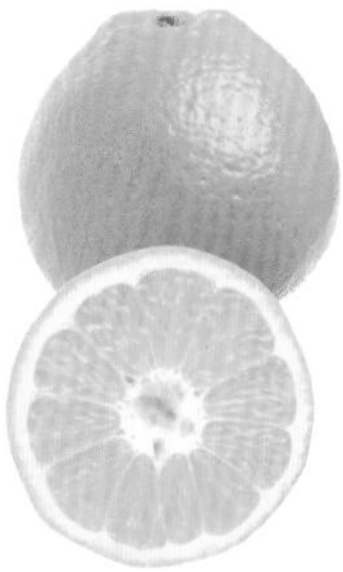

柳橙 香氣十足 美味多汁

日本的柳橙幾乎全仰賴進口，可大致分成晚崙西亞橙（香丁）、臍橙和紅肉血橙。果皮為鮮橘色，香氣十足且美味多汁。除了直接生吃，也可打成果汁或製作甜點，相當受歡迎。

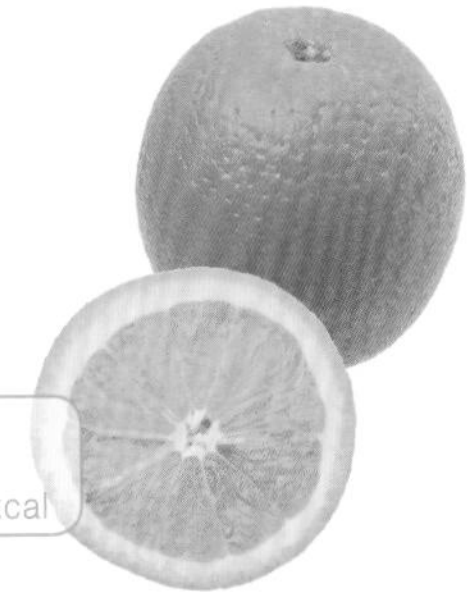

1顆約：200g
淨重：120g / 47kcal
榨汁1顆份約：80g / 34kcal

不知火柑 外型奇特、甜度十足的人氣柑橘

不知火柑相當好剝皮，果肉多汁，是清見與椪柑雜交後的桔橙品種，特徵是頂端有個突起，又稱「凸頂柑」，因甜度高而廣受歡迎。凸頂柑也是熊本縣果農協會的註冊商標。

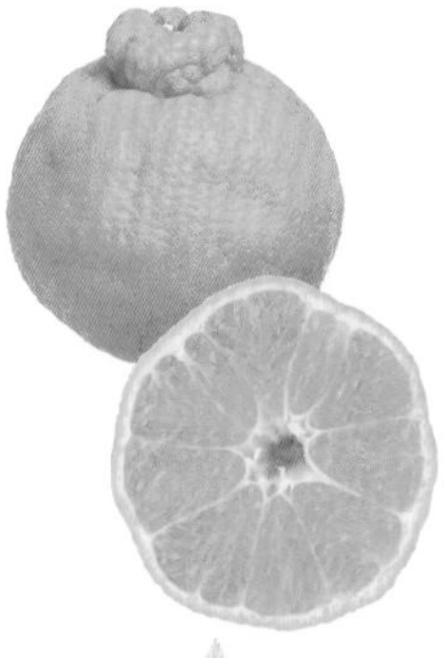

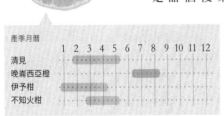

產季月曆

	1	2	3	4	5	6	7	8	9	10	11	12
清見		●	●	●	●							
晚崙西亞橙							●	●				
伊予柑	●	●	●	●								
不知火柑			●	●	●							

β-隱黃質

具優異抗氧化力的紅橙色成分 近來備受矚目

β-隱黃質屬於類胡蘿蔔素，為外觀呈現紅橙色的色素成分。除了柑橘類之外，柳橙、柿子、木瓜、紅椒、南瓜等蔬果也都含有β-隱黃質，可在體內轉換成維生素A，故也被稱為維生素A原。β-隱黃質具優異的抗氧化力，可清除活性氧、促進脂肪代謝並改善肝功能。有助預防骨質疏鬆或動脈硬化等生活習慣病，近來以其優異的多樣功能受到大眾矚目。

塞米諾爾橘柚

果肉細緻多汁 建議用刀子切半

外型與柑橘相似，但果皮呈深橘色。果肉細緻多汁卻不易剝開，建議如同食用柳橙一樣以刀子切半。富含β-隱黃質和維生素C等營養成分。

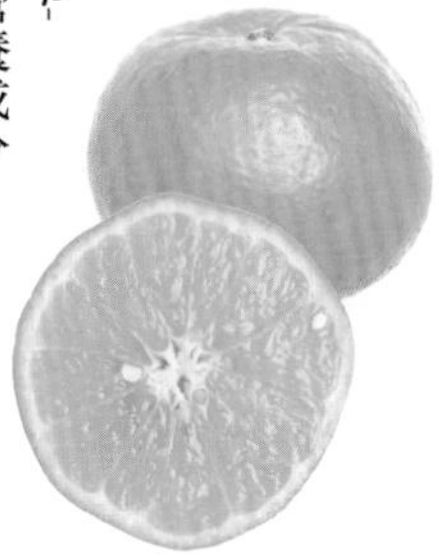

葡萄柚

微酸帶苦的迷人風味

葡萄柚是文旦類與柳橙類雜交後的品種，淡雅的香氣具除臭抗菌、增添氣氛等效果。葡萄柚與某些藥物一起服用，會影響藥效或產生副作用，建議先向醫師或藥劑師確認。

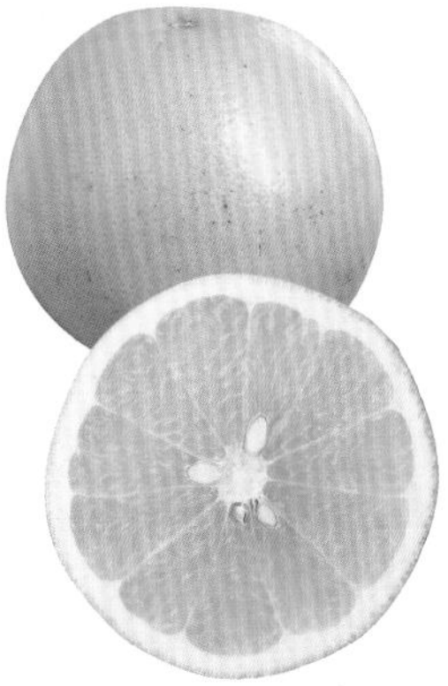

1顆約：300g
淨重：210g / 80kcal
榨汁1顆份約：
120g / 48kcal
天然原汁：
100g / 40kcal

夏蜜柑

酸味濃厚 常做成甜點

夏蜜柑的正式名稱為「夏橙」，屬於文旦類，因酸味濃常用於甜點製品。主要成分是醣類，其酸味來自檸檬酸。夏蜜柑經改良後，便成了甜度較高的「甘夏」，以帶清爽的甘甜味與淡淡的苦味為特徵。

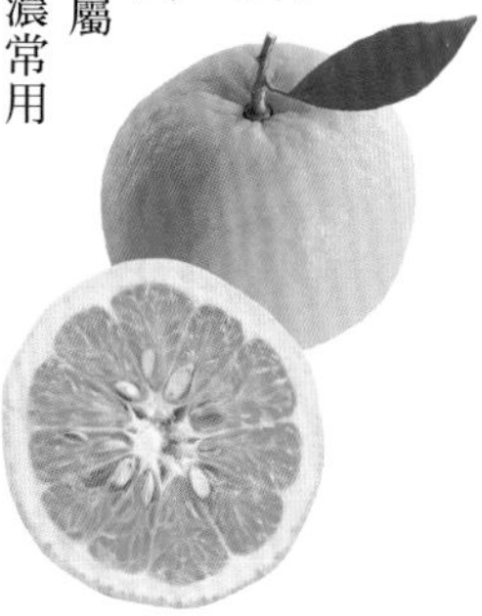

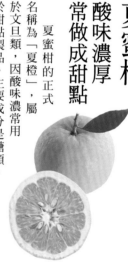

文旦

體型最大的柑橘類

文旦是體型最大的柑橘類，直徑超過二十公分，重量更超過兩公斤，在日本又稱「文橙」或「朱欒」，以汁少、味淡皮厚為特徵。其特殊的苦味來自多酚化合物裡的柚皮苷，具有增強免疫力、降低過敏反應的功效。

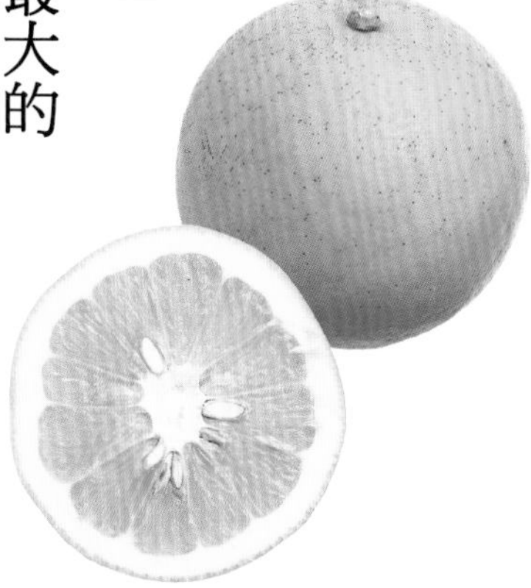

白金柚

具特殊的甘甜與香氣

白金柚為葡萄柚與無酸味文旦雜交育成的品種，以微酸香甜的滋味為最大特色。市面上常見的「甜橙」（Sweety）與白金柚為同一品種，兩者僅差在產地。美國生產的稱為白金柚；以色列生產的則為甜橙。

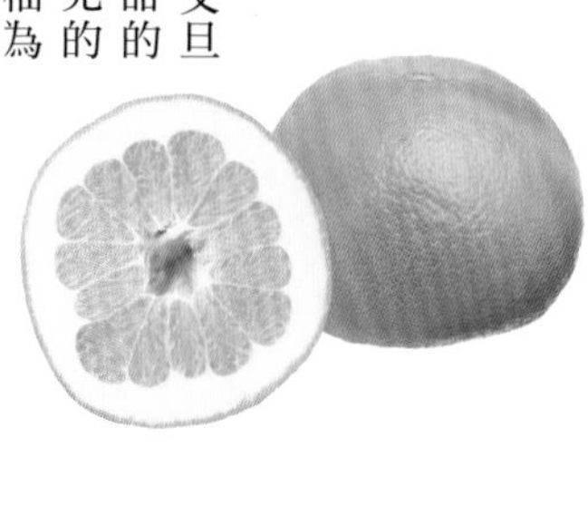

金柑

可帶皮吃的小型柑橘

本書雖將金柑歸類於芸香科柑橘屬，但其可獨立為金橘屬。金柑因可帶皮吃，故能充分攝取果皮或橘絡裡的多酚化合物橙皮苷。自古即被視為改善喉嚨疼痛的妙方。

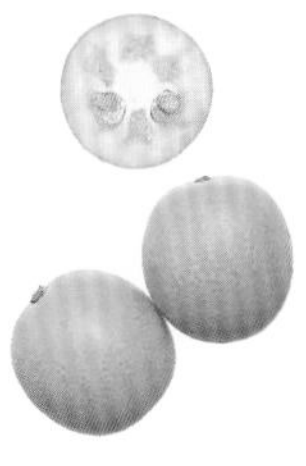

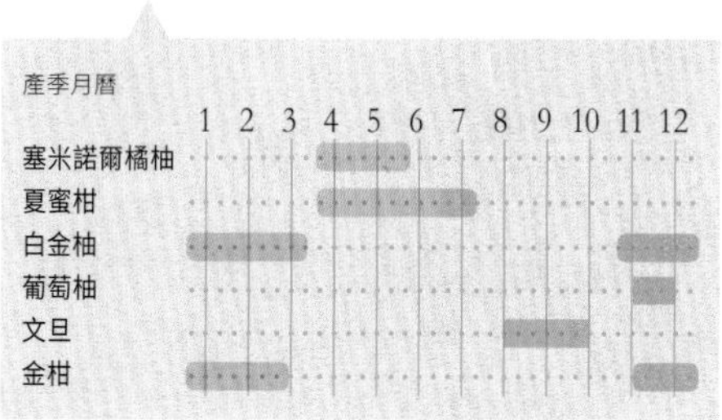

香酸柑橘類

香酸柑橘是柑橘類中酸味特別重的品種，一般不會直接食用其果實，而是利用汁液的酸度或果皮的香氣替料理增添風味。香酸柑橘類的汁液可製成調味料或打成果汁；果皮可做佐料，果肉則可加工製成果醬或甜點。

香酸柑橘類因富含維生素C與檸檬酸，除了抗氧化之外還能消除疲勞。將香酸柑橘的榨汁淋在料理上，或將果皮切成碎末加入調味品裡，都能提升食材原有的營養成分。

目前日本約有四十種香酸柑橘，其中酸橘、臭橙和香橙就占了八成，適合魚類料理。其他還有素以健康效果聞名的酸食（臺灣香檬）、只生長在和歌山縣北山村的邪祓，或是由檸檬和萊姆交配而來，產自墨西哥的萊姆檸檬等，各有不同的風味，可自由搭配使用。

食品成分表（可食用部分每100g）

臭橙

蛋白質		0.4g
脂肪		0.1g
碳水化合物		8.5g
礦物質	鈣	7mg
	鐵	0.1mg
維生素	A β-胡蘿蔔素當量	10μg
	B_1	0.02mg
	B_2	0.02mg
	C	42mg

輕鬆擠出果汁的要訣

若柑橘的果皮較硬，可先微波20～30秒破壞細胞壁，如此一來就能輕鬆擠出果汁。或將果實橫切成兩半，用叉子叉幾下再擠。擠汁時果皮朝下，讓果汁沿著果皮滴下來，便能攝取果皮裡的營養成分。

可替料理增香或用於加工製品

英文名 Kabosu
熱量（100g中）25kcal
含醣量（100g中）8.4g

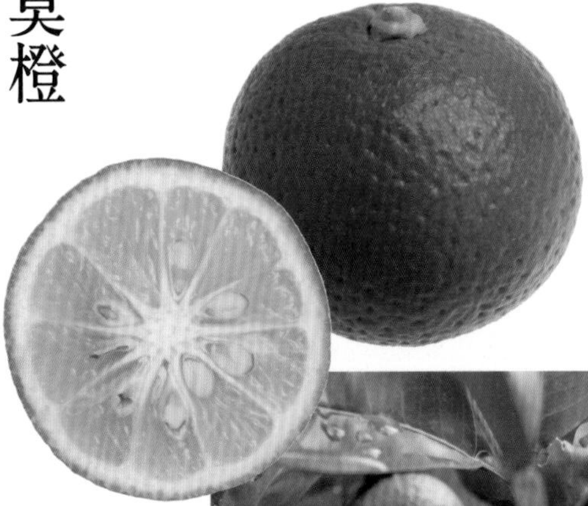

臭橙
魚類料理不可或缺的增香柑橘

外型比酸橘大一些，是日本大分縣的特產，與香橙、酸橘並列全日本產量最多的香酸柑橘類。臭橙很適合搭配魚類料理，可替烤魚增香。臭橙成熟後會變黃色，但綠色未熟的果實較有香氣，也可做成果汁或調味料。

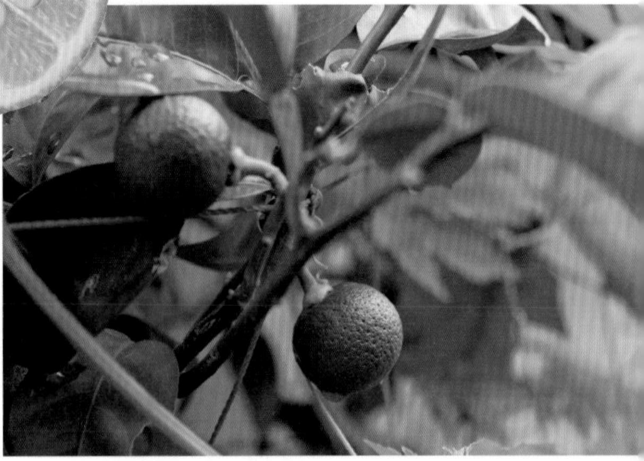

酸橘
果皮較軟帶香氣與酸味適烤魚或松茸

酸橘為日本德島縣的特產，風味與香橙類似，適合搭配烤松茸或烤魚料理。主要使用其尚未成熟的果實與食材搭配。因果皮較軟，可切薄片附於料理上。

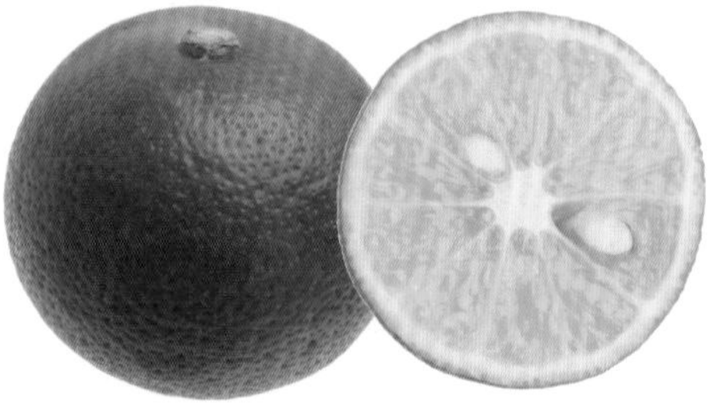

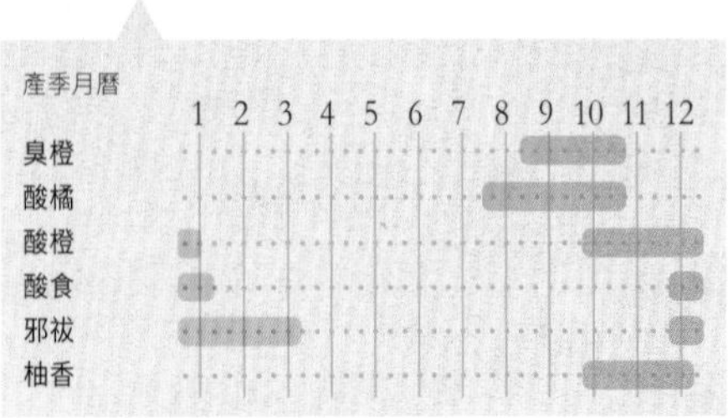

酸橙

特殊的酸苦味
可製柚醋醬

中醫稱其成熟的果皮為「橙皮」；未熟果實為「枳實」。以濃郁的酸味和苦味為特色，可製成柚子醋醬油。因不易落果，不同世代的果實會長在一起，故日語又稱其為「代代」，也是正月的吉祥物飾品。

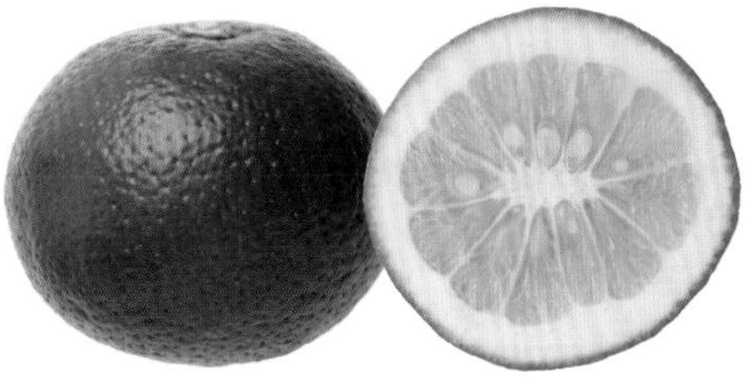

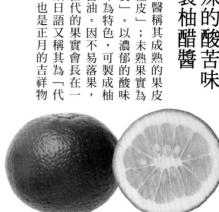

邪祓

可抗過敏
改善花粉症

邪祓適合栽種於和歌山縣北山村，其名稱有驅邪的涵義。邪祓比香橙多汁、酸味重，香氣獨特。據說果皮裡的多酚化合物芸香柚皮苷可抗過敏、改善花粉症，因此最近人氣越來越旺。

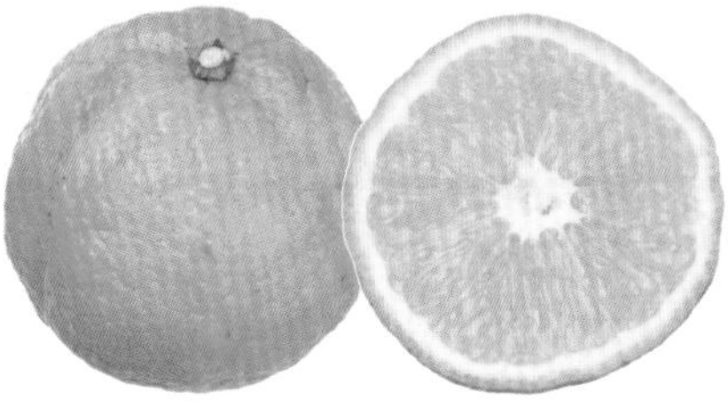

萊姆

果汁或雞尾酒
美味的關鍵

萊姆的濃酸味與檸檬相似，但帶點苦味，散發獨特的清香感；果粒也比檸檬更小些。目前市面上的萊姆大多產自墨西哥，除了可替料理調味，也常用於果汁或雞尾酒。

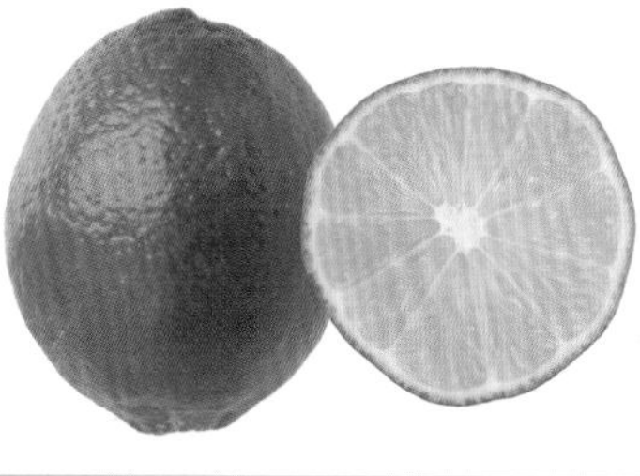

萊姆檸檬

檸檬與萊姆
雜交而來的品種

萊姆檸檬產自墨西哥，是檸檬和萊姆雜交而來的品種。市面上並不多見，因此知名度不高，但帶有適度的酸與甜，屬於用途較多的香酸柑橘。

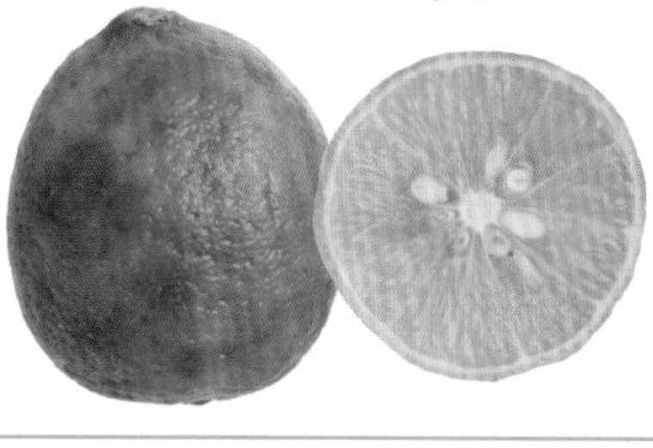

酸食

沖繩特有品種
可抗發炎降血糖

酸食為沖繩特產的香酸柑橘，別名臺灣香檬（或稱扁實檸檬、酸桔仔），果粒較小，每顆只有二十~三十公克左右。綠色的果皮熟後會變黃橙色，果皮內含類黃酮川陳皮素，可抗發炎、抑制血糖值上升。

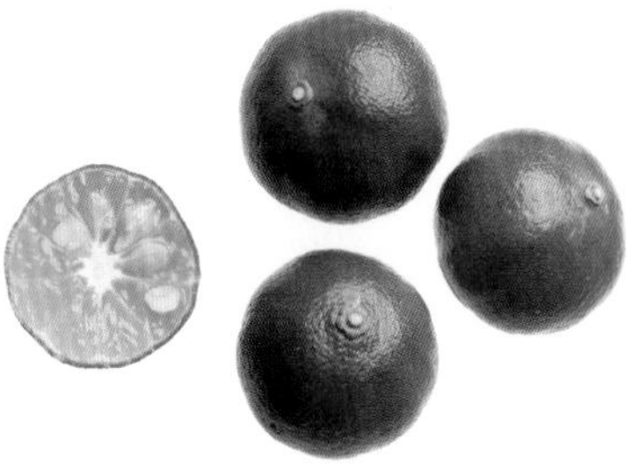

柚香（柚柑）

不適合直接食用
果皮可製桔醬

柚香原產於日本德島縣，果粒較大，帶點扁橢圓感。氣味類似香橙，酸度較低。一般不太用來直接食用，但果皮很適合做成桔醬。

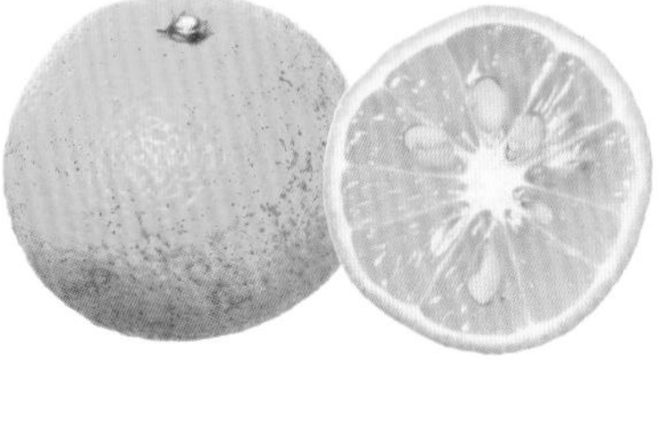

櫻桃

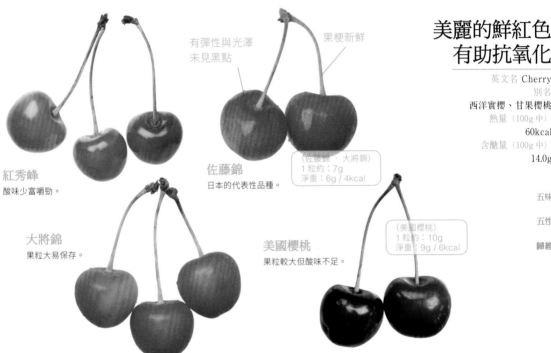

美麗的鮮紅色 有助抗氧化

英文名 Cherry
別名
西洋實櫻、甘果櫻桃
熱量（100g 中）
60kcal
含醣量（100g 中）
14.0g

五味 甘
五性 溫
歸經 心肝

日夜溫差若不夠大，即使只有一天，櫻桃就不容易變甜，且產地受限、栽種費時，因此櫻桃一直都是高價位的水果，被譽為紅寶石。櫻桃的蘋果酸、檸檬酸、葡萄糖與果糖等營養成分含量平均，此外，櫻桃還富含可生成膠原蛋白的維生素C、排除體內多餘鈉的鉀，具有消除疲勞、美化肌膚的效果，還能預防高血壓。櫻桃裡的紅色色素為多酚化合物花青素，可抗氧化、消除眼部疲勞，同時預防生活習慣病，延緩老化。

日本的櫻桃品種很多，但流通期有限，選購時盡量以當季品種為主。世界上大多數地區的水果市場，都是銷售歐洲甜櫻桃（Prunus avium）。儘管歐洲酸櫻桃（Prunus cerasus）的栽培較廣，但不適合直接食用，一般多加工成罐頭、飲料、甜點等。

食品成分表（可食用部分每100g）

蛋白質		1.0g
脂肪		0.2g
碳水化合物		15.2g
礦物質	鈣	13mg
	鐵	0.3mg
維生素	A β-胡蘿蔔素當量	98µg
	B1	0.03mg
	B2	0.03mg
	C	10mg

保存方法

用保鮮膜密封後放冷藏室保鮮。因風味流失得快，應盡早食用完畢。

紅秀峰
酸味少富嚼勁。

佐藤錦
日本的代表性品種。

（佐藤錦・大將錦）
1粒約：7g
淨重：6g / 4kcal

大將錦
果粒大易保存。

美國櫻桃
果粒較大但酸味不足。

（美國櫻桃）
1粒約：10g
淨重：9g / 6kcal

優異的美容效果

櫻桃的鐵質與葉酸含量較多，不僅可防貧血、促進細胞生長，還能活化新陳代謝。此外，櫻桃還富含山梨糖醇，可促進排便並美化肌膚。

迷人的櫻桃香氣實為人工香料？

市面上充滿櫻桃風味的飲料、口香糖等加工製品，裡頭的香甜氣味，其實來自人工香料合成苯甲醛，屬於有機化合物。杏仁豆腐裡的杏仁味也來自這種成分，據說具有抗癌效果。

櫻桃籽可用於熱敷

櫻桃的種子中間有空洞，裡頭的空氣能發揮優異的保溫效果。古代歐洲會將櫻桃籽裝成一小袋，做為熱水袋使用，現代亦有類似的商品。雖然櫻桃籽當中含有些微扁桃苷毒性，不過並不會對人體有太大影響。

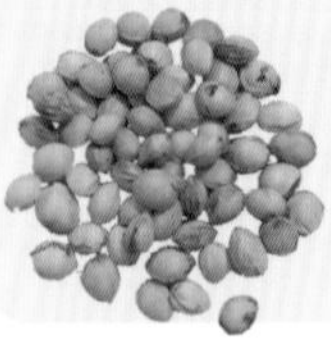

產季月曆

1 2 3 4 5 6 7 8 9 10 11 12（產季：5～8月）

便祕改善

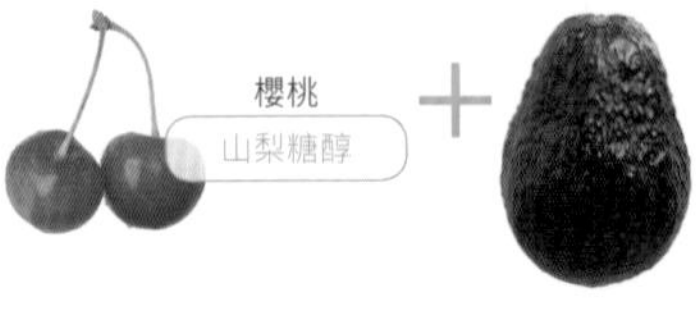

桃子

日本早在彌生時代便引進桃子，是民眾再熟悉不過的水果；香甜多汁、風味有層次的日本桃（水蜜桃），更獲得全世界的好評。一般在亞洲最受歡迎的品種多為白色果肉，香甜多汁；歐洲、澳洲和北美洲則偏愛黃色果肉、滋味較酸的品項。

桃子入口即化的果肉富含水溶性膳食纖維果膠，可整腸健胃、達到美化肌膚的效果。桃子香濃的甘甜來自果糖，能迅速提供身體熱量。其他營養成分還包含了可降血壓的鉀、能消除疲勞的檸檬酸與蘋果酸等。桃子的果皮含有多酚化合物兒茶素，據說除了能去除活性氧、有助抗老化之外，還有抗菌、抗病毒等多樣效果。

食品成分表（可食用部分每100g）

蛋白質		0.6g
脂肪		0.1g
碳水化合物		10.2g
礦物質	鈣	4mg
	鐵	0.1mg
維生素	A β-胡蘿蔔素當量	5μg
	B_1	0.01mg
	B_2	0.01mg
	C	8mg

簡單的剝皮法

將桃子浸泡熱水（水量要能淹過桃子）30 秒後取出，接著放入冰水裡，就能輕鬆將果皮剝除。

果皮富含抗老化成分

英文名 Peach
別名 桃、山桃
熱量（100g 中）
40kcal
含醣量（100g 中）
8.9g

甘酸 五味
溫 五性
肝‧心‧大腸 歸經

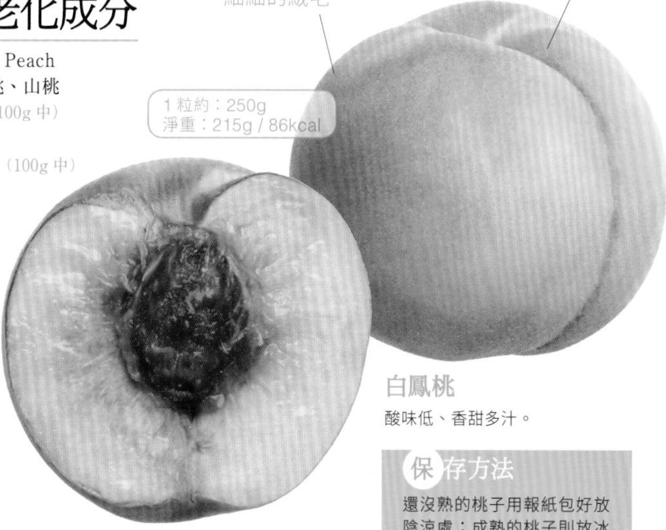

果粒上長滿細細的絨毛
未見損傷或凹陷
1 粒約：250g
淨重：215g / 86kcal

白鳳桃
酸味低、香甜多汁。

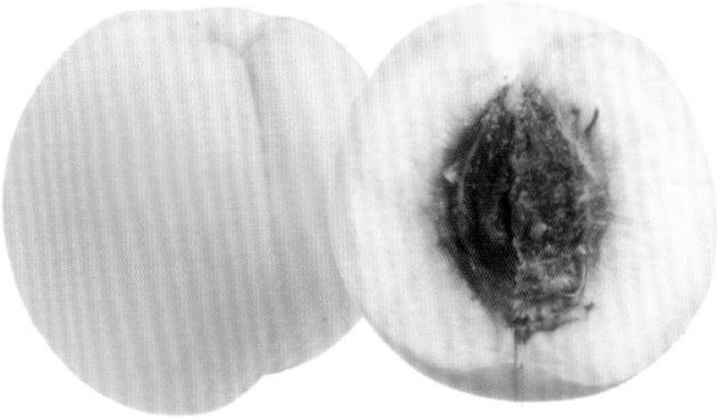

白桃
表皮較淺色，果形漂亮、果肉細緻。

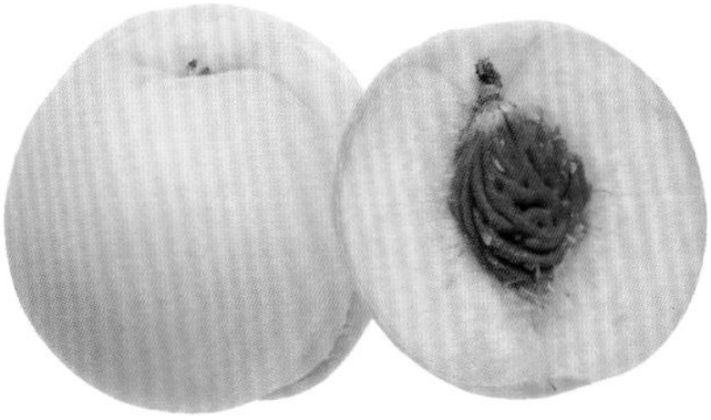

黃桃
果皮與果肉皆為黃色，氣味香甜。

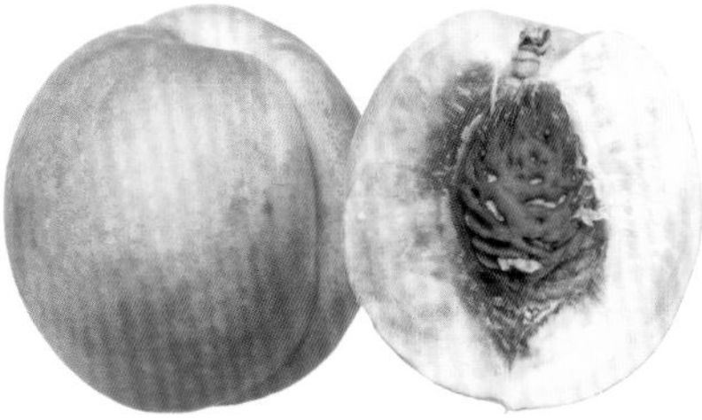

油桃
桃子的變種，無絨毛的桃子總稱油桃，帶有酸味為其特色。

保存方法

還沒熟的桃子用報紙包好放陰涼處；成熟的桃子則放冰箱保存。

中藥裡的桃仁

桃子的種子稱為「桃仁」，是中醫常用的生藥材，可促進血液循環、消炎鎮痛。因含有扁桃甙（苦杏仁甙），與杏的種子一樣具有止咳化痰的效果。

果膠

可改善腸道菌叢的膳食纖維

果膠屬於水溶性膳食纖維，而桃子的果膠含量相當高，可預防血糖急速上升，並使膽固醇維持在正常值。此外，果膠還有預防便祕及改善腸道菌叢等功效。用水果製作果醬之所以會固化，是因為果膠遇上了砂糖和酸性物質，再經過加熱就成了凝膠狀。

桃葉的美容功能

桃葉含可抗氧化的單寧酸，自古即把桃葉加入泡澡水裡當作入浴劑，可改善痱子或斑疹並美化肌膚；甚至用桃葉的煎劑取代化妝水。此外，桃葉也可用來製作綜合健康茶。

整腸作用

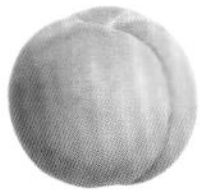

桃子
果膠

＋

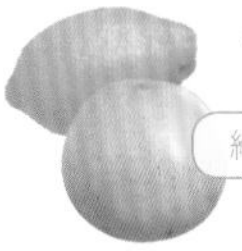

產季月曆

1 2 3 4 5 6 7 8 9 10 11 12

哈密瓜

可緩解夏季疲乏的芳醇香甜

英文名 Melon
別名 網仔瓜、美濃瓜
熱量（100g 中）42kcal
含醣量（100g 中）9.8g

五味 甘
五性 寒
歸經 心·脾·胃

哈密瓜約九〇%都是水分，其豐沛的汁液富含可調整體內水分的鉀，具有預防高血壓的效果。哈密瓜芳醇的香氣與甜味來自果糖、蔗糖或葡萄糖等糖分，可快速被人體吸收、轉為熱量，再加上可消除疲勞的檸檬酸，很適合緩解夏季的疲乏。此外，哈密瓜的瓜囊含有育髮成分，可用湯匙挖取過篩，壓出果汁飲用。

哈密瓜表面布滿網狀紋路，這是果實長大時，果皮裂開形成的網絡，另有不帶網紋的光皮品種。尤其以中國哈密所產最為著名，故稱哈密瓜。又因其滋味甜美如蜜瓜，常被誤寫為「哈蜜瓜」。哈密瓜的果肉分成綠、紅、白三種顏色。現在的哈密瓜經過品種改良，種類繁多，價格也更親民。但溫室栽培的哈密瓜，因一株只留一顆果實，售價相對較為高昂。

食品成分表（可食用部分每100g）

蛋白質		1.1g
脂肪		0.1g
碳水化合物		10.3g
礦物質	鉀	340mg
	鈣	8mg
	鐵	0.3mg
維生素	A β-胡蘿蔔素當量	33μg
	B_1	0.06mg
	B_2	0.02mg
	C	18mg

保存方法

成熟前常溫保存，切開後去籽包保鮮膜放冰箱保鮮。

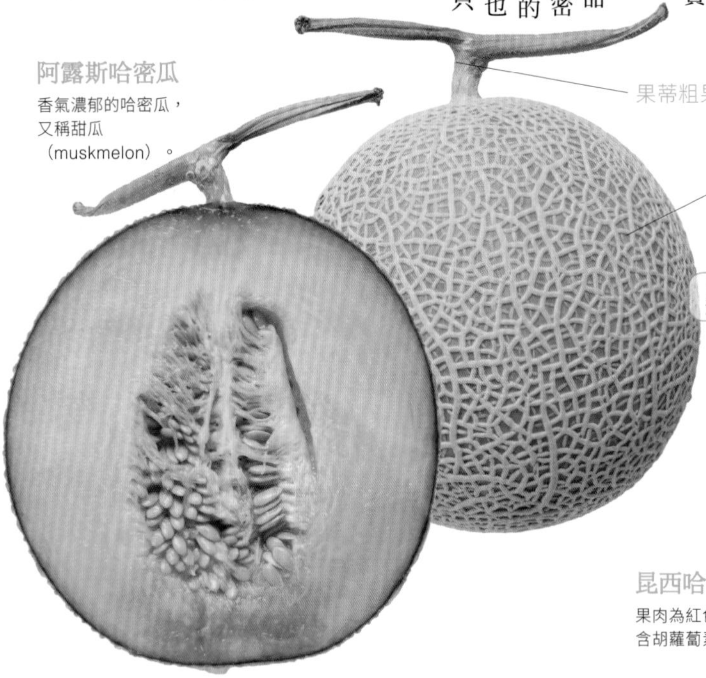

阿露斯哈密瓜
香氣濃郁的哈密瓜，又稱甜瓜（muskmelon）。

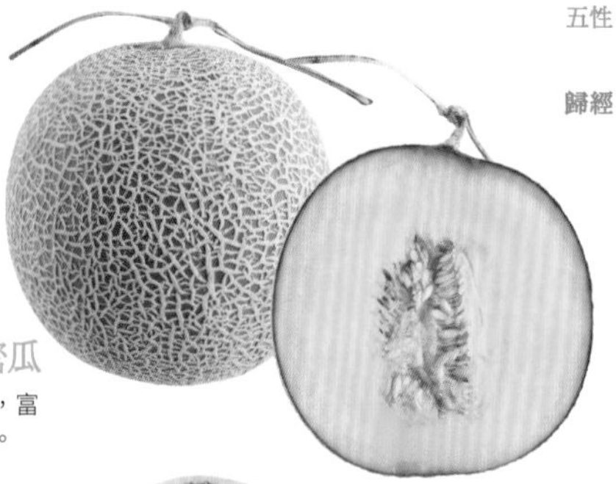

昆西哈密瓜
果肉為紅色，富含胡蘿蔔素。

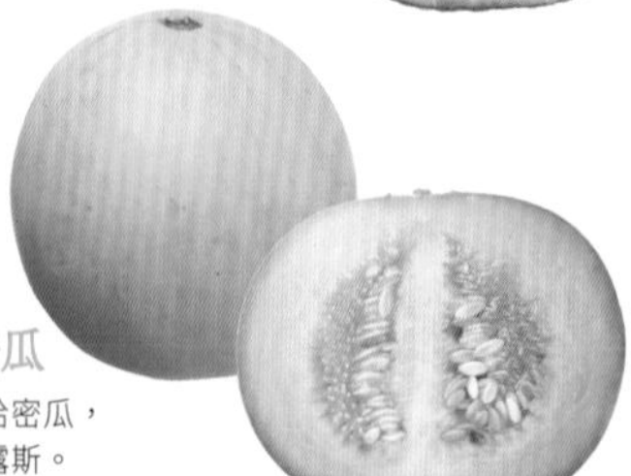

王子哈密瓜
不具網紋的哈密瓜，香氣類似阿露斯。

哈密瓜和西瓜其實都是蔬菜

哈密瓜一般被當作高級「水果」，但其實它和西瓜一樣，在植物分類上屬於蔬菜。簡單的辨識方式為：種在田裡的草本類是蔬菜，長在樹上的稱為水果，但為了方便起見，本書仍將之歸類為水果。

疏苗後的哈密瓜可做醃菜

為種出品質絕佳的哈密瓜，人工栽培時會限制一株只留幾顆果實。這些還沒長大就被疏苗（摘除）的哈密瓜稱為「摘果哈密瓜」，可做成美味的醃菜。若果實大些，也可削皮切片，做成沙拉或熱炒。

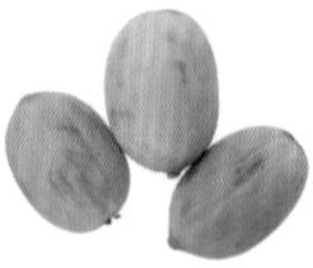

產季月曆
1 2 3 4 5 6 7 8 9 10 11 12

預防感冒

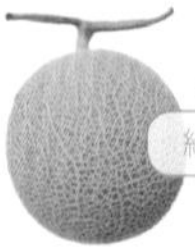
哈密瓜 維生素 C
＋

紅茶 兒茶素

預防動脈硬化

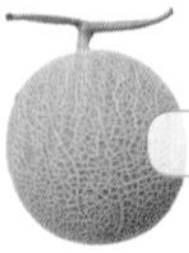
哈密瓜 鉀
＋
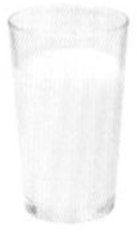
鮮乳 蛋白質

西瓜

西瓜古稱寒瓜，是葫蘆科西瓜屬的雙子葉開花植物，原產於非洲，具有蔓藤般的細長枝葉。西瓜結出的果實屬於假漿果的一類，由子房發育而來。

西瓜有超過九〇％都是水分，且富含能利尿、消水腫、降血壓的鉀。無論是紅西瓜裡的茄紅素，或黃西瓜（小玉西瓜）裡的β-胡蘿蔔素都能抗氧化，達到預防動脈硬化或抗老化的效果。西瓜皮內層的白色瓜肉更富含瓜胺酸，能強化血管、促進新陳代謝，改善血液循環。因此吃完的西瓜皮不要丟棄，削去外側的硬皮後可切成細片醃漬食用。

據說西瓜是在十七世紀時經由中國引進日本，江戶時代因其果肉為紅色，使人聯想到血液而敬而遠之。但從明治時代到現在，各式合乎大眾喜好的西瓜品種陸續被研發出來，已成了夏季最知名的消暑水果，可用來潤喉解渴。

食品成分表（可食用部分每100g）

蛋白質		0.6g
脂肪		0.1g
碳水化合物		9.5g
礦物質	鈣	4mg
	鐵	0.2mg
維生素	A β-胡蘿蔔素當量	830μg
	B_1	0.03mg
	B_2	0.02mg
	C	10mg

保存方法

若是整顆完整的西瓜，需放陰涼通風處；已切開的西瓜則包保鮮膜放冰箱。

西瓜皮內層富含強化血管成分

英文名 Watermelon
別名 寒瓜
熱量（100g 中）37kcal
含醣量（100g 中）9.2g

甘 五味
寒 五性
脾·胃·心·膀胱 歸經

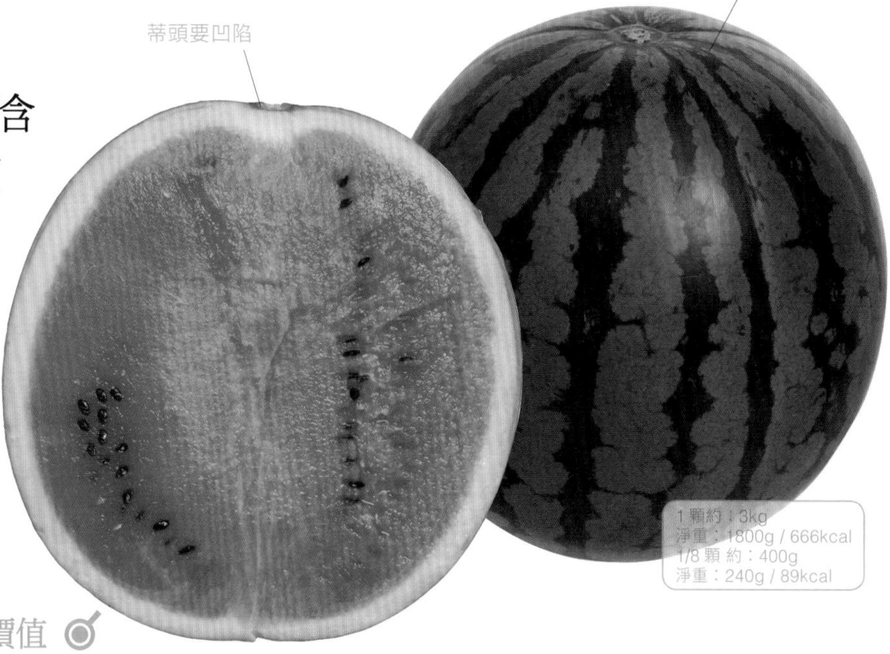
條紋要清晰
蒂頭要凹陷
1 顆約：3kg
淨重：1800g / 666kcal
1/8 顆 約：400g
淨重：240g / 89kcal

西瓜糖的營養價值

將西瓜的果肉（也可加入種子或果皮）打成汁，開中火慢熬成泥狀即為西瓜糖。西瓜糖濃縮了許多營養成分，一天服用三次，每次 1～2 湯匙即可。西瓜糖可保存於冰箱中，一年四季皆可補充來自西瓜的營養。

富含亞麻油酸的西瓜籽

西瓜籽富含不飽和脂肪酸亞麻油酸，以及鉀、鎂、磷等礦物質，可降膽固醇與血壓值。東南亞國家甚至有吃西瓜籽的習慣，用平底鍋乾煎，灑點鹽巴即可食用。

瓜胺酸

葫蘆科特有的血流促進成分

西瓜、哈密瓜或冬瓜等葫蘆科植物皆富含瓜胺酸。瓜氨酸是一種 α 胺基酸，因最初從西瓜中萃取出來而得名。瓜胺酸可擴張血管、促進血液循環，故有消水腫、改善畏寒或調整膚質等保健效果。

西瓜皮可做成漬物或拌炒

吃完西瓜剩下的西瓜皮，可削去外側硬皮後，切成適當的大小醃漬，口感彈牙美味。風味類似越瓜，也適合用來拌炒。

消除水腫

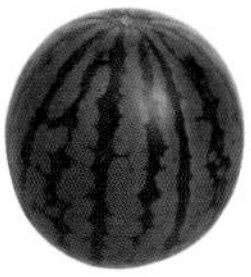

西瓜
鉀

＋

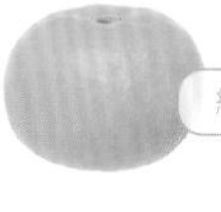

柑橘
維生素 C

產季月曆

1 2 3 4 5 6 7 8 9 10 11 12

梅子

日本有句俗諺說：「每天一顆梅，當日保平安。」由此可知梅子在預防疾病、維護健康上的妙用。厚重的酸味是梅子最大的特色，其主成分為檸檬酸，不僅能促進熱量代謝、消除疲勞，還具有優異的殺菌力。因此，日式便當或飯糰裡都習慣加顆梅干，可預防白飯酸敗。

梅子還含有蘋果酸成分，具有穩定血糖的作用，尤其對老年糖尿病患者效果最為顯著。此外，梅子還富含維生素E，以及能預防高血壓的鉀離子。中醫也常以梅子入藥，取其芳香怡人、酸澀平和的特性，用於疏肝和胃、調暢氣機。

梅子據說於奈良時代便引進日本，除了炎熱的沖繩，整個日本都有種梅。每逢盛產季節，許多家庭就會開始製作梅干、梅酒、梅糖漿或梅醬等加工食品。但青梅的果肉帶有些微毒性，要避免生食。

酸味濃厚 可消除疲勞

英文名 Japanese apricot
別名 青梅
熱量（100g 中）28kcal
含醣量（100g 中）5.4g

五味 苦
五性 溫
歸經 肝‧脾‧肺‧大腸

食品成分表（可食用部分每100g）

蛋白質		0.7g
脂肪		0.5g
碳水化合物		7.9g
礦物質	鈣	12mg
	鐵	0.6mg
維生素	A β-胡蘿蔔素當量	240μg
	B_1	0.03mg
	B_2	0.05mg
	C	6mg

保存方法

梅子買回來後要馬上使用，或放至陰涼處保存。若長時間未使用，需先去澀再冷凍。

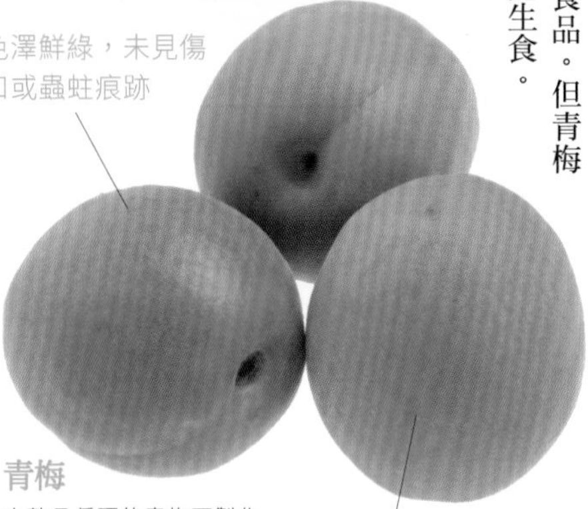

青梅
未熟且偏硬的青梅可製作梅酒或梅糖漿。

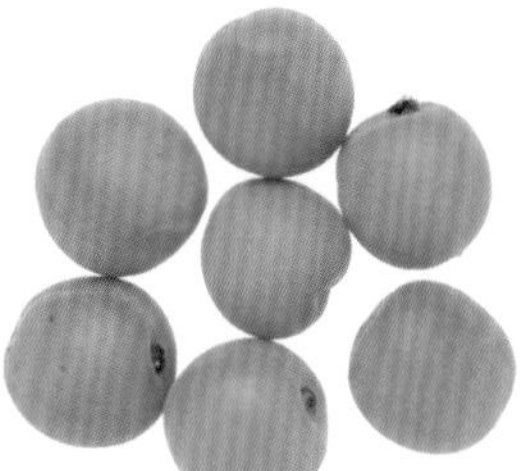

小梅
果粒小，可做脆梅或梅干。

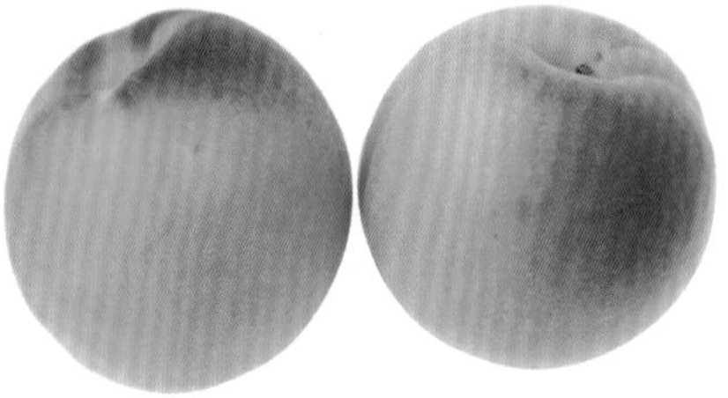

南高梅
和歌山名產，果粒較大，可做梅干或果醬。

自製梅干與市售梅干有何不同？

使用大量鹽巴製作的梅干不容易壞，只要保存得當，據說放一百年也不成問題。一般來說，在家自製的梅干鹽分約占20%左右，算是相當鹹。而市售梅干的鹽分較低，還有股甘甜味。這是因為工廠會把已去除鹽分的梅干直接浸泡於調味液中的緣故，且包裝上也會註明保存期限，不可能放太久。因此，千萬不要再有「梅干絕不會腐壞」的迷思。

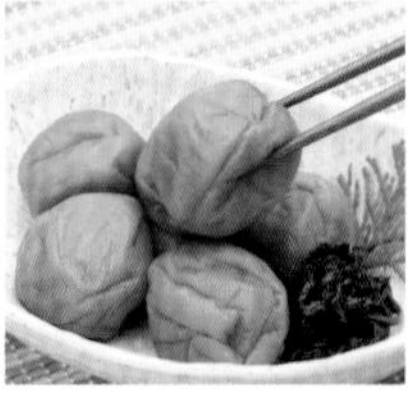

梅干入菜的調理要訣

用梅干做醬料或醋拌菜時，需先去籽再磨碎過濾，再與調味料拌勻。若覺得太鹹或太酸，可加點味醂中和味道。

生果與種子含扁桃苷，具微量毒性

梅子、杏、桃、枇杷等薔薇科果實的種子與未熟果中，都含有扁桃苷成分。扁桃苷會經酵素分解，產生有毒氰化氫，雖然含量極微，吃太多仍會危害健康，因此，直接吃生梅子果實、種子，或乾燥的梅肉都很危險。但做成梅酒或梅干等加工品後，扁桃苷就會自然分解、大幅減少氰化氫，可安心食用。

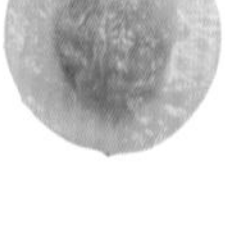

檸檬酸（枸櫞酸）

消除疲勞、增進食慾的有機酸

檸檬酸（枸櫞酸）是一種有機酸，存在於柑橘類水果中，可說是天然防腐劑，也常用於食物中作為酸味添加劑。檸檬酸可活化體內產生熱量的循環系統，達到消除疲勞的效果。此外，檸檬酸還可刺激唾液分泌、增進食慾，且具有螯合作用，能把人體不易吸收的礦物質，轉換成易溶於水的形態，進而被人體吸收。

產季月曆
1 2 3 4 5 6 7 8 9 10 11 12
（產季：4～5月）

預防感冒

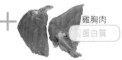

柿子

食品成分表（可食用部分每100g）		
蛋白質		0.4g
脂肪		0.2g
碳水化合物		15.9g
礦物質	鈣	9mg
	鐵	420mg
維生素	A β-胡蘿蔔素當量	420μg
	B_1	0.03mg
	B_2	0.02mg
	C	70mg

柿子是柿樹屬的果實，最常見的品種是甜柿。日本俗諺說：「柿子紅了，醫生臉就綠了。」可見柿子的營養成分非常豐富。柿子的維生素C含量比柑橘還要多，除了可預防感染外，還具有美肌效果。其鮮豔的果肉顏色來自類胡蘿蔔素β-隱黃質，可於體內轉換成維生素A；加上其原本就富含可抗氧化的維生素C，養顏效果絕佳。此外，柿子還能有效補充人體的養分及細胞內液，發揮潤肺生津的作用。

柿子的澀味來自多酚化合物單寧酸，可幫助身體分解酒精，因此飲酒後食用柿子可防宿醉。此外，其鉀與膳食纖維的含量也很高，可協助排除體內的有害物質。

中國、日本、韓國和巴西是世界的主要產柿地區，臺灣的柿子則集中栽種在嘉義、臺中、苗栗等地。據說光是日本國內的柿子品種，就有多達一千種以上。以脫澀與否分為甜柿與澀柿兩大類，前者成熟時已脫澀，可直接食用；後者則需要靠人工方式脫去澀味。

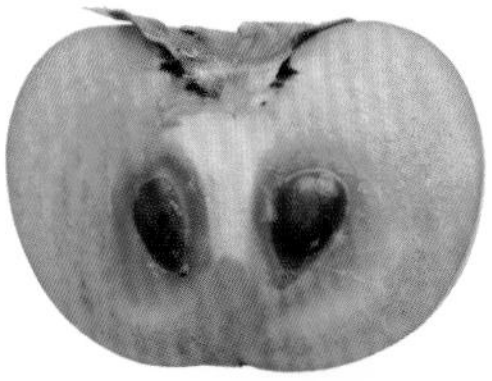

有籽

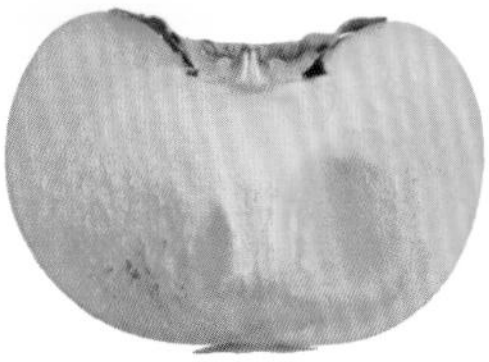

無籽

可防宿醉的多酚化合物單寧酸

英文名 Persimmon,Kaki
別名 柿
熱量（100g 中）60kcal
含醣量（100g 中）14.3g

甘澀 五味
寒 五性
大腸·肺 歸經

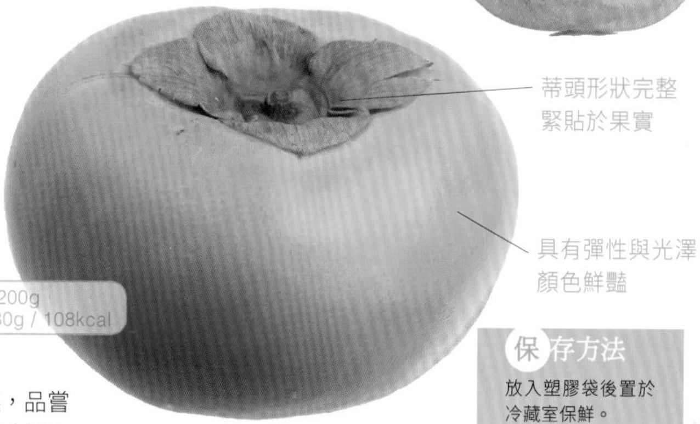

富有柿

最具代表性的甜柿，果肉光滑甜度高。

1顆約：200g
淨重：180g / 108kcal

醋拌蘿蔔絲或泡菜

果肉偏硬的柿子，可與蘿蔔絲一起做成醋拌菜，品嘗爽脆的口感。此外，久置過軟的柿子，則可切碎加入泡菜裡中和辣味。

保存方法

放入塑膠袋後置於冷藏室保鮮。

富含維生素C的柿葉茶

柿葉茶風味清爽，由於裡頭的維生素C很耐熱，就算泡成茶也不會流失。此外，柿葉裡更含有可促進血液循環與消炎的槲皮素、能對抗病毒的單寧酸等多酚化合物，可用來預防感冒。

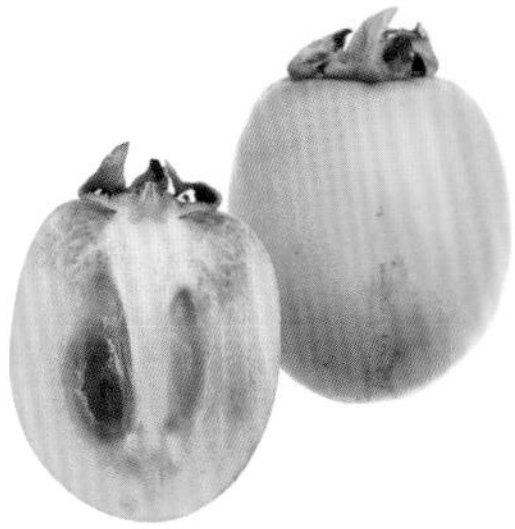

西條柿

外型細長，果肉細緻甘甜，為德島原產的澀柿。

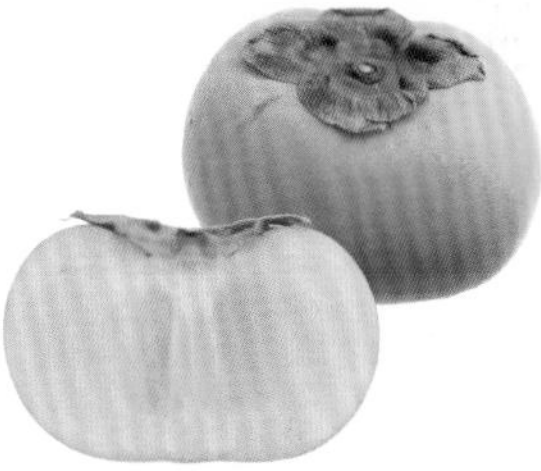

平核無柿（蜜柿）

外型扁平甜度高且無籽，又名庄內柿或袈裟柿。

單寧酸

可抗氧化的澀味來源

單寧酸屬於多酚化合物，是植物細胞中的防衛用化學成分，能保護株體免受紫外線傷害；單寧酸還能固化蛋白質，過去常用於鞣皮加工。單寧酸帶有澀味，柿子或綠茶都含有這種成分，能夠抗氧化，發揮預防生活習慣病的作用。此外，單寧酸還能止瀉、抑制腸子痙攣。

如何去除柿子的澀味？

柿子的澀味來自於可溶於水的單寧酸，接觸唾液後就會於口腔中產生澀味。若是經過酒精或乾冰處理的柿子，原本可溶於水的單寧酸，就會轉變為不可溶性，食用時也不會覺得澀澀的。此外，柿餅削皮後表面會出現薄膜層，也能使單寧酸變得不可溶，因此食用柿餅時也較無澀味。

抗癌作用

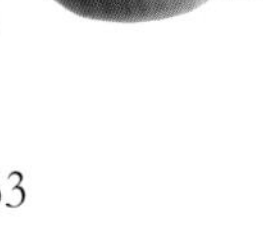

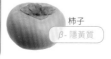

柿子
β-隱黃質

＋

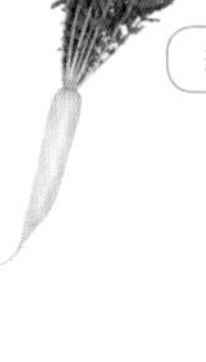

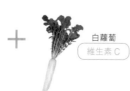

白蘿蔔
維生素C

產季月曆

1 2 3 4 5 6 7 8 9 10 11 12

梨子

英文名 Japanese pear
別名 梨
熱量（100g 中）43 kcal
含醣量（100g 中）10.4g

甜中帶酸的滋味 可改善便祕

梨子的品種相當多，常見的有果皮為褐色的黃褐梨，以及果皮為黃綠色的青梨。梨子的維生素與礦物質含量雖然不多，但滋味甜中帶酸，其酸味來自檸檬酸、蘋果酸等有機酸，以及天門冬胺酸，兩者均有消除疲勞的效果；其淡雅的甜味則來自山梨糖醇，除了可抑制喉嚨發炎，還能改善便祕困擾。

此外，梨子清脆的口感來自石細胞膳食纖維，具有調整腸道菌叢的功效。梨子還富含可分解蛋白質的酵素，可迅速補充熱量。吃燒肉時將梨子磨成泥狀與肉片一起烘烤，可軟化肉質，口感更佳。

食品成分表（可食用部分每100g）

蛋白質		0.3g
脂肪		0.1g
碳水化合物		11.3g
礦物質	鈣	2mg
維生素	B_1	0.02mg
	C	3mg

為何梨子果肉口感粗糙？

梨子果肉富含俗稱石細胞的膳食纖維，口感較為粗糙。內有木酚素與戊聚糖等成分，均為非水溶性，可增加腸道糞便量、刺激腸壁排便，並排除有害物質。

幸水梨
黃褐梨的代表品種。果肉細緻多汁，甜度高。

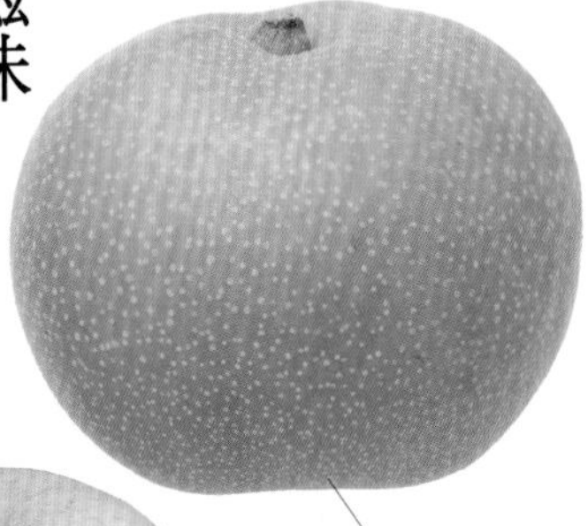

果蒂與底部質感密實

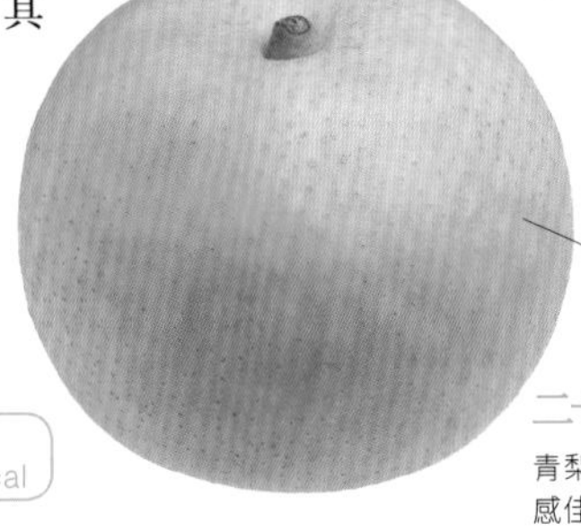

果形扁圓有分量感

二十世紀梨
青梨的代表品種。口感佳味甘甜。

1顆約：300g
淨重：255g / 110kcal

保存方法
放入塑膠袋後置於冷藏室保鮮。

產季月曆
1 2 3 4 5 6 7 8 9 10 11 12

五味 甘·酸
五性 涼
歸經 胃 肺

西洋梨

英文名 Pear
別名 洋梨
熱量（100g 中）54kcal
含醣量（100g 中）12.5g

口感滑順 甜度濃郁帶微酸

對西方國家而言，西洋梨是一般家庭經常食用的水果之一。大約在西元前兩千年左右，古希臘詩人荷馬便稱讚西洋梨是上帝的禮物。相較於果形渾圓的日本梨，西洋梨的外觀較不規則，且口感正好相反，日本梨吃起來粗脆脆，西洋梨卻入口即化且甜度濃郁。西洋梨的代表品種為法蘭西梨，此外還有口感滑順，甜度濃郁且帶點微酸的夢幻洋梨。

西洋梨的營養成分與日本梨差不多，約九成以上都是水分，其他則為檸檬酸或蘋果酸等有機酸，以及山梨糖醇、蛋白質分解酵素等。值得注意的是，西洋梨的膳食纖維又比日本梨來得多，加上水分充足，可幫助腸胃消化，亦可增加糞便量，營養價值較高。

食品成分表（可食用部分每100g）

蛋白質		0.3g
脂肪		0.1g
碳水化合物		14.4g
礦物質	鈣	5mg
	鐵	0.1mg
維生素	B_1	0.02mg
	B_2	0.01mg
	C	3mg

1顆約：200g
淨重：170g / 92kcal

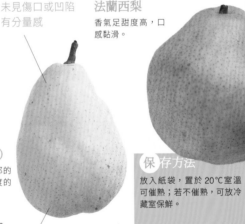

未見傷口或凹陷有分量感

法蘭西梨
香氣足甜度高，口感黏滑。

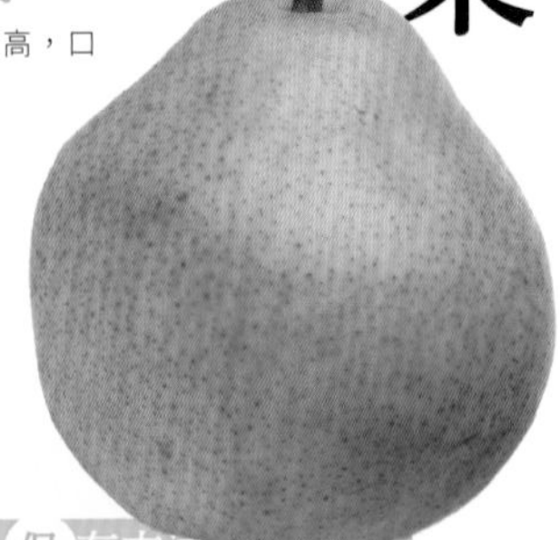

夢幻洋梨（Le lectier）
口感滑順，濃郁的甜味裡帶點適度的酸味。

香氣濃郁

保存方法
放入紙袋，置於20℃室溫可催熟；若不催熟，可放冷藏室保鮮。

產季月曆
1 2 3 4 5 6 7 8 9 10 11 12

山梨糖醇是什麼？

山梨糖醇是從薔薇科植物中發現的一種糖醇，梨子或蘋果裡都含有這種成分，可促進排便。其甜度只有蔗糖的六～七成，熱量也比蔗糖來得低，可由工廠量產，製成人工甘味劑。

木梨

英文名 Chinese quince
別名 花梨、榠櫨
熱量（100g 中）68kcal
含醣量（100g 中）9.4g

食品成分表（可食用部分每100g）

蛋白質			0.4g
脂肪			0.1g
碳水化合物			18.3g
礦物質	鈣		12mg
	鐵		0.3mg
維生素	A	β-胡蘿蔔素當量	140μg
	B_1		0.01mg
	B_2		0.03mg
	C		25mg

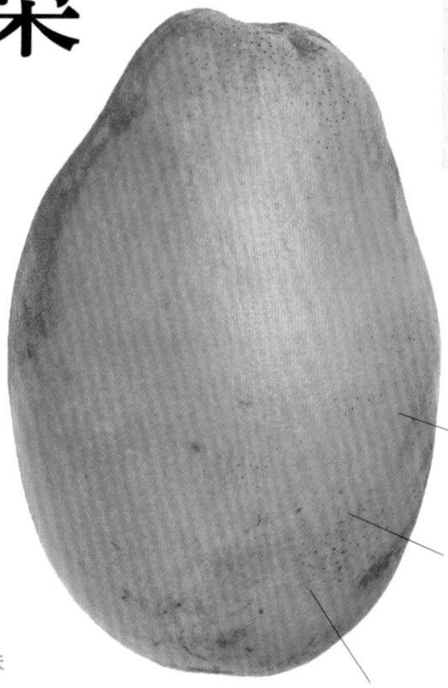

保存方法
用報紙包好置於常溫即可。

酸澀 五味
平 五性
脾肺 歸經

產季月曆
1 2 3 4 5 6 7 8 9 10 11 12

可抑制喉嚨發炎的濃郁香氣

木梨的果肉較硬且澀味重，不適合生吃。自古民間即利用其香氣抑制喉嚨發炎或止咳。木梨除了有八〇%左右是水分，同時也富含類胡蘿蔔素、維生素C、鉀、膳食纖維等營養成分，可預防高血壓。將木梨和砂糖一起燉煮，會散發出溫和的蘋果香氣，相當迷人。

房間裡放顆木梨，整個室內便會充滿果香；待木梨成熟後香氣會更濃，其果皮表面還會滲出油分，日本的木梨大多產自長野縣，部分地區會將木梨稱為榲桲，但兩者其實是不同的水果。

木梨酒的做法

將木梨泡入溫水，並以海綿仔細擦拭表面黏液。擦乾後切成1～2公分的圓片，連同砂糖倒入廣口瓶裡，再加入燒酒。砂糖的用量大約是木梨的1／5，也可改用蜂蜜代替，浸泡半年左右後即可飲用。

榲桲

英文名 Quince
別名 莎梨
熱量（100g 中）56kcal
含醣量（100g 中）10.0g

食品成分表（可食用部分每100g）

蛋白質			0.3g
脂肪			0.1g
碳水化合物			15.1g
礦物質	鈣		11mg
	鐵		0.1mg
維生素	A	β-胡蘿蔔素當量	51μg
	B_1		0.02mg
	B_2		0.02mg
	C		18mg

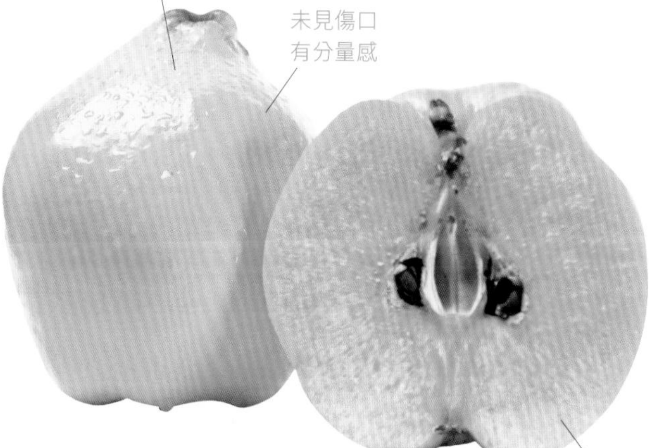

保存方法
用報紙包好置於常溫即可。

可治療喉痛與咳嗽的金黃色果實

榲桲的果皮和果肉都是金黃色，外型與木梨相似，同樣不適合生吃。榲桲含有鉀與維生素B群，香氣濃郁，可治喉嚨痛或咳嗽。榲桲原產於伊朗或土耳其一帶，於江戶時代從長崎引進日本。榲桲的食用歷史相當悠久，據說比蘋果要更早開始流行。希臘神話中提及的「引起紛爭的金蘋果」，很有可能是指金黃色的榲桲。

榲桲果醬的做法

將榲桲削皮去籽、切薄片倒入鑄鐵鍋裡；再加入榲桲一半的砂糖，充分攪拌後靜置一晚。隔天會發現有汁液滲出，此時開文火慢熬成泥狀，再淋點檸檬汁即可。因整體水分較少，製作時要留意別燒焦。

產季月曆
1 2 3 4 5 6 7 8 9 10 11 12

奇異果

讓人變漂亮的美肌效果

英文名 Kiwi fruit
別名 獼猴桃、獼猴梨、毛梨
熱量（100g 中）53kcal
含醣量（100g 中）11.0g

五味 甘 酸
五性 寒
歸經 腎·膀胱

由於營養價值高，近年來奇異果有越發普及的趨勢。尤其黃金奇異果的維生素C含量比檸檬還高，加上富含維生素E，兩種抗氧化維生素相互加乘，可有效預防感染、防癌、抗老化、改善膚質、預防長斑與皺紋，美肌效果絕佳。除此之外，奇異果還含有可防止高血壓的鉀，以及促進排便的膳食纖維。

奇異果的酸味來自檸檬酸或蘋果酸，可分解疲勞物質、舒壓與補充能量。奇異果還富含獼猴桃鹼（奇異果酵素），為蛋白質分解酵素（蛋白酶）的一種，吃完肉類料理後食用奇異果，就能避免消化不良。話雖如此，奇異果也很容易引起腹瀉，所以不宜多食。另外，奇異果因富含鉀離子，故腎功能衰竭、尿毒或洗腎者均不宜食用。

奇異果的果皮長了很多絨毛，與紐西蘭的褐色國鳥奇異鳥相似，因此人們便將此水果命名為奇異果。奇異果最推薦的食用方式是洗淨後整顆帶皮直接吃，果皮上的絨毛可刺激味蕾，滋味更豐富。

食品成分表（可食用部分每100g）

綠色奇異果

蛋白質		1.0g
脂肪		0.1g
碳水化合物		13.5g
礦物質	鈣	33mg
	鐵	0.3mg
維生素	A β-胡蘿蔔素當量	66μg
	B1	0.01mg
	B2	0.02mg
	C	69mg

黃金奇異果

蛋白質		1.1g
脂肪		0.2g
碳水化合物		14.9g
礦物質	鈣	17mg
	鐵	0.2mg
維生素	A β-胡蘿蔔素當量	41μg
	B1	0.02mg
	B2	0.02mg
	C	140mg

如何把偏酸的奇異果變好吃？

買到又硬又酸的奇異果時，可切成一口大小，裝入容器裡並以保鮮膜覆蓋，放冰箱靜置一晚就會變甜變軟。

保存方法

放入塑膠袋後置於冷藏室保鮮。

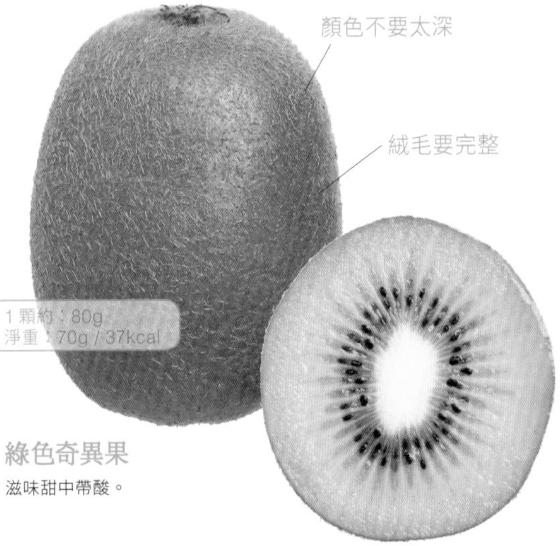

綠色奇異果

滋味甜中帶酸。

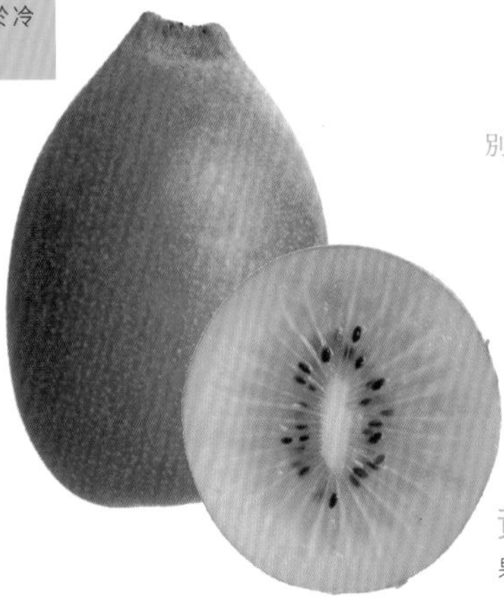

黃金奇異果

果肉鮮黃，甜度較高。

可分解蛋白質、幫助消化的蛋白酶

獼猴桃鹼

綠色奇異果或猿梨等獼猴桃屬的果實，都含有蛋白質分解酵素，可軟化肉類，因此吃完肉類後再吃顆奇異果，可避免消化不良。綠色奇異果中的蛋白質分解酵素為獼猴桃鹼，在幫助消化蛋白質的同時，也可能導致部分人士出現口腔過敏症候群，但黃金奇異果的獼猴桃鹼含量極微，幾乎不會誘發過敏。值得注意的是，由於獼猴桃鹼一經加熱便會失去活性，必須生吃才能攝取到營養，建議洗淨後整顆帶皮食用。

奇異果是貓的興奮劑？

貓咪之所以會對木天蓼感到興奮，是因為裡頭含有木天蓼內酯與獼猴桃鹼等成分，又稱木天蓼費洛蒙。而同為獼猴桃科獼猴桃屬的奇異果，也含有上述成分，會使貓咪感到興奮。有些貓咪不會對奇異果起反應，而是對著奇異果的枝葉或根部摩擦身體。

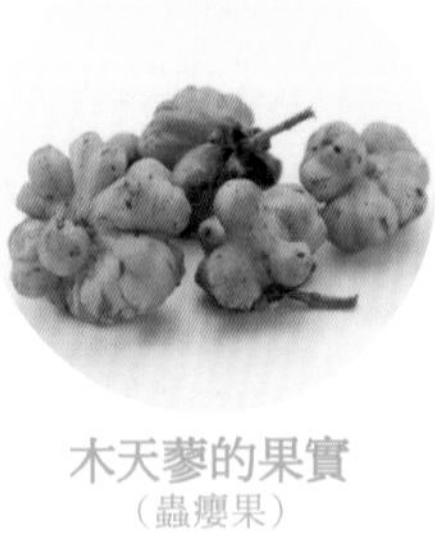

木天蓼的果實
（蟲癭果）

促進消化

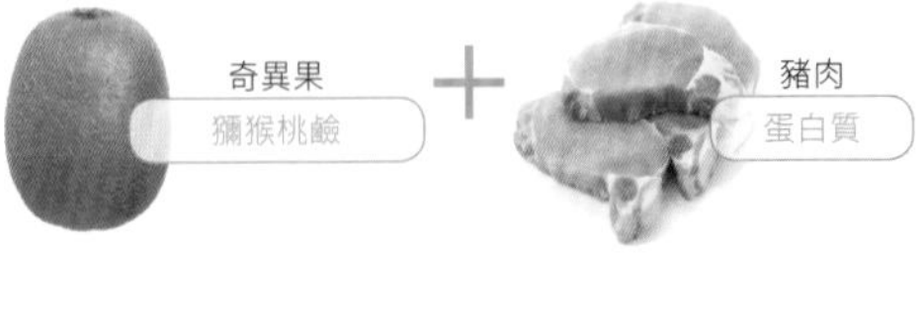

產季月曆

1 2 3 4 5 6 7 8 9 10 11 12

檸檬

一般人要表達維生素C含量時，常會以「等同於○顆檸檬」來計算，由此可知，檸檬豐富的維生素C含量，已成了眾人心目中的標準，更高居所有柑橘類之冠。維生素C除了有強大的抗氧化力之外，還能促進膠原蛋白生成、美化肌膚並增強免疫力，可預防感冒。檸檬清爽的酸味來自檸檬酸，可分解疲勞物質、減輕壓力。此外，檸檬的果皮含有多酚化合物芸香素，可強化微血管、預防動脈硬化。

一般普遍認為檸檬源自緬甸北部與中國。由於檸檬本身並不耐嚴寒，冬季要選溫暖地區，夏季則適合種在乾燥地區。在日本方面，瀨戶內海沿岸地區都有栽種，但自給率僅約一成，主要還是仰賴進口。市售檸檬果皮若有上蠟，建議先用適量的鹽巴搓洗乾淨，鹽巴產生的滲透壓不僅能清除髒汙，還能替檸檬提色與增香，風味更迷人。

食品成分表（可食用部分每100g）

蛋白質		0.9g
脂肪		0.7g
碳水化合物		12.5g
礦物質	鈣	67mg
	鐵	0.2mg
維生素	A β-胡蘿蔔素當量	26μg
	B1	0.07mg
	B2	0.07mg
	C	100mg

保存方法

放入塑膠袋後置於冷藏室保鮮。沒用完的檸檬可將切口朝下，放入加了些水的玻璃盒裡保鮮以避免乾燥。

具優異抗氧化力的維生素C寶庫

英文名 Lemon
別名 檬果、黎檬
熱量（100g 中）
54kcal
含醣量（100g 中）
7.6g

酸甘 五味
平 五性
脾胃肝 歸經

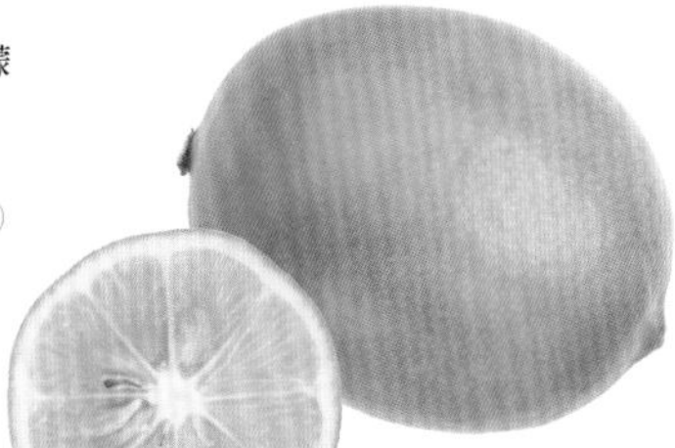

島檸檬
東京都小笠原諸島產。

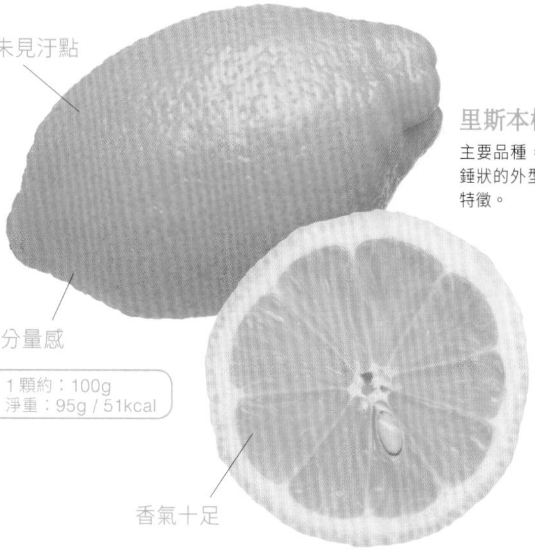

里斯本檸檬
主要品種，以紡錘狀的外型為其特徵。

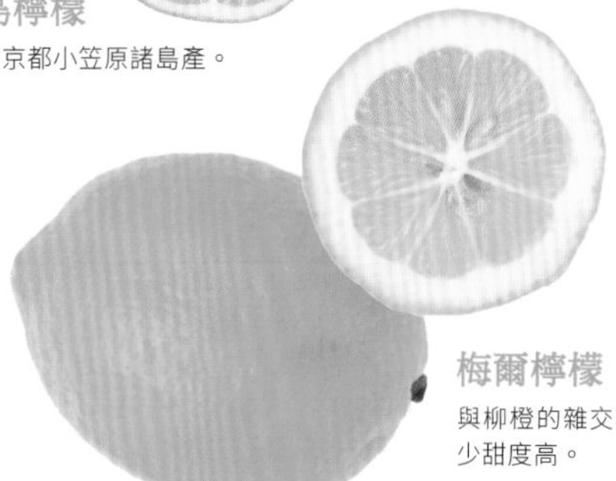

梅爾檸檬
與柳橙的雜交種，酸味少甜度高。

芳香成分檸檬油的妙用

柳橙與檸檬等柑橘類的果皮含有芳香成分，除了可促進血液循環，還有健胃或鎮定情緒的效果，常被用在芳香療法或當作香料使用。此外，檸檬油還可用來製作發泡塑料或塑膠製品等的溶劑。

聖草次苷的抗老與美肌效果

檸檬裡的聖草次苷，被視為檸檬多酚化合物，最近成了討論焦點。聖草次苷是一種可抗氧化的類黃酮，大多出現在檸檬果皮或果皮下方的筋膜。檸檬本身已富含維生素C，加上聖草次苷後抗氧化力更顯優異，可美肌或抗老。此外，萊姆當中也含有聖草次苷，可多加利用。

吃檸檬會造成肌膚傷害嗎？

檸檬、萊姆、柳橙、葡萄柚等柑橘類，一遇上紫外線便會引發「光毒性皮膚炎」（光敏性），導致肌膚長斑或變粗糙。因此，大量食用後不宜晒太陽，盡量傍晚以後吃比較安全。若擦上檸檬做成的精油，肌膚受傷害的情況會更加嚴重，應確實避免。

預防感冒

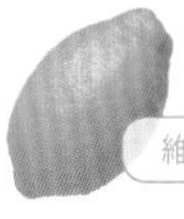

檸檬 維生素C ＋

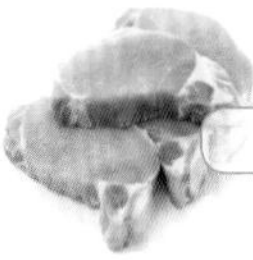

豬肉 蛋白質

產季月曆
1 2 3 4 5 6 7 8 9 10 11 12

藍莓

富含花青素 可消除眼睛疲勞

英文名 Blueberry　別名 甸果
熱量（100g 中）49kcal
含醣量（100g 中）9.6g

五味 甘・酸
五性 平
歸經 脾・肺・腎

藍莓因富含有益眼睛健康的成分，近年來受到大眾關注。不論是用眼過度的學生、上班族，或是長時間開車者都很適合食用。

日本於一九八〇年代後半開始正式種植藍莓。其果實為深紫色，富含多酚化合物花青素，具有絕佳的抗氧化力，可預防視力退化或眼睛過勞；加上維生素E含量高，能夠改善血液循環，達到抗老化的效果。不過維生素E屬脂溶性，建議與優格等乳製品一起食用，可增加吸收率。此外，藍莓還含有可整腸的膳食纖維，不僅能改善便祕困擾，還能降低罹患大腸癌的機率。

值得注意的是，藍莓本身容易受損，保存不易，若一時沒吃完，必須放入冰箱冷藏或冷凍保存。

食品成分表（可食用部分每100g）

蛋白質			0.5g
脂肪			0.1g
碳水化合物			12.9g
礦物質	鈣		8mg
	鐵		0.2mg
維生素	A	β-胡蘿蔔素當量	55µg
	B1		0.03mg
	B2		0.03mg
	C		9mg

10 粒約：10g / 5kcal

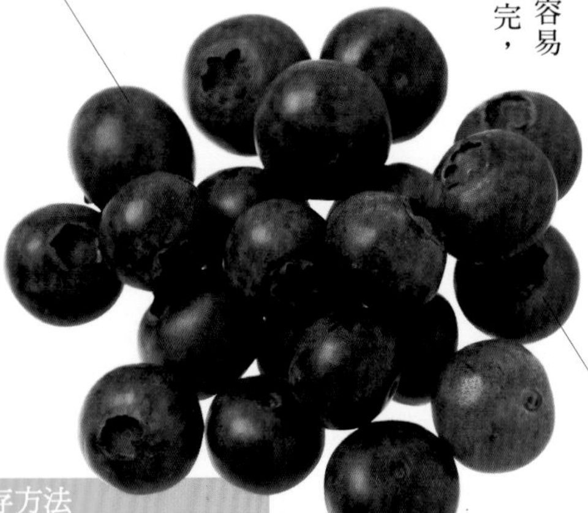

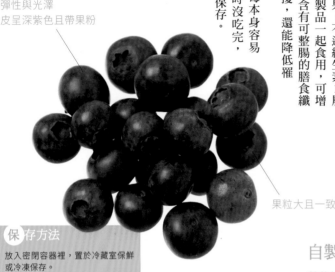

富彈性與光澤
表皮呈深紫色且帶果粉

果粒大且一致

保存方法

放入密閉容器裡，置於冷藏室保鮮或冷凍保存。

自製藍莓果汁

藍莓加砂糖和白醋攪拌均勻後，裝瓶冷凍保存；等砂糖完全溶解後，加入開水或氣泡水稀釋後即可飲用。材料比例為藍莓 5：砂糖 4：白醋 3，可依個人喜好調整。

即使加了糖仍可標示「純天然」？

很多進口的乾燥藍莓，為避免果實劣化與延長保存期限，會加入防腐劑、漂白劑與防氧化劑等。但在某些食品規範中，砂糖不屬於額外添加物，因此即使加了糖，只要沒有其他化學添加物，商品標示與包裝上仍可註明「純天然」。

花青素

可消除眼睛疲勞的抗氧化成分

花青素是一種水溶性色素，可隨細胞液的酸鹼改變顏色。當細胞液呈酸性時偏紅；細胞液呈鹼性則偏藍。花青素是構成花瓣和果實顏色的主要色素，常見的紅、藍、紫等色素成分，都是可抗氧化的多酚化合物。據說花青素種類超過 500 種，其中包含了色素茄甙或矢車菊素。人類的眼睛可將外界光源呈現於視網膜，進而形成影像，再轉換成訊號送到大腦進行辨識。與這種訊號有關的，是位於視神經細胞上的視紫質色素成分。視紫質會反覆進行分解與合成，而花青素正好有助於這樣的合成作用。攝取花青素除了可消除眼睛疲勞，還能預防生活習慣病，因此常被用在保健食品，使用時需注意包裝上的建議服用量。

保健效果更優異的山桑子

山桑子（歐洲藍莓）又稱野生藍莓，與藍莓同為越橘屬，產自北歐。當地因夏季有永晝現象，一整天都有陽光照拂，故抗氧化成分花青素是藍莓的一倍以上。不過山桑子的生果很少見，市售商品幾乎都以冷凍方式進口，或加工成保健食品。

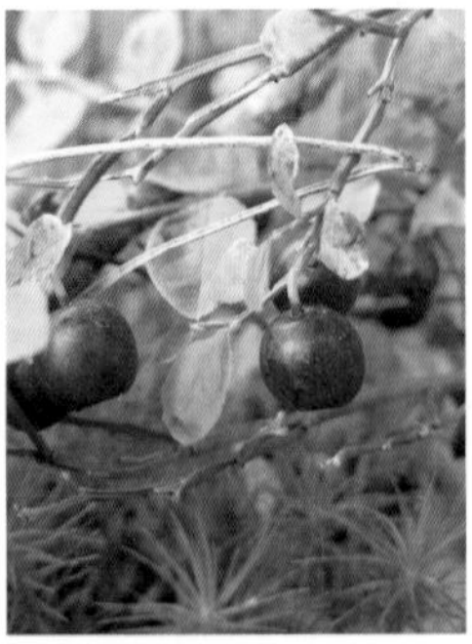

產季月曆
1 2 3 4 5 6 7 8 9 10 11 12
（產季：5～10月）

整腸與美肌效果

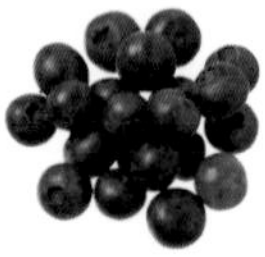

藍莓
維生素 C

＋

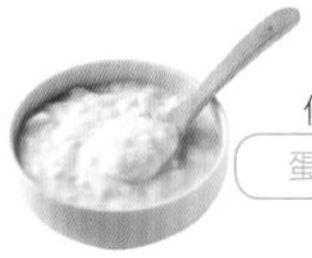

優格
蛋白質

覆盆子

英文名 Raspberry
別名 木莓
熱量（100g中） 41kcal
含醣量（100g中） 5.5g

食品成分表（可食用部分每100g）			
蛋白質			1.1g
脂肪			0.1g
碳水化合物			10.2g
礦物質	鈣		22mg
	鐵		0.7mg
維生素	A	β-胡蘿蔔素當量	19μg
	B_1		0.02mg
	B_2		0.04mg
	C		22mg

小小的果實 卻含有滿滿的美容成分

覆盆子是分布於世界各地的木莓總稱，日本山區也有自然生長的覆盆子。這種狀似紅寶石的小小果粒，富含維生素C、E、鉀、鐵、鈣等營養成分，具有極佳的美容與健康功效。覆盆子的果粒含有色素成分花青素，以及類胡蘿蔔素的葉黃素，抗氧化力優異。此外，覆盆子亦富含有助美白的鞣花酸，儘管果實較小，卻含有滿滿的美容成分，深受女性喜愛。除了生吃，還能加工做成果醬、甜點、佐料或水果酒等。此外，紅色覆盆子的葉子也具有養生功能，可搭配其他香草使用。

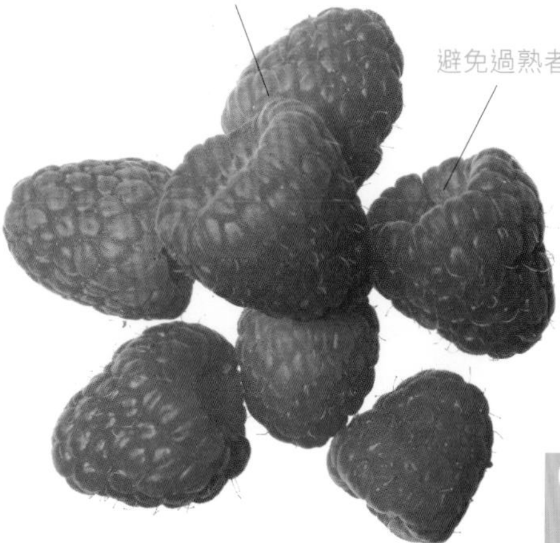
香氣十足
果粒顏色一致
避免過熟者為佳

可緩解婦女症的「順產茶」

覆盆子葉茶可止痛或舒緩痙攣，更能調整子宮或骨盆腔的肌肉，改善經痛或經前症候群（PMS）等困擾。覆盆子葉茶也被稱為「順產茶」，據說懷孕後便開始飲用，有益產前產後的身體調理。

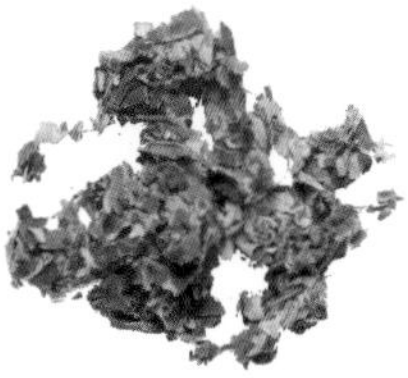

保存方法

放入密閉容器裡，置於冷藏室保鮮或冷凍保存。

產季月曆
1 2 3 4 5 6 7 8 9 10 11 12

黑莓

英文名 Blackberry
別名 黑實木莓、露莓
熱量（100g中） 43kcal
含醣量（100g中） 4.3g

滋味酸甜的夏季莓果 教人難以抗拒

黑莓散發著漆黑的光澤，滋味酸甜，是歐洲夏季的人氣水果。其實在正式的植物學語言中，黑莓並非真正的漿果，而是由許多細小的核果所組成的聚合果。黑莓富含花青素，維生素C含量也高，具有良好的抗氧化效果。此外，黑莓還含有可舒緩疲勞的檸檬酸，以及可消除水腫的鉀離子等成分。

儘管黑莓可供生吃，但風味偏酸，較常拿來做成果醬或果凍等加工食品。尤其黑莓與蘋果相當對味，可做成顏色豔麗且口感絕佳的果醬。此外，黑莓還能釀成鮮紅的水果酒。

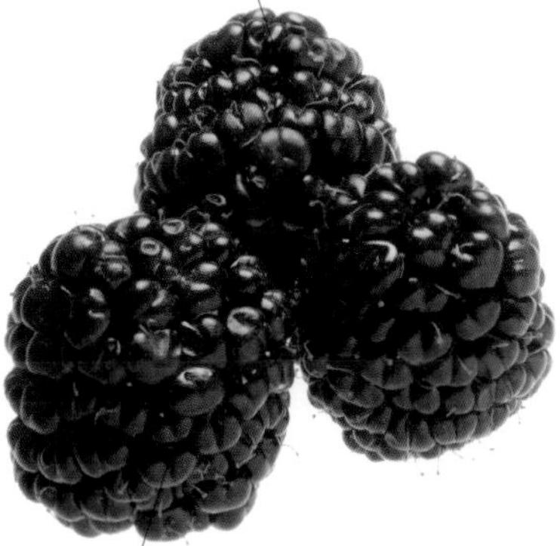
香氣十足
果粒顏色一致
避免過熟者為佳

黑莓要種在盆栽裡

黑莓的繁殖力很強，枝葉會左右橫生，根部則會深入底層越長越大。因此，家中若沒有寬廣的庭院，最好種在盆栽裡。建議選擇爬藤品種，綁上支柱方便藤蔓生長。此外，黑莓的根長得很快，需要定期換盆，且其植株具尖刺，梳理時要小心。

保存方法

放入密閉容器裡，置於冷藏室保鮮或冷凍保存。

產季月曆
1 2 3 4 5 6 7 8 9 10 11 12

蔓越莓

英文名 Cranberry
別名 蔓越橘、小紅莓
熱量（100g 中）46kcal
含醣量（100g 中）7.4g

保存方法
放入密閉容器裡，置於冷藏室保鮮或冷凍保存。

滋味極酸 以加工製品為主

蔓越莓是很常見的莓果，感恩節的烤火雞大餐，其沾醬便是以蔓越莓製成。美國是全球蔓越莓產量最高的地區，加拿大則排第二，第三名是南美洲的智利。

蔓越莓最大的特色，是含有豐富的多酚化合物原花青素，具優異的抗氧化力，可避免細胞氧化，有效預防生活習慣病。此外，蔓越莓亦含有鎂離子，能幫助神經傳導與肌肉活動。最特別的是，蔓越莓富含奎尼酸（金雞納酸）植物酸，可抑制致病菌附著於尿道避免感染。自古蔓越莓就常用來預防尿道炎或膀胱炎。

蔓越莓的滋味極酸，不適合直接生吃。市售的蔓越莓汁會加入大量砂糖降低酸度，使人在不知不覺中攝取過多糖分，還請格外留意。

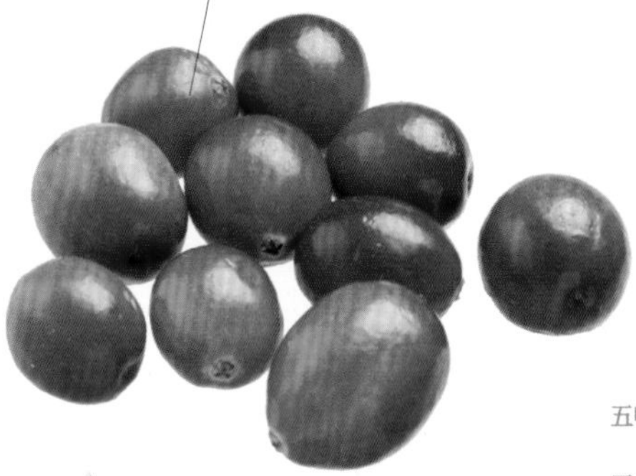
果粒要紅到發黑
顏色偏淺代表未熟

五味 甘
五性 平
歸經 脾

產季月曆
1 2 3 4 5 6 7 8 9 10 11 12

美麗的採收風光

美國或加拿大等寒帶地區會大規模種植蔓越莓。等秋天蔓越莓熟成上色後，果農會將蔓越莓田灌滿水，再開著水車打擊水面，使果粒浮出來之後再下田採收果粒，整片田會因此染成鮮紅色。這樣的風光充滿季節風情，每年都有相關報導。

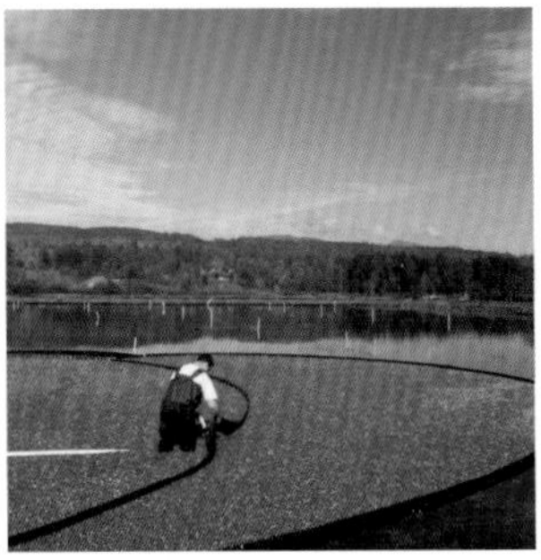

鵝莓

英文名 Gooseberry
別名 西洋醋栗
熱量（100g 中） 52kcal
含醣量（100g 中） 10.7g

食品成分表（可食用部分每100g）

蛋白質		1.0g
脂肪		0.1g
碳水化合物		13.2g
礦物質	鈣	14mg
	鐵	1.3mg
維生素	A β-胡蘿蔔素當量	130μg
	B_1	0.02mg
	B_2	0.02mg
	C	22mg

可直接生吃 或製成果醬等加工食品

鵝莓又稱西洋醋栗，是茶藨子科醋栗屬草本植物的一種。鵝莓這個名稱的由來，是美國原住民將這種很酸的莓果應用在鴕鳥肉料理上的關係。鵝莓除了含有可消除疲勞、增進食慾的檸檬酸，還富含能抑制血壓上升、有助調節體液的鉀，以及可抗氧化的β-胡蘿蔔素等營養成分。

未熟的鵝莓為綠色，直接生吃會太酸，較常用來製作果醬或果凍等加工食品。而完熟的鵝莓會變成紅色，甜度提高，較適合生吃。鵝莓有歐洲系（西洋醋栗）和美洲系（美國醋栗）之分，可買樹苗回家自行種植，別有一番樂趣。

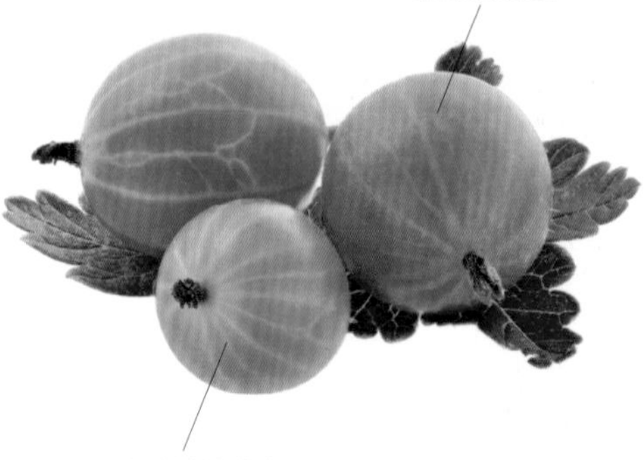
果粒要完整
未熟的鵝莓為綠色

保存方法
放入密閉容器裡，置於冷藏室保鮮或冷凍保存。

富含均衡的營養成分

除了檸檬酸、β-胡蘿蔔素和鉀之外，鵝莓還含有可預防貧血的葉酸、可促進排便的膳食纖維、可抗氧化的維生素C和E，儘管含量不多卻相當平均，可提供均衡的維生素與礦物質。

醋栗

英文名 Currant
別名 酸塊、穗醋栗
熱量（100g 中）50kcal
含醣量（100g 中）9.5g

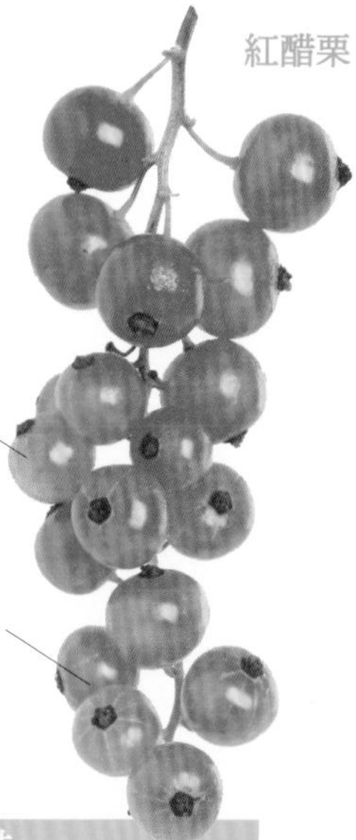

紅醋栗
顏色鮮豔
有光澤
果實有彈性

閃閃發亮的美麗莓果

醋栗的品種很多，包括被稱為穗醋栗的紅醋栗與白醋栗，以及被稱為黑穗醋栗的黑醋栗（或稱黑嘉麗）。醋栗原生於中亞和東歐，早在古代就已有野生品種的食用紀錄。到了十六世紀，英國、荷蘭、德國皆開始人工栽培醋栗。

醋栗富含檸檬酸、維生素C、膳食纖維、鉀等養分，可預防感染和消除疲勞。其中黑醋栗除了鈣質，多酚化合物花青素的含量也很高，有助於抗氧化。

醋栗的果形非常可愛，常被人們拿來用於各種用途，像是灑在甜點當裝飾，或做成果醬、果汁，以及釀製甜酒。

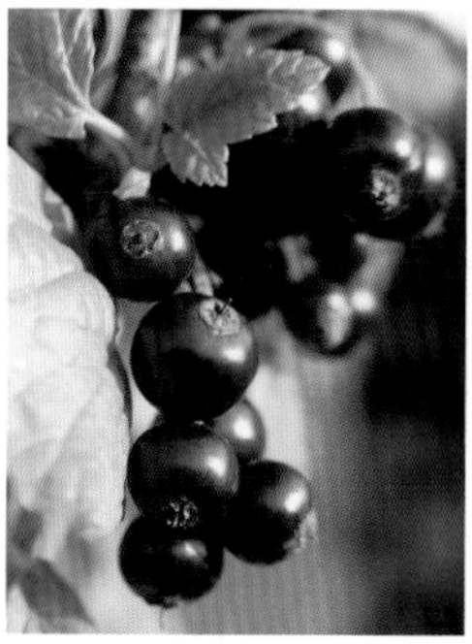

黑醋栗

莓果滿載的夏日布丁（Summer pudding）

將藍莓、覆盆子、草莓或醋栗等莓果熬成莓果醬後，倒入舖滿吐司的蛋糕模型裡，最後再撒上醋栗做裝飾，就成了充滿英國風情的夏日布丁。

保存方法

放入密閉容器裡，置於冷藏室保鮮或冷凍保存。

產季月曆

1 2 3 4 5 6 7 8 9 10 11 12（7–9月）

藍靛果忍冬

英文名 Blue honeysuckle
別名 黑實鶯神樂、藍果
熱量（100g 中）53kcal
含醣量（100g 中）10.7g

食品成分表（可食用部分每100g）

蛋白質		0.7g
脂肪		0.6g
碳水化合物		12.8g
礦物質	鈣	38mg
	鐵	0.6mg
維生素	A β-胡蘿蔔素當量	130µg
	B_1	0.02mg
	B_2	0.03mg
	C	44mg

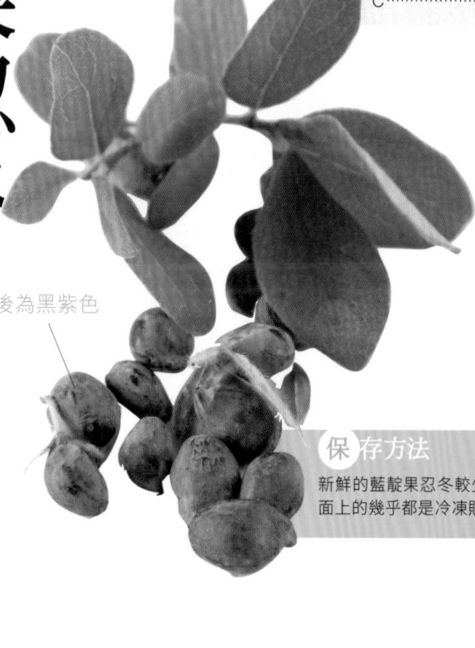

完熟後為黑紫色

來自北海道的不老長生果

藍靛果忍冬只生長在氣溫較低的北海道，自古即為當地原住民愛奴人的不老長生果。其名稱來自於愛奴語中的「haskap」，意為枝葉上滿滿的果實。

除了維生素C之外，藍靛果忍冬亦富含鐵、鈣、鉀等礦物質，營養價值非常高。裡頭的多酚化合物花青素可護眼、預防生活習慣病，廣受大眾喜愛。新鮮的藍靛果忍冬果粒不易保存，因此較常加工製成果醬、甜點、水果酒或果汁等，是北海道的特產。

營養滿分的莓果

藍靛果忍冬的花青素含量是藍莓的三倍以上；鈣含量更是蘋果的十倍；鐵質則是柑橘類的八倍，維生素 C 也比檸檬還多，再加上豐富的維生素 E 與膳食纖維，可說是預防生活習慣病的最佳水果。

保存方法

新鮮的藍靛果忍冬較少見，市面上的幾乎都是冷凍販售。

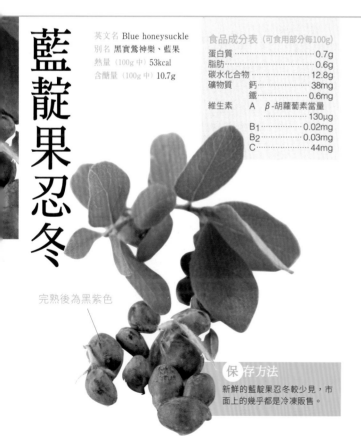

香蕉

營養豐富的熱量來源 有助穩定情緒

英文名 Banana
別名 甘蕉、弓蕉
熱量（100g 中）86kcal
含醣量（100g 中）21.4g

五味 甘
五性 寒
歸經 胃・大腸・肺・心

香蕉原產於印度，西元六世紀時傳至非洲；十八世紀傳入南美洲，現在多栽種於熱帶地區。香蕉可輕易剝皮，且方便好攜帶，是相當受歡迎的水果。其香濃的甘甜味來自果糖、葡萄糖與蔗糖，容易被人體吸收，能快速轉為熱量。此外，香蕉亦富含澱粉，容易產生飽足感，可當作運動員即時且持續的熱量來源，馬拉松時很常看到選手在中途剝香蕉吃，就是這個原因。

香蕉的營養成分多元，包含可促進蛋白質代謝的維生素B6、具抗壓性的維生素C、能預防高血壓的鉀、具造血作用的葉酸、可增加比菲德氏菌等腸道好菌的寡糖，以及協助排除身體老舊廢物的果膠等。此外，香蕉含有的色胺酸，能合成幫助穩定情緒的血清素，近來備受大眾矚目。

食品成分表（可食用部分每100g）

蛋白質		1.1g
脂肪		0.2g
碳水化合物		**22.5g**
礦物質	鈣	6mg
	鐵	0.3mg
維生素	A　β-胡蘿蔔素當量	56μg
	B1	0.05mg
	B2	0.04mg
	C	16mg

香蕉連皮一起烤

將香蕉連皮放入烤箱烤約 5 分鐘，去皮後淋上檸檬汁，可當點心食用。

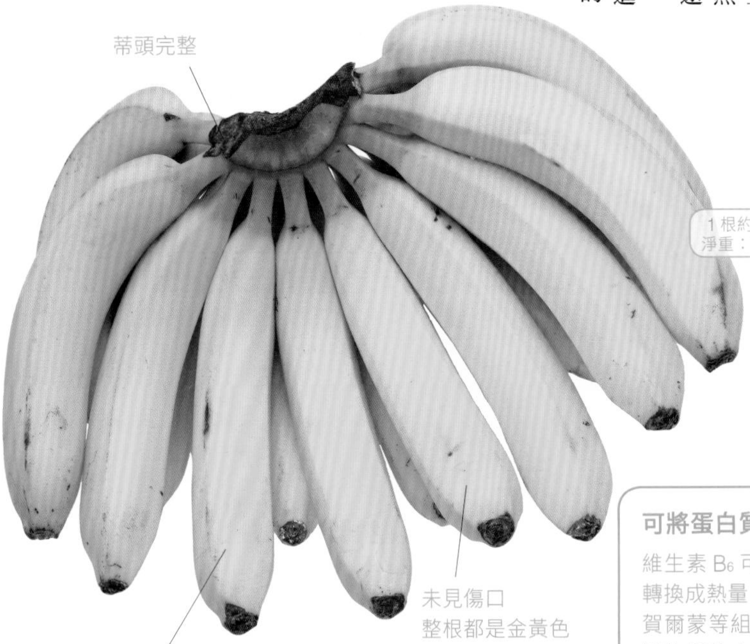

1 根約：200g
淨重：120g / 103kcal

保存方法

保存香蕉的最適溫度是 13℃。還沒軟化的香蕉建議放常溫；軟了之後則逐一包上保鮮膜放冰箱冷藏。

出現糖斑 是完熟的象徵

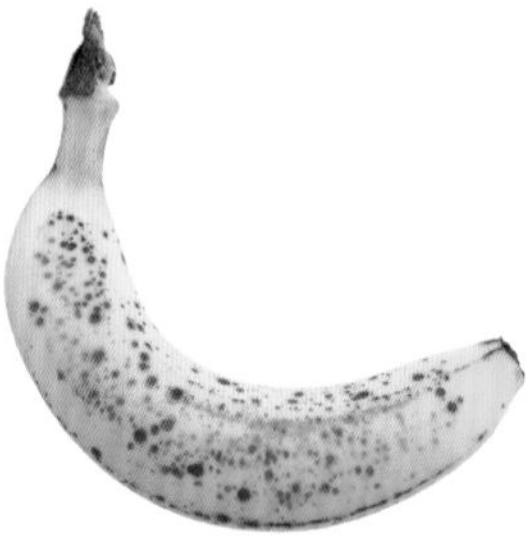

香蕉成熟後會變得更甜香；若外皮出現褐色糖斑（Sugar spot）即表示香蕉已熟透。

冷凍香蕉可做成冰淇淋

先將熟透的香蕉剝皮、切片後冷凍保存。製作前取出需要的分量搗碎或打成泥，再加些堅果、肉桂粉或優格攪拌均勻，就成了美味的香蕉冰淇淋。

維生素B6

可將蛋白質分解為胺基酸並產生熱量

維生素 B6 可將體內的蛋白質分解為胺基酸、轉換成熱量，並使用胺基酸製造肌肉、血液或賀爾蒙等組織。此外，維生素 B6 也與神經傳導物質的合成有關，若碰上維生素 B2 會更加活絡。根據近年的研究可知，維生素 B6 具有預防脂肪肝形成的效果；缺乏時則會出現食慾不振、嘔吐、下痢等症狀。

色胺酸

有助血清素合成的胺基酸

色胺酸屬於胺基酸的一種，可於體內合成神經傳導物質血清素。血清素、多巴胺與腎上腺素並稱三大神經傳導物質，與情緒的穩定和睡眠的品質有著密切關聯。血清素能幫助身體鎮靜，一旦血清素不足，便容易躁鬱而睡不好。色胺酸與維生素 B6 一樣，都是製造血清素的必要成分，需要注意的是，若從健康補充品攝取過量色胺酸，反而會造成肝臟負擔。

產季月曆
1 2 3 4 5 6 7 8 9 10 11 12

促進消化

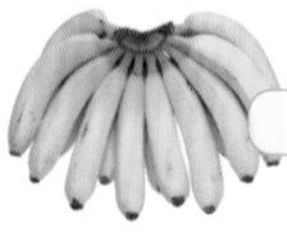
香蕉
寡糖
＋
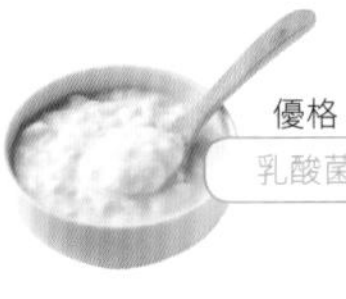
優格
乳酸菌

枇杷

食品成分表（可食用部分每100g）

蛋白質		0.3g
脂肪		0.1g
碳水化合物		10.6g
礦物質	鈣	13mg
	鐵	0.1mg
維生素	A β-胡蘿蔔素當量	810μg
	B_1	0.02mg
	B_2	0.03mg
	C	5mg

英文名 Japanese medlar
別名 蘆橘、枇杷果
熱量（100g中）40 kcal
含醣量（100g中）9.0 g

特別提醒：枇杷種子中的扁桃甙具有毒性，會在體內分解後產生氰化物，但含量極微，除非大量食用種子或種子磨成的粉末，才有可能危及健康。若以燒酒泡過後，其毒性就會消失，因此，泡製時間較久的枇杷酒可說相當安全。

果實與葉子皆具營養價值

枇杷的產期有限，且因皮薄容易損傷，算是較為嬌貴的水果。其橙橘色的果肉富含抗氧化力極佳的β-胡蘿蔔素與β-隱黃質，可預防高血壓或心肌梗塞等生活習慣病，更具防癌的效果。枇杷的微澀味來自多酚化合物綠原酸，此外，枇杷還含有可降低血壓的鉀離子。

枇杷的種子碩大，內含有扁桃甙，具止咳作用，若想製作枇杷酒建議連籽一起浸泡。枇杷葉亦是中藥的一種，將大塊的枇杷葉晒乾後入藥，有清肺胃熱、降氣化痰的功用，最常見到的藥物應用，是與其他藥材製成的川貝枇杷膏。

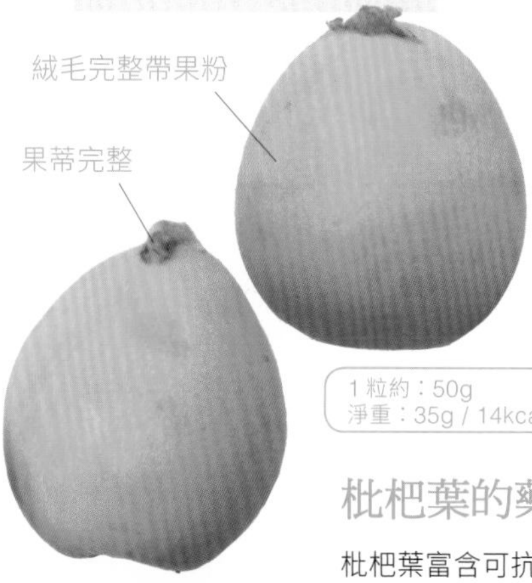

1粒約：50g
淨重：35g / 14kcal

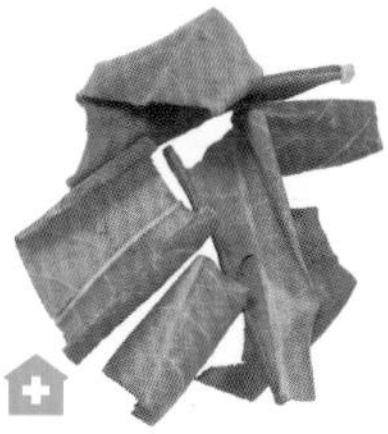

枇杷葉的藥用法

枇杷葉富含可抗菌的精油成分與多酚化合物，自古即被用來製作藥草茶，夏季時飲用可除濕祛熱。此外，將枇杷葉泡入燒酒後可製作枇杷葉酒，能用來泡澡或當成跌打損傷的藥酒。

五味：甘 酸
五性：涼
歸經：心 胃 肺

保存方法

可常溫保存，但對溫度變化較敏感，應盡早食用完畢。

產季月曆
1 2 3 4 5 6 7 8 9 10 11 12

無花果

食品成分表（可食用部分每100g）

蛋白質		0.6g
脂肪		0.1g
碳水化合物		14.3g
礦物質	鈣	26mg
	鐵	0.3mg
維生素	A β-胡蘿蔔素當量	18μg
	B_1	0.03mg
	B_2	0.03mg
	C	2mg

英文名 Fig
別名 唐柿
熱量（100g中）54 kcal
含醣量（100g中）12.4 g

藥效優異的古早藥用植物

無花果的特徵是其彈牙的口感與微甘的風味，富含果糖與檸檬酸，可消除疲勞、使身心放鬆。雖然古人稱其為無花果，但事實上無花果也會開花，只是開在果實的內部而不外顯。

無花果於江戶時代引進日本長崎，最初被用作藥用植物，藥效十分優異。無花果含有水溶性膳食纖維果膠，除了可消除便祕，還能抑制糖分或膽固醇吸收，具有預防糖尿病或動脈硬化的效果。此外，無花果還富含能預防高血壓的鉀離子；果實的紅色部分則含有多酚化合物花青素。最近市面上常見無花果乾產品，做成果乾後，膳食纖維或鉀都會增加五倍左右。

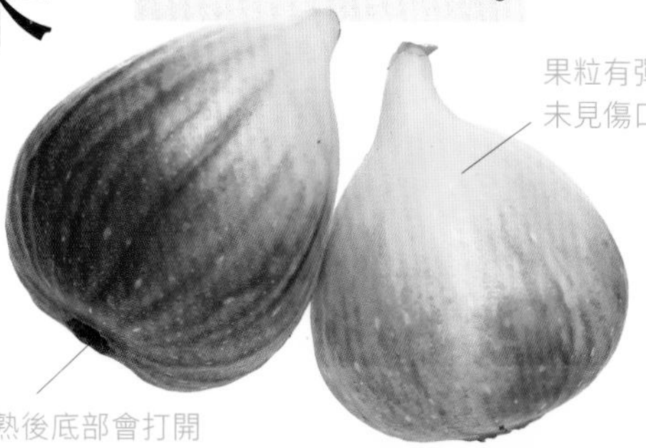

果粒有彈性
未見傷口或凹陷
完熟後底部會打開
若太熟則會裂開

1粒約：80g
淨重：70g / 38kcal

保存方法

無花果不耐久放，買回來後要盡快吃完。若需保存，建議逐一包上保鮮膜後放冰箱冷藏。

五味：甘
五性：平
歸經：脾 肺

產季月曆
1 2 3 4 5 6 7 8 9 10 11 12

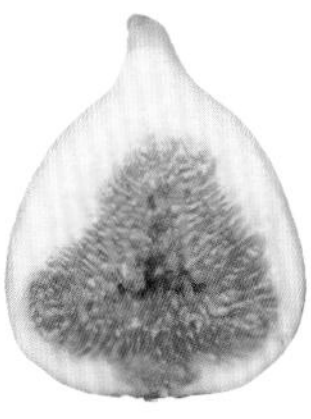

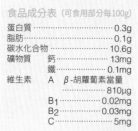

切口的白色乳汁可除疣？

切開無花果果蒂會流出白色乳汁，此為蛋白質分解酵素無花果蛋白酶。手指接觸後會不舒服，就是受到這種成分的刺激，以前的人則會利用這種刺激性去除皮膚表面的疣。

李子

英文名 Plum
別名
李、洋李
熱量（100g 中）
44kcal
含醣量（100g 中）
7.8g

食品成分表（可食用部分每100g）
日本李

蛋白質		0.6g
脂肪		1.0g
碳水化合物		9.4g
礦物質	鈣	5mg
	鐵	0.2mg
維生素	A　β-胡蘿蔔素當量	79μg
	B_1	0.02mg
	B_2	0.02mg
	C	4mg

1粒約：70g
淨重：65g / 29kcal

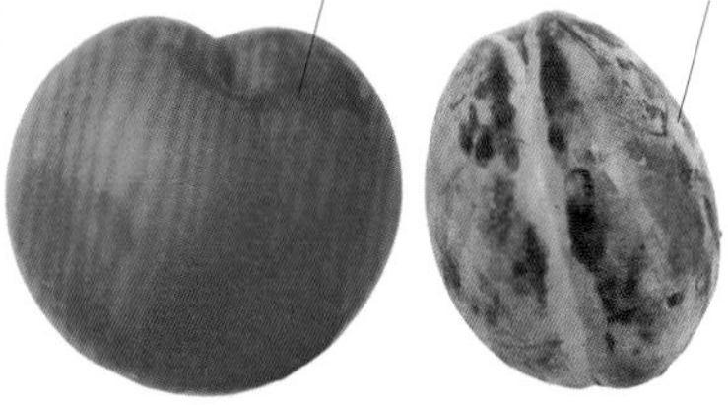
顏色鮮豔
有彈性
果皮較深色
且帶果粉
日本李（洋李）　西洋李（黑棗）

保存方法
仍硬的李子可放陰涼處催熟，熟了以後再放冰箱。

滋味酸甜且營養成分均衡

李子是比桃子略小一點的酸甜水果，有多種顏色和大小，有些肉質非常堅硬；有些則具有黃色、白色、綠色或紅色果肉，果皮顏色也各不相同。可大致分成日本李（洋李）和西洋李（黑棗），有些體型較大的品種又稱恐龍蛋。

日本李的甜度適中多汁，富含鉀離子可利尿並預防高血壓，亦含果膠等水溶性膳食纖維，可降低糖尿病風險，並抑制膽固醇的吸收，很適合用來預防生活習慣病。其特殊的酸味來自檸檬酸，具有消除疲勞和殺菌的效果。

比起日本李，西洋李的果肉更紮實，含有豐富的礦物質與維生素。其中β-胡蘿蔔素、β-隱黃質等類胡蘿蔔素含量較高，可與維生素E發揮加乘作用，抗氧化力極佳。而在礦物質方面，西洋李含鉀、錳、鐵、鈣質，營養價值很高。

產季月曆
1 2 3 4 5 6 7 8 9 10 11 12

乾燥西洋李礦物質含量更高

乾燥的西洋李是所有果乾中胡蘿蔔素含量最多的。比起新鮮生果，乾燥後西洋李的α、β-胡蘿蔔素增加了三倍；鉀增加兩倍；錳約六倍；鐵約五倍；鈣約三倍，膳食纖維更是生果的三倍以上。但果乾的糖分較高，熱量也會增加四倍以上，必須注意攝取量。

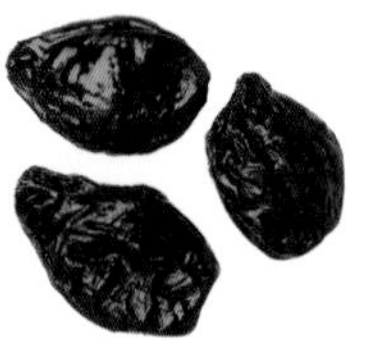

五味　甘・酸
五性　平
歸經　肝・腎・脾・胃

杏

英文名 Apricot
別名
杏果、甜梅
熱量（100g 中）36kcal
含醣量（100g 中）6.9g

食品成分表（可食用部分每100g）

蛋白質		1.0g
脂肪		0.3g
碳水化合物		8.5g
礦物質	鈣	9mg
	鐵	0.3mg
維生素	A　β-胡蘿蔔素當量	1500μg
	B_1	0.02mg
	B_2	0.02mg
	C	3mg

色澤鮮豔　胡蘿蔔素含量較高

杏的果色為鮮豔漂亮的橙色，滋味酸中帶甜，其胡蘿蔔素含量也是水果中較高的，具優異的抗氧化力，可預防腦中風、心肌梗塞和抗老化。杏也含有檸檬酸或蘋果酸等有機酸，可消除疲勞；此外，杏亦富含GABA胺基酸，能幫助人體放鬆。做成果乾後的杏，維生素與礦物質含量都會大幅增加，但熱量也會因此變高，必須注意食用量。

中醫認為杏有潤肺定喘、生津止渴之用。古代有句俗諺：「端午吃個杏，到老沒有病。」另外，杏的種子就是一般常吃的杏仁，可烘乾後食用或做成杏仁豆腐等甜品。

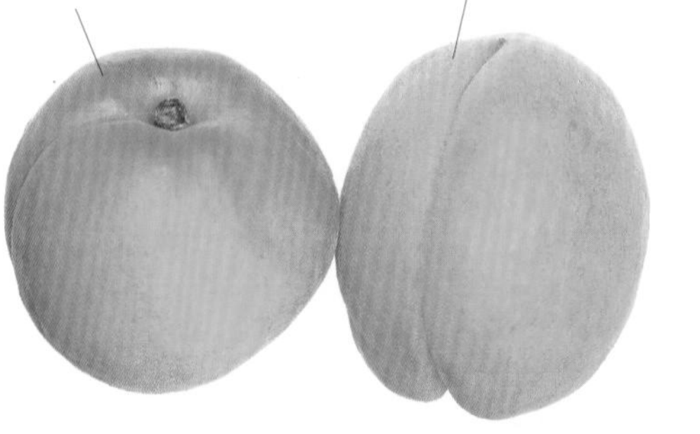
具彈性與光澤
果色鮮豔
果粒飽滿

保存方法
放入塑膠袋，置於冷藏室保鮮。

產季月曆
1 2 3 4 5 6 7 8 9 10 11 12

杏仁於中藥上的功用

杏的種子就是大家熟知的杏仁，可作為中醫的生藥材。杏仁含有扁桃甙，可止咳化痰，常用於麻杏甘石湯（支氣管氣喘）或潤腸湯（便祕）等中藥配方。

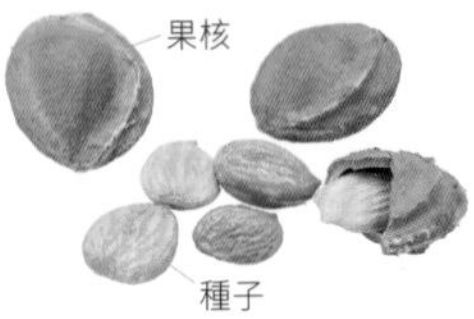
果核
種子

五味　甘・酸
五性　溫
歸經　肺・大腸

鳳梨

預防消化不良的熱帶水果

鳳梨原產於南美洲巴西、巴拉圭的亞馬遜河流域一帶，現在已廣泛種植於熱帶地區，日本則多種植於沖繩。鳳梨多汁酸甜，更具解暑之效。吃完鳳梨之所以覺得嘴巴刺刺的，是因其含有鳳梨酵素（蛋白質分解酵素），具有軟化肉質、幫助消化的效果，很適合放入糖醋肉等料理調味。但要注意，鳳梨一旦受熱，分解蛋白質的作用便會減弱，因此加熱時間不宜太長。

除此之外，鳳梨還含有維生素B_1、B_6、C與檸檬酸，具有消除疲勞、抗老化及美肌的功效。一八九一年從新鮮鳳梨中提煉出來的鳳梨酶（Bromelain），現也已被用來治療壞血症。

甘·澀 五味
平 五性
脾·腎 歸經

產季月曆
1 2 3 4 5 6 7 8 9 10 11 12

英文名 Pineapple
別名
王梨、菠蘿
熱量（100g 中）
53kcal
含醣量（100g 中）
11.9g

食品成分表（可食用部分每100g）

蛋白質		0.6g
脂肪		0.1g
碳水化合物		13.7g
礦物質	鈣	11mg
	鐵	0.2mg
維生素	A β-胡蘿蔔素當量	38μg
	B_1	0.09mg
	B_2	0.02mg
	C	35mg

1 顆約：1500g
淨重：825g / 421kcal
1 / 8 片約 100g / 51g

鳳梨酵素可促進消化

鳳梨酵素可分解腸道裡的老舊廢物，促進腸胃消化、避免腸道產生氣體。但鳳梨酵素本身並不耐熱，超過60°C就會變性失去效果，因此，若要以鳳梨入菜，建議熄火前再加入，並盡量縮短加熱時間。

保存方法

將成熟的鳳梨切去頂冠後放入塑膠袋，置於冷藏室保鮮。要訣在於把鳳梨顛倒過來，甜度才會平均。

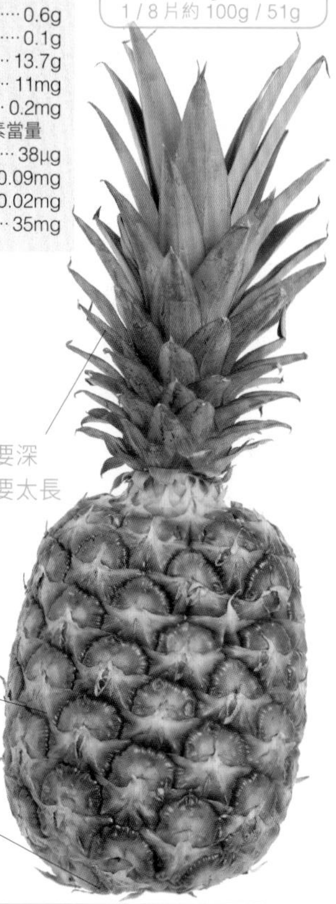

葉色要深
但不要太長

有分量感
帶香氣

底部紮實

芒果

英文名 Mango
別名 檬果、菴羅、菴摩羅
熱量（100g 中）64kcal
含醣量（100g 中）15.6g

食品成分表（可食用部分每100g）

蛋白質		0.6g
脂肪		0.1g
碳水化合物		16.9g
礦物質	鈣	15mg
	鐵	0.2mg
維生素	A β-胡蘿蔔素當量	610μg
	B_1	0.04mg
	B_2	0.06mg
	C	20mg

含豐富的天然美容成分

芒果原產自北印度與馬來半島，目前日本多種植於宮崎縣、沖繩縣或鹿兒島縣等地。其最大的魅力在於入口即化的口感與濃郁的香甜味。芒果更與秘魯番荔枝、山竹並稱為世界三大美果。

芒果富含β-胡蘿蔔素，可抑制活性，有助抗老化。此外，芒果還含有具美容效果的維生素C、幫助造血的葉酸、排除老舊廢物的膳食纖維，以及能降血壓的鉀等養分。其鮮黃的果肉中，更含有多酚化合物類黃酮色素成分，近來相當受到矚目。研究顯示，檸檬或萊姆也含這有類黃酮色素，據說可預防糖尿病的併發症。中醫則認為，芒果性涼、具生津解渴及止暈眩等功效。

果肉有彈性
未見斑點或傷口

果皮顏色鮮豔

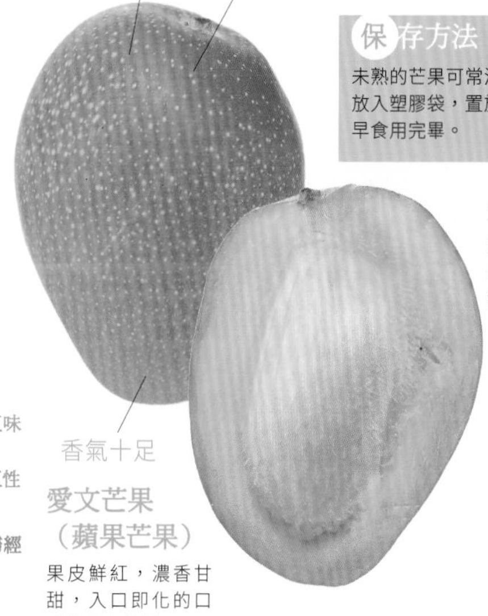

香氣十足

愛文芒果（蘋果芒果）

果皮鮮紅，濃香甘甜，入口即化的口感為最大特徵。

保存方法

未熟的芒果可常溫催熟，熟了以後放入塑膠袋，置於冷藏室保鮮。盡早食用完畢。

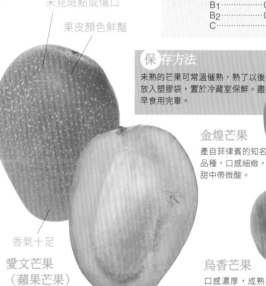

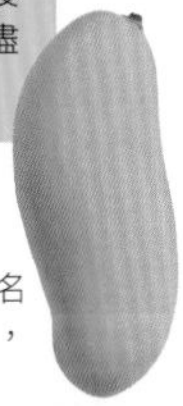

金煌芒果

產自菲律賓的知名品種，口感細緻，甜中帶微酸。

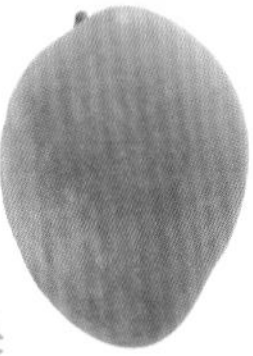

烏香芒果

口感濃厚，成熟之後果皮仍為綠色，故又稱綠芒果。

愛文芒果
1 顆約：400g
淨重：260g / 166kcal

金煌芒果
1 顆約：200g
淨重：130g / 83kcal

產季月曆
1 2 3 4 5 6 7 8 9 10 11 12

甘·酸 五味
涼 五性
肺·胃·心 歸經

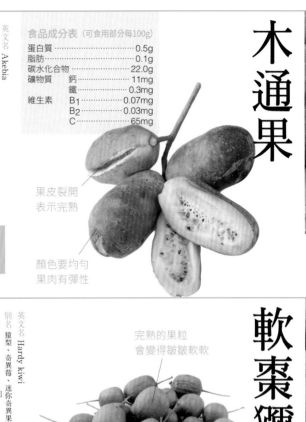

木通果

食品成分表（可食用部分每100g）

蛋白質		0.5g
脂肪		0.1g
碳水化合物		22.0g
礦物質	鈣	11mg
	鐵	0.3mg
維生素	B_1	0.07mg
	B_2	0.03mg
	C	65mg

果皮裂開
表示完熟
顏色要均勻
果肉有彈性

英文名 Akebia
別名 通草、木通、八月瓜
熱量（100g中）82 kcal
含醣量（100g中）20.9g

果肉與果皮營養高 藤蔓可入藥

木通果原產於中國南部。在某些較寒冷的地區，木通果是落葉或半落葉性的水果，但在臺灣則是常綠植物。成熟之後，木通果的果實會裂開，裡頭的白色果肉呈現半透明。木通果的水分稀少，相對熱量較高。其果肉含維生素C，果皮則富含鉀，且果皮的紫色色素含多酚化合物花青素，可抗氧化。

木通果的藤蔓也是中醫常用的生藥材，藥名即為木通，因含有皂素，可用來改善腎炎或尿道炎等造成的水腫。

保存方法

放入塑膠袋後置於冷藏室保鮮。

軟棗獼猴桃

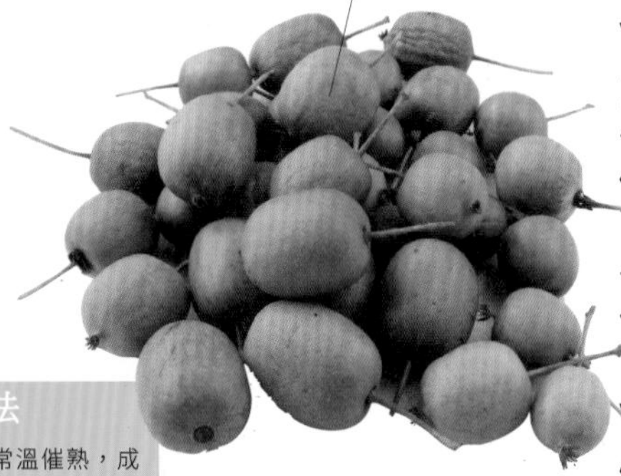

完熟的果粒
會變得皺皺軟軟

英文名 Hardy kiwi
別名 猿梨、奇異莓、迷你奇異果
熱量（100g中）53 kcal
含醣量（100g中）11.0g

富含維生素與礦物質 別名眾多

軟棗獼猴桃與奇異果同屬獼猴桃科，也稱猿梨、奇異莓、迷你奇異果等。生長於海拔兩百～三千六百公尺的山坡灌木林中、溝邊、或是山頂雜木林中。在日本自古即生長於東北以北地區，是猿猴或熊類喜愛的水果。

軟棗獼猴桃的果肉富含維生素與礦物質，還含有多酚化合物，營養價值很高，與奇異果不同之處在於，軟棗獼猴桃的果粒無絨毛，完熟後整顆都可食用。需要注意的是，此水果亦含有獼猴桃鹼，有過敏者必須格外留意。

保存方法

未熟者置於常溫催熟，成熟後可放冷藏室或冷凍庫保存。

枸杞

保存方法

晒乾的枸杞可放密封罐，並置於陰涼處保存。

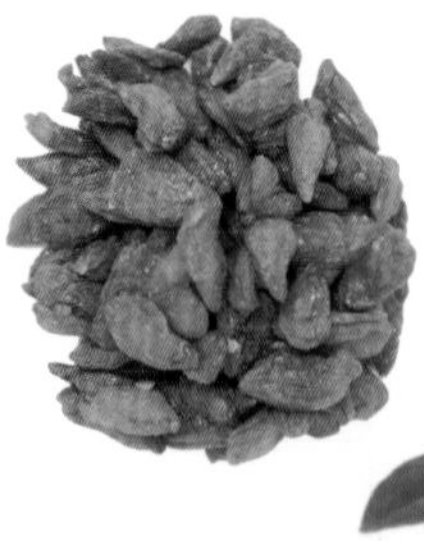

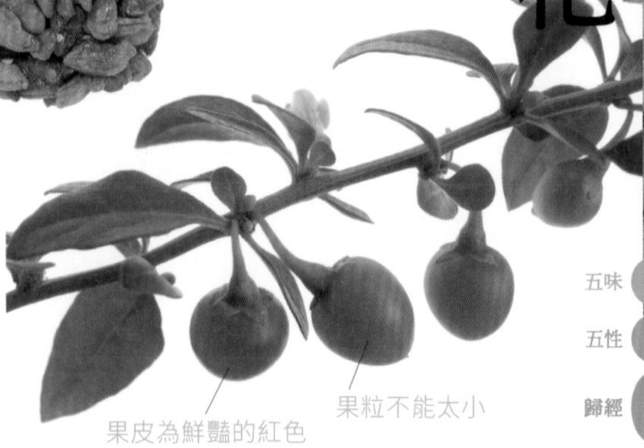

果皮為鮮豔的紅色
果粒不能太小

五味 甘·酸
五性 涼
歸經 肝·肺·腎

英文名 Chinese wolfberry
別名 甘杞、杞子、向陽子

藥膳料理的常見食材 可解熱降血壓

枸杞又稱向陽子，被視為藥用食補均合適的超級食物。乾燥後的枸杞子，可泡茶或煮湯，或泡製水果酒。

枸杞的外型為比葡萄乾略小的紅色果粒，是茄科枸杞屬的一種，果實稱枸杞子；嫩葉稱枸杞頭。與其相似的近緣物種為寧夏枸杞，兩者經常用作中藥及補品食用。枸杞富含胡蘿蔔素、維生素類與鈣質，是藥膳料理不可欠缺的食材。在中國，枸杞則以滋養強身效果聞名，若當作生藥材，可以解熱、降低血壓。

山茱萸

可長出甘甜果子的人氣庭園樹

市面上常見的山茱萸為西洋山茱萸，外型為長約二～四公分的球形果實，原產於歐洲，是日本常見的人氣庭園樹。未熟的山茱萸酸味極重，但摘採催熟後酸味就會消失，變得非常甘甜，可生吃或製作果醬。

中國原產的山茱萸，同為山茱萸科山茱萸屬，果實可滋養強身，中藥常將之做為生藥材，同樣也是很有人氣的庭園樹種。山茱萸適合在陰涼、濕潤、土質疏鬆肥沃、背風的環境下生長。生長發育期需水量很大，因此，降水量在八百毫米以上的環境才能滿足其生長條件。

英文名 Cornel dogwood

別名 西洋山茱萸、藥棗

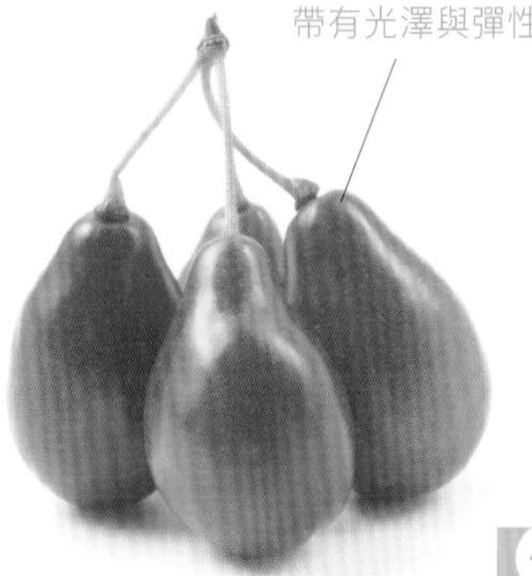
果粒為鮮紅色
帶有光澤與彈性

保存方法

完熟的山茱萸果實應盡早食用完畢。

楊梅

楊梅酒可改善畏寒

英文名 Waxberry

別名 山桃、樹梅

熱量（100g中） 44 kcal

含醣量（100g中） 10.2g

在日本寬闊的公園中，時常可見到楊梅這種喬木植物，其果實帶酸甜氣味，含葉酸、鎂、磷、鈣、鉀等礦物質，會散發出類似松香的獨特風味，有健胃整腸的效果。楊梅果可製成果醬或果凍，或用燒酒泡成水果酒，具有改善畏寒或滋養強身的效果。

臺灣桃園市楊梅區舊名「楊梅壢」，「壢」在客家語裡是「坑谷」的意思。清代客家人先後移民到這裡，看見滿山遍野都是野生的楊梅樹，便把這裡稱為楊梅壢，而楊梅樹也成為楊梅區的代表樹種。

食品成分表（可食用部分每100g）

蛋白質			0.5g
脂肪			0.2g
碳水化合物			11.3g
礦物質	鈣		4mg
	鐵		0.4mg
維生素	A	β-胡蘿蔔素當量	19μg
	B_1		0.04mg
	B_2		0.03mg
	C		4mg

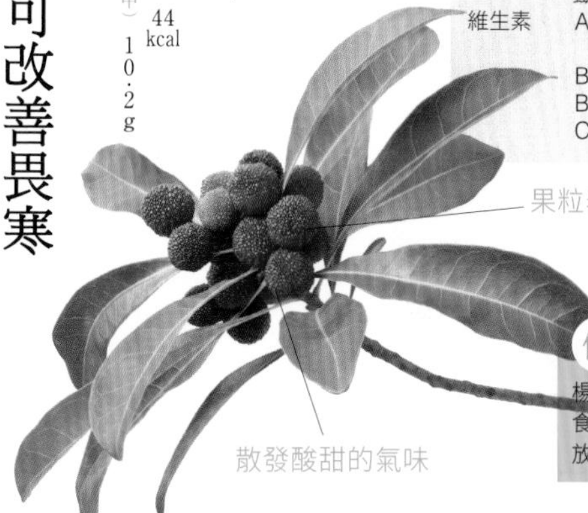
果粒表面未見傷口
散發酸甜的氣味

保存方法

楊梅不耐保存，應盡早食用完畢。沒吃完的要放冷藏室保鮮。

石榴

富含類雌激素有助女性保健

石榴自古即被視為多子多孫的象徵，滋味酸甜。因含有類似女性賀爾蒙的類雌激素物質，可協助女性維持正常生理機能，同時也有抗老、美肌等效果。石榴的營養成分多在種子，建議連籽打成果汁，可充分攝取營養。

希臘神話中有個與石榴有關的傳說。據說大地女神的女兒普西芬妮被冥王綁架到冥界後，因誤食冥界的石榴而無法離開。後來經宙斯協調，普西芬妮必須每年要回冥界四個月，人間也因此有了四季。

英文名 Pomegranate

別名 柘榴、安石榴

熱量（100g中） 56 kcal

含醣量（100g中） 15.5g

食品成分表（可食用部分每100g）

蛋白質		0.2g
碳水化合物		15.5g
礦物質	鈣	8mg
	鐵	0.1mg
維生素	B_1	0.01mg
	B_2	0.01mg
	C	10mg

保存方法

未熟者可於常溫中催熟，成熟後可放塑膠袋，置於冷藏室保鮮。

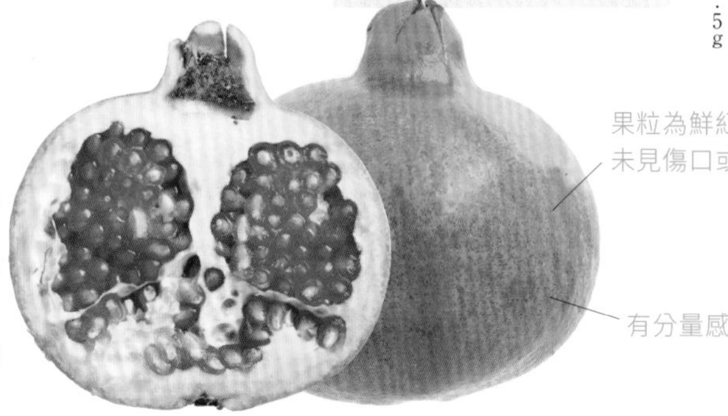

酸 五味

溫 五性

肺·肝·胃·大腸 歸經

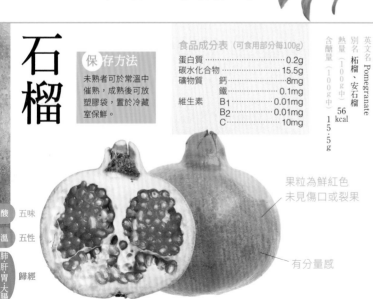

木瓜

香氣特殊味甘甜 富含胡蘿蔔素

木瓜原產於熱帶的墨西哥，迄今已有好幾個世紀的種植歷史。木瓜具特殊的香氣與甘甜味，加上口感軟滑，深受大眾喜愛。有趣的是，未熟與完熟的木瓜，兩者的營養成分並不一樣。

未熟的青木瓜，含有蛋白質分解酵素木瓜酵素，有助消化肉類料理，可當作蔬菜炒來吃，或做成青木瓜沙拉。而完熟的木瓜中儘管木瓜酵素含量降低，但富含胡蘿蔔素、維生素C與鉀離子，可預防腦中風或心肌梗塞。

食品成分表（可食用部分每100g）

蛋白質			0.5g
脂肪			0.2g
碳水化合物			9.5g
礦物質	鈣		20mg
	鐵		0.2mg
維生素	A	β-胡蘿蔔素當量	480μg
	B1		0.02mg
	B2		0.04mg
	C		50mg

1顆約：400g
淨重：260g / 99kcal

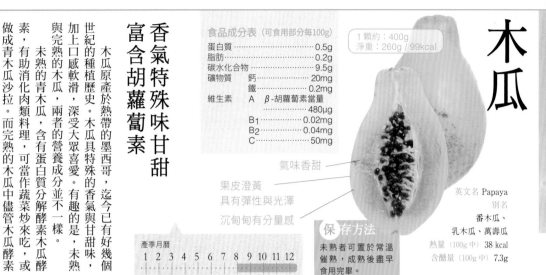

氣味香甜
果皮澄黃
具有彈性與光澤
沉甸甸有分量感

英文名 Papaya
別名 番木瓜、乳木瓜、萬壽瓜
熱量（100g 中）38 kcal
含醣量（100g 中）7.3g

保存方法
未熟者可置於常溫催熟，成熟後盡早食用完畢。

產季月曆
1 2 3 4 5 6 7 8 9 10 11 12

香櫝果

香氣淡雅甜度低 又稱山木瓜

香櫝果據說原產於厄瓜多爾高海拔地區，是木瓜自然雜交後的產物，又稱山木瓜。果皮熟了會由綠轉黃，果肉為淡奶色，散發淡雅的香氣。香櫝果的果實呈五角形，其果實無籽，混合了草莓、木瓜、奇異果和鳳梨的滋味。

香櫝果同樣含有木瓜酵素可分解蛋白質，但與木瓜相比，香櫝果較酸且不太甜，建議加鮮乳油或蜂蜜一起食用。成熟前的綠色果實，可用於咖哩等料理。

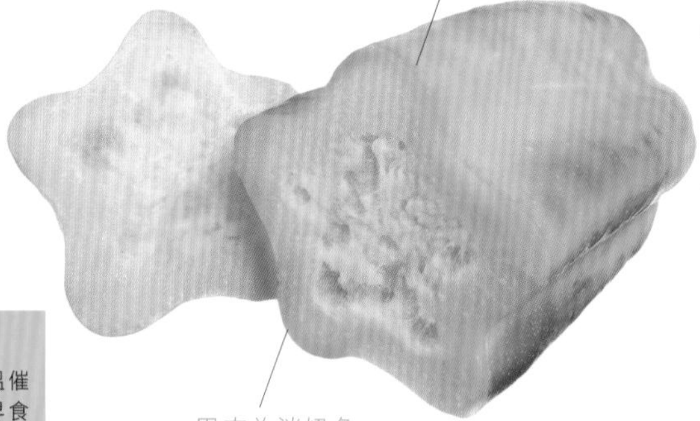

保存方法
未熟者置於常溫催熟，成熟後盡早食用完畢。

英文名 Babaco

火龍果

外型和名稱皆別具特色

火龍果的外型和名稱都很有特色，因果皮像龍的鱗片而得名，又稱紅龍果、龍珠果。其正式名稱為仙人掌果、量天尺果，是仙人掌科三角柱屬或蛇鞭柱屬植物的果實。有白肉、紅肉與黃皮白肉等品種，紅色色素為甜菜素，可抗氧化。

火龍果軟滑半透明的果肉裡有很多小黑籽，口感多汁清甜。除了直接生吃，也能加工製成果醬或果凍。因富含維生素B群與礦物質類，營養相當豐富。

食品成分表（可食用部分每100g）

蛋白質		1.4g
脂肪		0.3g
碳水化合物		11.8g
礦物質	鈣	6mg
	鐵	0.3mg
維生素	B1	0.08mg
	B2	0.06mg
	C	7mg

保存方法
放入塑膠袋後置於冷藏室保鮮。

英文名 Dragon fruit
別名 紅龍果、仙人掌果
熱量（100g 中）50 kcal
含醣量（100g 中）9.9g

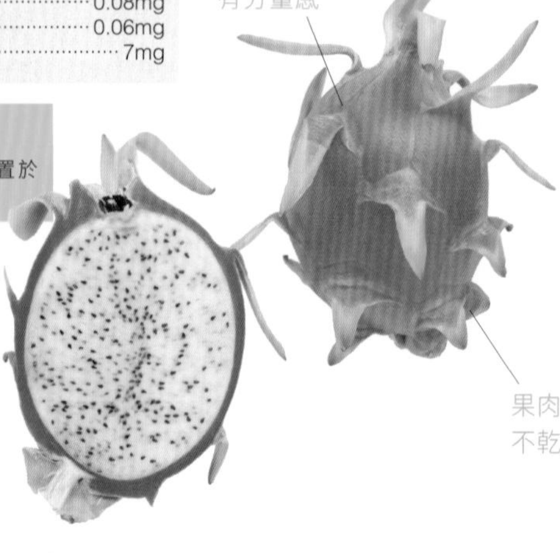

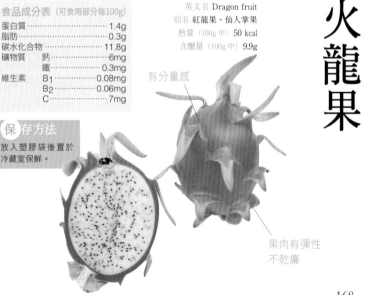

酪梨

口感香醇軟滑 營養滿分

英文名 Avocado
別名 鱷梨
熱量（100g 中）187kcal
含醣量（100g 中）0.9g

甘·酸 五味
涼 五性
肝·脾 歸經

酪梨口感香醇軟滑，是生長於熱帶的樟科樹果實；因果肉富含脂肪，被稱為森林中的奶油。現在的酪梨多種植在熱帶和地中海氣候地區。其原產地長久以來都被認定在墨西哥中南部地區，但根據最新的考古研究，早在西元八千年前左右，秘魯就已有酪梨存在了。

酪梨富含膳食纖維，能抑制膽固醇或脂肪吸收。其脂肪有一大半都是油酸、亞麻油酸、亞麻酸等不飽和脂肪酸，可減少壞的膽固醇，並增加好的膽固醇，故有預防動脈硬化或腦中風等效果。此外，酪梨還富含可抗氧化的維生素E，含量遠超過其他水果。酪梨其餘的營養成分還包括可增加抗壓性的泛酸、能強化肌膚或黏膜組織的維生素 B_2、可造血的葉酸，以及協助降血壓的鉀等。

酪梨營養價值很高，但熱量也很高，必須注意攝取量。若覺得切開的果肉褐化後不好看，可先淋點檸檬汁防止變色。

食品成分表（可食用部分每100g）

蛋白質		2.5g
脂肪		**18.7g**
碳水化合物		6.2g
礦物質	鈣	9mg
	鐵	0.7mg
維生素	A β-胡蘿蔔素當量	75μg
	B_1	0.10mg
	B_2	0.21mg
	C	15mg

確認果蒂周圍的果肉與果皮是否分離；或是輕壓果肉，若太軟表示已過熟

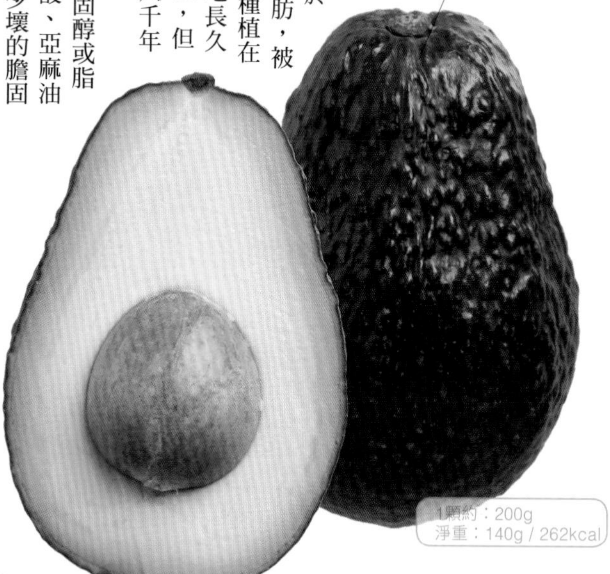

1顆約：200g
淨重：140g / 262kcal

保存方法

常溫催熟之後放入塑膠袋，置於冷藏室保鮮。

泛酸　又稱「抗壓力維生素」，可促進代謝

泛酸為維生素 B 群之一，又稱維生素 B_5。動物需要泛酸合成輔酶 A，而輔酶 A 是動物代謝養分的必要物質。在將養分轉為熱量之際，泛酸也能發揮舒壓、促進代謝的作用。此外，泛酸還能預防動脈硬化與美化肌膚。許多食材都含有泛酸，但因其本身屬水溶性且不耐熱，若是能直接生吃的食物都建議不要加熱。

油酸　可減少壞膽固醇的脂肪酸

油酸屬於單元不飽和脂肪酸，廣泛存在於酪梨、榛果、杏仁、橄欖油等食材當中。油酸屬於 ω-9 不飽和脂肪酸，其英文名稱 Oleic acid，源自橄欖（Olive）一詞。油酸可減少壞的膽固醇，藉此防止動脈硬化或心血管疾病，且本身可耐高溫不易氧化，適合加熱烹調。

富含 α-亞麻酸與亞麻油酸

α- 亞麻酸和 DHA 或 EPA 同屬 ω-3 不飽和脂肪酸，可抗過敏、抗癌、預防高血壓，以及預防早期心血管疾病等效果。亞麻油酸則為 ω-6 不飽和脂肪酸，可降低血液裡的膽固醇或中性脂肪值，但攝取過量可能引發過敏，應注意食用量。

搭配富含維生素 C 的食材一同攝取

酪梨富含維生素 E，若能搭配含維生素 C 的食材一同攝取，抗氧化效果會更好。除了切開後淋上檸檬汁食用（亦能防止果肉變褐色）之外，還可將酪梨切塊後，與維生素 C 含量較多的花椰菜或馬鈴薯等蔬菜做成沙拉，再淋上油汁較多的醬料，即可促進脂溶性維生素 E 吸收。

產季月曆（日本進口的酪梨）
1 2 3 4 5 6 7 8 9 10 11 12

調整血液的膽固醇值

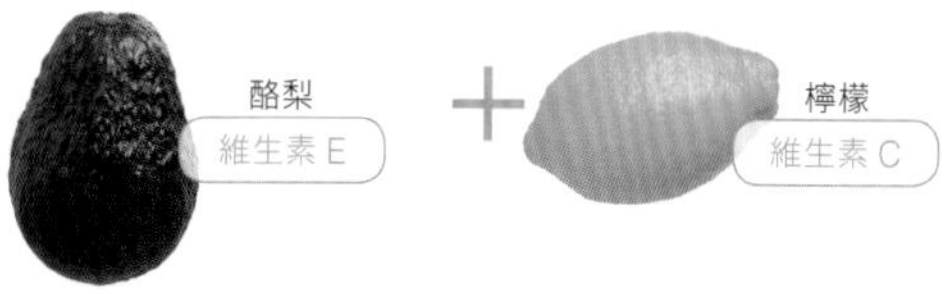

荔枝

英文名 Lychee
別名 丹荔、荔果
熱量（100g中） 63 kcal
含醣量（100g中） 15.5g

食品成分表（可食用部分每100g）

蛋白質		1.0g
脂肪		0.1g
碳水化合物		16.4g
礦物質	鈣	2mg
	鐵	0.2mg
維生素	B_1	0.02mg
	B_2	0.06mg
	C	36mg

楊貴妃最愛的美容水果

據說荔枝是唐朝美女楊貴妃最愛的水果，硬果皮包覆著的果肉，呈半透明漂亮的乳白色，口感香甜多汁，教人著迷。荔枝必須長時間保鮮，因此一般多採低溫運輸。

荔枝的營養成分多元，包含可抗氧化的維生素C、可降血壓的鉀、強化血管的銅、預防貧血的葉酸等，具有預防老化與美容的效果。尤其葉酸更是胎兒發育必要的營養素，建議孕婦多吃點荔枝，能有效補充懷孕時期的營養。

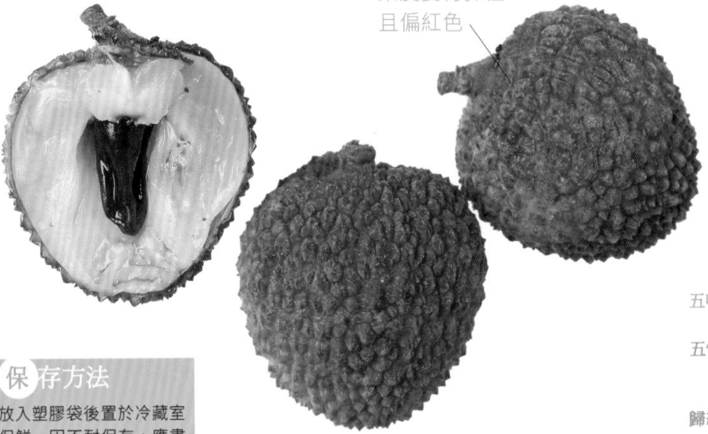

五味 甘・酸
五性 溫
歸經 肝・脾・胃・肺

美白成分來自無色花青素

荔枝裡含有豐富的無色花青素多酚化合物，可抑制褪黑激素形成、預防皮膚長斑並美白。或許楊貴妃傾國傾城的容顏，就是因為吃了許多荔枝之故。

產季月曆
1 2 3 4 5 6 7 8 9 10 11 12

保存方法
放入塑膠袋後置於冷藏室保鮮。因不耐保存，應盡早食用完畢。

紅毛丹

英文名 Rambutan
別名 毛荔枝

可消除疲勞並增強免疫力

紅毛丹為東南亞原產的無患子科大型熱帶果樹，馬來語稱之為「Rambutan」，意為「毛茸茸之物」。成熟的紅毛丹果並非都是紅色的，也有黃色的果子。毛茸茸的果皮裡，藏著類似荔枝的半透明白色果肉，兩者的滋味相近，但紅毛丹的口感要比荔枝更軟一些。

紅毛丹的果肉富含鈣質、鐵質與維生素C，若是容易疲勞，可多吃紅毛丹補充營養。此外，紅毛丹還可協助膠原蛋白生成、增強免疫力，除了直接生吃，還能做成雪酪或果凍等甜品，在中國甚至會加入粥裡或熱炒食用。

紅毛丹如何剝皮？

新鮮的紅毛丹果皮很硬，用刀子劃開即可輕易將外皮剝除。泰國當地還有剝皮專用刀，方便取出白色果肉裡的種子。

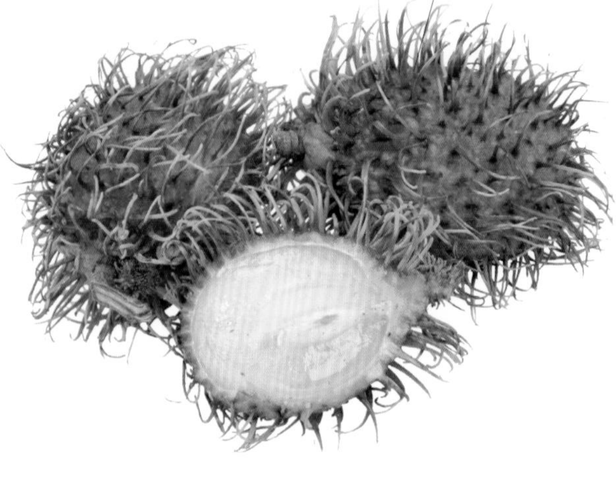

保存方法
放入塑膠袋，置於冷藏室保鮮。

香肉果

食品成分表（可食用部分每100g）

蛋白質			1.5g
脂肪			0.1g
碳水化合物			18.9g
礦物質	鈣		13mg
	鐵		0.2mg
維生素	A	β-胡蘿蔔素當量	13μg
	B_1		0.05mg
	B_2		0.05mg
	C		18mg

英文名 White sapote
別名 白柿
熱量（100g中）74 kcal
含醣量（100g中）15.8g

營養豐富 口感濃醇如冰淇淋 教人一吃上癮

香肉果又名白柿，為芸香科香肉果屬植物。香肉果的風味獨特，結合了香蕉、柿子和芒果的味道，因口感濃醇、甜度高且少酸氣，可淋上檸檬汁，吃起來就像水果冰淇淋。此外，放軟之後的香肉果也可直接冷凍，口感與雪酪相似。

在營養成分方面，香果肉除了醣類之外，還富含鉀離子與膳食纖維，可及時補充能量。日本的沖繩、鹿兒島或和歌山等地區都有栽種香肉果。

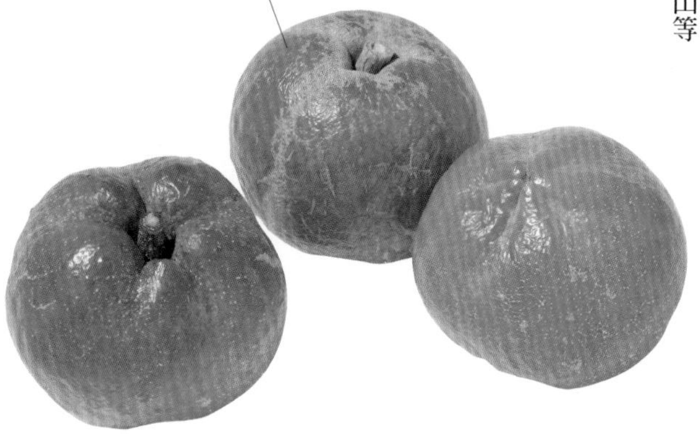

富含各種礦物質

香肉果除了膳食纖維外，還富含鉀、鈣、磷、葉酸等礦物質，以及與熱量代謝相關的維生素 B_1 與 B_2，可調整人體狀態，促進新陳代謝。

保存方法

未熟者置於常溫催熟，成熟果實則放入冰箱冰鎮，並盡早食用完畢。

諾麗果

英文名 Indian mulberry
別名 海濱木巴戟、四季果、諾諾、檄樹

常用作健康飲料 可強化肝功能

諾麗果常被用來製成健康飲料，為茜草科小喬木海濱木巴戟的果實。這類果樹大量栽種於熱帶亞洲的海岸區，東南亞各國與太平洋諸多島國，自古就會透過諾麗果補充能量。例如以鮮果沾鹽生食，或是將果實加入咖哩內一起烹煮。除了果肉以外，火烤過後的諾麗果種子也可食用。

諾麗果成熟之後會變白色，散發獨特的氣味，滋味既酸又澀，除了含有維生素C、鉀離子，還有許多營養成分，有助人體抗氧化。

人們對於諾麗果的研究仍持續進行，但已有報告指出，飲用諾麗果汁可強化肝功能，或是增加血液裡的含鉀量。但若同時服用其他藥物，有可能引起副作用，建議先詢問醫師意見後再飲用。

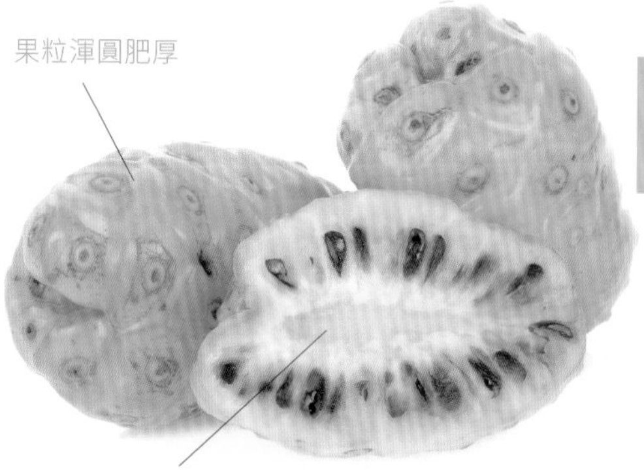

保存方法

瓶裝果汁可置陰涼處保存，開瓶後建議放冰箱冷藏。

嫩葉或未熟果實也有妙用

泰國與馬來西亞會把帶有苦味的諾麗果嫩葉當作蔬菜食用。此外，未成熟的諾麗果帶有刺激性的辣味，能夠取代辣椒，用於製作青木瓜沙拉。

刺角瓜

食品成分表（可食用部分每100g）		
蛋白質		1.5g
脂肪		0.9g
碳水化合物		8.0g
礦物質	鈣	10mg
	鐵	0.4mg
維生素	A β-胡蘿蔔素當量	36μg
	B1	0.03mg
	B2	0.01mg
	C	2mg

英文名 Horned melon
別名 非洲角黃瓜、火參果
熱量（100g中）41 kcal
含醣量（100g中）5.4 g

果肉呈綠色凍狀 幾乎沒有甜味

刺角瓜又名非洲角黃瓜或火參果，為葫蘆科甜瓜屬植物，原產於非洲喀拉哈里沙漠。刺角瓜的果實有瘤刺；成熟後有黃橙色的外皮，以及綠色帶籽的凍狀果肉。儘管色彩令人驚豔，但其滋味其實類似黃瓜或西葫蘆，幾乎沒有甜味。

刺角瓜富含礦物質類，例如與神經傳導或肌肉活動相關的鎂、可預防高血壓的鉀等。此外，刺瓜亦含有膳食纖維，可幫助腸道增加益生菌，提供均衡的營養。

儘管刺角瓜本身沒有甜味，但只要額外加點糖，就能生吃或做成沙拉、水果優格或果汁等各式食品。

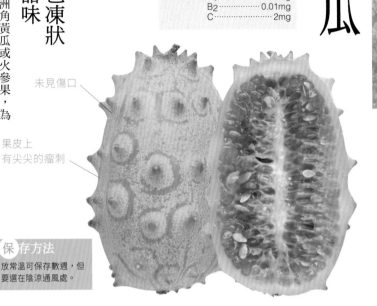

保存方法

放常溫可保存數週，但要選在陰涼通風處。

別稱眾多的刺角瓜

刺角瓜的果實外層長有很多瘤刺，又稱角黃瓜、非洲密瓜或火星果。儘管表皮為黃橙色，切開後內層卻像過熟的小黃瓜，因而被歸類在葫蘆科。

產季月曆
1 2 3 4 5 6 7 8 9 10 11 12

楊桃

食品成分表（可食用部分每100g）		
蛋白質		0.7g
脂肪		0.1g
碳水化合物		7.5g
礦物質	鈣	5mg
	鐵	0.2mg
維生素	A β-胡蘿蔔素當量	74μg
	B1	0.03mg
	B2	0.02mg
	C	12mg

英文名 Starfruit
別名 五斂子、洋桃
熱量（100g中）30 kcal
含醣量（100g中）5.7 g

富含鉀離子 切片可做料理裝飾

楊桃原產於熱帶印度、印尼和斯里蘭卡一帶。因切片後的形狀很像星星，又稱為五斂子，在日本則有「星星果實」之稱。日本大約於十八世紀就引進楊桃，主要種植地點在氣溫較高的沖繩。

富含鉀離子是楊桃的一大特色，可消水腫或排除體內多餘的鈉。楊桃有甜味品種和酸味品種，甜味品種適合當水果吃；酸味品種則適合醃漬或做成果醬、楊桃汁等加工製品。楊桃汁清涼可口、解渴消暑，更有獨特的風味。其討喜的星形切片與鮮黃色果肉，也很適合用來裝飾沙拉或甜點。

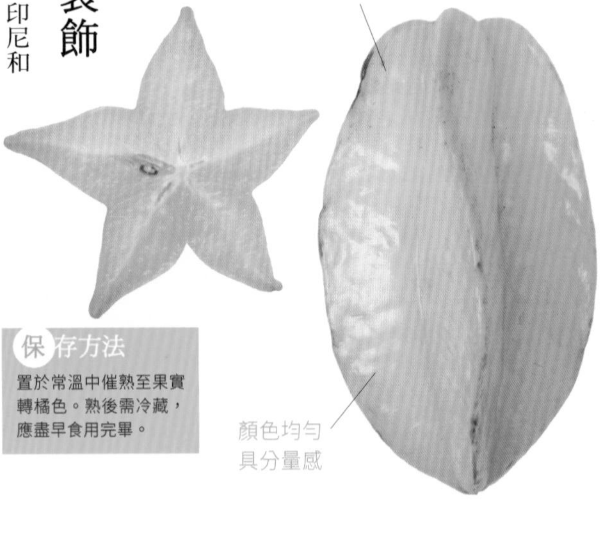

保存方法

置於常溫中催熟至果實轉橘色。熟後需冷藏，應盡早食用完畢。

腎功能較差者不可食用

腎功能較差的患者若吃了楊桃，很可能引發中毒症狀。其毒性的詳細成因目前還不清楚，但洗腎醫學會等機構皆呼籲患者避免食用楊桃。此外，楊桃也含微量的微毒物質草酸，一般民眾亦不宜食用過量。

產季月曆
1 2 3 4 5 6 7 8 9 10 11 12

五味 甘·酸
五性 溫
歸經 胃·心

椰子

富含礦物質 可消水腫並降血壓

英文名 Coconut palm
別名 胥椰
熱量（椰粉100g中）668kcal
含醣量（100g中）9.6g

椰子是椰子樹的果實，一般食用的是未熟椰（嫩椰）堅硬種子裡的胚乳部分。胚乳中央為液狀，可當椰子水喝，周圍白色硬硬的物質則可生吃。成熟椰果的胚乳可榨取椰奶或提煉椰子油。

椰子的胚乳富含飽和脂肪酸等脂質成分，還有可消除水腫的鉀離子、防貧血的鐵、幫助骨骼生長的錳，以及能調整血壓的鎂等礦物質。

將硬椰殼碾碎後，就成了天然的椰絲纖維，可做成各種加工品，或直接用椰殼製作器皿等用品。在泰國南部，人們也會利用訓練過的獼猴採摘椰子販售。

食品成分表（可食用部分每100g）
椰粉

蛋白質		6.1g
脂肪		65.8g
碳水化合物		23.7g
礦物質	**鉀**	**820mg**
	鈣	15mg
	鐵	2.8mg
維生素	B_1	0.03mg
	B_2	0.03mg

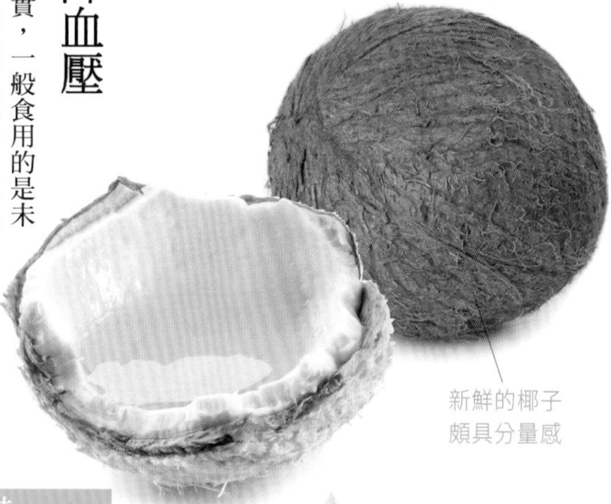
新鮮的椰子
頗具分量感

椰果又是什麼？

椰果是椰子水加醋酸菌發酵而成的產物，將上層果凍狀切成小方塊即可食用。其中99%為水分，剩下的1%為膳食纖維。因具有嚼勁且熱量低，常被當成補充膳食纖維的健康食品。但因為常添加於飲料或甜點中，應注意攝取量，以免吃進過多糖分。市面上常看到的椰果，多以甜味劑加工製成，並非純天然的食品。

甘 五味
平 五性
心·脾·胃·大腸 歸經

保存方法
放入塑膠袋，置於冷藏室約可保存一個月。

產季月曆
1 2 3 4 5 6 7 8 9 10 11 12

梨果仙人掌

仙人掌的果實 可調整腸道菌叢

英文名 Cactus pair
別名 食用仙人掌

梨果仙人掌原產於墨西哥，其真面目為仙人掌的果實。梨果仙人掌又名食用仙人掌，為仙人掌科仙人掌屬植物。分布於紅海沿岸、澳大利亞、南非、東非、夏威夷以及臺灣。即便是乾燥貧瘠的土地也能生長，生命力非常旺盛。

梨果仙人掌的果肉為果凍狀且鮮甜多汁，甜度甚至可媲美西瓜。裡頭富含膳食纖維與礦物質類，可調整腸道菌叢、維護人體健康。

梨果仙人掌的種子較大，布滿整個果肉，要一一挖出來有點困難，可打成果汁過濾後再喝。梨果仙人掌也有無刺或少刺的品種，同樣可供食用。

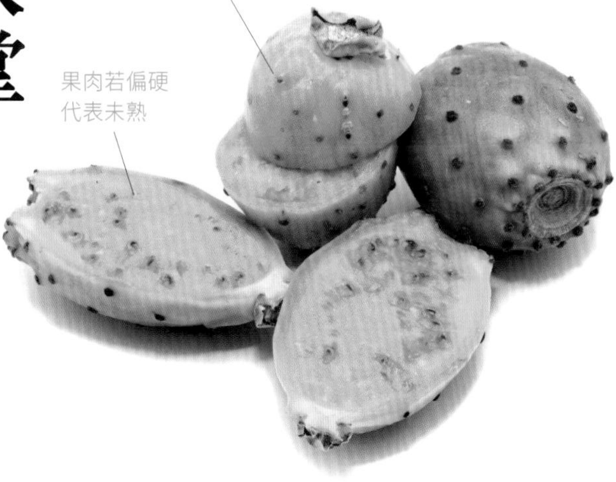
果實鮮豔
具彈性與光澤
果肉若偏硬
代表未熟

保存方法
放入塑膠袋，置於冷藏室約可保存一個月。

具抗氧化力的甜菜素

梨果仙人掌的果皮為紫紅色；果肉則為橙色，兩者都含有色素成分甜菜素，抗氧化力極佳，自古即被認定有降血糖或減少血中脂肪等效果。此外，仙人掌的花與甜菜根的紅色根裡，也都含有甜菜素。

芭樂

食品成分表（可食用部分每100g）		
蛋白質		0.6g
脂肪		0.1g
碳水化合物		9.9g
礦物質	鈣	8mg
	鐵	0.1mg
維生素	A β-胡蘿蔔素當量	600μg
	B_1	0.03mg
	B_2	0.04mg
	C	220mg

英文名 Guava
別名 番石榴、菝仔
熱量（100g中）38 kcal
含醣量（100g中）4.8 g

富含維生素C的超級水果

芭樂原產於中美洲墨西哥至南美洲北部，後被引進世界各地的熱帶和亞熱帶地區，日本則種植於沖繩或奄美大島。芭樂的種類超過一百六十種，果肉有紅、粉、白、黃等不同顏色。

芭樂含有豐富的營養，其中最受矚目的是維生素C，含量是檸檬的兩倍以上。除了眾所皆知的美肌效果，還能預防感染、消除疲勞，有助放鬆情緒。尤其是紅色果肉的紅心芭樂，不但富含維生素C，還有β-胡蘿蔔素，能發揮良好的抗氧化作用，其豐富的鉀離子亦可消除水腫。可說是集結了所有美容成分的超級水果。

芭樂的風味充滿特殊香氣，熟透的芭樂則香軟甘甜，口味層次豐富，也可打成芭樂汁或做成果凍，相當美味。

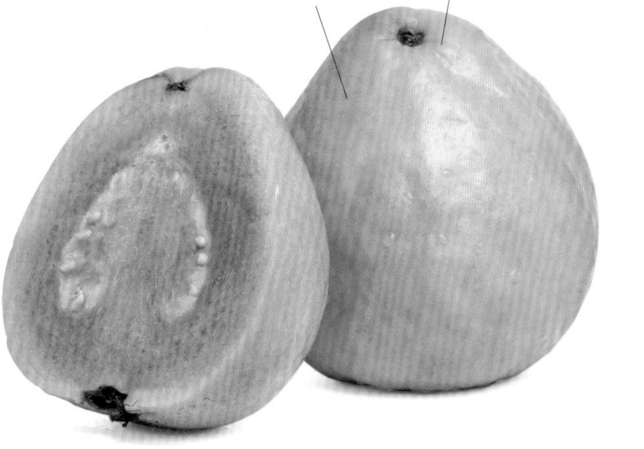
果粒渾圓有彈性
香氣十足

功效多元的芭樂葉茶

芭樂葉富含多酚化合物槲皮素與單寧酸，除了抗過敏，還能在體內抑制糖分分解，有預防糖尿病或肥胖的效果。

保存方法

若想吃硬芭樂，可直接冷藏；若喜歡吃軟芭樂，直接放常溫催熟即可，應盡早食用完畢。

百香果

食品成分表（可食用部分每100g）		
蛋白質		0.8g
脂肪		0.4g
碳水化合物		16.2g
礦物質	鈣	4mg
	鐵	0.6mg
維生素	A β-胡蘿蔔素當量	1100μg
	B_1	0.01mg
	B_2	0.09mg
	C	16mg

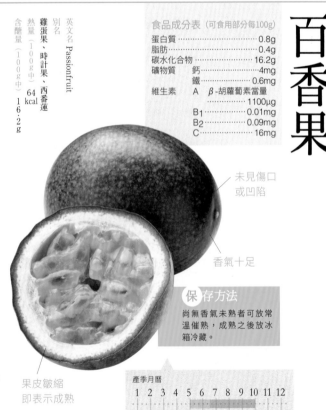

英文名 Passionfruit
別名 雞蛋果、時計果、西番蓮
熱量（100g中）64 kcal
含醣量（100g中）16.2 g

果凍狀種子酸味清爽口感豐富

百香果擁有天然的果凍狀種子與果汁，酸味清爽，用湯匙挖起種子與果汁後送入口中咀嚼，可同時享用香氣和口感。完熟的百香果表皮會變皺，香氣與甜度會更提升。百香果的花有五片花萼和五片花瓣，就像鐘上的字盤，在日文裡又稱之為時計果（時鐘果）。

百香果富含β-胡蘿蔔素，能抗老化、增強免疫力。此外，百香果還含有可預防高血壓的鉀、製造健康肌膚與毛髮的維生素B_6、有助造血或促進發育的葉酸。百香果是熱帶水果，鹿兒島縣與沖繩縣為日本主要產地，但日本產量最大之處為東京都的小笠原諸島。

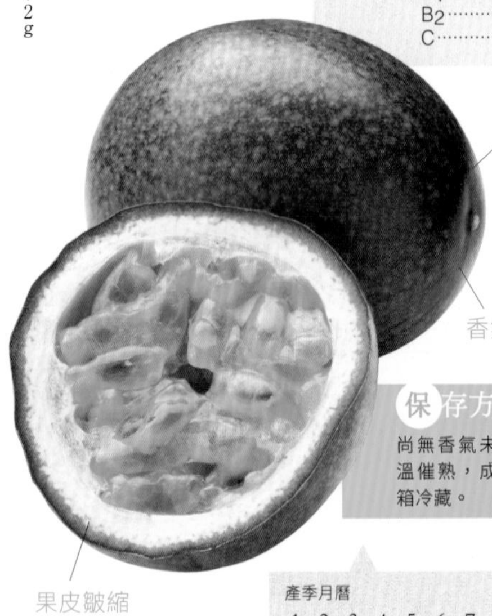
未見傷口或凹陷
香氣十足
果皮皺縮即表示成熟

保存方法

尚無香氣未熟者可放常溫催熟，成熟之後放冰箱冷藏。

可供觀賞或製茶的品種

百香果的同類多為園藝品種，最大特徵在於其如同時鐘字盤的獨特花姿。西洋香草中的香果也是百香果的近親，可沖泡成花草茶，具穩定情緒、消弭不安的效果。

產季月曆
1 2 3 4 5 6 7 8 9 10 11 12

榴槤

食品成分表（可食用部分每100g）

蛋白質		2.3g
脂肪		3.3g
礦物質	鈣	5mg
	鐵	0.3mg
維生素	A　β-胡蘿蔔素當量	36μg
	B_1	0.33mg
	B_2	0.20mg
	C	31mg

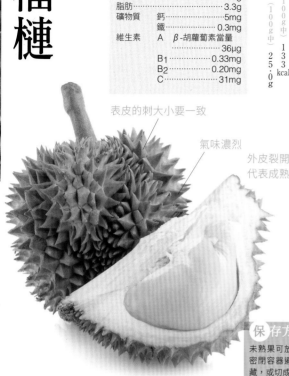

英文名　Durian
別名　榴蓮、麝香貓果
熱量（100g中）　133kcal
含醣量（100g中）　25.0g

散發濃烈氣味的水果之王

榴槤之所以被稱為「水果之王」，可能是因為其營養價值高，就連古代的國王都愛吃；又或者是每顆可重達五公斤，霸氣十足之故。

榴槤長滿刺的硬果皮裡布滿黏滑香甜的果肉，但因本身散發濃烈的氣味，眾人喜惡壁壘分明。在馬來西亞、泰國，就有禁止人們在飯店或公共運輸工具上攜帶剖開榴槤的規定。

榴槤富含鎂、磷、鉀、銅等機能性礦物質類，以及可消除疲勞的維生素B_1、可維護肌膚與毛髮健康的維生素B_6、可增強免疫力的維生素C等營養成分，但熱量較高，應留意攝取量。

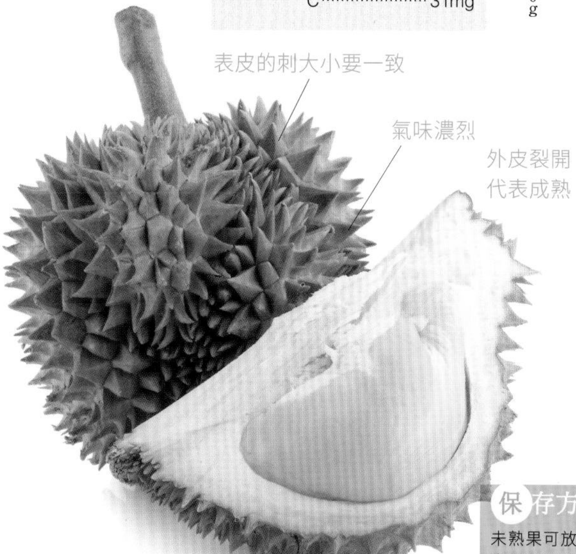
表皮的刺大小要一致
氣味濃烈
外皮裂開
代表成熟

榴槤的種子也能煮來吃？

榴槤是東南亞國家熱愛的水果。除了氣味濃郁的果肉，碩大的種子也可供食用，當地民眾會把榴槤種子煮來吃，據說口感似芋頭般黏滑。

保存方法

未熟果可放常溫催熟。成熟之後應放密閉容器避免氣味外洩。可放冰箱冷藏，或切成一口大小冷凍保存。

產季月曆

1 2 3 4 5 6 7 8 9 10 11 12

山竹

食品成分表（可食用部分每100g）

蛋白質		0.6g
脂肪		0.2g
礦物質	鈣	6mg
	鐵	0.1mg
維生素	B_1	0.11mg
	B_2	0.03mg
	C	3mg

英文名　Mangosteen
別名　山竺、鳳果
熱量（100g中）　67kcal
含醣量（100g中）　16.1g

有果后之稱的三大美果甘甜滑順

山竹為世界三大美果之一，盛產於南洋熱帶地區。原產於馬來群島中的異他群島和摩鹿加群島。在馬來西亞或泰國等地，榴槤和山竹被視為「夫妻果」，榴槤稱「果王」；山竹則有「果后」之稱。

山竹紫色的厚皮底下布滿白色半透明的果肉，口感甘甜滑順。除了含有可協助熱量代謝的維生素B_1之外，還富含能幫助骨骼生成的錳離子等營養成分，更常被製成各式營養補給品。

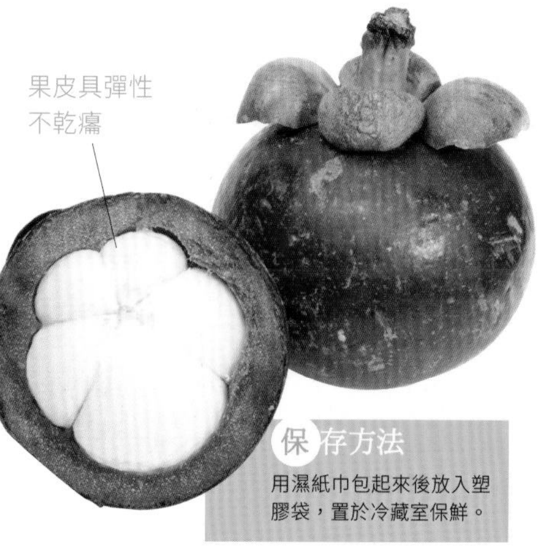
果皮具彈性
不乾癟

含多酚化合物的果皮

山竹果皮具有止瀉作用，因此在緬甸或印尼，民眾會用鐵絲串起山竹果皮掛在廚房裡。山竹的果皮含有多酚化合物山酮素（又稱氧雜蒽酮），可抗菌抗發炎，也可做成營養補給品。

保存方法

用濕紙巾包起來後放入塑膠袋，置於冷藏室保鮮。

產季月曆

1 2 3 4 5 6 7 8 9 10 11 12

泡泡果

英文名 Pawpaw
別名 巴婆果、寶爪果
熱量（100g中） 80 kcal
含醣量（100g中） 16.2g

森林裡的卡士達醬 口感黏滑具香氣

泡泡果又名巴婆果、泡泡樹，名稱由其英文名「Pawpaw」音譯而來，是番荔枝科泡泡屬的植物，原產於美國東部和加拿大一帶。泡泡果混合了芒果與香蕉的氣味，故又稱「森林裡的卡士達醬」。日本大約在一八九七年左右引進作為觀賞植物，進入一九九〇年代後則成了食用水果。

泡泡果為橢圓形，果肉為黏滑的乳霜狀，香氣獨特，除了富含維生素與礦物質外，還有可消除疲勞的胺基酸。除了直接生吃，還能做成果醬或水果酒。

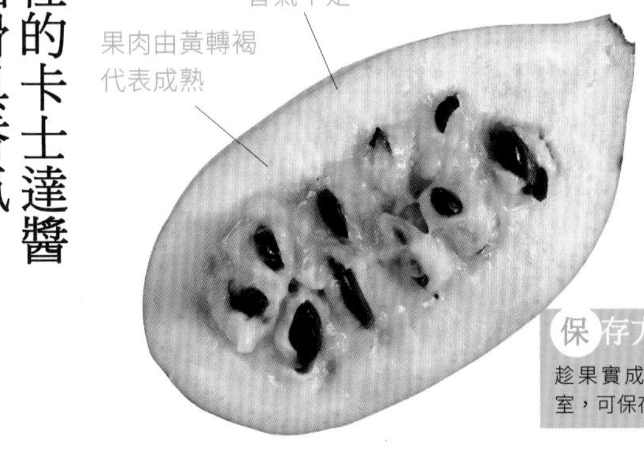

保存方法
趁果實成熟前放入冷藏室，可保存1～2週。

秘魯番荔枝

英文名 Cherimoya
別名 毛葉番荔枝
熱量（100g中） 78kcal
含醣量（100g中） 17.6g

生長在涼冷高地的森林冰淇淋

秘魯番荔枝與芒果、山竹並稱為世界三大美果，生長於涼冷高地，因白色的乳狀果肉甜度超過二十度，被譽為森林冰淇淋。秘魯番荔枝原產於安第斯山脈山麓、厄瓜多爾和秘魯北部，時至今日，世界各地都可見到適應當地氣候的亞熱帶品種。

除了富含維生素C或菸鹼酸等維生素類，以及鉀離子等礦物質之外，秘魯番荔枝還含有豐富的膳食纖維，營養價值很高。

食品成分表（可食用部分每100g）

蛋白質		1.3g
脂肪		0.3g
碳水化合物		19.8g
礦物質	鈣	9mg
	鐵	0.2mg
維生素	A β-胡蘿蔔素當量	4μg
	B_1	0.09mg
	B_2	0.09mg
	C	34mg

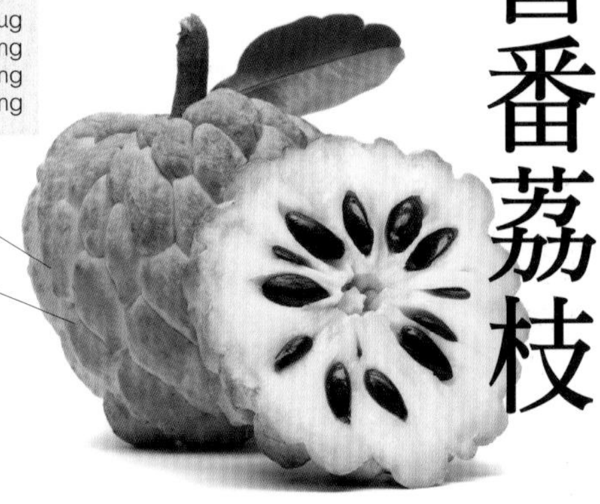
果粒渾圓有彈性
果皮沒有傷口

保存方法
放入紙袋於20°C左右的環境下催熟。因果皮會變色，冷藏後盡早吃完。

鳳梨釋迦

英文名 Atemoya
別名 釋迦頭
熱量（100g中） 79kcal
含醣量（100g中） 16.1g

集甜味、酸味與香氣於一身的水果

鳳梨釋迦為秘魯番荔枝和土釋迦雜交而來的品種，日本的沖繩縣或鹿兒島縣均有栽種，但因栽培不易，在當地被視為高級水果。和普通的釋迦相比，鳳梨釋迦的果實更大更甜。此外，鳳梨釋迦為雌雄同體，很少自花授粉，主要使用人工方式授粉。

鳳梨釋迦又稱釋迦頭，滋味與秘魯番荔枝、鳳梨相似，集甜味、酸味與香氣於一身，甜度更高但熱量更低，且含有各種營養成分。最特別的是，它的花朵氣味類似香草，可當作香料利用。

食品成分表（可食用部分每100g）

蛋白質		1.8g
脂肪		0.4g
碳水化合物		19.4g
礦物質	鈣	26mg
	鐵	0.3mg
維生素	B_1	0.08mg
	B_2	0.12mg
	C	14mg

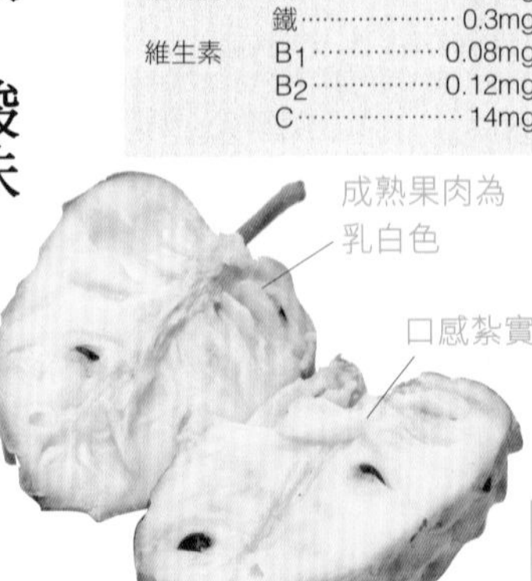
成熟果肉為乳白色
口感紮實

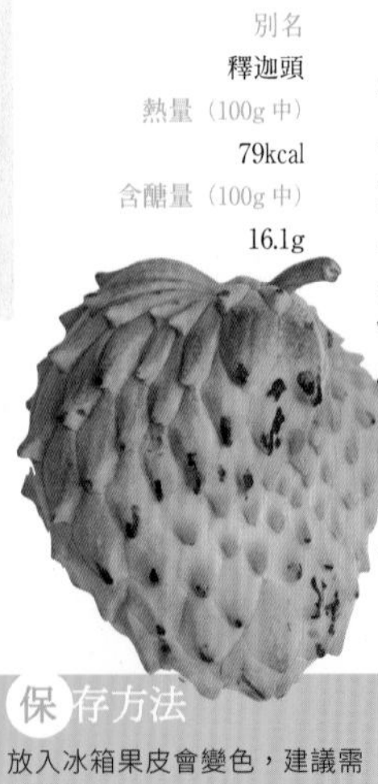

保存方法
放入冰箱果皮會變色，建議需常溫保存。

斐濟果

食品成分表（可食用部分每100g）

蛋白質		1.0g
脂肪		0.6g
碳水化合物		12.9g
礦物質	鉀	172mg
	鈣	17mg
	鐵	0.14mg
維生素	A　β-胡蘿蔔素當量	2μg
	B_1	0.01mg
	B_2	0.02mg
	C	32.9mg

果實和花均可食用 又稱鳳梨芭樂

斐濟果原產於南美洲，是芭樂的同類，因氣味或甜度類似鳳梨，又稱鳳梨芭樂或紐西蘭芭樂。成熟後的斐濟果酸甜多汁，富含可抗氧化的維生素C，以及可預防便祕的膳食纖維等營養成分。

斐濟果的吃法相當簡單，對半切開後用湯匙挖出果肉即可食用。此外，在紐西蘭，斐濟果會被製成果汁、果醬、冰淇淋等，還可用來製作葡萄酒或蘋果酒，或是注入伏特加製成調酒。最特別的是，漂亮的斐濟果花也能食用，花瓣還能做成沙拉等料理。

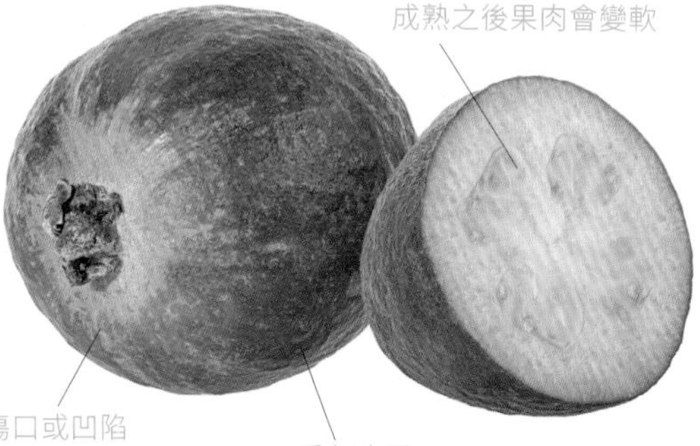
成熟之後果肉會變軟
未見傷口或凹陷
香氣十足

英文名 Feijoa
別名 鳳梨芭樂、紐西蘭芭樂、費喬亞果
熱量（100g 中）55kcal
含醣量（100g 中）6.5g

保存方法
置於陰涼處催熟，成熟之後盡早食用完畢。

頗受歡迎的庭園植物

斐濟果既耐寒又耐暑氣，很適合日本的氣候。且花與葉皆相當美觀，秋天還能品嘗果實，是非常受歡迎的庭園植物。

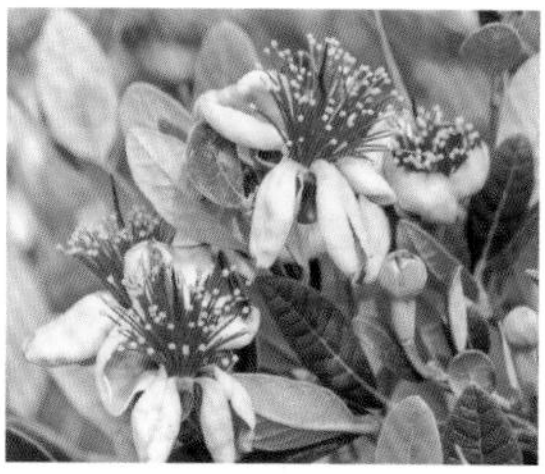

波羅蜜

英文名 Jack fruit
別名 木波羅、天波羅
熱量（100g 中）94kcal
含醣量（100g 中）21.5g

世界最大水果 可當成蔬菜食用

波羅蜜直徑可達三十公分、長度約八十公分、重達四十公斤以上，是世界上最大的水果。原產於印度、東南亞，隋唐時傳入中國，杜佑《通典》稱其婆那娑（梵文音譯），宋代則改稱波羅蜜，沿用至今。波羅蜜未熟時果皮呈蒼綠色，成熟後則會轉為黃色，果肉裡包覆著碩大的種子，甜度很高，散發特有的香氣。

波羅蜜的營養成分很豐富，包括可抗氧化的β-胡蘿蔔素與維生素C、可消水腫的鉀、可幫助熱量生成的鎂等，均有消除疲勞與延緩老化的效果。

尚未熟成的波羅蜜嫩果可當蔬菜食用，不論煎烤燉煮或切塊油炸皆適合。其種子炒熟或蒸煮後，味道類似栗子。

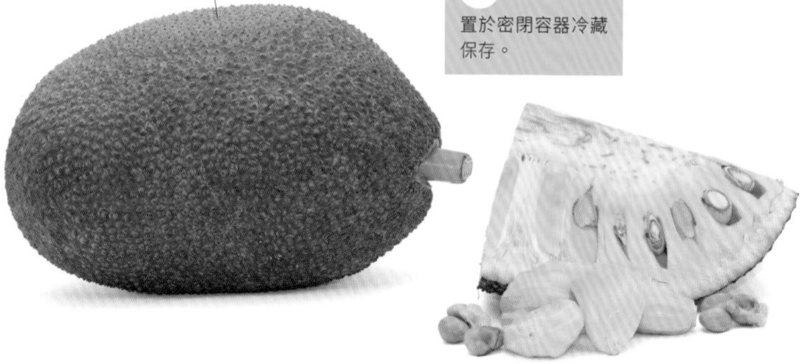

保存方法
置於密閉容器冷藏保存。

木材可做染料或梁柱

泰國或寮國都會用波羅蜜的木材製作染料，將僧侶的衣物染成黃色，或直接將木材當作寺廟的梁柱。波羅蜜有「抵達悟道的彼岸」之意，是與佛教關係密切的神聖植物。

香瓜茄（人參果）

英文名 Pepino
別名 人參果

果肉清爽香甜 類似哈密瓜或小黃瓜

香瓜茄又稱人參果，原產於南美洲的厄瓜多，其英文名稱來自於西班牙語的「甜黃瓜」之意，為茄子的同類。

未熟的香瓜茄果皮為綠色，成熟之後轉變為黃色，還會長出紫色的紋路。香瓜茄的果肉清爽香甜，滋味很像哈密瓜或小黃瓜。尚未成熟的香瓜茄可做成沙拉；熟果可當水果直接生食，或是用來涼拌、清炒、煮湯，其甜度會依品種而有些許不同，淡淡的果香教人回味無窮。可用於天然食療，極具保健機能。

保存方法
未熟果可置於常溫下催熟；成熟後盡早食用完畢。

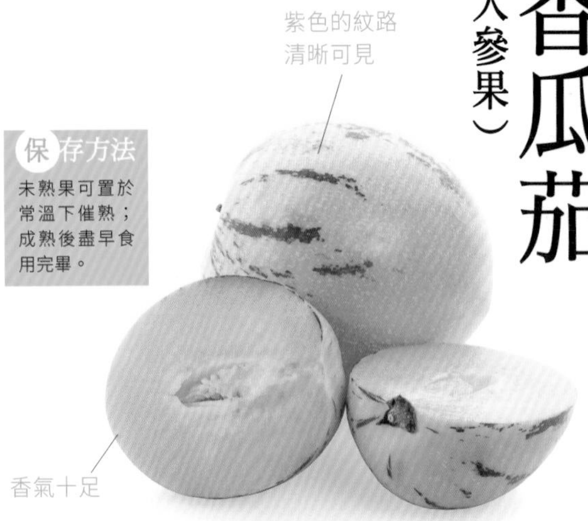

蛋黃果

英文名 Canistel
別名 蛋果、仙桃、獅頭果

水分少且甜度高 口感鬆綿特殊

末端尖尖像顆蛋的蛋黃果，約十公分大，果肉水分少、甜度高，吃起來很像蒸熟的芋頭或南瓜，口感鬆綿，帶有蛋黃加糖的特殊風味，營養價值很高。

蛋黃果富含維生素或胡蘿蔔素，除了直接生吃，也可做成卡士達醬、雪酪或冰淇淋等食品，或是混合牛奶、拌成果汁飲用。

保存方法
未熟果可置於常溫下催熟，完熟後置於冷藏室保鮮。

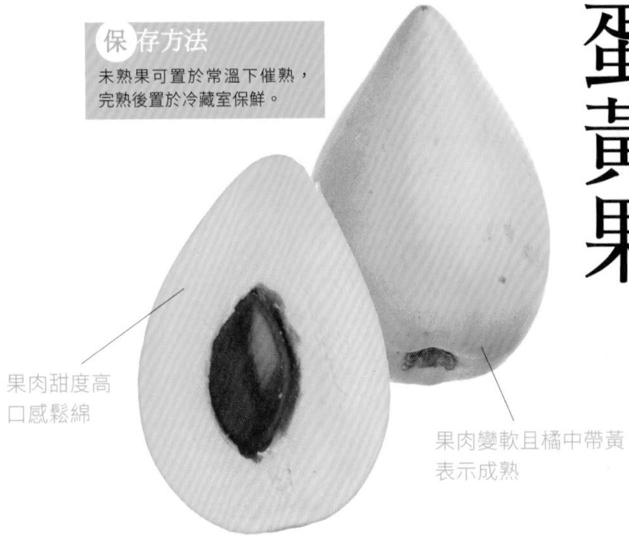

羅望子

英文名 Tamarind
別名 羅晃子、酸果樹
熱量（100g中）239 kcal
含醣量（100g中）57.4g

滋味酸甜獨特 極具東南亞風情

羅望子屬豆科，原產於東部非洲，包括馬達加斯加落葉林，但現已被引種至亞洲熱帶地區、拉丁美洲和加勒比地區。其果莢外型如褐色蠶豆，果實完熟後會轉變成茶褐色。黑褐色的果肉有獨特的酸甜味，吃起來很像甜酸梅或柿餅。

東南亞各國經常使用羅望子的果肉製作醬料或香料；其餘國家則會用其調理具東南亞風味的料理。羅望子富含檸檬酸等有機酸，可消除疲勞，另含有鉀、鎂、磷等礦物質與膳食纖維。除了做成調味料之外，羅望子還能製成涼飲、果醬或果乾等加工製品，甜度高的品種還可直接生吃。

食品成分表（可食用部分每100g）

蛋白質		2.8g
脂肪		0.6g
碳水化合物		62.5g
礦物質	鉀	628mg
	鈣	74mg
	鐵	2.8mg
維生素	A β-胡蘿蔔素當量	18μg
	B_1	0.43mg
	B_2	0.15mg
	C	3.5mg

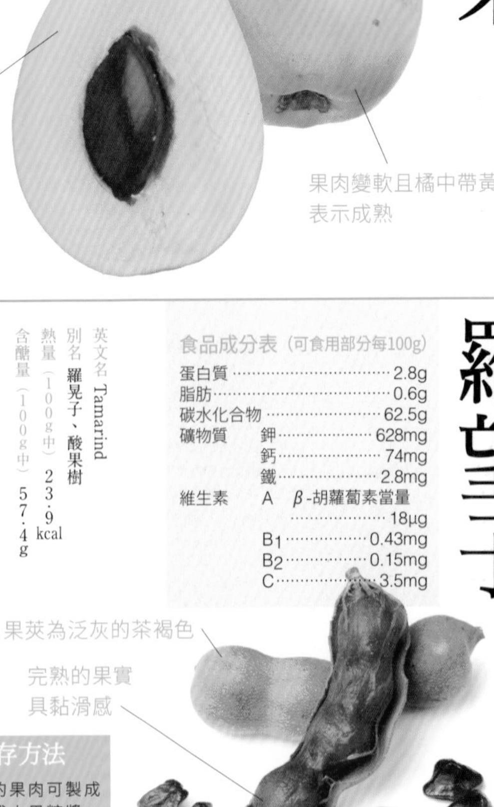

保存方法
完熟的果肉可製成醬料或水果糖漿，延長保存期。

樹番茄

風味酸甜似番茄 具美肌與防貧血功效

樹番茄原產於秘魯、智利、厄瓜多、哥倫比亞和玻利維亞的安第斯山脈山區，為熱帶高地地區所栽種的果樹，當地果園現仍有種植，是最受歡迎的植物之一。樹番茄具有番茄般微酸微甜的風味，因而得名。

樹番茄富含維生素C與鐵質，頗具美肌或預防貧血功效。可直接生吃，或加鮮乳、砂糖等打成果汁喝。此外，還可做成沙拉或咖哩等料理，也常用來製作果凍或果醬等加工產品。

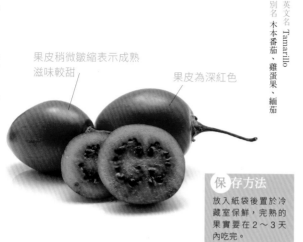

英文名 Tamarillo
別名 木本番茄、雞蛋果、緬茄

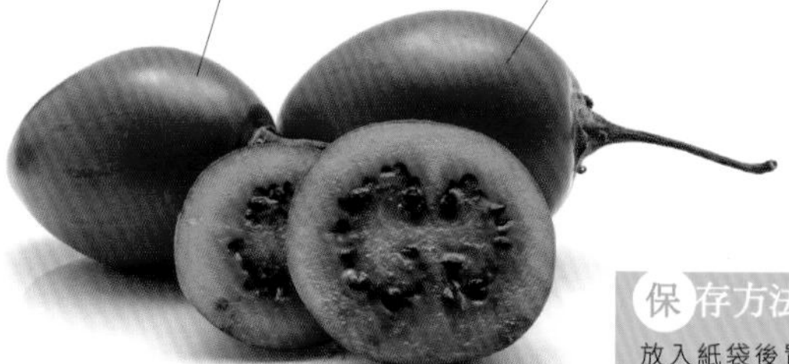
果皮稍微皺縮表示成熟滋味較甜
果皮為深紅色

保存方法
放入紙袋後置於冷藏室保鮮，完熟的果實要在2～3天內吃完。

西印度櫻桃

可防斑抗皺 極具人氣的美容水果

西印度櫻桃因豐富的維生素C，近年來已成了人氣水果。除了眾所皆知的防斑、抗皺等美肌效果，還能增強免疫力與預防癌症。此外，它還含有紅色色素成分花青素以及槲皮素等，皆為可抗氧化的多酚化合物。西印度櫻桃原產於南美、墨西哥南部等地，但現在也開始在德州和亞洲的熱帶地區種植。

西印度櫻桃的果粒表面有些凹凸，故採收後二～三小時就容易出現損傷，一般很少看到生鮮果粒，較常製成果汁、果醬、果凍或水果糖等加工製品。

英文名 Barbados cherry
別名 巴巴多斯櫻桃、針葉櫻桃
熱量（100g中）36 kcal
含醣量（100g中）7.1 g

食品成分表（可食用部分每100g）

蛋白質		0.7g
脂肪		0.1g
碳水化合物		9.0g
礦物質	鈣	11mg
	鐵	0.5mg
維生素	A β-胡蘿蔔素當量	370μg
	B_1	0.03mg
	B_2	0.04mg
	C	17000mg

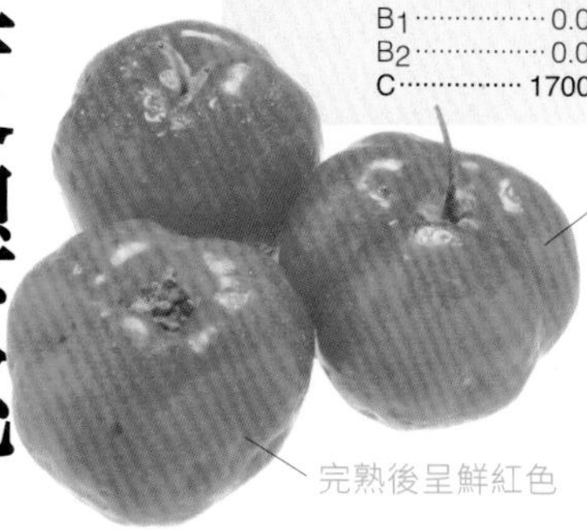
果粒具彈性與光澤，果皮未見損傷
完熟後呈鮮紅色

保存方法
放入密閉容器裡，置於冷藏室保鮮或冷凍保存。

麵包樹

與其說是麵包 口感更像馬鈴薯

麵包樹是熱帶原產的水果，原產於紐幾內亞以及馬來群島，如今已分布至玻里尼西亞、印度南部等熱帶地區。麵包樹可分為有籽與無籽不同品種，無籽的麵包樹富含澱粉，與其說它是麵包，其實味道更像馬鈴薯。密克羅尼西亞或波里尼西亞的居民會將麵包樹蒸熟或煮熟食用，也可晒乾儲存，或經發酵後長期保存。

麵包樹也是夏威夷常見樹種，其帶有裂紋的大片樹葉，更是當地特產夏威夷拼布上的知名圖案。

英文名 Bread fruit tree
別名 麵包果、羅密樹

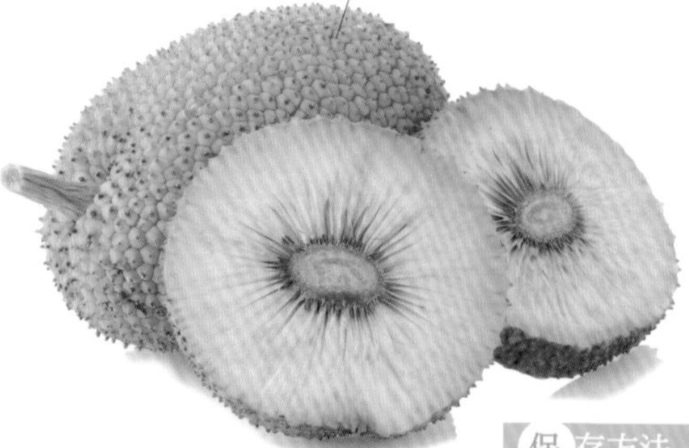
果皮為綠色，果肉還硬的未熟果具有多種用途

保存方法
新鮮的果實建議冷凍保存。

人心果

英文名 Sapodilla
別名 吳鳳柿、牛心果、沙漠吉拉

樹汁可做口香糖原料 果實甜度高可入菜

人心果原產於熱帶地區，是一種山欖科鐵線子屬的常綠中喬木，但耐寒的品種眾多。從其樹身採集的乳汁（樹膠）可用來製造口香糖；果實外型與顏色類似馬鈴薯，也稱吳鳳柿或牛心果。人心果之稱來自中國廣東，因縱剖面似人心而得名。

在營養成分方面，人心果富含維生素、礦物質與單寧酸。果實甜度高，風味類似柿餅，常被用來入菜，或加工製成果醬或雪酪等。

保存方法

未熟果可置於常溫下催熟，成熟後盡早食用完畢。

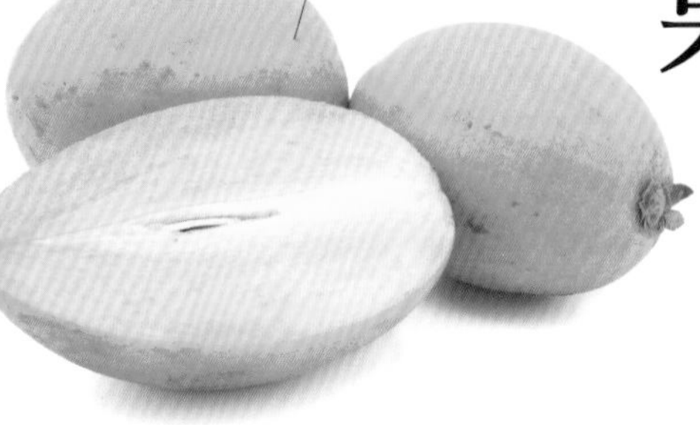
用手摸摸看
變軟即可食用

蛇皮果

英文名 Salak
別名 沙拉克椰子、沙拉卡椰子

甘甜多汁 滋味類似乳酸飲料

蛇皮果是東南亞地區的水果，屬於棕櫚科蛇皮果屬，原產於印尼的爪哇島及蘇門答臘島，因紅褐色果皮長滿鱗狀突起而得名。果肉白皙香軟甘甜，帶有獨特的酸味，部分品種吃起來甚至有乳酸飲料的味道。

除了直接生吃，蛇皮果還可加糖熬煮成糖漿，淋在冰淇淋或刨冰上調味。最有趣的是，由於蛇皮果糖漿實在太甜，還能拿來哄騙小孩乖乖吃藥。

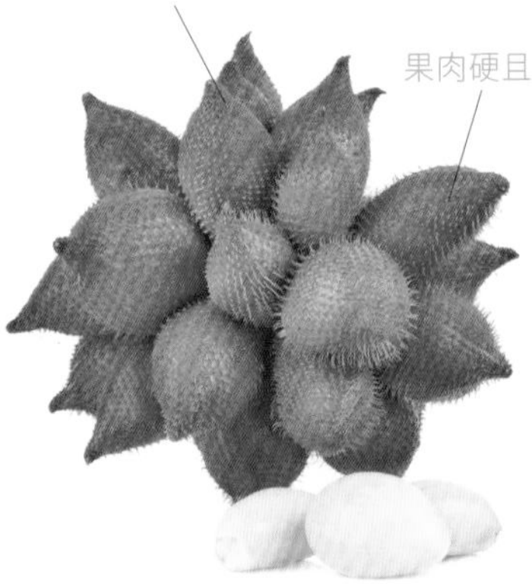
香氣十足
顏色鮮紅
果肉硬且紮實

保存方法

採收後無法催熟，要選擇完熟的果實並盡早食用完畢。

神祕果

英文名 Miracle fruit
別名 變味果、蜜拉聖果

把酸味變甜味的神奇水果

神祕果是一種紅色的小果粒，食用之後再吃酸的食物，味道就會變甜的。這是因為果實裡的神祕果素（醣蛋白的一種），改變了舌頭味蕾的細胞膜結構所致，效果可持續一～兩個小時。因此，原產地的民眾都養成了特殊的飲食習慣，先吃神祕果，再喝發酵偏酸的酒類或食物。飲食需要限制糖分攝取者，可利用神祕果的特性滿足吃糖的慾望。

此外，神祕果富含各種抗氧化成分，例如維生素C、兒茶素、沒食子酸等，有益於人體健康。

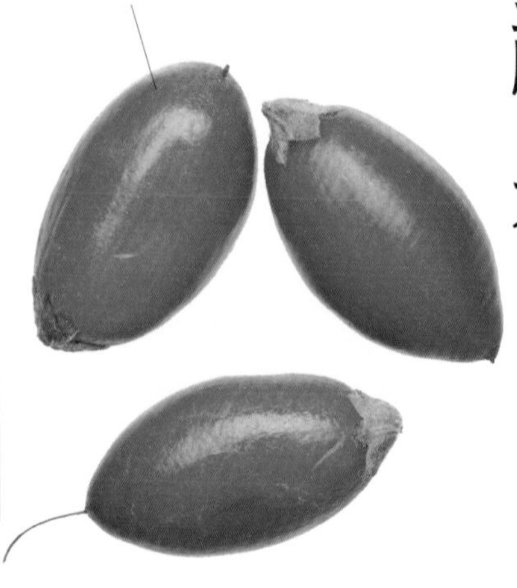

保存方法

用紙巾包好放入塑膠袋內，置於冷藏室保鮮或冷凍保存。

使人回春的抗氧化作用

抑制活性氧 有效抗老化

近來的電視媒體或報章雜誌上，紛紛出現各種「抗氧化」的相關報導，似乎人人都想追求抗氧化，使自己回春變年輕。這究竟是什麼樣的作用呢？

氧化作用是什麼？為何會產生不良影響？

人類呼吸時所吸入的氧氣，會在體內燃燒營養素，作為身體運作的能量。此時用來燃燒營養素的氧氣約占九八％，剩下的二％則會成為具強烈氧化作用的活性氧。

很多人不知道的是，活性氧原本就是人體必需的物質，若體內的活性氧過低也會出問題。換句話說，人體其實必須具備一定程度的活性氧才能自保。活性氧可清除入侵體內的細菌等有害物並預防疾病。但如果活性氧的生成過量，或是身體可清除活性氧的能力下降，它反而會開始攻擊健康的細胞，造成細胞膜、血管氧化、鏽蝕，後續更會大大增加罹患癌症或動脈硬化等生活習慣病的風險，人也會因為體內過度氧化而快速衰老。

除了正常的呼吸之外，人體生成活性氧的因素還有很多，例如暴露在紫外線、化學物質、空汙等不良的環境當中；或是因長期抽菸、熬夜、壓力過大等不良的生活習慣所致。因此，人們的日常生活中，可說是必須經常面對活性氧帶來的挑戰。而這些使人體過度氧化的作用，一般統稱為氧化壓力（Oxidative stress）。

人體原本就內建抗氧化機制？

為避免過度的活性氧攻擊健康細胞，人類的身體原本就內建了「利用抗氧化物質清除多餘活性氧」的防禦機制。其中最具代表性的就是抗氧化酵素，可去除有毒的活性氧，使之無毒化。但年過四十之後，體內的抗氧化酵素會急遽減少，光是靠人體既有的抗氧化酵素，已難以抵擋活性氧的攻勢。因此，人們需要透過日常飲食補充可抗氧化的營養成分，藉此增加身體的抗氧化力。

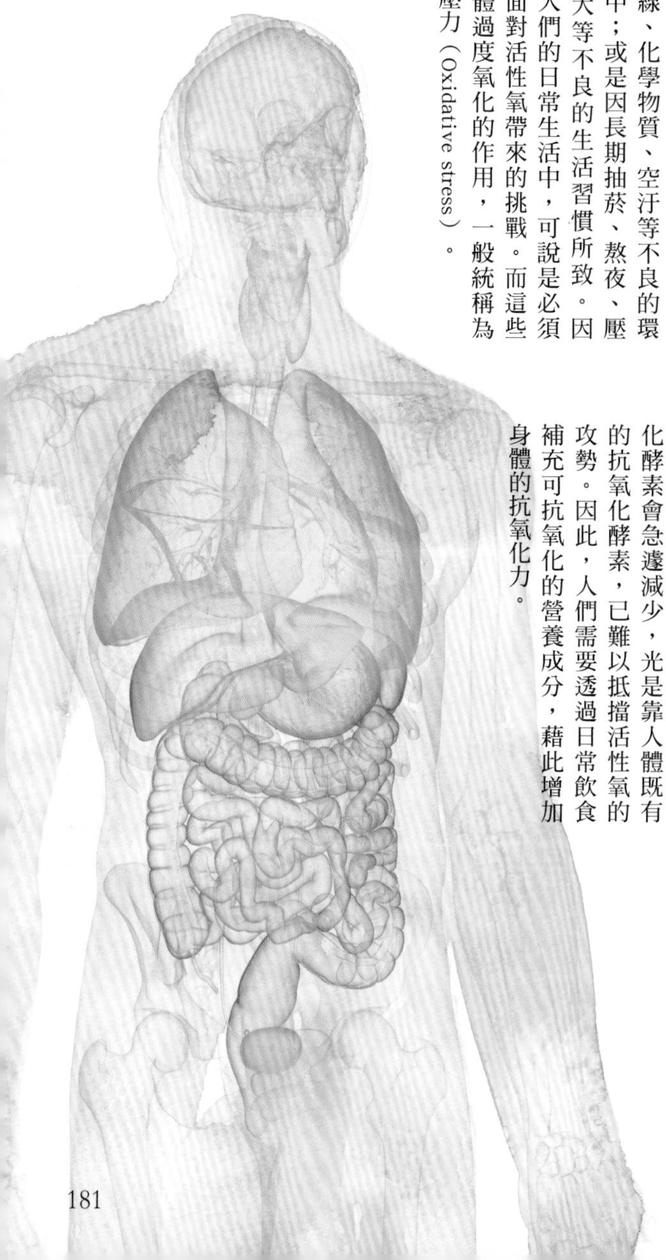

各種具抗氧化作用的營養成分

可協助人體抗氧化的營養成分包括維生素A（β-胡蘿蔔素）、維生素C和維生素E，統稱維生素ACE。其他像是鋅、銅、錳、硒等礦物質，則是構成抗氧化酵素的必需物質；若再加上優質蛋白質，更能促使抗氧化酵素持續生成。此外，植物裡的化學成分植化素，也與類胡蘿蔔素或多酚化合物一樣，含有許多抗氧化的有效成分。

如何從日常生活中提升抗氧化能力？

❶ 多元化的飲食

從飲食中攝取具抗氧化作用的養分相當關鍵，與其大量攝取某一種成分，不如均衡攝取多種不同的營養素，效果會更好。因此專家常呼籲「飲食均衡」，每餐都要盡量攝取各種不同的營養成分（可參考本頁下方營養素圖表）。

❷ 重新檢視生活習慣與周遭環境

現代人的生活充滿壓力與緊張，加上環境汙染日益嚴重，促使身體製造活性氧的機會也就相對提升。請各位重新檢視以下環境因子與個人生活習慣，例如紫外線、放射線、空汙、廢氣、農藥、食品添加物、藥品、過度運動、壓力、酗酒、抽菸等均應避免。

	種類	特徵	含量較多的食品
維生素	維生素A	抗氧化維生素	鰻魚、豬肝、紫菜、銀鱈等
	維生素C	抗氧化維生素	甜椒、花椰菜、馬鈴薯等
	維生素E	抗氧化維生素	杏仁、綠茶、葵花油等
類胡蘿蔔素	α-胡蘿蔔素	黃色～橙色色素	杏、南瓜等
	β-胡蘿蔔素	黃色～橙色色素	胡蘿蔔、南瓜、羽衣甘藍等
	茄紅素	紅色色素	番茄、西瓜、杏等
	辣椒素	紅色色素	辣椒等
	β-隱黃質	黃色色素	柳橙、柑橘、柿子等
	葉黃素	黃色色素	杏、覆盆子、菠菜等
	番紅花素	黃色色素	梔子、番紅花等
	玉米黃素	紅色色素	枸杞、玉米、辣椒等
	蝦青素	紅色色素	蝦、蟹、鮭魚、鹽漬鮭魚卵等
多酚化合物	花青素	紅、青、紫等色素	茄子、葡萄、藍莓等
	大豆異黃酮	有類似女性賀爾蒙作用	大豆、豆腐、納豆等
	金雀異黃酮	有類似女性賀爾蒙作用	大豆、葛、花生等
	大豆異黃酮苷素	有類似女性賀爾蒙作用	葛、大豆等
	樨草素	類黃酮	紅紫蘇、西洋芹、花椰菜等
	橙皮苷	類黃酮	柑橘、酸橙、夏蜜柑等
	槲皮素	類黃酮	洋蔥、蘋果、花椰菜等
	芸香素	類黃酮	蕎麥、蘆筍等
	查耳酮	類黃酮	明日葉
	兒茶素	類黃酮	綠茶、紅茶
	皂素	苦味或澀味成分	大豆、紅豆、腰豆、葡萄等
	單寧酸	澀味成分	柿子、茶葉、紅酒等
	薑黃素	黃色色素	薑黃、芥末醬
	芝麻素	酚酸	芝麻
	綠原酸	苦味成分	牛蒡、咖啡、茄子等
	迷迭香酸	唇形科特有的單寧酸	紫蘇、迷迭香、檸檬香蜂草等
	薑烯酚	香氣與辣味成分	生薑

全穀物・豆類

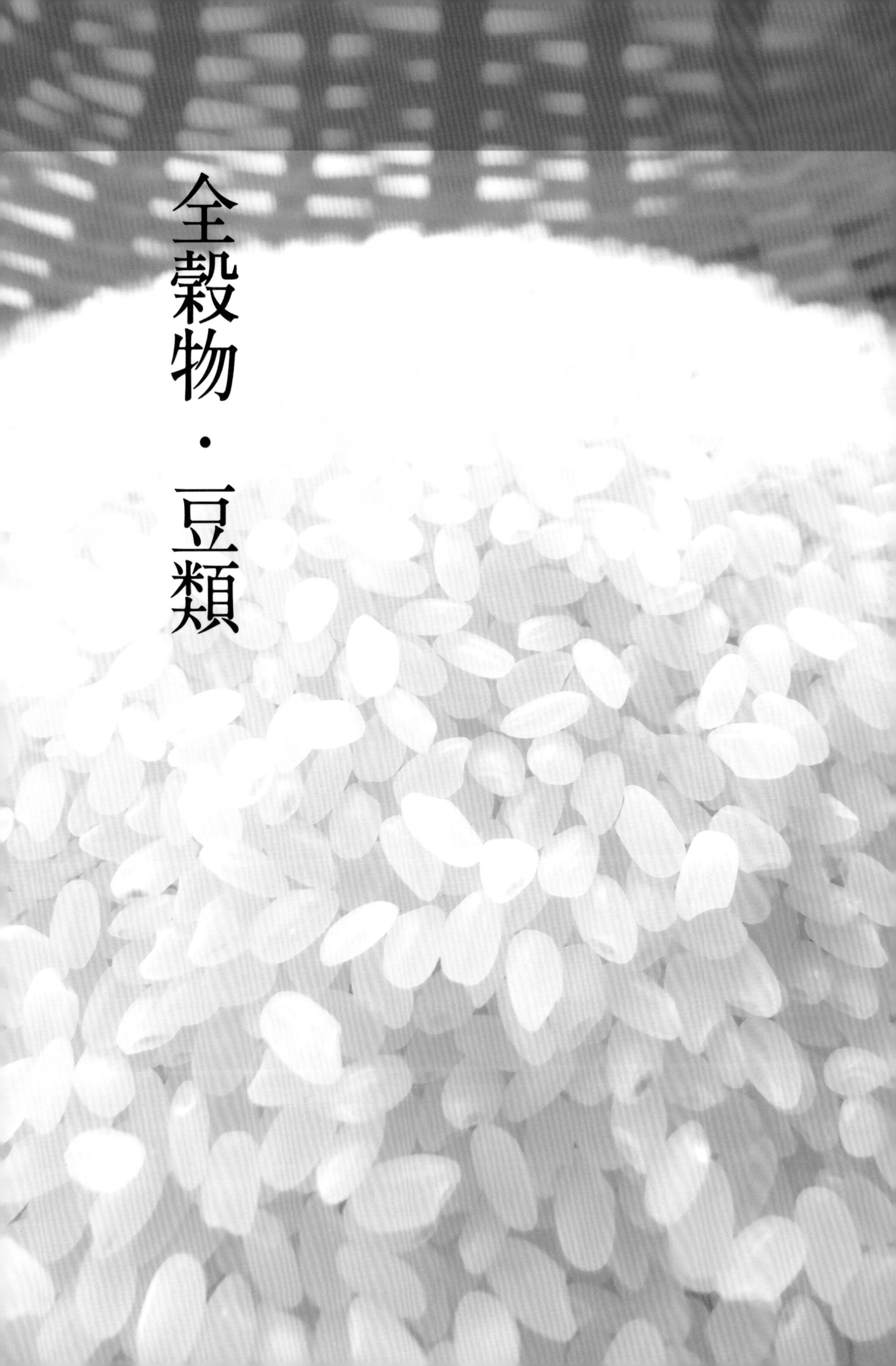

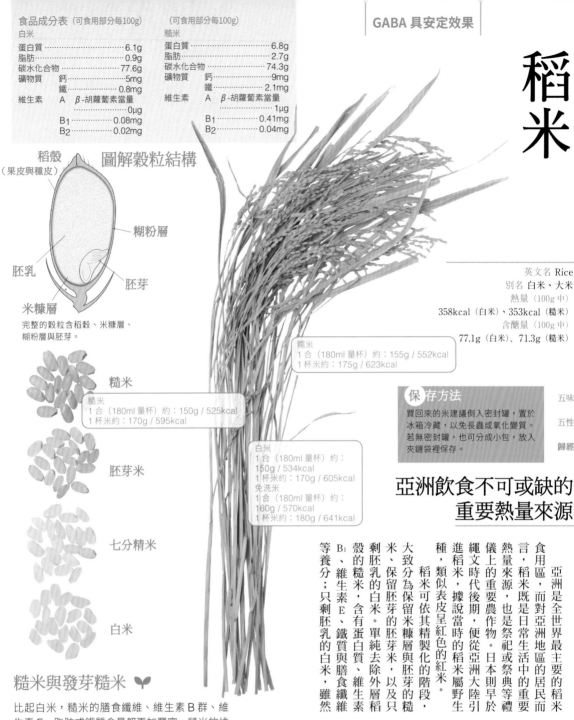

GABA 具安定效果

稻米

食品成分表（可食用部分每100g）

白米		糙米	
蛋白質	6.1g	蛋白質	6.8g
脂肪	0.9g	脂肪	2.7g
碳水化合物	77.6g	碳水化合物	74.3g
礦物質 鈣	5mg	礦物質 鈣	9mg
鐵	0.8mg	鐵	2.1mg
維生素 A β-胡蘿蔔素當量	0μg	維生素 A β-胡蘿蔔素當量	1μg
B_1	0.08mg	B_1	0.41mg
B_2	0.02mg	B_2	0.04mg

圖解穀粒結構

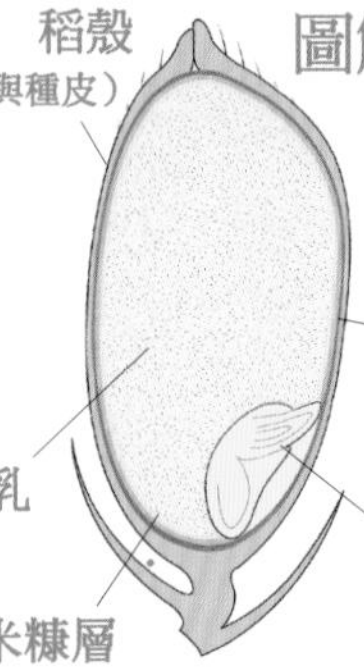

完整的穀粒含稻穀、米糠層、糊粉層與胚芽。

糙米

糙米
1 合（180ml 量杯）約：150g / 525kcal
1 杯米約：170g / 595kcal

胚芽米

七分精米

白米

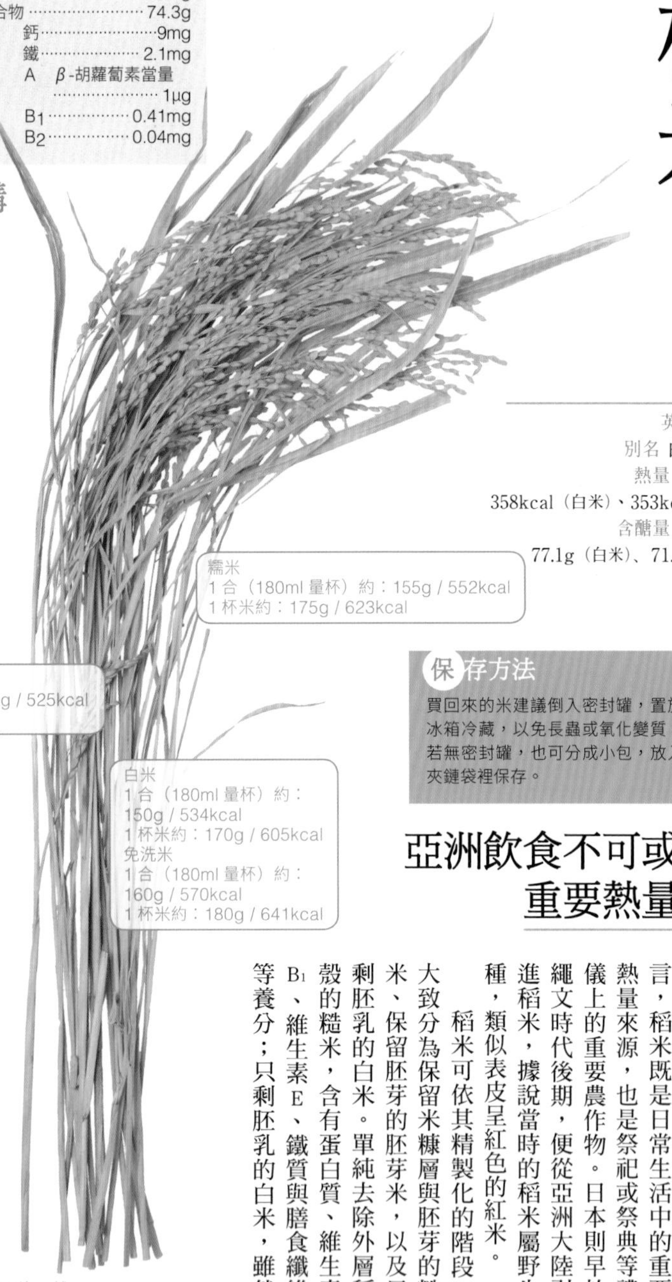

糯米
1 合（180ml 量杯）約：155g / 552kcal
1 杯米約：175g / 623kcal

白米
1 合（180ml 量杯）約：150g / 534kcal
1 杯米約：170g / 605kcal
免洗米
1 合（180ml 量杯）約：160g / 570kcal
1 杯米約：180g / 641kcal

英文名 Rice
別名 白米、大米
熱量（100g 中）
358kcal（白米）、353kcal（糙米）
含醣量（100g 中）
77.1g（白米）、71.3g（糙米）

保存方法

買回來的米建議倒入密封罐，置於冰箱冷藏，以免長蟲或氧化變質。若無密封罐，也可分成小包，放入夾鏈袋裡保存。

五味 甘
五性 平
歸經 脾胃

亞洲飲食不可或缺的重要熱量來源

亞洲是全世界最主要的稻米食用區，而對亞洲地區的居民而言，稻米既是日常生活中的重要熱量來源，也是祭祀或祭典等禮儀上的重要農作物。日本則早於繩文時代後期，便從亞洲大陸引進稻米，據說當時的稻米屬野生種，類似表皮呈紅色的紅米。

稻米可依其精製化的階段，大致分為保留米糠層與胚芽的糙米、保留胚芽的胚芽米，以及只剩胚乳的白米。單純去除外層稻殼的糙米，含有蛋白質、維生素B_1、維生素E、鐵質與膳食纖維等養分；只剩胚乳的白米，雖然容易入口且較好消化，卻少了維生素類等養分。由此可知，越是經過精緻的稻米，其剩餘的營養成分也越低。

日本及臺灣一帶食用的稻米，主要是俗稱粳稻（梗米、圓米）的品種，以米粒短圓，米質黏性強為特徵。除了日本與臺灣之外，中國、韓國、美國或澳洲等地亦有栽種。相較於此，全世界有一半以上的稻米都是印度秈稻（秈米、長米），米粒細長，口感蓬鬆無黏性，栽種地區以印度為中心的周邊國家為主。

糙米與發芽糙米

比起白米，糙米的膳食纖維、維生素 B 群、維生素 E、脂肪或鐵質含量都更加豐富，糙米的維生素 E 含量甚至高出白米四倍。而讓糙米發芽後的發芽糙米，除了糙米原有的營養素，還多了γ- 穀維素或 GABA（γ- 胺基丁酸）等成分，可降低中性脂肪。因發芽糙米的芽容易脫落，建議選擇不必淘洗的免洗米（無洗米），泡水約一個小時，撈掉浮起的雜質即可。

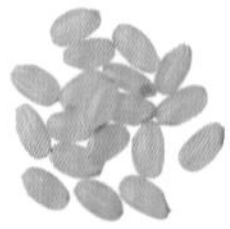

產季月曆

1 2 3 4 5 6 7 8 9 10 11 12

日本種植率近四成的越光米

品種別種植排名

第1位	越光米	35.6%
第2位	一見鍾情米	9.4%
第3位	日之光米	8.9%
第4位	秋田小町米	7.0%
第5位	七星米	3.5%

* 資料來源：《2017 年產水稻粳米的品種別種植趨勢》（米穀安定供給確保支援機構）。

稻米的風味排行榜

日本穀物鑑定協會每年都會舉辦稻米風味排行榜，邀請 20 位專業風味評鑑專家，針對全日本的主要稻米產地品種試吃煮好的米飯；再根據「風味官能測試」做出評價。專家會依據六個項目：外觀、香氣、味道、黏性、軟硬度（口感）、綜合評價進行審查；並以多個產地生產的越光米混合後作為基準米，用來與受評鑑的產地米比較。結果若與基準米差不多，可獲「A′」的評價；若是風味特別好為「特 A」；風味良好為「A」；風味稍差為「B」；風味不佳則為「B′」。

GABA（γ-胺基丁酸）

可去除不安或焦慮的有效成分

GABA 又稱 γ- 胺基丁酸，是由麩胺酸所生成的神經傳導物質，能活絡副交感神經運作，有助舒緩緊繃的大腦，達到放鬆的效果。此外，GABA 還能促進腎功能、排除多餘鹽分，故可協助人體降血壓。除了發芽的糙米外，泡菜、紅麴、味噌與茶葉也都含有 GABA。

醣類

維繫生命的基本營養素

醣類會在人體內以葡萄糖的形式持續為身體細胞供應能量，是維繫生命不可或缺的物質。一般多把醣類與膳食纖維合稱為碳水化合物。醣類以單糖為構成單位，還可組合成雙醣、多醣類等，可提供身體熱量，但攝取太多就會變成脂肪，囤積於肝臟或脂肪細胞中。

增強免疫力

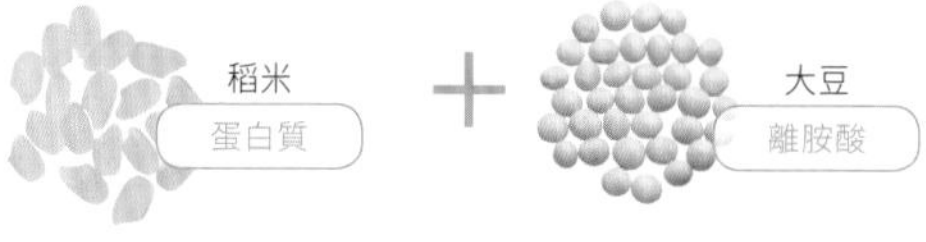

減緩老化速度

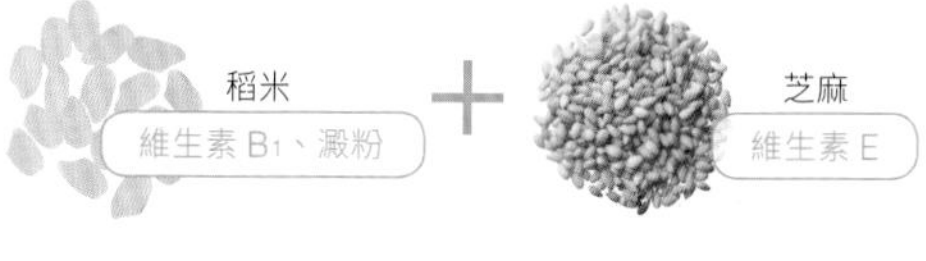

粳米與糯米有什麼差別？遇水加熱後變黏或變鬆軟

稻米中的澱粉可分為直鏈澱粉與支鏈澱粉兩大類，遇水加熱後，直鏈澱粉會變鬆軟，支鏈澱粉則會出現黏性。一般所吃的粳米，直鏈澱粉約占 15 ～ 35%；支鏈澱粉則占 65 ～ 85%。至於糯米，則百分之百都是支鏈澱粉。標榜低直鏈澱粉的白米，因支鏈澱粉含量較高，黏性較強，放涼後也不會變硬，很適合做成便當。而印度秈稻則屬於高直鏈澱粉，口感蓬鬆，適合做燴飯或燉飯等料理，或製成米麵等加工食品。

以粳米或糯米磨粉可避免麩質過敏

用粳米或糯米碾製成的米粉，例如白玉粉（以糯米碾製）、上新粉（在來米粉）或糯米粉等，可避免麩質過敏的問題，近來備受矚目。這類米粉的吸水性強、口感濕潤，做成炸物的麵衣則顯得酥脆。

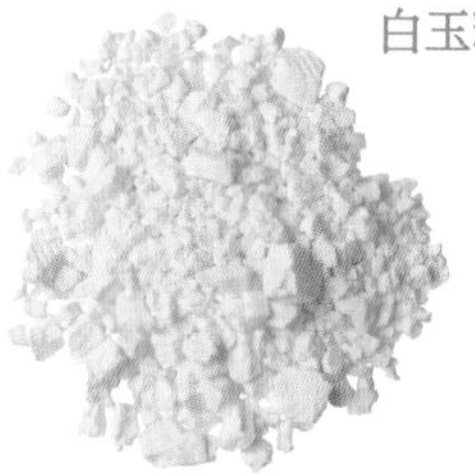
白玉粉

免洗米有什麼優點？

已有報告指出，淘洗白米後的洗米水裡，含有不易淨化的磷或氮，恐有汙染水質之虞。若改用事先處理、去除米糠層的免洗米，便可省去洗米的麻煩，更有助於環保。

米糠層含 γ -穀維素

米糠層的營養價值很高，除了富含脂肪，還有維生素 B_1、B_6、E、鐵、鎂、錳、膳食纖維等。其脂肪裡的 γ- 穀維素可抑制膽固醇吸收，據說能緩解女性更年期的不適症狀，常用於製作藥品。自古以來，米糠在生活中就有許多用處，如製作米糠醬菜、榨油（米糠油）、拋光家具或取代肥皂清潔等。

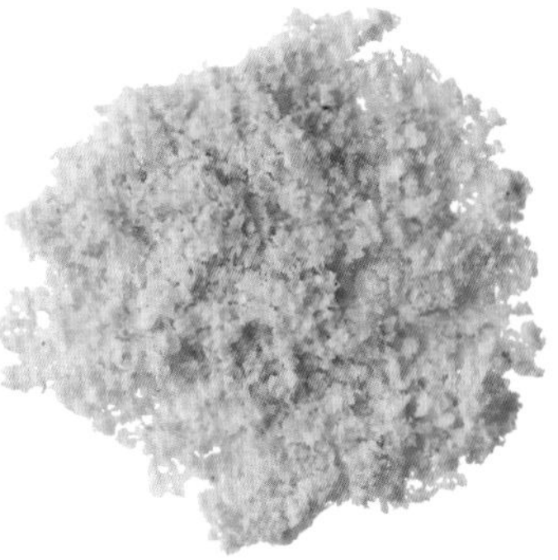

大麥

日本早於繩文時代末期～彌生時代初期即有種植大麥的紀錄，主要作為兩期稻米之間的短期作物。

大麥富含澱粉和膳食纖維，尤其膳食纖維含量較高，且水溶性與非水溶性兩種兼具，可有效預防諸多生活習慣病。與稻米相比，大麥的鈣質含量較多，可協助維持強健的牙齒或骨骼。

大麥主要分為六條大麥（六棱種）和二條大麥（二棱種）；前者多用於製作麥飯（將大麥與白米混和後煮熟食用）或麥茶，後者則是啤酒或燒酒的製作原料。在啤酒釀造的過程中，酵母代謝時所需糖分的主要來源為大麥芽；其最終產物酒精和二氧化碳，可賦予啤酒特殊的泡沫和清涼感，更嘗得到麥芽獨有的風味。此外，原生種的大麥表皮並不容易去除，而是經過後代突變，才有較容易去皮的六條大麥品種，可用來製作麥味噌等食品。

富含膳食纖維
可調整腸道環境

英文名 Barley
別名 三月黃
熱量（100g 中）343kcal
含醣量（100g 中）67.5g

五味 甘·鹹
五性 涼
歸經 脾胃膀胱

食品成分表
（麥片 可食用部分每100g）

蛋白質		6.2g
脂肪		1.3g
碳水化合物		**76.2g**
礦物質	鈣	17mg
	鐵	1.0mg
維生素	B_1	0.06mg
	B_2	0.04mg

二條大麥

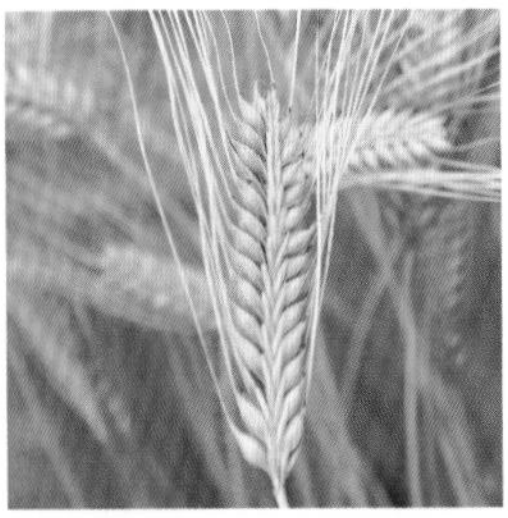

六條大麥

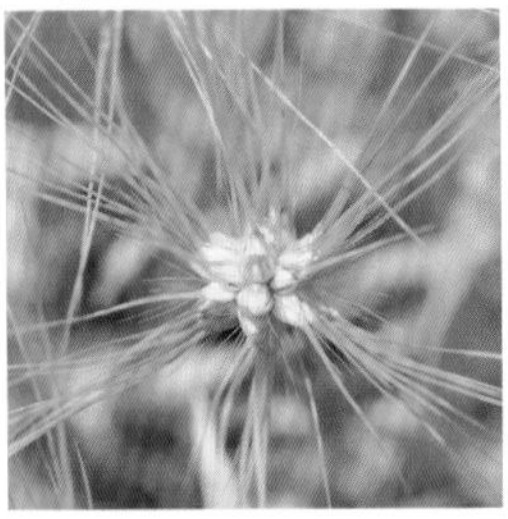

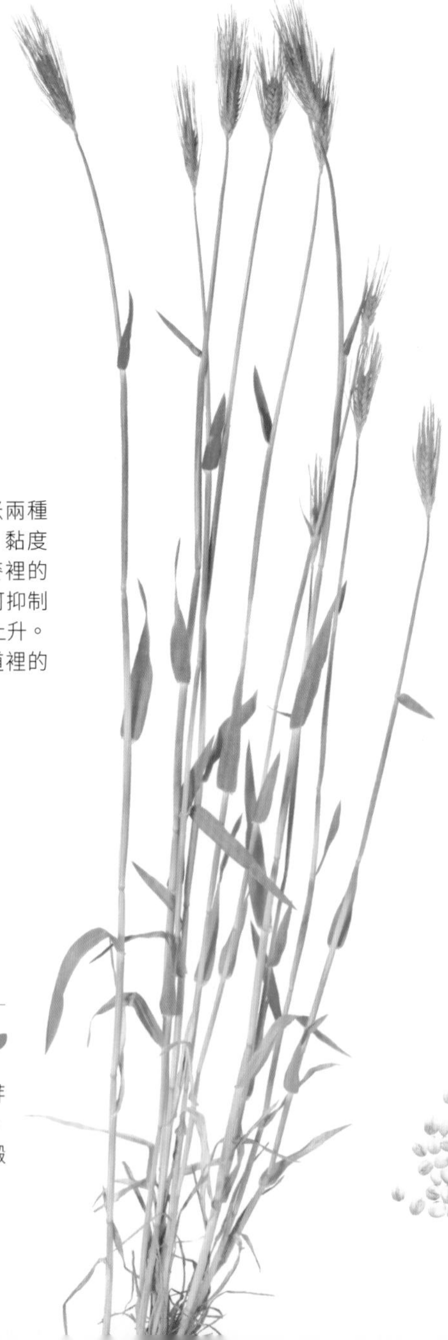

什麼是糯麥？

就和稻米可分為梗米和糯米兩種一樣，支鏈澱粉含量較多、黏度強的大麥就稱為糯麥。糯麥裡的水溶性膳食纖維 β- 葡聚糖可抑制糖分吸收，避免血糖值急速上升。此外，β- 葡聚糖還能將腸道裡的有害物質排出體外。

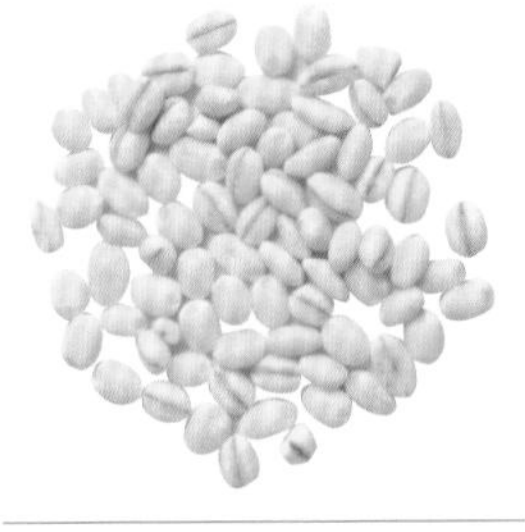

麥芽又是什麼？

發芽之後的大麥就稱為麥芽（Malt）。當大麥發芽後，會活化裡頭的澱粉酶，將澱粉轉為糖分，生成麥芽糖。

和菓子與麵茶竟是同種原料？

將大麥磨粉後以小火乾炒、膨發後即成炒麵粉，又稱麥焦、煎麥或香煎，可加糖和熱水攪拌食用，類似臺灣麵茶。炒麵粉也是和菓子（落雁）的原料之一。

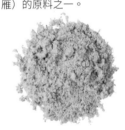

大麥若葉的保健成分

大麥若葉（嫩苗）是日本很常飲用的蔬菜汁原料，富含 β- 胡蘿蔔素、維生素、鉀、鈣、胺基酸、β- 葡聚糖（膳食纖維）等營養成分；其中的 SOD（超氧化物歧化酶）活性氧分解酵素更是保健關鍵。

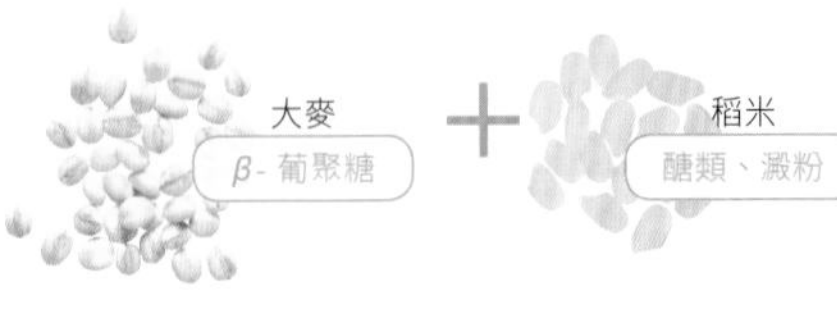

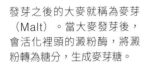

抑制血糖值上升

小麥

小麥是世界三大穀物（稻米、小麥和玉米）之一，也是人類最古老的農作物，產量幾乎全作為食用，僅六分之一用作畜牧飼料。小麥的世界產量和種植面積，位居栽培穀物之首，以普通小麥種植最廣，占全世界小麥栽種總面積的九〇％以上。由於小麥直接食用口感不佳，因此大多先磨成麵粉，再製作成加工食品。

小麥的主要成分是澱粉，除此之外，還含有麥穀蛋白或醇溶蛋白等蛋白質。小麥胚芽中富含脂肪，以及維生素E、鈣、鎂、鋅等礦物質與膳食纖維。俗稱麩質的小麥表皮，過去都被當作飼料使用，但在得知其含有豐富的非水溶性膳食纖維後，除了供給日常食用之外，還能作為特定的保健食品。

將小麥的胚乳磨成粉後即為麵粉；可依其中的麩質蛋白（Gluten）占比，分為高筋、中筋與低筋三種。除此之外，還有將表皮或胚芽一同磨成粉的全粒粉（全麥麵粉），營養含量最高。不過，在人類的過敏原排行上，小麥算是前幾名的食材，因此現在也很流行以米磨成的米粉取代麵粉製作麵食（見第一八五頁）。

世界性的糧食作物

英文名 Wheat　別名 小麦
熱量（100g 中）337kcal　含醣量（100g 中）61.4g

五味	甘
五性	涼
歸經	心、脾、腎

食品成分表（可食用部分每100g）

蛋白質		10.6g
脂肪		3.1g
碳水化合物		**72.2g**
礦物質	鈣	26mg
	鐵	3.2mg
維生素	B_1	0.41mg
	B_2	0.09mg

小麥的表皮富含膳食纖維

麩質即為小麥的表皮，富含纖維素與木質素等非水溶性膳食纖維，可消解便祕並預防大腸癌等腸道疾病。

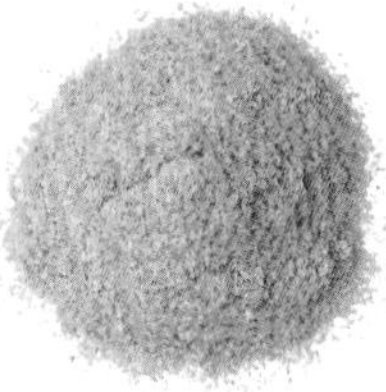

麩質

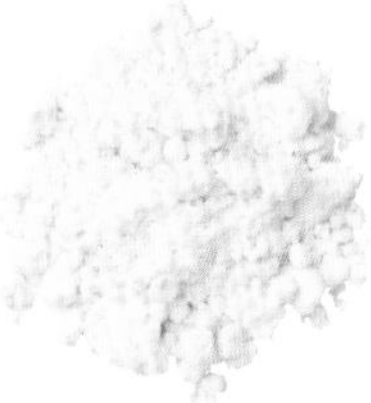

低筋麵粉

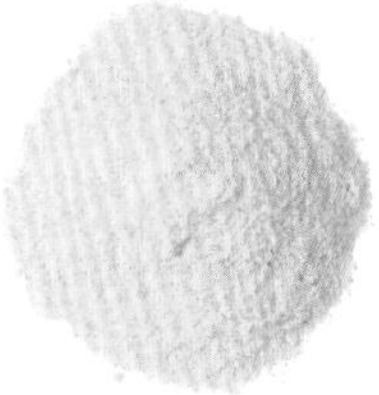

全粒粉（全麥麵粉）

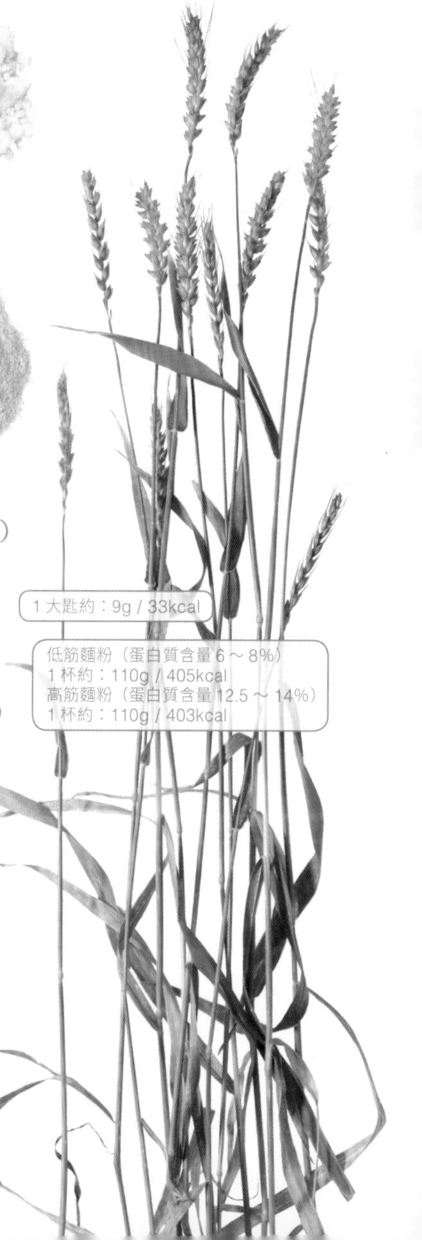

1大匙約：9g / 33kcal

低筋麵粉（蛋白質含量6～8%）
1杯約：110g / 405kcal
高筋麵粉（蛋白質含量12.5～14%）
1杯約：110g / 403kcal

麵糰為什麼會膨脹？

將麥穀蛋白（Glutenin）和醇溶蛋白（Gliadin）加水與食鹽後靜置，使麵糰中的水分與麵粉顆粒融合（醒麵）之後，就成了具有黏性與彈性的麩質蛋白。用高筋麵粉製作的麵包之所以會膨脹，就是因為其中含有麩質的緣故。

小麥胚芽可製成各式營養食品

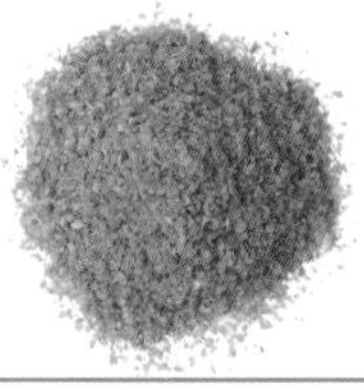

小麥胚芽富含蛋白質與膳食纖維，維生素和礦物質的含量也很高。以其為原料製作的胚芽粉、胚芽薄片或胚芽餅乾等都被視為健康食品。此外，小麥胚芽油還含有亞麻油酸與油酸，因維生素E含量豐富，常被製成化妝品用油。

小麥白蛋白

可抑制血糖值急速上升的水溶性蛋白質

小麥白蛋白是小麥成分裡的水溶性蛋白質之一，可緩和消化酵素澱粉酶的運作，藉此穩定糖分吸收、延緩血糖值上升的速度。又因為精製後的小麥蛋白有預防糖尿病的效果，常用來製成相關保健食品。

小麥的原生種斯佩耳特小麥

市面上販售的斯佩耳特小麥（Spelt）是小麥的原生種，無法以其他品種改良。其營養價值高於一般小麥，也適合麩質不耐症者食用。

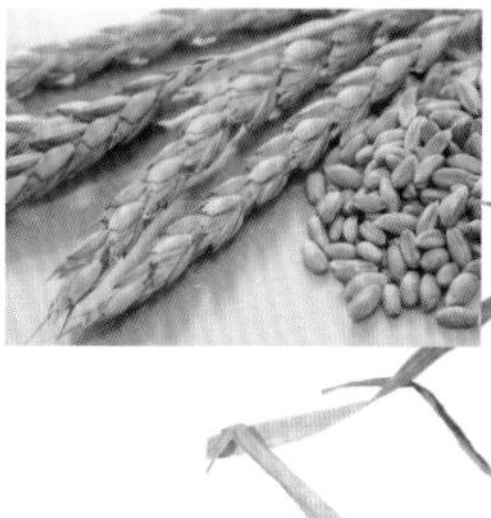

有助抗老化

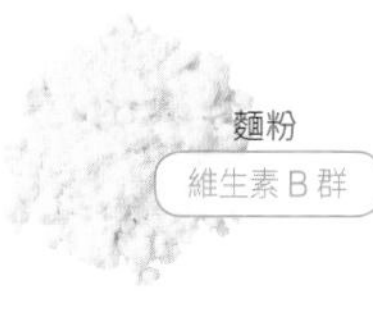

麵粉
維生素B群

＋

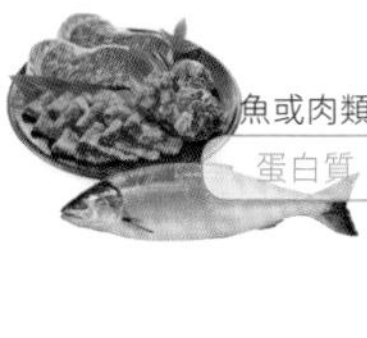

魚或肉類
蛋白質

薏仁

滋養功效滿分的養顏美容聖品

早在西元七~八世紀，日本便引進薏仁當作藥用植物。去除種皮後的薏仁乾燥品為薏苡仁，可加米煮成粥，有滋養強身功效。

薏仁的胚乳主成分為澱粉，其特性類似糯米，不但具有黏性，更富含胺基酸、脂肪、維生素B_1、B_2，以及膳食纖維等營養成分。中醫認為薏仁具有健脾補肺、清熱利濕等滋養功效；其水溶性纖維容易被人體消化，可減輕腸胃負擔、增進食慾，適合脾胃虛弱的人食用。

在民俗療法上，薏仁除了能消水腫、舒緩關節痛，還可除疣、養顏美容。利用薏仁入菜的料理也很多，像是將帶皮的種子煎煮後的薏仁茶，無澀微甘、溫和易入口，常混合其他食材煮成青草茶；甜品方面則有豆花薏仁、薏仁漿等各種應用。

英文名 Job's tears
別名 鳩麥
熱量（100g 中）360kcal
含醣量（100g 中）71.6g

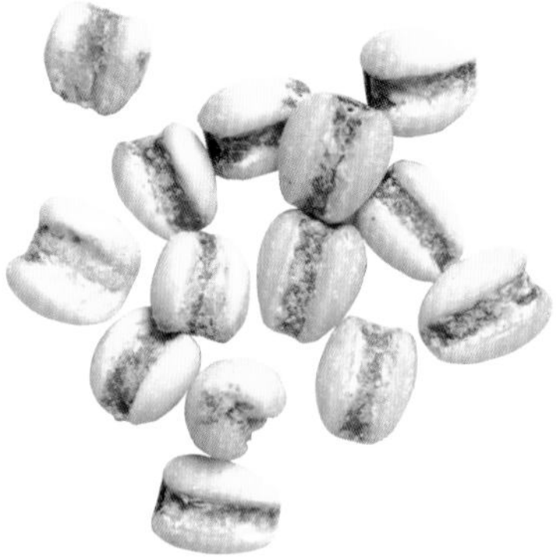

保存方法

將薏仁充分洗淨後，加足量的水浸泡一夜。後續換上乾淨的水下鍋開中火煮沸，轉小火煮軟。將煮軟的薏仁撈起來沖掉表面的黏液，放涼後以小袋分裝，置於冷凍庫中保存。

五味	甘·淡
五性	涼
歸經	脾·肺·胃·大腸

食品成分表（可食用部分每100g）

蛋白質		13.3g
脂肪		1.3g
碳水化合物		72.2g
礦物質	鈣	6mg
	鐵	0.4mg
維生素	B_1	0.02mg
	B_2	0.05mg

懷孕或哺乳期間不可食用薏仁

因薏仁可能引起子宮收縮，為小心起見，懷孕或產後哺乳期建議不要食用薏仁。

具消炎排膿、利尿、強身作用

薏仁有消炎排膿、利尿、強身與止痛的作用，因此中醫臨床上常用來治療腹痛、關節痛、下痢或化膿性疾病。

黑麥

北歐和東歐一帶的象徵性穀物

黑麥是一種比較近代的穀物，在古代歐洲時期還不為人知。最初的黑麥被認為是一種雜草，後於兩千~三千年前的小亞細亞，與小麥一起被收割後才獨立培養。

黑麥可種植於嚴寒或貧瘠地區，因此最適合種不出小麥的北歐與東歐國家。黑麥富含膳食纖維、維生素B群與礦物質，尤其鉀、磷、鋅等含量較高。但黑麥磨成的黑麥麵粉麩質成分不足，無法像麵粉一樣使麵包烤至香鬆，因此，北歐或東歐國家的麵包口感偏硬，也頗具分量，散發黑麥特有的酸味，保存期也比較久。除了製成黑麥麵包，黑麥啤酒、威士忌或伏特加等也都以黑麥為原料。

英文名 Rye
別名 裸麥
熱量（100g 中）334kcal
含醣量（100g 中）57.4g

食品成分表（可食用部分每100g）
全麥黑麵粉

蛋白質		12.7g
脂肪		2.7g
碳水化合物		70.7g
礦物質	鈣	31mg
	鐵	3.5mg
維生素	B_1	0.47mg
	B_2	0.20mg

充滿北歐風情的單片三明治

口感偏硬且紮實的黑麥麵包很適合做成單片三明治（Open sandwich）。北歐國家稱之為「Smorrebrod」，是一種庶民美食。做法為在吐司片塗上奶油，加上燻鮭魚、鯷魚或魚子醬等；再放起司片、火腿或雞蛋；最後鋪上生菜。像這樣搭配多樣食材一起食用，可避免血糖值急速上升。

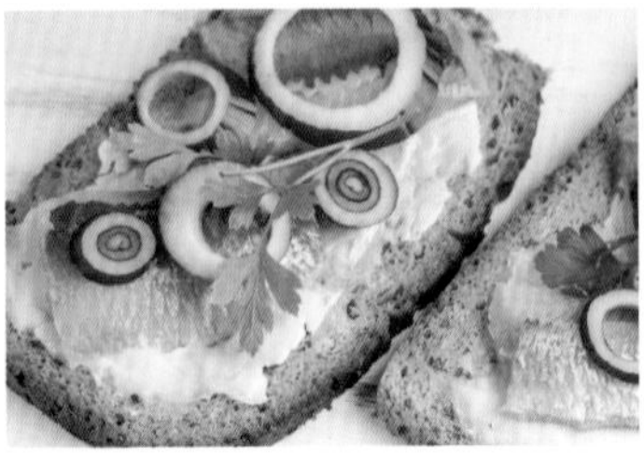

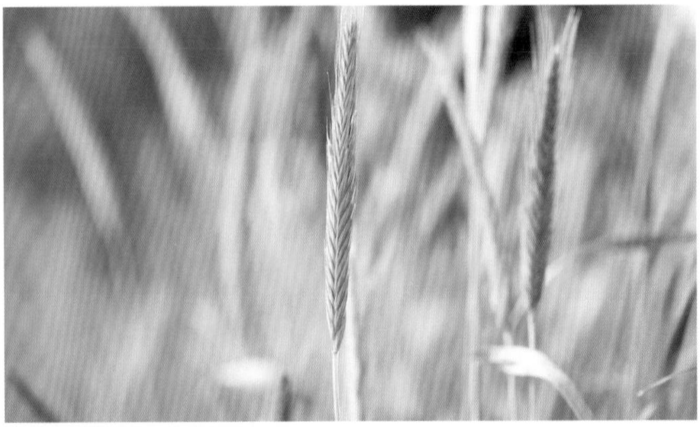

黍

口感Q彈且帶甜味的黃色顆粒

黍為禾本科植物，非常耐旱，是日本在彌生時代便開始栽種的古老雜糧。富含膳食纖維、維生素B_1、B_2、菸鹼酸、鉀與鈣等。

黍的外型為黃色的顆粒，富有咬勁且具甜味，即使冷掉後也很Q彈，是製作萩餅（日本傳統點心，又稱牡丹餅）或糕餅常用的原料。此外，黍也可做成鳥飼料，其莖葉也可當作畜牧用飼料。

食品成分表（可食用部分每100g）

蛋白質		11.3g
脂肪		3.3g
碳水化合物		70.9g
礦物質	鈣	9mg
	鐵	2.1mg
維生素	B_1	0.34mg
	B_2	0.09mg

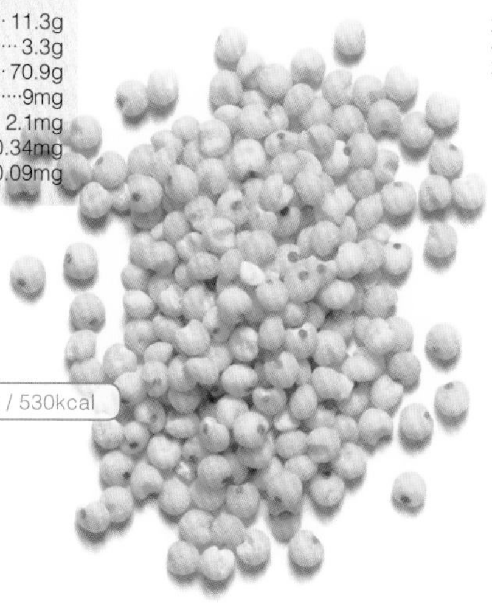

1杯約：160g / 530kcal

甘 五味
平 五性
脾肺 歸經

英文名 Common millet
別名 稷、普通粟
熱量（100g中）363kcal
含醣量（100g中）69.3g

粟

新石器時代即栽種的古早作物

粟與黍皆為歷史悠久的穀類作物，其野生種被稱為狗尾草；亞洲與歐洲都於新石器時代即有栽種紀錄。粟在中國北方俗稱小米，是中國古代的主要糧食作物，遠古的夏代與商代便有「粟文化」的別稱。而在日本方面，粟的栽種時間也比水稻來得早。

粟含有維生素B_1、B_2、泛酸、膳食纖維、礦物質類等營養素，尤其鐵質含量特多。此外，粟和稻米一樣，同樣可因澱粉性質不同，分為粳米種和糯米種。粳米種的粟可混合白米煮成粟飯、粟粥或捏成飯糰。而糯米種除了煮飯或製作糕餅，也可做成米香（米花糖）或糖果等；其莖葉也可當成飼料或燃料使用。

食品成分表（可食用部分每100g）

蛋白質		11.2g
脂肪		4.4g
碳水化合物		69.7g
礦物質	鈣	14mg
	鐵	4.8mg
維生素	B_1	0.56mg
	B_2	0.07mg

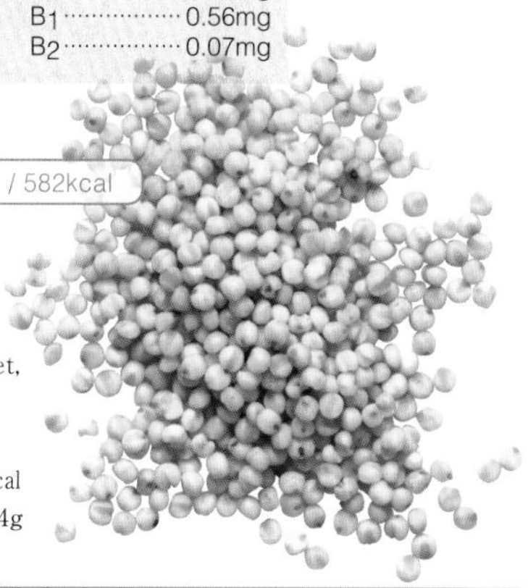

1杯約：160g / 582kcal

甘·鹹 五味
涼 五性
脾·腎·胃·大腸 歸經

英文名 Foxtail millet, Italian millet
別名 小米、穀子
熱量（100g中）367kcal
含醣量（100g中）66.4g

麥片

富含膳食纖維可抑制糖分吸收

大麥精製後再輾壓的乾燥品即為麥片。麥片的膳食纖維含量為白米的十倍，帶有淡淡的香氣，可與米一起煮成麥飯或燉湯。為了健康起見，麥飯中的米麥比例建議為七：三。此外，麥片富含水溶性膳食纖維，可改善糖分代謝，現已有許多報告指出，糖尿病患者常吃麥飯有助改善病症。

在西方飲食中，麥片大多煮成麥片粥，或與果乾等其他添加物製成帶有甜味的乾燥食品，倒入牛奶做早餐，但也容易因此吸收額外糖分，必須留意攝取量。

食品成分表（可食用部分每100g）

蛋白質		6.2g
脂肪		1.3g
碳水化合物		77.8g
礦物質	鈣	17mg
	鐵	1.0mg
維生素	B_1	0.06mg
	B_2	0.04mg

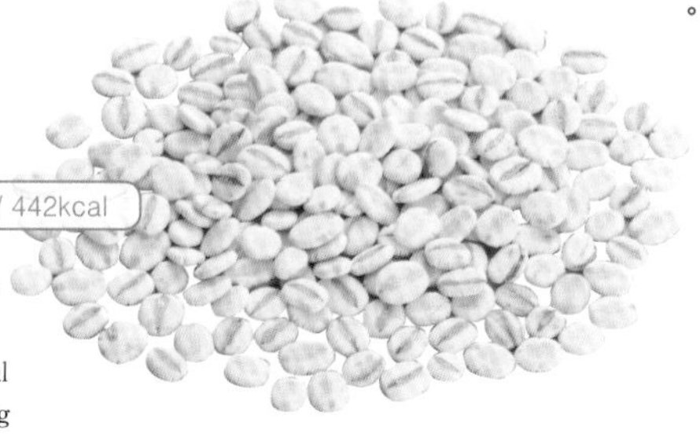

1杯約：130g / 442kcal

英文名 Rolled barley
別名 押麥
熱量（100g中）340kcal
含醣量（100g中）68.2g

藜麥

原產於南美洲的超級食物

藜麥又稱印地安麥、灰米等，原生於南美洲高地，是為一年生的穀類植物，一般多食用其種子。藜麥在古印加語中為「五穀之母」，更有「印加黃金」的美譽，營養價值很高。

藜麥的維生素B群、葉酸，以及鉀、鎂、鐵、鋅等礦物質含量皆很豐富，此外，藜麥還含有亞麻酸或油酸等不飽和脂肪酸，因而被視為超級食物。藜麥具有獨特的氣味與口感，除了加入米中煮成飯，也能煮湯、做成義式燉飯或與其他食材拌成沙拉，用途廣泛。

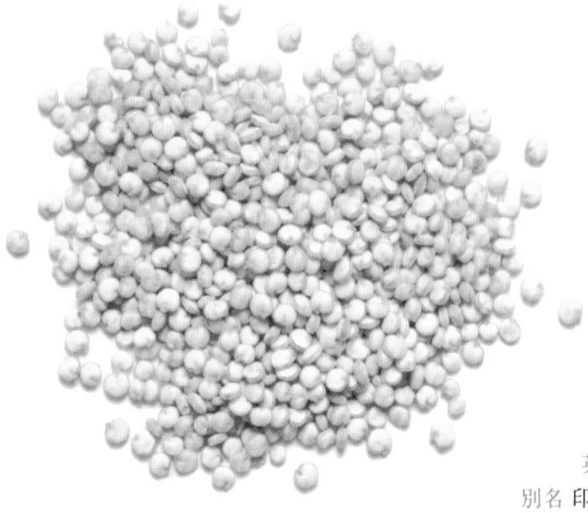

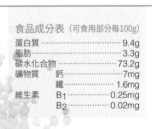

英文名 Quinoa
別名 印第安麥、灰米
熱量（100g中）359kcal
含醣量（100g中）62.8g

莧菜籽

具高營養成分的超級穀物

莧菜籽源自南美洲，其種皮相當柔軟，無須碾製即可食用，自古即為印加帝國的主食。莧菜籽富含蛋白質、維生素B6、葉酸、膳食纖維，以及鐵、鋅等礦物質，是少見的高營養成分穀物。

日本於江戶時代引進莧菜，最初取其鮮紅花朵作為觀賞植物。後因品種繁多，部分地區不僅以其種子為主食，也會整株當成蔬菜食用。莧菜籽的顆粒細微，口感Q彈性且香氣濃郁，除了加入米中煮成飯，也能磨粉製作麵食或甜點。

食品成分表（可食用部分每100g）

蛋白質		12.7g
脂肪		6.0g
碳水化合物		64.9g
礦物質	鈣	160mg
	鐵	9.4mg
維生素	A β-胡蘿蔔素當量	2μg
	B_1	0.04mg
	B_2	0.14mg

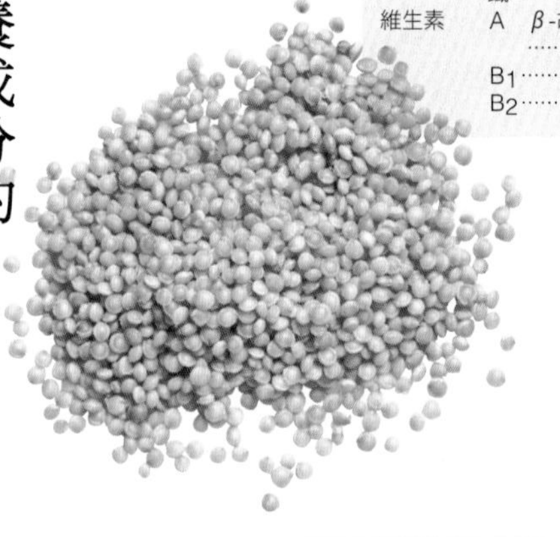

英文名 Amaranth
別名 莧籽
熱量（100g中）358kcal
含醣量（100g中）57.5g

稗

可種植於貧瘠土地 生命力強大

稗與粟一樣，栽種歷史比稻米還悠久，此外，稗可生長於無法種稻的貧瘠土地上，生命力十分強大。稗的外型和水稻相似，常與水稻長在一起，但稗會影響水稻的生長發育。

稗含鉀、鈉、鋅等礦物質類，以及脂肪、膳食纖維等營養素；本身沒有特殊的味道，可與米一起煮飯或粥、磨粉製成糰子，或當作味噌或酒類的原料。此外，稗還可做鳥類飼料；其嫩莖或葉桿可製成畜牧飼料或乾草。

食品成分表（可食用部分每100g）

蛋白質		9.4g
脂肪		3.3g
碳水化合物		73.2g
礦物質	鈣	7mg
	鐵	1.6mg
維生素	B_1	0.25mg
	B_2	0.02mg

1杯約：160g / 587kcal

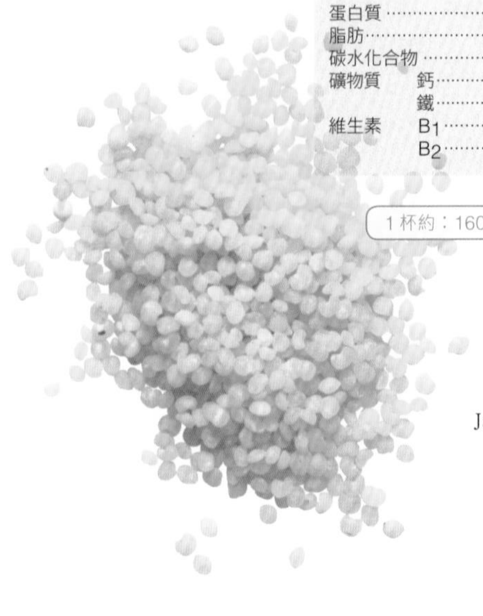

英文名 Japanese barnyard millet
別名 稗子、稗草
熱量（100g中）366kcal
含醣量（100g中）68.9g

野生稻

英文名 Manchurian wild rice
別名 真菰、菰米
熱量（100g 中）101kcal
含醣量（100g 中）19.5g

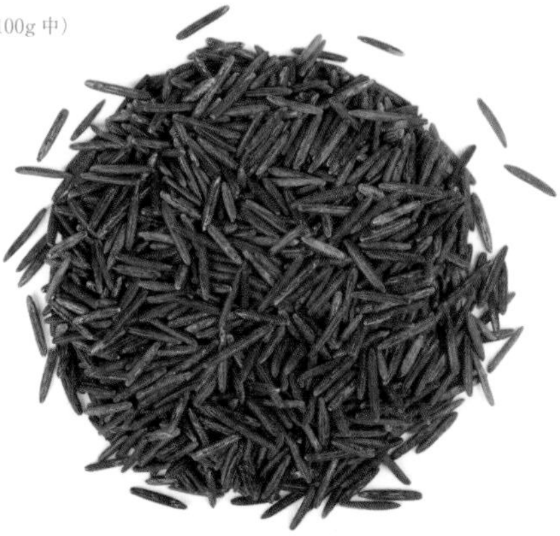

美國印地安人的重要食材與神聖穀物

野生稻又稱鬼仔稻，是古代留存至今的野生稻種，目前亞洲地區的重要主食稻米，很有可能就是從野生稻演化而來。野生稻原生於北美大陸，生長於多水的區域。對美國的印地安人來說，野生稻的種子不僅是食材，也是儀式或祭典常用的神聖穀物。

野生稻的米粒黑色細長，風味類似堅果，但質地偏硬，要花很長的時間才能煮軟。煮熟的野生稻米可做成燴飯、義式燉飯等料理，或用來煮湯、製作沙拉。

黑米

英文名 Black rice
別名 烏米、黑秈糙米
熱量（100g 中）356kcal
含醣量（100g 中）70.1g

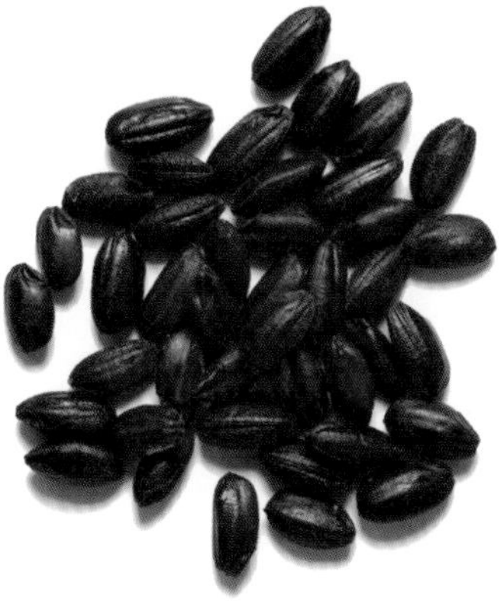

甘 五味
平 五性
脾 歸經

富含花青素的古早米 現代稻米的原生種

黑米俗稱烏米、黑秈糙米或古早米，據說是現代米的原生種。其種皮與果皮中的黑色色素為可抗氧化的花青素，有抗衰老的保健功效，因此又被稱為長壽米。

黑米可加入白米中一起烹煮，煮出來的米飯會變得黑紅，自古即被用於祭祀場合。黑米的營養價值豐富，除了維生素B群、C、E，亦含有鐵、鋅、鈣等礦物質與胺基酸。黑米的口感Q彈，除了煮飯之外，也常用於藥膳料理或泡成茶水飲用。

紅米

英文名 Red rice
別名 紅香米
熱量（100g 中）344kcal
含醣量（100g 中）68.9g

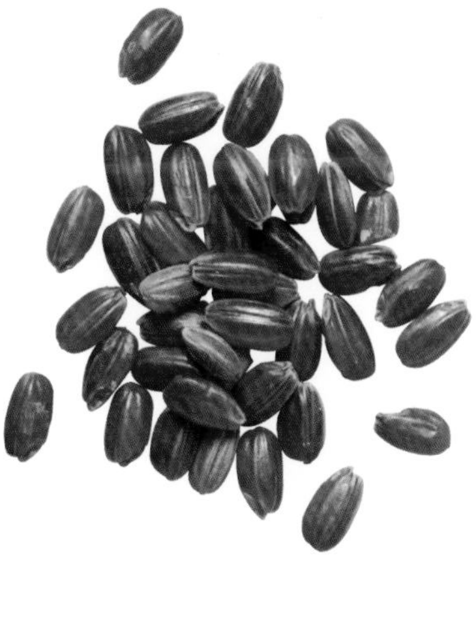

富含單寧酸 可抗氧化

紅米與黑米一樣，從很久以前就有人類食用的紀錄，因此同樣有古早米之稱。紅米的種皮與果皮因含有多酚化合物花青素而呈現紅褐色，與米一起烹煮後，米飯會變成紅色。

紅米實際上是糙米的一種，與白米相比，其口感鬆軟且缺乏黏性；也因含有單寧酸而帶澀味，但若加入其他雜糧煮成米飯，不論顏色或營養都能大大加分，更有抗氧化的作用。除了煮飯，紅米也可當作酒類的製作原料，其風味與白米釀成的酒大不相同。

芝麻

富含不飽和脂肪酸 可使血液更清澈

英文名 Sesame
別名 胡麻
熱量（100g 中）586kcal
含醣量（100g 中）5.7g

一般常吃的芝麻是胡麻的種子，可依其種子外皮的顏色分為黑芝麻、白芝麻和金芝麻三大類，據說種類多達三千種。芝麻是胡麻科胡麻屬植物，雖然它的近親曾在非洲出現，但該品種的起源至今仍然未知。芝麻的種植範圍遍布全世界，多以熱帶地區為主，少部分溫帶地區也有種植。

芝麻的成分當中，有一半以上為亞麻油酸與油酸等不飽和脂肪酸，可降低膽固醇或中性脂肪值。但由於種皮偏硬，食用時要確實搗碎或磨碎才能攝取裡頭的養分。

芝麻也富含維生素 B_1 與 B_6，可消除疲勞、維持神經系統正常運作；同時含有可維持骨骼或牙齒健康的鈣、可預防貧血的鐵。除此之外，芝麻還有豐富的非水溶性膳食纖維，可刺激腸道蠕動，藉此改善便祕困擾。

食品成分表（可食用部分每100g）

蛋白質		19.8g
脂肪		53.8g
碳水化合物		16.5g
礦物質	鈣	1200mg
	鐵	9.6mg
維生素	A β-胡蘿蔔素當量	9µg
	B_1	0.95mg
	B_2	0.25mg

白芝麻

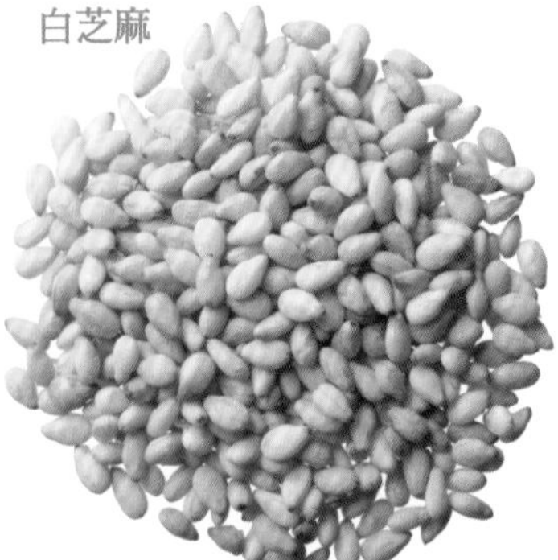

金芝麻（黃芝麻）

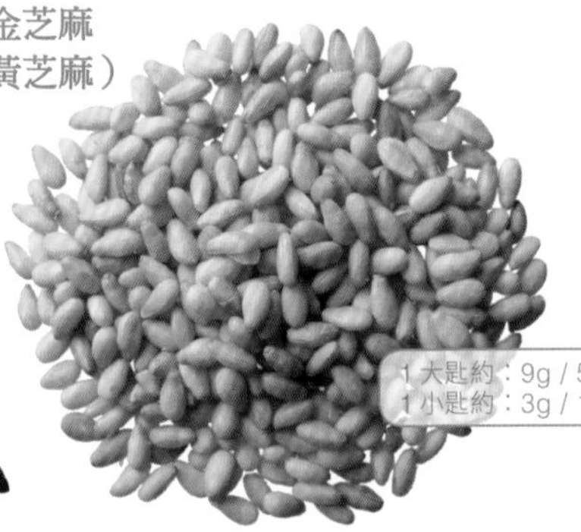

1大匙約：9g / 54kcal
1小匙約：3g / 18kcal

黑芝麻

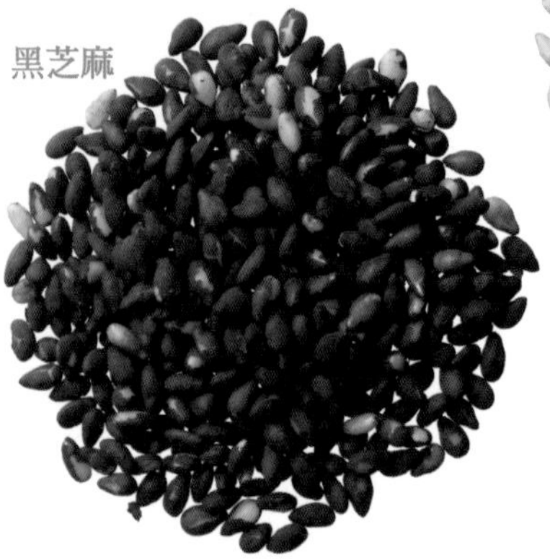

白芝麻
五味 甘
五性 平
歸經 脾・肺

黑芝麻
五味 甘
五性 平
歸經 肝・腎

埃及豔后竟靠芝麻養顏？

埃及豔后克麗奧佩特拉是世界三大美女之一，據說她為了保持美麗的容顏，有一份私房的養顏食材清單，其中就包含了芝麻。除了內服之外，她還會塗抹芝麻油滋潤身體肌膚。更有趣的是，當時的埃及女性亦流行將芝麻油與孔雀石的粉末調和，塗在眼圈周圍作為眼影。

自製芝麻粉與芝麻醬

將炒過的芝麻用研缽搗碎後就成了芝麻粉；由於芝麻裡的半數成分都是油脂，繼續將芝麻粉研磨成糊狀即成芝麻醬。市售的芝麻醬若油水分離，建議先充分攪拌後再使用。

治療小傷口或預防白髮等妙用

輕微的燒燙傷、擦傷或肌膚皸裂時，可於患部抹點芝麻油（即麻油）舒緩。若想預防掉髮或白髮，可將芝麻油加點鹽搓揉頭皮。此外，若是腰腿不適，也可用芝麻粉加薑汁沖開水後飲用。

黑芝麻在中醫上的應用

中醫上會使用種皮含有花青素的黑芝麻入藥，例如可止癢的慢性皮膚病專用處方藥「消風散」即含黑芝麻。此外，常見的紫雲膏等軟膏中也會使用芝麻油。

芝麻木酚素

可清除活性氧並延緩老化的多酚化合物

芝麻內含有芝麻素、芝麻林素或芝麻酚等多酚化合物，上述物質統稱芝麻木酚素，屬脂溶性抗氧化物，可清除體內有害的活性氧，具有延緩老化、預防癌症、動脈硬化與心肌梗塞的效果。此外，芝麻木酚素的特質與雌激素類似，可調整賀爾蒙分泌；還能分解酒精、促進肝功能，改善宿醉症狀。

抗老化

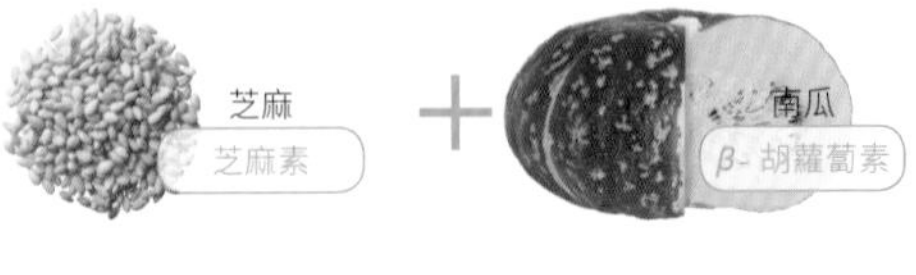

蕎麥

甘 五味
涼 五性
脾·胃·腎 歸經

日本栽種蕎麥的歷史久遠，據說可溯及繩文時代後期至彌生時代左右。蕎麥不僅能種植在寒冷貧瘠的土地，播種後短期間內即可收割，被視為最佳的救荒作物（短期作物）。此外，蕎麥也能在水災過後種植，作為綠肥、飼料或防止水土流失的覆蓋植物。而令人意外的是，日本人最常吃的蕎麥麵，其實遲至江戶時代中期才出現，在這之前都是取其種子煮粥，或磨粉搓成糰子、做成燙蕎麥糕等食物。

蕎麥的蛋白質含量頗高，又含有必需胺基酸離胺酸，可修復身體細胞組織。此外，蕎麥更含有豐富的維生素B群，例如可消除疲勞的維生素B_1、可促進脂肪代謝的維生素B_2、與熱量代謝相關的菸鹼酸，以及可抗壓的泛酸等；加上膳食纖維充足，可調整腸道菌叢、排除多餘的膽固醇。最特別的是，蕎麥富含多酚化合物芸香素，可強化血管、預防高血壓，又因芸香素為水溶性物質，煮蕎麥麵時記得將煮麵用的熱水煮成湯，以攝取完整的營養。

蕎麥雖然營養豐富，但也是常見的過敏原之一，食用時還請確認原料成分標示或來源。

食品成分表（可食用部分每100g）

蛋白質		9.6g
脂肪		2.5g
碳水化合物		69.6g
礦物質	鈣	12mg
	鐵	1.6mg
維生素	B_1	0.42mg
	B_2	0.10mg

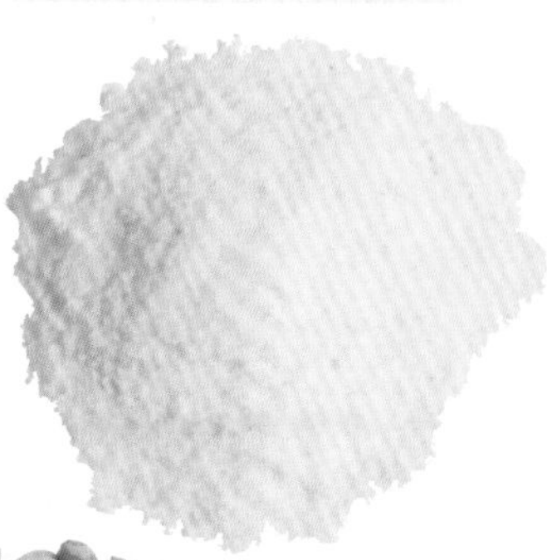

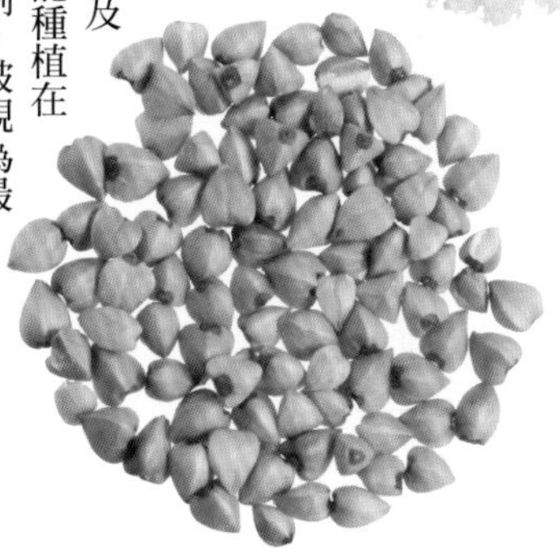

富含最多蛋白質的營養穀物

英文名 Buckwheat　別名 花麥、烏麥
熱量（蕎麥粉・全層粉 100g 中）361kcal　含醣量（100g 中）65.3g

蕎麥粉的分類

蕎麥粉可依其研磨的部位或過篩的工序，分為下列幾類。

一番粉（內層、更科粉）：只取蕎麥胚乳中心部分的內層粉，顏色雪白，是為最上級品，但香氣或風味不足。

二番粉（中層）：以胚乳與部分胚芽磨成的中層粉，外觀為淡黃綠色，香氣與風味較足。

三番粉（表層）：以部分胚乳與胚芽及種皮磨成的外層粉，外觀為暗青綠色，營養豐富，香氣足但風味較差。

全層粉（全粒粉）：以胚芽連同種皮一起磨成的全粒蕎麥粉，顏色偏黑，參雜許多碎粒。營養價值與風味俱佳，但口感不佳，常加工製成燙蕎麥糕、甜點或乾麵的染色劑。

芸香素

可保護血管的多酚化合物

芸香素是多酚化合物的一種，能強化微血管、防止異物入侵，藉此達到抗過敏的效果。當血管變得強韌、血液循環變好，自然可降低血壓。一般的蕎麥種子皆含芸香素，其中苦蕎麥（又名韃靼蕎麥）的含量最多。此外，蘆筍的筍尖、柑橘類的果皮與蔓越莓等蔬果中也含有芸香素。

降低血壓

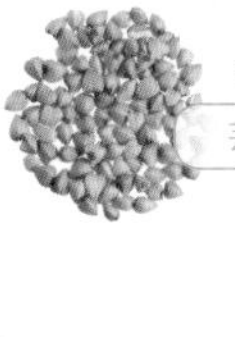

蕎麥 芸香素 ＋

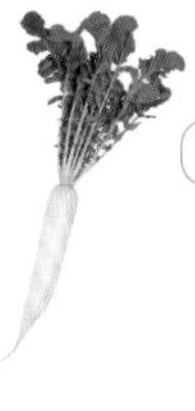

白蘿蔔 鉀

全世界的蕎麥烹調法

除了做成蕎麥麵外，世界上還有各種蕎麥烹調法。**煮粥**：俄羅斯、東歐（kasza，即粥的意思）、**薄餅**：法國（galette，蕎麥粉薄餅）、**義大利麵**：義大利（pizzoccheri，蕎麥義大利麵）、**冷麵**：北韓、**麵包**：印度（roti，印度烤餅）。

為何蕎麥適合煮成湯麵？

蕎麥的蛋白質含量較多，這些蛋白質多為水溶性，因此蕎麥粉加水混合後會出現黏性，但因不含麩質，無法留住水分，既不容易搓成糰，也不好揉捏。為此，擀製蕎麥麵時，加水的工序或速度非常重要。此外，這種水溶性蛋白質在煮麵的過程中會溶於湯裡，因此，吃蕎麥麵時最好煮成湯麵，較能完整攝取營養。

日本國產蕎麥竟比進口的還貴？

北海道是日本最大的蕎麥產地，但目前日本使用的蕎麥粉約有八成是靠進口；而在進口蕎麥當中，又有八成以上來自中國。因此日本國產的蕎麥粉售價遠比進口貨還要高。

產季月曆
1 2 3 4 5 6 7 8 9 10 11 12

大豆

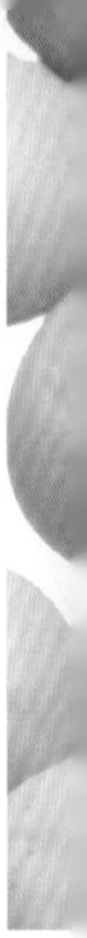

食品成分表（可食用部分每100g）

蛋白質		33.8g
脂肪		19.7g
碳水化合物		29.5g
礦物質	鈣	180mg
	鐵	6.8mg
維生素	A β-胡蘿蔔素當量	7μg
	B_1	0.71mg
	B_2	0.26mg
	C	3mg

英文名 Soybean
別名 黃豆
熱量（100g 中）422kcal
含醣量（100g 中）11.6g

五味 甘
五性 平
歸經 脾·胃

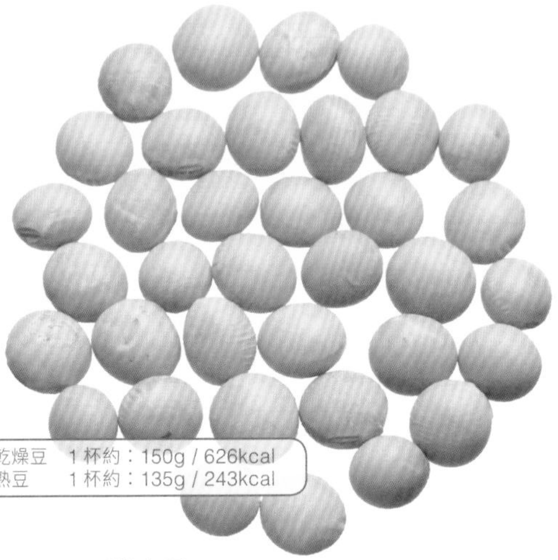

乾燥豆 1杯約：150g / 626kcal
熟豆 1杯約：135g / 243kcal

黃大豆

表皮為淡黃或黃色的大豆品種，一般指稱的大豆即為此種。大粒的黃大豆可用於料理，中粒以下的黃大豆則適合做成豆腐、味噌、醬油等加工製品。

青大豆

表皮為青綠或綠色的大豆品種，煮熟後仍為綠色，油脂比黃豆來得少，但甜度較高。青大豆大多用來製作黃豆粉或煮成糖豆，最近市面上也可買到青大豆製成的納豆。

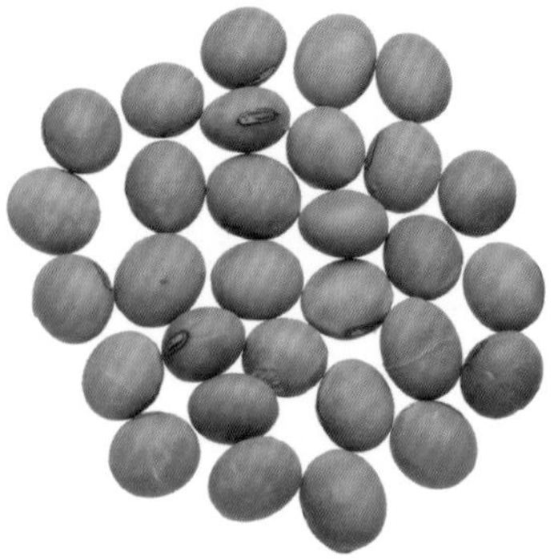

黑大豆

黑大豆又稱黑豆，表皮黑亮，含有大量多酚化合物，又以花青素含量最多。黑大豆一般都用來煮成糖豆，也可製成黑豆納豆或黑豆豆腐，或當作中醫的生藥材。

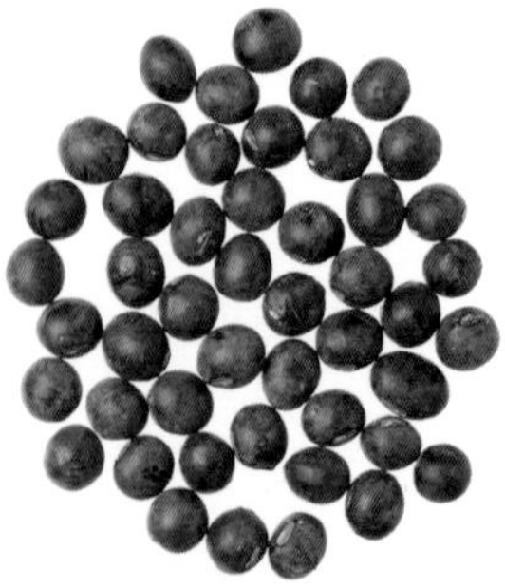

丹波黑豆

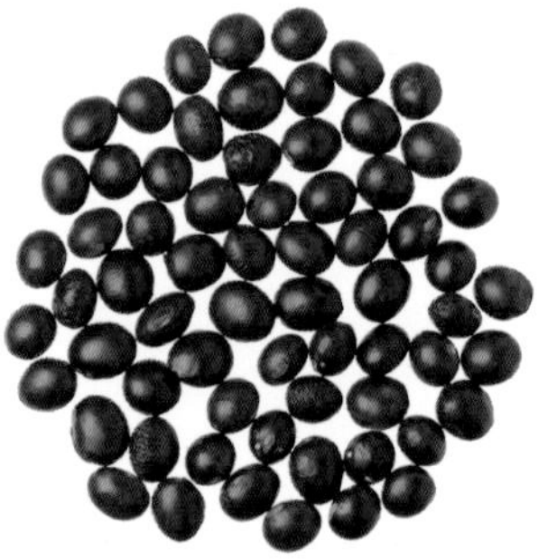

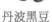

中生光黑豆

極具營養價值與機能性的健康食材

俗稱「田中肉」的大豆，最為人熟知的是其富含優質蛋白質與維生素B群等營養成分。除此之外，大豆的鉀、鈣、鎂、鐵等礦物質類也相當多，更含有足量的膳食纖維，可說是極具營養價值與機能性的健康食材。日常飲食常用的醬油、納豆或豆腐、豆皮等食品，都是以大豆為原料加工製成。

大豆除了豐富的營養素，在疾病預防上的應用也頗受矚目。例如可抑制膽固醇上升的大豆卵磷脂、可抗氧化的大豆皂素、可防骨質疏鬆的大豆異黃酮，以及可調整腸道菌叢的大豆寡糖等，對於預防生活習慣病的功效值得期待。

大豆的種植歷史十分悠久，早在西元四千年前的東亞即有栽種紀錄；日本則在繩文時代的遺跡中發現大豆蹤跡。此外，日本新年食用的黑豆料理、節分時的撒豆儀式等，也是自古沿用至今的習俗。到了室町時代末期，醬油被發明出來，大豆也因此成為不可或缺的調味料原料；江戶時代更出現了現代醬油的雛型。

目前日本的北海道、宮城、佐賀與福岡一帶均有種植大豆，但大部分還是得依賴進口。值得注意的是，許多大豆都經過基因改造處理，且基改大豆製品的產量有日益增加的趨勢，選購時還請留意外包裝上的說明。

日本大豆自給率不到一成

目前日本境內的大豆自給率還不足一成，日常使用上皆必須從美國、巴西、加拿大或中國等地進口。其中用來製作加工食品的大豆幾乎全數仰賴國外進口，而日本國產的大豆則全部用來做成納豆或豆腐這類民間飲食常見的食品。國產大豆不僅風味較佳，也較無基因改造或農藥殘留等問題，故近來需求越來越高。

各式大豆加工製品

豆腐

可降低膽固醇的優質蛋白質

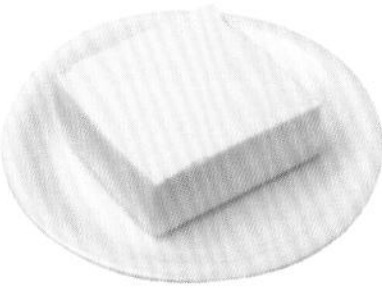

在豆漿內加入鹽滷等凝固劑後就成了豆腐，除了常見的木綿豆腐（板豆腐）和涓豆腐外，還有介於兩者之間的軟豆腐，以及保存期限較長的充填豆腐，可提供完整的大豆營養素。

豆漿

飲用要點在於持之以恆　過量只會帶來反效果

煮熟的大豆可做成豆漿，帶有豆類特有的氣味。不加糖的無糖豆漿可入菜或煮成火鍋；加糖、鹽或果汁的調味豆漿雖然好喝，但也會額外吸收多餘的糖分或營養，因此飲用豆漿的要點在於持之以恆，過量只會帶來反效果。

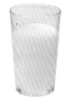

大豆素肉

低脂、低熱量、高蛋白的「田中肉」

從大豆中提煉出蛋白質後，再將之加工、纖維化，即可做出口感類似肉類的大豆素肉，不僅可供素食者食用，也是現代流行的健康食品。大豆素肉有碎末狀和薄片狀等不同種類，可像真正的肉類一樣做成各式產品，例如漢堡排、雞塊等。

納豆

膳食纖維可清理腸道　納豆激酶使血液更清澈

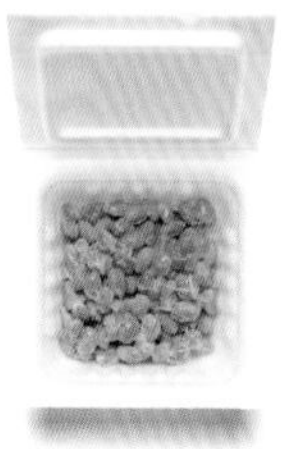

將大豆蒸煮後再加入納豆菌發酵即成納豆，具有預防動脈硬化的效果。近年因為健康意識抬頭，加上發酵食品日趨流行，目前納豆的消費量越來越大。

納豆激酶

可溶解血栓、預防動脈硬化的酵素

納豆激酶是由納豆菌製造出的一種酵素，可溶解血栓、使血液更清澈，故有預防動脈硬化、心肌梗塞與腦中風的效果，還能抑制血壓上升。據說食用納豆一個小時之後，內含的納豆激酶將持續溶解血栓，效果長達 8 ～ 12 小時。

大豆皂素

可預防肥胖的苦味成分

大豆特有的苦味或澀味，來自皂素抗氧化成分大豆皂素。皂素會在水中起泡，故煮大豆時產生的泡泡與浮渣都含有皂素，可避免人體囤積脂肪並預防肥胖。

大豆寡糖

可調整腸道菌叢的甜味成分

大豆寡糖的甜度只有砂糖七成左右，可深入大腸當中，成為人體腸道菌的能量來源，進而調整腸道菌叢。

金雀異黃酮・大豆異黃酮苷素（大豆異黃酮）

改善女性更年期症狀

大豆裡的金雀異黃酮和大豆異黃酮苷素，被歸類於類黃酮裡的大豆異黃酮類。其作用與雌激素類似，可改善更年期女性常見的困擾、停經後容易引起的骨質疏鬆或關節痛等症狀。除了大豆之外，葛根也含有同樣的成分。

忙碌時的健康法寶

將蒸熟的大豆磨碎碾平、脫水乾燥後就成了「大豆瓣」。食用前只需泡水 2 ～ 3 分鐘，即可加入味噌湯或其他湯裡當作佐料。不僅加熱時間短，還能釋出大豆完整的營養素，是忙碌時的健康法寶。

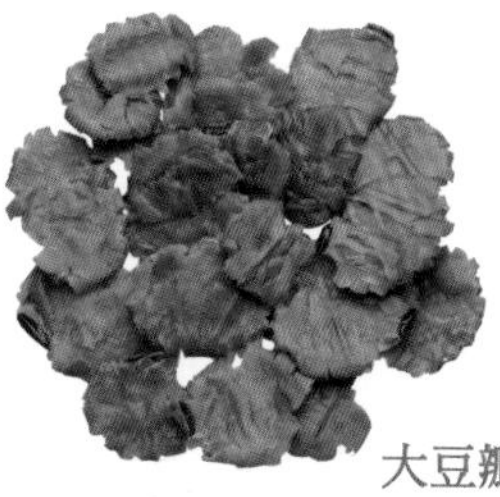

大豆瓣

營養不漏接的大豆烹調法

大豆要煮軟後食用，才能充分吸收各種養分，發揮其最大的效果。以下是建議烹調法。

1　將大豆洗淨，用足量的水浸泡一晚（夏天時可放入冰箱）。
2　隔天將大豆撈起來放入鍋裡，加水以小火煮沸。過程中要仔細撈掉泡泡或浮渣。煮滾後先吃幾顆試試硬度，稍稍帶點硬硬的口感即可（軟硬度可視個人喜好而定）。此外，大豆的煮汁富含大豆皂素等養分，建議用來煮湯。
3　大豆煮熟後放涼，依用量分裝小袋（可倒入一些煮汁）冷凍保存。記得將袋子攤平，使用前放常溫解凍即可。

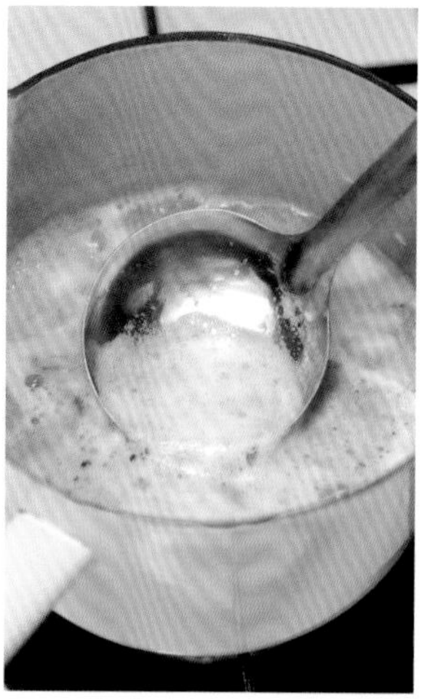

降低血壓

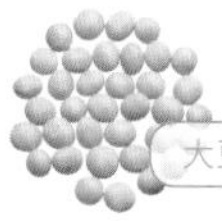

大豆
大豆異黃酮

＋

鮮乳
鈣質

腰豆

品種多樣 世界各地均有栽種

腰豆又稱腎豆、芸豆，是菜豆的變種，因外型類似腎臟（腰子）而得名。腰豆原產於中南美洲，早在西元前八千年就有栽種紀錄，其品種多樣，世界各地均有種植，是人類重要的蛋白質來源之一。

腰豆的主要成分為澱粉，同時含有可消除疲勞的維生素B群、可預防高血壓的鉀、可協助造血的鐵與鋅等。腰豆內的水溶性膳食纖維含量豐富，可抑制膽固醇或糖分吸收，藉此預防生活習慣病。值得注意的是，腰豆含豆類特有的植物凝血素，若加熱不足容易造成中毒。

日本於明治時代之後開始種植腰豆，寬廣的北海道更是主要栽種區。日本國產的腰豆品種眾多，主要可分為金時類、白金時類、手亡（白腎豆）類、虎豆類和鶉豆類等五大類。

食品成分表（可食用部分每100g）

蛋白質		19.9g
脂肪		2.2g
碳水化合物		57.8g
礦物質	鈣	130mg
	鐵	6.0mg
維生素	A β-胡蘿蔔素當量	12μg
	B1	0.50mg
	B2	0.20mg

英文名 Kidney bean
別名 腎豆、芸豆
熱量（100g 中）333kcal
含醣量（100g 中）38.5g

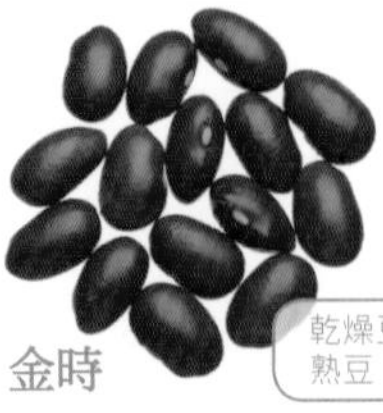

金時

乾燥豆 1杯約：160g / 533kcal
熟豆 1杯約：150g / 215kcal

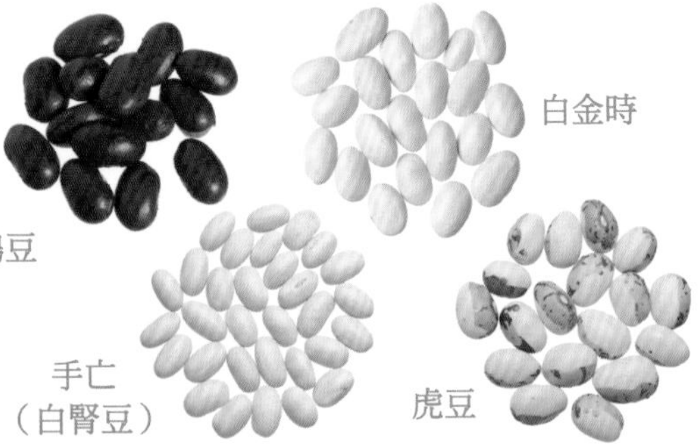

鶉豆　白金時　手亡（白腎豆）　虎豆

植物凝血素

可能導致中毒，充分加熱後才能食用

植物凝血素是一種蛋白質，與糖結合後便會呈現出活性。不光是植物，幾乎每種生物體內都含植物凝血素，其中有些種類會對人體產生不良影響。像腰豆或大豆、穀物的外皮，以及未成熟果實裡的植物凝血素，就含有導致嘔吐、下痢等食物中毒，或引發自體免疫性疾病的因子。植物凝血素只要煮到沸騰、變軟就會被破壞，因此食用腰豆或大豆等前應充分加熱。

紅豆

可驅邪除魔 招來好運的吉祥豆類

紅豆原產於東亞，從繩文時代遺跡可知，日本種植紅豆的歷史相當悠久。而紅色更被視為有驅邪除魔的力量，故常在喜事或重要儀式等場合炊煮紅豆赤飯或紅豆粥以求好運。

紅豆富含蛋白質以及豐富的維生素B群、鉀、鋅等礦物質，可消除疲勞和預防高血壓。此外，紅豆亦含有非水溶性膳食纖維，可預防或改善便祕；紅豆豐富的鐵質，則可協助人體補血、紅潤氣色，促進血液循環，並達到強化體力、增強抵抗力的效果。據說日本自江戶時代就會使用紅豆治療腳氣病。

紅豆通常用來製作羊羹、年糕紅豆湯或湯圓紅豆湯等甜食。可根據其顆粒大小分成大納言紅豆和普通紅豆，一般需保留顆粒感的紅豆餡會用大納言；無顆粒的紅豆泥則用普通紅豆製作。

食品成分表（可食用部分每100g）

蛋白質		20.3g
脂肪		2.2g
碳水化合物		58.7g
礦物質	鈣	75mg
	鐵	5.4mg
維生素	A β-胡蘿蔔素當量	7μg
	B1	0.45mg
	B2	0.16mg

英文名 Red bean
別名 小豆、赤豆
熱量（100g 中）339kcal
含醣量（100g 中）40.9g

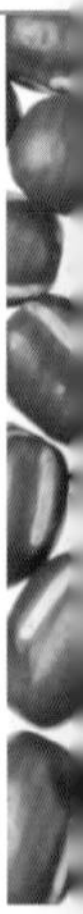

乾燥豆 1杯約：170g / 576kcal
熟豆 1杯約：150g / 215kcal

含有花青素的紅色外皮

紅豆的紅色外皮含有多酚化合物花青素；皮裡的苦味則來自皂素，除了利尿，還可協助排除血液裡的膽固醇。

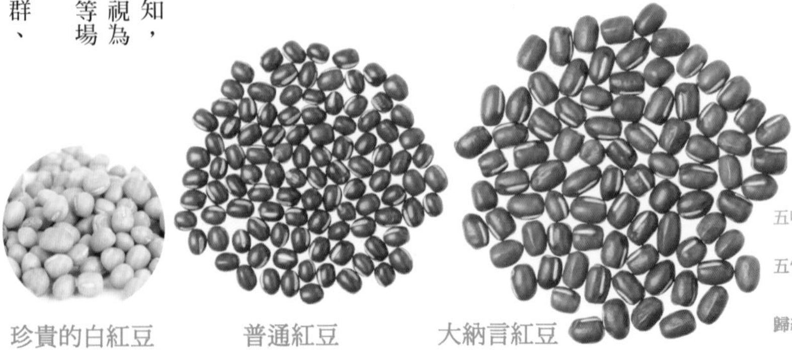

珍貴的白紅豆　普通紅豆　大納言紅豆

五味 甘·酸
五性 平
歸經 心·小腸

大角豆

耐煮且外皮不易破 多用來製作赤飯

大角豆又稱短豇豆，原產於非洲，大約於平安時代自中國引進日本。大角豆的外型非常像紅豆，但兩者是不同的作物。一般常見的大角豆是紅色品種，顆粒比紅豆大，且外皮較硬不易煮破，故常用來炊煮赤飯。

大角豆的營養成分與紅豆相似，以澱粉為主，蛋白質、維生素B群與膳食纖維含量也很豐富。此外，大角豆的品種眾多，有白、黃、綠色等不同顏色的種皮，一般多食用其未熟的種子，或是將整株豆莢作為食用蔬菜。

食品成分表（可食用部分每100g）

蛋白質		23.9g
脂肪		2.0g
碳水化合物		55.0g
礦物質	鈣	75mg
	鐵	5.6mg
維生素	A β-胡蘿蔔素當量	19μg
	B_1	0.50mg
	B_2	0.10mg

英文名 Cow pea
別名 短豇豆
熱量（100g 中）336kcal
含醣量（100g 中）36.6g

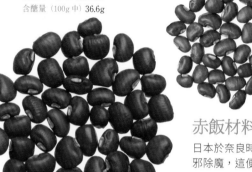

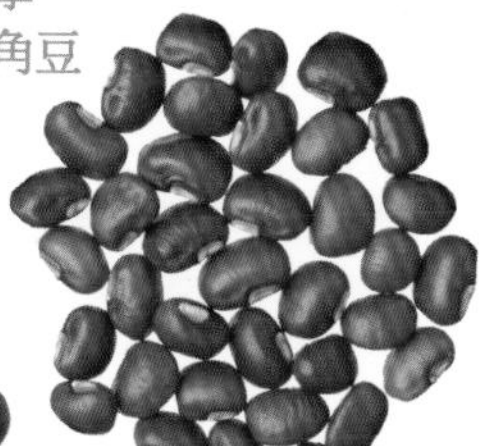

達摩大角豆

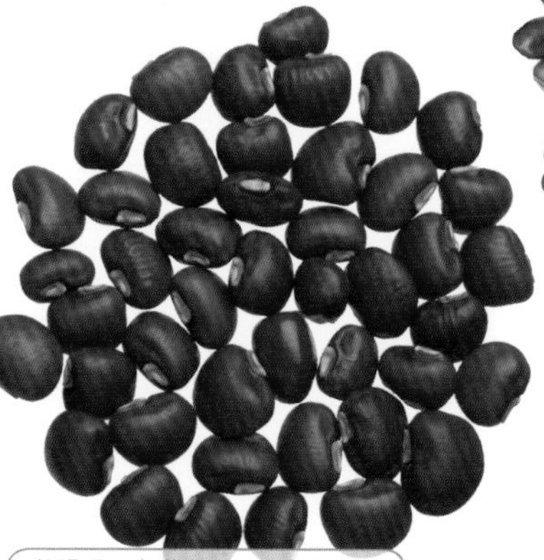

乾燥豆 1杯約：160g / 538kcal
熟豆 1杯約：130g / 189kcal

甘 五味
平 五性
脾·胃·心·腎 歸經

赤飯材料的演變

日本於奈良時代開始炊煮紅米，用以驅邪除魔，這便是赤飯的起源。到了江戶時代，紅豆取代了口感不佳的紅米，但因紅豆不耐煮，外皮很容易就破裂，讓人聯想到武士切腹的情景，故關東地區便改以皮硬的大角豆炊煮赤飯。

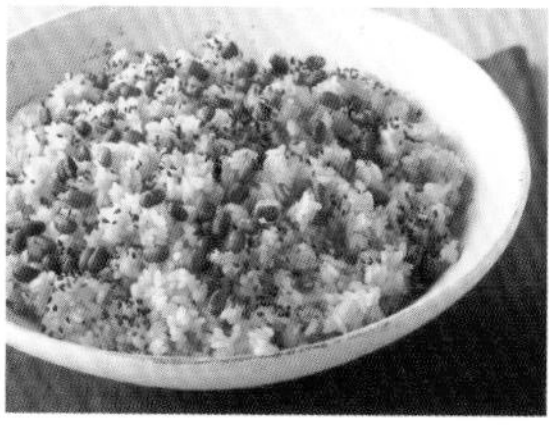

豌豆

依據品種差異 製成不同的日式甜食

豌豆原產於中東，於奈良時代自中國引進日本，明治時代後開始大規模栽種。可分為製作鶯餡（和菓子的餡料之一）的青豌豆、製成蜜豆的蜜糖豆，以及用作和菓子（落雁）原料的白豌豆三種。

豌豆富含澱粉與膳食纖維，尤其非水溶性膳食纖維特別多，可促進腸子蠕動，進而調整腸道菌叢、改善便祕。此外，豌豆的維生素B群與鉀也很豐富，可達到消除疲勞、預防動脈硬化的效果。本書第三十九頁提到的荷蘭豆，正是趁還軟嫩時便採收的豌豆豆莢；青豌豆則是取自豌豆尚未完全成熟的種子。

食品成分表（可食用部分每100g）

蛋白質		21.7g
脂肪		2.3g
碳水化合物		60.4g
礦物質	鈣	65mg
	鐵	5.0mg
維生素	A β-胡蘿蔔素當量	92μg
	B_1	0.72mg
	B_2	0.15mg

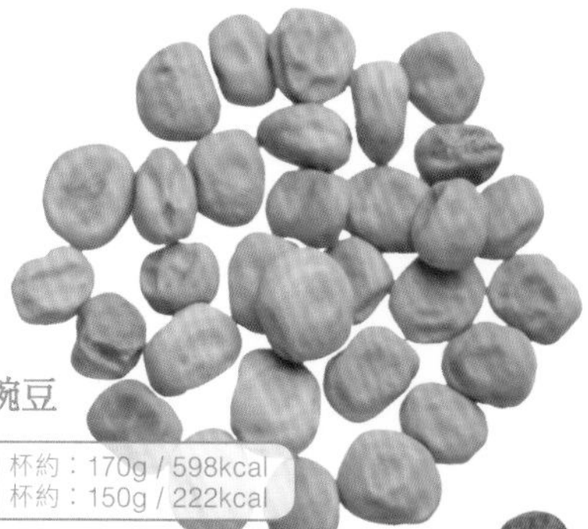

青豌豆

乾燥豆 1杯約：170g / 598kcal
熟豆 1杯約：150g / 222kcal

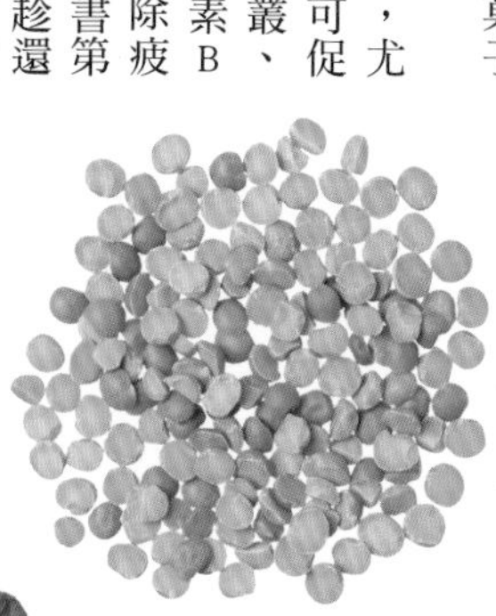

方便烹煮的去皮乾豌豆

豌豆乾燥後會自然裂開成兩半，如此一來就成了去皮乾豌豆。即使不浸水泡開也能直接煮湯或燉菜，適合生活忙碌時即刻烹煮。

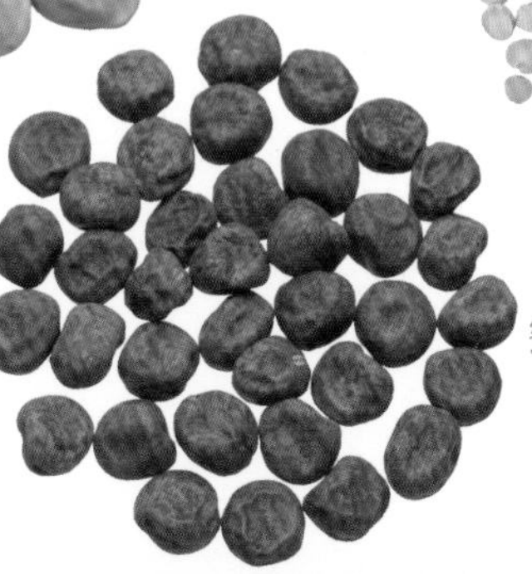

蜜糖豆

英文名 Pea
別名 麥豆、青小豆
熱量（100g 中）352kcal
含醣量（100g 中）43.0g

甘 五味
平 五性
脾 歸經

花豆

食品成分表（可食用部分每100g）

蛋白質		17.2g
脂肪		1.7g
碳水化合物		61.2g
礦物質	鈣	78mg
	鐵	5.4mg
維生素	A β-胡蘿蔔素當量	4μg
	B1	0.67mg
	B2	0.15mg

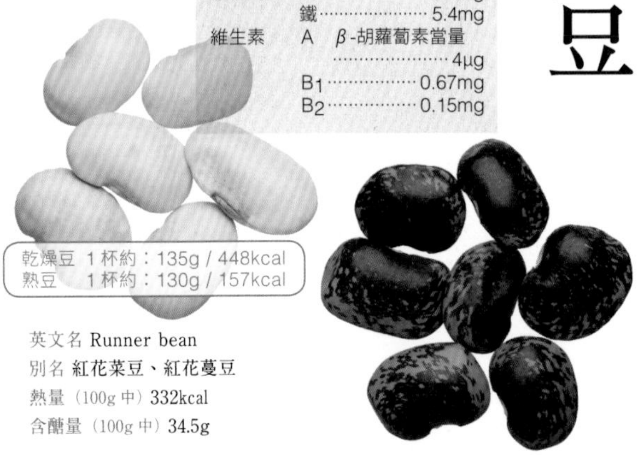

乾燥豆　1杯約：135g / 448kcal
熟豆　　1杯約：130g / 157kcal

英文名 Runner bean
別名 紅花菜豆、紅花蔓豆
熱量（100g中）332kcal
含醣量（100g中）34.5g

豆類中個頭最大的品種

花豆的外型類似動物的腎臟，其為紅花菜豆的種子，同時也是豆類中個頭最大的品種。每到花開期間，便會開出美麗的紅色花朵。花豆適合生長於冷涼地區，在日本東北地區或北海道皆有栽種。花豆可依表皮的顏色分為兩大類：紫紅外皮上有黑點的紫花豆，以及白色的白花豆。兩種均可用於煮豆或製成甘納豆。

在營養方面，花豆因富含非水溶性膳食纖維，能改善便祕困擾。值得注意的是，與其他豆類一樣，食用花豆時若未確實加熱煮熟，便會引起嘔吐或下痢等症狀；這是豆類中的植物凝血素造成的中毒現象。尤其花豆的個頭較大，烹煮時請確實多花些時間將之煮軟，以消除其毒性。

天豆

食品成分表（可食用部分每100g）

蛋白質		26.0g
脂肪		2.0g
碳水化合物		55.9g
礦物質	鈣	100mg
	鐵	5.7mg
維生素	A β-胡蘿蔔素當量	5μg
	B1	0.50mg
	B2	0.20mg

英文名 Broad bean
別名 胡豆、川豆
熱量（100g中）348kcal
含醣量（100g中）46.6g

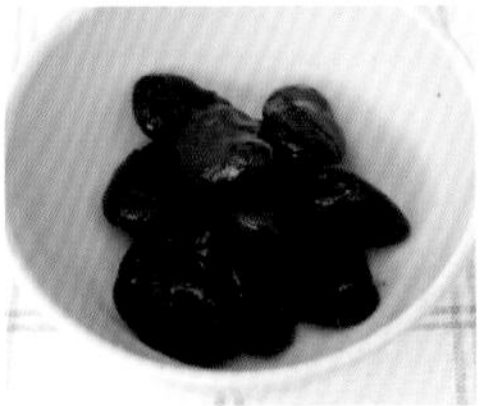

醬油豆

將乾燥天豆炒過，接著用糖與醬油浸漬，就成了醬油豆，此為日本香川縣讚岐著名的鄉土小吃。

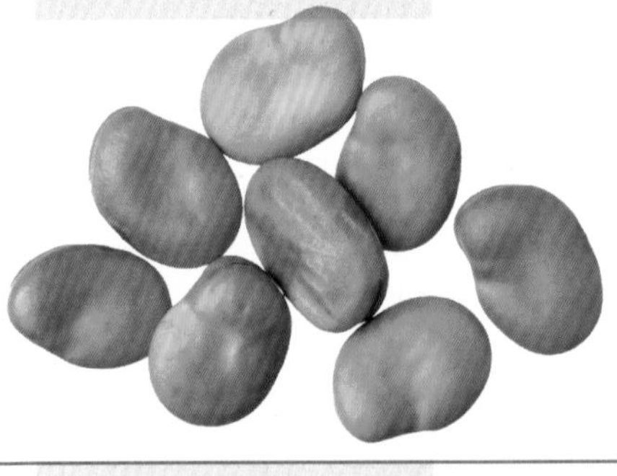

以乾燥調味為主 鮮食可燉湯或做沙拉

天豆又稱蠶豆，儘管大部分的東亞國家都是吃乾燥後的鹽味天豆，但日本則習慣把新鮮的天豆視為食用蔬菜，乾燥吃法反而少見（見第四十二頁）。實際上，乾燥的天豆富含蛋白質，更含有維生素B群、鉀、鈣等營養素。新鮮的天豆除了用來煮豆、製成醬油豆或甘納豆之外，也可煮至軟爛熟透做成沙拉或燉湯。

鷹嘴豆

食品成分表（可食用部分每100g）

蛋白質		20.0g
脂肪		5.2g
碳水化合物		61.5g
礦物質	鈣	100mg
	鐵	2.6mg
維生素	A β-胡蘿蔔素當量	19μg
	B1	0.37mg
	B2	0.15mg

英文名 Chickpea
別名 埃及豆、馬豆、雞心豆
熱量（100g中）374kcal
含醣量（100g中）45.2g

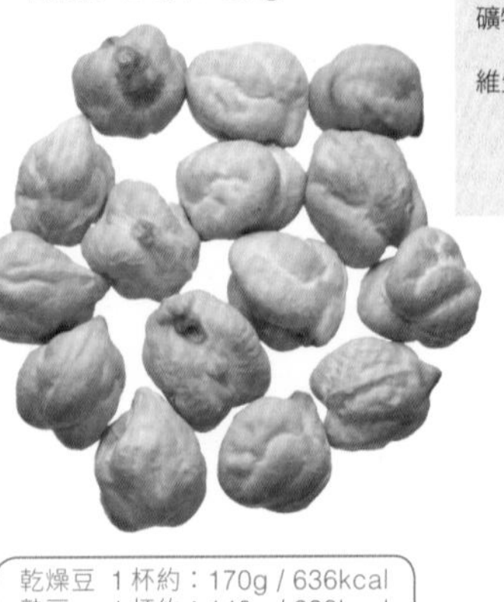

乾燥豆　1杯約：170g / 636kcal
熟豆　　1杯約：140g / 239kcal

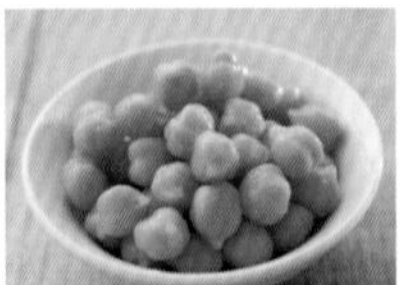

素食者最愛的豆類料理

在中東地區，以鷹嘴豆製作的鷹嘴豆泥是當地常見的家庭料理。更因其富含蛋白質，深受素食者喜愛。

營養滿分的人氣豆類

鷹嘴豆又名埃及豆、馬豆、雞心豆等，主要產自印度或巴基斯坦，是當地重要的蔬菜來源之一。歐洲也有食用鷹嘴豆的習慣；亞洲的維吾爾人則會將之入藥治病。

除了澱粉含量豐富之外，鷹嘴豆還富含蛋白質、維生素B_6、E、鉀與葉酸等營養成分。近來健康取向蔚為風潮，水煮鷹嘴豆也因而成為人氣商品；其口感與風味如同鬆綿的栗子，可用來煮湯或加入咖哩當佐料，或是做成煮豆、甜品等。

糖尿病的應對策略

確實監控血糖值　以避免相關併發症

何謂糖尿病？

葡萄糖等糖分，是人體重要的熱量來源。人們攝取日常飲食後，食物的養分會在體內轉換為葡萄糖，並經由血液送往各個細胞，導致血糖值上升。此時，胰島素就會出動。胰島素是負責調整血糖值的賀爾蒙，由胰臟裡的胰島β細胞分泌而來，同時也是人體唯一可降低血糖值的賀爾蒙。值得注意的是，β細胞一旦減少，就目前的醫學技術仍無法使其增加。

據說β細胞只要減少了一公克，胰島素分泌就會降低，或無法發揮正常功能；而當胰島素無法發揮正常功能或分泌量不足，導致血糖值持續高居不下的狀態，就稱為糖尿病。糖尿病可分為天生缺乏胰島素分泌機制的第一型糖尿病，以及肇因於胰島素功能變差或分泌量不足的二型糖尿病。根據醫學統計，有九成五以上的糖尿病患者都屬於第二型，而導致第二型糖尿病的成因，多與生活習慣不良脫不了關係。例如吸菸、熬夜、暴飲暴食、運動量不足等，都會讓β細胞長期過勞，導致內臟脂肪型肥胖，長期下來就有可能演變成第二型糖尿病。

糖尿病有哪些診斷標準？

一般可透過「血糖值」以及「糖化血色素」（HbA1c，指紅血球中負責運送氧氣的血色素，有百分之幾與葡萄糖結合的數值），診斷是否罹患糖尿病。

關於糖尿病的判斷標準，包括下列四項（前三項需重複驗證兩次以上），若是非懷孕的狀況，只要符合其中一項即可診斷為糖尿病。

- 糖化血色素大於（或等於）六．五％。
- 空腹血糖值大於（或等於）一二六 mg／dl。
- 口服葡萄糖耐受試驗之後，第二小時的血糖值大於（或等於）二〇〇 mg／dl。
- 具典型的高血糖症狀（多吃、多喝、多尿與體重持續減輕），且隨機抽測血糖值大於（或等於）二〇〇 mg／dl。

（編按：為符合國情，此處已改為臺灣衛福部網路公告內容。）

血糖值的區分

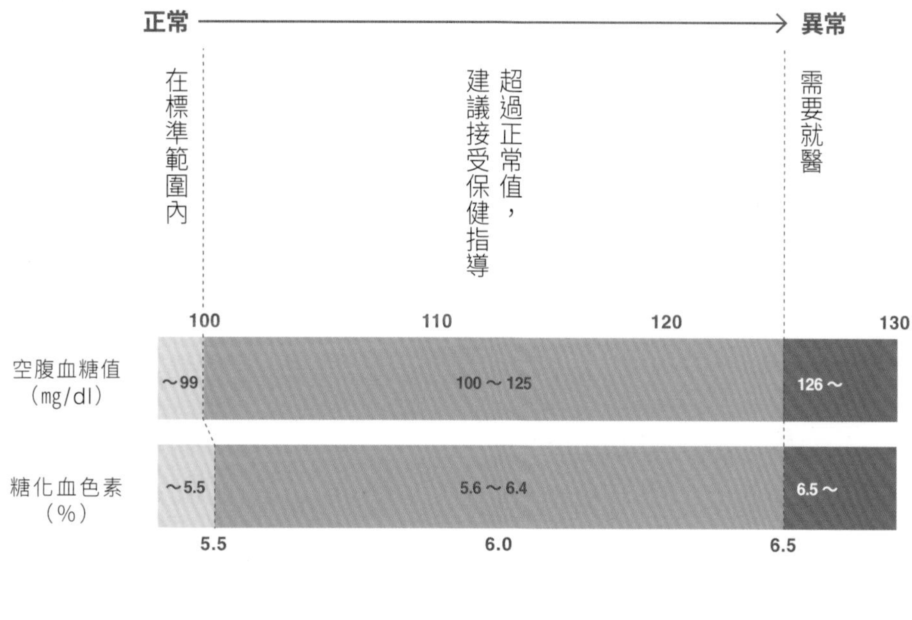

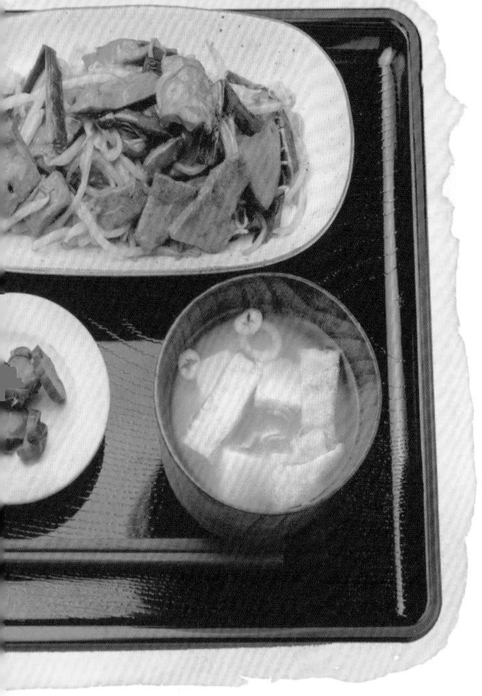

為何糖尿病患很難察覺自己患病？

血糖值過高容易使人口乾舌燥、想喝水，排尿次數也會跟著增加。此外，還會造成體重減輕、容易疲憊等。然而，上述症狀都是在血糖值特別高的情況下才會出現（見第一九九頁之判斷標準）。換句話說，除非接受相關檢查，否則一般人很難察覺自己已罹患糖尿病。

糖尿病患若缺乏自覺，持續維持著目前的生活習慣，長久下來便會引發全身血管問題，導致糖尿病併發症。例如微血管方面的小血管病變、末梢神經病變、腎臟病變、視網膜病變；或是大腦、心臟等大血管病變、腦中風、心肌梗塞，甚至引發肺炎、牙周病或皮膚炎等。

糖尿病的預防與改善法

若想有效降低血糖值，必須從飲食控制與規律運動兩大方向進行。

實行正確的飲食控制

各位可從自身的體型與平常的運動量，估算一天所需的熱量為多少卡路里。接著便以此熱量值為上限，從日常飲食中攝取各種均衡的營養。糖尿病友的飲食療法重點如下：

- 確實了解哪些食物是高醣食品，例如穀類、芋薯類、水果、各式加工製品等，都必須控制甚至限制攝取量。
- 適量攝取脂肪與蛋白質。
- 多攝取非水溶性膳食纖維。
- 有意識地多攝取礦物質（鋅或鎂）。

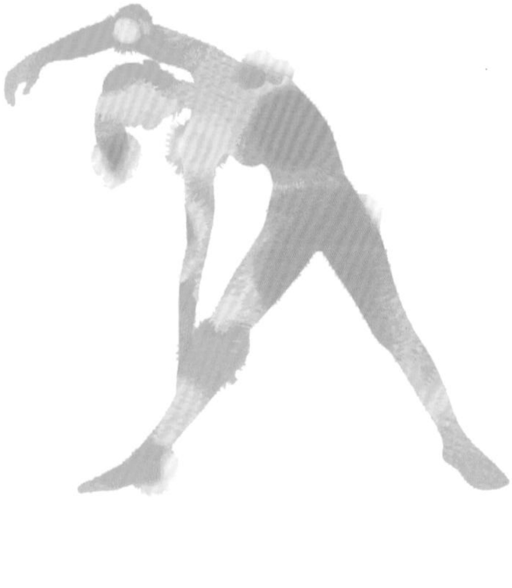

養成規律運動習慣

良好的運動習慣可提高肌肉對葡萄糖的吸收率，藉此降低血糖值。例如快走等有氧運動，便能提升胰島素的功效，同時減少內臟脂肪囤積，形成良性循環。

徹底戒菸

抽菸是糖尿病友的大忌。香菸中的有害物質會刺激交感神經，導致血糖值上升，進而降低胰島素的功能。相關研究數據也顯示，有抽菸習慣的糖尿病友，除了容易罹患癌症之外，死於腦中風或心肌梗塞的風險也會大幅增加。

❗ 特別提醒：本節提供的預防與改善建議適用於第一與第二型糖尿病友，但第一型糖尿病友除了飲食控制與規律運動外，仍必須在醫師指示下定期注射胰島素，以防止併發症。

肉・蛋・乳製品

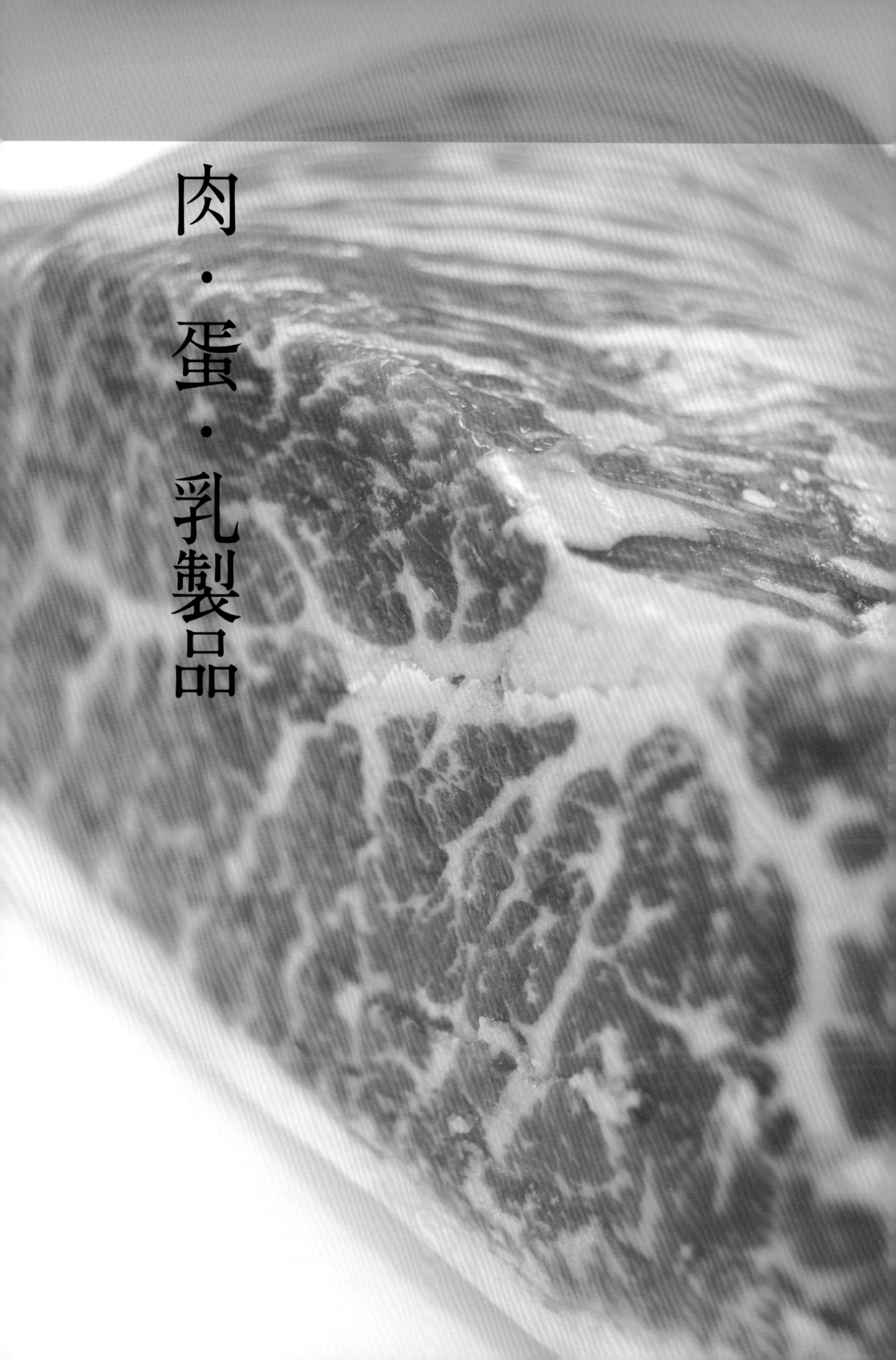

牛肉

隨著輸入量大幅增加，近年來日本的牛肉越來越普及。比起高價位的霜降牛肉，民眾更愛赤身牛肉。市面上還出現了專門販售熟成肉的店家，牛肉的種類也因此變得更加豐富。牛肉含有均衡的必需胺基酸，此外，蛋白質、膠原蛋白、維生素B群、鉀、血紅素鐵等營養素的含量也都很高，對健康很有幫助。

過去日本曾因佛教思想普遍以及飛鳥時代（西元五三八～七一〇年）的禁肉令影響，有很長一段時間不能公開吃肉。禁肉令最早由天武天皇頒布，內容宣告不得食用牛、馬、犬、猿、雞。到了江戶時代，開始流行兼具養生與恢復體力的藥膳飲食，人們才又漸漸開始食用部分肉類。但一直要到明治時代才完全解除禁肉令，並大力推廣肉類食品。而關於牛肉，一般家庭則等到更後面一點的階段才開始接受。目前日本消費的牛肉，約六三％必須仰賴進口。

不論是日本國產牛肉、進口牛肉，都會因為部位差異，而呈現不同的口感與風味。預先了解各種牛肉或部位的特徵，便能做出美味的牛肉料理。

食品成分表（可食用部分每100g）
和牛牛肩里肌肉帶油花

蛋白質		13.8g
脂肪		37.4g
礦物質	鈣	3mg
	鐵	0.7mg
維生素	A β-胡蘿蔔素當量	1μg
	B1	0.06mg
	B2	0.17mg
	C	1mg

牛肉的美味有決定性公式？

牛肉的美味可用下列方程式表示：（牛隻品種×飼料×養育方式）×熟成。括號裡涵蓋了牛隻從生長發育到成為屠畜前的所有要素；搭配肉質熟成方式後，便決定了牛肉的風味與美味。

日本國產牛和牛占比為四成六

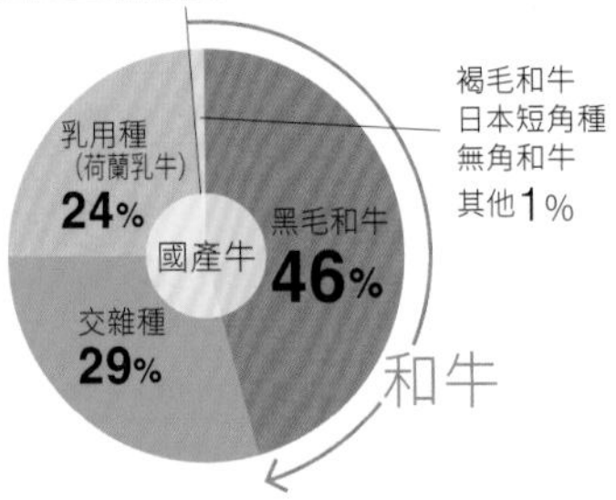

引用：（社）中央畜產協會《家畜改良關細資料》2009年3月
出處：日本農水省生產局

富含均衡的必需胺基酸

熱量（和牛牛肩里肌肉 100g 中）411kcal（帶油花）、316kcal（生食）
含醣量（100g 中）0.2g（帶油花・生食）

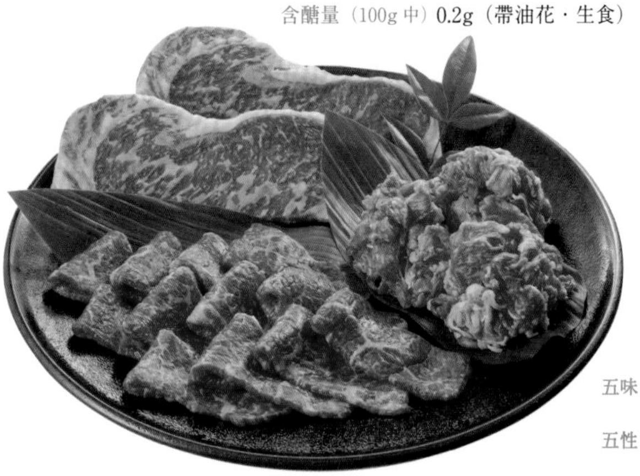

五味 甘
五性 溫
歸經 脾 胃 心

何謂品牌牛（名品牛）？

所謂品牌牛，指的是根據產地或飼養方式等條件，由各地生產工會等組織，訂定相關肉質標準與販售品質的肉牛。據說日本的品牌牛多達 160 種。而「日本三大和牛」則眾說紛紜，一般多指松坂牛、神戶牛、米澤牛或近江牛。

和牛的種類

黑毛和牛

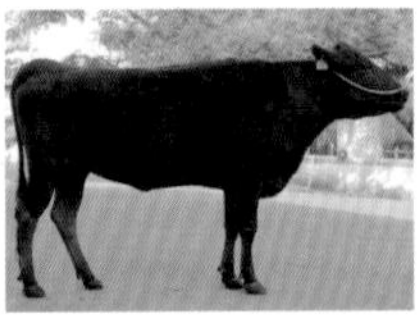

日本和牛中有九成以上是黑毛和牛，由本土種與外來種交配改良而來。主要以穀物飼養，其中被稱為「油花」與「霜降」者，代表脂肪豐富、肉質軟嫩有層次。有松坂牛（三重縣）、神戶牛（兵庫縣）等多種品牌牛。

褐毛和牛

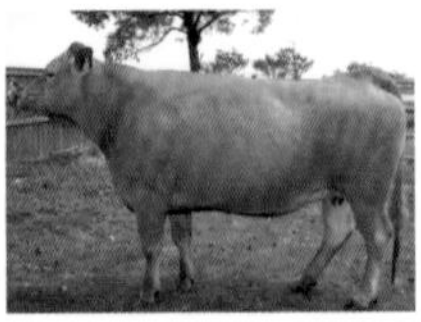

由熊本與高知兩縣自行改良而來。熊本種的褐毛和牛是由阿蘇地區的本土種，與瑞士原產的牛隻改良而成，也稱熊本褐牛。而高知種的褐毛和牛，則改良自朝鮮本土種牛，也稱土佐褐牛。褐毛和牛的油花分布僅次於黑毛和牛，同為深獲好評的赤身牛肉。

日本短角種

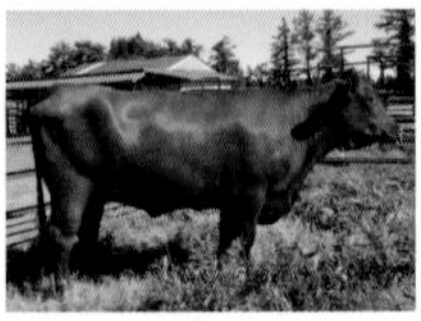

又稱短角牛，由東北地區的南部牛交配而來，北海道、秋田、青森為主要產地。在岩手縣採夏山冬里式畜養，意即春～秋季放養於高原地區，到了無草的冬季再豢養於牛舍。短角牛屬少油花的赤身牛肉，主要品牌牛有岩手短角和牛（岩手縣）等。

無角和牛

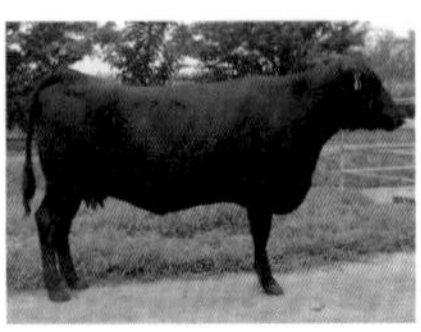

產自山口縣阿武郡，由亞伯丁安格斯牛與本土和牛改良而來，曾面臨絕種危機，為皮下脂肪厚實的赤身牛肉。目前山口縣的無角和牛振興公社，正致力於短期豢養赤身牛的保存與有效利用。主要品牌牛有無角和牛肉、見島牛（山口縣）等。

「和牛的種類」照片提供／（獨）家畜改良中心

如何判讀牛肉的等級？

日本牛肉共有 15 個等級，最上級為「A5」，最下級為「C1」。其中英文字母 A ～ C 為步留等級，又稱成品率等級，係指特定部位中可食用肉量的百分比。而數字 1 ～ 15 則為油花（脂肪）比例、肉色、質感等肉質等級。即使是 B5 的牛肉，其肉質等級也可能與 A5 相同（兩者皆為 5 等）。可依據自身需求，從步留等級與肉質等級當中找出選購時的判斷基準。

確實吸乾解凍後的血水

冷凍牛肉解凍後會流出血水。烹調前必須先用紙巾確實將血水吸乾，以利去腥、方便調味。

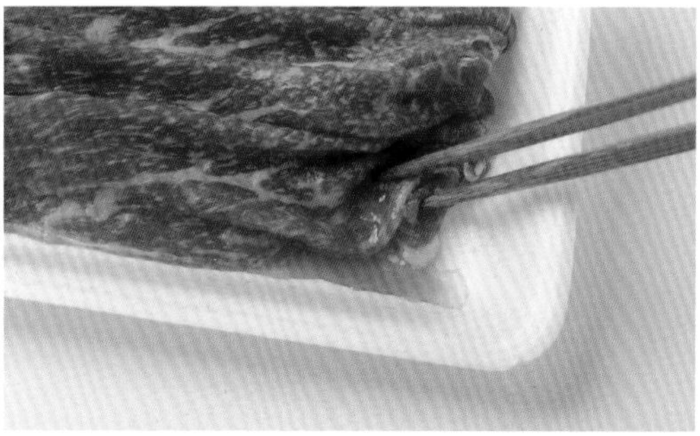

蛋白質（動物性）

構成身體組織的重要營養素

蛋白質為三大營養素之一（另兩種為脂肪與碳水化合物），大約占了人體體重的五分之一，是構成血液、肌肉、內臟或皮膚等身體構造的主要成分。此外，蛋白質還能製造維持生命的必要酵素、調節消化系統，並幫助生成腦神經系統的賀爾蒙和免疫抗體。由於人體無法於體內合成的必需胺基酸多達九種，因此每天都必須透過均衡的飲食，確實補充優質蛋白質。

膠原蛋白

約占人體三成，有助抗老化

膠原蛋白是蛋白質的一種。人體的蛋白質中約有 30% 屬於膠原蛋白，其中有四成存在於皮膚、兩成存在於骨頭或軟骨，剩下的則在血管或內臟裡。膠原蛋白有維持健康肌膚、預防骨質疏鬆與維持血管彈性等效果。而膠原蛋白老化後，便會使皮膚出現皺紋。若能一併攝取必要維生素 C 與彈性蛋白（又稱彈性纖維），便能預防紫外線對於膠原蛋白的危害，還有促進美肌的效果。

增強免疫力

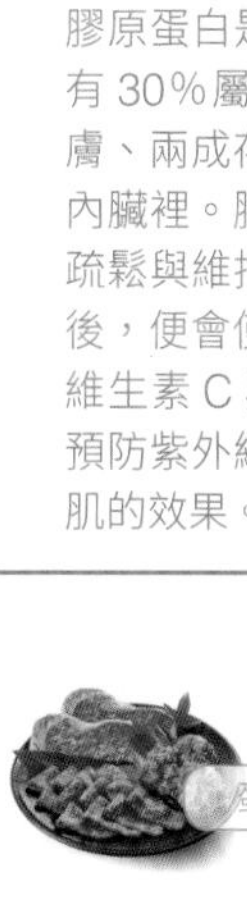

牛肉 蛋白質 ＋

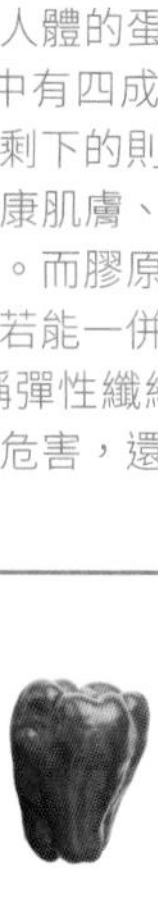

青椒 維生素 C

熟成牛肉究竟厲害在哪裡？

部分上等牛肉於屠宰廠處理後，會先放置一週以上再送至賣場。其肉質會在前七天內逐漸軟化，第十天開始即可食用。這種慢慢放軟的牛肉會隨著時間流逝增加鮮甜成分，並在運送過程中繼續熟成。近年有越來越多標榜「熟成肉」的餐廳，會在肉品到達店鋪後，置於低溫底下持續熟成。

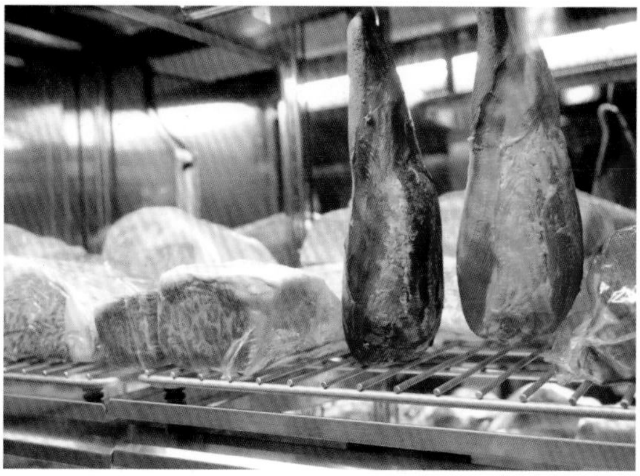

熟成方式可分兩種

乾式熟成（Dry Aged）

乾式熟成的牛肉大多相當昂貴。具體做法為將牛肉置於低溫，同時接觸空氣使之熟成（又稱含氣熟成），整個過程大約需要 30 ～ 60 天。在適合的溫度、濕度與菌叢之下，牛肉會逐漸產生堅果般的香氣與軟嫩的肉質。不過乾式熟也有缺點，下鍋烹煮前必須先削掉表面硬塊，因此可烹調部分僅剩原來的七成，導致成本提高。部分豬肉也能以乾式熟成處理，但雞肉鮮度流失較快，很難製成乾式熟成肉。

濕式熟成（Wet Aged）

濕式熟成是一般最常見的肉類熟成方式。簡單來說就是採真空包裝避免肉類接觸空氣，放置14～30天持續熟成（又稱濕潤熟成）。這種熟成方式可確保肉類的安全與衛生，耗損率也相對較低，售價自然會更親民些。因此，市面上流通的熟成肉幾乎都採濕式熟成製作。

日本國產牛與和牛有什麼不同？

日本的市售包裝牛肉外盒均會標示「○○和牛」或「國產牛」。國產牛的定義為「最長時間豢養的地點為日本國內」。換句話說，即便是誕生於外國的牛隻，只要在日本豢養的時間最長，即可標示為國產牛。而和牛則是專指於明治～昭和期間經品種改良、擁有優良資格的四種和牛（見第 202 頁），以及由四種和牛交配而來的品種。

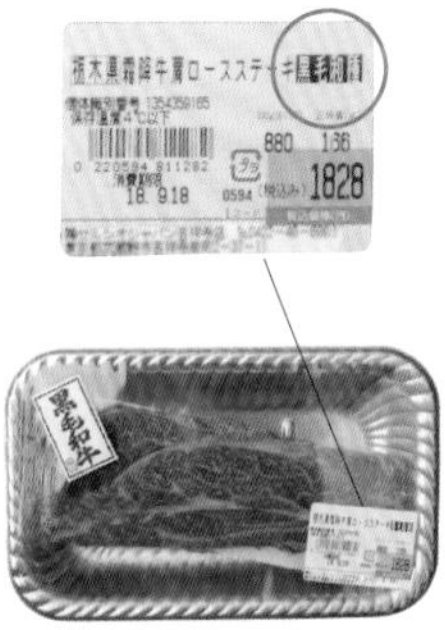

牛肉各部位的特色

A 牛肩肉

前肢上部的總稱，與牛頸肉一樣運動量較大，因此脂肪少、肉質結實有彈性。富含膠質，適合燉煮料理或煮湯。

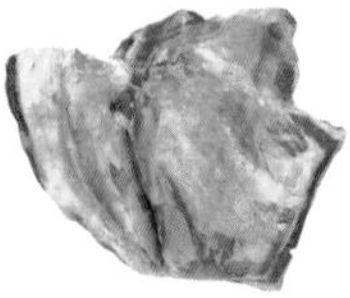

B 牛肩里肌肉

靠近頭部，從肋眼、沙朗延伸而來。雖然肉筋較多，但因帶有油花，風味仍佳。適合做成牛排或切薄片煮涮涮鍋。

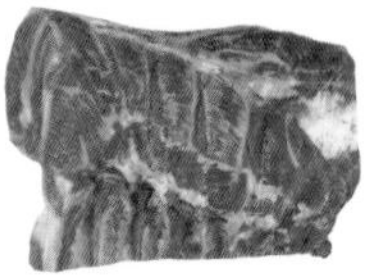

C 肋眼

里肌肉的核心部位，赤身與油花分布均勻，與沙朗同屬最高級的肉品，肉質軟嫩鮮甜，可做烤牛肉或牛排。

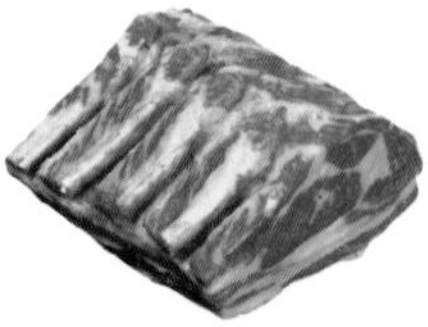

D 沙朗

即上腰肉。此部位因太過美味而有「Sir」的別稱。沙朗的油花較多、肉質細緻，風味最佳。可做牛排或烤牛肉。

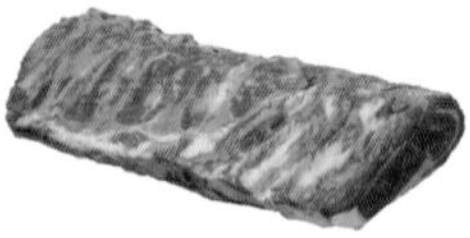

E 牛頸肉

牛脖子上的肉，脂肪少、肌理粗且多肉筋，肉質較硬，可做成絞肉、燒肉、燉肉或煮湯。

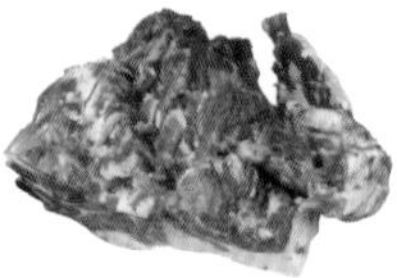

F 腰臀肉

脂肪較少的赤身肉，鮮甜濃郁、肌理細緻。適合做成烤牛肉或韃靼牛肉等料理。

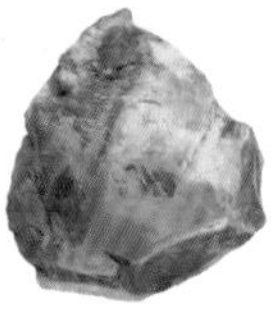

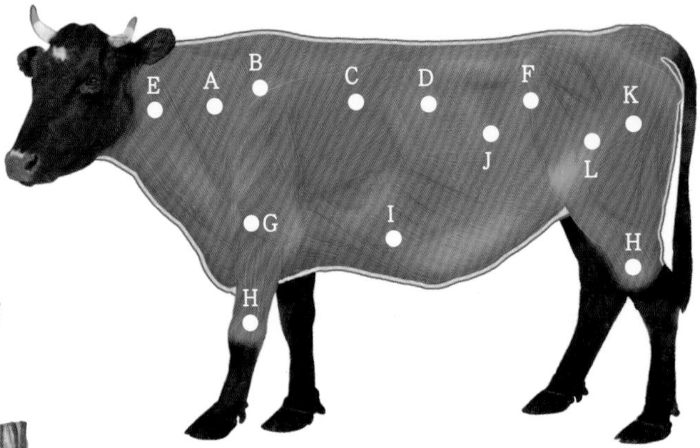

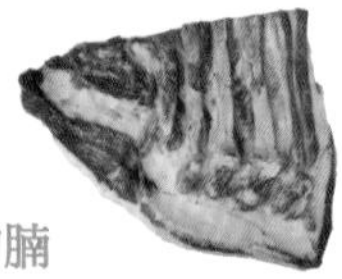

G 牛胸腩

指肋骨附近且靠近牛頭的五花肉，油花比後腹肉多，但肉質較硬。主要用做牛絞肉或切角肉，適合燉煮料理。

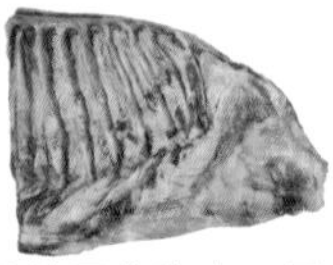

I 後腹肉

燒肉店點餐率最高的就是後腹肉。因瘦肉與脂肪層層交替，也稱「五花三層肉」。口感濃郁，適合做成牛丼、涮涮鍋或燉煮料理。

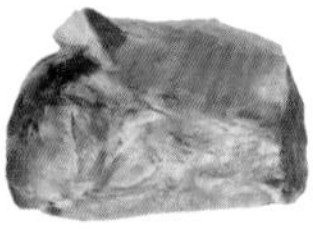

K 外腿肉

後腿胯根外側，運動量最大的肌肉皆集中於此，因此肌理較粗、肉質較硬，乃脂肪少的赤身肉。適合做成鹽醃牛肉、燒肉或用來拌炒。

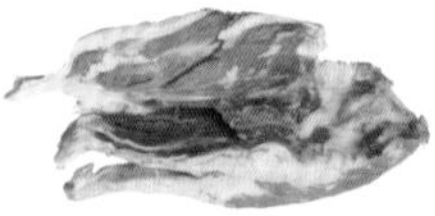

H 牛脛

即牛小腿肉，肉筋多、肉質最硬。因富含膠質，久煮軟爛後可使湯頭濃郁。適合做成牛肉濃湯或燉肉。

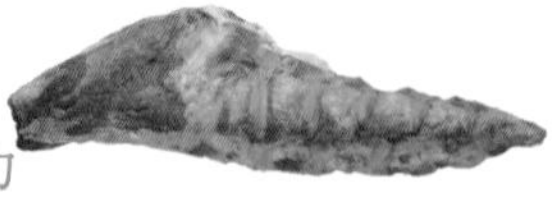

J 菲力

即里肌肉。肉質細緻軟嫩且幾乎不帶油花，相當健康，是最高級的赤身肉。據說一頭牛的菲力只有兩條，非常稀少，適合牛排或燒烤。

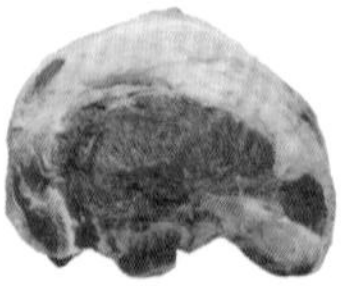

L 腿肉（內側後腿肉／和尚頭）

後腿胯根內側，為油花最少的赤身肉。腿肉的肌理細緻、肉質軟嫩，可整塊烹煮或做成烤牛肉料理。

牛排怎麼煎才好吃？

煎牛排的最佳器具為鐵製平底鍋；一般平底鍋開中火亦可。牛排下鍋油煎前必須先置於常溫中，內層才容易煎透。此外，若太早撒上鹽巴，其鮮度會連同肉汁一併流失，因此建議下鍋前再抹鹽。由於胡椒一旦煎焦就會失去香氣，記得等煎完裝盤時再撒。

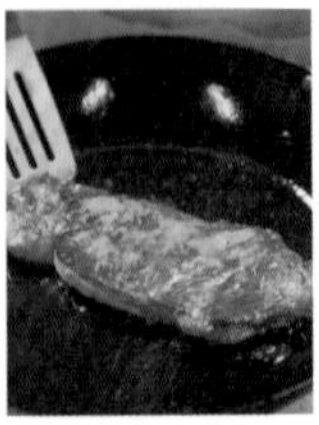

韓式烤牛排是哪個部位？

傳統的韓式烤牛排（Calbi）相當受歡迎，用的是牛的後腹肉，即靠近牛肋骨附近的五花三層肉。Calbi 是韓語「肋骨」的意思，並非正式的牛肉部位，因此肉類零售業者並不會以此稱之。

口感獨特 營養價值高

牛、豬、雞等家禽家畜的內臟，屬於肢解牲畜或生產精肉過程中的副產物，日本將之統稱為Horumo。關於Horumo的語源有許多不同的說法，一說來自德語的醫學用語「Hormon」；一說來自關西腔的「Hormono」。歐美地區則稱其為「Variety meat」。大約在一九二〇年代左右，日本開始注意到內臟富含營養，食用後能更添活力，口感更是獨特，因此國內開始流行食用內臟料理。其中，肝臟或心臟屬於紅內臟；胃或腸則為白內臟。

動物性蛋白質並非只存在於肉類當中，各部位的動物內臟亦含有豐富的優質蛋白質。此外，內臟亦富含各種可增強免疫力或預防疾病的維生素，以及鈣、鉀、鐵等礦物質；食用時若將外層烤透，更能釋出脂肪的鮮甜。

近年市面上有越來越多先經加熱處理、切成大塊販售的內臟類產品，方便民眾買回家調理。但動物的內臟中難免有些許寄生蟲或代謝後的毒素殘留，因此食用前一定要充分烹煮，並注意攝取量。

牛內臟

燒烤店裡最常見的內臟料理

牛共有四個胃，每個胃的外觀與風味都不同。牛內臟的價格要比豬內臟來得高，市面上亦有內臟專賣店提供新鮮貨源。

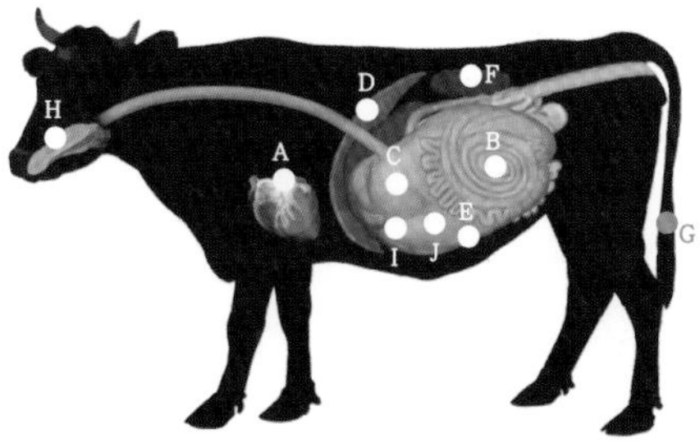

牛筋怎麼煮才好吃？

一般所謂牛筋，包括腿肉末端的阿基里斯腱肉、其餘帶腱肉的肉塊，以及部分的橫隔膜。牛筋的價格低廉，充分燉煮後口感軟爛。處理牛筋時，可先汆燙、撈除浮渣，接著續煮一段時間。熄火後取出洗淨，再與其他具香氣的蔬菜一起燉煮約一個小時即可，做成燉菜料理或咖哩都很適合。

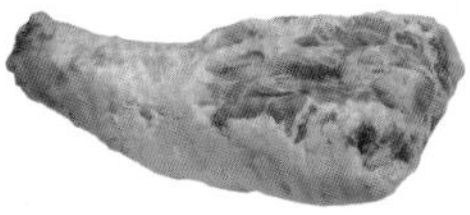

G 牛尾

質地較硬，適合燉煮或熬湯。爛熟後口感鬆綿，富含膠質可養顏美容。

B 牛大腸

適合燉煮或拌炒。牛小腸又稱丸腸。

A 牛心

外觀與肝臟相似，肌纖維細緻極富嚼勁，富含維生素 B_{12}。

C 瘤胃（牛第一個胃）

反芻胃中最大的胃、纖毛叢生。適合做成燒烤和醋拌菜。富含維生素 B_{12}。

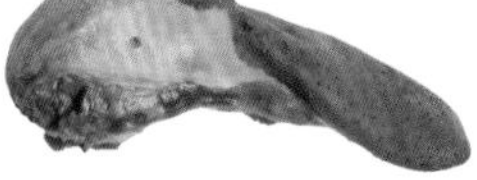

H 牛舌

牛舌的口感富嚼勁與彈性；比起舌尾，舌尖較多筋且質地硬。牛舌富含維生素B群，適合燉煮料理。

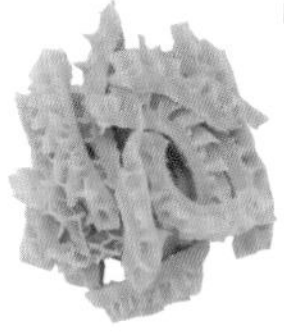

I 蜂巢胃（牛第二個胃、牛肚）

連接第一個胃的囊狀胃，因外觀呈六角形如蜂巢而得名，富含膠原蛋白。

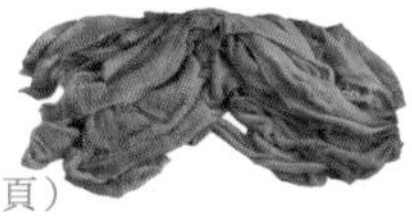

J 重瓣胃（牛第三個胃、牛百頁）

外觀具有多重皺褶，在所有牛內臟中脂肪最少、熱量最低，且富含鐵質。

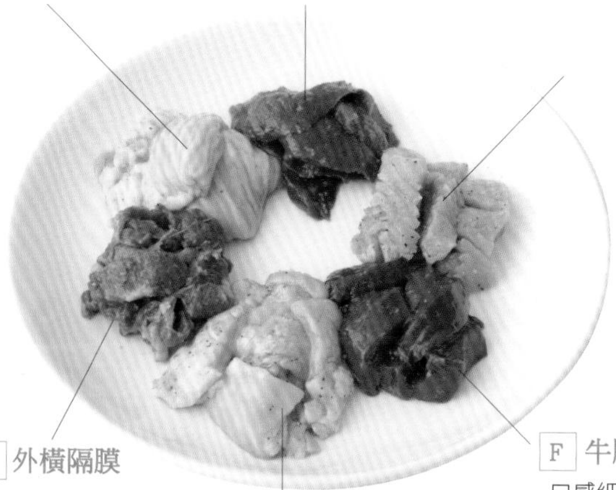

D 外橫隔膜

靠近牛背的橫隔膜稱外橫隔膜；靠近肋骨且較厚者為內橫隔膜。外橫隔膜外觀與瘦肉相近並與肺臟相連，含有高蛋白質且熱量較低。

E 皺胃（牛第四個胃）

別名赤百頁，烤後會鼓脹，脂肪與甜度皆適中，口感佳。

F 牛肝

口感細緻濃郁，風味獨特。

豬肉

豬肉的營養價值很高，其維生素 B_1 含量在食品中名列前茅，更是牛肉的八～十倍。豬肉很適合各式油品調理，無論是炸豬排、薑汁燒肉、燒烤或炒物都很美味。此外，豬肉不同於牛肉，不會因使用的部位不同而造成風味差異，基本上，任何部位的豬肉都具有軟嫩且富含脂肪的特徵。除了可供鮮食之外，豬肉還被大量加工製成香腸、火腿、培根等。市面上流通的加工豬肉，甚至比鮮食還來得多。此外，豬隻屠宰後，剩餘的豬耳、豬腳、豬頭、豬舌等仍有食用價值，可與其他蔬菜一起炒成菜餚。

現代食用豬隻的起源是野豬，經人工飼養（家畜化）後就成了家豬。野豬的雜食性、群聚性與多產性等特質，是牠容易被馴化的優勢。日本的古書如《日本書紀》、《萬葉集》即有許多關於家豬的記載，可見日本從很早以前就開始養豬了。到了十九世紀左右，江戶與長崎等外國人經常出入的地區，漸漸開始有食用豬肉的習慣。明治維新之後因霍亂流行，生食魚類遭到限制，售價便宜的豬肉就此普及，直至今日仍為大眾喜愛的肉類。

維生素 B_1 的營養寶庫

熱量（100g 中）
263kcal（大型種大里肌帶油花）、
253kcal（大型種梅花肉帶油花）
含醣量（100g 中）
0.2g（大型種大里肌帶油花）、
0.1g（大型種梅花肉帶油花）

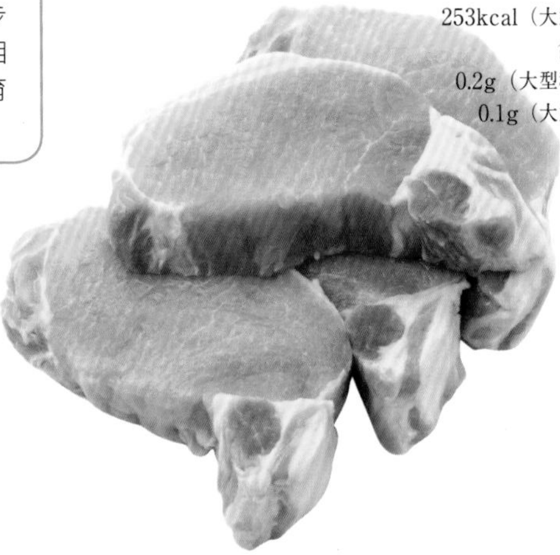

1 塊豬肉（長約 7 ～ 15cm 厚約 1.2cm：100g）

五味 甘·鹹
五性 平
歸經 脾·腎·胃·肺

決定豬肉美味的方程式

與牛肉相同，豬肉同樣有道計算其美味程度的方程式：豬隻品種 × 飼料 × 養育方式，但少了牛肉有的熟成步驟。儘管豬肉同樣也能透過熟成增添風味，但使用量相對較少。品質較佳的品牌豬，大多是產量少且不易培育的品種，售價也因此提高。

各種著名的品牌豬

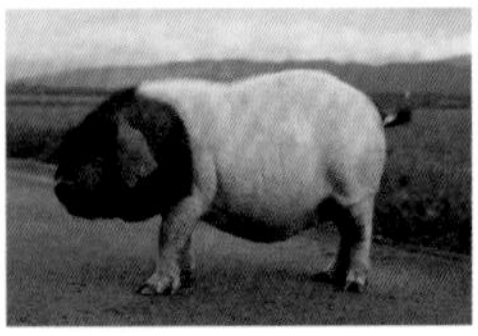

平田牧場純種金華豬（山形縣）

因品種稀少而有夢幻之豬的美譽。肉質細緻甘甜、口感溫潤，鮮度十足。

照片提供 / 平田牧場株式會社

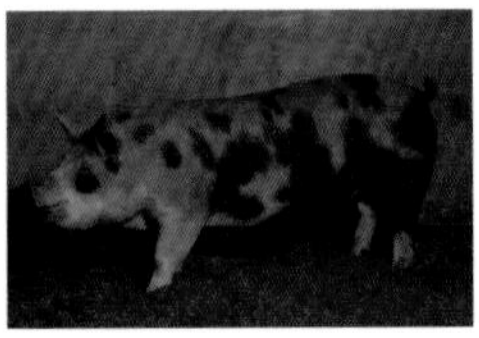

平田牧場三元豬（山形縣）

由三種不同種豬交配而來的品種。肉質細緻，口感多汁有嚼勁。

照片提供 / 平田牧場株式會社

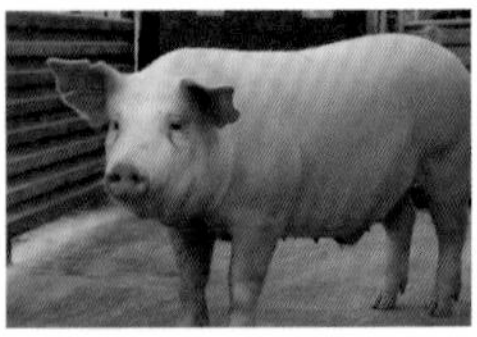

和豚軟糯豬（群馬縣）

富有嚼勁且口感溫潤，帶點油花，質地較為清爽。賞味期較長，且較無豬肉特有的腥臊味。

照片提供 / Global Pig Farm株式會社

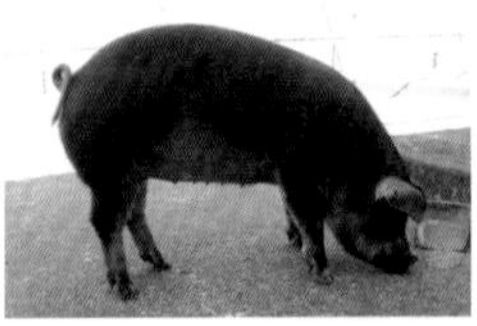

東京 X（東京都）

以北京黑豚、巴克夏豬與杜洛克豬為基礎，歷經五世代改良而來的品種。血統純正、風味清爽，嘗來滑嫩口感佳。

照片提供 / Meat-Companion株式會社

阿咕豬（沖繩縣）

個頭較小的品種，為沖繩特有的本土豬。肌理細緻且滋味鮮甜，赤身較少且油花多，膽固醇含量亦低。

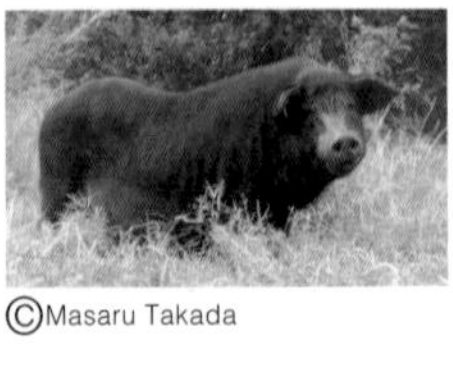

©Masaru Takada

脂肪

可促進維生素吸收，維持血管健康

脂肪是三大營養素之一（另兩種為蛋白質與碳水化合物），為人體重要的熱量來源。脂肪可促進維生素吸收、製造賀爾蒙、調整身體機能，還能構成細胞膜等組織。脂肪的用途雖然很多，但攝取過量便容易導致生活習慣病。另一方面，人體若欠缺脂肪，則會造成肌肉鬆垮、毛髮缺少光澤等問題，因此，控制脂肪攝取量相當重要。

維生素 B_1

可協助醣類分解、轉換為熱量

維生素可將米飯或麵食等碳水化合物分解、轉換成熱量。其中維生素 B_1 可輔助醣類分解酵素，且有消除疲勞的功效。豬肉的維生素 B_1 約為牛肉的 8 ～ 10 倍，是重要的營養寶庫。但維生素 B_1 屬水溶性，建議與富含蒜素的蒜頭、青蔥或韭菜等一起食用以增加吸收率。若長期缺乏維生素 B_1，便可能造成腳氣病，甚至影響神經、肌肉、心臟等臟器功能。

食品成分表（可食用部分每100g）
大型種梅花肉帶油花

蛋白質		17.1g
脂肪		19.2g
礦物質	鈣	4mg
	鐵	0.6mg
維生素	B_1	0.63mg
	B_2	0.23mg
	C	2mg

豬肉各部位的特色

A 梅花肉

豬肩肉中靠近大里肌的部位。瘦肉裡夾雜網狀油花，因此肌理稍粗，適合做成薑汁燒肉或咖哩等料理。

B 大里肌

肌理細緻，僅次於小里肌。有層散發獨特香氣的厚脂肪，風味鮮甜，最適合做成炸豬排。

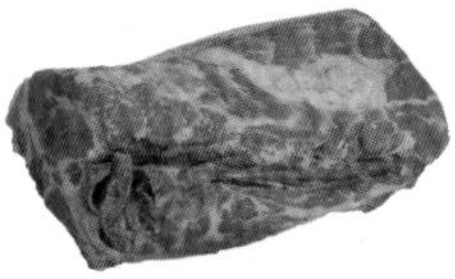

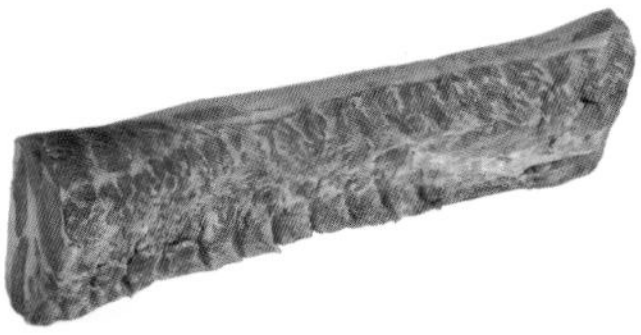

C 排骨肉

靠近肋骨附近的肉，因肥瘦層層堆疊，也稱三層肉；帶骨的排骨肉稱豬肋排。適合做成紅燒肉塊，或是培根、熟肉醬等加工製品。

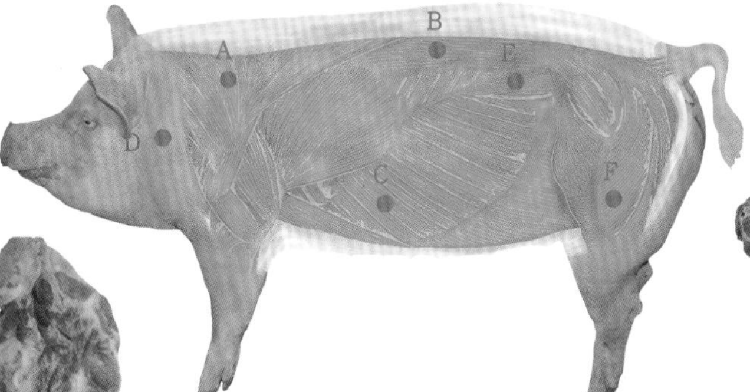

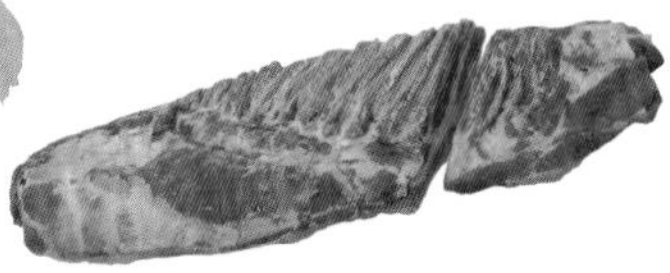

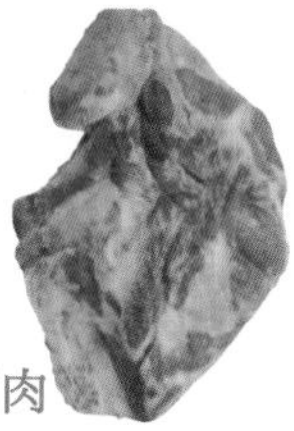

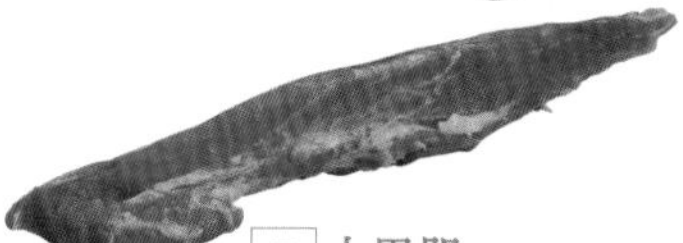

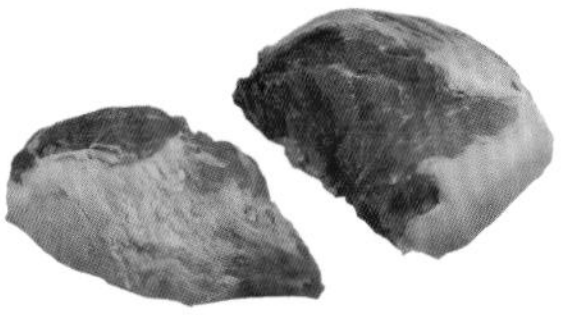

D 豬肩肉

從肩膀至前腳一帶的肉，為肌理較粗的瘦肉，油花少且肉質稍硬。燉煮後容易入味。適合做成鹽漬、燒肉或加工肉品。

E 小里肌

肌理最細緻軟嫩的上等肉，一頭豬只有兩條。富含維生素 B_1，適合煎炒或炸豬排等料理。

F 後腿肉

與牛肉相同，豬的後腿由外腿肉、內側後腿肉與和尚頭三塊構成。肉質軟嫩少油花，適合燒烤、水煮或紅燒等料理。

在肌筋上劃刀有助入味

在瘦肉與肥肉交界的肌筋劃刀，可使過厚的肉排更易入味；烹煮時也可避免縮水或邊角翹起來的問題。

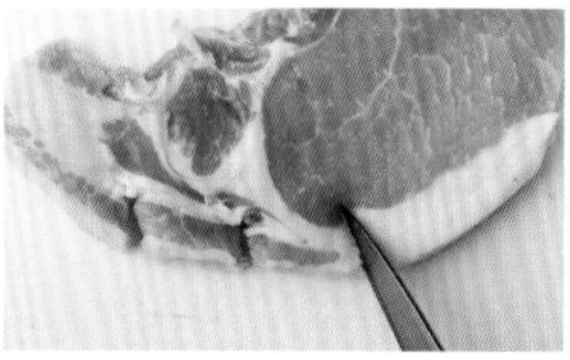

馬鈴薯燉肉要用豬肉或牛肉？

日本最具代表性的家庭料理，當推馬鈴薯燉肉。關東地區多用豬肉；關西地區則用牛肉。話雖如此，九州的鹿兒島、宮崎及沖繩等地，也大多使用豬肉製作馬鈴薯燉肉。此外，以雞肉燉煮風味亦佳。

日本國產豬的最大威脅

日本國內消費的豬肉約有48%依賴進口，主要從美國和加拿大輸入，其餘則為丹麥或墨西哥等地。目前日本市面上的豬肉多來自加拿大，既便宜又美味。隨著冷藏包裝技術的進步，這些進口豬肉可在非冷凍的狀態下運送，中間的時間正好進行熟成，使肉質更加鮮美。日本國產豬為此備受競爭，最大的敵手便是安全性與飼料供應均無虞的加拿大豬肉。

豬肉的等級區分

牛肉可依含肉量與組成區分等級，豬肉同樣也有等級鑑別制度。在日本，是由「公益社團法人 日本食肉格付協會」制定，分為「等外、並、中、上、極上」五個等級。專家會根據豬肉重量，以及油花厚度、外觀、肉質三點綜合評估，但實際販售時並不會標示出來。

消除疲勞

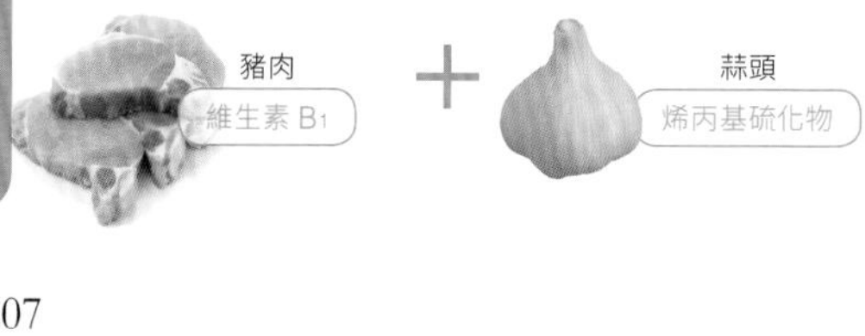

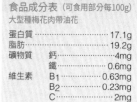

豬內臟

適合燉煮料理或做成火鍋

豬隻除了叫聲之外，幾乎全身上下所有部位都能食用。從豬耳到豬蹄，以及種類豐富的豬內臟，皆富含營養成分，值得好好品嘗。

豬肉的腥臊味竟出自油花？

豬肉特殊的腥臊味，其實來自油花（脂肪）部位。通常店家會把多餘的油脂剔除，避免味道過重。在家料理時，也可先將豬肉冷藏，等脂肪凝固後再將油花去除。

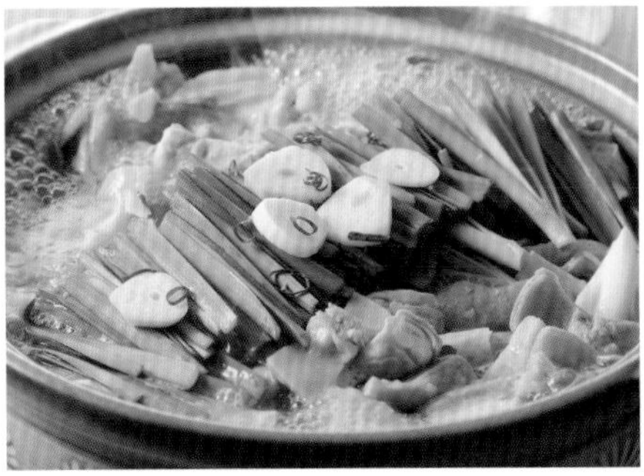

A 豬胃

適合做成燒烤、炒物、醋拌或涼拌料理。口感Q彈、味道較清淡，腥味也少，不敢吃豬內臟者可先從豬胃入門。

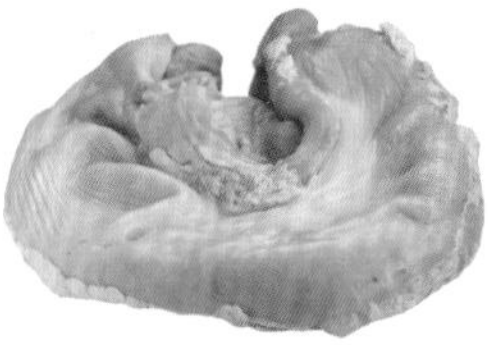

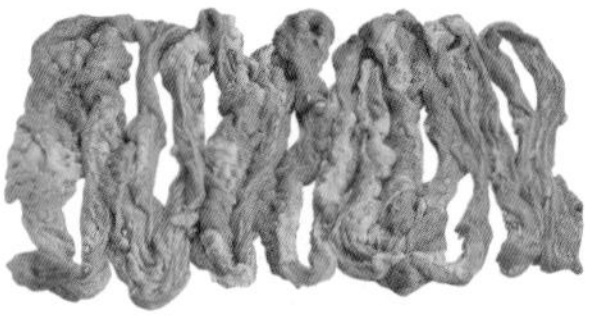

B 豬小腸與豬大腸

豬小腸與豬大腸在日本經常一起販賣，適合做成燒滷料理。臺灣會在麵線中加入大腸；豬小腸則適合煮四神湯。

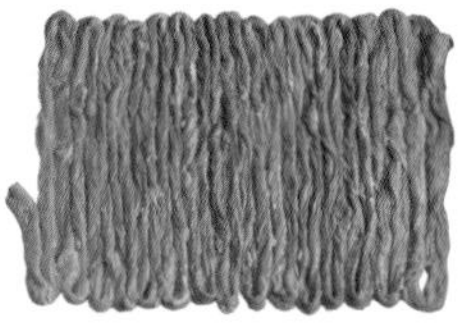

C 豬耳朵

將豬耳朵上的豬毛刮乾淨後，即可燙熟、切絲，此為沖繩著名的耳皮料理。中式料理也常以豬耳入菜，多做成燒滷或煙燻。

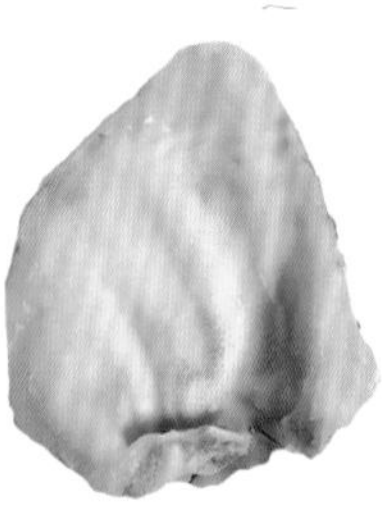

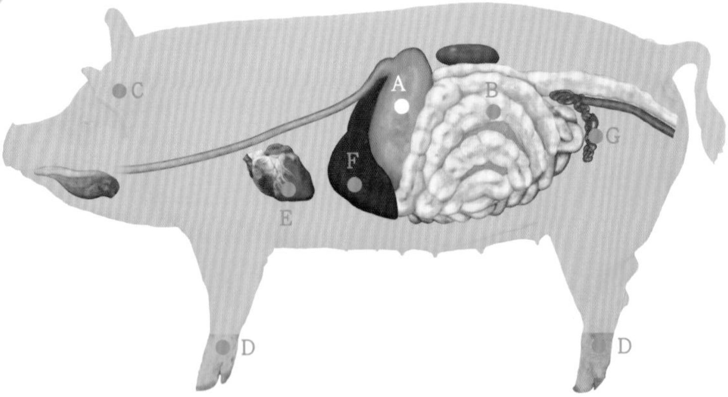

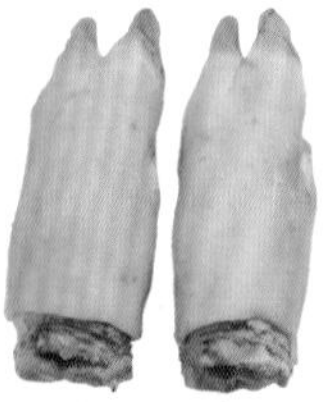

D 豬腳

由韌帶、肌腱與結締組織構成，除了裡頭的豬骨和末端的豬爪之外皆可食用。豬腳富含膠質，燉煮後十分美味，也是相當常見的豬肉料理。

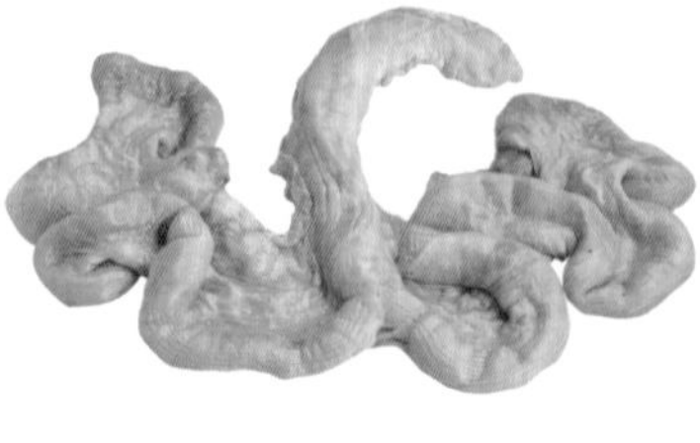

G 豬子宮

又稱生腸，肉質軟脆、味道清淡，脂肪較低且富含高蛋白，除了燒烤之外，也可燉煮或做成燒滷料理，市售豬生腸大多取自幼齡母豬。

E 豬心

豬心的澀味與腥味都比其他內臟來得少，且肌纖維細緻、口感獨特。此外，豬心的油花亦較低，富含維生素類和鐵質等營養成分。

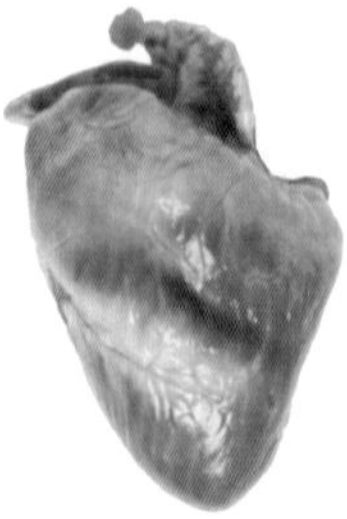

F 豬肝

口感細緻濃郁，但和牛肝一樣容易變質，需要注意保存方式。

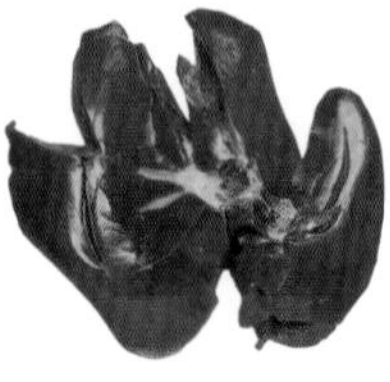

肝臟（牛・豬・雞）

富含鐵質 有助改善貧血

動物的肝臟具有特殊的風味與腥味，常令人敬而遠之，但肝臟的營養價值很高，仍建議多加攝取。無論是牛、豬或雞的肝臟，皆含豐富的鐵質與維生素A，且肝臟內含的鐵質，屬於人體容易吸收的血紅素鐵，有助造血並改善貧血。此外，肝臟亦含近來頗受關注的對氨基苯甲酸與菸鹼酸，可強化人體的代謝與循環，並預防老化。

一般常見的肝臟料理有豬肝炒韭菜、串燒或肝醬等，滋味獨特。值得注意的是，由於肝臟是動物重要的解毒器官，為避免毒素殘留，食用前一定要充分加熱，並注意攝取量。

各種動物肝臟的特徵

牛肝

比起成牛，小牛的牛肝品質較佳且美味，富含維生素 B_{12} 與維生素 E 等營養成分。

豬肝

幼豬的豬肝品質佳且美味，在三種禽畜肝臟中蛋白質含量最高，也可製成加工產品。

雞肝

富含維生素 B_1 與葉酸，熱量相對較低，適合女性食用。在三種禽畜的肝臟中，雞肝的澀味與腥味也是相對最少的。

如何去除肝臟的腥味？

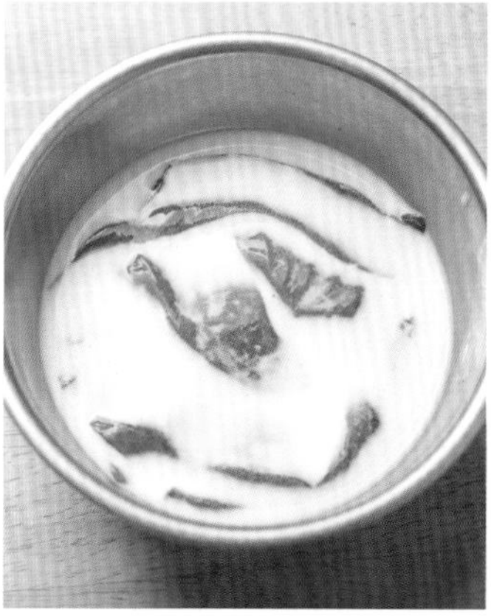

將肝臟上帶有腥味的血塊仔細切除，接著充分用水洗淨。後續再將肝臟切成一口大小，放入鮮乳中浸泡 30 分鐘以上再取出、擦拭乾淨即可烹調。腥味相對較少的雞肝，同樣可切成一口大小，洗乾淨後泡鹽水即可。

牛肝

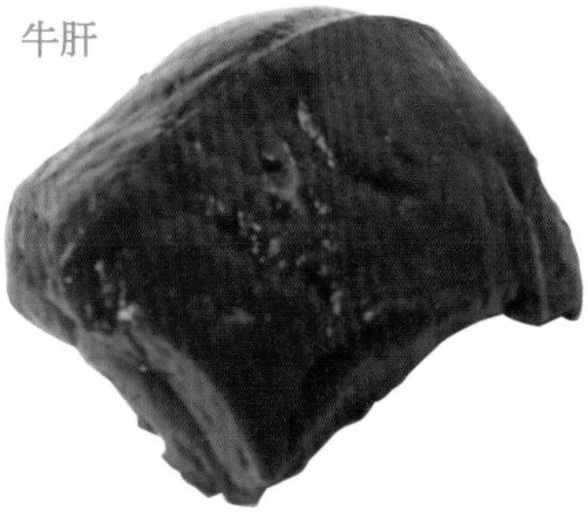

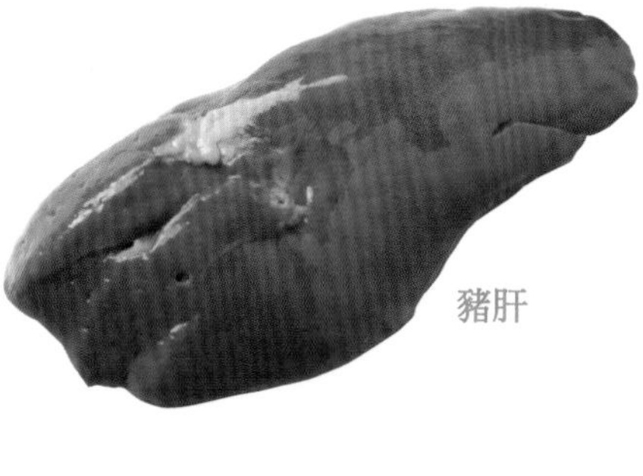

豬肝

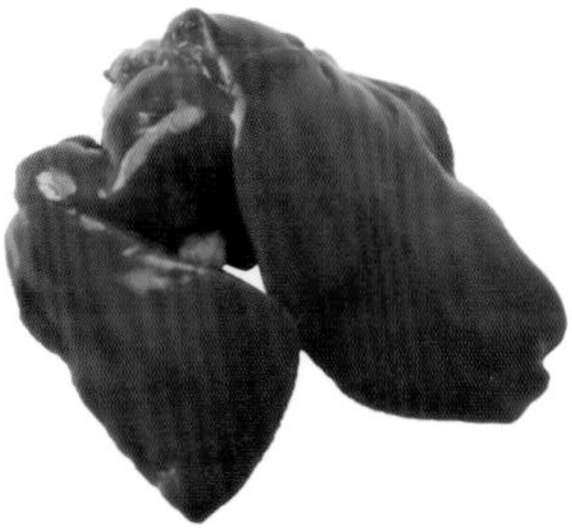

雞肝

五味 甘·苦

五性 溫

歸經 肝

對氨基苯甲酸

可促進代謝、預防老化

對氨基苯甲酸一般通稱 PABA，是葉酸的組成物質之一，具有促進代謝、預防老化與增強記憶力等效果，更是機體細胞生長與分裂的必需物質。葉酸屬於維生素 B 群之一，近來發現其為乳酸菌的增殖因子而備受關注。葉酸裡的對氨基苯甲酸能促進泛酸吸收率，一旦缺乏便會影響人體對於維生素 B 群的吸收。

菸鹼酸

有利循環器官與神經系統運作

菸鹼酸是維生素 B 群的一種，屬於統稱烟酸與烟醯胺的水溶性維生素之一。菸鹼酸遇水或加熱烹調便會溶出，但相當耐熱，成分亦不會因高溫而改變。菸鹼酸可輔助酵素發揮作用，並參與許多人體的代謝過程，同時影響循環系統與神經系統等重要器官的功能。

雞肉

相較於牛肉與豬肉，雞肉脂肪含量少，罹患生活習慣病的機率較低，可說是現代人最常食用的肉類。早在西元前六世紀，巴比倫便已有食用雞肉的記載，但日本在江戶時代末期前，都將雞隻視為報時鳥，或當作鬥雞賞玩娛樂。直到一八五四年開港通商，卡斯提拉蛋糕（Castella）與圓鬆餅等西式點心傳入後，才開始有了食用雞蛋的習慣，並積極培養適合取蛋飼育的雞隻品種。

第二次世界大戰後，日本開始食用雞肉；後續更引進肉雞（Broiler），使品質優異的雞肉更趨平價，各式雞肉料理紛紛出現，並普及於一般家庭。

在營養方面，雞肉富含優質蛋白質蛋胺酸，同時也是人體的必需胺基酸。雞隻各部位的營養素都不太一樣。例如雞胸富含可抗老化、消除疲勞的咪唑二肽（又稱肌肽或甲肌肽）；雞皮或雞軟骨則富含膠原蛋白，可維護血管或皮膚的健康；雞冠則含有天然的玻尿酸，有助肌膚保濕與美容。

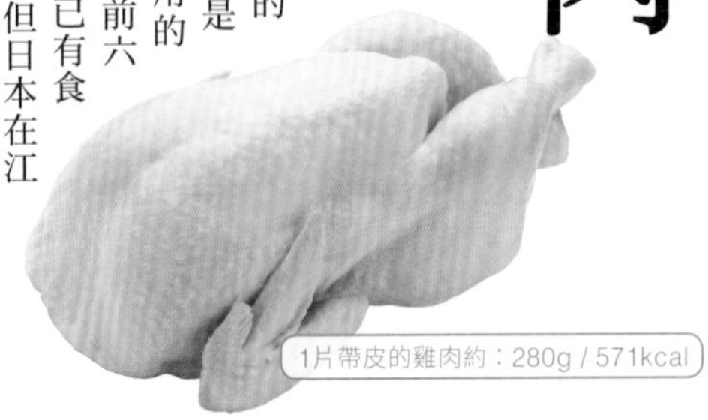

1片帶皮的雞肉約：280g / 571kcal

脂肪含量低 較無腥臭味

熱量（100g 中）
204kcal（雛雞帶皮）
含醣量（100g 中）
0g（雛雞帶皮）

五味 甘
五性 溫
歸經 脾 胃 肺

雞肉也有美味公式嗎？

雞肉也和牛肉一樣，有道美味方程式：雞的品種 × 飼育期 × 飼料 × 養育方式。而雞肉好吃的關鍵在於飼育期。價格較便宜的日本國產雛雞，大約養 47 天即可出貨；但地雞（指 50% 以上的血統屬日本本土的雞隻）據說得至少飼養 75 天以上肉質才會飽滿鮮甜。而飼養期越長，售價自然越高。

肉雞、地雞和品牌雞有何不同？

- 「肉雞」是指生長快速、容易長肉，由雞肉專用種交配而來的雜種雛雞。為提升生產率，多會餵食高熱量、高蛋白的飼料，約占市場流通雞肉的九成以上。
- 依《日本農林規格法》（JAS 法）所規定的「地雞」，主要有四個條件：擁有 50% 以上的在來種血統，以及確切的出生證明；孵化後需飼養超過 75 天。孵化第 28 天後採地面飼育（雞隻可在雞舍或外面的地板、地面自由活動的飼育方式）；孵化 28 天後，每平方公尺的飼養空間不得大於 10 隻。常見地雞有比內雞（秋田縣）、交趾雞（愛知縣）等各式種類。
- 「品牌雞」不同於一般雞隻，是經過特別費心飼育而來。像是大山雞（鳥取縣）、薩摩赤雞（鹿兒島縣）等，品種眾多，售價也較一般雞隻來得高。

日本進口雞肉的現況

日本國內消費的雞肉約 22% 依賴進口。供應力佳，且具價格優勢的巴西雞肉，約占全部進口雞肉的 70%；泰國則占 20%。此外，經加熱處理過的炸雞、雞肉串燒、雞肉沙拉與雞肉加工製品的輸入量，也有日益增加的趨勢。

雞肉也像牛肉分等級嗎？

要將牛隻養肥需花 14 ～ 20 個月；豬隻則需 6 個月左右，飼養環境、水質、飼料、出貨時機等都會影響肉質。此外，肉品的外觀或油花（脂肪）多寡、步留率（各部位可供食用的肉量）等因素，亦會決定等級。相較之下，雞的飼養天數較短，特別是肉雞之間幾乎沒有明顯差異，故雞肉並無等級之分。

雞的種類

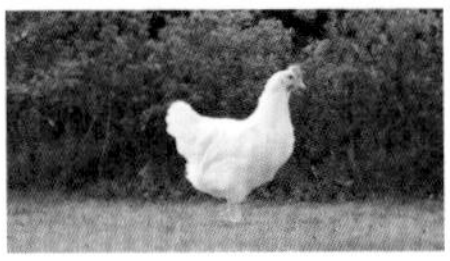

白蘆花雞

原產於美國麻薩諸塞州。為目前肉雞改良的雌系代表品種。風味濃郁，肉質佳。

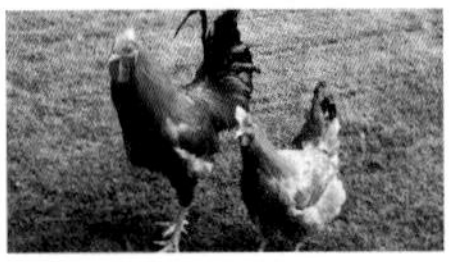

交趾雞

原產於中國，大約於江戶時代引進日本，名古屋為著名產地。雞腳長毛且粗壯。

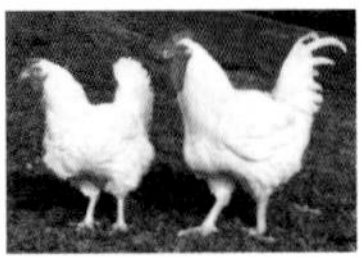

白可西尼雞

原產於英國，在美國進行品種改良。為目前肉雞改良的雄系代表種。雞胸肉較厚。

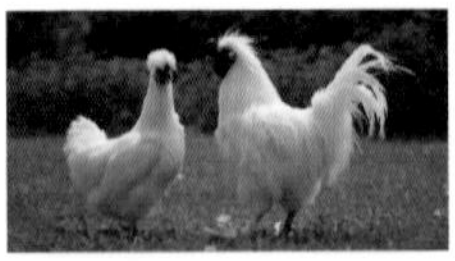

烏骨雞

體形較小，雞毛細如絲絨，全身非黑即白。烏骨雞的產蛋量少，因此售價非常昂貴。

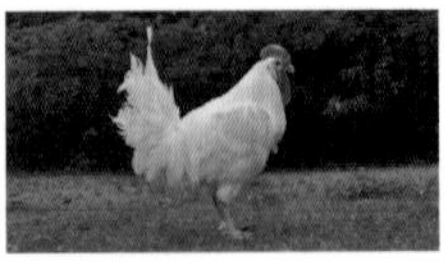

白來亨雞

雞隻較早熟，很快就能下蛋，故產量較大。日本的蛋雞約有 80%均來自此品種。

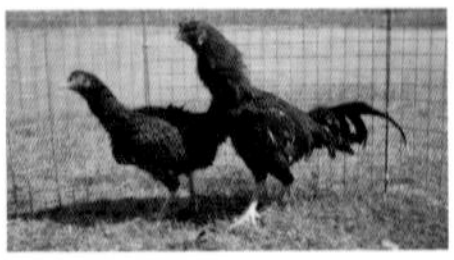

軍雞

原產自泰國，鬥雞專用品種，個性粗暴。東京軍雞、奧久慈軍雞亦為有名的鬥雞。

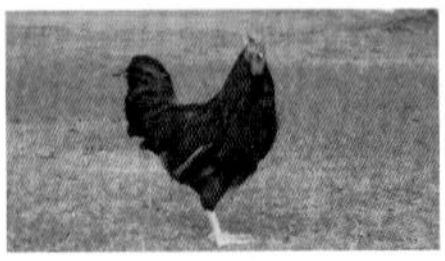

羅德島紅雞

以兼具產卵與產肉特性為目標改良而來。雖原產自美國，卻被認定為日本在來種。

「雞的種類」照片提供／（獨）家畜改良中心

雞肉各部位的特色

食品成分表（可食用部分每100g）

雞雞帶皮

蛋白質		16.6g
脂肪		14.2g
礦物質	鈣	5mg
	鐵	0.6mg
維生素	B_1	0.10mg
	B_2	0.15mg
	C	3mg

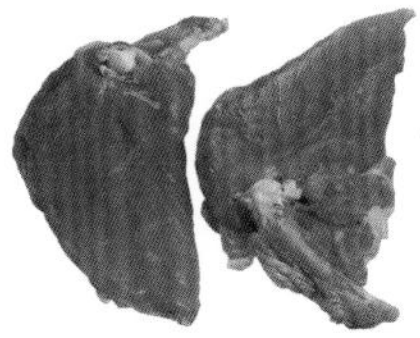

A 雞胸肉

肉質軟嫩、低脂且味道清淡。肉質一旦過熟會變乾柴，建議以小火慢煮即可。

B 雞里肌（雞柳條）

雞里肌就和牛與豬的里肌肉一樣，肉質細緻且營養豐富。可剔除筋膜、加酒煮熟後略加悶煮，做成沙拉或醋拌菜。

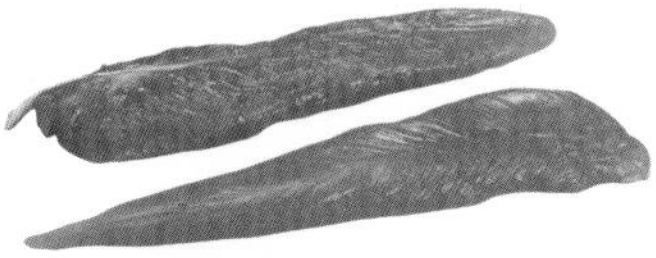

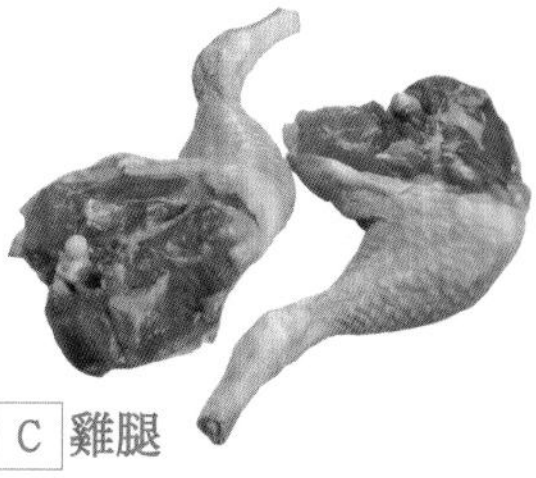

C 雞腿

雞腿的運動頻率較高，故肉質稍硬、有彈性，風味也更有層次。帶骨雞腿可煮湯或燒烤；去骨雞腿肉可油炸或做燉菜。

D 雞心

口感獨特，稍硬有嚼勁，比起牛或豬心少些異味，適合做成串燒或拌炒。

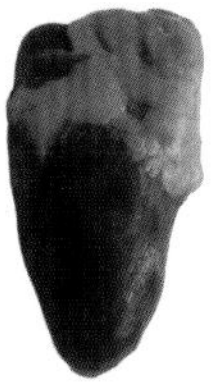

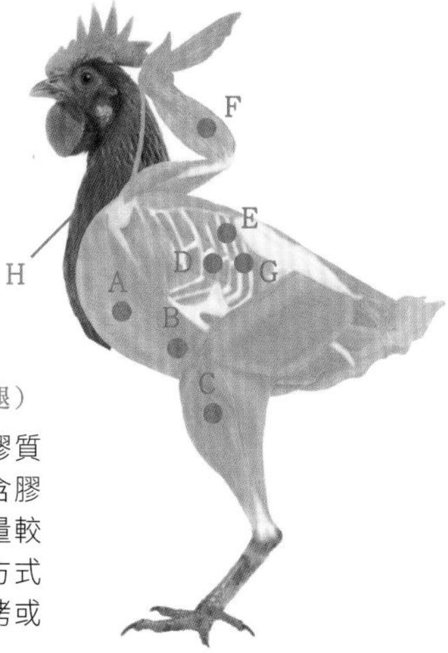

E 雞胗

即雞隻的胃囊，肌肉發達、脂肪少，口感較佳。適合拌炒、做成醋拌菜或燉菜。

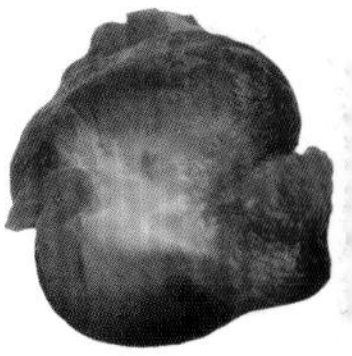

F 雞翅

（雞翅尖＋雞中翅＋翅小腿）

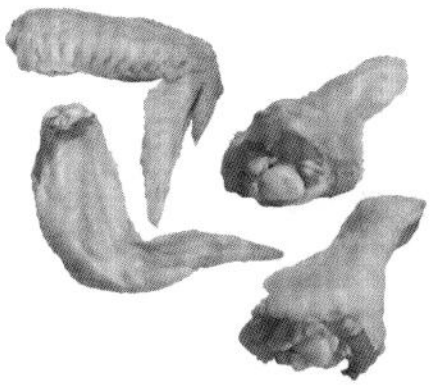

雞翅尖的肉量較少，但膠質與脂肪較多；雞中翅富含膠質；翅小腿則是脂肪含量較少。雞翅各部位的烹調方式都不相同，大多用來燒烤或燉煮。

G 雞肝

先行去血去腥後再烹調。熱量較低。

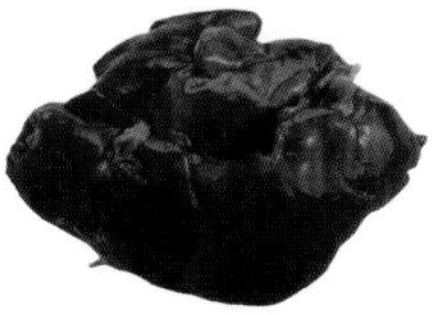

H 雞皮

雞皮的脂肪與膠質含量都很豐富，用平底鍋轉小火煎一下就會釋出許多油脂，可做為炒菜用油。

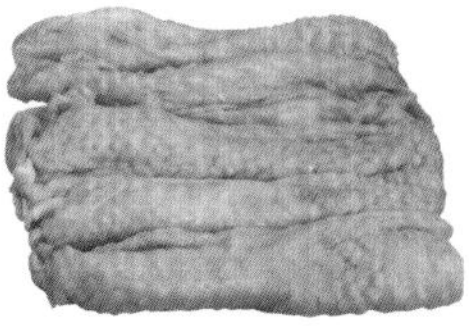

咪唑二肽

可抗氧化與消除疲勞的有效物質

咪唑二肽又稱肌肽或甲肌肽，屬於二肽成分的一種。每 100 公克的雞胸肉含量多達 1230 毫克，可抗氧化與消除疲勞。一天只要食用 50 公克（雞肉串燒兩串）的雞胸肉即可補充必要攝取量。

玻尿酸

含保濕成分，有助養顏美容

玻尿酸是體內可與蛋白質結合的一種多醣類，大多存在於皮膚、眼睛水晶體、關節液與關節軟骨等細胞與細胞之間，可留住水分，或當作緩衝保護細胞。玻尿酸若與水結合便會呈凝膠狀，有助維持皮膚的軟嫩感，故常用於保養品裡的保濕成分。人體裡的玻尿酸濃度，會隨著年紀增長逐漸降低，故愛美人士多會藉由施打玻尿酸填補皺紋、調整老化的臉部組織。

如何有效攝取雞肉的營養？

雞肉帶骨煮時可加些醋或檸檬汁，以酸性成分溶出骨骼內的鈣質，連同雞湯一起享用。又因維生素 C 可增加膠原蛋白的吸收率，因此吃炸雞時建議先淋上檸檬汁。

法國人認為雞胸肉最美味？

一般人都喜歡吃雞腿肉，口感 Q 彈且美味多汁。但在法國餐館，若點了一整隻雞，似乎都會優先將雞胸肉分給女士或貴賓，或許法國人認為雞胸肉其實最美味。

減輕壓力

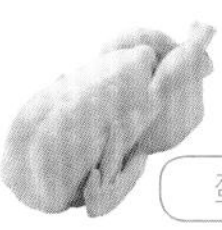

雞肉 蛋白質

＋

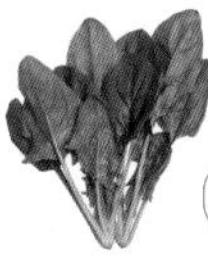

菠菜 維生素 C

羊肉

據說羊肉於江戶時代末期引進日本，最初並非用作食用肉種，而是專門取毛用的羊毛種。到了明治時代，北海道開始大規模飼育羊群。直到一九五五年左右，北海道的居民開始食用羊肉，其特產「成吉思汗羊肉」至今仍是當地的人氣料理。

現在各地的超市都會販售真空包裝的羊肉或帶骨羊小排，在家也能輕鬆烹煮。然而市售羊肉多無部位之分，餐廳為減少成本，可能會選用肥肉較多的部位販售，因此在外用餐時，需要特別留意脂肪攝取量。

食品成分表（可食用部分每100g）

	羔羊肉		羊肉
蛋白質	**15.6g**	**蛋白質**	**19.8g**
脂肪	25.9g	脂肪	15.0g
礦物質 鈣	10mg	礦物質 鈣	3mg
鐵	1.2mg	鐵	2.7mg
維生素 B_1	0.12mg	維生素 B_1	0.16mg
B_2	0.16mg	B_2	0.21mg
C	1mg	C	1mg

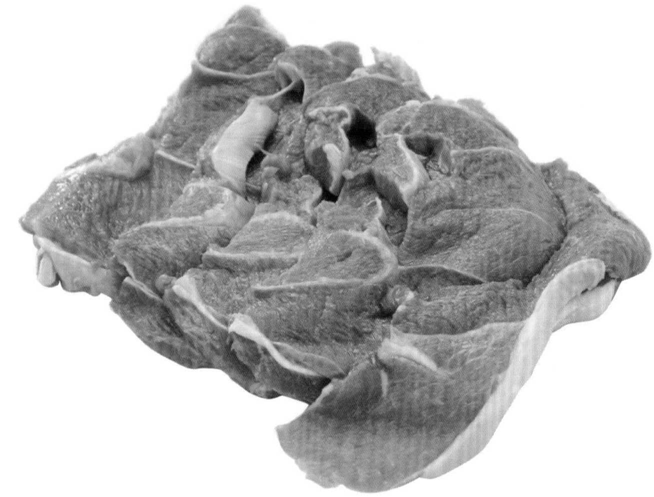

羔羊肉與羊肉有何不同之處？

羊肉給人羶腥味濃的印象，但隨著冷凍技術進步，其異味不但降低許多，且更能釋出羊肉原有的鮮甜。主要用來燒烤或當做加工原料。羔羊肉是指出生未滿一年的仔羊肉，一歲後統稱羊肉。羔羊肉質細緻軟嫩，異味也較少，因此很受歡迎。若從營養成分比較，羊肉的肉鹼（或音譯為卡尼丁）含量是羔羊肉的好幾倍。但若站在生產者的角度，由於羔羊養育期短，售價上也占了優勢，因此市占率也高。

美味的羊肉料理

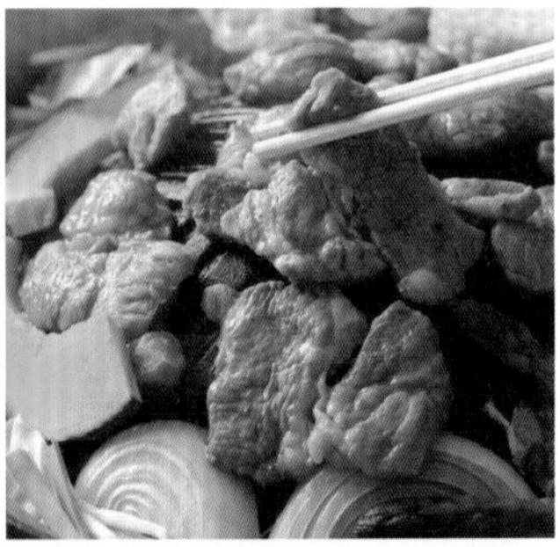

成吉思汗羊肉

混合燒烤羊肉與大量蔬菜的成吉思汗羊肉，是北海道的著名美食。當地隨著政府有計畫地開墾，畜牧業日益興盛，這道傳統的羊肉料理更是流傳至今。

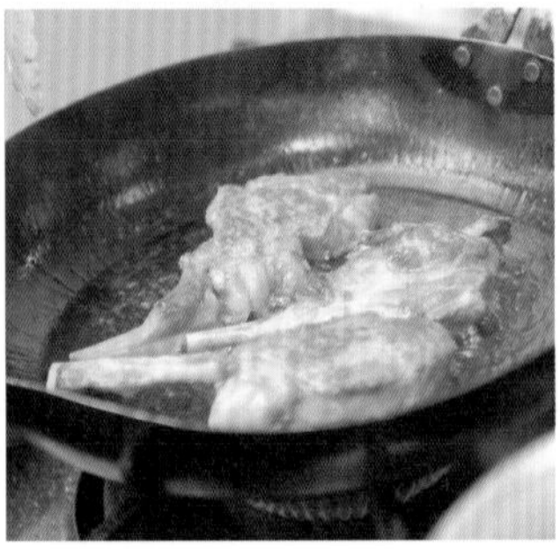

帶骨羊小排

將羔羊肋骨上的背肉或帶骨羊小排直接燒烤煎食即可。市面上常見到以3～4根裝成一袋的零售商品，可依喜好撒鹽、胡椒或香草燒烤。儘管做法簡單，但香氣十足，很有高級料理的氣勢。

可降低膽固醇與中性脂肪

熱量（100g 中）
310kcal（羔羊里肌帶油花）、
225kcal（羊里肌肉帶油花）
含醣量（100g 中）
0.2g（羔羊里肌．羊里肌肉帶油花）

五味 甘
五性 溫
歸經 脾．腎

吃羊肉有助減肥？

除了蛋白質豐富之外，羊肉還富含維生素B群與肉鹼，能有效降低膽固醇與中性脂肪。且羊肉的熱量只有牛肉只有一半，加上脂肪熔點（脂肪開始熔化的溫度）高約44℃（牛肉約40℃；豬肉約28℃；雞肉約30℃），不易被人體吸收，可說是非常適合用來減肥的肉類。

燃燒脂肪不可或缺的成分

肉鹼

肉鹼是一種類胺基酸，屬於季銨陽離子複合物，可幫助體內脂肪燃燒，轉換成熱量。羊肉的肉鹼含量約為牛肉的三倍、豬肉的九倍，對瘦身減重很有幫助。而成吉思汗羊肉更會將羊肉搭配蔬菜一起食用，頗受減肥人士歡迎。此外，肉鹼還能促進大腦功能、避免記憶力退化並提升思考力。但肉鹼的分泌量會隨年紀增長而變少，需要多從食物中攝取。

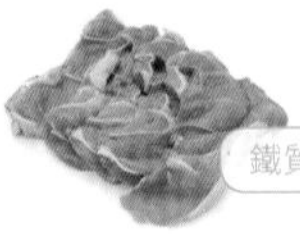

羊肉
鐵質、蛋白質
＋

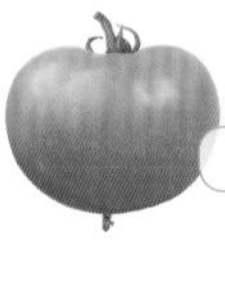

番茄
維生素C

預防貧血

鴨肉

熱量（合鴨 100g 中）
333 kcal
含醣量（100g 中）
0.1g

食品成分表（可食用部分每 100g）
合鴨

蛋白質		**14.2g**
脂肪		29.0g
礦物質	鈣	5mg
	鐵	1.9mg
維生素	B_1	0.24mg
	B_2	0.35mg
	C	1mg

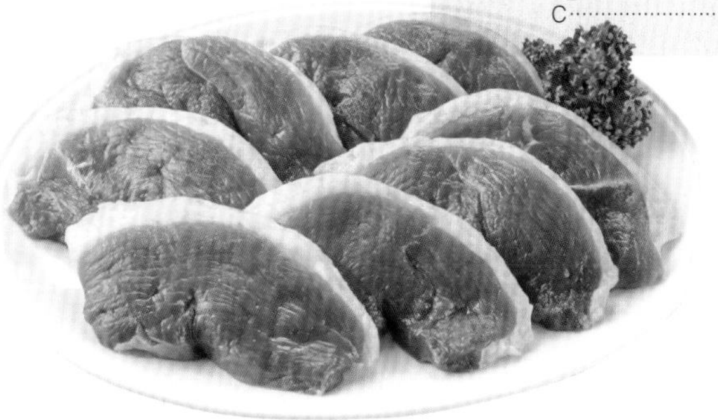

可養胃補腎的營養食材

日本自古就有食用鴨肉的習慣，據說從古代貝塚中發現的鳥骨裡，就以真鴨（原始鴨）的骨骸為最大宗。鴨肉也是所有食用禽肉中，最美味的高級食材。中醫亦認為鴨肉具有養胃、補腎的功效，能清熱消腫。

野生真鴨的旺季，是在寒氣逼人的十二月中旬過後。這時的鴨肉油花豐沛，煮成鴨肉鍋最是美味。除了煮鍋之外，還可做成治部煮（日本金澤地區的鄉土料理）、鴨南蠻（香蔥鴨胸蕎麥麵）、烤鴨等料理。目前市面上販售的鴨肉，大多是從原始真鴨馴化而來的家鴨。

鴨、家鴨、合鴨為同一物種？

鴨的種類在生物學並沒有明確的區分，英語中對於各式鴨類都稱 Duck。不過，一般說的鴨大多是指真鴨，全世界都會食用此禽類。家鴨則是真鴨經家禽化而來的鴨。至於合鴨（日本對於食用家鴨的稱呼）則為野鴨與家鴨交配而來的禽類。

鴨肉的營養價值

鴨肉富含維生素 B 群與鐵質，尤其維生素 B_2 含量豐富，可幫助熱量代謝與細胞再生，又稱「生長維生素」或「美容維生素」。此外，鴨肉的脂肪富含不飽和脂肪酸，其中包括可於體內轉為 DHA 的 α- 亞麻酸，可協助降低血液裡的膽固醇、預防生活習慣病。若不習慣鴨肉特有的腥臊味，可用西洋芹、青蔥或生薑等去腥。

甘·鹹 五味
涼 五性
脾·肺·腎·胃 歸經

鵪鶉肉

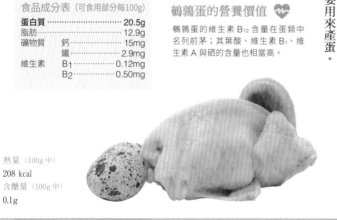

食品成分表（可食用部分每100g）

蛋白質		**20.5g**
脂肪		12.9g
礦物質	鈣	15mg
	鐵	2.9mg
維生素	B_1	0.12mg
	B_2	0.50mg

鵪鶉蛋的營養價值

鵪鶉蛋的維生素 B_{12} 含量在蛋類中名列前茅；其葉酸、維生素 B_1、維生素 A 與硒的含量也相當高。

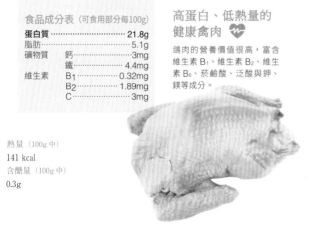

熱量（100g 中）
208 kcal
含醣量（100g 中）
0.1g

雄鵪鶉可供食用 雌鵪鶉專產蛋

雄鵪鶉的叫聲，聽起來與日語的「御吉兆」相近，故從日本的戰國時代起，鵪鶉即被視為吉祥物。直到大正時代為止，一般民眾都有食用鵪鶉肉的習慣，但從明治時代以後，便漸漸被食用雞肉取代。目前市面上的鵪鶉肉都由人工飼養，雄鵪鶉可供食用；雌鵪鶉則主要用來產蛋。

鴿子肉

食品成分表（可食用部分每100g）

蛋白質		**21.8g**
脂肪		5.1g
礦物質	鈣	3mg
	鐵	4.4mg
維生素	B_1	0.32mg
	B_2	1.89mg
	C	3mg

高蛋白、低熱量的健康禽肉

鴿肉的營養價值很高，富含維生素 B_1、維生素 B_2、維生素 B_6、菸鹼酸、泛酸與鉀、鎂等成分。

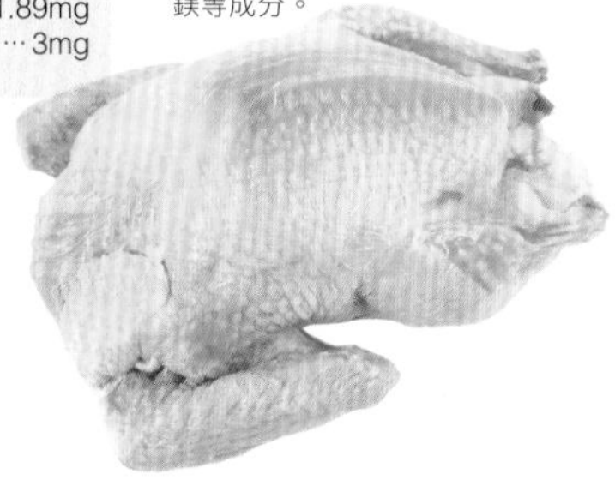

熱量（100g 中）
141 kcal
含醣量（100g 中）
0.3g

法式與中國料理的野味食材

鴿子被視為和平的象徵。而常被當成狩獵對象的金背鴿（山鴿）也是法國著名的野味食材。夏季是食用野生鴿的旺季，油花較多的寒鴿也是人氣肉品。鴿肉富含維生素 B 群、菸鹼酸和鐵質。食用鴿通常會選擇較年幼的品種，稱為乳鴿。在中國則會使用老鴿煲湯。

五味	甘·鹹
五性	溫
歸經	腎·脾·胃

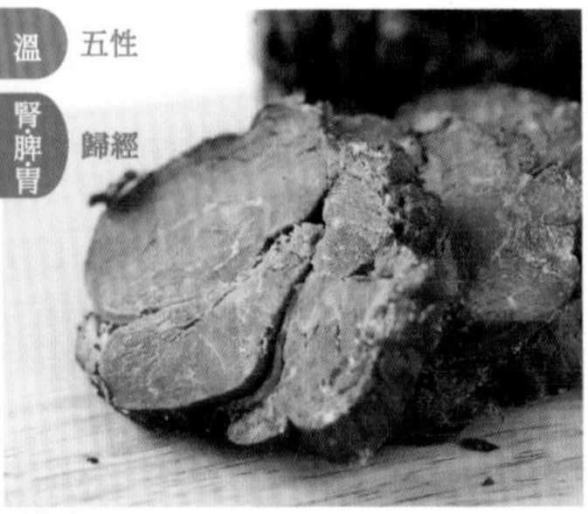
＊煙燻鹿肉

嚴寒季節裡的風味食材

所謂野味，是經狩獵捕獲的野生禽獸食用肉，例如野豬、山鹿、野兔、山鴿或野熊等。這類平時於山間自由覓食各種天然食材、慢慢長大、養肥的野味，要比一般食用的家畜肉更多了份野趣，滋味也更有層次感。又因野生禽獸運動量大，脂肪成分少，肉質也更緊實且具彈性。適合用來做成燉煮、燒烤、煙燻、燉菜等可搭配紅酒的料理。

在十月~隔年二月的嚴寒期間，全日本各地皆會開放野味狩獵。各位若是有興趣，不妨到特定的野味食材專賣店品嘗各式風味特殊的料理。

野豬肉

食品成分表（可食用部分每100g）

蛋白質		18.8g
脂肪		19.8g
礦物質	鈣	4mg
	鐵	2.5mg
維生素	B_1	0.24mg
	B_2	0.29mg
	C	1mg

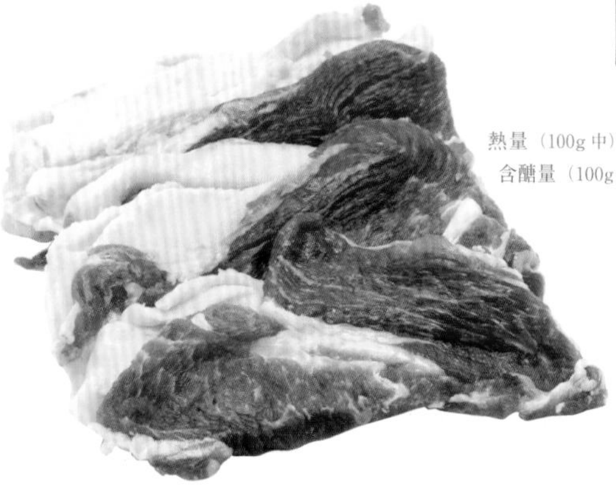

熱量（100g中）268kcal
含醣量（100g中）0.5g

五味	甘·鹹
五性	平
歸經	肺·脾·大腸

肉質偏硬煮得越久越鮮甜

野豬被視為豬的原生種，即使是在過去的禁肉令時代，野豬仍是藥膳飲食中必備的食材。野豬肉又稱牡丹或山鯨，江戶時代開始便有食用牡丹鍋的習慣，又以做成味噌風味最受歡迎。山豬肉煮得越久，便越能溶出脂肪，使整鍋湯頭充滿鮮甜味。

野豬肉的味道近似豬肉，但因運動量大，肉質較硬、風味獨特。若是未滿六個月的野豬肉，肉質通常較軟嫩且異味少。

高蛋白低脂肪的美味食材

常在林野間活動的野豬，身上幾乎沒有多餘脂肪，因此野豬肉的特色便是高蛋白、低脂肪和低熱量。野豬肉的維生素 B_2 含量更是豬肉的兩倍以上。

馬肉

食品成分表（可食用部分每 100g）

蛋白質		20.1g
脂肪		2.5g
礦物質	鈣	11mg
	鐵	4.3mg
維生素	B_1	0.10mg
	B_2	0.24mg
	C	1mg

熱量（100g中）110kcal
含醣量（100g中）0.3g

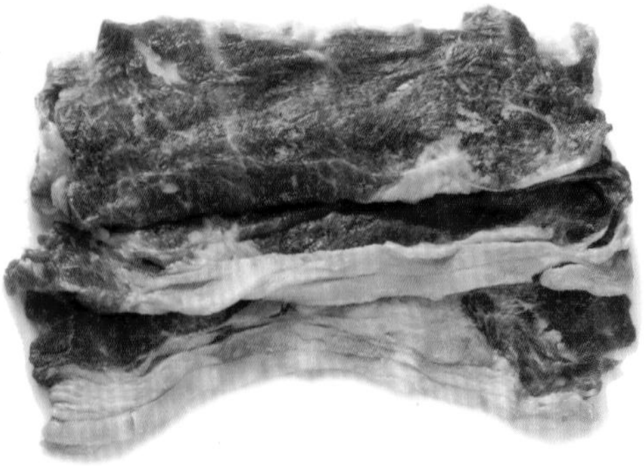

五味	甘·酸
五性	寒
歸經	肝·脾

古稱櫻花的優質蛋白質來源

野豬肉古稱牡丹、鹿肉稱楓葉，而馬肉則稱櫻花，至今仍是日本高級料理店的點菜暗語。關於櫻花的別稱，其來源眾說紛紜，一說是馬肉接觸空氣後，就會變成粉色的關係。馬肉屬於低脂肪低熱量的肉類，同時富含α-亞麻酸等不飽和脂肪酸。在蛋白質方面，馬肉含有約二十種胺基酸，鈣質也非常豐富，營養成分平均。

日本自古即視馬肉為重要的蛋白質來源，但日本的國產馬肉量相當稀少，需要從阿根廷或加拿大進口火腿、香腸或大和煮馬肉罐頭（將肉類加醬油、砂糖、生薑等調味料燉煮而成的日式料理，市售多為罐頭形式）等。一般在日本比較常見的是馬肉赤身或味噌風味的壽喜燒。

馬肉為何適合生吃？

馬的體溫約比牛或豬高出 5 ～ 6℃，寄生蟲或病原菌不易繁殖，加上基因不同，馬身上造成感染的病毒比其他家畜少，因此適合生吃。雖說日本各地都有食用馬肉赤身的習慣，但多以熊本縣、長野縣或山梨縣等地為主。

完整保留肉類美味的冷藏・冷凍法

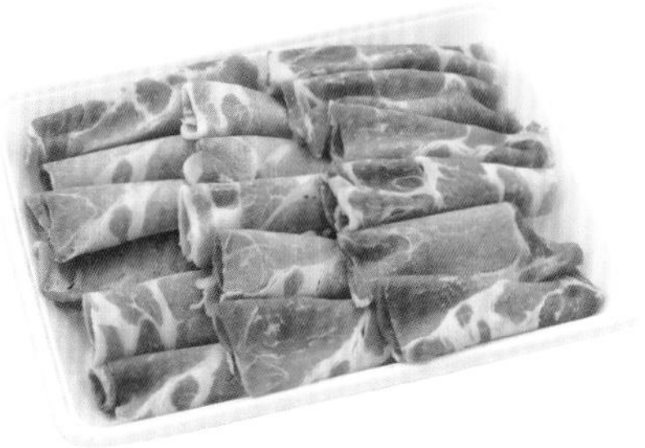

與過去相比，現代冰箱的功能可說是日新月異。各大廠商接連開發各種不同機能的產品，消費者可根據自身需求選擇。一般來說，溫度大於 4℃時，雜菌便容易繁殖，因此食用肉最好保存於 0 ～ 3℃。

冷凍 冷藏 1. 將血水拭乾

肉的表面若殘留血水，冷凍後表面便容易結霜，且無論冷藏或冷凍都會散發異味。因此，送進冰箱前需要先用紙巾輕壓、吸乾血水。

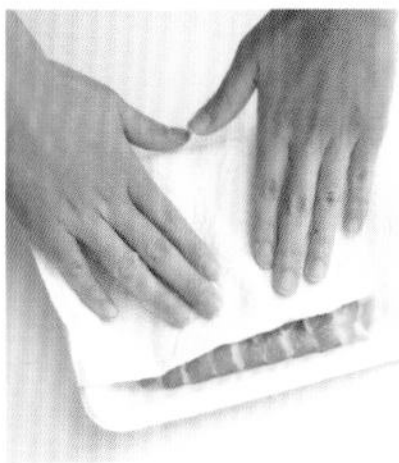

冷凍 冷藏 2. 確實密封

肉類一接觸空氣便容易氧化、孳生雜菌。牛肉的保存期限僅 3 ～ 5 天、豬肉則是 2 ～ 3 天、雞肉只有 1 天；若是絞肉最好當天吃完。想避免雜菌孳生，可連包裝一同冷凍，但細胞組織容易在低溫下被破壞，結霜也會影響風味。

冷凍 3. 事先分出每次的使用量

將肉品切小塊、包上保鮮膜，分出每次的使用量，再平放於夾鏈袋中冷凍保存。若是容易分裝的絞肉或肉片，也建議先鋪平再冷凍。火腿、培根或香腸等加工肉品也可放至冷凍庫保存。若是大塊的火腿或培根，可先切薄片、包上保鮮膜密封冷凍，後續烹調時會更方便。

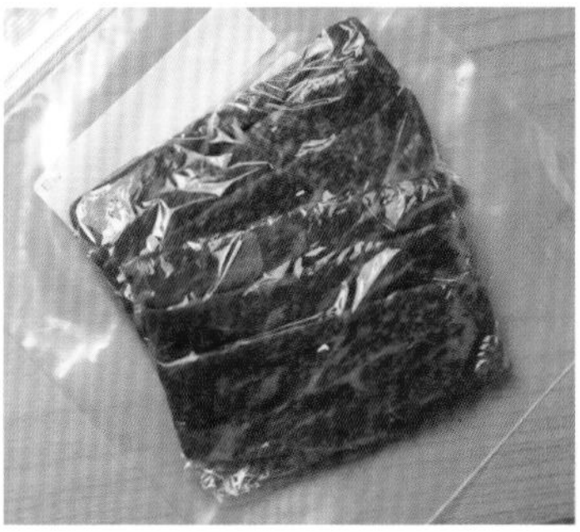

冷凍 冷藏 4. 先醃漬調味

用醬油、味醂或米酒等調味料將肉品醃漬後再冷藏保存，不僅方便調理，也能避免雜菌孳生，延長保存期限。醃過的肉也適合放入冷凍庫，例如保存期限短的絞肉，經過醃漬就能冷凍保存。水分較多的雞肉，可先蒸煮後，連同雞湯一起冷凍。

冷凍 5. 放金屬盤急速冷凍

如果冰箱一直開開關關，溫度便容易忽高忽低，加速肉品變質。應將肉品攤平後包上保鮮膜，放在較薄且傳導率佳的金屬盤裡冷凍，以保留肉的風味。等到肉品急速結凍後，就可放入夾鏈袋、擠出空氣冷凍保存。

冷凍 6. 將肉放在冰箱裡解凍

若把肉品放在室溫中急速解凍，容易造成肉汁流失，風味也會跟著減少。建議置於冷藏室解凍即可，或是放於溫度較低的「冰溫室」使肉半解凍。若是使用微波爐，同樣微波至半解凍即可，無須完全解凍。

冷凍 7. 一個月內食用完畢

肉類處理過後，記得標註冷凍日期。生肉只適合冷凍 2 ～ 3 週；熟肉則建議在冷凍 3 ～ 4 週內吃完，以避免風味流失。肉品一經氧化或水分蒸發，味道就會變差，必須特別注意。

血脂異常的預防方法

何謂血脂異常？

血液中的脂肪濃度過高時，就稱為血脂異常（高脂血症）。有些人把脂肪視為大敵，認為只要攝取脂肪就會造成肥胖與疾病，這個觀念其實並不正確。人體原本就需要脂肪，用以製造細胞膜或產生賀爾蒙，是構成身體各組織不可或缺的重要營養素。此外，脂肪也能當作備用熱量來源、緩衝臟器間的衝擊等，唯有過量攝取脂肪、導致血脂異常時才會造成危害。

然而，血脂異常通常並沒有顯而易見的症狀，一般人很難自行察覺，很多人都是經過血液檢查後才知道自己血脂過高。若一直沒發現異常，持續處於高血脂狀態，長久下來就有動脈硬化，進而誘發各式心血管疾病，甚至腦中風、腦溢血的風險。

如何判斷血脂異常？

經健康檢查，若血液脂肪如總膽固醇、低密度膽固醇（ＬＤＬ，壞的膽固醇）或中性脂肪（ＴＧ，三酸甘油酯）等超過標準，即可判斷為血脂異常（見本頁圖表）。

臺灣衛福部公告的成人血脂異常判斷標準

血脂項目	理想濃度	邊際高危險濃度	高危險濃度
總膽固醇（未禁食）	＜ 200mg/dl	200 ～ 239mg/dl	≧ 240mg/dl
低密度膽固醇（LDL）（禁食12小時後驗血）	＜ 130mg/dl	130 ～ 159mg/dl	≧ 160mg/dl
中性脂肪（TG）（禁食12小時後驗血）	＜ 200mg/dl	200 ～ 400mg/dl	＞ 400mg/dl

引起動脈硬化
導致腦中風的隱形殺手

什麼是膽固醇？

一般人都以為膽固醇是壞東西，但它其實是構成身體各種重要成分的原料。人體內的膽固醇，只有二～三成來自食物，剩下的七～八成則由肝臟製造而來。膽固醇在肝臟合成後，會經由血液循環送往全身，用作製造細胞膜的成分、腎上腺皮脂激素、性激素或其他賀爾蒙的原料。若血液裡的膽固醇過剩，就會阻塞動脈血管壁，形成粥狀硬化斑塊，使血管變窄，最後造成動脈硬化。

而在另一方面，回流至肝藏的血液裡也含有膽固醇。這種膽固醇會回收體內無法利用的多餘膽固醇，使之排出體外，避免動脈硬化。因此，被送往全身、易附著於血管的膽固醇被稱為低密度膽固醇，而回流到肝藏代謝的膽固醇，則稱高密度膽固醇（ＨＤＬ，好的膽固醇）。

人體內若有太多壞的膽固醇，血管就容易硬化、形成斑塊；若好的膽固醇太少，血液裡就會出現多餘的膽固醇，兩者都是導致動脈硬化的因素，罹患心血管疾病的機率也會提高。

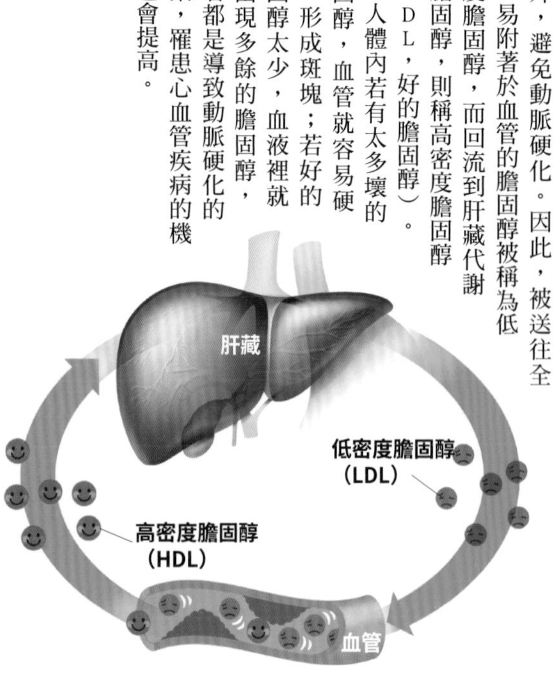

身體的備用燃料

中性脂肪是提供人體活動的熱量來源之一。一般最主要的熱量來源為血糖，而從飲食攝取的醣類在維持活動過後若仍有剩餘，就會蓄積成中性脂肪作為備用燃料。當中性脂肪累積過多，便會造成內臟型脂肪肥胖。

此外，血液中的中性脂肪濃度亦會隨著飲食中的油脂種類和含量改變。因此檢測中性脂肪值時必須空腹抽血。若剛吃飽就抽血，中性脂肪的數值容易偏高，造成測量誤差。

血脂異常與動脈硬化

動脈硬化初期並無明顯的自覺症狀，故稱隱形殺手，而血脂異常正是促進動脈硬化形成的一大要素。動脈一旦硬化，血管便會失去柔軟度，導致血液不易流通；若再進一步脆化下去，血管壁上就會更容易囤積膽固醇，形成粥狀硬化斑塊，使血管變得更窄、更容易堵塞，動脈硬化的狀況也會越來越嚴重。

而當負責把血液送往心臟的冠狀動脈硬化後，這些粥狀硬化斑塊就會越聚越多，導致血小板或紅血球固化，最後整條血管都被阻塞，此時就容易引發心肌梗塞或狹心症。若是腦部的血管動脈硬化，則容易引起腦中風或腦溢血。無論哪種病症都不易醫治，致命率更是相當高。

血脂異常的預防與改善

若想預防與改善血脂異常，可從日常飲食與規律運動兩大層面下手。

注意 進食的細節

- 盡量減少炸物、甜食、果汁飲料、汽水等高熱量食品的攝取量。
- 吃東西要細嚼慢嚥，每吃一口，放下筷子慢慢咀嚼二十次以上。如此一來便能刺激大腦的飽食中樞，就算吃得較少也能產生飽足感。
- 嚴禁三餐不定時或暴飲暴食。一天必須確實攝取三餐，盡量不吃點心。
- 進食時要專心，一邊做其他事情，容易不知不覺吃太多。也應避免準備過多點心或零嘴在手邊。

每日飲食的建議

- 多吃蔬菜，適量攝取水果，可補充抗氧化維生素或多酚化合物等營養成分。
- 多攝取富含DHA或EPA的青背魚類。
- 建議多吃蕈菇類、豆類或海藻類等，可補充膳食纖維。
- 多吃富含ω-3不飽和脂肪酸的食品，例如亞麻仁油或紫蘇油等。
- 膽固醇含量較高的食材，例如魚卵、肉類或內臟等不要吃太多。
- 儘管乳製品對身體很重要，但仍需要控制攝取量，建議一天不要飲用超過兩杯鮮乳。
- 少吃含氧化變質油品的食物，例如洋芋片等油炸零食。

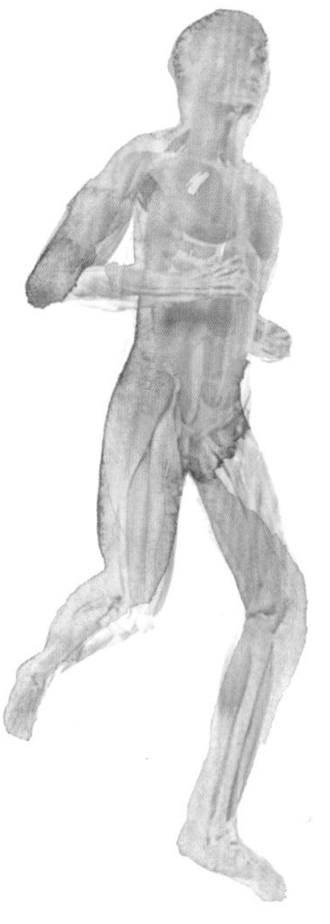

規律 有氧運動

在運動方面，建議每天快走二十分鐘以上；至於有氧運動，最理想的狀況為每週兩次。長期規律運動之後，將出現以下效果。

- 中性脂肪減少。
- 好的膽固醇變多。
- 骨骼肌增加、基礎代謝率提升，身體較為容易燃燒脂肪。
- 藉由運動健康舒壓，增加幸福感。

確實戒菸

吸菸會促進動脈硬化生成，還請確實戒除。

飲酒適量

除了減少飲酒量之外，堅果或乳酪等下酒菜也要酌量食用。

火腿

以豬肉為原料的方便食材

熱量（100g中）196kcal（里肌火腿）、118kcal（去骨火腿）、231kcal（肩肉火腿）、247kcal（生火腿 速成）、268kcal（生火腿 長期熟成）
含醣量（100g中）1.3g（里肌火腿）、1.8g（去骨火腿）、0.6g（肩肉火腿）、0.5g（生火腿 速成）、0g（生火腿 長期熟成）
保存方法 參照P.215

五味 鹹
五性 溫
歸經 脾·胃

食品成分表（可食用部分每100g）
里肌火腿

蛋白質		16.5g
脂肪		13.9g
礦物質	鈣	10mg
	鐵	0.5mg
維生素	B_1	0.60mg
	B_2	0.12mg
	C	50mg

火腿是製作三明治、火腿蛋吐司或總匯沙拉時必備的食材，屬於肉類加工製品。一般多是將豬肉鹽醃（加入食鹽、發色劑、砂糖、辛香料等原物料醃漬的過程），或醃漬後再煙燻，經過蒸、煮等過程就成了火腿。此外，火腿的英語為Ham，原意是「豬的後腿肉」，但現在已不再限定只能使用腿肉了。

火腿依照其製作過程，可分為加熱與不加熱兩種。不加熱製作的火腿，一般稱為生火腿，而加熱製作的火腿則依部位而有不同的稱呼（見本頁下方圖片）。

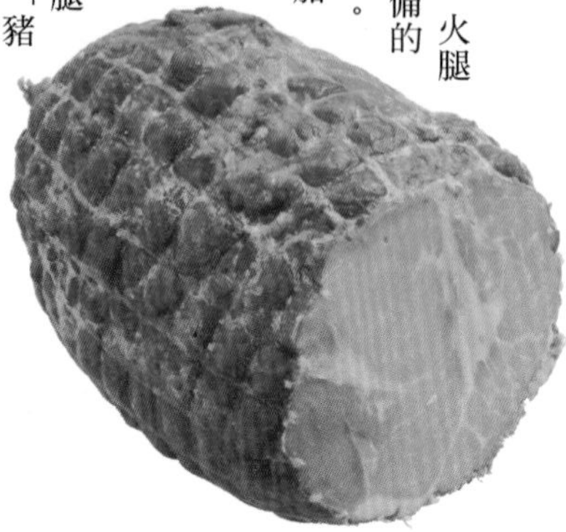

古代沒有冰箱，大多是將新鮮食物以食鹽醃製脫水，藉此防止食物腐敗。據說日本於明治五年才開始製作火腿；大正時代則有德國人於市面上販售里肌火腿；昭和時期曾出現混入馬肉或牛肉等價格便宜的「重組火腿」，後來便演變成現在的壓型火腿。透過大量生產與推廣，二戰結束後，一般的日本家庭已普遍食用火腿。

火腿與其原料豬肉一樣，除了含有豐富的蛋白質，還有維生素B_1、B_2，與維生素B群中的菸鹼酸等。近年來除了日本的國產火腿外，還可從超市購得來自世界各國的高級火腿製品。

加熱火腿的種類

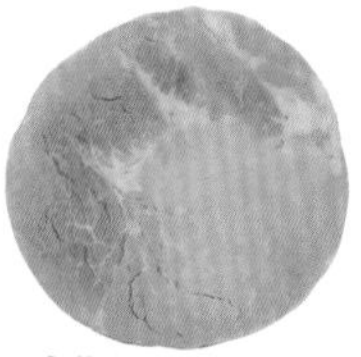

里肌火腿
以豬里肌加熱製成的火腿，可直接食用，或做成BBQ。

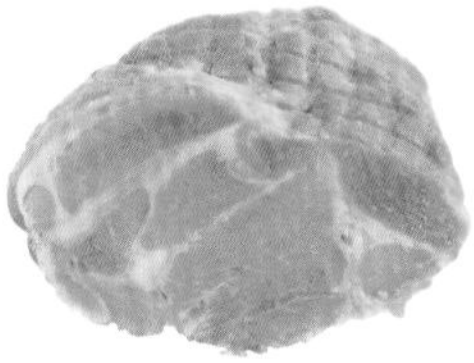

肩肉火腿
以豬肩肉製成，做法與里肌火腿相同，但瘦肉較多。

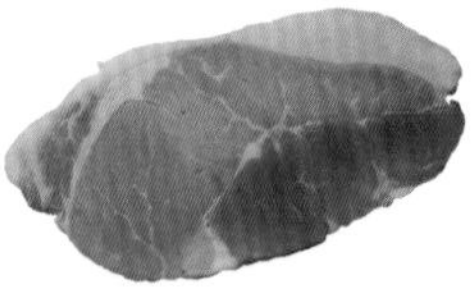

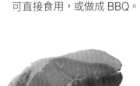

去骨火腿
以豬後腿肉加熱製作的火腿，若切厚些可當火腿排，營養美味。

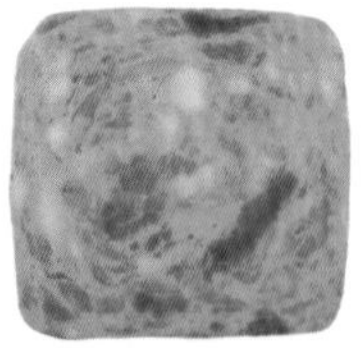

壓型火腿
以豬肉、牛肉、馬肉、羊肉等肉品壓製的火腿，適合夾在三明治中食用。

混合壓型火腿
除了畜肉外，還另外添加了雞肉與魚肉，做法與壓型火腿相同。

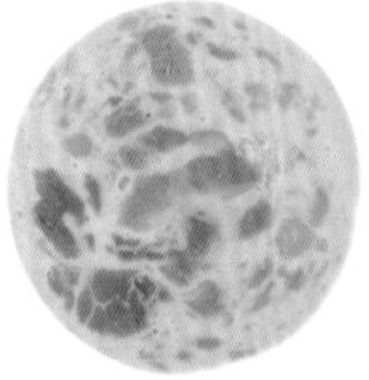

義大利常見的生火腿

義大利常見的生火腿，是將整塊豬後腿肉直接鹽漬，不經加熱、長期乾燥熟成而來，帶有溫和的鹹度。德國的肋肉羊火腿則會在乾燥熟成後，多採一道低溫煙燻的工序。

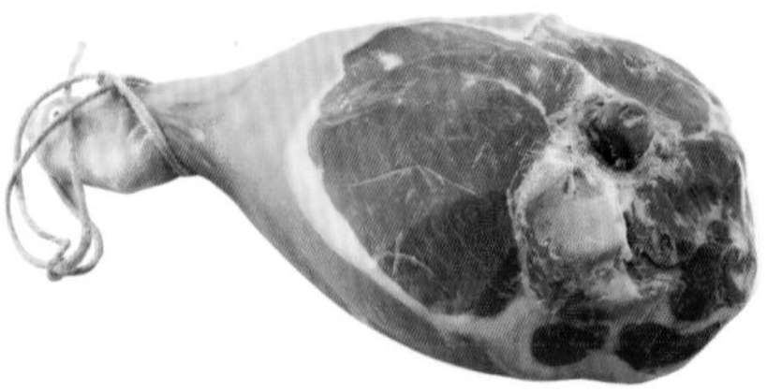

注意食品添加物含量

製作火腿、香腸或餅乾等加工食品時，為了增加風味、顏色或確保長期保存，廠商會在規範下添加調味料、著色劑或保存劑等物質。臺灣的《食品安全衛生管理法》中對於添加物的成分、種類或使用標準都有嚴格規定。換句話說，市售加工食品的添加物，基本上都在人體可承受的範圍，但為了健康起見，仍建議避免過量攝取加工食品。

香腸

香腸又稱灌腸，屬肉類加工製品。製作過程會先將肉類鹽醃、醃漬後絞碎，接著混入調味料或辛香料，再灌進腸衣。古時會以動物的腸臟製成腸衣，但現在大多改用多醣纖維素腸衣或人造腸衣代替。

香腸可大致分為水分較多、保存期限短的自製香腸，以及經過乾燥，水分相對少，能夠長期保存的風乾香腸，兩者的差異在於有無經過鹽醃或煙燻，加熱方式也不相同。而香腸的做法、使用原料或腸衣的種類、厚薄等，也會因為國家或廠商而有差異。

香腸的加工方式基本上與火腿類似，但相較於火腿用整塊肉製作，香腸大多使用絞肉，且會充分利用肝臟、舌頭等內臟，以及血液等原料，將之混入其中。香腸最早出現於西元前八世紀的高盧地區（現在的法國及比利時一帶）。到了西元前二世紀，古羅馬征服高盧後，就將香腸傳到歐洲其他地區，成為歐洲的主要肉食。香腸是為防止腐敗與長期保存的肉類加工製品，有關其語源，最可靠的說法應該是拉丁語 Salsus，意思是「經過鹽醃的食物」。中式的臘腸也有一千多年以上的歷史，大約出現於魏晉南北朝。

日本的國產香腸種類眾多，有無皮香腸、粗末香腸、迷你香腸、特殊風味香腸等，成分說明上皆會清楚標示使用肉類與材料用量。在營養方面，香腸富含多種動物性蛋白質，且保存性極佳。

食品成分表（可食用部分每100g）

維也納香腸

蛋白質		13.2g
脂肪		28.5g
礦物質	鈣	7mg
	鐵	0.8mg
維生素	B_1	0.26mg
	B_2	0.13mg
	C	10mg

由日本獨創的紅色維也納香腸

日本便當裡必備的紅色維也納香腸，是日本獨創的產物。據說最初是為了掩飾賣相欠佳，才刻意使之帶有鮮豔的紅色。除了切成小章魚的造型，還能藉由紅色作為便當裝飾。透過日本動漫的推廣，維也納香腸已漸漸流行於國外。

如何將香腸煎得美味多汁？

將香腸置於平底鍋後，加入三分之一的水浸泡，接著開中火加熱將水煮乾，再轉小火煮透。開始油煎時先在香腸劃刀，方便肉汁流出來。如此一來，就可享用美味多汁的香腸。

充滿嚼勁的口感 香氣濃郁

熱量（100g 中） 321kcal（維也納香腸）、298kcal（法蘭克福香腸）、495kcal（風乾香腸）、251kcal（波洛尼亞香腸）、192kcal（法國燻腸）、279kcal（新鮮香腸）

含醣量（100g 中） 3.0g（維也納香腸）、6.2g（法蘭克福香腸）、2.6g（風乾香腸）、2.9g（波洛尼亞香腸）、3.7g（法國燻腸）、0.8g（新鮮香腸）

保存方法 參照 P.215

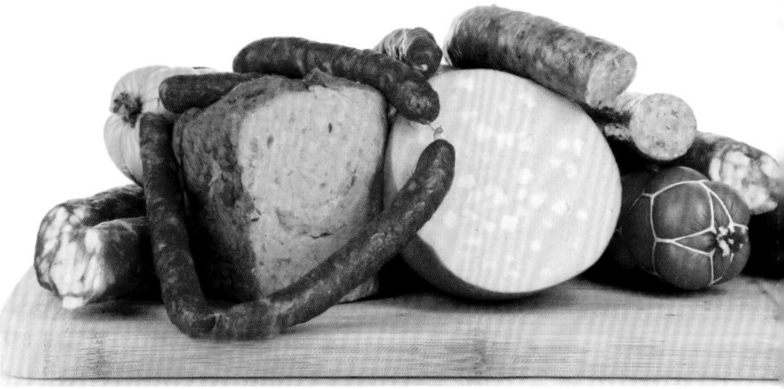

香腸的種類

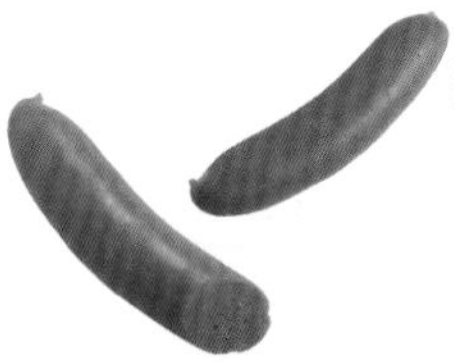

維也納香腸

產量較多，屬於人氣產品，大多做成煙燻製品，如熱狗等。

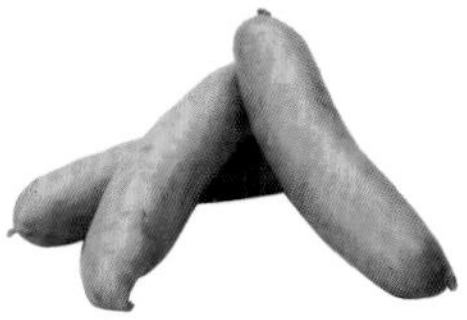

法蘭克福香腸

做法與維也納香腸相同，但外型較粗大，可直接煎熟食用或煮成肉湯。

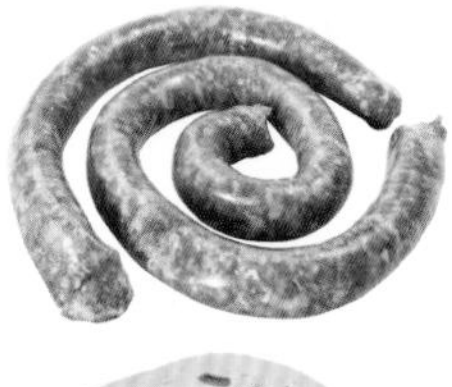

新鮮香腸

將原料肉調味後再塞進腸衣而來，必須充分加熱才能食用。建議於烹調時再煮熟或煎熟。

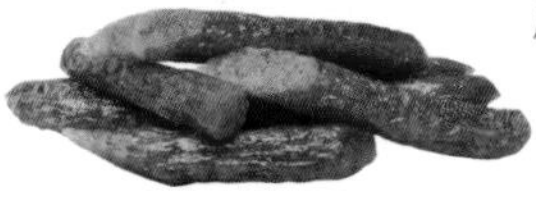

風乾香腸

已先經過煙燻或乾燥處理，水分較少、容易保存，以義式莎樂美香腸最具代表性，是高人氣的下酒菜。

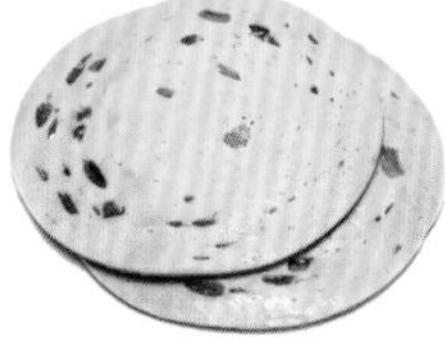

法國燻腸

除了肉類外，還會加入青豆仁或蕈菇類，配色賞心悅目，充滿里昂風味，可做冷盤或前菜。

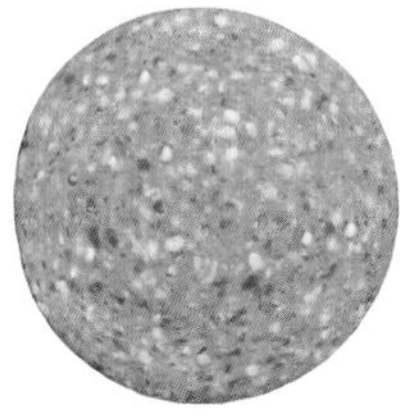

波洛尼亞香腸

做法與維也納香腸相同，但外型要比法蘭克福香腸更粗大，可直接做成冷盤或開胃菜。

培根

以鹹度和香氣凸顯料理的美味

將整塊豬肉塑型、鹽醃、熟成後，再經過煙燻就成了培根。培根與火腿的不同之處在於其並無塞入腸衣、最後也不會經過蒸煮等加熱工序。培根大多單純以煙燻方式製作，鹹度或香氣皆十分濃郁，口感更是極富嚼勁。

培根多以豬肉為原料，富含蛋白質與維生素B_1，可整塊放入鍋裡替湯品或燉菜提鮮；或煎至焦黃後，直接加進沙拉或義大利麵中。若很在意培根的油脂，可先包上紙巾再覆蓋保鮮膜，經微波加熱後，即可輕鬆去除多餘脂肪。

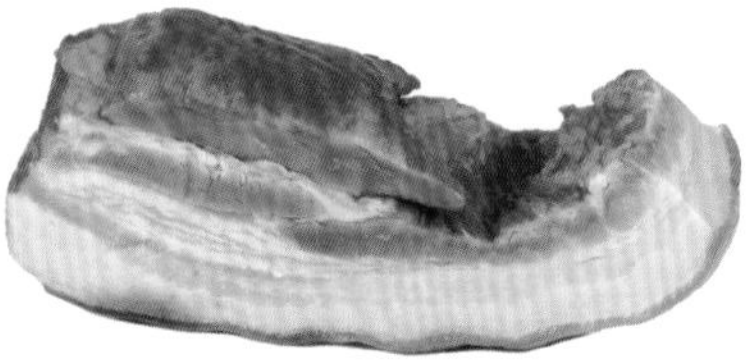

熱量（100g 中）405kcal（培根）、211kcal（里肌培根）、186kcal（豬肩肉培根）

含醣量（100g 中）0.3g（培根）、3.2g（里肌培根）、2.5g（豬肩肉培根）

保存方法 參照 P.215

食品成分表（可食用部分每100g）

蛋白質		12.9g
脂肪		39.1g
礦物質	鈣	6mg
	鐵	0.6mg
維生素	B_1	0.47mg
	B_2	0.14mg
	C	35mg

何謂義式培根（Pancetta）？

豬五花未先經過煙燻，直接鹽醃風乾後就成了義式培根，也稱「生培根」。義式培根的味道稍鹹，常用來煮湯或製作義大利麵醬汁。

牛肉乾

先鹽醃後煙燻風味絕佳的下酒菜

將牛瘦肉鹽醃、打成絞肉後再塑型為薄片；後經加熱、乾燥與煙燻等過程，就成了好吃的牛肉乾。一般的牛肉乾都會切成小片方便食用，是相當受歡迎的下酒菜。

牛肉乾如果沒能先打成絞肉，而是直接將整塊牛瘦肉鹽醃，並以低溫長時間煙燻、乾燥製成，就必須以刀子切開才能食用。而在所有的牛肉加工製品中，也以最能凸顯風味的牛肉乾為主流。

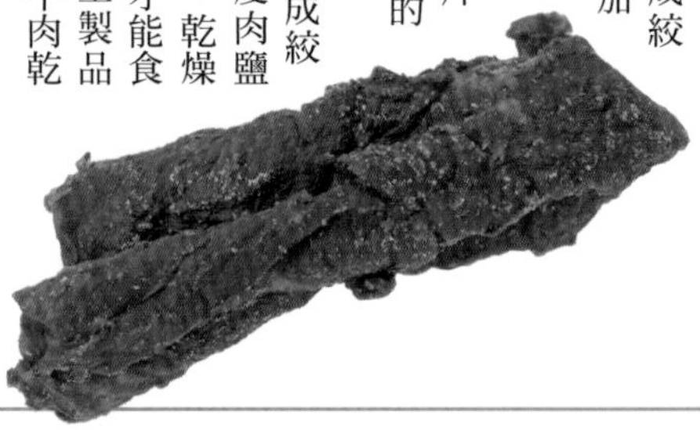

熱量（100g 中）315kcal

含醣量（100g 中）6.4g

保存方法 參照 P.215

食品成分表（可食用部分每100g）

蛋白質		54.8g
脂肪		7.8g
礦物質	鈣	13mg
	鐵	6.4mg
維生素	B_1	0.13mg
	B_2	0.45mg
	C	1mg

牛肉乾的營養成分

牛肉乾屬於高蛋白、低脂肪食品，富含維生素B_2、鋅與鐵質，同時含有菸鹼酸、葉酸與維生素B_{12}。吃牛肉乾時若能充分咀嚼，可刺激飽食中樞，就算吃得較少也能有飽足感，很適合當空腹點心或減肥零嘴，但仍需注意攝取量。

鹹牛肉

可長期保存常用作緊急備糧

將鹽醃牛瘦肉以高溫、高壓加熱，可使肌肉纖維分解，之後再加入牛油、調味料和辛香料等，就成了罐裝的鹹牛肉。此時牛肉中的水分已被抽離，並濃縮了更多風味在裡頭。

日本最初的國產鹹牛肉為杯狀玻璃製品，或是帶有白鐵蓋的瓶身製品。到了一九五〇年左右，市面上開始出現幾乎與現代一致的罐頭包裝。因能長期保存，罐裝鹹牛肉大多作為防災物資或登山緊急備糧等。

食品成分表（可食用部分每100g）

蛋白質		19.8g
脂肪		13.0g
礦物質	鈣	15mg
	鐵	3.5mg
維生素	B_1	0.02mg
	B_2	0.14mg

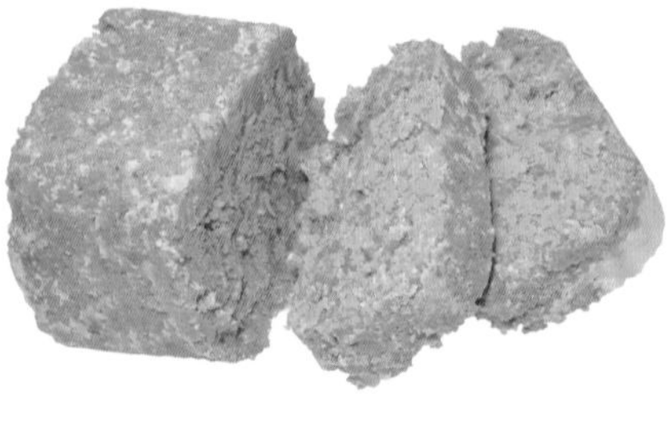

鹹牛肉與鹽醃肉有何不同？

鹹牛肉使用百分之百的牛肉製作，鹽醃肉則不限牛肉，馬肉等畜肉都能當作原料，售價較便宜。不論鹹牛肉或鹽醃肉，都經過高溫殺菌密封，故可直接拆開包裝後食用；也可做成沙拉的點綴，或加入蛋包飯、高湯裡烹煮。

熱量（100g 中）203kcal

含醣量（100g 中）1.7g

酪蛋白可促進消化

鮮乳

甘 五味
涼 五性
脾肺 歸經

營養均衡的天然飲品

熱量（一般鮮乳 100g 中）67kcal　含醣量（100g 中）4.8g

鮮乳即為牛隻分泌的乳汁，是一般人都非常熟悉的食材，營養價值相當高。據說在日本千葉縣南房總市有一座「日本酪農發源地」紀念碑，當時的德川八代將軍吉宗在此放養了許多白牛，用以擠取新鮮乳汁，成為日本酪農的起源。當時的鮮乳被當成藥物使用，直到明治時期才普及於一般家庭生活。在這之後，學校供餐或西餐裡都常出現鮮乳，現代更成為冰箱內必有的常備品，可運用於各類料理中。

鮮乳富含蛋白質、脂肪、碳水化合物、甲基硫醯基甲烷與鈣質等礦物質，營養非常均衡。不過有部分的人體內天生缺少乳糖酶，其腸胃難以消化牛奶，容易導致腹瀉（乳糖不耐症），應避免食用。

食品成分表（可食用部分每100g）

蛋白質		3.3g
脂肪		3.8g
礦物質	鈣	110mg
	鐵	0.02mg
維生素	A　β-胡蘿蔔素當量	6µg
	B_1	0.04mg
	B_2	0.15mg
	C	1mg

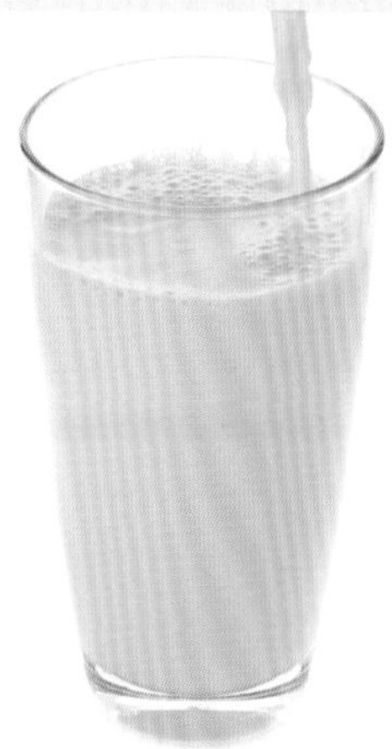

1 小杯約：150g / 101kcal
1 大杯約：210g / 141kcal

鈣

與骨骼、肌肉或神經生長有關的礦物質

鈣是人體內含量最多的礦物質，有 99% 為構成骨骼與牙齒的成分，稱為「儲存性鈣質」；剩下的 1% 則出現在血液或細胞裡，稱為「機能性鈣質」。鈣的功能相當多，除了構成骨骼與牙齒，還能維持肌肉的正常收縮、穩定神經細胞、協助血液凝固、分泌賀爾蒙、促進細胞分裂、調整胃液分泌量或輔助鐵質代謝等。乳製品的鈣質較多，且容易被人體吸收，建議每日適量飲用。

甲基硫醯基甲烷（MSM）

可維護關節健康的礦物質成分

甲基硫醯基甲烷（通稱 MSM）是體內的一種有機硫化物礦物質，為確保軟骨、皮膚、指甲或毛髮等健康的必要營養素。近來被視為硫化物的供應來源，因為具有促進軟骨修復、抑制發炎或止痛等效果而備受矚目。此外，甲基硫醯基甲烷還有促進糖分與脂肪代謝、增強免疫力、輔助葡萄糖胺作用，甚至抑制癌細胞增生等功效。

酪蛋白

促進腸道活性、增強免疫力的蛋白質

酪蛋白是一種含磷的蛋白質，在鮮乳或乳酪等含量較多。例如鮮乳當中就有八成以上的含量是蛋白質，可幫助小腸吸收鈣質、穩定亢奮的神經、維持消化機能正常運作，並增強免疫力等。酪蛋白的營養價值很高，因此市面上也出現了相關的粉狀營養保健食品。

預防骨質疏鬆

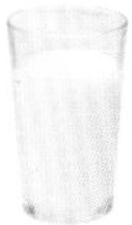

鮮乳
鈣質

＋

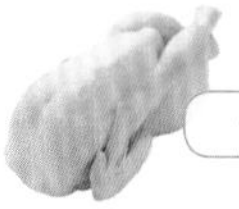

雞肉
蛋白質

冷藏鮮乳究竟可以放多久？

一般鮮乳的有效期限為 8 天，若已開封，要放在 10°C以下的冰箱保鮮，並盡早喝完。保久乳（Long life milk，在 135 ～ 150°C之下連續滅菌數秒，並阻絕光線與空氣、無菌填充而成）開封前可常溫保存，期限約為 60 天。

飲用乳的種類

根據日本鮮乳與乳製品的成分規範，飲用乳可分成七大類。即有標註鮮乳標章的「鮮乳、特別鮮乳、成分調整鮮乳、低脂鮮乳、脫脂鮮乳」五種，以及未標示鮮乳標章的「加工乳、乳飲品」兩種。

鮮乳

直接將生乳加熱殺菌，未調整成分，大部分的鮮乳皆屬於此類。

特別鮮乳

業者取得特別鮮乳榨取處理業認證後，在合格設施裡榨取鮮乳，意即經過特殊處理而來，只在特定地區販售。

加工乳

以生乳為主原料，另加入其他乳製品調整成分的產品，例如「特濃鮮乳」或「低脂肪乳」等。

成分調整鮮乳

調整生乳中的部分乳成分（乳脂肪、水、礦物質等）後，經殺菌製造而來。

低脂鮮乳

在成分規範下，減少部分乳脂肪後殺菌製造而來。屬成分調整鮮乳。

脫脂鮮乳

在成分規範下，幾乎脫去所有乳脂肪後殺菌製造而來。屬成分調整鮮乳。

乳飲品

在生乳裡添加鈣質、維生素、鐵質、咖啡、果汁等營養或調味成分的飲品。

乳酪

食品成分表（可食用部分每100g）

加工乳酪			卡門貝爾乳酪（天然乳酪）		
蛋白質		22.7g	蛋白質		19.1g
脂肪		26.0g	脂肪		24.7g
礦物質	鈣	630mg	礦物質	鈣	460mg
	鐵	0.3mg		鐵	0.2mg
維生素	A β-胡蘿蔔素當量	230μg	維生素	A β-胡蘿蔔素當量	140μg
	B_1	0.03mg		B_1	0.03mg
	B_2	0.38mg		B_2	0.48mg

乳鐵蛋白具抗菌力

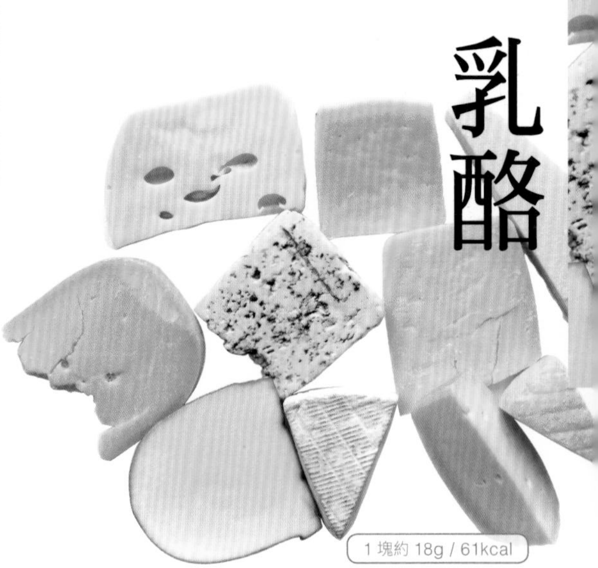

1 塊約 18g / 61kcal

乳酪又稱起司，儘管現代已有許多以乳酪入菜的料理，不過，日本大約直至大正時代才開始大規模地製造乳酪。

乳酪是以新鮮生乳為原料的發酵乳製品，其營養成分與鮮乳（包括山羊乳在內）幾乎相同。例如乳酪的鈣質含量就與鮮乳相等，且吸收率很高；蛋白質的消化吸收率甚至比鮮乳還優異。此外，乳酪蛋白質裡的乳鐵蛋白，更具有抗菌、抗病毒的效果。

不同種類的乳酪熱量差異甚大，其中茅屋乳酪或瑞可達乳酪等新鮮乳酪的熱量較低。但無論哪一種乳酪，膳食纖維和維生素的含量都較少，食用時建議搭配蔬果，營養會更完整。全世界有數千種顏色、風味、軟硬度、口感等完全不同的乳酪，各位不妨找出自己最喜愛的種類。

保存方法

由於天然乳酪每天都在熟成，需特別注意保存方式。加工乳酪儘管保存性佳，但保存溫度仍然要維持在 5°C左右，並擦乾水氣避免發黴，開封後建議包上保鮮膜後放入冷藏室，變硬仍可磨碎使用。

完整濃縮鮮乳的營養

熱量（100g 中）
339kcal（加工乳酪）、310kcal（卡門貝爾乳酪）、276kcal（莫札瑞拉乳酪）、380kcal（高達乳酪）

含醣量（100g 中）
1.3g（加工乳酪）、0.9g（卡門貝爾乳酪）、4.2g（莫札瑞拉乳酪）、1.4g（高達乳酪）

乳酪的種類

天然乳酪可依據不同的熟成期、濕度或熟成時使用的微生物等，製造出各式各樣的種類。至於加工乳酪，則是以天然乳酪為基礎製作而成。

天然乳酪

主要有下列七種：

新鮮乳酪（非熟成）：可直接食用，如莫札瑞拉乳酪、茅屋乳酪、瑞可達乳酪等。

白黴乳酪（軟質・白黴菌熟成）：內部柔軟的霜狀乳酪，如卡門貝爾乳酪等。

青黴菌乳酪（軟質、半硬質・青黴菌熟成）：別名藍紋乳酪，風味特殊且偏鹹，如古岡左拉乳酪等。

洗浸式乳酪（軟質・細菌熟成）：表面為茶褐色，稍具黏性，如塔雷吉歐乳酪等。

山羊乳酪（軟質・細菌熟成、黴菌熟成）：以山羊乳製成，風味醇厚，如瓦蘭西乳酪等。

半硬質乳酪（半硬質・細菌熟成）：滋味濃郁，具有香氣且無異味，如高達乳酪等。

硬質乳酪（硬軟質・細菌熟成）：熟成期長，保存性佳，如帕馬森乳酪等。

莫札瑞拉乳酪

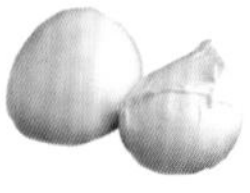

卡門貝爾乳酪

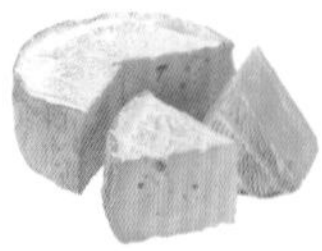

帕馬森乳酪

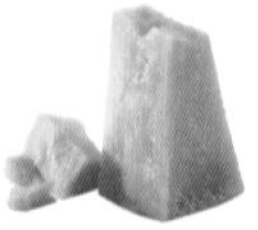

加工乳酪

將一種或多種天然乳酪剁碎後加熱溶解，再加入乳化劑等原料塑型，即可製成薄片或三角形的乳酪製品。優點在於其已先經加熱殺菌，保存性較佳。

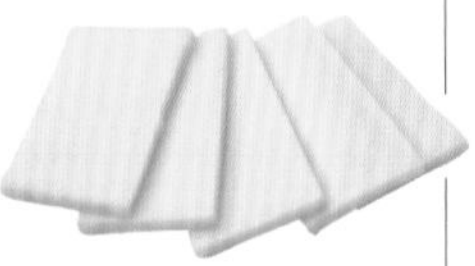

將鮮乳製成乳酪的過程

一般天然乳酪的製作過程如下：將原料乳加熱殺菌後，加入乳酸菌與酵素→使蛋白質、脂肪與鈣質等凝結成豆腐狀→細切成骰子狀，繼續加熱攪拌→放入模型裡加壓，排除乳清等多餘水分→加鹽水浸泡增添風味，並抑制雜菌繁殖→放置熟成→完成。

五味 甘・酸
五性 溫
歸經 肝・脾・肺

乳鐵蛋白

可抗菌、抗病毒的強大蛋白質

包括人類的母乳在內，許多哺乳動物的乳汁都含有乳鐵蛋白。此外，乳鐵蛋白也存在於唾液、淚水或汗水裡，具有抗菌、抗病毒的效果，可防止幼兒感染，並恢復成人免疫力與抑制發炎。此外，一份長達半世紀以上的研究也發現，乳鐵蛋白可減少中性脂肪、增加比菲德氏菌、改善腸道菌叢；還能藉由鐵質的吸收調節作用，達到改善貧血的效果。

奶油

熱量(100g中)
745 kcal（含鹽）、763 kcal（無鹽）、
752 kcal（發酵）
含醣量(100g中)
0.2g（含鹽）、0.2g（無鹽）、
4.4g（發酵）

食品成分表（可食用部分每100g）

蛋白質			0.6g
脂肪			**81.0g**
礦物質	鈣		15mg
	鐵		0.1mg
維生素	A	β-胡蘿蔔素當量	190μg
	B1		0.01mg
	B2		0.03mg

香氣十足 增添料理層次感

奶油以鮮乳為原料製作，儘管整體脂肪成分超過八〇%，但因較好消化，能有效轉換成熱量使用。此外，奶油富含脂溶性維生素，具揮發性脂肪酸與微量的芳香成分，可散發出特有的香氣與風味，替料理增添層次感。

一般多以牛奶製作奶油，但也有部分商品採用其他哺乳動物的乳汁，例如山羊奶。市面上的奶油製品多為未發酵奶油（甜味），具特殊風味的發酵型奶油（酸味）則比較少見。

保存方法

奶油易變質且不耐常溫。建議放入密閉容器後，置於冰箱冷藏，避免走味或氧化。若是未開封的奶油，放冷凍庫可保存一年。

奶油的種類

奶油可依成分不同，分為含鹽與無鹽款；或以鮮奶油乳酸有無發酵，分為發酵（酸味奶油）與未發酵（甜味奶油）款。一般常用的是含鹽的未發酵奶油。而需要留意鹽分用量的甜點或料理，則適合以無鹽的未發酵奶油製作。

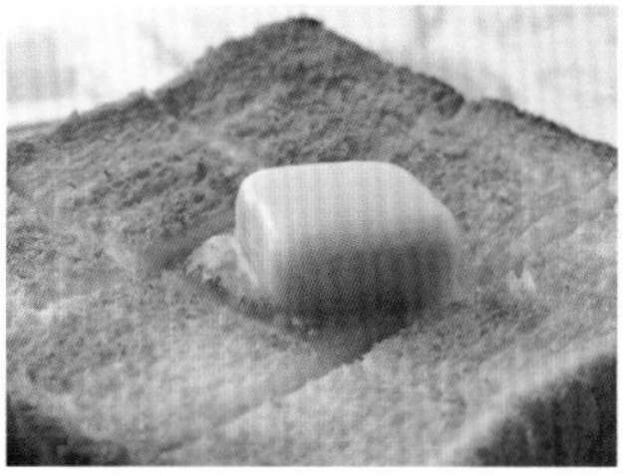

甘 五味
溫 五性
肝脾肺腎 歸經

奶油與膽固醇

動物性食品的確含有較多的膽固醇，但人體原本就需要一定程度的膽固醇才得以正常運作，用以製造各類激素與細胞膜。因此，無論是吐司抹奶油或以奶油煎炒食物都是可行的，一天攝取量控制在 10 公克以內即可。

優格

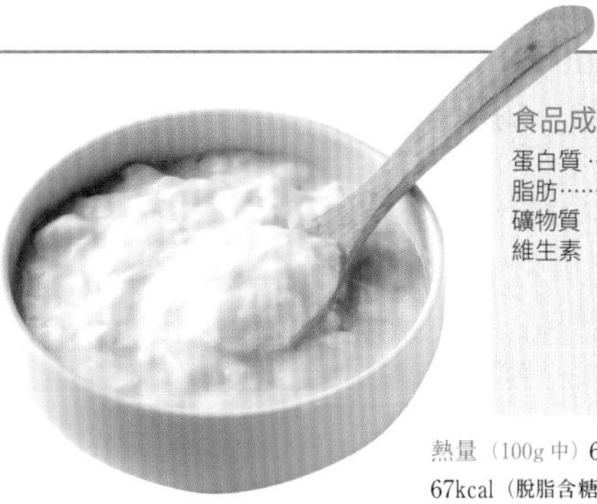

食品成分表（可食用部分每100g）

蛋白質			3.6g
脂肪			3.0g
礦物質	**鈣**		**120mg**
維生素	A	β-胡蘿蔔素當量	3μg
	B1		0.04mg
	B2		0.14mg
	C		1mg

熱量（100g 中）62kcal（原味優格）、67kcal（脫脂含糖優格）、65kcal（優酪乳）
含醣量（100g 中）4.9g（原味優格）、11.9g（脫脂含糖優格）、12.2g（優酪乳）

增加腸道好菌的健康食材

人類食用優格至少已有四千五百多年的歷史。世界上最早的優格，可能是由遊牧民族裝在羊皮袋裡的鮮奶自然發酵而成；現代的優格則會在鮮乳中加入乳酸菌發酵。市售優格製品種類眾多，不外乎強調整腸與降低膽固醇等效果。而近年來能讓活株比菲德氏菌完整進入腸道的品項尤其熱門。各位在選購時可注意外包裝，若是獲得健康認證的優格將有特殊標記，每日食用可發揮整腸功效。

優格的種類

原味優格（Plain yogurt）：只用乳製品調合發酵的優格，大多為後發酵（先填充於容器裡再發酵），有些則是前發酵（在槽中發酵後填充於容器裡）。**固態發酵乳（Hard yogurt）**：俗稱優格，常會添加甘味劑或果肉等食材調味，同樣分為後發酵與前發酵。**軟優格（Soft yogurt）**：前發酵優格，透過攪拌混合果肉等食材，維持半流動性。**冷凍優格（Forzen yogurt）**：將前發酵優格冷凍後的商品。**液態發酵乳（Drink yogurt）**：俗稱優酪乳，將前發酵優格以均質機等磨碎而來。

甘酸 五味
寒 五性
肝·脾·肺 歸經

預防 骨質疏鬆

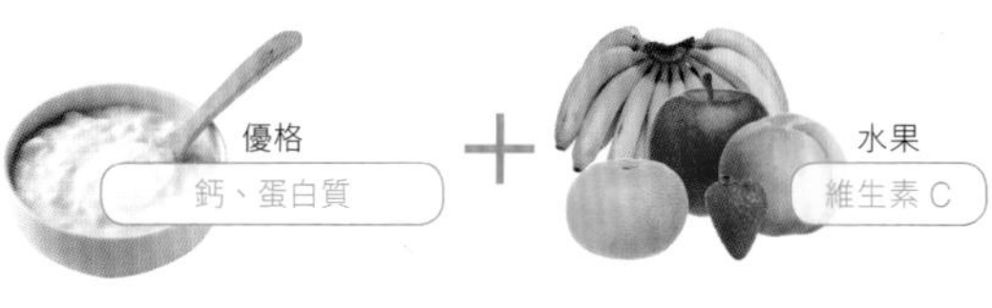

比菲德氏菌與乳酸菌有何不同？

兩者最大的差別在於棲息量與製造物。比菲德氏菌於人體腸道的棲息量，高達乳酸菌的數百倍。儘管兩者皆能製造乳酸，不同的是，比菲德氏菌還能與乳酸一同製造出醋酸、維生素 B 群與葉酸，整腸效果更佳。

冰淇淋

口感軟滑綿密的人氣甜點

將鮮乳、蛋黃、砂糖等材料混合冷凍即可製成冰淇淋。市售的冰淇淋種類眾多，但在日本要掛上冰淇淋三個字，必須符合「總乳固形物大於一五%、其中的乳脂肪含量大於八%」的規定，若含量不符只能稱為冰菓子（意即冰棒等）。冰淇淋若是用料實在，同樣能從中攝取優質脂肪與蛋白質等營養成分。

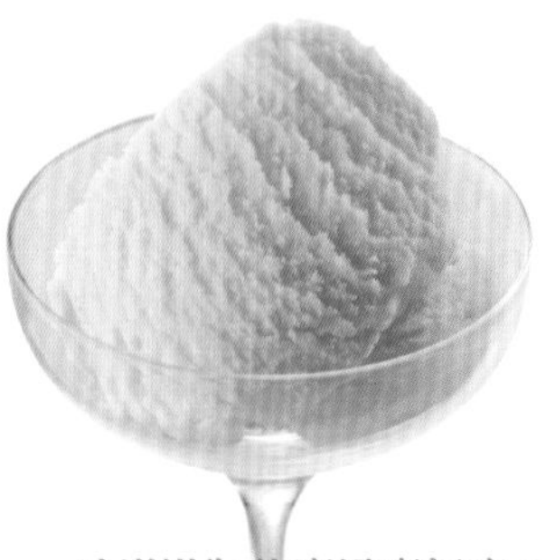

食品成分表（可食用部分每100g）

蛋白質		3.9g
脂肪		8.0g
礦物質	鈣	140mg
	鐵	0.1mg
維生素	A β-胡蘿蔔素當量	30μg
	B1	0.06mg
	B2	0.20mg

冰淇淋為什麼這麼好吃？

冰淇淋軟滑細綿的口感，來自混入原料裡的氣泡或脂肪顆粒。因此，冰淇淋的乳脂肪含量越高，越能做出層次與細緻口感。

熱量（100g 中）
212kcal（高脂冰淇淋）、180kcal（中脂冰淇淋）、224kcal（lacto ice 中脂）、108kcal（低脂冰淇淋）、146kcal（霜淇淋）

含醣量（100g 中）
22.3g（高脂冰淇淋）、23.1g（中脂冰淇淋）、22.1g（lacto ice 中脂）、20.6g（低脂冰淇淋）、20.1g（霜淇淋）

煉乳

甘甜黏稠的液狀乳製品

煉乳又稱煉奶（Condensed milk），是鮮乳加入砂糖後，濃縮成三倍而來的高黏稠液狀乳製品。煉乳的熱量很高，不適合減肥，通常用來淋在刨冰上調味、或是塗抹於吐司，也可當作冰淇淋或甜品的原料。市面上除了含糖煉乳之外，也有純粹將鮮乳濃縮製作的無糖煉乳，又稱淡奶或奶水。

食品成分表（可食用部分每100g）

		無糖煉乳	含糖煉乳
蛋白質		6.8g	7.7g
脂肪		7.9g	8.5g
礦物質	鈣	270mg	260mg
	鐵	0.2mg	0.1mg
維生素	A β-胡蘿蔔素當量	18μg	20μg
	B1	0.06mg	0.08mg
	B2	0.35mg	0.37mg
	C		2mg

越南咖啡與港式奶茶

在越南喝咖啡習慣添加含糖煉乳，濃郁的甘甜味為其最大特色。至於港式奶茶則會在紅茶中添加無糖煉乳增添風味。

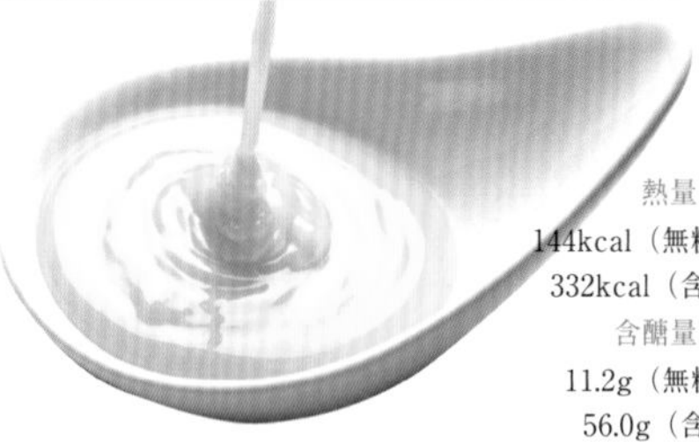

熱量（100g 中）
144kcal（無糖煉乳）、332kcal（含糖煉乳）

含醣量（100g 中）
11.2g（無糖煉乳）、56.0g（含糖煉乳）

奶粉

加工乾燥而來 遇水即還原

鮮乳經脫水、乾燥等步驟製成粉末後即成奶粉，可分成脫脂奶粉、全脂奶粉或調製奶粉等類別，以熱水沖泡即可還原（亦有沖冷水即可飲用的產品）。其中脫脂奶粉因去除了脂肪成分，適合不想攝取脂肪但需要蛋白質或鈣質者食用。奶粉也可按照使用對象分類，例如嬰兒奶粉、兒童奶粉、成人奶粉等。

奶粉雖為乳製品，但無須冷藏，常與即溶咖啡等放在一起出售，多為袋裝或罐裝。

食品成分表（可食用部分每100g）

蛋白質		34.0g
脂肪		1.0g
礦物質	鈣	1100mg
	鐵	0.5mg
維生素	B1	0.30mg
	B2	1.60mg
	C	5mg

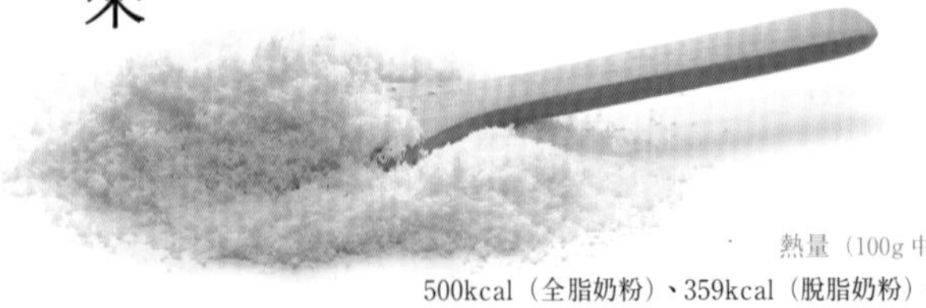

奶粉也能入菜嗎？

奶粉不含水分，使用上相當方便，營養價值也很高。因此，製作芋泥沙拉、肉丸子、咖哩、燉肉或漢堡排等時均可加入奶粉調味，料理方式多元。

熱量（100g 中）
500kcal（全脂奶粉）、359kcal（脫脂奶粉）、514kcal（兒童奶粉）

含醣量（100g 中）
39.3g（全脂奶粉）、53.3g（脫脂奶粉）、55.9g（兒童奶粉）

雞蛋

雞蛋是很常見的食材，料理方式亦相當豐富，無論生食、半熟蛋、水煮蛋、炒蛋或製作糕點、餅乾等都適合，可說既便宜又好用。日本約於江戶時期才有食用雞蛋的習慣，因其具有滋養強身的效果，當時多用於藥物當中，且售價昂貴。一直到了昭和時期，市面上才有低價穩定的雞蛋，並就此普遍於民間。

雞蛋除了富含維生素C與膳食纖維，還含有人體需要的所有營養素，小小一顆卻有大大的功效，因此又被稱為全營養食物。近年來，雞蛋裡的維生素B_2、卵磷脂或膽鹼等更是備受各界矚目。

甘 五味
平 五性
脾肺 歸經

食品成分表（可食用部分每100g）

蛋白質		12.3g
脂肪		10.3g
礦物質	鈣	51mg
	鐵	1.8mg
維生素	A β-胡蘿蔔素當量	17µg
	B_1	0.06mg
	B_2	0.43mg

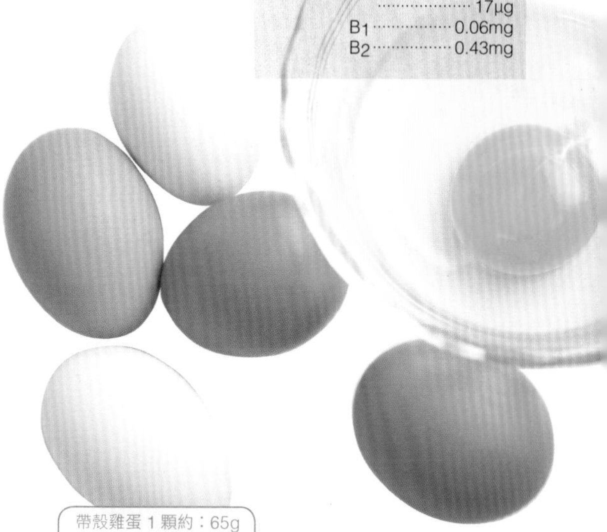

帶殼雞蛋 1 顆約：65g
淨重：55g / 83kcal

可運用於各式料理的全營養食物

熱量（100g 中）151kcal
含醣量（100g 中）0.3g

維生素B_2

又稱生長維生素，可促進脂肪代謝

維生素B_2可分解脂肪、糖分與蛋白質，促進熱量轉換，有助脂肪代謝，使皮膚與黏膜維持正常。此外，由於維生素B_2可促進全身細胞生長與再生，因此又稱生長維生素。維生素B_2屬水溶性，廣泛存在於許多食品中，不易溶解且相當耐熱，因此在烹煮過程中較不易流失。缺點是不耐光照，一接觸陽光便會氧化，因此含有維生素B_2的食材必須妥善保存，避免陽光直晒。

卵磷脂

協助排除壞膽固醇，促進血液循環

蛋黃、大豆或精製白米等食材均富含卵磷脂。卵磷脂是一種磷脂質（含磷的脂肪），其中約有13%是膽鹼。卵磷脂是細胞膜的主要成分，可使其活化，若攝取不足，細胞膜便無法正常活動。此外，卵磷脂還有混合油與水的乳化效果，可協助抗氧化或保濕等作用。透過卵磷脂的乳化作用，可協助人體排除血液中的壞膽固醇，促進全身的血液循環。

膽鹼

促進大腦健康、預防生活習慣病的有效成分

膽鹼是卵磷脂、乙醯膽鹼（人體構成細胞膜、神經組織等的原料）的成分之一。卵磷脂可促進脂質代謝分解體脂肪，並減少壞的膽固醇；乙醯膽鹼可使血管擴張，協助神經傳導，達到降低血壓的效果。若膽鹼攝取不足，便會引發動脈硬化、肝硬化等生活習慣病。富含膽鹼的食材包括蛋黃、豬肝、大豆、鯡魚、葵花子等。

雞蛋的種類

雞蛋的顏色與雞隻品種有關。白羽雞會產白殼蛋；紅羽、褐羽雞則為紅殼蛋，但其實營養價值都差不多。除此之外，還有些特殊品牌蛋會在飼料添加碘、維生素、礦物質、α- 亞麻酸等強化營養的成分。

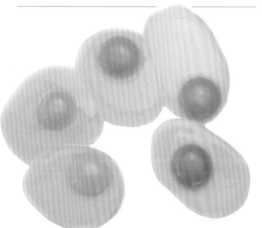

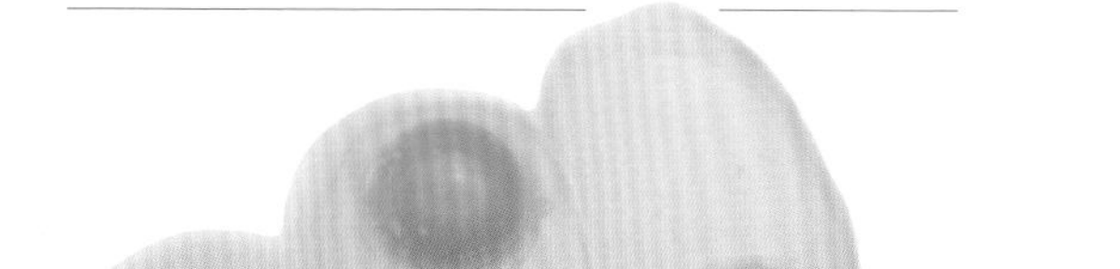

蛋黃的深淺決定營養素含量？

一般人都以為蛋黃顏色越深，雞蛋就越營養美味，其實蛋黃的顏色與雞蛋的營養和滋味無關。蛋黃顏色的深淺，取決於雞飼料裡的類胡蘿蔔素色素。若混入富含紅色色素的甜椒等食材，蛋黃就會變成深橘色。

預防感冒

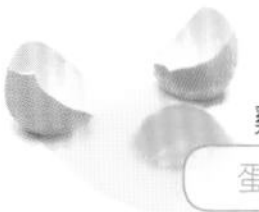

雞蛋
蛋白質

＋

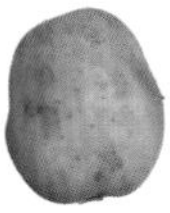

馬鈴薯
維生素 C

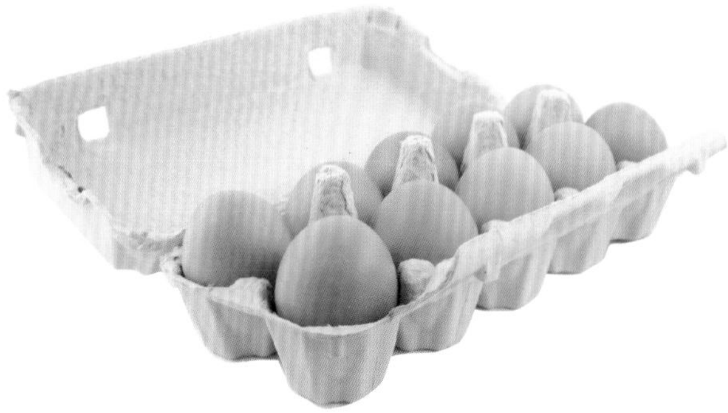

保存方法

買回家的雞蛋若拆開來放入冰箱的蛋架上，容易使雜菌繁殖，建議連同蛋盒直接放入冰箱保鮮。雞蛋也可冷凍保存，但需先放入密閉容器或夾鏈袋後再置於冷凍庫。蛋黃一經冷凍，口感會變得更有嚼勁；冷凍的蛋白或蛋液一經解凍就能恢復原樣。

一天最多能吃幾顆雞蛋？

一顆雞蛋含有 210 毫克的膽固醇。因此過去有人認為一天吃一顆便達上限，但根據最新的研究顯示，從食物攝取的膽固醇，並不會直接影響全身的膽固醇量（從食物攝取的膽固醇僅占二～三成，其餘七～八成則由肝臟製造）。因此即使一天食用超過一顆蛋，也不至於使膽固醇飆升。

有感冒徵兆時可喝杯蛋酒

雞蛋含有豐富的營養成分，而酒可促進血液循環，使身體溫熱。因此有感冒徵兆時可喝杯蛋酒暖身，材料為日本清酒、蛋黃、砂糖與薑汁。清酒加熱後，加入其餘材料拌勻即可。

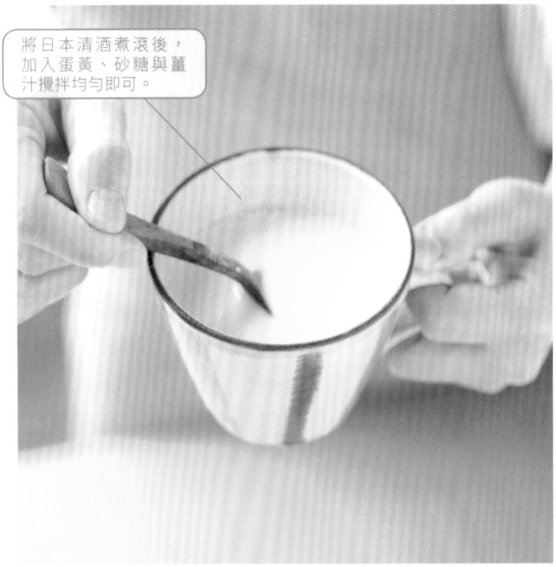
將日本清酒煮滾後，加入蛋黃、砂糖與薑汁攪拌均勻即可。

過了賞味期限的雞蛋還能吃嗎？

在日本的食品標示中，雞蛋的賞味期是指「可放心生食」的期限，因此即使過了賞味期限，只要充分加熱後就沒有問題。話雖如此，過了賞味期的雞蛋鮮度仍會受影響，建議買回家後即刻冷藏，並盡早食用完畢較佳。（編按：臺灣的雞蛋僅標示保存期限或有效日期，超過此時限者不建議食用。）

雞蛋為何有大有小？

臺灣市售洗選蛋可依蛋雞的生長狀況，分為特大～特小（LL～S）五種大小。年輕蛋雞所產的蛋通常較小，雞齡越大蛋就越大。但即便大小不同，蛋殼總重幾乎一樣，而老齡雞的蛋白部分會比年輕雞還要多。蛋黃富含維生素 A、D、E 與礦物質，而蛋白的營養主要是蛋白質，可依個人需求選購。

雞蛋大小	標籤顏色	標準（每顆雞蛋重）
特大（LL）		66～72 公克
大（L）		60～66 公克
中（M）		54～60 公克
小（MS）		48～54 公克
特小（S）		42～48 公克

＊資料來源：中華民國養雞協會網站公告。

富含維生素 B_{12} 的鵪鶉蛋

鵪鶉蛋雖然個頭較小，卻含有許多營養成分，尤其可促進蛋白質代謝的維生素 B_{12}、可抗氧化的硒等，含量皆很豐富。無論做成丼飯、醬漬蛋，或加入可樂餅裡做成炸物都非常美味。

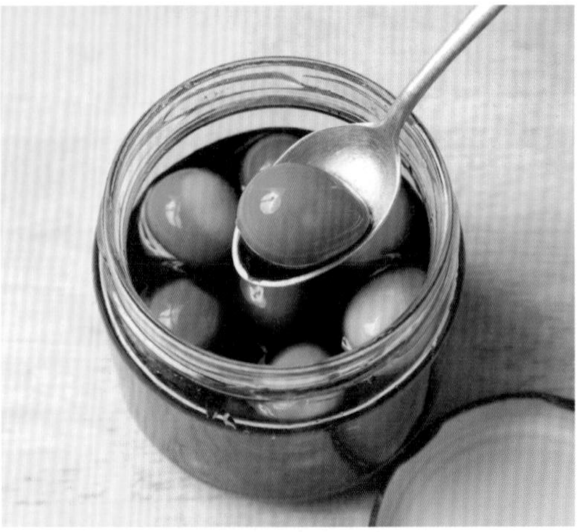

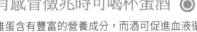

海鮮

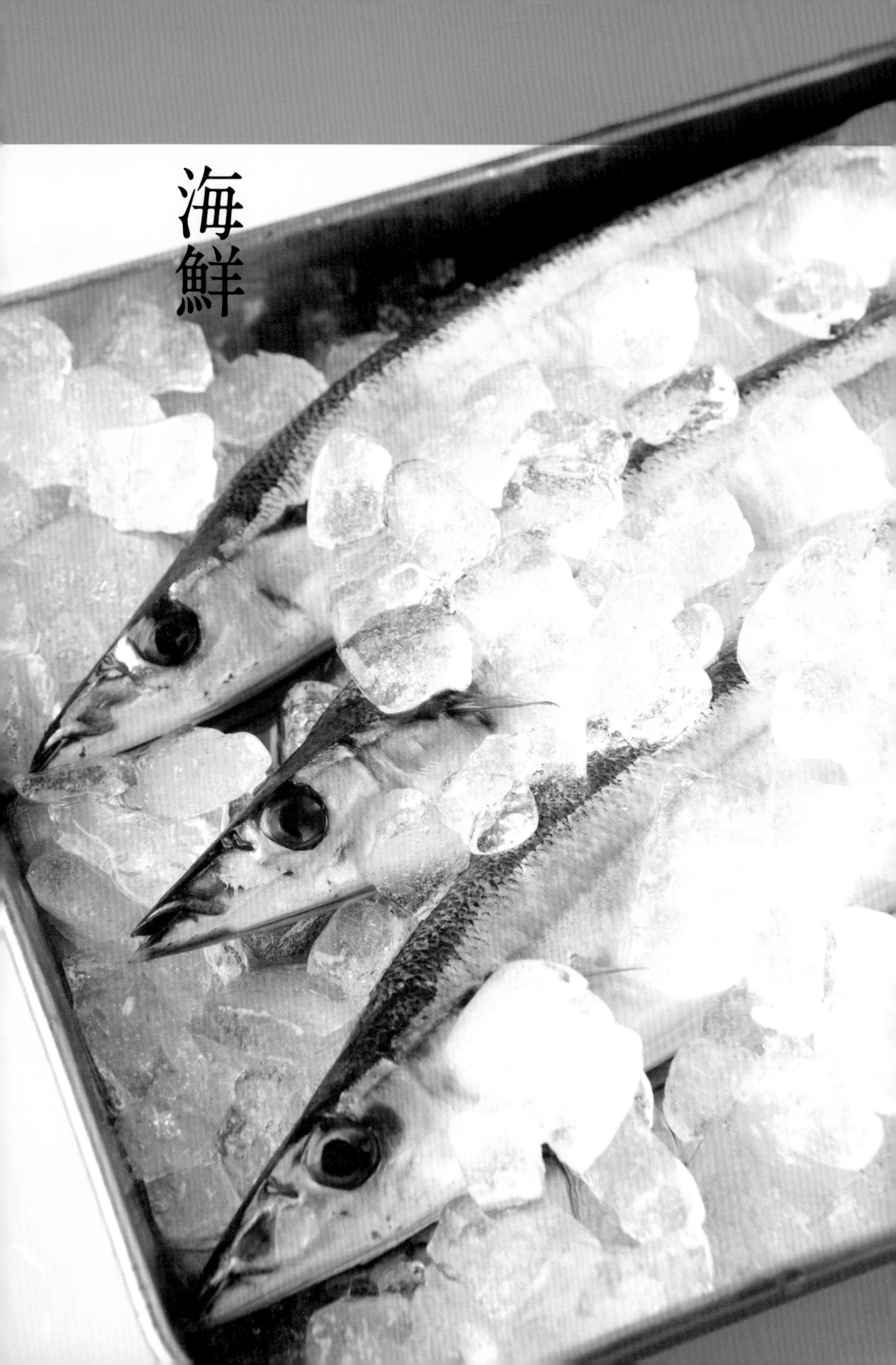

青背魚

營養成分滿載 預防生活習慣病

一般人都會說「吃青背魚比較健康」，但青背魚並非單指某一種魚，而是「魚背呈現青綠色的魚種」，又稱「青物」。值得注意的是，青背魚的魚肉並不是綠色的，而是紅肉或白肉。換句話說，青背魚並非生物學上的分類，而是僅就其外觀特徵區分，大多是竹筴魚、沙丁魚或秋刀魚這類魚種。

青背魚富含有益身體的不飽和脂肪酸DHA（二十二碳六烯酸）與EPA（二十碳五烯酸）等魚油成分。此外，這類魚種還含有豐富的維生素B_1與泛酸，有助於人體分解醣類，並將之轉化成活動所需的熱量，藉此避免脂肪囤積。現代人往往攝取過多醣類，不知不覺提高了生活習慣病的風險，故建議在日常飲食中有意識地多吃青背魚以維持健康。

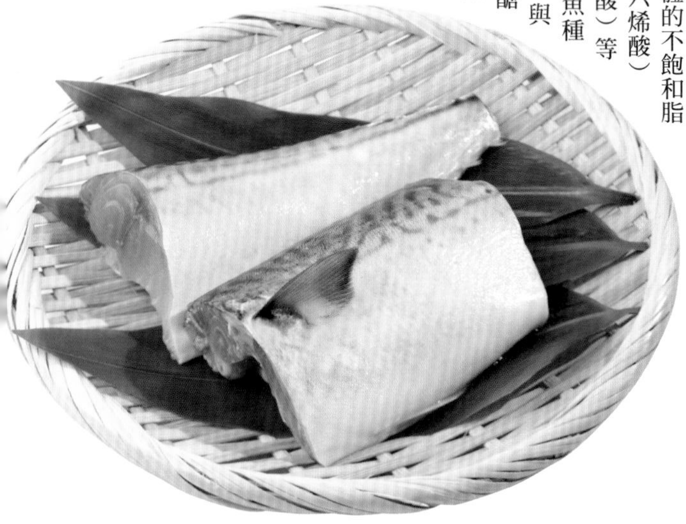

有助降低心血管疾病風險

在北極海和北大西洋間的格陵蘭冰雪地帶，住著美洲原住民「因紐特人」。令科學家不解的是，由於當地氣候嚴寒，因紐特人幾乎不吃蔬菜，但死於心臟或血液疾病的機率卻很低。經過研究才知道，因紐特人經常生吃富含不飽和脂肪酸的海豹與青背魚肉及內臟。近年來隨著外來飲食文化的入侵，烹調方式也跟著改變，可能導致因紐特人必須開始面對心肌梗塞與肥胖等問題。

魚罐頭的鈣質比鮮魚還豐富

罐裝魚肉由於經過高壓加熱，因此連骨頭都能吃，鈣質含量遠超過無法食用魚骨的鮮魚。此外，除了DHA與EPA之外，魚罐頭的維生素D、E與菸鹼酸等營養成分也很豐富，不論鮪魚、鯖魚或秋刀魚等都很常見。選購時需注意，油漬罐頭熱量較高；味噌煮則鹽分較多；建議以清爽養生的水煮罐頭為主。

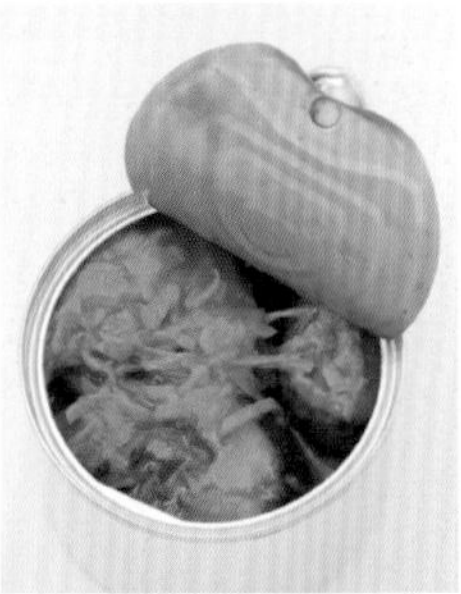

DHA（二十二碳六烯酸）

活化大腦的健康成分

早自1980年代後半，DHA就開始受到各界關注。DHA屬於多元不飽和脂肪酸，尤其以魚油含量最豐。它在不飽和脂肪酸裡屬於ω-3系的脂肪酸，置於常溫之下也不易凝固，可有效活化大腦細胞、增強記憶力與智能指數。此外，DHA還有預防與改善失智的效果，日常飲食建議多加攝取。

烹調時如何去除魚肉腥味？

魚肉的腥味來源為油脂、血合肉與黏液。料理前可將魚肉稍煮一下或汆燙去腥；接著放入煮滾的醬汁裡，煮開後轉小火。醬汁中可加入具去腥效果的生薑或梅干，並注意不要煮過頭。

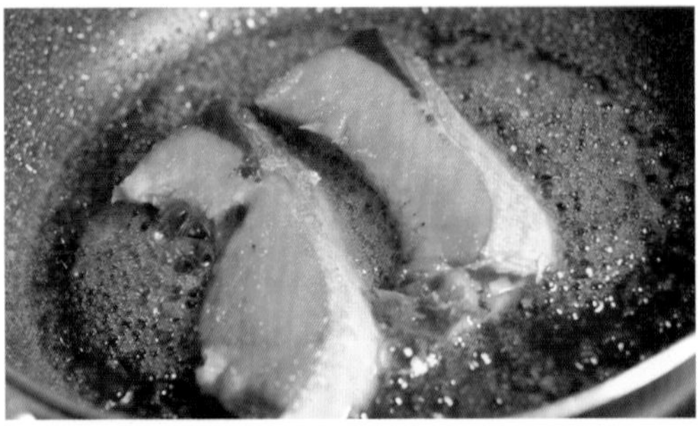

EPA（二十碳五烯酸）

預防血脂異常與血液栓塞

EPA和DHA一樣，同屬多元不飽和脂肪酸，魚油中含量豐富。EPA又稱IPA，在1960年代後半即有科學家發現，它具有維護血管與血液等循環器官健康的功效。EPA可降低血液裡的中性脂肪、預防血栓形成，達到清澈血液的作用。此外，EPA還能預防血脂異常，避免動脈硬化或心肌梗塞。

營養攝取更均衡

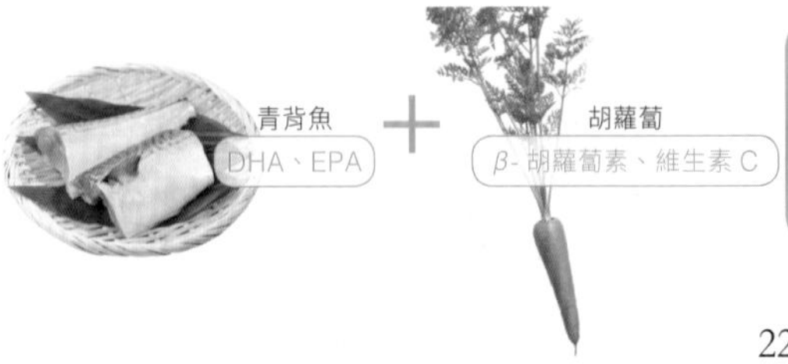

竹筴魚

食品成分表（可食用部分每100g）		
真鰺帶皮		
蛋白質		19.7g
脂肪		4.5g
礦物質	鈣	66mg
	鐵	0.6mg
維生素	B_1	0.13mg
	B_2	0.13mg

英文名 Horse mackerel
別名 真鰺、瓜仔魚
熱量（100g 中）126kcal
含醣量（100g 中）0.1g

營養均衡的代表性青背魚

竹筴魚的料理方式多元，無論是做成生魚片、鹽烤或曬成一夜乾都很適合；小型竹筴魚還能油炸做成南蠻漬帶骨食用，可充分補充鈣質。曝曬過的竹筴魚，其蛋白質與優質魚油的含量會比鮮魚多出兩倍以上，還能達到殺菌、使風味更濃縮的效果。

竹筴魚的別稱為真鰺或瓜仔魚，其魚體側線有尖銳堅硬的突起稜鱗，烹煮時必須先行切除。日本宮崎縣的冷泡飯，以及千葉縣的蔥薑味噌拌魚肉等鄉土料理，多會使用竹筴魚等魚類入菜。

1 條（約 17cm）：160g
淨重：70g / 85kcal

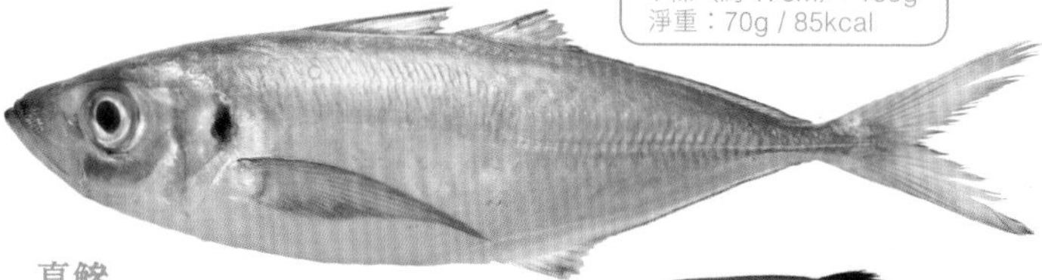

真鰺

一般指稱的竹筴魚多為真鰺。包含生於內灣、不隨季節洄游的黃鰺，以及會按照季節洄游的黑鰺。新鮮的真鰺特徵為全身泛黃，散發曙光般的色澤。

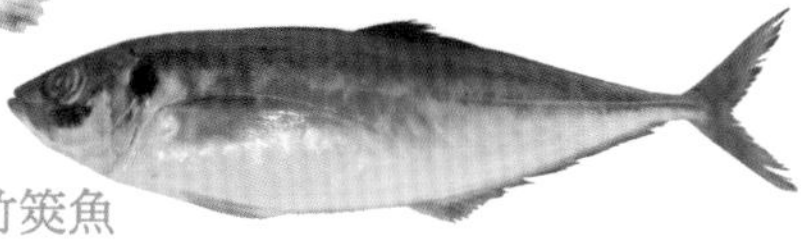

關竹筴魚

由大分縣魚協佐賀關分會員發現，屬黑鰺的一種，是知名的品牌魚。日本各地都有品牌竹筴魚，例如熊本縣的天草鰺、靜岡縣的倉澤鰺與宮崎縣的美美鰺等。

人工養殖的比例逐年增加

各種原屬天然魚種的竹筴魚，近年來人工養殖的比例有增高趨勢，早期被稱為品牌魚的關竹筴魚即為一例。商家會把養殖的關竹筴魚碎切後加工販售，讓民眾可用便宜的價錢享受美味。

產季月曆
1 2 3 4 5 6 7 8 9 10 11 12
各地不一，以油脂豐富的夏季漁獲為主。

甘 五味
溫 五性
脾胃 歸經

沙丁魚

食品成分表（可食用部分每100g）		
真沙丁魚		
蛋白質		19.2g
脂肪		9.2g
礦物質	鈣	74mg
	鐵	2.1mg
維生素	B_1	0.03mg
	B_2	0.39mg

夏季油脂最豐可預防血栓

關於「沙丁魚」這個名稱的語源有很多說法，一說是沙丁魚最初在義大利薩丁尼亞捕獲，因此古希臘語中便稱其為Sardonios，意即「來自薩丁尼亞島」。日本主要有真鰯、潤目鰯和片口鰯三個品種，沙丁魚一到夏季油脂就會變多，含有豐富的DHA，可預防膽固醇過高、心臟疾病，還可防止血栓形成。

由於氣候變遷，導致生長環境改變，數十年來沙丁魚的捕獲量落差極大。但近幾年沙丁魚的漁獲量已略顯增加，可做成魚丸或煮物等帶骨食用的料理。

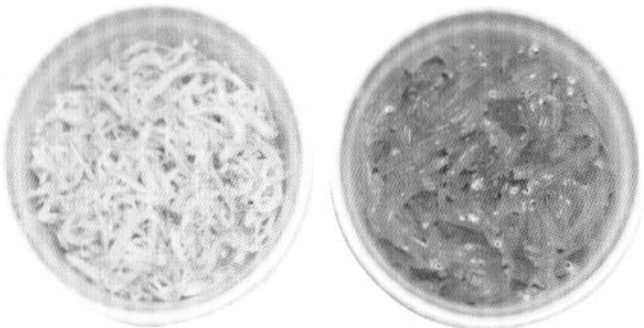

英文名 Sardine
別名 薩丁魚、鰛、鰯
熱量（100g 中）169kcal
含醣量（100g 中）0.2g

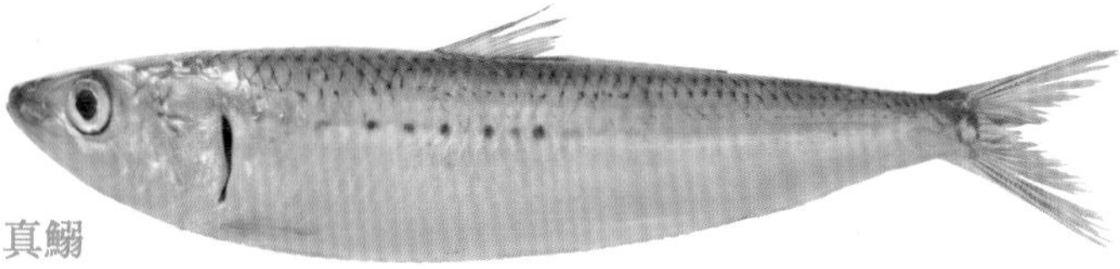

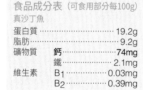

真鰯

1 條（約 14cm）：120g
淨重：60g / 101kcal

魩仔魚是什麼？

片口鰯的稚魚就是魩仔魚，長成後即為雜魚或沙丁魚。一般的魩仔魚長約 2～5 公分，食用後可補充鈣質。可用不同的方式加工，製成生魩仔魚、釜揚魩仔魚蓋飯、魩仔魚乾或小乾白魚等產品。

沙丁魚的處理方式

不用菜刀的「手剝法」：切掉魚頭後，將拇指放入中骨和魚身間，沿著魚骨邊滑邊剝開。
使用菜刀的「大名切」：適合大型沙丁魚。先將魚切成三大塊後，再切除中間的小魚骨。

產季月曆
1 2 3 4 5 6 7 8 9 10 11 12
分布範圍很廣，但以日本近海為中心。

甘 五味
溫 五性
脾 歸經

秋刀魚

食品成分表（可食用部分每100g）		
蛋白質		18.1g
脂肪		25.6g
礦物質	鈣	28mg
	鐵	1.4mg
維生素	B_1	0.01mg
	B_2	0.28mg

1 條：140g
淨重：98g / 312kcal

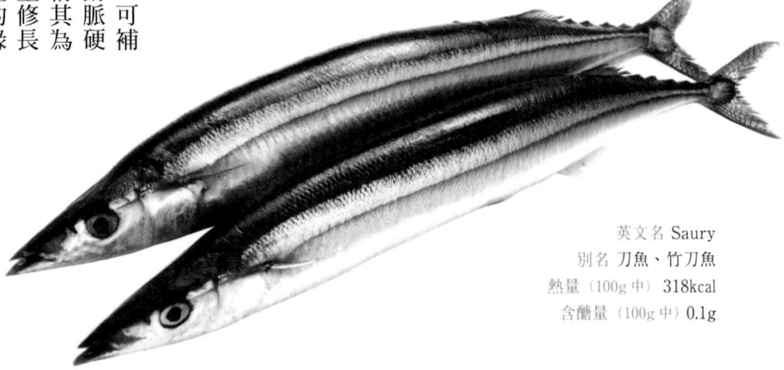

英文名 Saury
別名 刀魚、竹刀魚
熱量（100g 中）318kcal
含醣量（100g 中）0.1g

最具代表性的秋季食材

秋刀魚富含優質脂肪，可補充人體所需營養，並預防動脈硬化等生活習慣病。之所以稱其為秋刀魚，可能是因為其外型修長如刀刃，且於秋季最為盛產的緣故，可說是最具代表性的食材。

在東亞地區，秋刀魚是很常見的食用魚種。當一尾尾肥美新鮮的秋刀魚陸續上市，便會令人感受到濃濃的秋意。這個時節的秋刀魚價格相對便宜，適用於各式各樣的料理。但為避免過度捕撈，日本現已提出「漁獲枠」等新規範，試圖以此上限穩定秋刀魚的漁獲量。

秋刀魚搭配蘿蔔泥有助澱粉消化

秋刀魚等脂肪較多的魚類適合搭配蘿蔔泥一同食用，可促進米飯裡的澱粉消化酵素充分發揮作用。

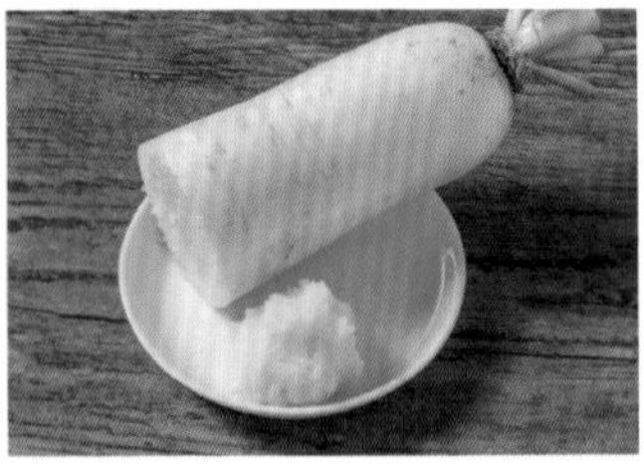

微苦的內臟也很美味

秋刀魚沒有胃袋、腸子較短，排泄物殘留的時間很短，因此內臟較無腥臊與異味，可直接食用，滋味微苦。

產季月曆
1 2 3 4 5 6 7 8 9 10 11 12
春～夏季會北上；秋季則南下。

鰤魚

食品成分表（可食用部分每100g）		
蛋白質		21.4g
脂肪		17.6g
礦物質	鈣	5mg
	鐵	1.3mg
維生素	B_1	0.23mg
	B_2	0.36mg
	C	2mg

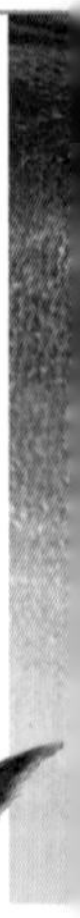

英文名 Yellowtail
別名 青甘魚、油甘魚
熱量（100g 中）257kcal
含醣量（100g 中）0.3g

隨著產季與地區而有不同名稱

鰤魚又名青甘魚、平安魚、油甘魚，是輻鰭魚綱鱸形目鱸亞目鰺科鰤屬的一種。新加坡稱其為「琥珀魚」，是從英語 Amberjack 直譯而來。有趣的是，鰤魚在日本會依照生長期間與地區，而有不同的稱呼，據說多達一百種以上。臺灣則將鰤魚稱為青甘鰺、青魽、青甘等。鰤魚的脂肪較多，適合用於照燒煮或涮涮鍋等料理。特別是準備於春季產卵，十二月～一月期間捕獲的寒鰤，不但肉質緊緻肥美，更因為營養豐富，口感格外美味。

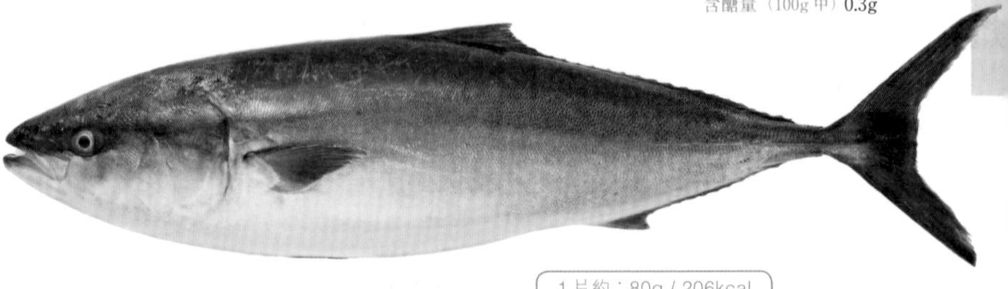

1 片約：80g / 206kcal

人工養殖的鰤魚

養殖鰤魚又稱 Hamati，得名自關西方言中的 Hamati（意指 40 ～ 60 公分的大小），據說鰤魚養殖至這種長度時即可出貨。養殖鰤魚的油脂豐富，目前全日本約有 3 ／ 4 的鰤魚皆為人工養殖。

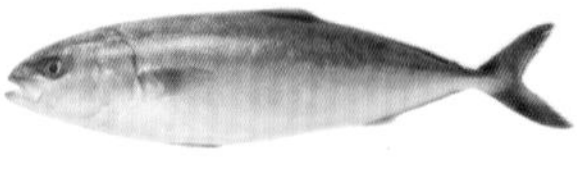

鰤魚蘿蔔煮

鰤魚的油脂較多，適合搭配蘿蔔一同煮成鰤魚蘿蔔煮。入味的蘿蔔還可補充鰤魚所欠缺的維生素 C，可說是兩相得宜。

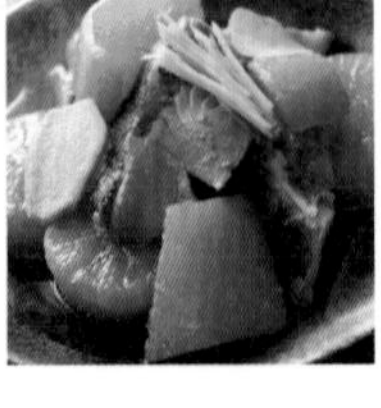

產季月曆
1 2 3 4 5 6 7 8 9 10 11 12
養殖的鰤魚可全年流通。

鯖魚

食品成分表
（真鯖 可食用部分每100g）

蛋白質		20.6g
脂肪		16.8g
礦物質	鈣	6mg
	鐵	1.2mg
維生素	B_1	0.21mg
	B_2	0.31mg
	C	1mg

腥味較重 可醃漬或做柴魚片 用途極為廣泛

鯖魚一般通稱青花魚，可分為白腹鯖（日本鯖）與花腹鯖（澳洲鯖）等。花腹鯖要比白腹鯖來得小一些，因腹部渾圓，體側帶有斑點而得名，常用作柴魚片的原料。白腹鯖的產季為秋～冬季，花腹鯖則在夏季。目前市面上還有一種名為大西洋鯖（挪威鯖）的鯖魚，體側帶有直線條，常用於鯖魚罐頭等加工製品。因鯖魚較難保存且帶有特殊腥味，多數情況下都是以香料或醋醃漬，可同時達到保存與去腥的效果，方便後續烹煮。

英文名 Mackerel
別名 青花魚、花飛
熱量（100g 中）247kcal
含醣量（100g 中）0.3g

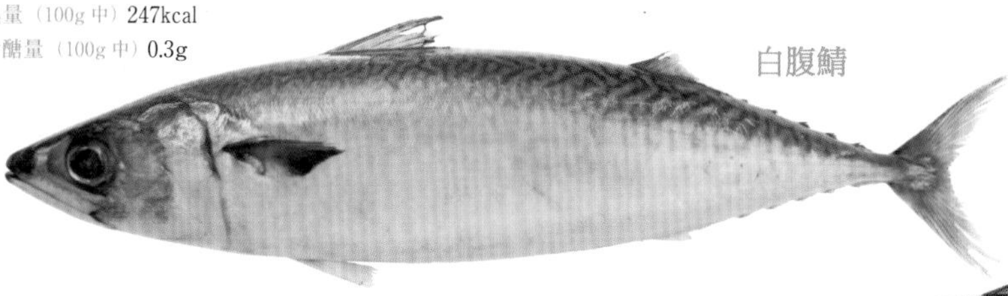

白腹鯖

生魚片 1 片約：80g / 198kcal
1 條約：500g
淨重：300g / 741kcal

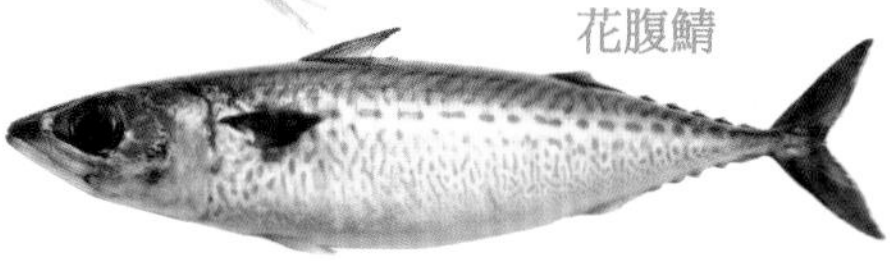

花腹鯖

可直接下鍋烹調的薄鹽鯖魚

薄鹽鯖魚因添加了食鹽，易於保存。可用平底鍋香煎，再搭配蔬菜或湯品，就成了簡單美味的主菜。

福岡的鄉土料理「芝麻鯖」

福岡有種著名的鄉土料理芝麻鯖，具體做法是將鯖魚切成生魚片，接著淋上芝麻與醬油，可直接食用，或做成拌飯、茶泡飯。

產季月曆
1 2 3 4 5 6 7 8 9 10 11 12

甘 五味
平 五性
胃肺 歸經

鰆魚

食品成分表（可食用部分每100g）

蛋白質		20.1g
脂肪		9.7g
礦物質	鈣	13mg
	鐵	0.8mg
維生素	B_1	0.09mg
	B_2	0.35mg

盛產於春季 冬季油脂肥美 常用於懷石料理

鰆魚又稱藍點馬鮫，為了產卵，鰆魚會在晚春～初夏期間匯聚於日本的瀨戶內海；關西地區則以春季為盛產期。鰆魚長大後可達一公尺以上，體型越大者價格越好，腹內的魚卵與魚膘也很美味。關東地區則偏好油脂較多，盛產於十二月～二月的「寒鰆」。由此可知，除了剛產卵完畢的夏季之外，其餘季節的鰆魚皆十分美味，不光是婚喪喜慶適用，更是懷石料理必備的食材。

英文名 Spanish mackerel
別名 臺灣馬加鰆、白腹仔
熱量（100g 中）177kcal
含醣量（100g 中）0.1g

1 片約：80g / 142kcal

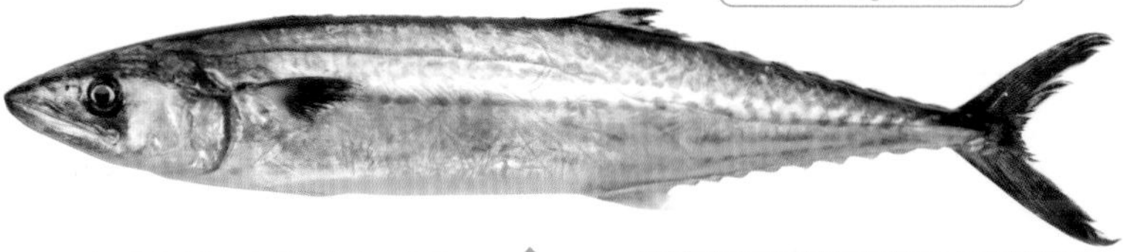

各種美味的調理法

新鮮的鰆魚適合做成生魚片或鹽烤，也可用來燉湯或煮火鍋，連同湯汁一同食用，營養成分不漏接。

產季月曆
1 2 3 4 5 6 7 8 9 10 11 12

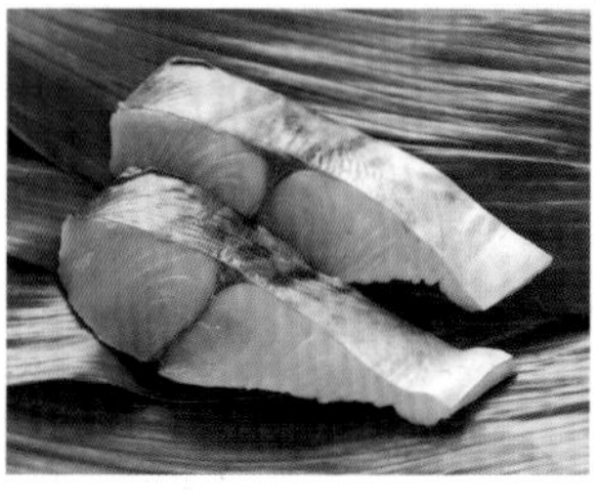

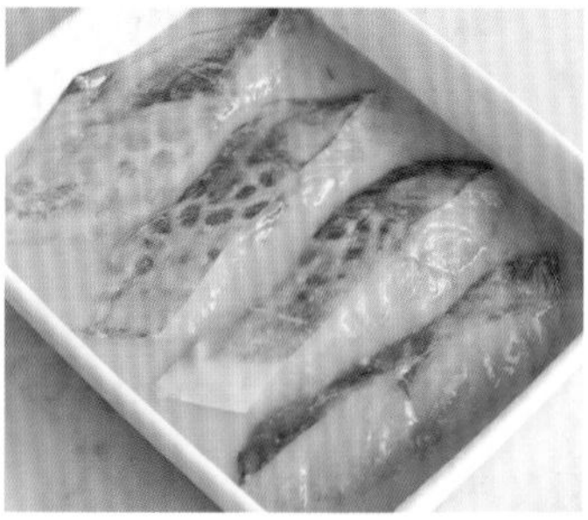

鰆魚西京漬

在帶有甘甜味的西京味噌中加入味醂、清酒等拌勻，再放入切片鰆魚醃漬，也可使用銀鱈或鮭魚。醃完後需先將味噌拭淨再燒烤。

縞鰺

食品成分表（可食用部分每100g）		
蛋白質		21.9g
脂肪		8.0g
礦物質	鈣	16mg
	鐵	0.7mg
維生素	B_1	0.25mg
	B_2	0.15mg

英文名 Striped jack
別名 條紋竹筴魚、島鰺
熱量（100g 中）168kcal
含醣量（100g 中）0.1g

油脂與鮮度恰到好處 又稱「竹筴魚之王」

縞鰺的油脂與鮮度都恰到好處，適合做成生魚片或握壽司，過去曾被視為最高級的魚種，甚至有「竹筴魚之王」的別稱。時至今日，天然縞鰺依然名貴，但隨著大量放養與人工養殖的成功，近年來市面上已可見到平價的縞鰺。縞鰺雖然被歸類為青背魚，但牠的味道其實介於竹筴魚與真鯛等白肉魚之間，兼具兩者風味。尤其魚頭較小，可食用部位較多，最美味的吃法當推做成生魚片。

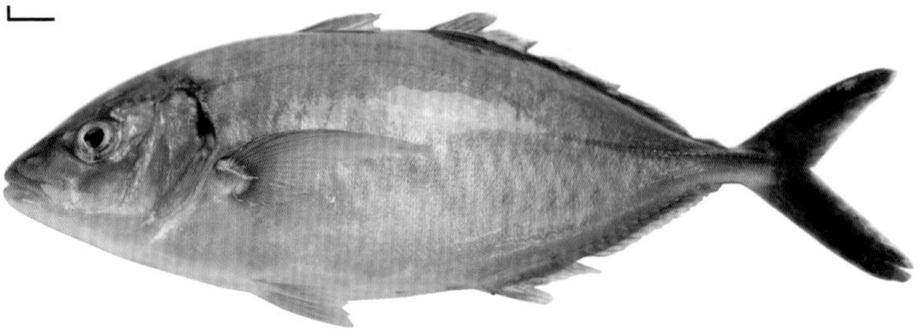

縞鰺生魚片帶有些許硬度，很有嚼勁。

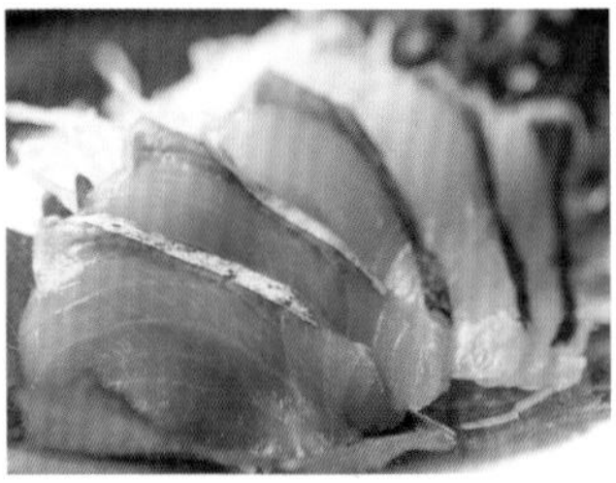

一般市面販售的多為養殖縞鰺

一般市售縞鰺多為人工養殖，油脂比天然縞鰺相更豐富。產量最多的是愛媛縣、熊本縣與大分縣。

產季月曆
1 2 3 4 5 6 7 8 9 10 11 12

養殖的縞鰺可全年流通。

紅甘鰺

食品成分表（可食用部分每100g）		
蛋白質		21.0g
脂肪		4.2g
礦物質	鈣	15mg
	鐵	0.6mg
維生素	B_1	0.15mg
	B_2	0.16mg

英文名 Great amberjack
別名 杜氏鰤、間八、紅甘、紅鮒
熱量（100g 中）129kcal、106kcal（背側）
含醣量（100g 中）0.1g、0.1g（背側）

鮮度佳且彈牙 無論天然或養殖 皆深受好評

紅甘鰺又稱高體鰤、杜氏鰤，外型和鰤魚類似，但其油脂要比鰤魚來得少，味道更清爽。在產季方面，紅甘鰺盛產於六月～九月；小型鰤魚則多產於秋天，大型鰤魚則為秋～冬季。無論天然或養殖的紅甘鰺，都具有鮮度佳、口感彈牙的特點，其豐富的營養價值更是深受好評。養殖紅甘鰺產量約占全日本六成左右的鹿兒島縣，更積極連同各家魚協組織將之品牌化。料理方式除了經典的紅甘鰺生魚片，還可做成鹽烤、照燒或西京燒。

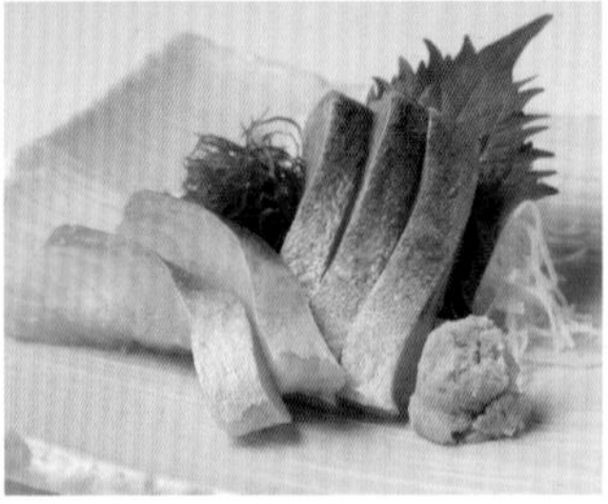

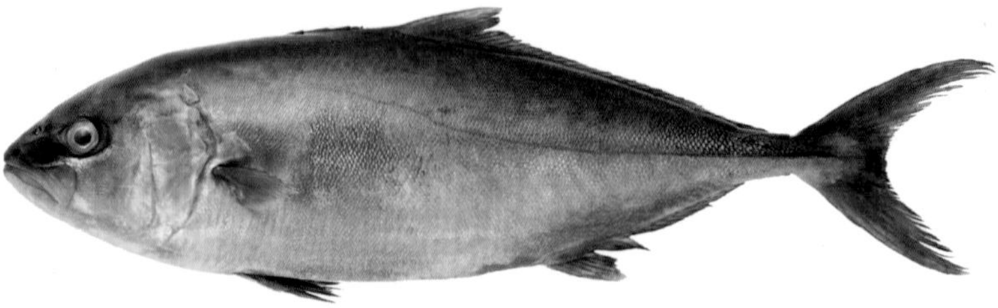

生魚片 1 長條約：450g / 581kcal

東京稱紅甘鰺為「間八」

關西地區的魚種多以產地命名。東京地區則將紅甘鰺稱為「間八」，因其從正面看時，兩側魚眼上的直線與「八」相似。

產季月曆
1 2 3 4 5 6 7 8 9 10 11 12

養殖的紅甘鰺可全年流通。

飛魚

滋味清爽健康 適合燒烤或做魚湯

飛魚會跳出水面飛撲前進，其英姿令人印象深刻。九州與山陰地區稱飛魚為「Ago」。日本漁獲量最多的飛魚為細飛魚、濱飛魚、阿戈飛魚等品種，風味清爽淡雅，很符合現代人的健康訴求，在市場上非常受歡迎，適合鹽燒或照燒，或做成烤飛魚湯；近年來更流行食用飛魚醬汁，飛魚卵亦是人氣壽司食材。另外，臺灣達悟族的傳說中，還有飛魚之神現身傳授達悟族長老關於食用飛魚知識的故事。

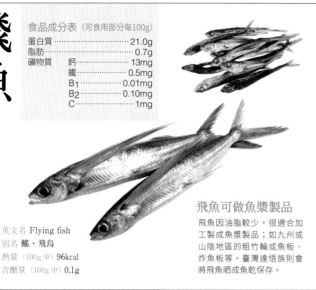

食品成分表（可食用部分每100g）

蛋白質		21.0g
脂肪		0.7g
礦物質	鈣	13mg
	鐵	0.5mg
	B_1	0.01mg
	B_2	0.10mg
	C	1mg

英文名 Flying fish
別名 鰩、飛烏
熱量（100g 中）96kcal
含醣量（100g 中）0.1g

飛魚可做魚漿製品

飛魚因油脂較少，很適合加工製成魚漿製品；如九州或山陰地區的粗竹輪或魚板、炸魚板等。臺灣達悟族則會將飛魚晒成魚乾保存。

鰊魚

日本宴會料理必備的「報春魚」

鰊魚又稱鯡魚，在日本有「報春魚」之稱，有子孫繁榮之意，是正月或傳統宴會料理必備的食材。北海道的小樽地區，還存有一棟昔日因販售鰊魚致富的船主所建造的豪邸「鰊御殿」，但當時任意撈捕的後果，便是導致現代的鰊魚漁獲量驟降。因此現在多會定期進行魚苗放流，且控制撈捕量。鰊魚的魚卵稱為鯡子，富含維生素類，可生食或醃漬後食用。

食品成分表（可食用部分每100g）

蛋白質		17.4g
脂肪		15.1g
礦物質	鈣	27mg
	鐵	1.0mg
	B_1	0.01mg
	B_2	0.23mg

英文名 Herring
別名 鯡魚、報春魚
熱量（100g 中）216kcal
含醣量（100g 中）0.1g

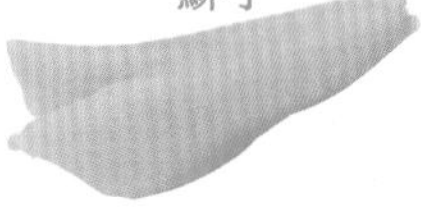
鯡子

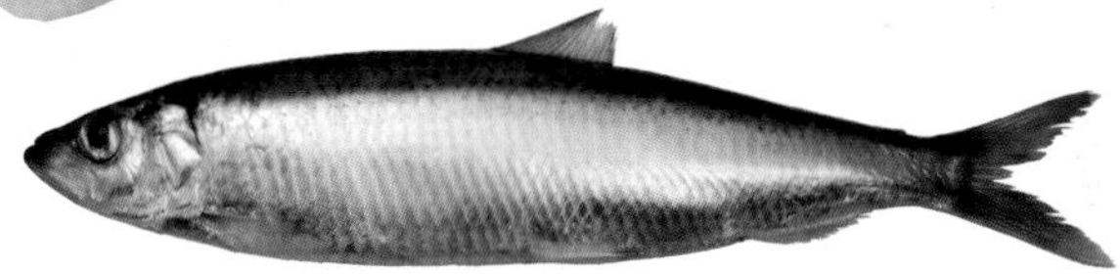

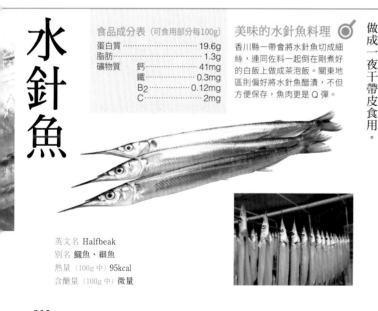

鰊魚乾如何處理？

將鰊魚乾放在乾淨的盤子裡後，加足量的洗米水浸泡一晚。取出後淋上熱水，待放涼後再充分洗淨即可調理。

水針魚

高蛋白低熱量 可帶皮做成一夜干

水針魚的外型與頷針魚、飛魚類似，常見的食用品種包括南洋針魚（南洋鱵）、星細魚（星鱵）、久留米針魚（間下鱵）等，分布於朝鮮釜山、日本長崎、九州及渤海、黃海、東海一帶。其具透明感的銀色魚皮非常漂亮，剖開魚腹後的魚肉卻是黑色的，故有「腹黑美人」之稱。一般體型細長的魚種油脂較高，水針魚的脂肪卻很少，不但熱量低，更富含優質蛋白質，特殊的風味與鮮度是魅力所在，且因魚皮同樣美味，建議做成一夜干帶皮食用。

食品成分表（可食用部分每100g）

蛋白質		19.6g
脂肪		1.3g
礦物質	鈣	41mg
	鐵	0.3mg
	B_2	0.12mg
	C	2mg

美味的水針魚料理

香川縣一帶會將水針魚切成細絲，連同佐料一起倒在剛煮好的白飯上做成茶泡飯。關東地區則偏好將水針魚醋漬，不但方便保存，魚肉更是 Q 彈。

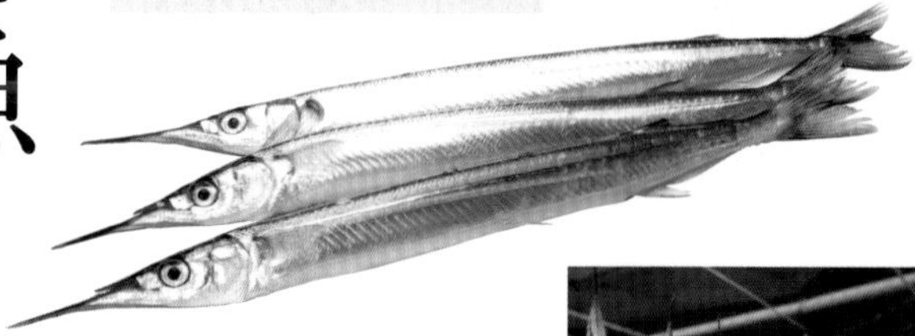

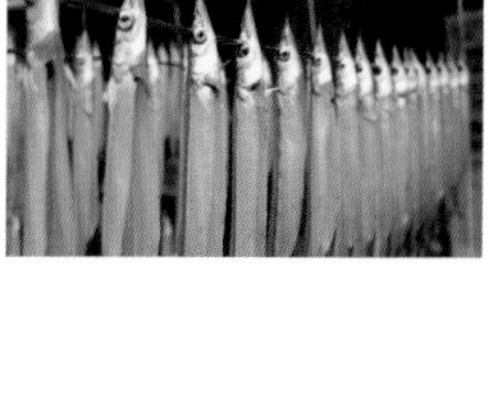

英文名 Halfbeak
別名 鱵魚、細魚
熱量（100g 中）95kcal
含醣量（100g 中）微量

紅肉魚

肌肉組織發達的洄游魚

從魚肉的外觀顏色可明顯看出「紅肉魚」和「白肉魚」兩種分類。本單元雖然一開始即介紹了青背魚，但各位只要有「多數青背魚其實屬於紅肉魚」的認知即可。

紅肉魚可分成竹筴魚、沙丁魚、秋刀魚、鯖魚等，經常不斷游動的近海洄游魚（本書將之歸類為青背魚），以及鰹魚或鮪魚等，洄游於寬廣海域的遠洋洄游魚（本書將之歸類為紅肉魚）。但不論洄游於近海或遠洋，這類魚種都具有「動作遲緩但極具續航力」的特徵。這樣的肌肉屬於「遲肌＝紅肌」，內含負責運送氧氣以供長時間運動的血色素與肌紅蛋白，使得魚肉呈現紅色，且富含DHA與EPA等不飽和脂肪酸，油脂含量較高、風味甘甜，營養成分也較為豐富。

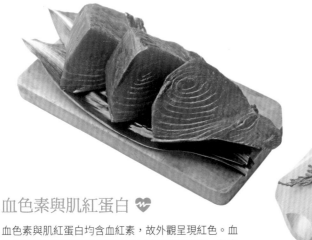

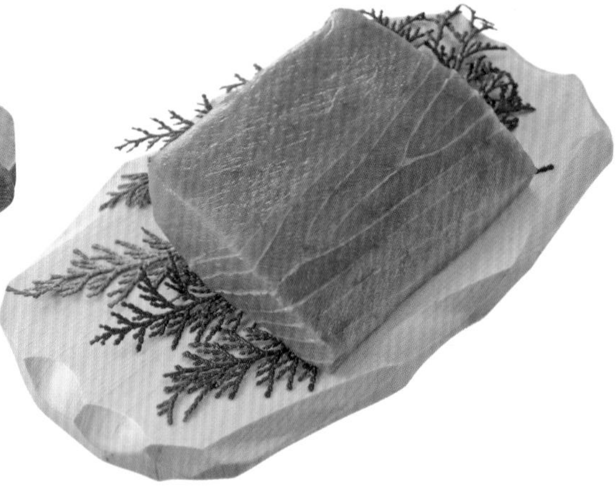

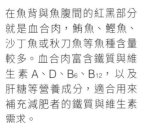

血色素與肌紅蛋白

血色素與肌紅蛋白均含血紅素，故外觀呈現紅色。血色素為所有脊椎動物血液中紅血球裡的蛋白質，負責將氧氣送往各組織。肌紅蛋白則是存在於肌纖維裡的蛋白質，負責儲存氧氣。

鰹魚和鮪魚也是青背魚？

鰹魚和鮪魚都有青綠色的魚背，且皆屬於鯖魚科，因此可將之歸類為青背魚，但一般人更關注的是牠們魚肉的顏色，因此多稱之為紅肉魚。

富含鐵質的紅黑色血合肉

在魚背與魚腹間的紅黑部分就是血合肉，鮪魚、鰹魚、沙丁魚或秋刀魚等魚種含量較多。血合肉富含鐵質與維生素A、D、B_6、B_{12}，以及肝糖等營養成分，適合用來補充減肥者的鐵質與維生素需求。

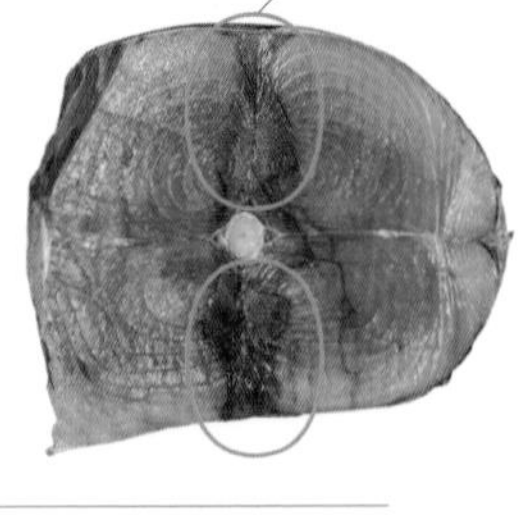

血合肉的烹煮法

將切塊的血合魚塊，放入加了酒的熱水中汆燙，接著加入砂糖、醬油和生薑等煨煮，直到湯汁收至半乾即可食用。

遲肌與速肌

肌肉可大致分成「遲肌」與「速肌」兩種。遲肌因呈現紅色而稱紅肌，動作遲緩但續航力較高。速肌則因顏色偏白故稱白肌，動作迅速但續航力較差。由於洄游需要長時間的體力，因此大部分洄游魚屬於遲肌發達的紅肉魚。

維生素D

可強健骨骼，晒太陽即能生成

維生素D不易溶於水，但易溶於油脂，故屬脂溶性，光是晒太陽便能促使人體自然生成。維生素D可促進小腸或腎臟吸收鈣質，進而維持血液裡的鈣質濃度、製造強健的骨質。但維生素D不像水溶性維生素那般容易排出體外，若過量攝取便可能導致腎功能障礙等問題。因此，補充維生素D時要注意攝取量。

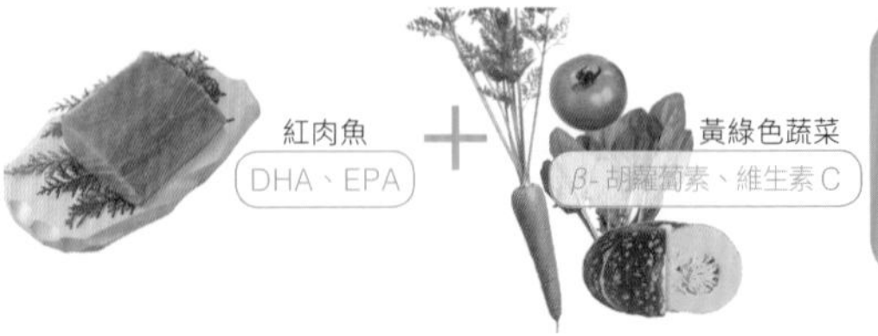

預防動脈硬化

鰹魚

鰹魚是世界性的洄游魚類，分布在溫帶與熱帶地區，一般多在熱帶海域定居，並在溫帶海域呈季節性移棲洄游。在日本近海，初夏時，鰹魚會北上至三陸海岸外的三陸海域。此處有黑潮（暖流）與親潮（寒流）交會碰撞，帶出大量浮游植物，因而成為世界三大漁場之一。到了秋天，親潮勢力變強，海水變冷後鰹魚便會南下。

日本習慣將北上的鰹魚稱為「初鰹」；南下者稱「秋鰹」。初鰹不帶油花，可做鰹魚半敲燒（以稻草燒烤鰹魚後切片食用）；秋鰹由於正逢產卵階段，油脂豐富，適合做生魚片。除了富含DHA和EPA之外，鰹魚血合肉裡的維生素B_{12}含量更遠超過其他魚肉，可促進紅血球功能、預防貧血；礦物質硒含量也相當豐富。

食品成分表（可食用部分每100g）

春獲

蛋白質		25.8g
脂肪		0.5g
礦物質	鈣	11mg
	鐵	1.9mg
維生素	B_1	0.13mg
	B_2	0.17mg

鰹魚的魚背與魚腹

鰹魚大多先以三枚切（魚骨＋兩片魚肉）處理後，再將魚肉切成魚背與魚腹。帶血合肉的魚背油花少、風味清爽；魚腹則有較多油花，嘗得到油脂的甘甜。魚背可做煮物或燒烤，魚腹則適合做成生魚片。

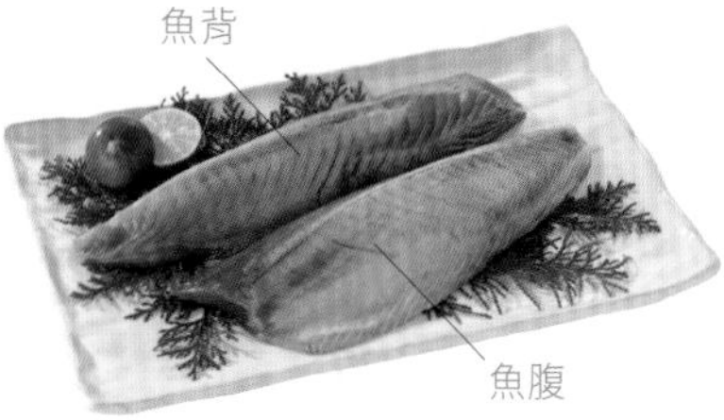

隨著季節變化的美味食材

英文名 Skipjack
別名 正鰹、煙仔魚
熱量（100g中）114kcal（春獲）、165kcal（秋獲）
含醣量（100g中）0.1g（春獲）、0.2g（秋獲）

（秋獲）1條約：100g / 165kcal
（春獲）生魚片1片約：15g / 17kcal
魚背1條約：250g / 285kcal

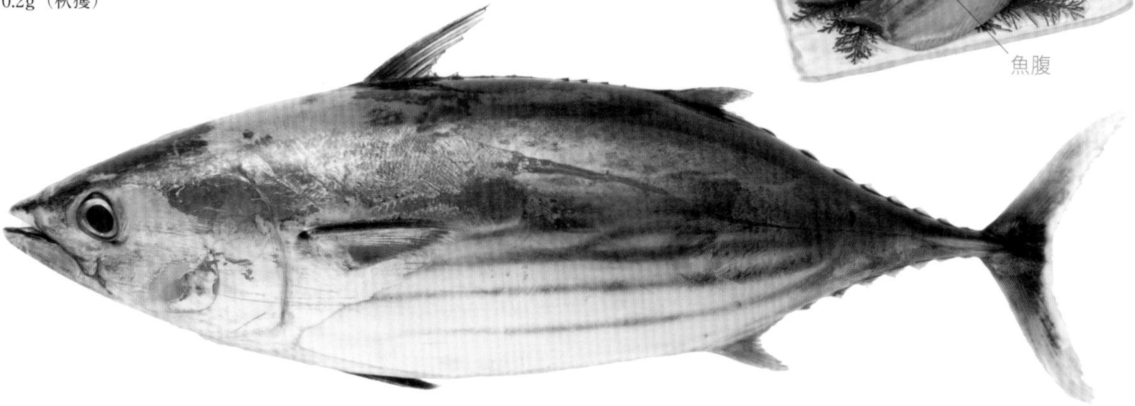

甘 五味
溫 五性
脾 歸經

油脂豐富的鮪魚腹鰹

帶油花的新鮮秋鰹稱「鮪魚腹鰹」，據說其滋味勘比鮪魚腹，甚至比鮪魚腹更美味，適合喜愛帶油脂生魚片的饕客。

鰹節是什麼？

鰹節即木魚花，可刨成柴魚片。分為經過煮熟、燻乾、乾燥的「荒節」；經兩次以上生霉、晾晒的「枯節」，以及重複三、四次生霉、晾晒的「本枯節」。其中荒節的香氣足，風味清淡；本枯節則屬上品，風味濃郁。一般會削成像柴魚片的小分量出售。

荒節

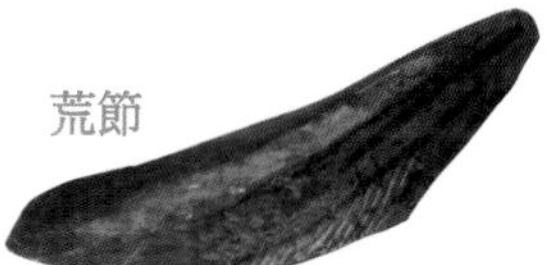

本枯節

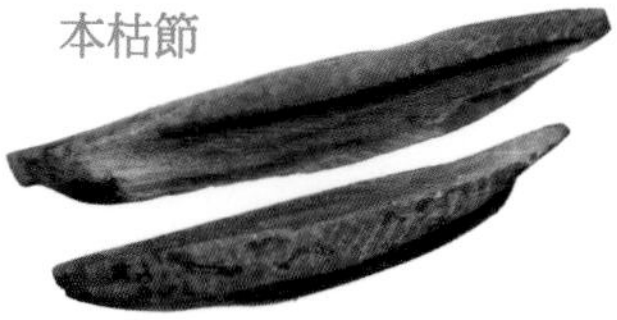

硒 具抗氧化效果的礦物質成分

硒可構成人體的部分酵素與蛋白質，且在抗氧化作用上發揮了重要的功能。海鮮、海藻類、豬肝或蛋黃等食材中都含有硒，只要維持正常的飲食習慣，人體便不太容易缺硒。若能與維生素C或E一同攝取，還可提升抗氧化效果。

消除疲勞

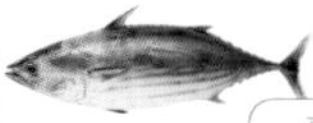
鰹魚（蛋白質）＋
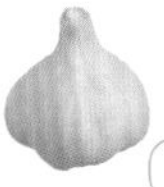
蒜頭（硫化物）

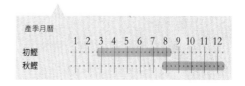

產季月曆

	1	2	3	4	5	6	7	8	9	10	11	12
初鰹			●	●	●	●	●	●				
秋鰹								●	●	●	●	●

鮪魚

五味 甘
五性 溫
歸經 肝·脾

滋味與營養皆滿分的紅肉魚

英文名 Tuna　別名 鮪金槍魚、吞拿魚
熱量（100g 中）125kcal（赤身）、344kcal（腹肉）
含醣量（100g 中）0.1g（赤身）、0.1g（腹肉）

生魚片 1 條約：150g / 188kcal
生魚片 1 片約：14g / 18kcal

鮪魚堪稱生魚片或握壽司的代表食材。日本一般消費的鮪魚有七種，其中有「真鮪魚」之稱的太平洋黑鮪魚價格昂貴且十分美味，日本近海以新鮮現流為主，被視為高級漁獲。除此之外，市場上還有另一種產自大西洋（包括地中海）的黑鮪魚。這種鮪魚大多養在地中海，透過冷凍輸入日本。因冷凍技術已十分進步，比起在日本不易流通管理的新鮮生魚，冷凍鮪魚的滋味有時反而較受好評。

鮪魚的每個部位都有不同的口感、味道和營養價值。例如鮪魚赤身富含蛋白質和硒；腹肉則富含DHA和EPA，維生素A和D為赤身的三倍以上，維生素E則為兩倍。此外，腹肉的油脂也較多，據說一片腹肉的熱量便等於三片赤身。一般從生魚片的顏色就能分辨鮪魚的品質好壞。品質好的赤身為鮮紅色；腹肉則呈現粉色，兩者皆帶有透明感。

食品成分表（可食用部分每100g）
黑鮪魚

蛋白質		26.4g
脂肪		1.4g
礦物質	鈣	5mg
	鐵	1.1mg
維生素	B_1	0.10mg
	B_2	0.05mg
	C	2mg

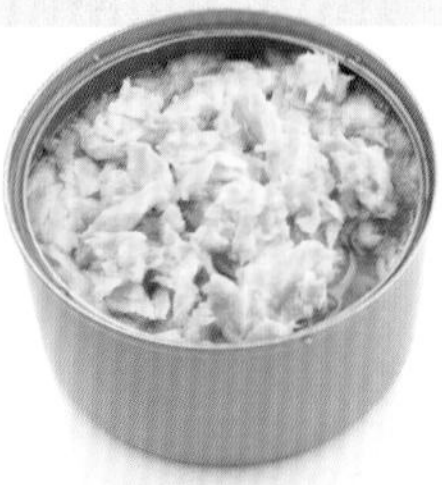

鮪魚罐頭裡竟然沒有鮪魚？

儘管鮪魚與鰹魚是不同的種類，但全世界鮪魚罐頭的主要原料並非鮪魚，而是鰹魚。各位不妨確認一下家裡的鮪魚罐頭標示。不論鮪魚或鰹魚，兩者都屬優質蛋白質，DHA 和 EPA 的含量豐富。但油漬鮪魚罐頭的熱量大約為水煮鮪魚罐頭的五倍，必須留意攝取量。

鮪魚之王
太平洋黑鮪魚（真鮪魚）

可長至 2.5 公尺、重達 500 公斤左右，常以「大間鮪魚」等品名上市。肉質佳，其赤身更富含人體所需的營養。

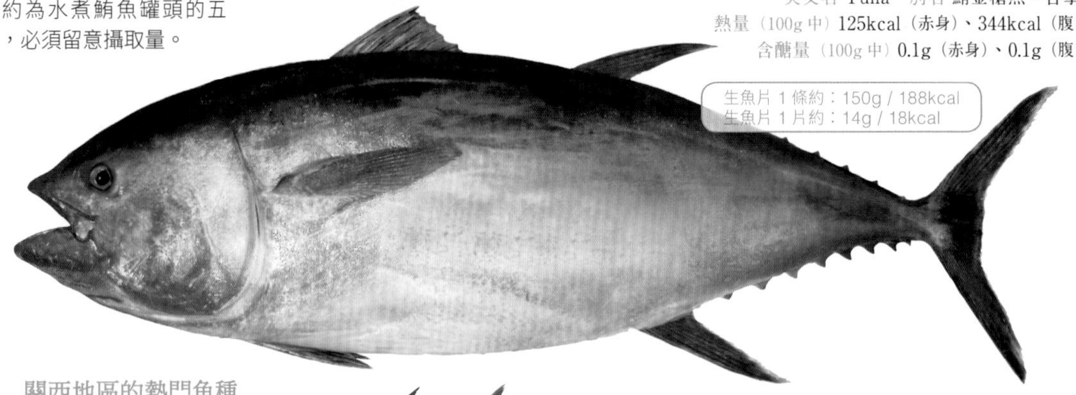

關西地區的熱門魚種
長腰鮪

一般人較不熟悉的品種，體長約 1 公尺，多洄游於關西地區，為島根縣、山口縣或長崎縣等地經常食用的鮪魚。

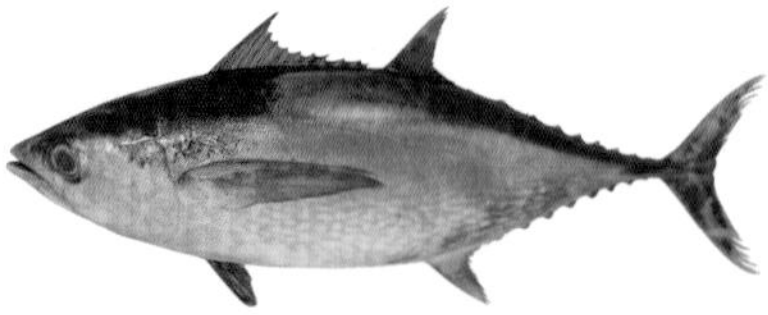

夏威夷稱為 Ahi 的
黃鰭鮪

夏威夷稱黃鰭鮪為 Ahi，脂肪較少，口味清爽無異味，也可做成鮪魚罐頭。

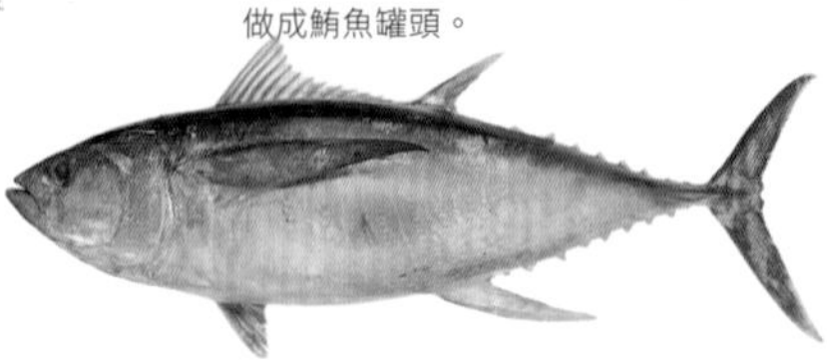

生魚片消費量居冠
大眼鮪

外表正如其名，有顆大大的眼睛。大眼鮪的產地很多，智利、秘魯、北美洲、印尼或澳洲均可捕獲。也是生魚片消費量居冠的鮪魚品種。

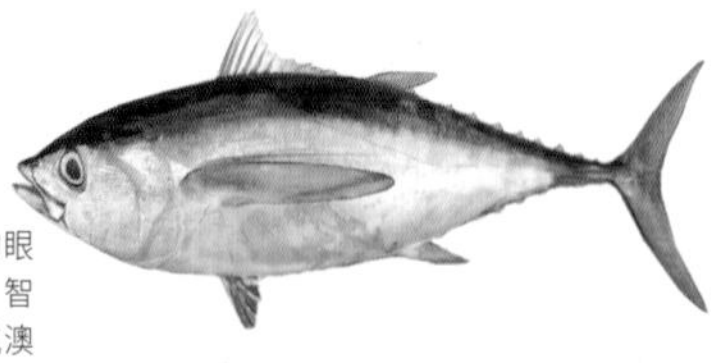

為避免漁產枯竭現已有完全養殖的黑鮪魚上市

日本的黑鮪魚消費量冠居全球。如今連新興國家也開始食用黑鮪魚，導致消費量擴增瀕臨滅絕。為免漁產枯竭，有越來越多大型水產公司以「完全養殖」的方式培育黑鮪魚。專家會先以人工授精卵孵育的成魚為親魚，待親魚產下魚卵後，再將孵出的魚苗飼養至成魚，如此便能永續循環。這些完全養殖的黑鮪魚，多以冷凍的方式運送至全日本，滋味頗受好評。

產季月曆
1 2 3 4 5 6 7 8 9 10 11 12
冷凍的鮪魚可全年流通。

白肉魚

高蛋白低脂肪的健康食材

一般指稱的紅肉魚，包括於近海地區來回遷徙，以及定期往返於溫帶與熱帶海域之間的洄游魚；其魚肉多為遲肌，內含豐富的血色素與肌紅蛋白，因此呈現紅色。

與紅肉魚相對的則為白肉魚，例如鯛魚、鱸魚、鰈魚、鱈魚、河豚等常見魚類。這些魚種不太需要長時間活動。另一方面，牠們得具備瞬間的爆發力才能躲避敵人或獵捕食物。換句話說，儘管白肉魚活動量較低、肌肉續航力較差，但一旦需要逃命，就必須表現出高超的速度，因此牠們的「速肌＝白肌」含量較高；血色素或肌紅蛋白等成分也比紅肉魚來得少，因此魚肉呈現白色。

白肉魚的魚肉、魚骨、魚皮皆富含膠原蛋白，可一同入菜烹煮；脂肪與膽固醇含量少，屬低脂食材，味道清淡，適合做成中式、日式或西式等料理。

清爽無異味 適合各種料理

白肉魚的種類眾多，滋味清爽且無異味，屬於多用途食材。妥善搭配不同的調味料或辛香料，就可變化出各種不同的料理，相當有益健康。

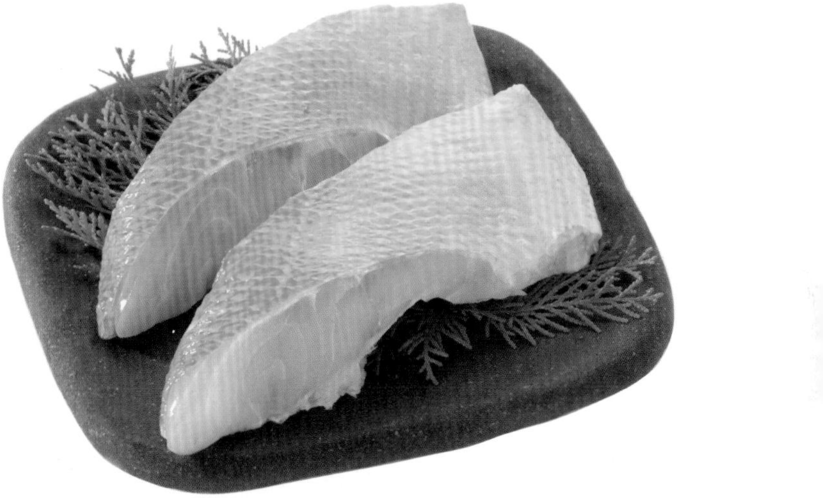

白肉魚的魚漿製品

火鍋料理或關東煮少不了各式魚漿製品。日本各地會以捕撈的漁獲為原料，加入地方特色或在地食材，製成出不同的形狀、味道與口感。魚漿製品不僅含有均衡的胺基酸，同時富含優質蛋白質，再加上使用便利，可說是效率極佳的食品。

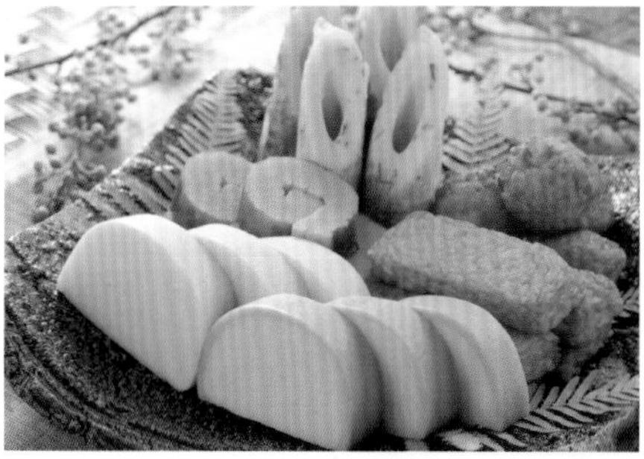

白肉魚握壽司比較高級？

過去江戶地區的握壽司，多以鮪魚或蝦子等顏色較為鮮豔的海鮮為主，但關西地區則偏好白肉魚，據說這是因為貴族偏好白色，認為白色是高級色的緣故。

魚肉膠原蛋白

使肌膚更具光澤與彈性的營養成分

膠原蛋白具有使肌膚更具光澤與彈性、預防皺紋、維持血管健康與強化關節等效果，更是抗老化必要的營養素。據說人體對於魚肉膠原蛋白的吸收率，要比動物膠原蛋白還高出七倍。意即食用相同的分量時，魚肉膠原蛋白要比動物膠原蛋白還容易吸收。

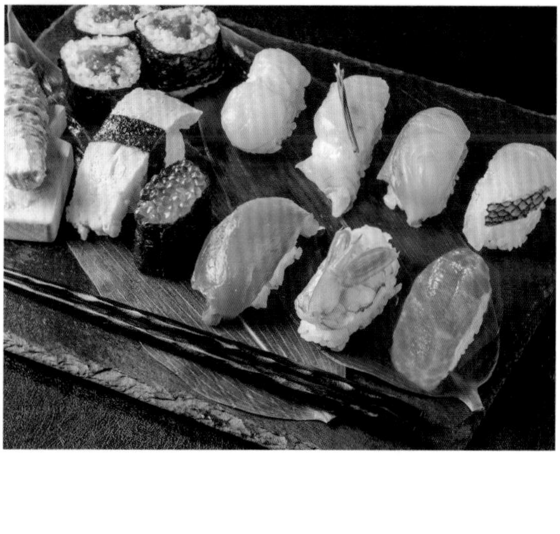

美肌效果

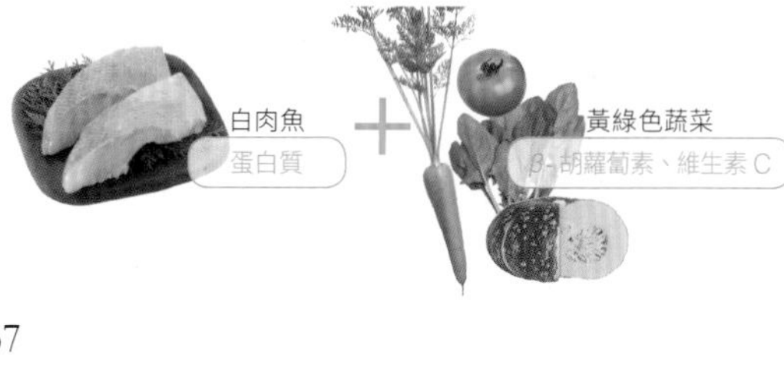
白肉魚
蛋白質
＋
黃綠色蔬菜
β-胡蘿蔔素、維生素 C

真鯛

食品成分表（可食用部分每100g）
養殖帶皮

蛋白質		20.9g
脂肪		9.4g
礦物質	鈣	12mg
	鐵	0.2mg
維生素	B1	0.32mg
	B2	0.08mg
	C	3mg

英文名 Sea bream
別名 加鯽、加臘、正鯛、喜鱲
熱量（100g 中）142kcal（天然）、177kcal（養殖）
含醣量（100g 中）0.1g（天然）、0.1g（養殖）

肉色粉嫩意頭吉利 宴會必備的食材

真鯛是棲息在近海的魚類，肉質呈現漂亮的粉紅色，風味絕佳，加上其日語發音與「可喜可賀」相近，因此成了日本人喜慶宴會上必備的菜餚。七福神當中的惠比壽，手上抱著的就是真鯛。真鯛魚身的粉紅色來自蝦青素；魚頭與魚骨則富含DHA與EPA，適合做成鯛兜煮或乾燒等。此外，鯛魚還有「櫻鯛」與「楓葉鯛」之分，由此可知真鯛在任何季節都非常美味。

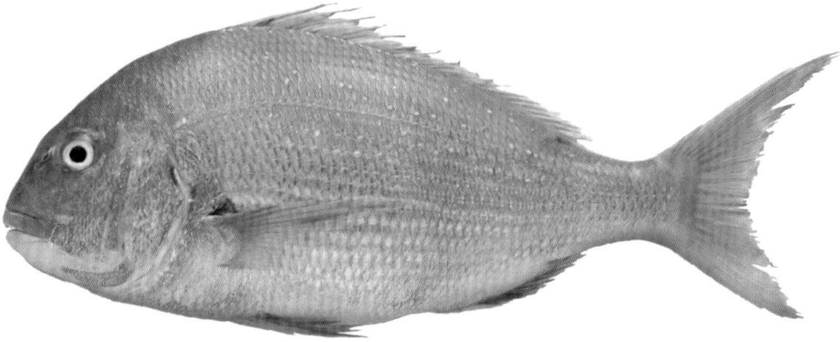

以鯛為名的魚種

據說全日本有多達 300 種以上以鯛為名的魚種，但與真鯛同屬鯛科的魚不過 13 種，例如赤鯮（黃鯛）、血鯛、黑棘鯛等。

赤鯮

個頭較小，常用於取代真鯛，出現在喜宴料理的木製食盒。

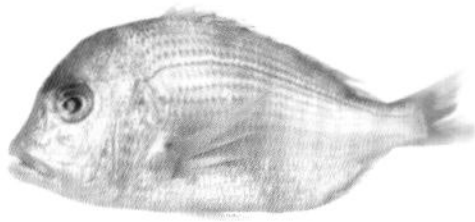

血鯛

體型與顏色都與真鯛類似，但血鯛的尾鰭後緣為黑色。

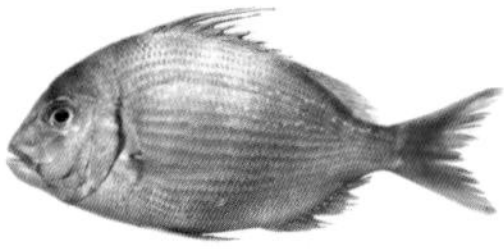

產季月曆
1 2 3 4 5 6 7 8 9 10 11 12
養殖的真鯛可全年流通。

天然鯛與養殖鯛

天然鯛與養殖鯛的營養成分相近，但養殖鯛的脂肪含量要比天然鯛多出兩倍左右。

魚骨可用來燉煮高湯

日本各地的鯛魚飯與鯛魚茶泡飯都不同，從做法、擺盤到滋味皆各具特色。除了食用魚肉之外，鯛魚骨也非常鮮美，可用來熬煮高湯，輕鬆吸收魚骨髓裡的營養精華。

條石鯛

食品成分表（可食用部分每100g）

蛋白質		19.5g
脂肪		7.8g
礦物質	鈣	20mg
	鐵	0.3mg
維生素	B1	0.15mg
	B2	0.15mg

英文名 Barred knifejaw
別名 海膽雕、黑嘴、石鯛
熱量（100g 中）156kcal
含醣量（100g 中）微量

磯釣愛好者的夢幻魚種

條石鯛並非鯛魚的同類，卻以鯛為名。對磯釣愛好者而言，條石鯛是宛若王者一般的存在，也是人氣極高的魚種。其嘴利如刀刃，捕食蠑螺或海膽時都是帶殼直接吃。條石鯛富含優質蛋白質、維生素D、B12。由於售價比真鯛還要高，平價超市較少販售，主要都是直接進貨至日本料理店。條石鯛的料理方式多元，可做成生魚片、冷盤、乾燒、鹽烤或火鍋等。

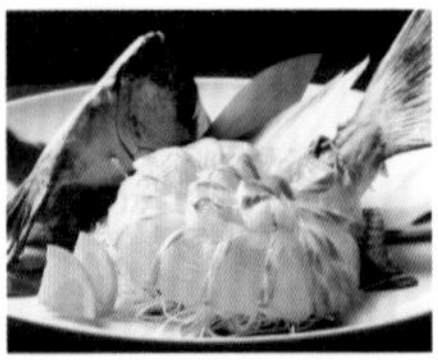

成魚又稱黑嘴

年幼的條石鯛側身的紋路十分清晰，但長大後會逐漸變淡，最後只剩口部周邊是黑的，故又稱「黑嘴」。

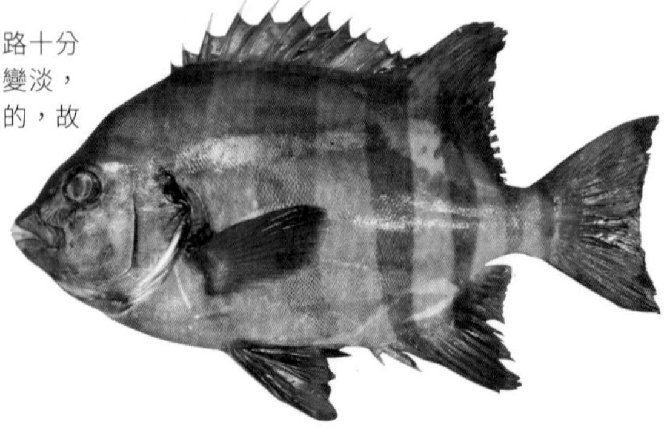

產季月曆
1 2 3 4 5 6 7 8 9 10 11 12
冷凍的條石鯛可全年流通。

甘鯛

食品成分表（可食用部分每100g）		
蛋白質		18.8g
脂肪		3.6g
礦物質	鈣	58mg
	鐵	0.3mg
維生素	B_1	0.04mg
	B_2	0.06mg
	C	1mg

甘鯛的「冷汁」

甘鯛的冷汁又稱「薩摩汁」。做法為將甘鯛肉烤熟、與味噌一同磨碎，再加入以甘鯛頭、魚骨、魚皮熬成的高湯拌勻、添加調味料即可食用。也可用來拌飯。

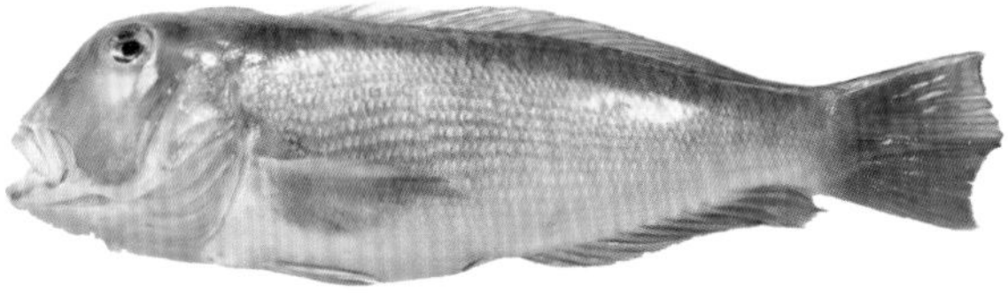

英文名 Tilefish
別名 馬頭魚、日本方頭魚
熱量（100g 中）113kcal
含醣量（100g 中）微量
產季 10～3 月

肉質甘甜鮮美 料理方式多元

甘鯛又名馬頭魚、方頭魚，其並非真正的鯛魚，而屬弱棘魚科。日本雖有五種甘鯛，但常見的多為白甘鯛、紅甘鯛和黃甘鯛三種。正如其名所示，甘鯛肉質甘甜鮮美，適合病中病後或老年人食用，料理方式多元。關西地區常見紅甘鯛，可做蕪菁蒸、酒蒸、昆布捲刺身、西京漬等料理，更是京都料理不可欠缺的高級魚材。嚴寒時節於福井縣若狹灣捕獲的若狹紅甘鯛，可直接開背撒鹽，不去鱗即可火烤，做成美味的若狹燒。

金目鯛

食品成分表（可食用部分每100g）		
蛋白質		17.8g
脂肪		9.0g
礦物質	鈣	31mg
	鐵	0.3mg
維生素	B_1	0.03mg
	B_2	0.05mg
	C	1mg

營養滿分的深海魚

金目鯛富含可促進鈣質吸收的維生素 D 與鎂。食用 100 公克左右的魚肉，即可滿足一天所需維生素 B_{12} 的一半。但金目鯛帶點腥味，建議加入蒜頭、生薑或香草類調理。

英文名 Splendid alfonsino
別名 紅眼金鯛、正眼金鯛
熱量（100g 中）160kcal
含醣量（100g 中）0.1g
產季 11～7 月

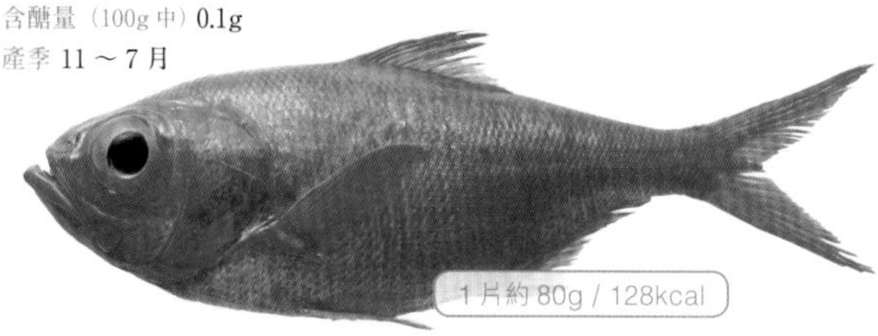

1 片約 80g / 128kcal

鮮豔的紅色魚身 碩大的魚眼閃著金光

金目鯛的魚眼碩大，彷彿閃著金光，因而得名。其雖與鯛魚不同類，但有些地方仍會以之取代真鯛用於喜宴。金目鯛大多分布於日本南部、小笠原群島、澳大利亞、大西洋兩側及臺灣東港等海域。其肉質軟嫩帶油花，一般多做成乾燒，尤其以魚眼最為美味。值得注意的是，金目鯛屬於深海魚，處理成本較高，故市面上的金目鯛售價常比真鯛還昂貴。

石狗公

食品成分表（可食用部分每100g）		
蛋白質		18.1g
脂肪		3.5g
礦物質	鈣	80mg
	鐵	0.4mg
維生素	B_1	0.07mg
	B_2	0.17mg
	C	2mg

油炸後整尾可吃

部分體型較小的石狗公可整隻油炸，連續炸過兩次後可連同魚骨頭一同食用。若要燉湯，記得轉小火，否則魚肉容易碎裂。

英文名 Rockfish
別名 平鮋、目張
熱量（100g 中）109kcal
含醣量（100g 中）微量
產季 2～6 月

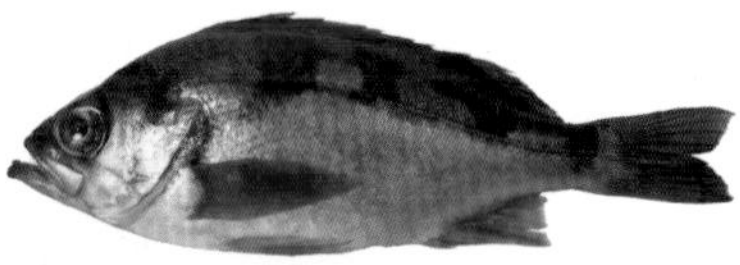

薄目張

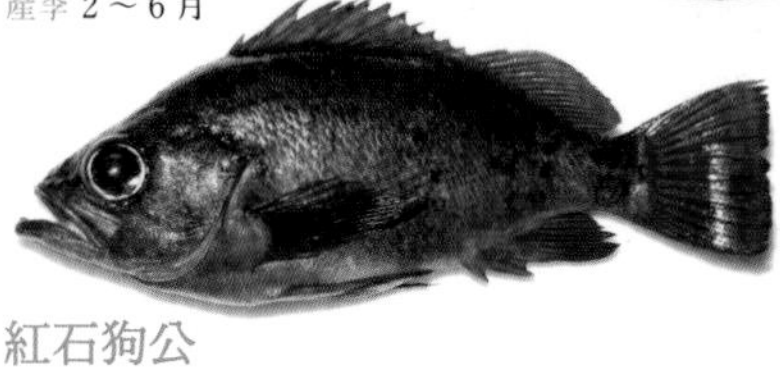

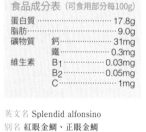

紅石狗公

1 條約 200g
淨重：90g / 98kcal

肉質鮮美 以乾燒和鹽烤最為經典

石狗公又稱褐菖鮋，主要分為紅石狗公、白石狗公和黑石狗公三種。分布於西太平洋區，包括中國、臺灣、日本沿海及菲律賓等海域。儘管各品種的身體顏色不同，但都有著又大又凸的魚眼，深受釣客歡迎。盛產期的石狗公肉質鮮美，建議做成乾燒或鹽烤等經典料理。最近頗受矚目的品種為薄目張。

赤鯥

有「白身腹肉」之稱的美味魚種

赤鯥是重要食用魚，一般多用延繩釣或底拖網捕撈。因其魚喉為黑色，故近年來常被稱為黑喉魚，外觀與之相似的還有黑鯥或鯥魚等，但皆為不同種類。赤鯥富含鉀等營養素，皮下油花與脂肪豐厚，入口即化，有「白身腹肉」（雖為白肉魚，卻像鮪魚腹肉生魚片一樣好吃）之稱。島根縣的赤鯥開背魚乾、味醂魚乾、乾燒魚乾，以及福井縣的「赤鯥笹漬」（用鹽醋醃漬置入木桶的漬物）等都是知名特產。

黑喉魚的別稱

最初只有島根縣、鳥取縣或富山縣等靠日本海地區稱其為黑喉魚，後來隨著產品的品牌化，逐漸廣為日本全國所知。

食品成分表（可食用部分每100g）

蛋白質		21.1g
脂肪		12.8g
礦物質	鈣	64mg
	鐵	1.3mg
維生素	B1	0.12mg
	B2	0.10mg

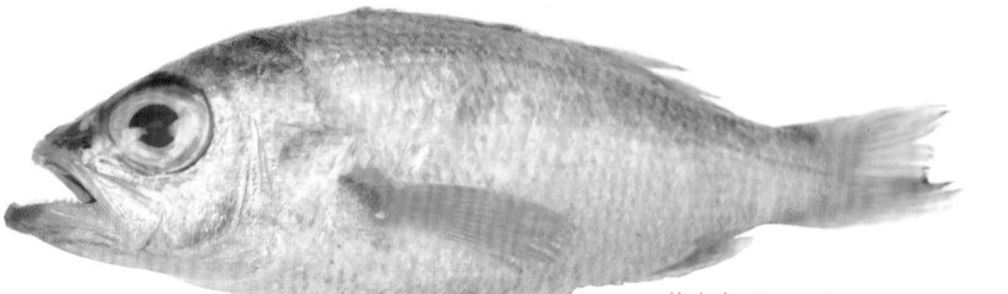

英文名 Blackthroat seaperch
別名 紅臭魚、紅鱸、黑喉魚
熱量（100g中）193kcal
含醣量（100g中）0.6g

三線磯鱸

初夏時做成生魚片美味堪比高級魚

三線磯鱸棲息於有溫暖洋流經過的海岸或沿岸附近，成魚全長約四十公分，通常體型稍小者較為美味。初夏時的三線磯鱸多帶油花，做成生魚片後，其美味堪比真鯛等高級魚種。除了做成生魚片，還有各式各樣的料理方式。初夏～夏末皆為盛產期，魚肉裡的脂肪豐富，含有D、E、A、B_1、B_{12}維生素。但即便是鮮度佳的三線磯鱸，其魚眼仍顯混濁，選購時無須擔心。

食品成分表（可食用部分每100g）

蛋白質		17.2g
脂肪		5.7g
礦物質	鈣	22mg
	鐵	0.4mg
維生素	B1	0.06mg
	B2	0.12mg

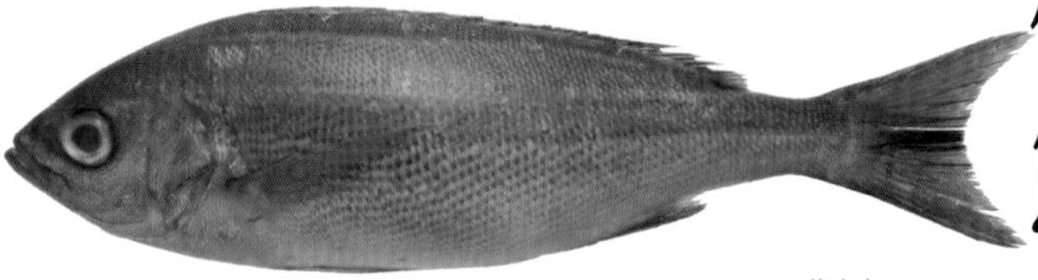

三線磯鱸的「山家燒」

將魚肉剁碎後，加入蔥末和味噌攪拌、搓成橢圓形，再以平底鍋煎熟即可。

英文名 Chicken grunt
別名 伊佐幾、三線雞魚、雞仔魚
熱量（100g中）127kcal
含醣量（100g中）0.1g
產季 10～3月

鱸魚

夏季口感Q彈 秋冬帶卵滋味佳

鱸魚是生長在海岸附近或河川的大型肉食魚，可分為海鱸魚與淡水鱸魚，海鱸魚的外觀較粗且長。在日本，鱸魚會隨成長階段與地區差異而有不同名稱。初夏～夏末的鱸魚口感Q彈，風味頗佳。此時節的京都與大阪，便流行鱸魚洗魚料理（魚肉切薄片後沖冰水去腥、緊實肉質）。儘管夏季的活鱸魚價格昂貴，但不像其他高級魚那般高不可攀。秋天～初冬則出產帶卵的腹太鱸魚，滋味絕佳。

日本最大漁獲量在東京灣

日本全國的鱸魚產量約有四成來自東京灣，尤其千葉縣船橋市的鱸魚更被視為產量最大的品牌魚。

食品成分表（可食用部分每100g）

蛋白質		19.8g
脂肪		4.2g
礦物質	鈣	12mg
	鐵	0.2mg
維生素	B1	0.02mg
	B2	0.20mg
	C	3mg

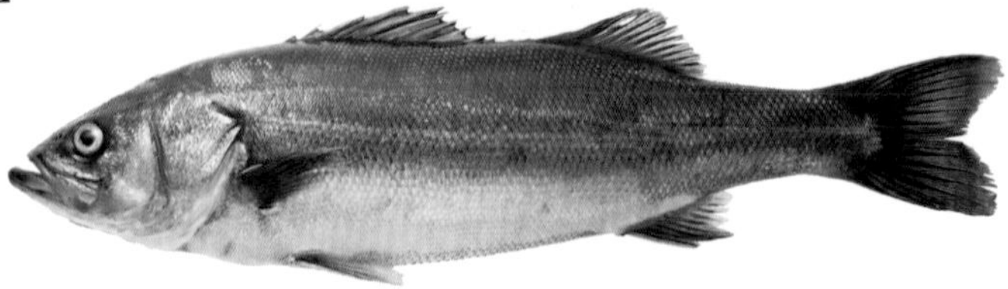

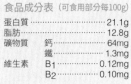

英文名 Sea bass 別名 花鱸、七星鱸、星鱸
熱量（100g中）123kcal 含醣量（100g中）微量
產季 6～9月

五味 甘
五性 平
歸經 脾·胃·肝·腎

鰈魚

熱量較低易消化 適合病患或離乳幼兒

鰈魚種類繁多，全世界廣為人知的品種約有三十種。一般食用的是身長三十～五十公分的鰈魚。夏季時魚身纖細帶油脂；冬季則肥美帶卵，相當美味，可連同魚卵一起乾燒。鰈魚的賞味時期會隨著品種不同而有差異，可透過各式調理法呈現多樣化的風味。又因其熱量較低且容易消化，適合病患食用或用作幼兒的斷奶食品。此外，鰈魚富含牛磺酸，可防止動脈硬化並抑制血糖值上升。

食品成分表（可食用部分每100g）

蛋白質		19.6g
脂肪		1.3g
礦物質	鈣	43mg
	鐵	0.2mg
維生素	B_1	0.03mg
	B_2	0.35mg
	C	1mg

鰈魚的種類

「真子鰈」可依照捕獲地區，而有不同的名稱與風味，做生魚片或煮湯都相當美味。「真鰈」的特徵是魚眼間無鱗片，可鹽烤或乾燒。至於「石鰈魚」則是釣魚者的人氣魚種。

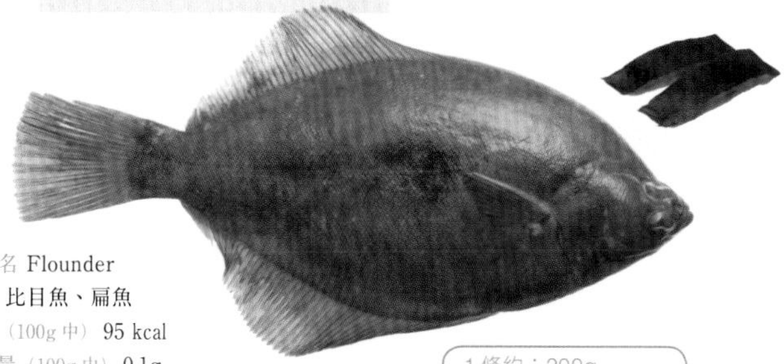

英文名 Flounder
別名 比目魚、扁魚
熱量（100g 中） 95 kcal
含醣量（100g 中） 0.1g
產季 4～11月

1 條約：200g
淨重：100g / 95kcal

比目魚

生長快速 人工養殖風味亦佳

比目魚的外觀與鰈魚相似，但右眼在魚身的左側。一～二月出產的寒比目魚帶有油花，味淡肉質纖細，自古就很受日本人歡迎。其魚肉可做生魚片或炸物，魚鰭根部的側緣則用於生魚片或握壽司。由於比目魚的壽命只有短短幾年，因此生長快速，適合人工養殖，風味與天然比目魚相去無幾。

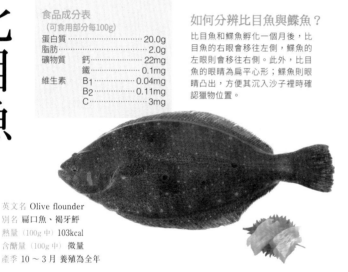

食品成分表（可食用部分每100g）

蛋白質		20.0g
脂肪		2.0g
礦物質	鈣	22mg
	鐵	0.1mg
維生素	B_1	0.04mg
	B_2	0.11mg
	C	3mg

如何分辨比目魚與鰈魚？

比目魚和鰈魚孵化一個月後，比目魚的右眼會移往左側，鰈魚的左眼則會移往右側。此外，比目魚的眼睛為扁平心形；鰈魚則眼睛凸出，方便其沉入沙子裡時確認獵物位置。

英文名 Olive flounder
別名 扁口魚、褐牙鮃
熱量（100g 中） 103kcal
含醣量（100g 中） 微量
產季 10～3月 養殖為全年

舌鰨

經典法國料理 黃油炸魚的原料

最知名的舌鰨包含紅舌鰨、日本鬚鰨和寬體舌鰨三個品種。將魚肉以鹽、胡椒粉調味，撒點麵粉，用奶油煎過即成法式黃油炸魚，其爽脆的口感和多汁的魚肉令人著迷，是相當經典的法國料理。市面上也能買到黃油炸魚專用的魚片，便於製作西式魚類料理。

食品成分表（可食用部分每100g）

蛋白質		19.2g
脂肪		1.6g
礦物質	鈣	36mg
	鐵	0.3mg
維生素	B_1	0.06mg
	B_2	0.14mg
	C	1mg

黃油炸魚可用哪些魚類？

包括鰈魚、鮭魚、鱈魚或竹筴魚等味道清淡、不具強烈異味的魚類都適合做成黃油炸魚。下鍋前可先用咖哩粉或辛香料調味。

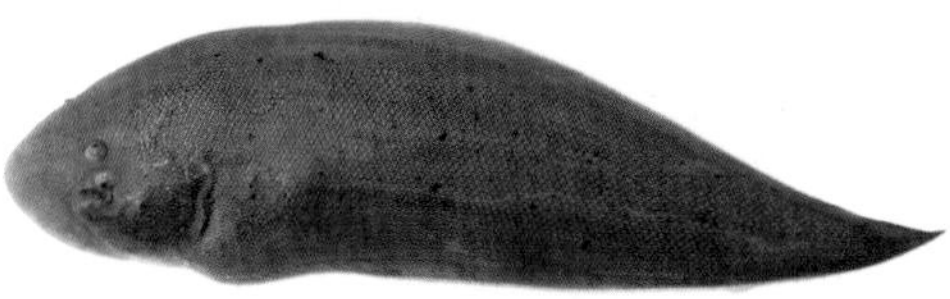

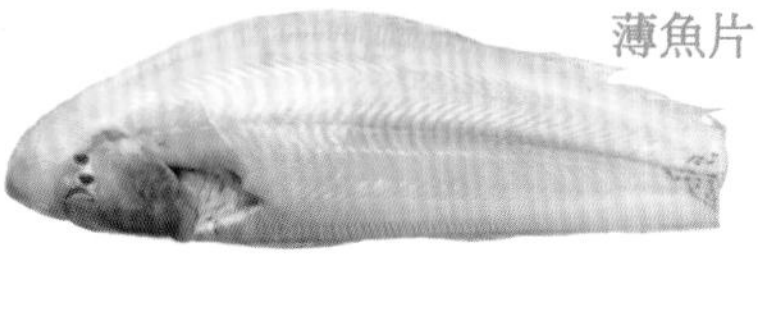

薄魚片

英文名 Tonguefish
別名 牛舌魚、鰨米
熱量（100g 中） 96kcal
含醣量（100g 中） 微量
產季 5～11月

梭子魚

魚身細長魚嘴大　經常群聚且生性凶狠

梭子魚為金梭魚科魣屬之魚類的總稱，日本境內約有十種左右，一般常見的是紅梭子魚與大和梭子魚兩種。兩者的外觀皆較細長，生性凶狠且具侵襲性，經常群聚出動，因此人們只要提到梭子魚，大多立刻聯想到有如流氓集團的形象。紅梭子魚又稱本梭子魚，風味較佳但也最昂貴，新鮮的漁獲大多做成生魚片。大和梭子魚俗稱水梭子魚，味道如水般無味，食用方式多為開背晒成魚乾。

維生素D滿滿

梭子魚富含維生素D，可促進體內的鈣與磷吸收，並幫助骨骼或牙齒生成。一天吃一條梭子魚就能攝取足夠的維生素D。

食品成分表（可食用部分每100g）

蛋白質		18.9g
脂肪		7.2g
礦物質	鈣	41mg
	鐵	0.3mg
維生素	B_1	0.03mg
	B_2	0.14mg

大和梭子魚

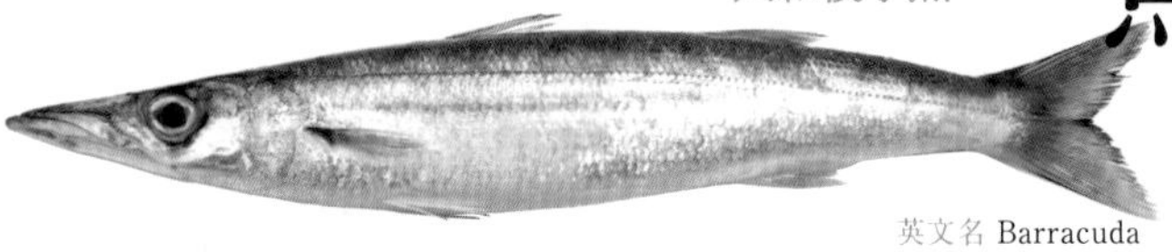

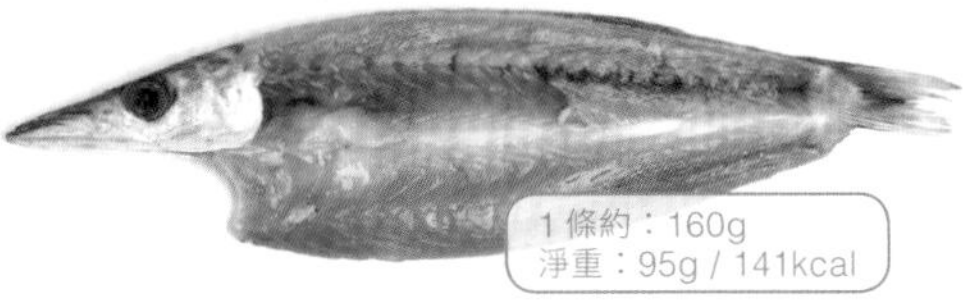

1條約：160g
淨重：95g / 141kcal

英文名 Barracuda
別名 金梭魚、海狼、麻雀錦
熱量（100g中）148kcal
含醣量（100g中）0.1g
產季 9～6月

笠子

外觀雖不討喜　卻具潤滑甘甜的滋味

笠子為平鮋科菖鮋屬魚類的總稱，一般常見的笠子有好幾種。大多棲息在沿岸較淺海域的岩礁暗處，是釣魚者經常釣到的魚種。笠子的最大特徵是魚身長滿尖刺，外觀並不討喜，但魚肉卻異常白皙，且甜嫩美味，嘗來潤滑甘甜，與外觀形成強烈的反差，可做成生魚片或乾燒。笠子不光是魚肉可供食用，就連魚骨頭都可熬煮高湯，相當適合用來製作濃味魚湯等料理。

生食或乾燒皆美味

笠子本身脂肪少且甜度高，鮮度較佳的漁獲適合做成生魚片。又因其體型較小，清除鱗鰓後，可整隻乾燒食用。

食品成分表（可食用部分每100g）

蛋白質		19.3g
脂肪		1.1g
礦物質	鈣	57mg
	鐵	0.3mg
維生素	B_1	0.03mg
	B_2	0.06mg
	C	1mg

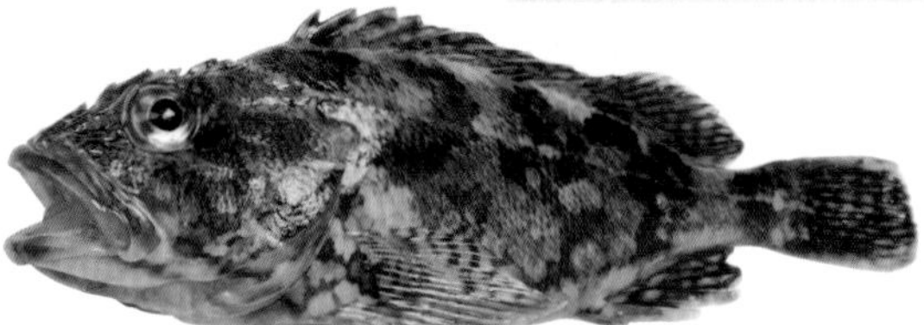

英文名 Marbled rockfish
別名 石頭魚
熱量（100g中）93kcal
含醣量（100g中）0.1g
產季 11～4月

金吉魚

被譽為「海中紅寶石」的深海魚王

金吉魚又稱喜知次魚，有「海中紅寶石」的美譽，屬於可遇不可求的珍貴魚王。喜知次魚棲息於日本北海道沿岸水深兩百～六百公尺的寒帶深海，但即使在深海中也相當少見。一般多在太平洋捕撈金吉魚，但近年漁獲量減少，售價變得非常昂貴。在料理方面，帶著油花的紅燒金吉魚，光是用看的就令人食指大動。此外，將之做成生魚片、開背做魚乾或酒粕漬喜知次魚也很美味。

赤魚並非金吉魚

市面上被標記為「赤魚」，多以整片魚肉或西京漬形式販售的並非金吉魚，而是類似石狗公等紅魚類的魚種。

食品成分表（可食用部分每100g）

蛋白質		13.6g
脂肪		21.7g
礦物質	鈣	32mg
	鐵	0.3mg
維生素	B_1	0.03mg
	B_2	0.07mg
	C	2mg

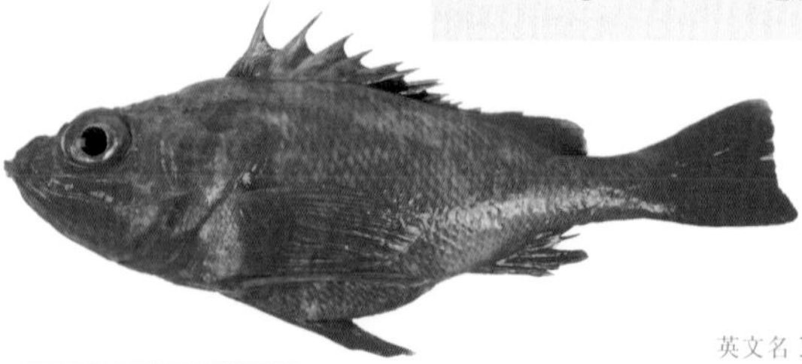

1條約：340g
淨重：136g / 356kcal

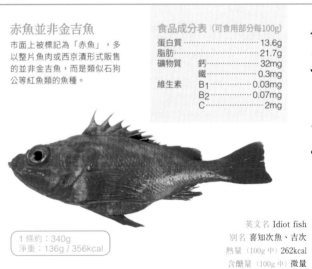

英文名 Idiot fish
別名 喜知次魚、吉次
熱量（100g中）262kcal
含醣量（100g中）微量
產季 10～3月

鮭魚

鮭魚與鮪魚齊名，是日本人最愛吃的魚種。多數人從早餐到晚餐，甚至中午的便當裡都少不了鮭魚。做成鹽烤、握壽司、味噌湯、油炸黃魚等，都是鮭魚常見的料理方式，其具有優秀的抗氧化力、富含維生素類，魚皮裡更有豐富的膠原蛋白可抗老化，深受女性喜愛。

一般指稱的日本鮭魚大致分為白鮭、銀鮭和紅鮭三種，其他像是鱒介（帝王鮭）、櫻鱒（山女魚）或虹鮭（虹鱒）在學術分類上，也同為鮭科鮭屬。鮭魚無論在淡水或海水均可存活，生於河川、長於大海，但會返回河裡產卵更是牠最著名的生態特徵。市面上除了流通新鮮鮭魚外，鹽漬或煙燻鮭魚也是常見的產品。鮭魚若做成罐頭，其鈣含量會比同分量的燒烤鮭魚多出十倍左右，適合發育中的幼童，或是擔心骨質疏鬆的中老年人食用。

食品成分表（可食用部分每100g）

蛋白質		22.3g
脂肪		4.1g
礦物質	鈣	14mg
	鐵	0.5mg
維生素	D	**32.0mg**
	B_1	0.15mg
	B_2	0.21mg
	C	1mg

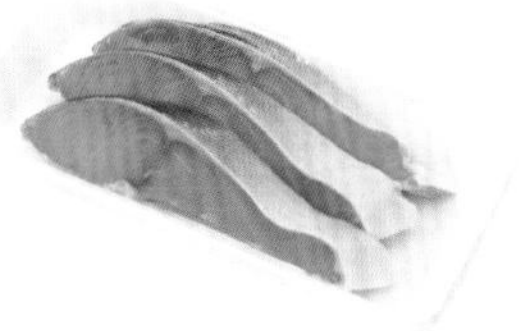

營養豐富 各年齡層都適合

英文名 Salmon
別名 鮭、三文魚
熱量（100g 中）133kcal
204kcal（銀鮭）、138kcal（紅鮭）、
133kcal（白鮭）、
237kcal（大西洋鮭）、
120kcal（帝王鮭）、
224kcal（虹鮭）
含醣量（100g 中）0.1g
0.3g（銀鮭）、
0.1g（紅鮭）、
0.1g（白鮭）、
0.1g（大西洋鮭）、
微量（帝王鮭）、
0.1g（虹鮭）

為何鮭魚肉是紅色卻屬白肉魚？

白肉魚不見得一定得有白色魚肉。例如鮭魚或鱒魚的肉偏粉色或紅色，仍被歸類為白肉魚。其魚肉之所以呈紅色，是因為常吃蝦子或浮游生物等甲殼類，體內囤積許多紅色蝦青素的緣故，與紅肉魚的紅色遲肌並不同。

新卷鮭魚與鹹鮭魚

為延長保存期限，清除鮭魚內臟後以鹽醃漬的產品稱為新卷鮭魚。若使用的鹽量較多，即可稱為鹹鮭魚。鹽漬鮭魚大多以白鮭或紅鮭製作。

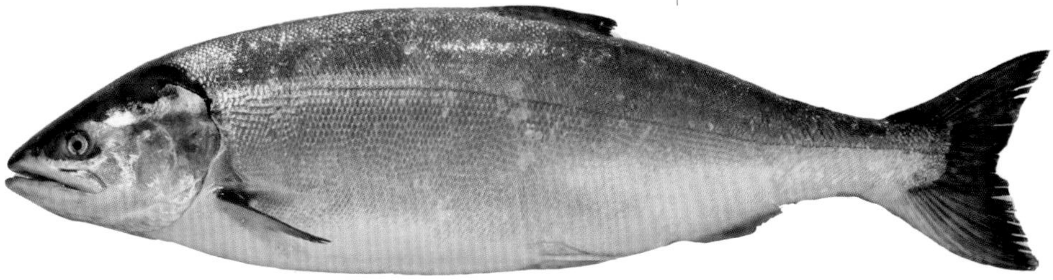

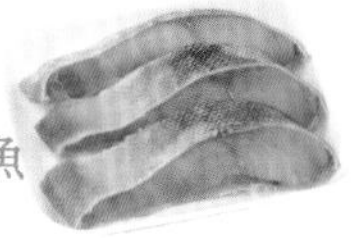

日本國內的鮭魚多為白鮭

日本國內的鮭魚多為野生白鮭，體長約 70～100 公分，會因漁獲時期或成熟度而有不同的名稱。例如秋天洄游而上的鮭魚稱為秋味；初夏捕獲的鮭魚稱為時不知，若是較年幼的鮭魚則稱鮭兒。細緻的魚肉和粒粒分明的鮭魚卵，很適合用來做成握壽司。

多為人工養殖的虹鮭

市售虹鮭多出自智利與挪威的養殖品種，又稱虹鱒，鮮度佳且帶油花，可做成握壽司。

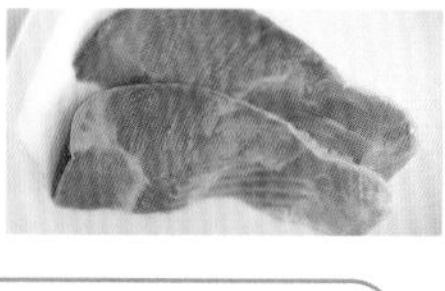

呈鮮豔紅色的紅鮭

紅鮭的肉色鮮豔，總體長約 50～70 公分，肉質佳但售價昂貴，大多產自俄羅斯或加拿大。

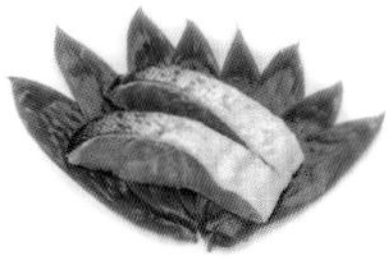

可做成高級壽司的帝王鮭

帝王鮭的正式名稱為鱒介，為體長 1.5 公尺的大型鮭魚，可說是鮭魚之王。油花含量多，適合做成高級壽司。

充滿油脂的銀鮭

銀鮭體長約 85 公分，目前以日本的宮城縣或智利人工養殖品種最多。

適合做成壽司的大西洋鮭

大西洋鮭又稱挪威鮭，在挪威西北海岸一帶有大規模的養殖。

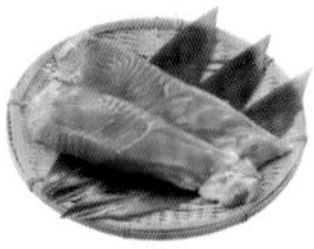

甘 五味
溫 五性
脾 歸經

蝦青素

可養顏美容，協助人體抗發炎的重要成分

蝦蟹等甲殼類、鯛鮭等魚類以及其他紅色海產中都含有蝦青素，其為天然的紅色色素，與番茄的茄紅素、胡蘿蔔的 β- 胡蘿蔔素同屬類胡蘿蔔素，具優異的抗氧化力，可抗發炎、協助肌膚抵抗紫外線，藉此防止黑斑或皺紋生成。除此之外，據說蝦青素還能預防眼睛內部發炎。

美肌效果

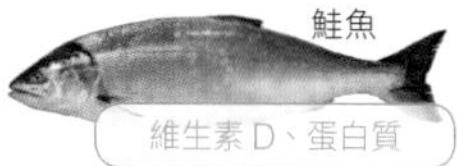

鮭魚
維生素 D、蛋白質

＋

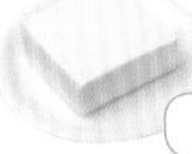

豆腐
鈣質

產季月曆

1 2 3 4 5 6 7 8 9 10 11 12

養殖的鮭魚可全年流通。

鰻魚

英文名 Eel
別名 鰻
熱量（100g 中）
255kcal
含醣量（100g 中）
0.3g

五味 甘
五性 平
歸經 肺 脾 腎

食品成分表（可食用部分每100g）		
蛋白質		17.1g
脂肪		19.3g
礦物質	鈣	130mg
	鐵	0.5mg
維生素	A 視黃醇	2400μg
	β-胡蘿蔔素當量	1μg
	B_1	0.37mg
	B_2	0.48mg
	C	2mg

夏日重要的精力來源

日本每到夏季的土用丑日（每年不同，約在七月十九日～八月七日間）都會吃鰻魚，藉此補充所需營養。鰻魚富含維生素A、EPA、DHA、維生素B_1、維生素B_2、鐵與鈣等營養成分。當人體感到疲憊，尤其為防夏季溽暑等不適時更得吃鰻魚。野生鰻魚稀少貴重，但風味獨特，是為高級食材，食用方式相當多元，可蒲燒、白燒（以海鹽燒烤，搭配山椒粉或七味粉）或做成鰻魚蓋飯三吃等鄉土料理。

如何處理市售的鰻魚製品？

・灑點酒不包保鮮膜微波加熱。・放入平底鍋加酒加蓋後蒸煮。・魚皮朝上放入鋁箔紙裡加酒，再以平底鍋加熱。・置於茶壺旁加溫，會產生炭烤般的香氣。

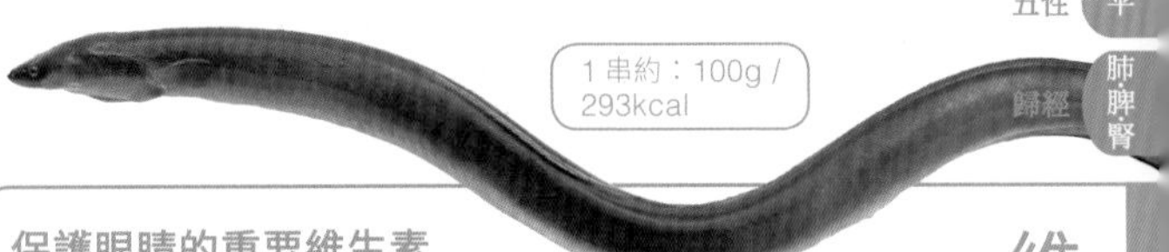

1 串約：100g / 293kcal

未來鰻魚將被鯰魚取代？

近年來養殖用的鰻魚苗很難捕獲，造成價格飛漲。鰻魚苗銳減的因素包括海洋生態改變、親鰻生存的河川環境惡化等。2014 年時，國際自然保護協會已將日本鰻魚認定為瀕臨滅種的魚種。今後帶有鰻魚風味的鯰魚，很有可能成為代替鰻魚的食材（見第 246 頁）。

產季月曆
1 2 3 4 5 6 7 8 9 10 11 12
養殖的鰻魚可全年流通。

保護眼睛的重要維生素 — 維生素A

維生素 A 又稱視黃醇或視網醇，對人體有相當多功效，例如活化肌膚、毛髮、指甲，並增強免疫力。此外，維生素 A 也能成為視網膜上對光線或顏色產生反應，並傳達視覺情報的重要蛋白質成分。因其屬脂溶性，較適合拌炒或與其他具油脂的食材一同食用，但需注意攝取上限（建議量為成人每日 300μg），以免引發肝功能障礙等問題。

鮟鱇魚

英文名 Goosefish
別名 琵琶魚、結巴魚
熱量（100g 中）
58 kcal、445kcal（肝）
含醣量（100g 中）
0.3g、2.2g（肝）

食品成分表（可食用部分每100g）		
蛋白質		13.0g
脂肪		0.2g
礦物質	鈣	8mg
	鐵	0.2mg
維生素	B_1	0.04mg
	B_2	0.16mg
	C	1mg

肉質緊緻綿密 火鍋季的重要食材

鮟鱇魚生活在水深六百公尺左右的深海裡，搖晃著由前背鰭演化而成的發光釣竿，能精準捕獲靠近的獵物。鮟鱇魚的身、肝、胃囊、皮、鰓、鰭和卵巢被稱為「鮟鱇七道具」，全數可用於火鍋料理。在日本關東，鮟鱇魚被喻為人間極品，更有「西有河豚、東有鮟鱇」的說法。鮟鱇魚肉質緊綿密，如同龍蝦般結實，白子（精囊）則含有核酸。於市面上選購時，應以魚肉具透明感且呈粉色的品項為宜。

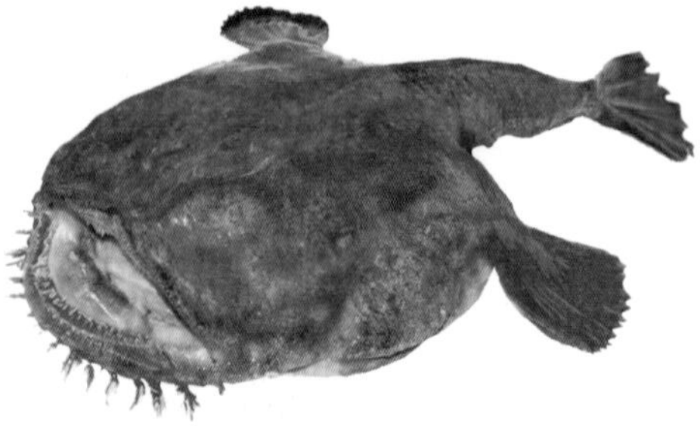

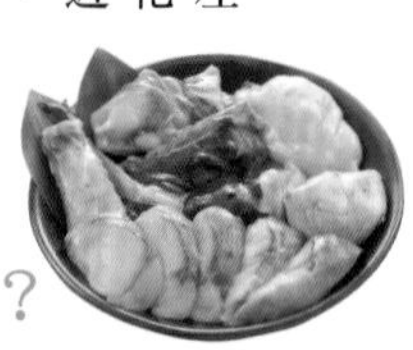

鮟鱇魚的價值，取決於魚肝的大小？

鮟鱇魚肝是知名的下酒菜，將鮟鱇魚肝蒸煮後，其味美如鵝肝，且富含維生素 A、B_{12}、D、E 或硒等營養素。魚肝越大，售價也就越高。

產季月曆
1 2 3 4 5 6 7 8 9 10 11 12

細胞分裂與再生所需成分 — 核酸

生物體內有數十兆個細胞，每天都會再生變化。這些細胞的分裂與再生都需要核酸。例如魚類的精囊、魚乾或鱈魚子等都富含核酸，可修復基因活化細胞。此外，維生素 B 群可幫助人體發揮應有功能。還有預防癌症、失智或避免動脈硬化等功效。

甘 五味
平 五性
脾·胃 歸經

白魚

英文名 Icefish
別名 銀魚
熱量（100g 中）77kcal
含醣量（100g 中）0.1g
產季 9～12月

食品成分表（可食用部分每100g）

蛋白質		13.6g
脂肪		2.0g
礦物質	鈣	150mg
	鐵	0.4mg
維生素	B_1	0.08mg
	B_2	0.10mg
	C	4mg

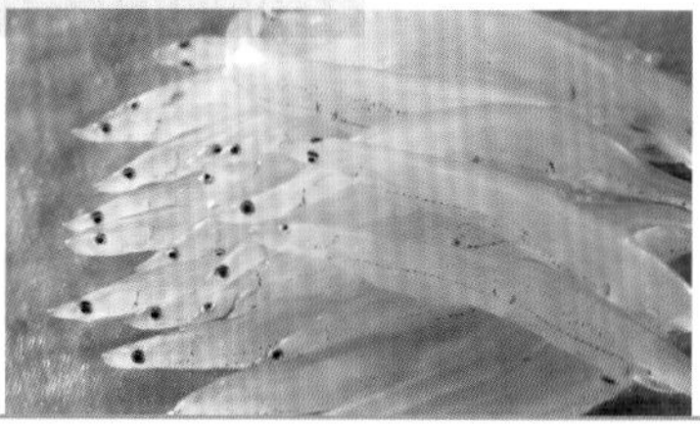

魚身通透 適合生食的小魚

白魚生長在河口附近的水域，此處為海水與淡水混合的交匯處。白魚的體長僅五～十公分左右。新鮮的白魚魚身會呈現透明感，但放久後就會變白。白魚可整隻食用，輕輕鬆鬆就能攝取到必要礦物質。一般多為直接沾芥末醬油或涼拌；若做成壽司，則以白魚軍艦壽司最為出名。

素魚

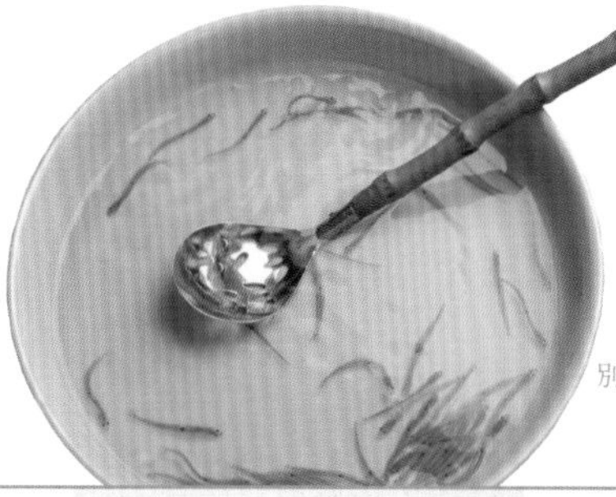

英文名 Ice goby
別名 鱊、彼氏冰蝦虎魚
產季 1～4月

春季盛產時 可做「素魚活吃」

素魚與白魚無論在外型或名稱上都很容易混淆，但素魚其實是沙魚（蝦虎魚）的同類，體長僅三～六公分，魚身略帶褐色、有透明感，死亡後則變成白色。目前素魚的漁獲量已銳減，售價極為昂貴。但過去很流行於春季盛產期食用「素魚活吃」。此外，素魚也和白魚一樣，可做成涼拌、天婦羅或煎蛋等各種料理。

香魚

英文名 Ayu
別名 年魚、鮎
熱量（100g 中）100kcal
含醣量（100g 中）0.1g
產季 6～10月

食品成分表（可食用部分每100g）

蛋白質		18.3g
脂肪		2.4g
礦物質	鈣	270mg
	鐵	0.9mg
維生素	B_1	0.13mg
	B_2	0.15mg
	C	2mg

1條約：70g
淨重：35g

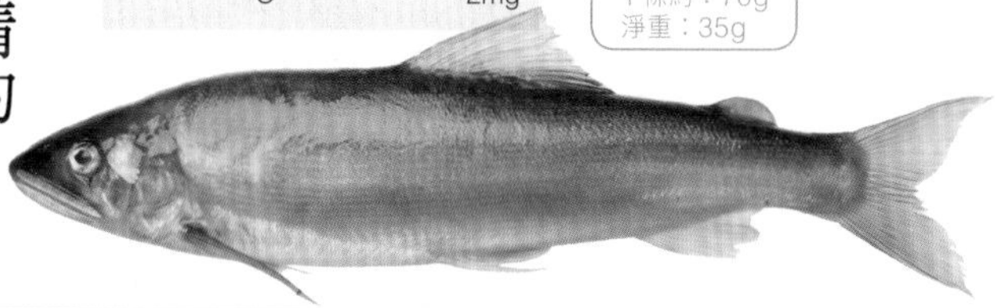

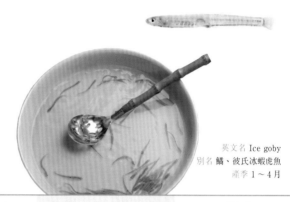

最具夏季風情的 經典美味

香魚是知名的食用魚，中國明朝萬曆年間就已有「雁山出香魚，清甜味有餘」的詩句。香魚肉雖不多但風味絕佳，以燒烤方式烹調可完全激發其美味；將成串的香魚烤至金黃色的鹽烤香魚串，更是最能象徵夏季風情的經典美味。秋天時的帶卵香魚同樣教人無法抗拒。目前香魚幾乎都是人工養殖，油花較多，且富含維生素 B_{12} 與各種礦物質，營養價值相當高。

公魚

英文名 Pond smelt
別名 池沼公魚
熱量（100g 中）77kcal
含醣量（100g 中）0.1g
產季 1～3月

食品成分表（可食用部分每100g）

蛋白質		14.4g
脂肪		1.7g
礦物質	鈣	**450mg**
	鐵	0.9mg
維生素	A β-胡蘿蔔素當量	2μg
	B_1	0.01mg
	B_2	0.14mg
	C	1mg

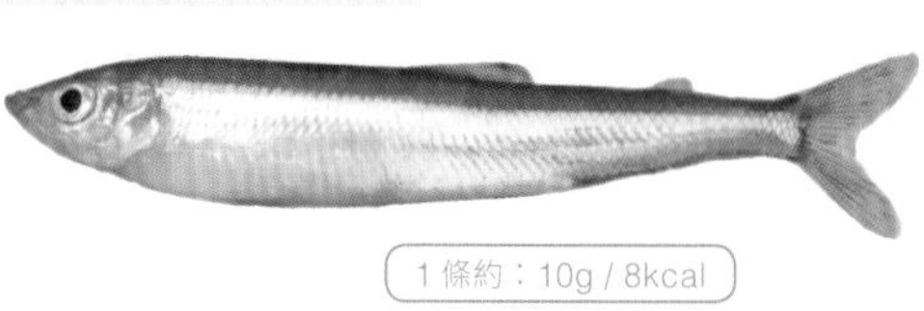

1條約：10g / 8kcal

全身上下皆可食用 有助強健骨骼

公魚屬於淡水魚，個頭雖小但營養價值極高。在極寒結冰的水池或湖面上鑿洞，並放下釣線垂釣的「釣公魚」是日本常見的冬季風情。公魚全身上下皆可食用，有助骨骼生長；帶卵的公魚更是格外美味。除了做成天婦羅之外，鹽烤、油炸、佃煮、甘露煮（以酒、砂糖、水、醬油、味醂等烹煮，滋味鹹甜）等都很適合。但公魚本身容易腐壞，選購時建議以帶光澤、閃著銀色光輝的新鮮品項為佳。

河豚

英文名 Globefish
別名 河豚
熱量（100g中）85kcal
含醣量（100g中）0.2g

食品成分表（虎河豚 可食用部分每100g）

蛋白質		19.3g
脂肪		0.3g
礦物質	鈣	6mg
	鐵	0.2mg
維生素	B1	0.06mg
	B2	0.21mg

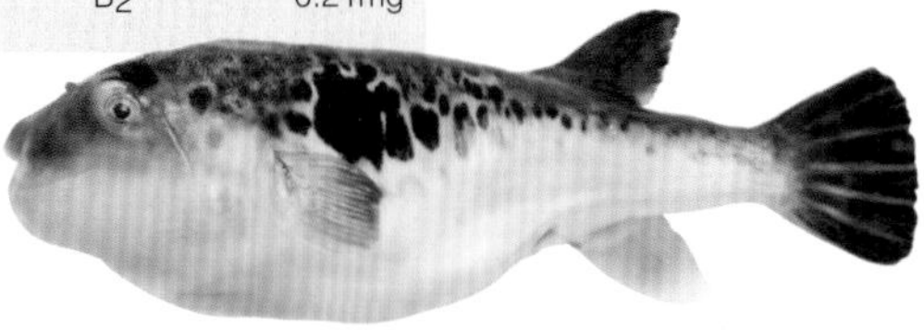

料理方式多元 口感清淡卻充滿鮮甜味

河豚的最大魅力在於口感清淡卻充滿鮮甜味，熟成後風味更佳。全世界約有一百二十種河豚，日本境內就有大約四十五種。一般食用的多為虎河豚、真河豚或烏河豚等。在日本，料理河豚前必須接受嚴格的訓練，唯有領有執照的廚師才能進行烹煮。河豚肉可做成生魚片或火鍋；富含膠原蛋白的魚皮可做魚肉凍；魚鰭則燒烤製作鰭酒。因魚肉偏硬且纖維較多，做成生魚片時都會切到極薄。

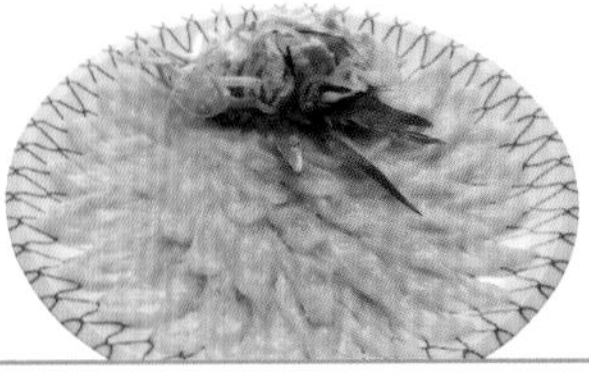

持續推廣人工養殖

日本水產廳正積極推廣人工養殖，期望鯛魚等養殖業者能改為養殖河豚以增加整體產量；後續更透過冷凍技術和流通行銷，以求全年均可食用美味的河豚。

五味 甘
五性 溫
歸經 脾肝肺

鈍頭杜父魚

食品成分表（可食用部分每100g）

蛋白質		15.0g
脂肪		5.0g
礦物質	鈣	520mg
	鐵	2.8mg
維生素	B1	0.03mg
	B2	0.38mg
	C	1mg

鈍頭杜父魚卵醬油漬

此為北海道秋季必備的料理，以顆粒較大的毛蟲杜父魚卵最佳，鋪在白飯上相當美味。

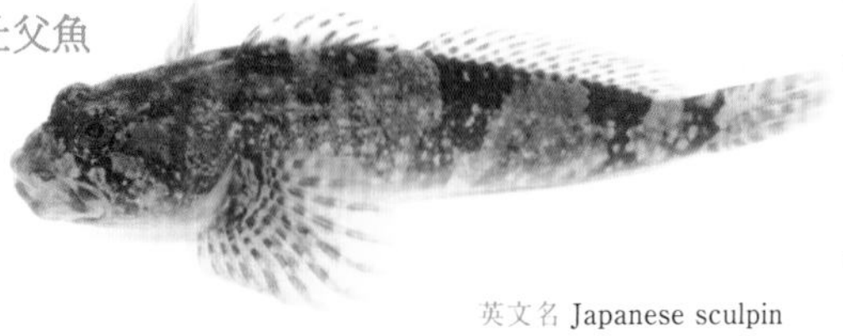

毛蟲杜父魚

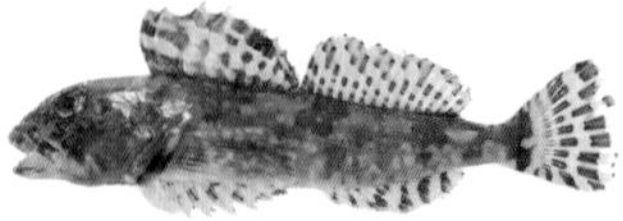

虹杜父魚（虹鰍）

英文名 Japanese sculpin
別名 鰍、杜父魚、河鹿
熱量（100g中）111kcal
含醣量（100g中）0.2g
產季 9～1月

外觀雖不討喜 肉質卻美味無比

杜父魚有淡水產與海水產兩種，前者可人工養殖。鈍頭杜父魚通稱杜父魚，屬於沙魚的同類。其外觀並不討喜，大大的魚嘴加上渾身帶刺，讓人覺得有些可怕，但肉質美味無比。可將魚肉切塊，與魚肝、蛋、蔬菜一起用味噌燉煮，做成鈍頭杜父魚湯。新鮮的杜父魚可做成生魚片，或是製作炸物、火鍋、魚骨酒等料理。撈捕杜父魚時會使用「高壓漁獲法」，將杜父魚強行趕往固定於河底的魚網。

鯰魚

食品成分表（可食用部分每100g）

蛋白質		18.4g
脂肪		8.6g
礦物質	鈣	18mg
	鐵	0.4mg
維生素	A β-胡蘿蔔素當量	7μg
	B1	0.33mg
	B2	0.10mg

可取代鰻魚的蒲燒鯰魚

大阪近畿大學曾成功完成鯰魚的完全養殖，現在更開發出帶有鰻魚風味的鯰魚。部分已做成蒲燒鯰魚於賣場販售。由於鰻魚價格至今仍居高不下，此商品頗受矚目。

英文名 Freshwater catfish
別名 鯰
熱量（100g中）159kcal
含醣量（100g中）微量
產季 4～1月

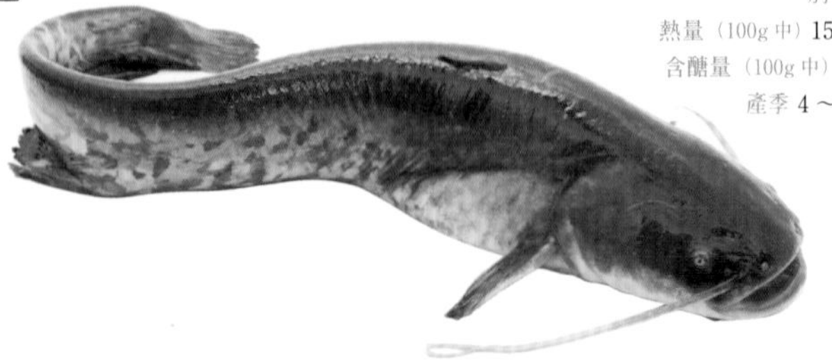

風味與鰻魚相近 可做替代食材

鯰魚是相當普遍的淡水魚，一般為雜食性，全世界除了南極洲之外皆有分布，身長最多可達六十公分。有趣的是，鯰魚並非利用雙眼覺知這個世界，而是透過觸鬚或其他感覺器官產生連結。鯰魚沒有鱗片，儘管魚刺較少但帶有腥味。過去人們很常食用鯰魚，現在已越來越少。隨著人工授精技術進步，養殖鯰魚也越發成熟。泰國或越南所飼養的「Chaa」，就是與鯰魚同類的巨鯰屬，可做成白肉魚的油炸魚片。

鱈魚

英文名 Cod
別名 真鱈
熱量（100g 中）77kcal
含醣量（100g 中）0.1g
產季 10 月～ 3 月

食品成分表（可食用部分每100g）
真鱈

蛋白質		17.6g
脂肪		0.2g
礦物質	鈣	32mg
	鐵	0.2mg
維生素	B1	0.10mg
	B2	0.10mg

真鱈

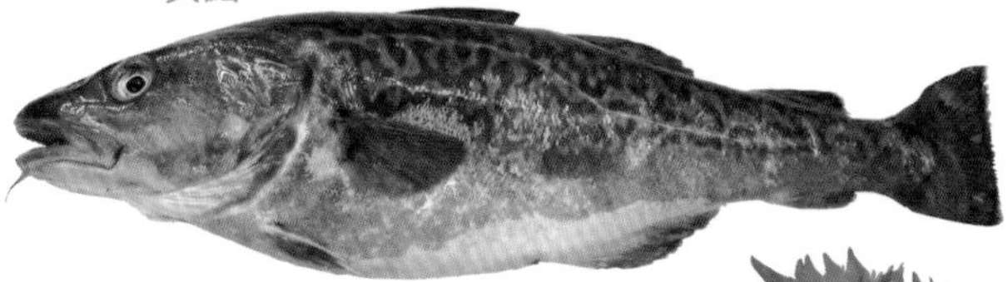

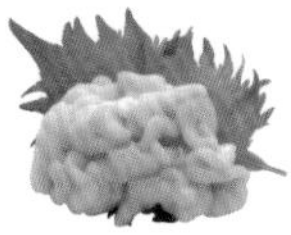

滋味淡雅 可做成鹽漬鱈魚子

一般指稱的鱈魚多指真鱈，身長可超過一公尺，淡雅的滋味為其迷人之處，常用於火鍋料理。真鱈的精囊含有核酸，風味濃郁，被視為高級品。小型鱈魚（明太魚）的體型比真鱈來得小，大多加工鹽漬，做成魚乾、魚漿等產品。將小型鱈魚的卵巢鹽漬調味熟成後，就成了好吃的鱈魚子；若以辣椒調味而成者，則為辣味明太子。

鹹 五味
平 五性
肝腎脾 歸經

銀鱈是鱈魚的同類嗎？

銀鱈雖然有鱈字，卻不是鱈魚的同類。近年來不少人喜愛銀鱈的油脂，售價有日益攀升的趨勢，主要產自加拿大等國家。

星鰻

英文名 Conger eel
別名 穴子鰻、白鰻
熱量（100g 中）161kcal
含醣量（100g 中）微量
產季 9 月

食品成分表（可食用部分每100g）

蛋白質		17.3g
脂肪		9.3g
礦物質	鈣	75mg
	鐵	0.8mg
維生素	B1	0.05mg
	B2	0.14mg
	C	2mg

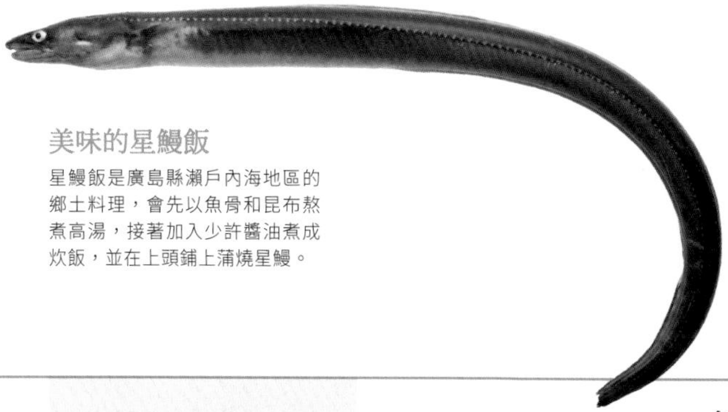

可煮湯或火烤 味道清淡營養均衡

星鰻在日本稱為真穴子，是兵庫縣、廣島縣及山口縣等地的常見食用魚。星鰻適合生長在海水與淡水混合的沿岸沙底，味道要比鰻魚來得清淡，可做成天婦羅或壽司，營養相當均衡。近年來日本國內的進口量逐漸增加。關東地區的星鰻主要用來煮湯；關西地區則大多用來燒烤。大型的星鰻可晒成魚乾，初春時節限定的星鰻幼魚更是珍品，可直接生食。

美味的星鰻飯

星鰻飯是廣島縣瀨戶內海地區的鄉土料理，會先以魚骨和昆布熬煮高湯，接著加入少許醬油煮成炊飯，並在上頭鋪上蒲燒星鰻。

甘 五味
五性
肝脾腎 歸經

白帶魚

食品成分表（可食用部分每100g）

蛋白質		16.5g
脂肪		20.9g
礦物質	鈣	12mg
	鐵	0.2mg
維生素	B1	0.01mg
	B2	0.07mg
	C	1mg

白帶魚皮可做化妝品？

白帶魚的魚皮閃耀著銀白色光輝，內含構成鳥嘌呤的核酸成分，可萃取製作口紅或眼影等化妝品，成為調色用的原料。

肉質軟嫩帶油花 烹調方式多元

白帶魚又名高鰭帶魚，美麗的銀白色和修長的外觀為其特色，滋味深受好評，相當具有人氣。白帶魚帶有適度的油花，肉質軟嫩，可輕易剔除魚骨，適合鹽烤、油炸或乾燒等料理，可說是烹調方式多元的萬能魚種。因其甜度大多存於魚皮與魚肉之間，若是新鮮的白帶魚，可帶皮做成生魚片食用。

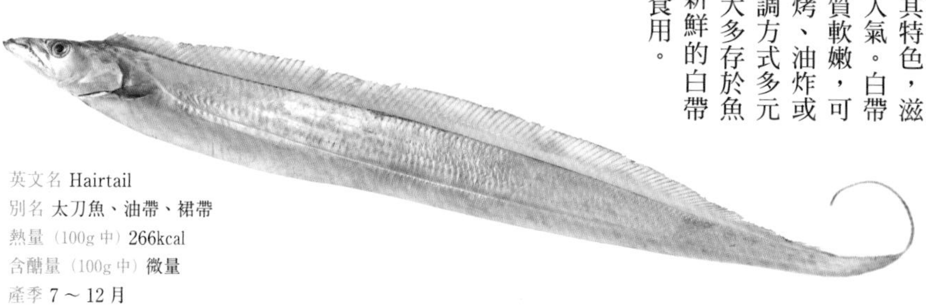

甘・鹹 五味
溫 五性
脾胃肝 歸經

英文名 Hairtail
別名 太刀魚、油帶、裙帶
熱量（100g 中）266kcal
含醣量（100g 中）微量
產季 7 ～ 12 月

海鰻

英文名 Daggertooth pike conger
別名 虎鰻、狼牙鱔、日本鱧魚
熱量（100g 中）144kcal
含醣量（100g 中）微量
產季 5～10 月

五味 甘
五性 寒
歸經 脾·胃·肺·腎

食品成分表（可食用部分每100g）

蛋白質		22.3g
脂肪		5.3g
礦物質	鈣	79mg
	鐵	0.2mg
維生素	B_1	0.04mg
	B_2	0.18mg
	C	1mg

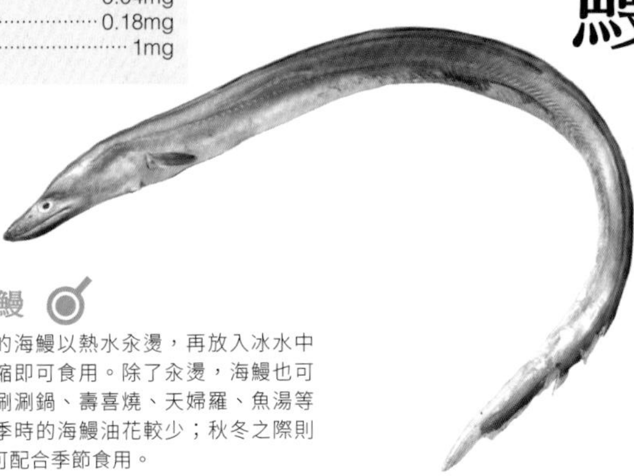

肉白味甘 關西地區的日常食用魚

海鰻為生長在沿岸的大型食肉魚，關西地區要比關東更常食用，是相當日常的魚類食材。京都著名的祇園祭甚至還有「海鰻祭」的別稱，祭典期間人們會大肆享用海鰻。盛產期的海鰻帶有油花，肉白味甘，但因魚刺較多，必須先使用「碎骨法」（用刀子在魚肉劃許多細刀使魚骨碎裂）處理魚肉以方便食用。

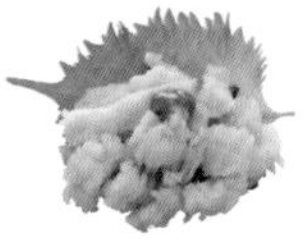

汆燙海鰻

將碎骨後的海鰻以熱水汆燙，再放入冰水中使肉質緊縮即可食用。除了汆燙，海鰻也可用來製作涮涮鍋、壽喜燒、天婦羅、魚湯等料理。夏季時的海鰻油花較少；秋冬之際則油花多，可配合季節食用。

柳葉魚

食品成分表（可食用部分每100g）

蛋白質		21.0g
脂肪		8.1g
礦物質	鈣	330mg
	鐵	1.6mg
維生素	A β-胡蘿蔔素當量	6μg
	B_1	0.02mg
	B_2	0.25mg
	C	1mg

柳葉魚 怎麼烤才好吃？

柳葉魚的魚皮軟嫩，可在平底鍋鋪上烘焙紙，或在烤箱內舖鋁箔紙烘烤。

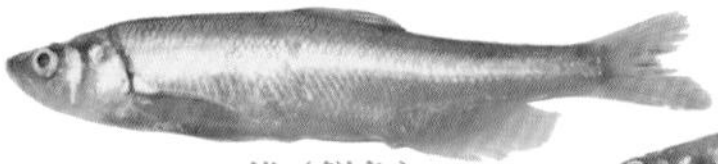

雄（鮮魚）

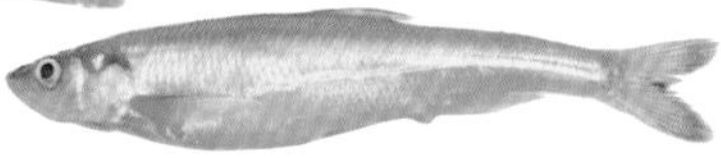

雌（鮮魚）

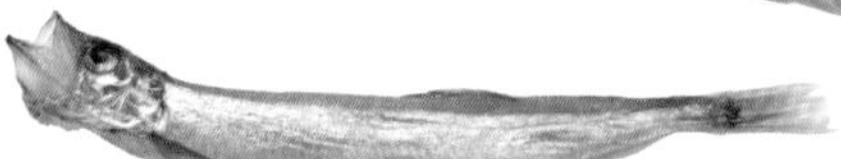

毛鱗魚（魚乾）

英文名 Capelin
別名 毛鱗魚、多春魚
熱量（100g 中）166kcal
含醣量（100g 中）0.2g
產季 10～12 月

可整條食用 日本國產品價格昂貴 多以進口為主流

柳葉魚的正式名稱為長體油胡瓜魚，屬於深海魚的一種。全日本只有在北海道的太平洋沿岸，才能捕撈到這種細長的小魚。由於產量較少，目前日本國產的柳葉魚價格相當昂貴，一般市售的柳葉魚多為產自挪威、冰島與加拿大，外型觀與柳葉魚極為相似的毛鱗魚。常見的料理法為晒成魚乾後整條食用，可補充鈣質等營養素。此外，還可做成烤魚或生魚片。

日本叉牙魚

食品成分表（可食用部分每100g）

蛋白質		14.1g
脂肪		5.7g
礦物質	鈣	60mg
	鐵	0.5mg
維生素	B_1	0.02mg
	B_2	0.14mg

重新制定漁獲範圍以保護魚源

日本叉牙魚曾於 1965 年時達兩萬噸的漁獲高峰，之後捕獲量銳減。為保護魚源，便於 1992～1994 年間實施「捕魚業者自主性禁漁」的措施。儘管漁獲量小有增加，這幾年又開始逐漸減少。於是，秋田縣重新制定了漁獲範圍，試圖使魚源再度恢復。

秋田縣的縣魚 以「鰰魚汁鍋」最為出名

日本叉牙魚又稱雷魚，是秋田縣盛產的魚種，甚至被選為縣魚。日本叉牙魚可經鹽漬發酵後做成「鰰魚汁」（魚醬）；以鰰魚汁製作的鄉土料理「鰰魚汁鍋」是秋田縣特產。無鱗且身型扁平為日本叉牙魚的最大特徵，體長約二十公分，鮮度較高，魚骨容易剔除，食用方便。此外，日本叉牙魚的魚卵也非常新鮮，值得細細品嘗。

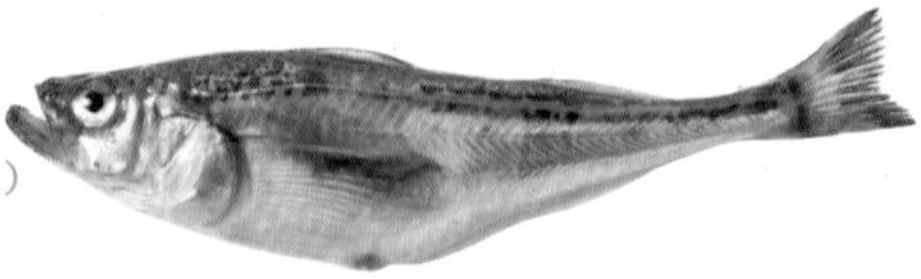

（鮮魚）

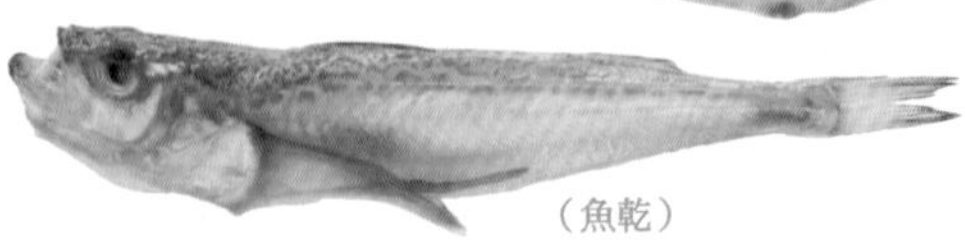

（魚乾）

英文名 Sandfish
別名 雷魚、鰰、鱩
熱量（100g 中）113kcal
含醣量（100g 中）微量
產季 11～2 月

少鱗鱚

英文名 Japanese whiting
別名 沙腸仔、青沙鮻、鱚魚
熱量（100g 中）80kcal
產季 6～10 月

食品成分表（可食用部分每100g）

蛋白質		18.5g
脂肪		0.2g
礦物質	鈣	27mg
	鐵	0.1mg
維生素	B_1	0.09mg
	B_2	0.03mg
	C	1mg

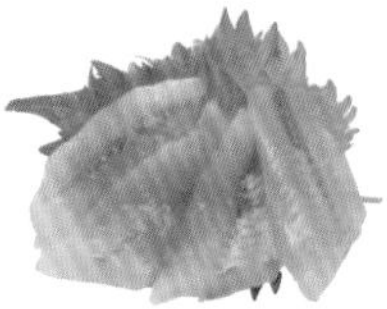

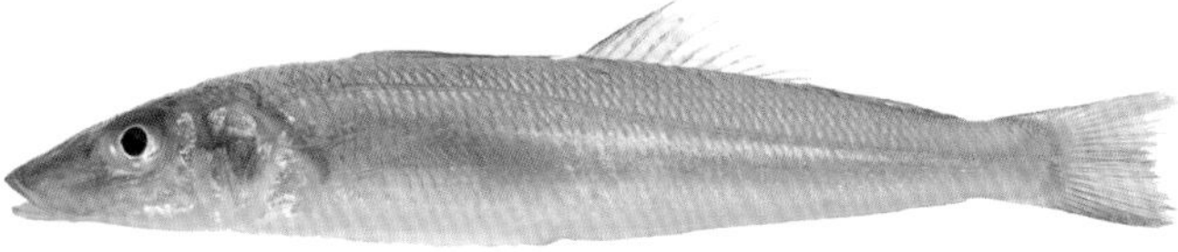

自古即備受重視的上品白肉魚

少鱗鱚又名青沙鮻，是日本自古代就備受重視的上品白肉魚。一般指稱的少鱗鱚多為白鱚，但鱚屬中還包括青鱚、本鱚等，少鱗鱚為其總稱。少鱗鱚分布於印度尼西亞、菲律賓、朝鮮、日本、臺灣等海域。近年日本生產的少鱗鱚漁獲逐漸減少，必須從南半球或東南亞等地進口類似魚種。少鱗鱚的料理方式多元，除了常見的天婦羅之外，也可用來煮湯。此外，做成生魚片或鹽烤也相當美味。

剝皮魚

英文名 Threadsail filefish
別名 冠鱗單棘魨、
鹿角魚、沙猛魚
熱量（100g 中）83kcal
含醣量（100g 中）微量
產季 10～3 月

食品成分表（可食用部分每100g）

蛋白質		18.8g
脂肪		0.4g
礦物質	鈣	13mg
	鐵	0.2mg
維生素	B_1	0.02mg
	B_2	0.07mg

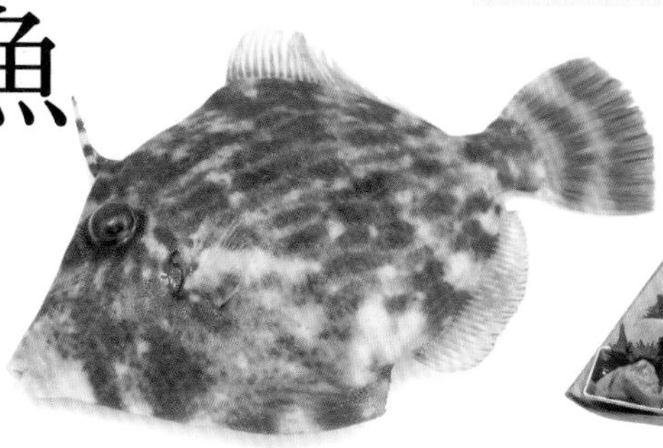

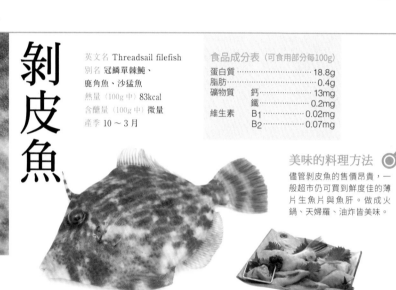

美味的料理方法

儘管剝皮魚的售價昂貴，一般超市仍可買到鮮度佳的薄片生魚片與魚肝。做成火鍋、天婦羅、油炸皆美味。

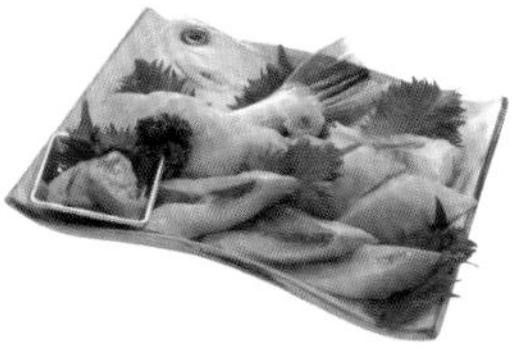

魚肝帶有鮮味與苦味 魚肉清淡有嚼勁

深受釣魚者喜愛的剝皮魚，有著粗糙的硬皮，分布於太平洋沿岸，包括日本、韓國、臺灣、香港等海域。其名稱的由來與料理方式有關，必須先從外皮下刀、撕除魚皮後才可調理，故稱其為剝皮魚。魚肉清淡有嚼勁，美味堪比河豚，但魚肝有特殊的鮮味和苦味，與鮟鱇魚一樣，會依照魚肝的大小決定價格。

大瀧六線魚

英文名 Greenling
別名
鮎並、鮎魚女、愛魚女、相嘗
熱量（100g 中）113kcal
含醣量（100g 中）0.1g
產季 4～8 月

食品成分表（可食用部分每100g）

蛋白質		19.1g
脂肪		3.4g
礦物質	鈣	55mg
	鐵	0.4mg
維生素	B_1	0.24mg
	B_2	0.26mg
	C	2mg

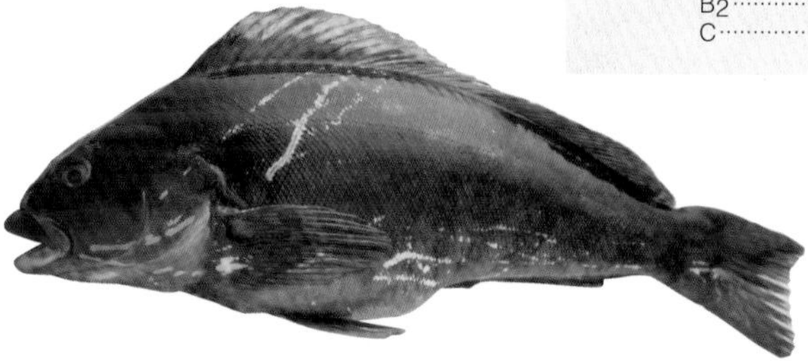

富含 EPA 與 DHA 可降血脂

大瀧六線魚富含 EPA 與 DHA，可降低血液裡的膽固醇與中性脂肪值。

簡單易處理 營養豐富的家庭料理魚

大瀧六線魚的名氣並不響亮，但據說連東京灣都能輕易捕撈，即使不在盛產期間也相當美味，且極富營養價值，是簡單易處理的家庭料理魚。大瀧六線魚的滋味清甜甘爽，無論紅燒或碳烤，都能增添其濃郁風味與香氣。此外，夏季時的大瀧六線魚更適合做成薄切的生魚片。

魷魚

魷魚的身體細且長，呈長錐形，共有十隻觸腕，其中兩隻較長，觸腕前端具有大吸盤，可用來捕食獵物。若說日本是全世界最愛食用魷魚的國家，實在一點都不為過。日本境內從淺海域至深海域，共有大大小小的魷魚約四百五十種，其中可供食用的墨魚科、槍烏賊科和赤魷科加起來約有一百種。

日本常將鰑烏賊（北魷）、真鎖管（透抽）、槍烏賊等做成生魚片、天婦羅、炸物或用來拌炒，無論何種料理都適合入菜。此外，魷魚還富含人體必需胺基酸與蛋白質，且美味易消化，是相當實用的健康食材。

食品成分表（可食用部分每100g）

蛋白質		17.9g
脂肪		0.8g
礦物質	鈣	11mg
	鐵	0.1mg
維生素	B_1	0.07mg
	B_2	0.05mg
	C	1mg

可應用於各式料理 美味又健康

英文名 Squid
別名 烏賊
熱量（100g 中）83kcal（鰑烏賊）、84kcal（螢烏賊）、75kcal（墨魚）、85kcal（槍烏賊）、85kcal（真鎖管）
含醣量（100g 中）0.1g（鰑烏賊）、0.1g（螢烏賊）、0.1g（墨魚）、0.4g（槍烏賊）、0.1g（真鎖管）
產季 5～10 月（鰑烏賊）、1～6 月（螢烏賊）、9～3 月（墨魚）、1～5 月（槍烏賊）、2～12 月（真鎖管）

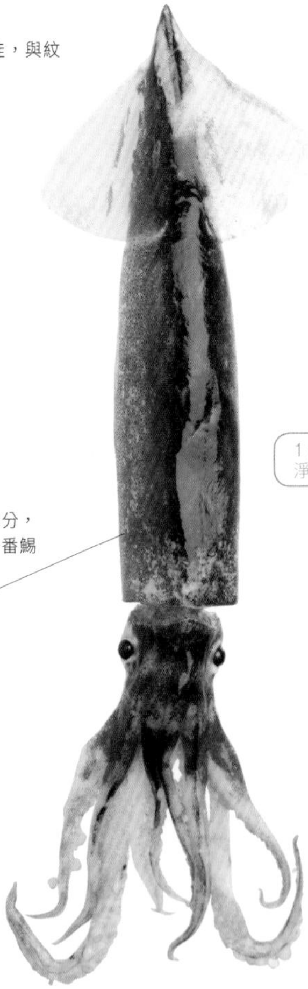

會發出螢光的螢烏賊

身長只有 6 公分的小型烏賊，可汆燙後醋漬食用。以富山縣的鄉土料理螢烏賊醬油漬最為出名。

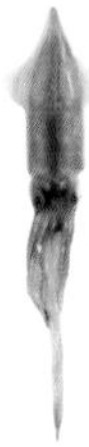

別稱墨魷魚的墨魚

身體厚實，滋味鮮甜口感佳，與紋甲烏賊為同類。

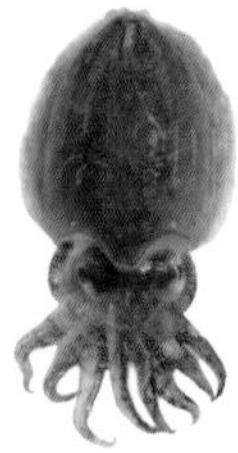

可晒成一夜干的槍烏賊

因尾巴像槍尖而得此名。除了做成生魚片或握壽司外，還可晒成一夜干。營養價值與鰑烏賊類似。

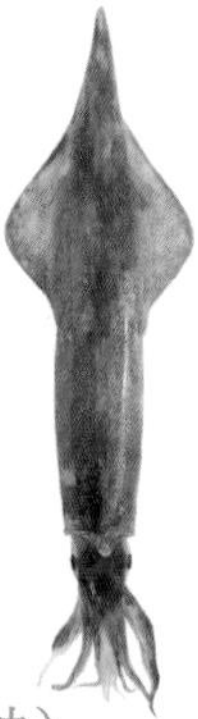

清甜脆口的真鎖管（透抽）

槍烏賊的同類，身長超過 40 公分，肉厚味美。可晒乾製成名為「一番鰑烏賊」的一夜干，屬高級品。

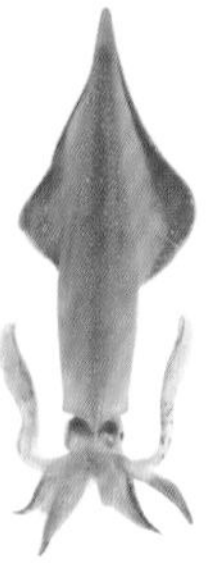

1 隻約：200g
淨重：150g

口感爽脆的鰑烏賊（北魷）

一年當中從春天至晚秋均可捕獲的烏賊，可做成美味的生魚片與烏賊麵線。

魷魚的營養成分

魷魚的膽固醇稍多，但牛磺酸的含量也很豐富，可發揮降膽固醇、維持血壓正常的作用。此外，魷魚還含有鋅、菸鹼酸，外皮更富含膠原蛋白。

墨魚汁有何用處？

墨魚汁為墨囊裡具高黏性的黑褐色液體。魷魚在水中碰到危險時，會對敵人噴出墨魚汁並逃生。其色素成分為褪黑激素，富含有益人體的胺基酸，常用於墨魚義大利麵等料理。

五味 鹹甘
五性 平
歸經 肝腎

橫切與直切 口感大不相同

魷魚若橫切成一圈一圈的環形，因沿著纖維切開較有嚼勁；若是直切則口感稍差。

鰑烏賊的漁獲持續銳減

日本的鰑烏賊在二戰後曾達 70 萬噸左右的漁獲最盛期，平均一年有 30 萬噸的產量。但 2012 年已減至 15 萬噸；2015 年為 11 萬噸；2016 年更銳減為 4 萬噸。鰑烏賊產量銳減原因，可能是其產卵地的海水溫度出現變化，孵化後的稚魚無法順利長大。也或者是因為中國蓋了巨型的水壩，改變了東海海域的生態。針對這個問題，日本只能增加可輸入鰑烏賊的國家，並縮減漁獲許可量以保護資源。但眼見產卵的親魷日益減少，專家紛紛表示目前狀況相當嚴重，難以樂觀面對。

產季月曆

1 2 3 4 5 6 7 8 9 10 11 12

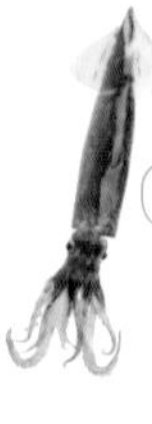

魷魚
牛磺酸
＋
白蘿蔔
膳食纖維

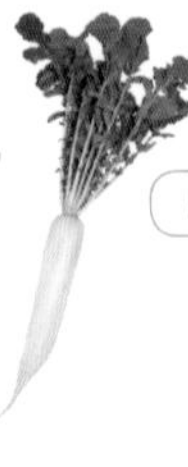

降低血壓與膽固醇

章魚

章魚最大的特徵就是擁有八隻觸腕，又稱八爪魚。若從全世界來看，不吃章魚的國家似乎比較多，日本卻從彌生時代就酷愛章魚，世界約有六成左右的章魚都由日本所消費。章魚除了含有可維持正常血壓、促進肝功能的牛磺酸，還有可舒緩口腔炎、改善肌膚粗糙或眼睛充血等不適症狀的維生素B_2，以及可促進血液循環的菸鹼酸等。

日本各地有許多不同的章魚料理，常見的有章魚燒、明石燒（玉子燒）與章魚飯等。此外，章魚也可用來製成生魚片與握壽司，或是入菜拌炒等料理。

食品成分表（可食用部分每100g）

蛋白質		16.4g
脂肪		0.7g
礦物質	鈣	16mg
	鐵	0.6mg
維生素	B_1	0.03mg
	B_2	0.09mg

脂肪含量超低的健康食材

英文名 Octopus
別名 蛸、八爪魚
熱量（100g中）76kcal（正章魚）、66kcal（水章魚）、70kcal（短爪章魚）
含醣量（100g中）0.1g（正章魚）、0.1g（水章魚）、0.1g（短爪章魚）

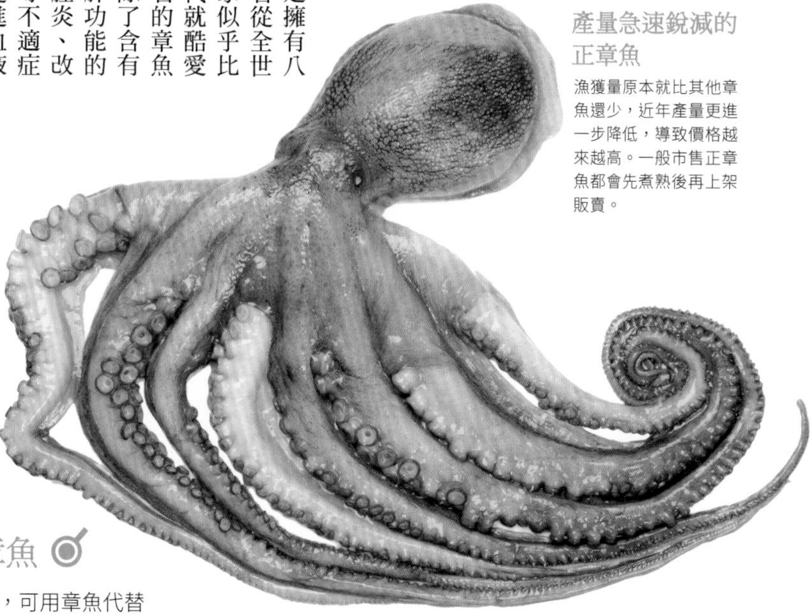

產量急速銳減的正章魚

漁獲量原本就比其他章魚還少，近年產量更進一步降低，導致價格越來越高。一般市售正章魚都會先煮熟後再上架販賣。

西班牙蒜味蝦和芥末章魚

西班牙蒜味蝦是西班牙的人氣料理，可用章魚代替蝦子入菜。以大量的橄欖油爆炒蒜頭、辣椒和切碎的章魚塊即可，味道鮮美，適合搭配紅酒。也可將章魚汆燙後拌入芥末醬做成芥末章魚，是居酒屋常見的菜色。

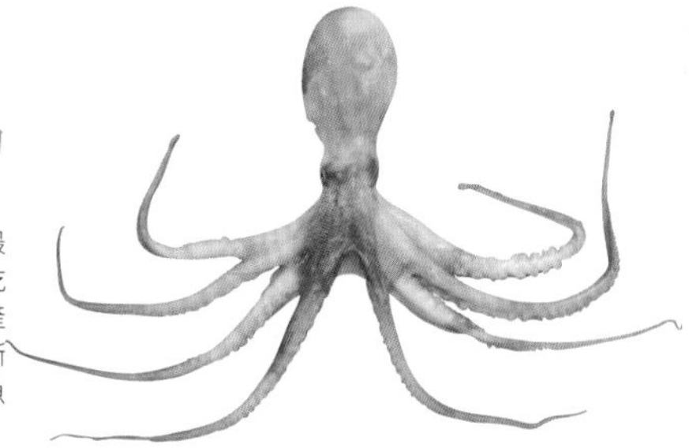

占多數漁獲量的水章魚

水章魚的口感水嫩，最初不受青睞，後來因吃法漸多，加上正章魚產量減少，需求量已逐漸上升，常做成醋漬章魚等加工製品。

為何墨魚汁可入菜，卻沒有章魚汁料理？

章魚的墨汁太少且不易取出，同時缺乏黏性，一經加熱就會流失，故無法以章魚汁入菜製作料理。

甘·鹹 五味
平 五性
肝·脾 歸經

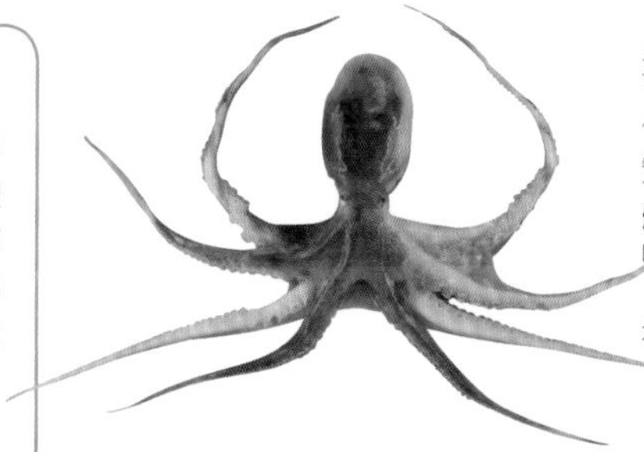

滋味鮮甜的小型品種短爪章魚

體型較小的章魚，滋味鮮甜；日文名稱為「飯蛸」，因卵形與生米相近而得名。

牛磺酸

可降低膽固醇、促進肝功能的硫胺基酸

含硫磺的胺基酸總稱為含硫胺基酸，牛磺酸便是其中之一。所有生物體的組織中幾乎都含有牛磺酸，人體中的牛磺酸大多集中在肝臟、心肌、肌肉、大腦、肺臟等。牛磺酸功用很多，可減少血液裡的膽固醇或中性脂肪、降低血壓、強化肝臟的解毒功能等。又因其為水溶性，建議煮成火鍋或湯品，較能完整攝取。

改善肝功能

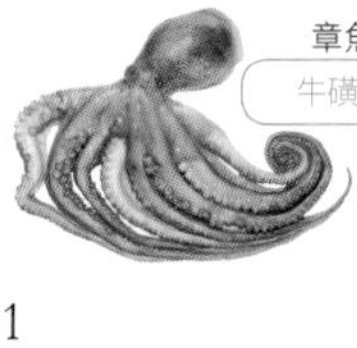

章魚
牛磺酸
＋

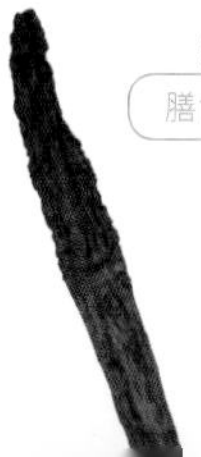

昆布
膳食纖維

產季月曆
1 2 3 4 5 6 7 8 9 10 11 12

食品成分表
（車海老 可食用部分每100g）

蛋白質		21.6g
脂肪		0.6g
礦物質	鈣	41mg
	鐵	0.7mg
維生素	A β-胡蘿蔔素當量	49μg
	B_1	0.11mg
	B_2	0.06mg

蝦子

蝦子也是日本人最愛吃的海鮮之一。全世界大約有三千種蝦子，其中約有一百五十種可供食用，而日本所吃的蝦子幾乎全是車海老科。因需求量大，市售的蝦子多為日本國產與國外進口並行。蝦子屬高蛋白且低脂的建康食材，富含牛磺酸、釩等營養成分。不論是蝦殼或蝦肉都含有可減少致癌物的蝦青素，且蝦殼裡的甲殼素還具有維持腸道正常運作的功用。蝦子既可作為主菜，還能製成調味品。個頭較大的蝦子會在加工前將頭部、蝦殼及尾端去除，食用時更加方便。

蝦青素與甲殼素可減少致癌物

英文名 Shrimp 別名 海老
熱量（100g 中）97kcal（車海老）、98kcal（甜蝦）、82kcal（草蝦）、89kcal（櫻花蝦）、83kcal（芝蝦）、92kcal（伊勢龍蝦）、91kcal（白蝦）
含醣量（100g 中）微量（車海老）、0.1g（甜蝦）、0.3g（草蝦）、0.1g（櫻花蝦）、0.1g（芝蝦）、微量（伊勢龍蝦）、0.7g（白蝦）

五味 甘 鹹
五性 溫
歸經 肝·腎·脾

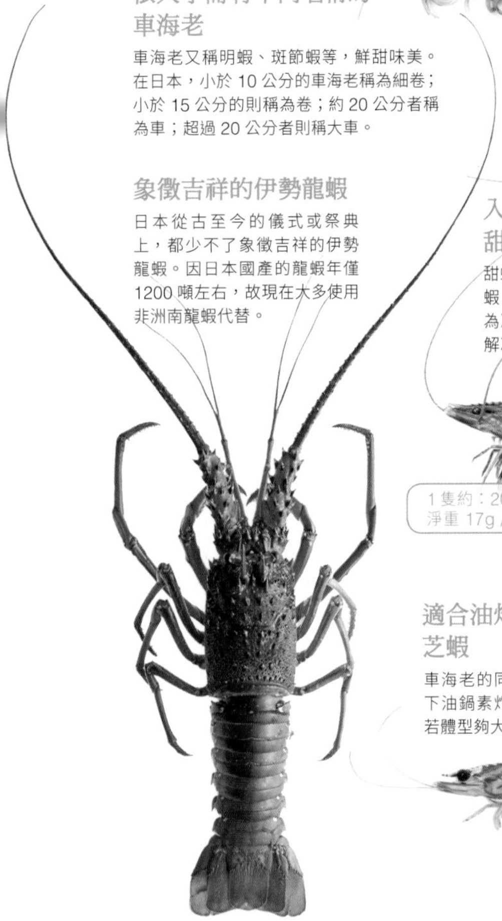

依大小而有不同名稱的車海老

車海老又稱明蝦、斑節蝦等，鮮甜味美。在日本，小於 10 公分的車海老稱為細卷；小於 15 公分的則稱為卷；約 20 公分者稱為車；超過 20 公分者則稱大車。

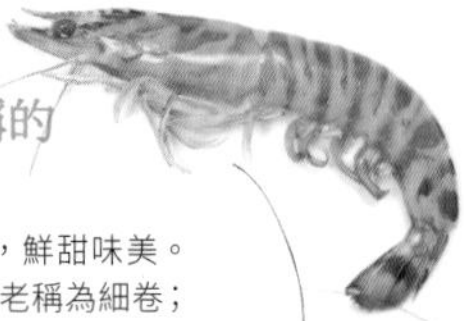

象徵吉祥的伊勢龍蝦

日本從古至今的儀式或祭典上，都少不了象徵吉祥的伊勢龍蝦。因日本國產的龍蝦年僅 1200 噸左右，故現在大多使用非洲南龍蝦代替。

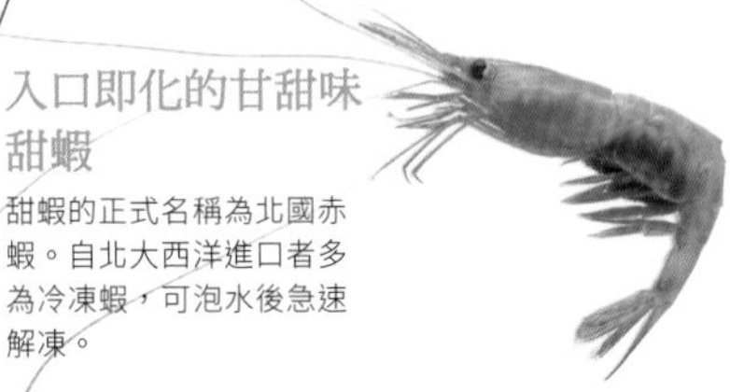

入口即化的甘甜味甜蝦

甜蝦的正式名稱為北國赤蝦。自北大西洋進口者多為冷凍蝦，可泡水後急速解凍。

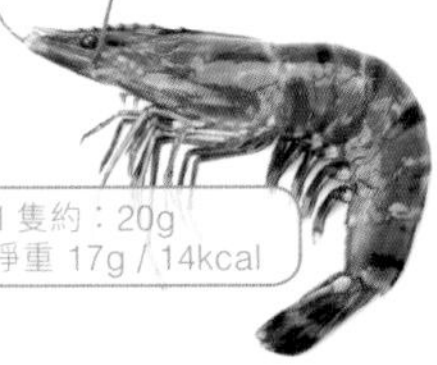

1 隻約：20g
淨重 17g / 14kcal

幾乎全仰賴進口的草蝦

草蝦是牛海老（車海老的一種）的通稱，日本食用的草蝦幾乎全是進口的。

適合油炸成天婦羅的芝蝦

車海老的同類，可裹粉炸或直接下油鍋素炸，撒點鹽就很美味。若體型夠大可做天婦羅或炸物。

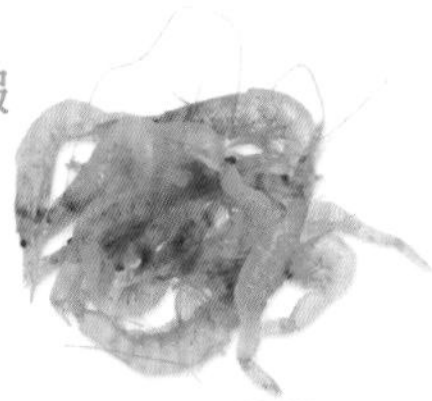

深海地區的小型蝦櫻花蝦

一般多晒乾成櫻花蝦出售，但也可冰鎮後生吃，富含鈣質。

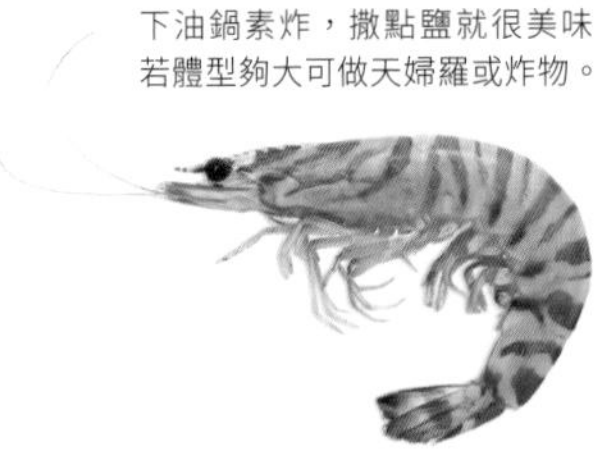

售價較便宜的品種白蝦

白蝦同屬車海老科。原產自東太平洋，漁獲量較大，可人工養殖。其肉質軟嫩，部分品種可供生食。

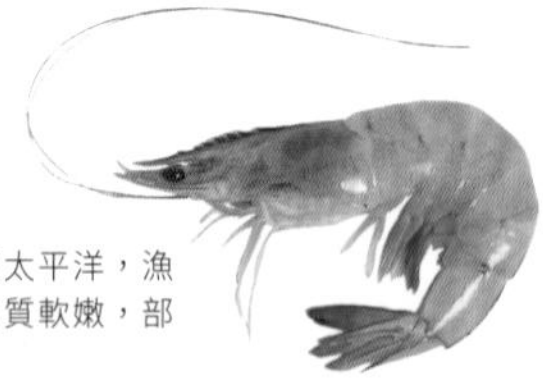

日本的人工養殖蝦況

1990 年以後，日本從東南亞進口大量的養殖草蝦，但可能是集約式養殖（狹窄的養殖池飼養許多蝦子，靠人工飼料短期大量生產）的緣故，草蝦容易生病，儘管添加抗生素仍無法改善，導致產量銳減。後續業者改為飼養生命力較強的白蝦，日本的白蝦輸入量也跟著增加。然而近年的蝦子養殖法，已逐漸改為粗放式養殖（利用地區自然環境，採低密度養殖）。

可降低膽固醇的礦物質成分 釩

釩是腎臟、肝臟、肺臟、骨頭與骨髓等組織都會用到的礦物質，其最大好處是可降低血液裡的膽固醇，並預防動脈硬化。此外，釩也能穩定胰島素分泌、降低血糖值，膽固醇數值偏高或覺得心臟負荷過大的人可多加攝取。

產季月曆

	1	2	3	4	5	6	7	8	9	10	11	12
甜蝦	●	●										
車海老						●	●	●				
伊勢龍蝦	●									●	●	●

養殖蝦可全年流通。

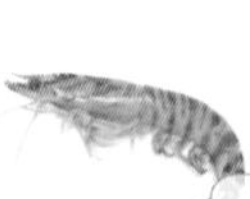

+

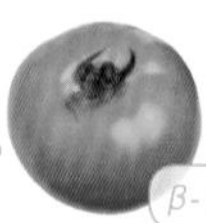

預防動脈硬化

螃蟹

光是日本境內就有八千種螃蟹，主要食用品種包括松葉蟹、鱈場蟹、毛蟹、梭子蟹等。螃蟹不易保存，一般多為煮熟或冷凍後出售，新鮮現撈的品項特別昂貴。螃蟹無論生吃、煮熟、燒烤或油炸都相當美味，煮成味噌湯更是一絕。螃蟹與蝦子一樣富含幾丁質與甲殼素，同時含有蛋白質、牛磺酸、維生素B群等營養成分。因市場的需求量大，俄羅斯、阿拉斯加或加拿大等都是主要的螃蟹輸出地。

食品成分表
（松葉蟹 可食用部分每100g）

蛋白質		13.9g
脂肪		0.4g
礦物質	鈣	90mg
	鐵	0.5mg
維生素	B_1	0.24mg
	B_2	0.60mg

如何將冷凍蟹解凍？

若想快速解凍冷凍蟹，可放入塑膠袋、置於大碗中沖冷水解凍。但這種直接沖水的方式，或以熱水、微波加熱解凍，都容易使甜味流失並冒出腥味。

富含牛磺酸 可增加好的膽固醇

英文名 Crab
別名 蟹
熱量（100g 中）64kcal（松葉蟹）、72kcal（毛蟹）、65kcal（梭子蟹）
含醣量（100g 中）0.1g（松葉蟹）、0.2g（毛蟹）、0.3g（梭子蟹）

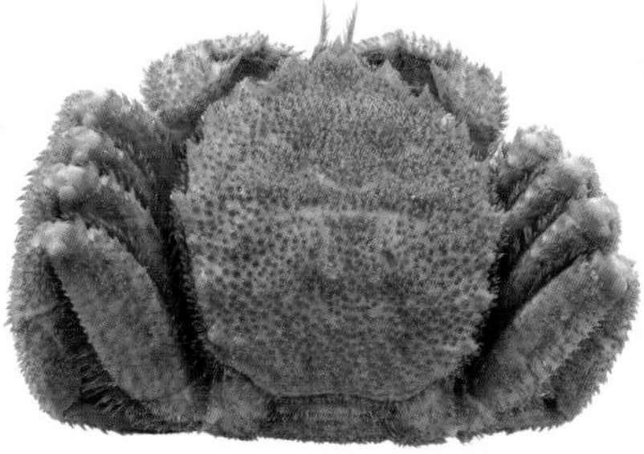

適合煮成濃郁的味噌湯 毛蟹

全身布滿短毛和短腳為其特徵，煮成味噌湯濃郁美味。

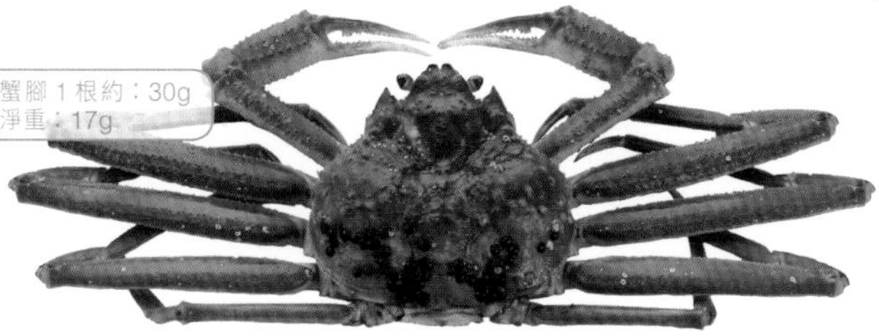

蟹腳 1 根約：30g
淨重：17g

螃蟹之王 松葉蟹（楚蟹）

一般多食用雄蟹，依捕獲地區命名，例如松葉蟹、越前蟹、加能蟹，價格昂貴。個頭比雄蟹小的雌蟹稱香箱蟹、聖子蟹、勢子蟹，產量稀少，屬於人氣品項。

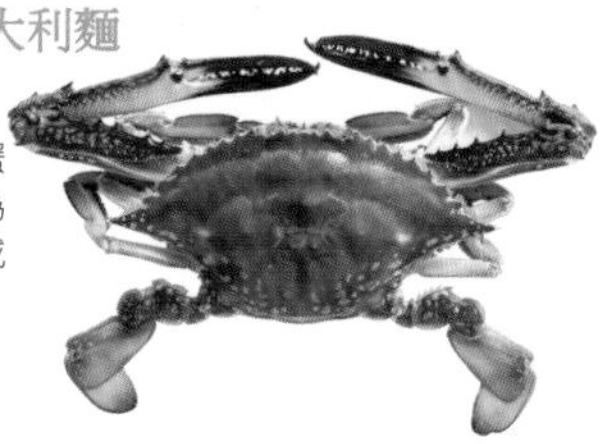

可煮味噌湯或義大利麵 梭子蟹

梭子蟹為梭子蟹科的蟹類總稱，日本又稱其為蝤蛑，可煮成味噌湯或義大利麵。

鹹 五味
寒 五性
肝肺 歸經

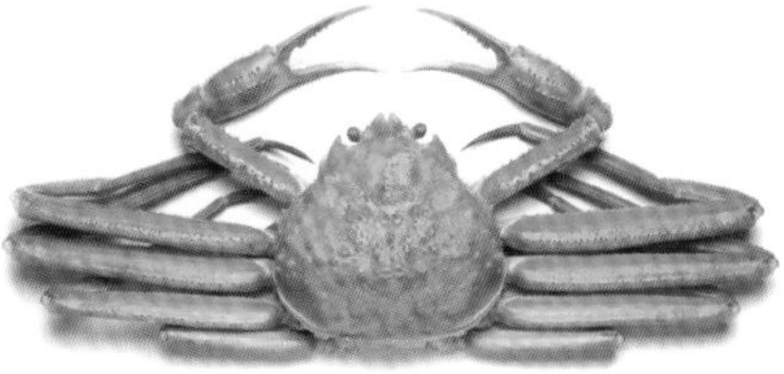

肉質細緻且便宜的 紅楚蟹

紅楚蟹的肉質比松葉蟹細緻，外觀也更細長，但售價更便宜。煮熟後松葉蟹的肚子較白，紅楚蟹肚子則較紅。

幾丁質・甲殼素

存在於甲殼類中的動物性膳食纖維

幾丁質為甲殼類（蝦蟹）、昆蟲、貝類或蘑菇類等生物所含的天然成分，屬多醣類的動物性膳食纖維。幾丁質經過加工後，從 D- 葡萄糖胺中生成的主要衍生物即為甲殼素。甲殼素可增強免疫力、預防高血壓並降低膽固醇，還有消解便祕困擾的功用。此外，至今仍有許多領域正在研究甲殼素的其他用途，諸如防癌、減重、美容等。

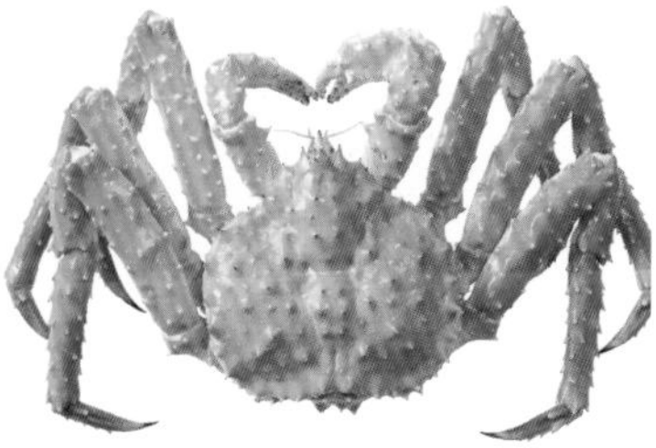

別名北海道帝王蟹 鱈場蟹

蟹殼長達 25 公分的大型甲殼類，生物學上與寄居蟹同屬。可煮成味噌、涮涮鍋或烤螃蟹。

預防高血壓

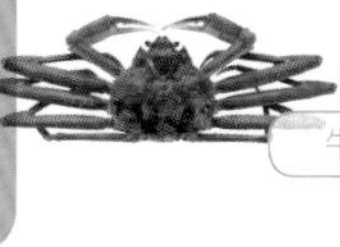
螃蟹
牛磺酸

＋

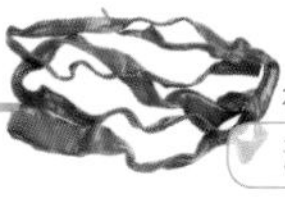
裙帶菜
海藻酸

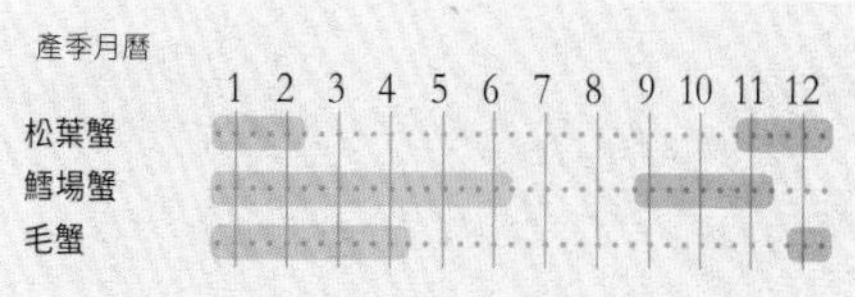

貝類

營養豐富的天然保健食材

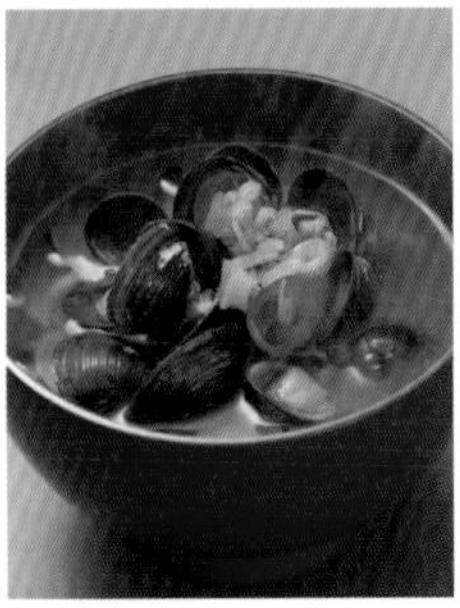

一般所謂貝類，是指所有帶殼的生物。貝類出現在古生代寒武紀，全世界約有五萬種，據說光是日本境內就有超過五千五百種。多數貝類生長於大海中，有的則棲息在淡水、陸地，以及附著於沙泥底或岩石上，部分品種甚至能隨海逐流生長。貝類的產季約在初春，主成分為蛋白質，同時富含膠原蛋白及以各式礦物質。貝類的料理方式多元，可生食、燒烤、當作火鍋食材、熬湯或製成加工食品等，是營養豐富的天然保健食材。

蛤蜊

鮮度滿分的代表性雙殼貝

在臺灣，所有可食用的雙殼貝類都泛稱蛤蜊，像是文蛤、花蛤、粉蛤等。而在日本，可供蛤蜊生長的淺瀨與淺灘皆持續銳減中，必須仰賴中國或韓國進口。有些進口蛤蜊甚至會先養在日本的淺灘（蓄養）後再依次出貨，儘管經歷此過程的蛤蜊仍可標示為國產品，但與純正日本生產的野生蛤蜊相比，味道還是差了些。貝類裡的琥珀酸（構成食品鮮度的物質）可熬煮出甜味，替高湯增添滋味；此外，構成維生素 B_{12} 的鈷也頗受矚目。

食品成分表（可食用部分每100g）

蛋白質		6.0g
脂肪		0.3g
礦物質	鈣	66mg
	鐵	3.8mg
維生素	A β-胡蘿蔔素當量	22μg
	B_1	0.02mg
	B_2	0.16mg
	C	1mg

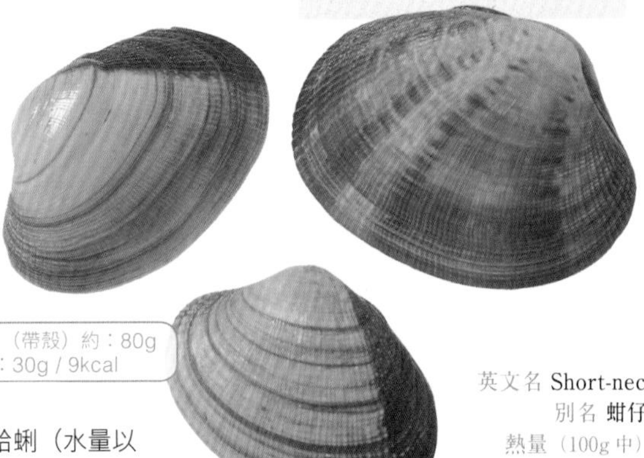

10 個（帶殼）約：80g
淨重：30g / 9kcal

英文名 Short-neck clam
別名 蛤仔、淺蜊
熱量（100g 中）30kcal
含醣量（100g 中）0.4g

使蛤蜊充分吐沙的妙方

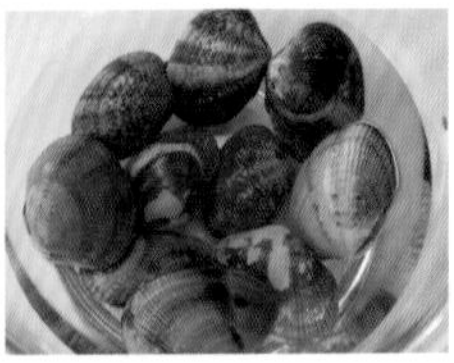

用 2 ～ 3% 的鹽水浸泡蛤蜊（水量以能讓蛤蜊稍稍露出頭部為準）約三個小時；或是以 50°C的溫水浸泡 15 分鐘，都可幫助蛤蜊充分吐沙。之後再快速沖洗即可烹煮。

蛤蜊怎麼煮最好吃？

將蛤蜊於冷水時下鍋，轉小火慢慢加熱，可有效釋出所有甜味。待蛤蜊張嘴後立刻熄火，蛤肉才不會變老。此外，蛤蜊買回後若還不需烹煮，先使其吐沙後擦乾淨，放入夾鏈袋裡冷凍保存即可。烹調時不必解凍，可直接下鍋。同樣的煮法也適用於蜆。

可取代蛤蜊的蚌蠣

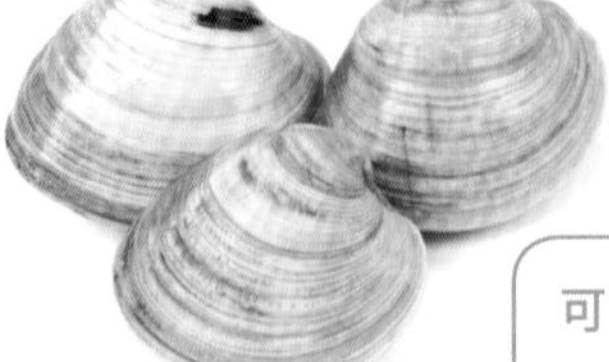

蚌蠣是原產於北美大西洋沿岸的雙殼貝，可用來取代近年來漁獲量日益減少的蛤蜊或文蛤。過去曾就其外表特徵，稱之為白文蛤或大蛤蜊，現在則統稱蚌蠣。以千葉縣市川市與船橋市的漁獲量最豐；東京灣的淺灘地區也可在退潮時採收。

五味 鹹
五性 涼
歸經 脾、腎、胃

產季月曆

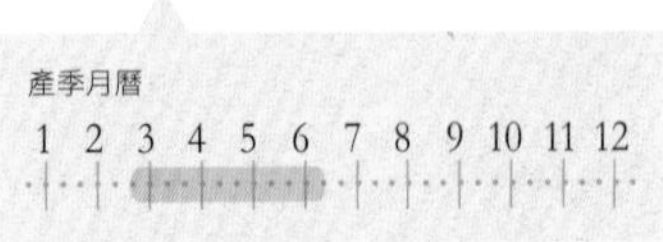

鈷

可調整神經與生理節奏的礦物質

鈷是構成維生素 B_{12} 的礦物質成分之一，存在於含有維生素 B_{12} 的食材裡。鈷雖無法單獨發揮作用，但目前仍持續研究其更多相關功能。鈷是骨髓造血的必要成分，可防止惡性貧血，以及調整神經與生理的節奏。人體若缺少鈷，便容易貧血、食慾不振或消化不良，甚至導致專注力或記憶力下降、神經過於敏感等困擾。

蜆

英文名 Corbicula
別名 河蜆
熱量（100g 中）
64kcal
含醣量（100g 中）
4.5g

食品成分表（可食用部分每100g）

蛋白質			7.5g
脂肪			1.4g
礦物質	鈣		250mg
	鐵		14.8mg
維生素	A	β-胡蘿蔔素當量	230μg
	B1		0.02mg
	B2		0.57mg
	C		1mg

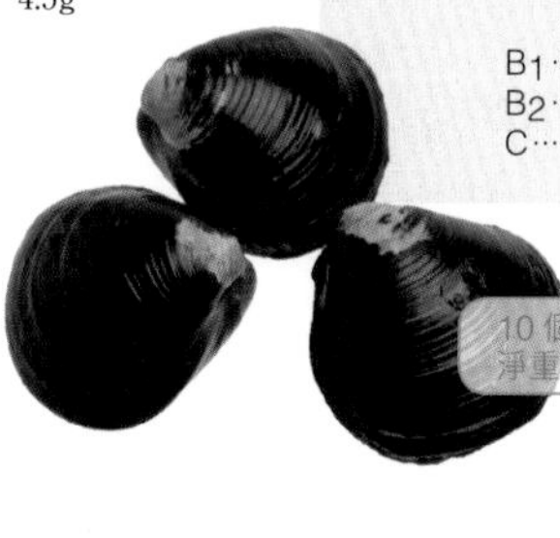

10 個（帶殼）約：50g
淨重：12g / 6kcal

甘·鹹 五味
寒 五性
肝·腎 歸經

緩解宿醉的健康妙方

日本食用的蜆以大和蜆為主，多於海水、淡水混合的海域內採收。採自淡水的真蜆數量有限，平常較少有機會看到。日本產的蜆，以島根縣宍道湖產量最多，近年也多從臺灣、中國、韓國或俄羅斯等地進口。蜆中富含鳥胺酸等養分，一般多煮成蜆湯食用，可有效緩解宿醉。此外，蜆還含有蛋白質、鈣、磷、鈉、鉀、鋅，少量牛磺酸、維生素等成分，儘管個頭較小，卻可充分補充人體所需營養。

鳥胺酸

有效緩解宿醉的營養成分

鳥胺酸屬於胺基酸，可促進生物體的肝功能作用。當大量飲酒，或肝功能不佳時有助分解酒精，具緩解宿醉之效。此外，鳥胺酸還能促進生長賀爾蒙分泌，可消除疲勞、增進肌膚再生。有些健康食品號稱：「吃一粒本產品即等於攝取 1000 顆蜆的鳥胺酸。」話雖如此，仍不建議過量攝取，直接食用蜆湯較佳。

冷凍蜆的營養價值更高？

據說冷凍後的蜆，其鳥胺酸含量會比生蜆還多出八倍，且滋味更加鮮美。可用 1% 的鹽水浸泡吐沙後輕輕漂洗，拭乾後放入夾鏈袋冷凍保存。烹煮時不必解凍，可直接下鍋。

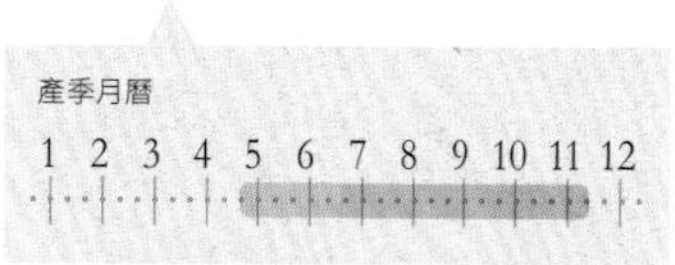

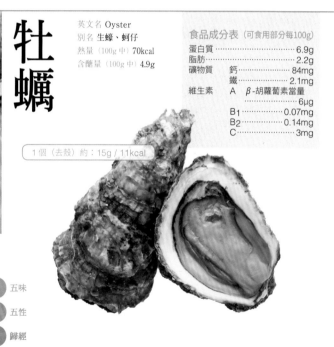

牡蠣

英文名 Oyster
別名 生蠔、蚵仔
熱量（100g 中）70kcal
含醣量（100g 中）4.9g

食品成分表（可食用部分每100g）

蛋白質			6.9g
脂肪			2.2g
礦物質	鈣		84mg
	鐵		2.1mg
維生素	A	β-胡蘿蔔素當量	6μg
	B1		0.07mg
	B2		0.14mg
	C		3mg

1 個（去殼）約：15g / 11kcal

甘·鹹 五味
涼 五性
腎 歸經

營養豐富 有「海中牛奶」美稱

牡蠣因含有豐富養分，而有「海中牛奶」的美稱，自古即為人們食用。牡蠣內的鋅含量是所有食材中最高的，可搭配富含維生素C的食物一同攝取，有助於提升鋅的吸收率。日本常見的牡蠣包括口感鮮甜滑溜的真牡蠣，以及多汁的岩牡蠣。不同產地的牡蠣滋味都不同，各位不妨稍微比較一下。目前市面上販售的牡蠣大多是人工養殖品種，可直接生吃或加熱烹煮，無論鮮度與風味都是絕品。

鋅

促進新陳代謝、製造皮膚、骨骼等

鋅可協助人體製造皮膚、骨骼或內臟組織，也是與蛋白質合成相關的酵素材料。充分攝取鋅，可促進新陳代謝、增強免疫力。除此之外，鋅還有其他功能，例如促進皮膚、毛髮或指甲再生，並使人體維持正常味覺。搭配蛋白質或維生素 C 等營養素一同攝取，更能促進膠原蛋白生成。

生食與熟食的注意事項

在日本，牡蠣能否直接生食，並非單純以新鮮度判斷，更與採收地點有關。只有生長於指定海域，並依規定淨化處理的牡蠣才可生吃。而在其他海域所採收，未經淨化處理的牡蠣只能熟食，千萬不可生吃。一般家庭可將牡蠣置於 90°C水溫中，加熱 90 秒以上即可煮熟。

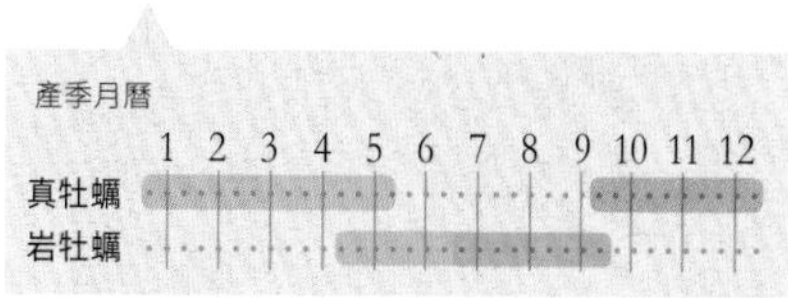

蠑螺

食品成分表（可食用部分每100g）		
蛋白質		19.4g
脂肪		0.4g
礦物質	鈣	22mg
	鐵	0.8mg
維生素	A β-胡蘿蔔素當量	360μg
	B_1	0.04mg
	B_2	0.09mg
	C	1mg

英文名 Spiny top-shell
別名 角蠑螺
熱量（100g 中）89kcal
含醣量（100g 中）0.8g
產季 5～8月

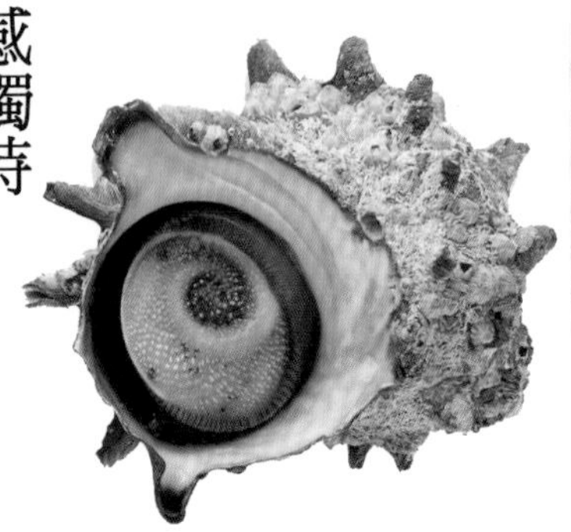

口感獨特 充滿海岸氣息

蠑螺屬於卷貝類，一圈圈的角狀突起是其最大特徵，充滿海岸氣息和獨特口感。可做螺肉生魚片或壺燒（將螺肉自殼內挖出、切塊再回填調味，並連同外殼放炭爐上烤熟）。盛產時期價格較便宜，可用來酒蒸、與其他食材包裹麵粉做成炸什錦，或直接以烤箱烤來吃。

鮑魚

食品成分表（可食用部分每100g）		
蛋白質		14.3g
脂肪		0.8g
礦物質	鈣	25mg
	鐵	2.2mg
維生素	A β-胡蘿蔔素當量	17μg
	B_1	0.15mg
	B_2	0.09mg
	C	1mg

英文名 Japanese abalone
別名 鰒魚、九孔螺
熱量（100g 中）83kcal
含醣量（100g 中）3.6g
產季 7～9月

五味 甘鹹
五性 平
歸經 肝腎

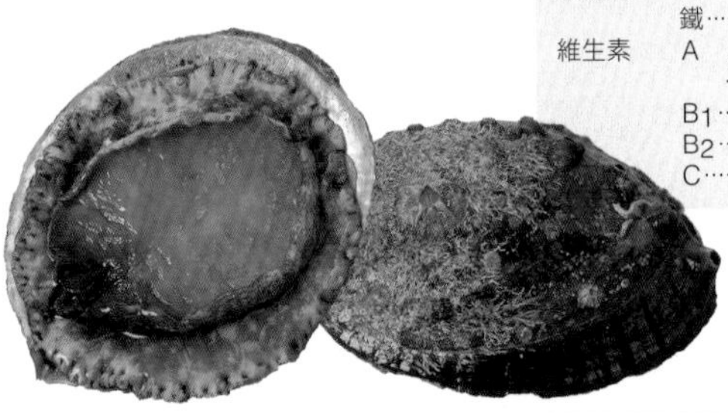

肉質彈牙 富含優質蛋白質

鮑魚並非雙殼貝，而是屬於耳貝科的腹足卷貝類。日本食用的鮑魚，為最高級的黑鮑魚，或外觀相似的小型鮑魚。生鮮鮑魚相當彈牙，加熱後肉質會變軟。鮑魚富含優質蛋白質、維生素B群和礦物質。韓國著名的鮑魚粥，更是滋養強身的人氣料理。

扇貝

食品成分表（可食用部分每100g）		
蛋白質		13.5g
脂肪		0.9g
礦物質	鈣	22mg
	鐵	2.2mg
維生素	A β-胡蘿蔔素當量	150μg
	B_1	0.05mg
	B_2	0.29mg
	C	3mg

英文名 Giant ezo-scallop
別名 帆立貝、蝦夷盤扇貝
熱量（100g 中）72kcal
含醣量（100g 中）1.5g
產季 12～3月

五味 鹹
五性 涼
歸經 腎

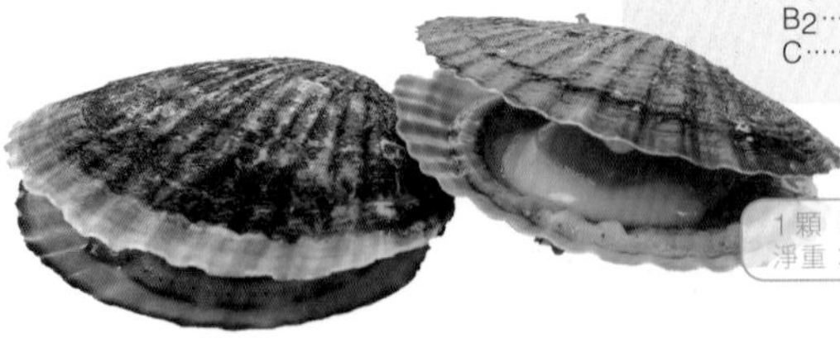

1顆（帶殼）約：200g
淨重：100g

價格親民 烹調方式百搭

扇貝又名帆立貝，屬於大型雙殼貝，外殼最長可達二十公分。近年來日本擴大養殖規模，價格親民且百搭，市面上甚至已有販售野生的扇貝。其鮮甜多肉的貝柱可做成生魚片、炸物或用來燒烤，其貝柱即使經過冷凍口感也不會變差，因此很適合常備於一般家庭。

文蛤

食品成分表（可食用部分每100g）		
蛋白質		6.1g
脂肪		0.6g
礦物質	鈣	130mg
	鐵	2.1mg
維生素	A β-胡蘿蔔素當量	25μg
	B_1	0.08mg
	B_2	0.15mg
	C	1mg

英文名 Japanese hard clam
別名 蛤
熱量（100g 中）39kcal
含醣量（100g 中）1.8g
產季 2～3月

五味 鹹
五性 寒
歸經 腎

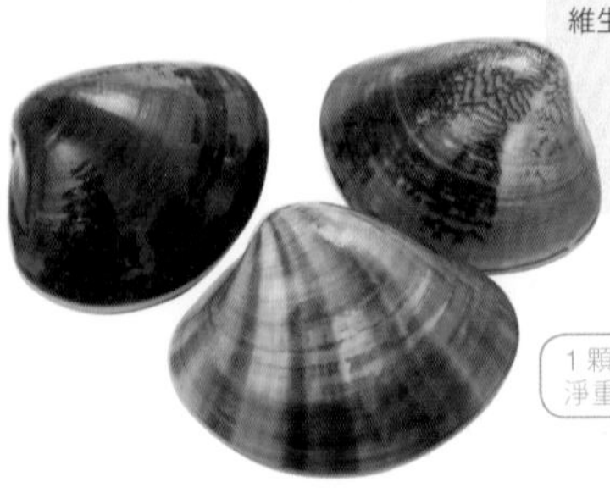

1顆（帶殼）約：25g
淨重：10g / 4kcal

充滿文化意涵的吉祥貝類

文蛤為殼長約八公分的雙殼貝，外型呈扇形且具花紋；內面則為瓷白色。因其外殼互相咬合且成雙成對，在日本有「夫婦和合」的象徵，常作為婚禮的祈福膳食，每到三月女兒節也會食用文蛤，有覓得良緣的意頭。日本國內產量已逐年減少，主要從中國或韓國進口。

淡菜

營養均衡 可酒蒸或煮湯

五味 鹹
五性 溫
歸經 肝·腎

淡菜又稱孔雀蛤，為法國貽貝類的總稱，但在日本則把貽貝或其同類一律視為淡菜。淡菜富含三大營養素、維生素與多種礦物質，無論酒蒸或煮湯都非常美味。

英文名 Mussel
別名 孔雀蛤、翡翠貽貝
熱量（100g中）72kcal
含醣量（100g中）3.2g
產季 5～8月

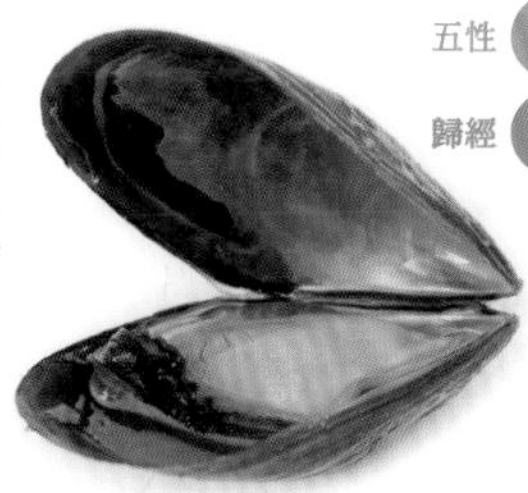

北寄貝

簡單加熱後 鮮度與甜度倍增

北寄貝又稱姥貝，是生長緩慢的雙殼貝。常用來做成握壽司或生魚片，也可煮成北寄貝飯，或是將貝柱加入其他食材製作炸什錦。北寄貝汆燙後會變成淡淡的粉紅色，鮮度與甜度更會增加。

英文名 Hen clam
別名 姥貝
熱量（100g中）73kcal
含醣量（100g中）3.8g
產季 1～3月

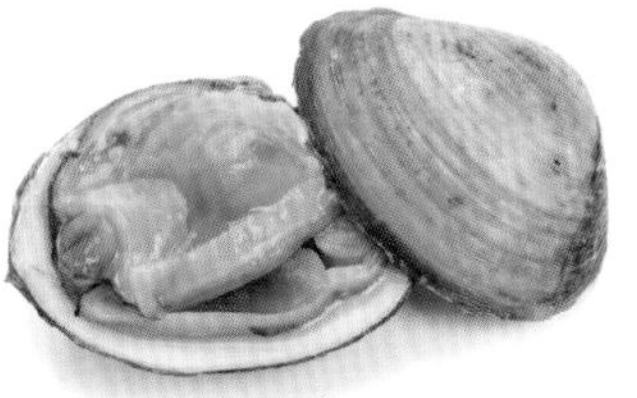

青柳貝

日本又稱馬鹿貝 可消除疲勞

青柳貝又稱馬鹿背，通常會把貝足和小柱分開販售；小柱可裹粉油炸或製成沙拉菜。富含提供鮮度的麩胺酸、可消除疲勞的天門冬胺酸或甘胺酸等營養成分。

英文名 Surf clam
別名 中國蛤蜊
熱量（100g中）61kcal
含醣量（100g中）2.4g
產季 2～4月

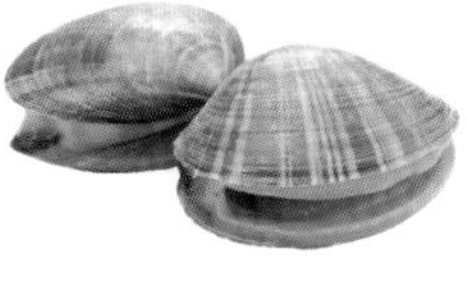

鳥蛤

適合生食 口感與鮮度極佳

鳥蛤為外殼長約六～十公分的雙殼貝，大多會先剖開、將貝足汆燙處理後再整包販售。鳥蛤除了維生素B_{12}之外也富含泛酸，可增強免疫力。日本的「丹後鳥貝」（京都府產）更是當地著名品牌，屬於高級食材。

英文名 Heart clam
別名 鳥貝
熱量（100g中）86kcal
含醣量（100g中）6.9g
產季 4～7月

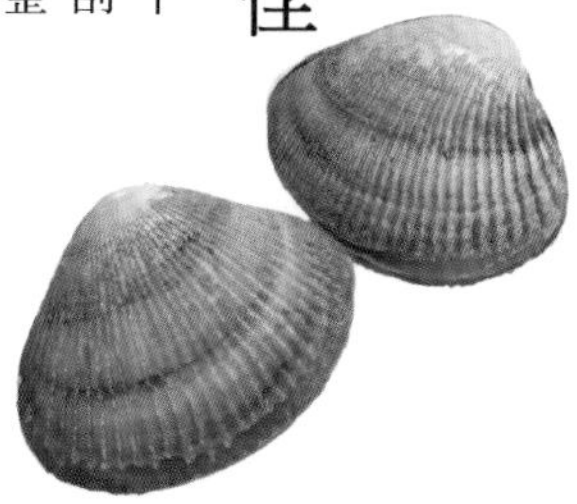

魁蛤

富含鐵質 可改善貧血 貝柱鮮紅營養

五味 甘
五性 溫
歸經 脾·胃·肝·腎

魁蛤為外殼長約十～十二公分，厚度可達八公分的雙殼貝，其外殼表面有放射狀的直條紋。宮城縣名取市生產的魁蛤更號稱日本第一。因其含有血色素，貝柱呈紅色，同時富含鐵質，適合貧血者食用。

英文名 Bloody clam
別名 赤貝、血蚶
熱量（100g中）74kcal
含醣量（100g中）3.5g
產季 12～3月

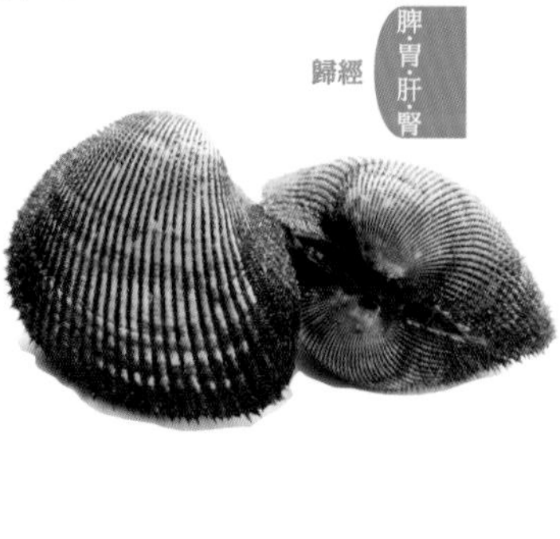

棘皮動物

海膽

富含維生素 容易消化 適老年人食用

五味 鹹
五性 平
歸經 心·肺

海膽並非貝類，而是棘皮動物。成體海膽的外殼通常約三～十公分大，一般主要食用其生殖腺（精巢或卵巢）部位。海膽富含各種維生素，入口即化的口感令人著迷，且其容易消化，很適合老年人食用。目前市場上主要販售的是馬糞海膽和紫海膽。

英文名 Sea urchin
別名 海刺蝟
熱量（100g中）120kcal
含醣量（100g中）3.3g
產季 6～8月

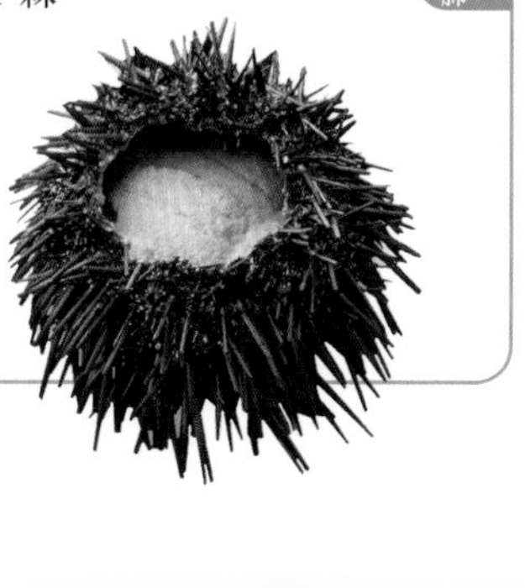

昆布

富含可整腸的水溶性膳食纖維

五味 鹹
五性 寒
歸經 肝脾腎

富含礦物質成分 經典高湯原料

英文名 Tangle, Kombu
別名 海帶
熱量（乾燥 100g 中）
138kcal（利尻昆布）、
145kcal（真昆布）、
138kcal（羅臼昆布）、
153kcal（日高昆布）、
142kcal（籠目昆布）
含醣量（乾燥 100g 中）
25.1g（利尻昆布）、
25.1g（真昆布）、
30.8g（羅臼昆布）、
29.9g（日高昆布）、
27.9g（籠目昆布）

目前市面上有許多調理用的高湯包或高湯粉，一拆開即可用於烹調，相當方便。但若要說最經典的高湯成分，莫過於以昆布或柴魚等熬煮而成的品項。昆布具特殊黏液成分，且富含水溶性膳食纖維海藻酸與褐藻糖膠。此外，昆布還含有麩胺酸、碘、鈣、鐵等礦物質成分。除了用來熬煮高湯之外，也可用於昆布捲、昆布漬等料理，調理方式多元。

食品成分表（可食用部分每100g）

蛋白質		8.0g
脂肪		2.0g
炭水化物		5.6g
礦物質	鈣	760mg
	鐵	2.4mg
維生素	A β-胡蘿蔔素當量	850μg
	B_1	0.80mg
	B_2	0.35mg
	C	15mg

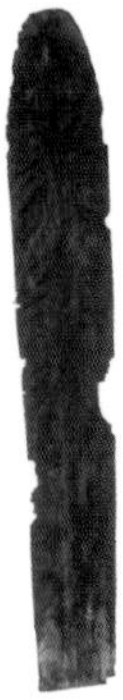

品質最佳的高級品 真昆布

原產於北海道函館。可熬出甘甜清澈的高湯，適合火鍋料理。又因本身具厚度可供食用，適合做成佃煮或鹹漬昆布。

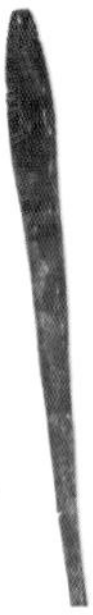

風味濃郁富層次的 羅臼昆布

原產於北海道羅臼町近海的褐色昆布，別名羅臼鬼昆布。色澤偏黃，可熬煮出風味濃郁富層次的昆布高湯。

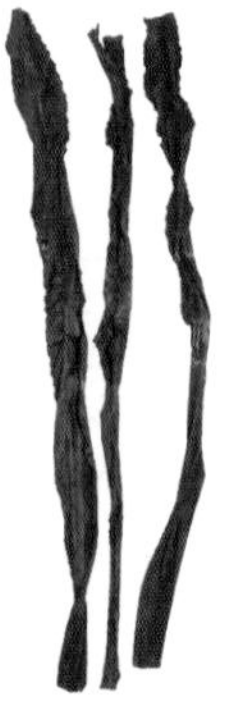

質軟易煮的 日高昆布

原產於北海道日高沿岸，別稱三石昆布。質地軟嫩易煮，常用於關東煮或昆布卷等料理。

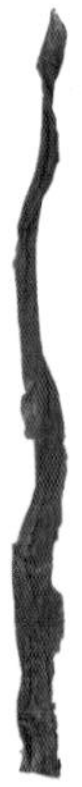

黏性強可做漬物的 籠目昆布

原產於北海道南部的濱海一帶。外表類似竹籠的網眼，黏性較強，可做成山薯昆布、朦朧昆布或松前漬（昆布醃漬物）等。

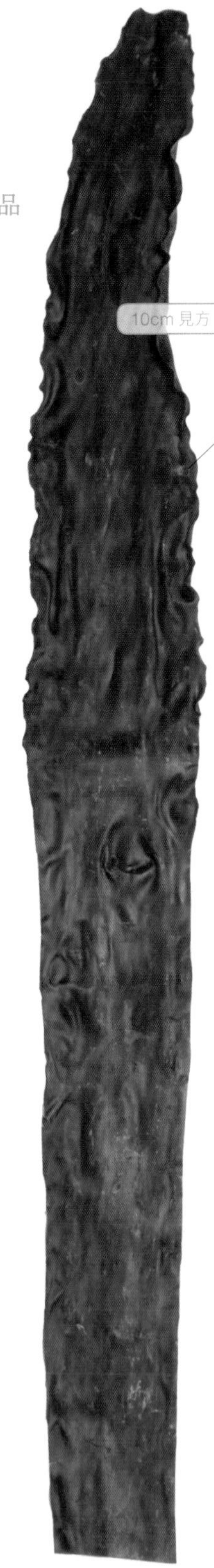

10cm 見方 1 片約：10g / 14kcal

適合宴會料理的 利尻昆布

原產於北海道利尻沿岸，質地偏硬。可熬出湯汁透明、風味佳的高級昆布高湯，適用於宴會料理或湯豆腐等。

自古以來的吉祥食材

昆布的日語發音與「喜悅」諧音，自古即被視為吉祥食材。關於昆布的語源有很多說法，一說昆布是分布廣闊的海藻，故稱之為廣布（Hirome）；或是根據婚宴的日語發音（Ohirome）演變而來。在日本戰國時代，昆布還是必勝的祈福品。除此之外，因昆布繁殖力強，可取其多子多孫的意涵，將之用作訂婚用的賀禮。

昆布不可水洗

昆布表面常遍布白色粉狀物甘露醇，此為昆布的鮮味來源，屬水溶性物質。因此烹煮昆布前不可水洗，以紙巾或擰乾的布拭淨即可。

碘

甲狀腺賀爾蒙的原料，可促進體內代謝

位於喉嚨下方的甲狀腺，可分泌甲狀腺賀爾蒙，而碘正是這種甲狀腺賀爾蒙的主要成分。來自於大海的海產都含有碘離子，可促進全身新陳代謝、調節體溫，達到活化大腦、心臟或腎臟等效果。人體內的碘若過量，將造成甲狀腺機能異常，故出現甲狀腺相關疾病時，還請注意碘的攝取量。

麩胺酸

具利尿效果，還能預防失智症

麩胺酸屬酸性非必需胺基酸，可於人體內自然生成，也是放鬆成分 GABA 的合成物之一。麩胺酸還能分解阿摩尼亞、使其加速排出體外，因此食用昆布有利尿的功效。此外，麩胺酸還能當作興奮系統的神經傳導物質，有預防失智、提升學習力與記憶力等作用。

預防 動脈硬化

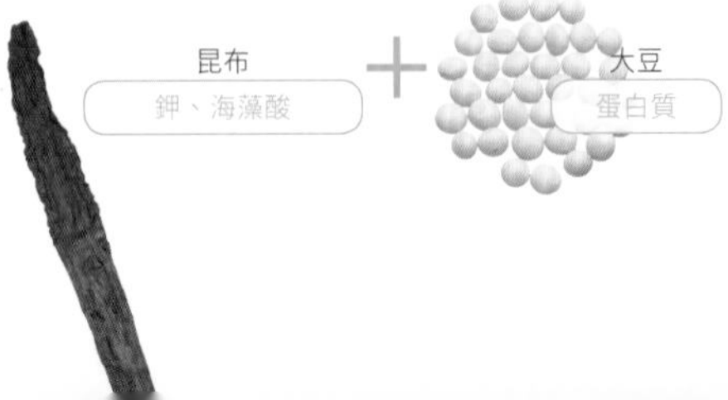

裙帶菜

富含膳食纖維熱量低 減肥時的最佳食材

裙帶菜和昆布同屬昆布目海藻類。一般多拿裙帶菜做成味噌湯的佐料；昆布則是用來燉煮味噌湯的高湯。市面上的裙帶菜幾乎都不是生鮮產品，而是人工養殖而來的乾燥品或鹽漬物。裙帶菜富含膳食纖維且熱量較低，食用後可產生飽足感，常被用於減肥時的食材。建議與醋漬物一同食用，可增加礦物質的吸收率。

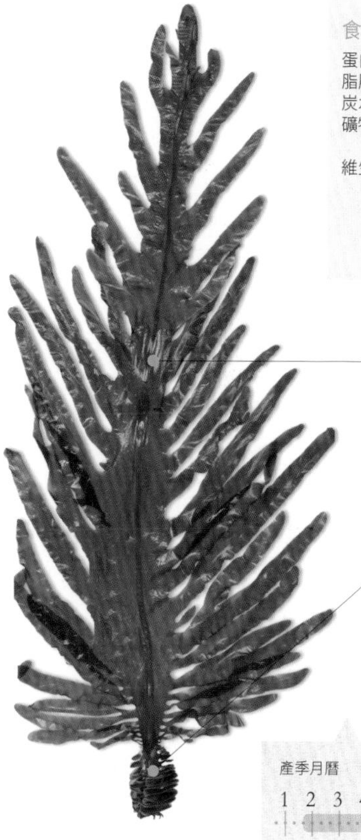

裙帶菜梗
裙帶菜莖部的中芯部分稱為梗條，肉質較厚且富嚼勁，可鹽漬或做乾燥品食用。

和布蕪
裙帶菜的胞子葉，靠近根部，黏性較強。富含膳食纖維和礦物質，可供鮮食或製成乾燥品。

食品成分表（可食用部分每100g）

蛋白質		1.9g
脂肪		0.2g
炭水化物		5.6g
礦物質	鈣	100mg
	鐵	0.7mg
維生素	A β-胡蘿蔔素當量	940μg
	B_1	0.07mg
	B_2	0.18mg
	C	15mg

鹹 五味
寒 五性
腎 歸經

英文名 Wakame, Wakame seaweed
別名 海帶芽、若布
熱量（100g 中）16kcal
含醣量（100g 中）2.0g

預防 動脈硬化

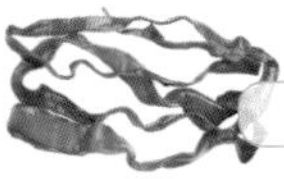
裙帶菜 海藻酸
＋
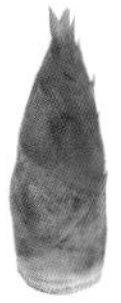
竹筍 膳食纖維

產季月曆
1 2 3 4 5 6 7 8 9 10 11 12

馬尾藻（銅藻）

英文名 Sargassum
別名 銅藻、海藻
熱量（100g 中）19kcal
含醣量（100g 中）2.1g

口感黏滑有嚼勁 營養成分備受矚目

馬尾藻又稱銅藻，和羊栖菜、昆布、裙帶菜等同屬海藻類。生長於中、低潮間帶的岩石上；廣泛分布於熱帶至溫帶海域。馬尾藻本身並無明顯異味、口感黏滑有嚼勁，自古即為靠日本海一側，以及日本東北地區經常食用的藻類。馬尾藻的褐藻素與褐藻醣膠含量豐富，且熱量較低，具有改善花粉症、協助減肥等效果，近年已成為熱門話題。除了鮮食之外，還可加工製成乾燥、冷凍或調味製品。

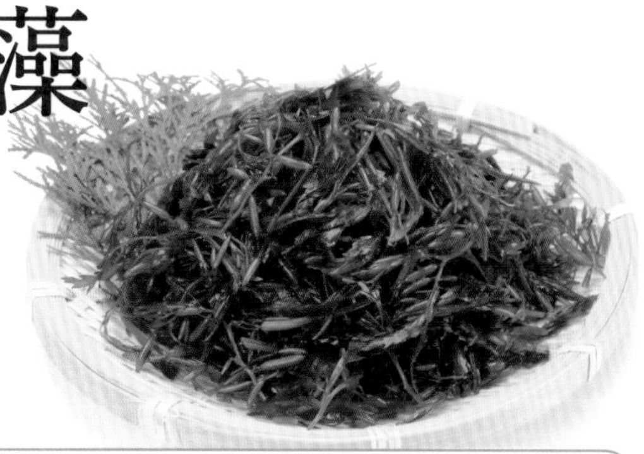

馬尾藻的各種名稱

馬尾藻會因食用的地區而有不同名稱。例如秋田稱之為銅藻、山形稱為銀葉藻、新潟稱為長藻、富山稱為流藻、島根則稱為初垂等。生鮮的馬尾藻最初只流通於採收地附近，隨著技術進步，現已逐漸擴大販售範圍。

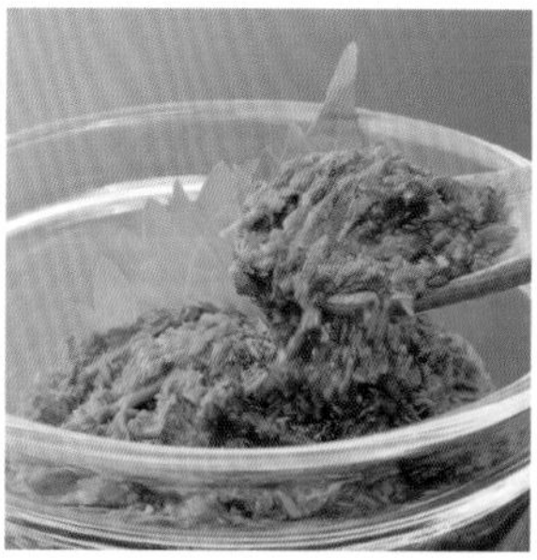

褐藻素・褐藻醣膠

可對抗糖尿病的類胡蘿蔔素

褐藻素為罕見的類胡蘿蔔素，外觀呈紅褐色，來自其本身的天然色素。褐藻素不易溶於水，但易溶於脂肪，可協助減肥、抗糖尿病或抗癌。此外，褐藻類中還有一種名為褐藻醣膠的黏性物質，屬水溶性膳食纖維素，可防止人體血糖急劇上升、降低膽固醇值。

產季月曆
1 2 3 4 5 6 7 8 9 10 11 12

紫菜

紫菜為海苔的原料，泛指紅藻、綠藻、藍藻等常見的食用海藻類。紫菜一般生長在距離潮間帶數十公尺的海底，外觀通常呈綠色，也有少部分品種呈紅色。人類食用紫菜的歷史久遠，過去曾被當成高級食材，據說到了江戶時代才推廣到民間。紫菜濃縮了維生素 B_{12}、耐熱的維生素C與礦物質等精華，且富含胡蘿蔔素、鈣與鎂，是相當營養的食材。

日本常吃的紫菜，幾乎都是人工養殖的品種，常見的有條斑紫菜與甘紫菜，一般多為乾燥後食用。江戶時代初期，人們會將從裸露岩石中摘取後晒乾的紫菜壓成薄紙狀，即為現代常吃的海苔。這些被稱為「板海苔」的紫菜乾，基本大小為二一×一九公分，稱為全型；全型的板海苔十張稱為一帖，以此為計算單位。

食品成分表
甘紫菜（可食用部分每100g）

蛋白質		39.4g
脂肪		3.7g
炭水化物		38.7g
礦物質	鈣	140mg
	鐵	10.7mg
維生素	A β-胡蘿蔔素當量	43000μg
	B_1	1.21mg
	B_2	2.68mg
	C	160mg

多為乾燥食用 濃縮鮮味與營養

英文名 Nori
別名 海苔
熱量（100g 中）
173kcal（甘紫菜）、
188kcal（鹽烤海苔）、
130kcal（一重草）、
164kcal（青海苔）
含醣量（100g 中）
7.5g（甘紫菜）、
8.3g（鹽烤海苔）、
2.1g（一重草）、
5.8g（青海苔）

常見的海苔原料

僅部分地區人工養殖 甘紫菜（淺草海苔）

甘紫菜之所以被稱為淺草海苔，是因為淺草一帶原本就生產甘紫菜，再加上江戶時代淺草時興手抄紙，人們於是模仿紙張的製造方式，將原本碎裂的紫菜壓成板狀，因而得名「淺草海苔」。但甘紫菜容易遭汙染生病，養殖潮逐漸衰退，甚至瀕臨滅種。目前只剩明海等部分地區仍持續養殖。

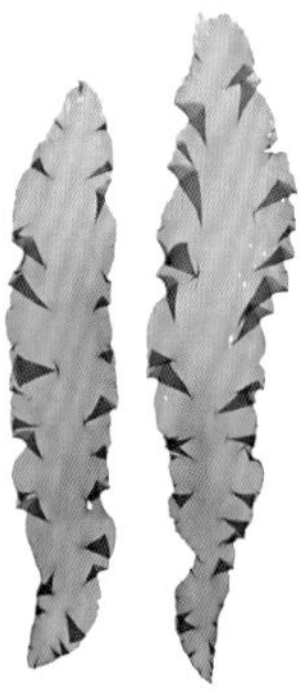

人工養殖的主流品種 條斑紫菜

日式手捲與握壽司大多使用條斑紫菜製成板海苔。做法與淺草海苔不同。製作方法為：使培養的海藻胞子附著於網子上→放入海中養殖→約長至 15 公分即可採收→挑掉雜質、剁碎→流過竹簾過濾→乾燥至僅存 10% 的水分→板海苔完成。

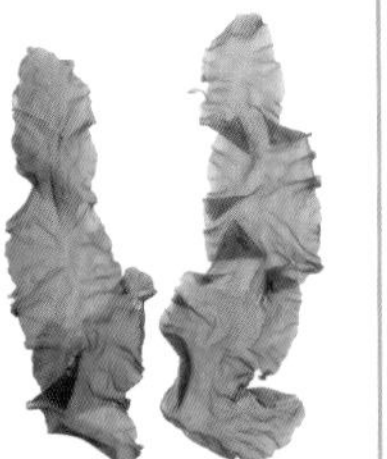

孩子最愛吃的 調味海苔

將烤過的紫菜以糖、醬油等調味後乾燥即成，小朋友都愛吃。因容易吸收水氣，建議開封後立即食用完畢。

簡單好用的 鹽烤海苔

將紫菜乾烘烤、撒鹽後即成。目前市售的海苔幾乎都是鹽烤海苔，使用方便。

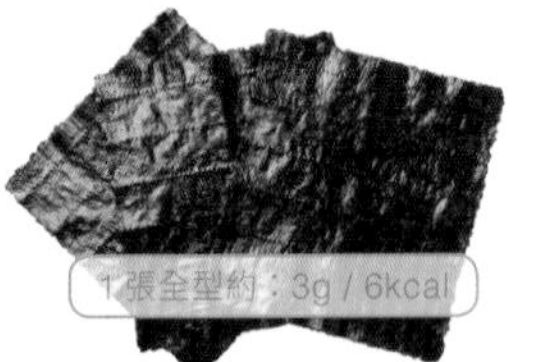

大阪燒或炒麵必備的 青海苔、石蓴

將青海苔或石蓴等原料洗淨後乾燥即成，一般多磨碎成海苔粉，可撒於大阪燒或炒麵上。

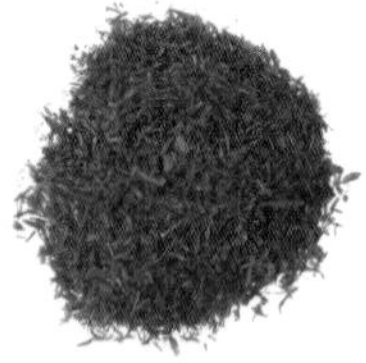

五味 甘·鹹
五性 涼
歸經 肺·肝·腎

可供鮮食的新鮮紫菜

新鮮的紫菜除了製作鹽烤海苔或紫菜乾之外，也能做成佃煮。但一般只有冬季採收期才會用於鮮食烹調。

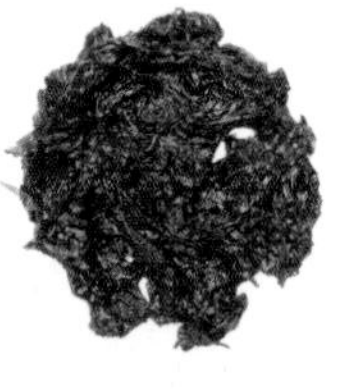

一般常見的板海苔 紫菜乾

將新鮮的紫菜洗淨、裁切，壓成均一厚度後再加工乾燥，便是一般常見的板海苔。食用前先烤一烤風味更佳。

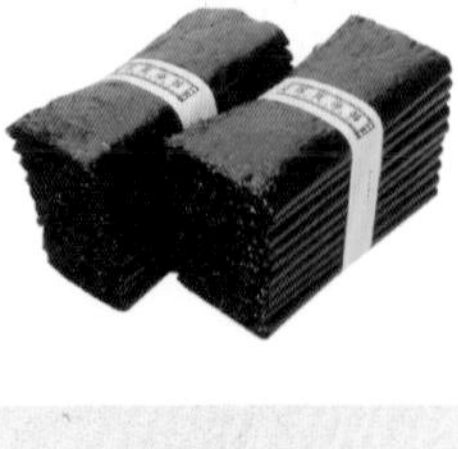

產季月曆

	1	2	3	4	5	6	7	8	9	10	11	12
條斑紫菜	●	●	●								●	●

維生素 B_{12}

促進血色素生成，改善惡性貧血

維生素 B_{12} 屬於水溶性維生素，容易溶於水中。其最大的功能便是與葉酸共同作用，促進紅血球裡的血色素生成，藉此改善惡性貧血。此外，維生素 B_{12} 還能確保傳達大腦指令的神經功能正常運作，因此，據說失智症患者的腦中大多缺少維生素 B_{12}。儘管蔬菜中幾乎不含維生素 B_{12}，但可從含量豐富的海鮮或肉類等動物性食品中補充。只要維持飲食均衡，就不必擔心攝取過少或過量。

預防動脈硬化

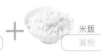

紫菜
β-胡蘿蔔素、葉酸
＋

米飯
澱粉

海蘊

食品成分表（可食用部分每100g）

蛋白質		0.3g
脂肪		0.2g
炭水化物		1.4g
礦物質	鈣	22mg
	鐵	0.2mg
維生素	A　β-胡蘿蔔素當量	220μg
	B2	0.09mg

英文名 Mozuku
別名 水雲、醋苔、岩藻、藻付、海髮菜
熱量（100g 中）4kcal

可降低膽固醇的黏滑成分

海蘊又稱水雲，正式名稱為岡村枝管藻，屬褐藻類分支下的條狀藻類。海蘊的身體柔軟，會隨著海水漂浮，一般超市常見「醋拌海蘊」這類小包裝食品。日本國內食用的品種，大多是沖繩地區養殖的沖繩海蘊。還沒長大的海蘊口感柔軟，長大後變得脆爽有嚼勁。另外還有少見的細海蘊，由於養殖費時產量較低，常被視為高級品。海蘊特有的黏質成分來自褐藻醣膠，屬水溶性膳食纖維素，可防止血糖急劇上升並協助降低膽固醇值。儘管幾乎所有的褐藻類都有褐藻醣膠，但以海蘊的含量最多。

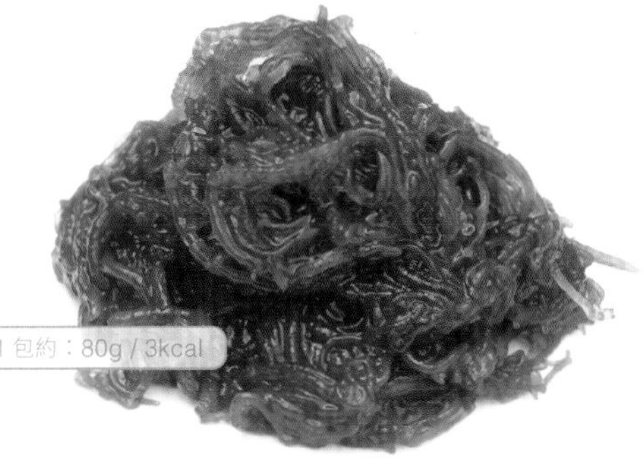

1 包約：80g / 3kcal

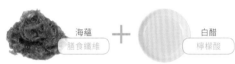

沖繩地區的養殖情況

目前在沖繩宮古島闢有海蘊與長莖葡萄蕨藻（又稱海葡萄、綠魚子）的大型養殖場。漁民在海中以魚網搭建大型魚塘用以養殖。

新鮮、鹽藏、乾燥海蘊該如何處理？

新鮮的海蘊洗淨後即可食用；鹽藏者則需要搓洗 3～4 次，若擔心太鹹，可先泡水一段時間，搓洗時注意力道避免養分流失。至於乾燥的海蘊則取需要的用量，泡水或熱水快速搓洗即可。

減肥效果

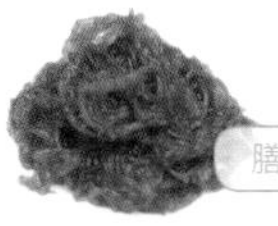

海蘊 膳食纖維 ＋

白醋 檸檬酸

產季月曆

1 2 3 4 5 6 7 8 9 10 11 12

羊栖菜

食品成分表
鐵鍋乾燥（可食用部分每100g）

蛋白質		9.2g
脂肪		3.2g
炭水化物		56.0g
礦物質	鈣	1000mg
	鐵	58.2mg
維生素	A　β-胡蘿蔔素當量	4400μg
	B1	0.09mg
	B2	0.42mg

英文名 Hijiki seaweed
別名 鹿尾菜
熱量（100g 中）145kcal
含醣量（100g 中）4.2g（乾燥）

甘、鹹 五味
寒 五性
肝、腎 歸經

含穩定血糖的鉻 備受矚目的健康食材

羊栖菜是日本人相當熟悉的藻類，早從繩文時代即有食用紀錄。羊栖菜除了低卡，還富含膳食纖維、鉻、鈣、鎂等礦物質，可維持血糖穩定、促進脂肪代謝，近年來備受矚目。市面上常見取其莖部的長羊栖菜，以及取其嫩芽的芽羊栖菜，兩者皆為採收後經長時間加熱、乾燥而成。

時至今日，日本國產的羊栖菜僅占一～兩成，其餘則從中國或韓國進口。使用前先將乾燥羊栖菜泡入水中膨脹，接著再漂洗數次，即可還原成原本的大小。由於膨脹倍數高，只要取預期用量的八分之一～十分之一即可。尚未使用的羊栖菜可冷凍保存。

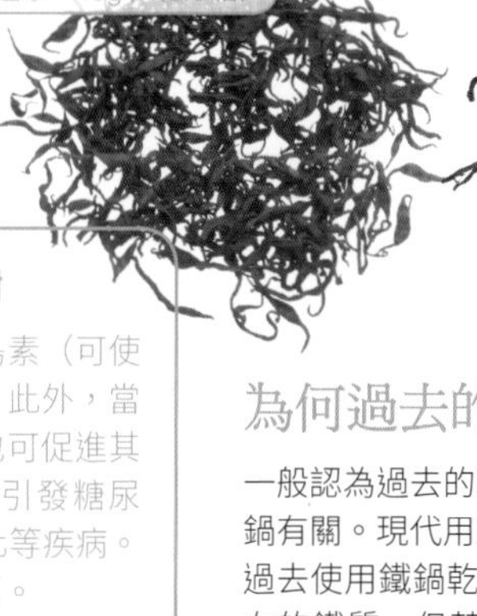

乾燥：5g / 7kcal
泡水還原：43g /（8.5 倍）

芽羊栖菜
質地柔軟可口，可做成羊栖菜飯或沙拉。

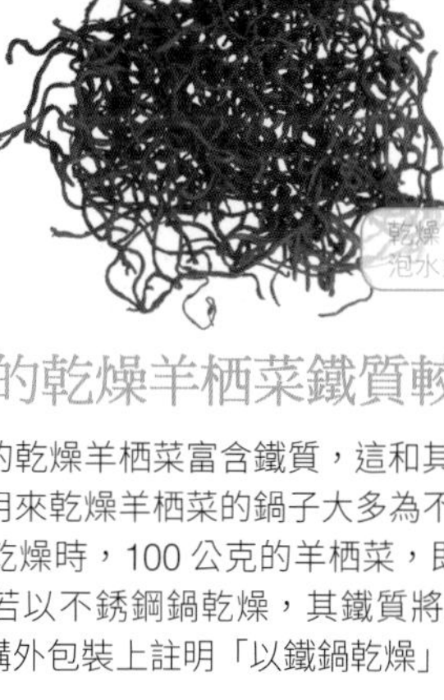

長羊栖菜
比芽羊栖菜更富嚼勁，可用來拌炒或煮成湯品。

乾燥：5g / 7kcal
泡水還原：23g /（4.5 倍）

鉻 可維持血糖穩定、促進脂肪代謝

鉻是人體必需胺基酸之一，也是胰島素（可使飯後升高的血糖下降）的重要成分。此外，當血液裡的膽固醇等脂肪過量時，鉻也可促進其代謝效能。人體一旦缺少鉻便容易引發糖尿病、血脂異常（高脂血症）、動脈硬化等疾病。可與維生素 C 一同食用以提高吸收率。

為何過去的乾燥羊栖菜鐵質較多？

一般認為過去的乾燥羊栖菜富含鐵質，這和其乾燥時使用的鐵鍋有關。現代用來乾燥羊栖菜的鍋子大多為不銹鋼製品，據說過去使用鐵鍋乾燥時，100 公克的羊栖菜，即含有 58 毫克左右的鐵質。但若以不銹鋼鍋乾燥，其鐵質將只剩下 1 ／ 9 左右。因此，選購外包裝上註明「以鐵鍋乾燥」的產品較佳。

* 據說羊栖菜含有致癌物質無機砷，但先泡水並妥善烹煮後，砷的含量就會變少；加上一般攝取量並不高，無須擔心危及健康。

骨質疏鬆怎麼辦？

在無形中破壞骨質 造成骨折的隱形殺手

什麼是骨質疏鬆症？

因長期生活習慣不良，導致骨頭內部疏鬆，呈現容易骨折或已經骨折的狀態，即為骨質疏鬆症。骨質疏鬆可說是隱形殺手，一般好發於女性，尤其是更年期婦女，經常出現背痛、腰痛或駝背等自覺症狀。當骨質疏鬆嚴重時，即使是輕微的跌跤也可能導致大腿骨或脊椎等部位骨折，許多患者甚至因此臥床不起。為了擁有健康而長壽的人生，各位必須積極預防骨質疏鬆。

骨質疏鬆的原因不光是老化

人體的骨量大約於十八歲達到顛峰，直到四十歲後半前，均能維持一定的骨量。在這之後，骨量便會隨著年紀增長而逐漸遞減。具體來說，骨量之所以會變少，是因為骨骼裡的鈣質減少了。停經後的婦女體內女性賀爾蒙分泌量會逐年遞減，連帶使骨量急速下降。當骨量減少至兩～三成時，就容易發生骨折。

除了老化之外，缺乏鈣質也會引起骨質疏鬆。例如過度節食或運動量不足，就很可能使骨頭中的鈣質含量下降。除此之外，服用特定疾病藥物，甚至家族遺傳等，都有引發骨質疏鬆的風險。

骨頭也需要新陳代謝

骨頭和細胞一樣，需要新陳代謝，藉此清除劣化的舊骨以製造新骨。若是鈣質攝取不足，或因老化而缺少可製造骨頭的賀爾蒙，老舊劣化的骨質就會多於新生的骨質，導致健康的骨量變少。

預防與改善方法

若想從日常中預防骨質疏鬆，可從均衡飲食與規律運動著手。

光是強化鈣質攝取遠遠不夠

想補充骨量不能只靠鈣質攝取，還要設法增加可促進鈣質吸收的維生素D。除了食用富含維生素D的食材，平常多晒太陽，也能促使人體自然生成維生素D。除此之外，維生素K可活化俗稱骨鈣素的蛋白質，使鈣質沉積於骨頭上；身體裡的腸道菌也能生成維生素K。由此可知，若想預防骨質疏鬆，不能只強化鈣質攝取，更重要的是維持均衡的飲食，並有意識地補充鈣質。

維持適度的規律運動

日常中適度地使身體負重，才能活化製造骨頭的細胞。因此，請評估自己的健康狀況規律運動，例如快走、上下樓梯、踏步走或勤做伸展操等。

確實戒菸與節制飲酒

菸癮對於身體只有百害而無一利。還請各位盡量不要抽菸。此外，含咖啡因的飲品及酒類也要節制飲用。

含有豐富鈣質的食品

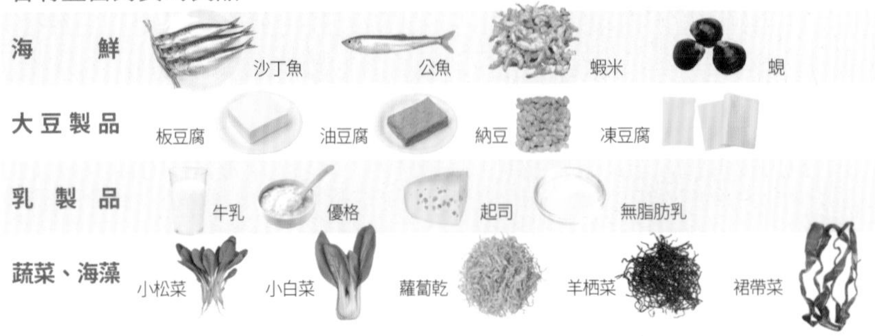
海鮮
沙丁魚
公魚
蝦米
蜆
大豆製品
板豆腐
油豆腐
納豆
凍豆腐
乳製品
牛乳
優格
起司
無脂肪乳
蔬菜、海藻
小松菜
小白菜
蘿蔔乾
羊栖菜
裙帶菜

調味料

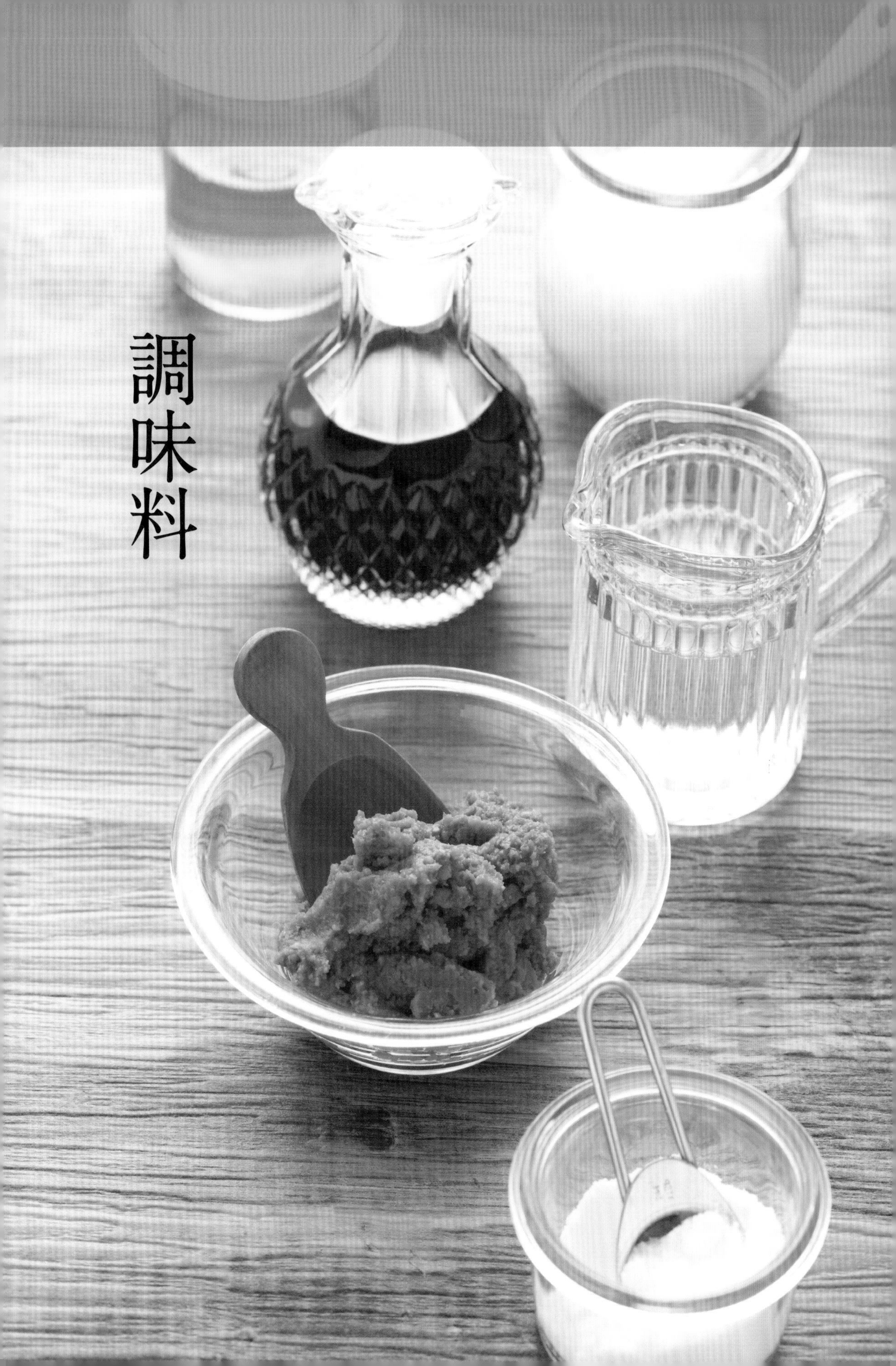

醬油

日常生活中最具代表性的調味料當屬醬油，均衡集結了甜、酸、鹹、苦、鮮等風味，相當萬能。二〇一三年時，「和食」（傳統日本飲食）二字更榮登聯合國教科文組織（UNESCO）的非物質文化遺產，而日式料理中必備的醬油，更因此廣受全世界關注。

醬油是以大豆、小麥、鹽為原料製作而成的發酵食品，內含可維持人體水平衡的鈉離子等成分。據說醬油在日本的起源，是鎌倉時代從中國引進的「徑山寺味噌」汁液；後來全國各地不斷嘗試釀造本土性醬油，自江戶時代起，終於出現了現代醬油的雛型。全日本出產最多醬油的地方在千葉縣，當地的銚子與野田等地，從江戶時代便是濃口醬油的重要產地。

製造醬油一般以大豆為主要原料，加入水、食鹽後，經過製麴和發酵，並在微生物繁殖時分泌的各種酶的作用下釀造而成。日本的《日本農林規格法》（JAS法）將醬油分為五大類。其中占日本全國消費量大半的濃口醬油，是以大豆和小麥各約一半所製。醬油除了可替魚肉類去腥之外，經過烹調加熱的醬油，香氣和亮度都會提升，還兼具殺菌效果。

可去腥、提鮮的萬能調味料

英文名 Soy sauce
別名 豆油、豉油
熱量（100g 中）
71kcal（濃口醬油）、54kcal（淡口醬油）、111kcal（溜醬油）、102kcal（甘露醬油）、87kcal（白醬油）
含醣量（100g 中）
10.1g（濃口醬油）、7.8g（淡口醬油）、15.9g（溜醬油）、15.9g（甘露醬油）、19.2g（白醬油）

醬油鮮味與甜味的來源

醬油的主要原料是大豆、小麥和鹽。大豆裡的蛋白質會在麴菌的蛋白質分解酵素下進行分解，並轉換成胺基酸成為鮮味來源。小麥中的澱粉則會被麴菌酵素（澱粉酶）分解並轉換成葡萄糖，成為甜味來源。其餘部分亦會經過酵母分解轉換成酒精，成為香氣來源。

濃口醬油 1 大匙約：18g / 13kcal
淡口醬油 1 大匙約：18g / 10kcal

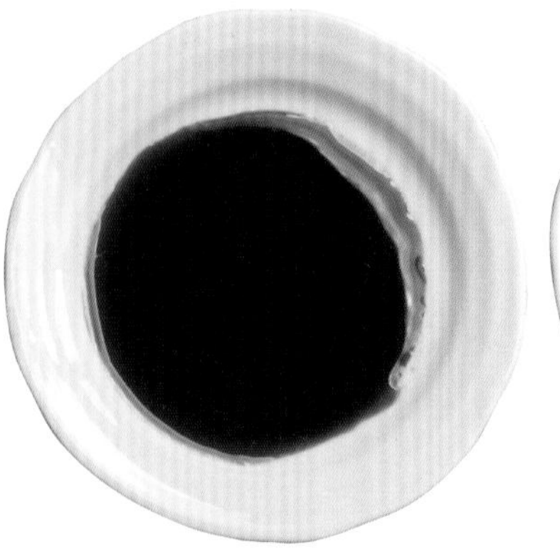

甘露醬油

甘露醬油為日本山陰～九州一帶的特產。特點在於色、香、味濃醇，以生醬油二次釀造而成，可替食材提味。

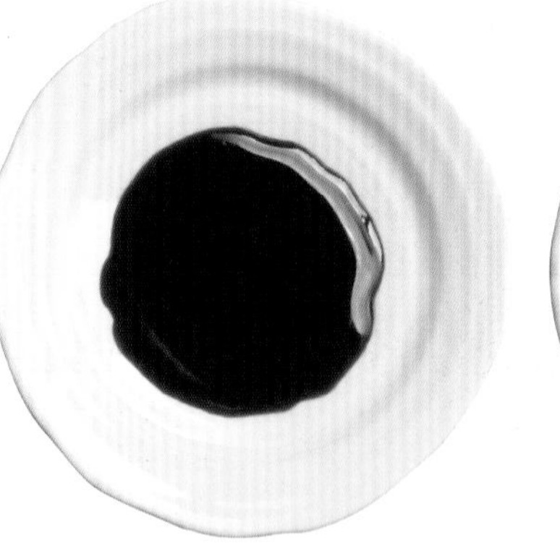

溜醬油

溜醬油以濃稠感、濃郁鮮味，以及獨特香氣為最大特徵，可用於照燒、烤煎餅、生魚片等料理。主要產地為日本中部。

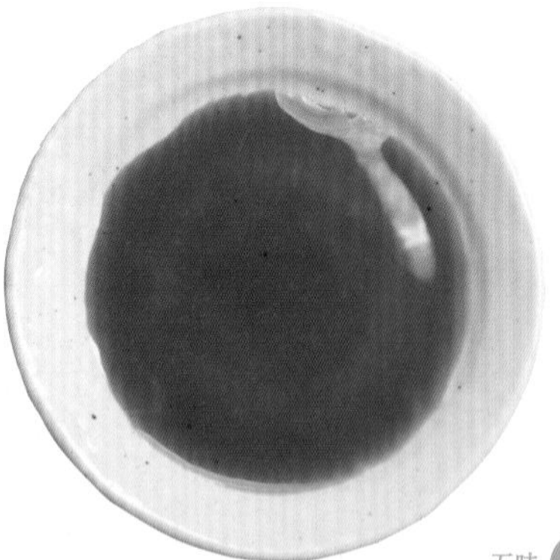

濃口醬油

大豆與小麥的原料比例各占一半，呈現光亮的紅褐色且香氣濃郁。無論入菜烹調或作為料理沾醬皆適合。

五味 鹹
五性 寒
歸經 脾腎胃

保存方法

醬油開封後就得冷藏，以避免接觸空氣氧化，導致色澤變深或流失風味。

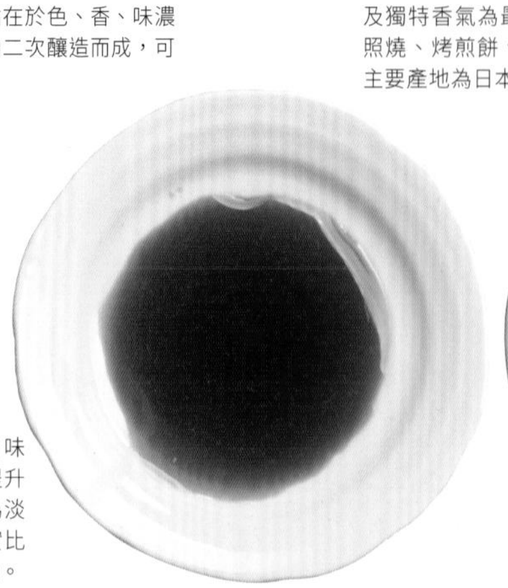

淡口醬油

京都料理常用的調味料。顏色淡雅，可提升食材的色澤。雖名為淡口，但鹽分含量其實比濃口醬油還要高一些。

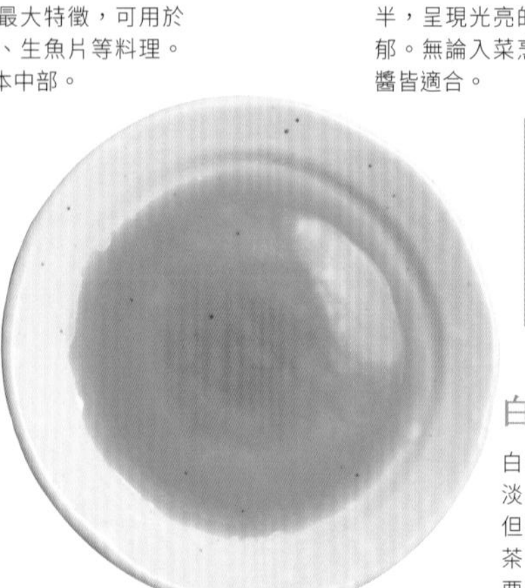

白醬油

白醬油呈琥珀色，顏色比淡口醬油還淺，風味清淡但較甘甜。可用於清湯或茶碗蒸等料理。日本的主要產地為愛知縣。

食品成分表（可食用部分每100g）

濃口醬油

蛋白質		7.7g
礦物質	鈣	29mg
	鐵	1.7mg
維生素	B_1	0.05mg
	B_2	0.17mg

醬油的鹽分比海水還高

應該很少人注意到，醬油的鹽分其實比海水還要高。這是因為醬油不光只有鹹味，還有經發酵而來的鮮味與香氣。在醬油的製作過中，在大豆、小麥和種麴製造出醬油麴菌後，會接著加入食鹽水持續釀造，正是因為多了這道工序，醬油的鹽分才會比海水還高。鹽分除了提供鹹味，還有抑制雜菌孳生、延長保存期限等功效。但為了健康著想，還請斟酌醬油用量。

注意市售醬油的原料

市面上的醬油種類眾多，選購前還請仔細閱讀包裝上的營養標示。首先請確認其原料是「丸大豆」或者「脫脂加工大豆」。多數醬油都是用已去除大豆脂肪的脫脂加工大豆製作，但最近丸大豆也很受歡迎，意即在熟成過程中，加入大豆油脂，使醬油風味更具層次感。此外，也可參考依醬油鮮味成分的量、色、氣味所區分而來的「特級、上級、標準」三個等級進行選購。其他像是釀造期、食品添加物等也必須留意。原料或製造方法等細節越講究的醬油售價便越高，風味也更加獨特。

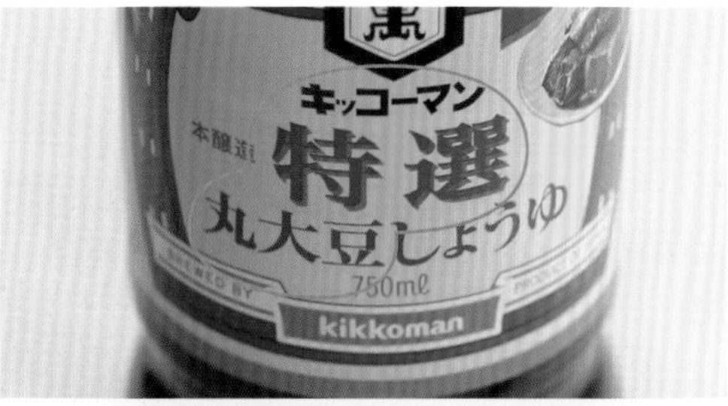

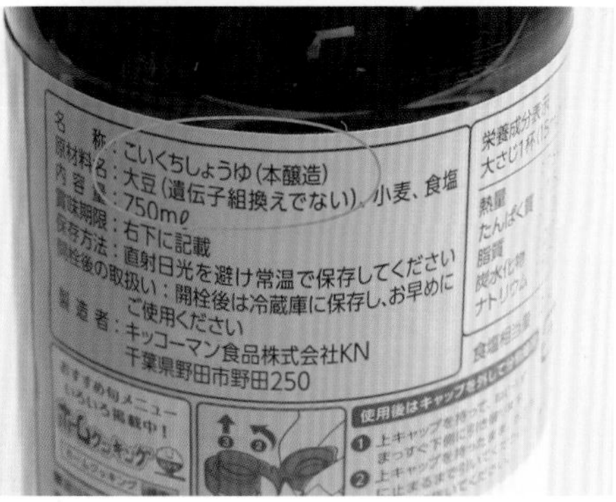

鈉　可調節體內水分含量的礦物質

鈉是可調節體內水分含量的礦物質，經常和鉀一起作用。除此之外，人體的酸鹼平衡、肌肉收縮、神經訊息傳達、養分吸收與輸送等作用，都與鈉離子有關係。鈉還可維持細胞外的體液量與代謝循環的血液量，藉此調整血壓。日常飲食若攝取過量的鈉，將導致血壓上升或引發水腫，要特別留意。

各式醬油的基礎：本釀造醬油

製作醬油的方法有好幾種，但目前市面上流通的醬油中，有超過八成宣稱採用本釀造方式製作。所謂本釀造，是從江戶時代中期便傳承至今的基礎醬油做法，混合大豆、小麥與種麴製造醬油麴菌→加入食鹽水，放入大木桶釀造→製造出醪（未過濾的醬油）→靜置6～8個月（分解、發酵、熟成）→完成本釀造醬油。除了本釀造醬油之外，其他還有添加液化胺基酸的混合釀造醬油，以及混合醬油等。

以醬油為基底的調味料

超市裡販售的調味料品項眾多，以醬油為基底所衍生的湯頭露、佐料或醬料的種類更是不勝枚舉。這些調味料雖然使用方便，但開封後風味便容易流失，建議在賞味期限內盡早用完。

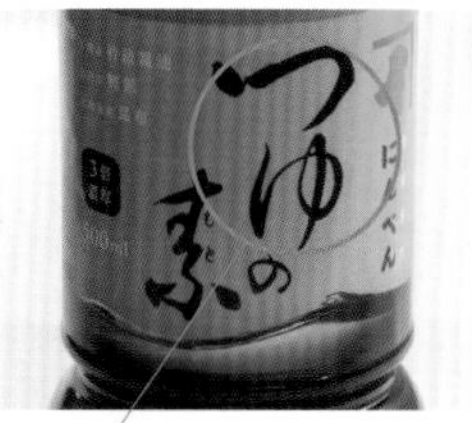

湯頭露

將味醂、砂糖、高湯和鮮甜調味料充分混合而成。

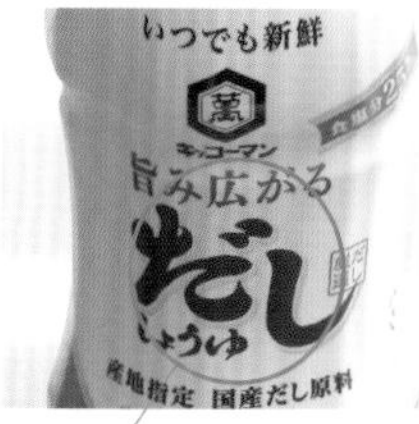

高湯醬油

加入鰹魚或昆布鮮味成分的高湯醬油。

散發特殊香氣與鮮味的魚醬

魚醬是將鹽漬海鮮發酵而來的調味料，古代的環地中海地區，例如古希臘、古羅馬及拜占廷帝國的飲食裡均曾使用。魚醬具特殊的香氣與濃醇風味，使用時只要加入一點點即可替料理提鮮。

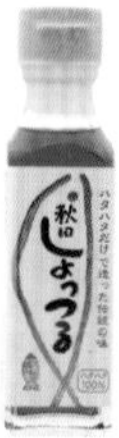

鹹汁魚醬

以秋田縣的縣魚日本叉牙魚製作而成的特殊魚醬。

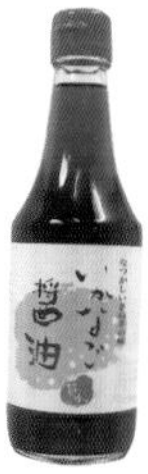

玉筋魚醬油

以瀨戶內海產的玉筋魚製作而成。

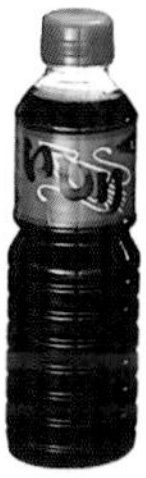

魚汁

以沙丁魚或魷魚為原料製造的富山縣名產。

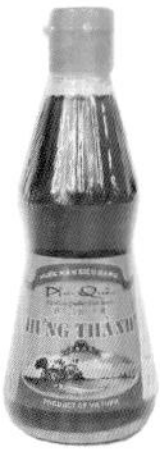

泰式魚露

泰國產的魚醬，多以沙丁魚等魚類製作而成。

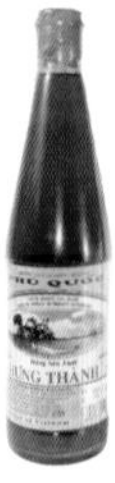

越南魚露

越南產的魚醬，多以沙丁魚等魚類製作而成。

味噌

味噌與醬油一樣，都是相當具代表性的傳統調味料。味噌的主原料有大豆、米和麥，是為加入麴菌與鹽後發酵、熟成的食品。據說味噌源自古代中國的鹽藏發酵物「醬」，以及大豆與穀物的發酵物「豉」，大約於飛鳥時代傳入日本。到了室町時代，味噌湯正式問世；戰國時代，味噌成了人們的必需營養來源。傳說武田信玄非常喜愛信州味噌；伊達正宗則比較喜歡仙台味噌。

味噌可大致分成米味噌、麥味噌與豆味噌三類，另有混合不同味噌或麴菌製作的調合味噌。儘管不同種類的味噌成分不一，但基本上都富含蛋白質、必需胺基酸、鈣質和維生素B群。

味噌在烹飪調理的應用上，除了可替魚肉類去腥，提升口感與鮮度之外，也因為富含蛋白質分解酵素，可將肉類與魚肉軟化，食用時更加美味。

反映各地飲食文化的傳統調味料

英文名 Miso
別名 麵豉、未醬
熱量（100g 中）
217kcal（甘口味噌）、192kcal（淡色辛口味噌）、186kcal（辛口赤味噌）、198kcal（麥味噌）、217kcal（豆味噌）
含醣量（100g 中）
32.3g（甘口味噌）、17.0g（淡色辛口味噌）、17.0g（辛口赤味噌）、23.7g（麥味噌）、8g（豆味噌）

食品成分表（每100g）
米味噌・甘口味噌

蛋白質		9.7g
脂肪		3.0g
碳水化合物		37.9g
礦物質	鈣	80mg
	鐵	3.4mg
維生素	B_1	0.05mg
	B_2	0.10mg

食品成分表（每100g）
米味噌・淡色辛口味噌

蛋白質		12.5g
脂肪		6.0g
碳水化合物		21.9g
礦物質	鈣	100mg
	鐵	4.0mg
維生素	B_1	0.03mg
	B_2	0.10mg

米味噌
大豆加入米麴和鹽而來，約占全日本國內產量八成。種類繁多，米麴用量占比較高即成甘口味噌；占比較低則為辛口味噌。

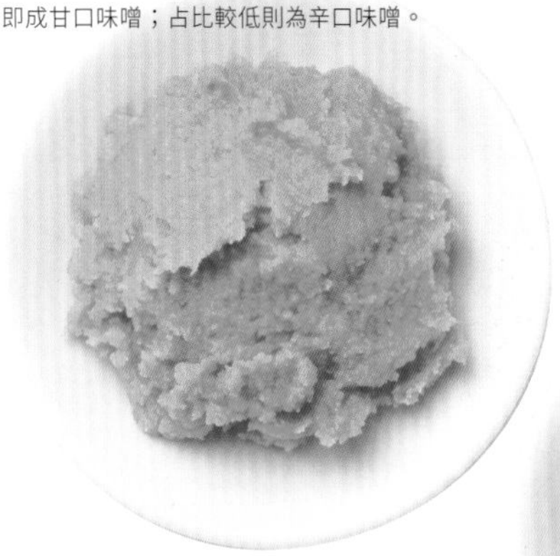

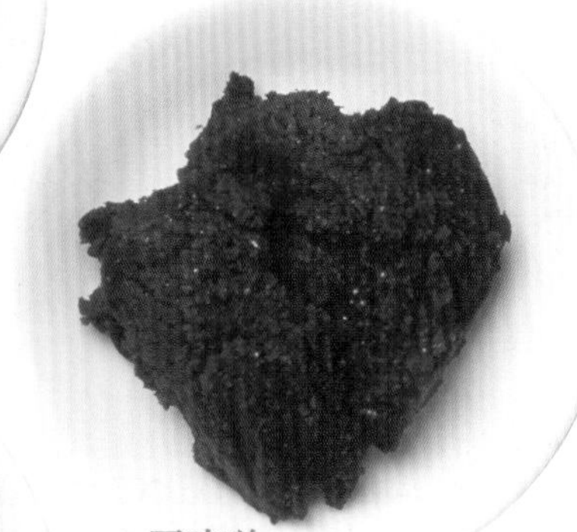

豆味噌
在蒸好的大豆內直接加入麴菌和鹽，長期熟成而來。風味鮮醇帶豆香，但略有澀味。主要產地為愛知、三重、岐阜。

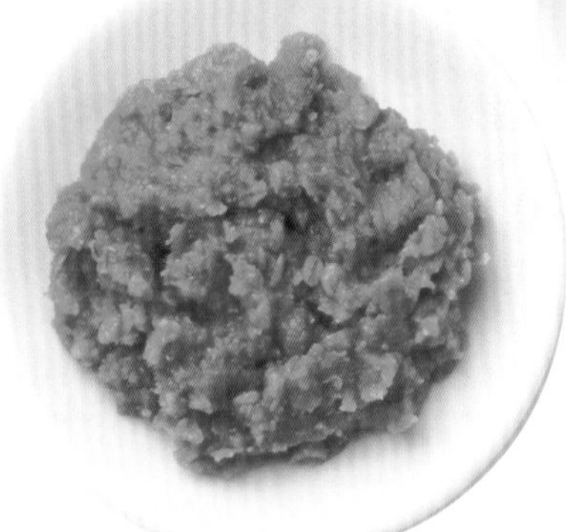

麥味噌
以大豆、麥麴和鹽所製成，別名「田舍味噌」，甘口麥味噌顏色較淡；辛口則為赤色。帶有獨特麥香，風味具層次感，大多流行於九州。

五味 鹹
五性 塭
歸經 腎

保存方法
味噌開封後就得冷藏保存。因表面容易乾燥，需套上保鮮膜避免接觸空氣。

何謂手前味噌？

日本人要稱讚自家產品，或分享自身得意的經驗時，都會以「手前味噌」這句話以示自誇。這是因為過去的日本家庭，多會以自家製味噌自豪。隨著時代進步，自家製味噌越來越少見，儘管如此，一般家庭仍會同時備有好幾種味噌，按照喜愛的食材風味與色澤搭配使用，因此每戶人家的味噌湯都有自己的味道。就算再不講究，也至少會準備辛口赤味噌與甘口白味噌以供選擇，並在兩者間以昆布區隔、提鮮。

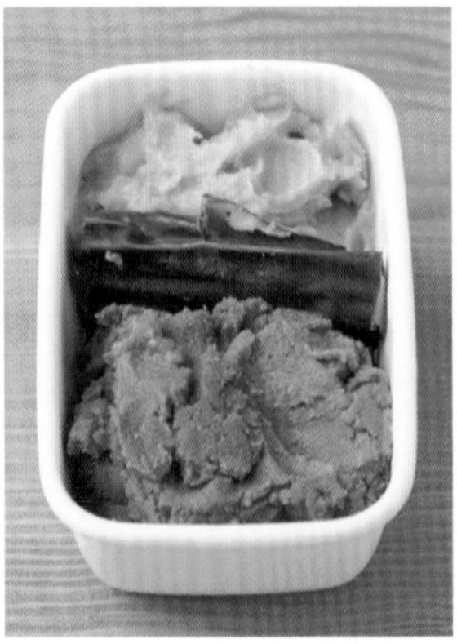

留意鹽分與添加物含量

有高血壓疑慮者，要注意味噌的鹽分含量，至於添加物當然越少越好。市售的生味噌即熟成後未再加熱處理、完整保留原有口感與風味的商品。天然釀造則指不含任何添加物的味噌，價格較高，風味也較濃郁。

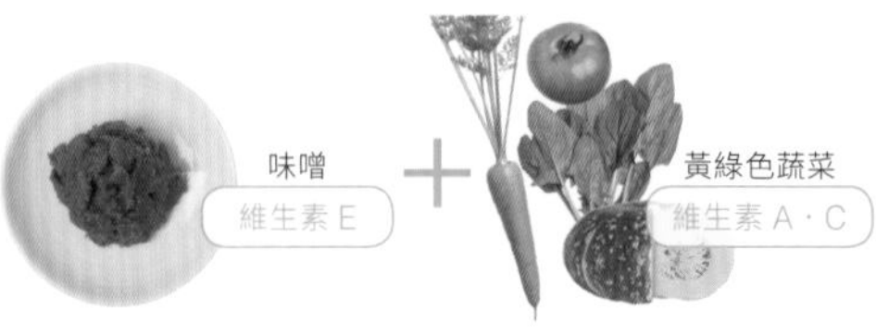

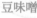

增強免疫力

醋

食品成分表（每100g）

米醋

蛋白質		0.2g
礦物質	鈣	2mg
	鐵	0.1mg
維生素	B_1	0.01mg
	B_2	0.01mg

保存方法

醋本身具有強大殺菌力，可置於陰涼處常溫保存，若能冷藏更佳。建議開封後盡早食用完畢。

米醋
以米製成，帶有酸味、甜味和鮮味。

葡萄酒醋
以葡萄的果汁製成，分為紅酒醋和白酒醋，適合西式料理。

穀物醋
以小麥、大麥或玉米為原料製成，醋味較不明顯。

巴薩米克醋
以紅酒為原料的義大利風味醋，一般售價偏高。

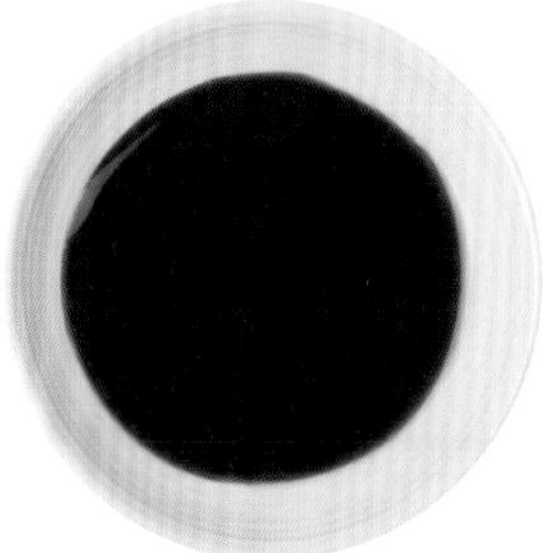

烏醋
以糙米（以及部分的麥）為原料，適用於中式料理。

蘋果醋
帶天然果香，風味清爽，常用於醃漬或調製醬料。

風味多變的酸味劑

英文名 Vinegar
別名 酢、須
熱量（穀物醋 100g 中）
25kcal（穀物醋）、46kcal（米醋）、54kcal（烏醋）、99kcal（巴薩米克醋）、22kcal（葡萄酒醋）、26kcal（蘋果醋）
含醣量（100g 中）
2.4g（穀物醋）、7.4g（米醋）、9.0g（烏醋）、19.4g（巴薩米克醋）、1.2g（葡萄酒醋）、2.4g（蘋果醋）

醋是液態的酸味調味料，使用歷史悠久，據說僅次於鹽。醋和鹽一樣，可在自然環境中自行生成，一般而言，東方國家多以穀物釀造；西方國家則以水果和葡萄酒釀醋。日本的釀醋技術引進於西元四～五世紀左右，這是在發明了釀酒技術（約西元前十世紀～西元三世紀）之後的事；在鎌倉～室町時代，日本才將醋用於料理調味。到了江戶時代，隨著握壽司問世，調理用的調合醋也更加普及。

由於釀醋時會先釀出酒，又因為酒可用穀物、果實、芋薯類或蔬菜等各種材料釀造，連帶使醋的種類也跟著多元了起來。傳統的釀醋法是讓原料經酒精發酵製造出醪（未過濾的酒）的醋酸發酵法。而現代的量產製法則可省略釀酒的程序，直接在原料加入酒精，便能快速且大量地製造出低價的醋製品。

即便醋的種類眾多且製法不同，但都有使料理變得清爽、消除疲勞（檸檬酸的功效）、增進食慾等效果。除了酸味之外，醋還具有鮮度與層次，可襯托出其他調味料或食材的味道，是相當重要的配角。

酸度並不等於酸味

營養標示上的酸度，是指醋中所含的醋酸等有機酸的比重，而非指本體的酸味。至於酒精濃度則是來自於為省略酒精發酵步驟，而另外添加的蒸餾酒（多以砂糖黍或木薯澱粉釀造）。大家若有機會，可嘗嘗未標註酒精濃度的醋，比較兩者味道有何不同。

為何多吃醋有益健康？

自古以來醋為人們愛用的理由有四個：一、具良好的殺菌和防腐效果。二、可提振食慾。三、可用於烹調，包括替魚肉去腥、緩和鹹度、去澀味、防止變色。四、健康效果：可放鬆身心、消除疲勞、舒緩肩頸痠痛、預防高血壓、糖尿病、防癌、預防動脈硬化等。近年來，醫學界更認定醋有促進脂肪分解的效果，可用於減肥瘦身。

依照不同料理製作調合醋

兩杯醋
材料與做法：醬油、米醋各 1 匙拌勻即可使用，可製作涼拌章魚、魷魚、貝類等海鮮料理。

三杯醋
材料與做法：醬油、米醋、味醂各 1 大匙拌勻即可，風味微甘，適合醋漬海藻類或蔬食。

壽司醋
材料與做法：米醋半杯、砂糖 5 大匙、鹽 1 小匙拌勻後即可使用，可用來添加於壽司飯中調味，或加入醬油做成醋拌菜。

南蠻醋
材料與做法：辣椒一根（切碎），昆布高湯、米醋、醬油各 4 大匙；味噌、砂糖各 1 大匙，倒入鍋中煮開。可用於南蠻雞等料理。

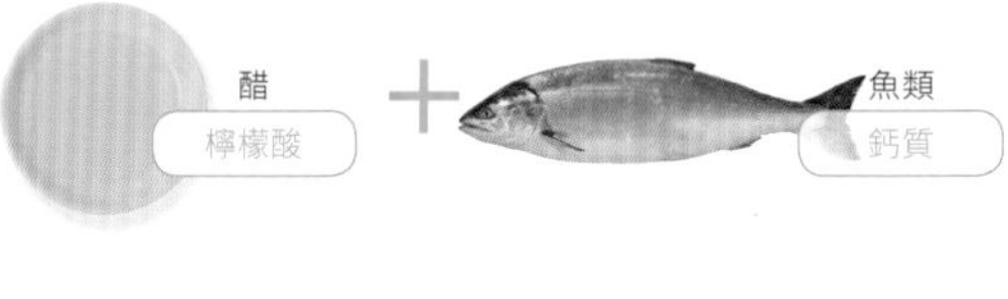

食品成分表（本味醂　每100g）

蛋白質	0.3g
礦物質　鈣	2mg

味醂

味醂在日本戰國時代，並不是當作調味料使用，而是既甘甜又貴重的高級酒。直到江戶時代中期左右，味醂才漸漸被視為調味料，當時也是「醬油×味醂＝甜鹹味」大大流行的時期，例如蕎麥麵沾醬、蒲燒醬等江戶料理便是一例。而在日本《酒稅法》修正完畢之後，味醂的價格下降，使之成為庶民的調味料，應用於各種家庭料理中。

由糯米、米麴和酒精熟成製作的本味醂，本質上屬於酒類。而味醂風調味料與發酵調味料，則是味道與味醂類似，但原料或製法都不一樣的甘味調味料，且由於兩者不屬於酒類，價格要比本味醂來得便宜。

味醂之所以帶有甜味，除了葡萄糖成分之外，裡頭還含有各種胺基酸，即使用量較少，也能使菜餚呈現清爽的甘甜味。此外，味醂還具有緊縮蛋白質，使肉質變硬的效果。如果怕料理太軟糊，可早點加入味醂；反之，若是擔心飯菜太硬，則要晚點加。烹飪時加入味醂，還能替食材增添光澤，使料理呈現更可口的色澤。

順口的甘甜味
使食材更具光澤

英文名 Mirin
別名 味霖、味淋
熱量（100g 中）
241kcal（本味醂）、
226kcal（味醂風調味料）
含醣量（100g 中）
43.2g（本味醂）、
55.7g（味醂風調味料）

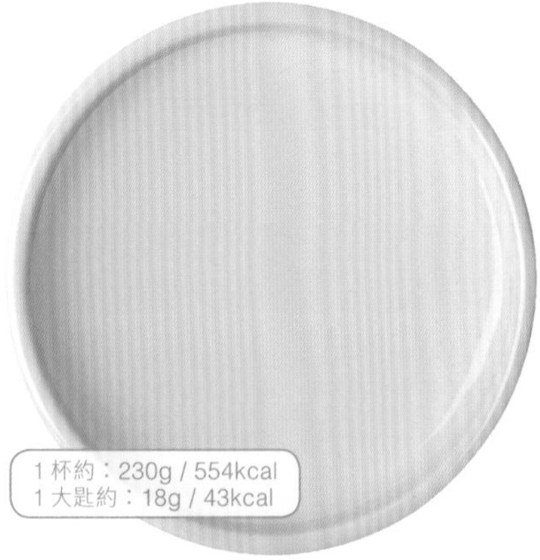

1 杯約：230g / 554kcal
1 大匙約：18g / 43kcal

本味醂

本質為酒類，價格最高，以糯米、米麴和酒精熟成製作。具去腥、增添風味等各種調理效果。酒精成分約占 12.5 ～ 14.5%。

發酵調味料

將糯米、米麴和酒精發酵後，加入鹽巴熟成。鹽分約占 2%，不可飲用；酒精成分約 8 ～ 15%。

味醂風調味料

在葡萄糖或水飴（即麥芽糖）中加入麩胺酸與香料製成。其為風味類似味醂的甘味調味料，儘管糖分超過 55%；酒精成分卻不到 1%。

味醂的烹調效果

味醂因含有糖分，可提升食材的亮度與色澤。加上內含酒精可抑制澱粉釋出，避免食材煮至碎裂。此外，味醂還有去腥、提鮮增甜等效果。

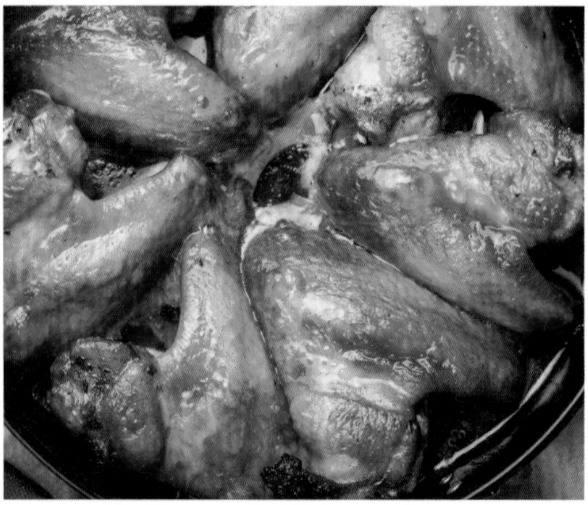

保存方法

味醂含有酒精成分，可置於陰涼處常溫保存，但味醂風調味料與發酵調味料開封後必須冷藏。

「煮味醂」是什麼？

味醂和酒一樣，含有10%左右的酒精。所謂的煮味醂，是使用味醂和酒時常用的烹煮用語。從字面上來看，即是將多餘的酒精煮掉、去除酒味、加強甜度與香氣。具體方法為煮沸後轉小火，使酒精慢慢揮發，或是以微波爐加熱。但若是燉煮食材，或使用酒精含量較低的味醂風調味料，就不必進行煮味醂這個程序。

食品成分表
（清酒 普通酒 每100g）

蛋白質	0.4g
礦物質 鈣	3mg

酒

世界上有啤酒、紅酒、白酒等各式酒類，而日本最出名的酒便是清酒。除了單獨飲用，還可應用於各種傳統和食料理。

清酒的主原料為米、米麴和水，於製造過程榨出醪（未過濾的酒）、取得液體，其酒精成分未滿二二度。日本會按照精米步合（編按：日本清酒釀造術語，指磨過之後的白米占原糙米的比重。如一批糙米磨去四成，製成的白米占原糙米重量的六成，其精米步合則為六〇%）或香味等條件，將清酒分成好幾種。不過，就算使用高價位的吟釀酒入菜，料理也不一定保證好吃。料理用清酒的美味關鍵，在於必須含有較多胺基酸，且其原料的酒米外側部位必須保留，一般家庭可選擇使用品質優良、適合主菜的清酒。

日本以米釀酒的歷史，始於水稻農耕的彌生時代，而過濾醪取得清澈清酒的技術，據說遲至安土桃山時代才發明。使用清酒入菜時，若很介意酒精成分，可先將酒精煮至揮發。

可替料理提鮮添味或直接飲用的調味料

英文名 Sake
別名 清酒、佐介
熱量（100g 中）109kcal
含醣量（100g 中）4.9g

甘辛苦 五味
溫 五性
肝心肺 歸經

保存方法
因含酒精成分可常溫保存，但需置於陰涼處，且開封後放得過久便容易發酵成醋。

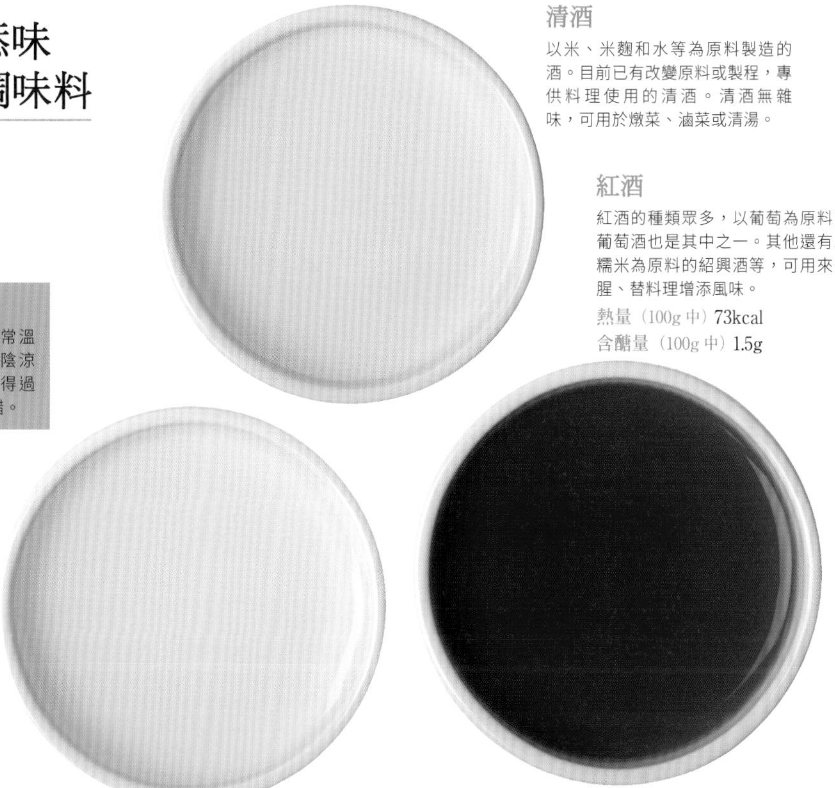

清酒
以米、米麴和水等為原料製造的酒。目前已有改變原料或製程，專供料理使用的清酒。清酒無雜味，可用於燉菜、滷菜或清湯。

紅酒
紅酒的種類眾多，以葡萄為原料的葡萄酒也是其中之一。其他還有以糯米為原料的紹興酒等，可用來去腥、替料理增添風味。
熱量（100g 中）73kcal
含醣量（100g 中）1.5g

料理酒
以酒精加鹽或其他物質調味製成。因加了鹽，料理酒不可直接飲用，同時也不歸日本的《酒稅法》管轄，可低價供應。
熱量（100g 中）95kcal
含醣量（100g 中）4.7g

酒的烹調效果

酒的烹飪效果相當多，包括提升料理風味與香氣、延長保存期限、避免食材變硬、增加層次感、替魚肉與肉品去除腥味、製造類似味醂的光澤度等。若擔心酒精成分影響身體狀況，可開火多煮一下，使酒精揮發。

讓酒持續發酵就會變成醋

在酒裡加入醋酸菌，經醋酸發酵後就成了釀造醋。若不加醋酸菌，一直把酒放著，也會自然生成醋。全世界的釀造醋，都是由酒類發酵而來。像日本的米醋來自清酒；地中海國家多產紅酒醋，英國則有麥芽醋等。

釀酒時的副產品「酒粕」

製造酒的過程中，壓榨醪時過濾出的白色榨渣就是酒粕。酒粕雖是釀酒的副產品，但在發酵過程中酵母菌會使胺基酸增加，同時富含維生素 B_2、B_6 等，堪稱營養的寶庫。可製作甜酒、魚類的粕漬料理，或單純增添食材風味。

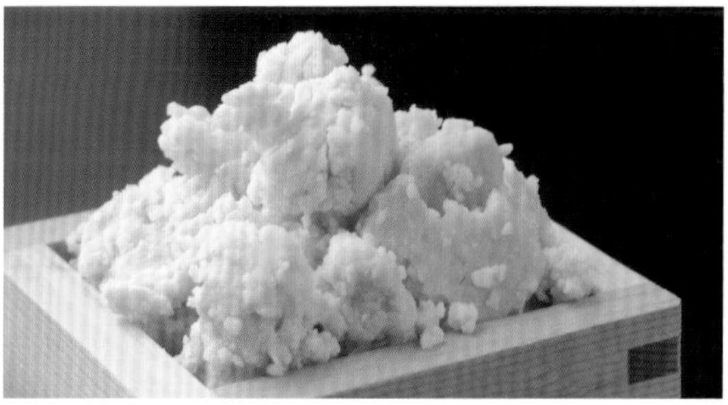

麴

鹽麴是日本傳統的發酵調味料，一般家庭都會自行製作。所謂麴，其實是一種在蒸熟的米、麥、豆等穀物表面上長出的黴菌，又稱麴菌。儘管稱之為黴菌，但對人體並無危害，甚至有益健康。這種麴菌含有三十種以上的酵素，包括澱粉酶、蛋白酶、脂肪酶等，能夠促進胃腸功能、加強消化吸收。此外，麴菌還能分解蛋白質、軟化食材，藉此提出鮮味，或分解澱粉後釋出更多甜度，在烹飪上有非常多元的應用。

市面上各種利用麴菌製作的發酵食品，已成為日常不可或缺的產物。烹調時常用的醬油、味噌、清酒等製品，若沒有麴菌就無法完成，因此與其將麴菌視為調味料，倒不如說它是在製造調味料時，促進發酵的幕後功臣。拜科技發達之賜，現代的麴菌有了更多的面向與功能。除了日常飲食之外，麴菌還能生成可促進肌膚代謝的維生素，因此很常被用於化妝品原料。

促進發酵過程的幕後功臣

英文名 Rice koji
別名 米麴
熱量（100g 中）286kcal
含醣量（100g 中）57.8g

保存方法

市售乾米麴必須冷藏；自製鹽麴完成後也得冷藏保存，並盡量在兩週內使用完畢。

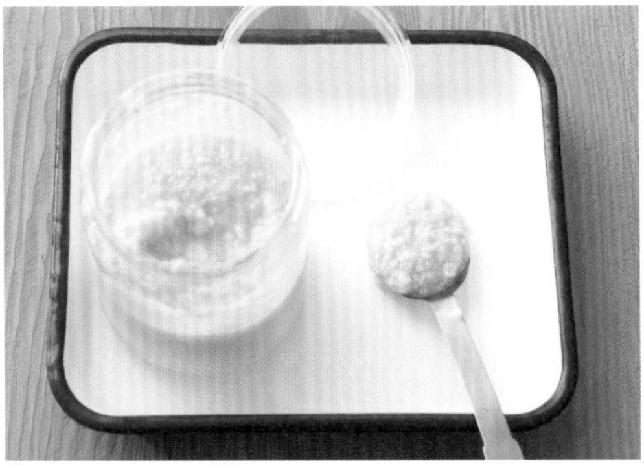

在家自製萬用鹽麴

材料與做法：乾米麴 200 公克、鹽巴 60 公克，倒入一杯水後攪拌均勻，於常溫中靜置一週，每天攪拌一次即可。完成後必須冷藏，可用兩週左右。

可軟化肉質、提出鮮味的鹽麴酵素

鹽麴酵素必須在活體狀態下，才能偕同其他酵素發揮作用，因此使用鹽麴時建議不要加熱。例如在烹煮魚類或肉類之前，先塗抹鹽麴軟化肉質、提出鮮味。

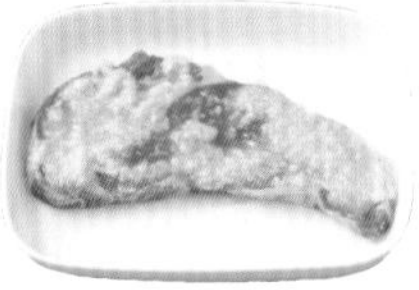

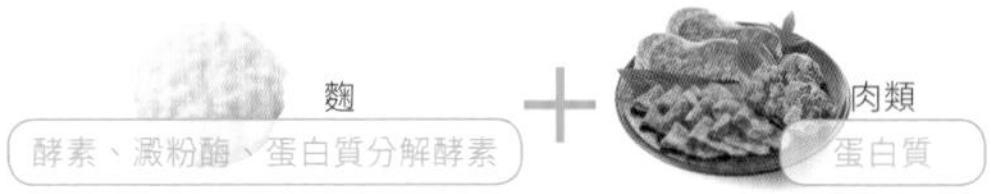

可供飲用的點滴：甘酒

從江戶時代開始，甘酒（醴）就是足以媲美綜合維生素的健康飲品，其成分近似點滴，可快速補充營養。在家也可自製甘酒，將同分量的米麴與蒸熟的白飯攪拌均勻，於 55 ～ 60° C 的環境中靜置一夜即成。

發酵食品

每日不可或缺的健康食材

全世界有各式各樣的發酵食品，皆具有下列特徵：一、營養成分高：經發酵而來的納豆，營養價值要比熟豆還要高；同樣的道理，米麴的營養也比白米來得高。二、帶有獨特風味：納豆或滋賀縣名產鮒壽司（經醃漬發酵的鮒魚，氣味強烈）、乳酪、優格等食品，都帶有獨特的風味與氣味。三、保存期限更長：乳酪與鮮乳、味噌、納豆與大豆、漬物與蔬菜等，前者的保存期限都比後者來得長。四、含大量的活體發酵菌，可調整腸道環境。

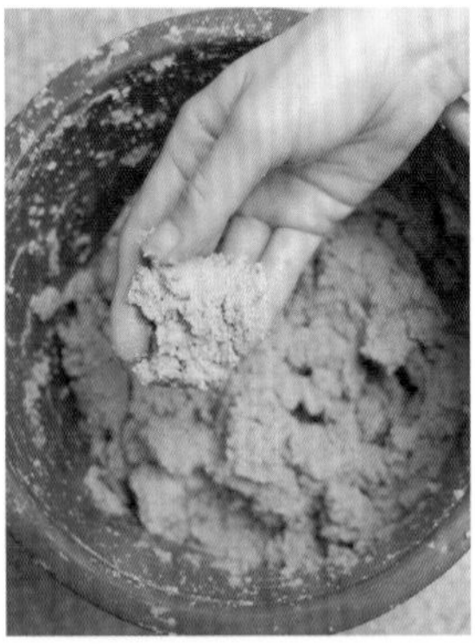

糠漬（米糠醃菜）是著名的發酵食品。將米糠發酵製成糠床（將米糠加鹽水製成泥狀物，用以培養乳酸菌），可產生許多乳酸菌與酵母菌等發酵微生物，營養十分豐富。

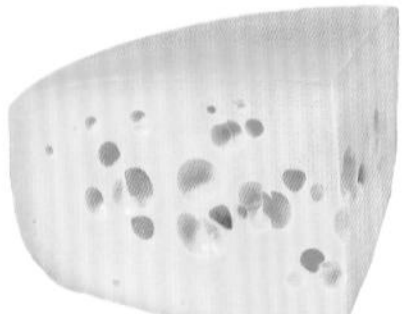

乳酪

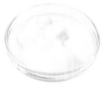

優格

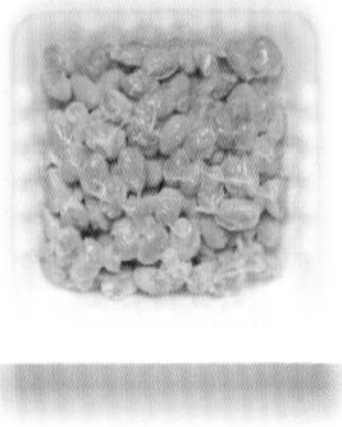

納豆

鹽

日本開始使用鹽的時間點，據說是從狩獵轉入農耕生活的繩文時代末期。對四面環海的日本而言，製鹽理應不是難事，但實際上，汲取海水、蒸發水分是很耗費體力的粗活，從古至今成效不彰。在歷經多種製鹽方法後，日本終於在一九七二年左右，將效率較高的「離子交換膜電透析製鹽法」全面普及並沿用至今。

鹽是大部分料理的基本調味料，其用量甚至會影響整體的風味。鹽加太少，味道就會太淡；鹽加太多，則會太過死鹹。除了決定滋味外，鹽也有使食材變美味的魔力。例如，將蔬菜以鹽水汆燙可增加色澤，口感也會變軟；麵包或麵食加入鹽，便可促進麩質生成。此外，鹽還有防止食材變色、防腐、去除黏性或黏液成分等各種調理效果。

鹽的主要成分為鈉離子，此為重要的礦物質營養素，也是維持身體健康的關鍵。鈉離子可穩定血液濃度，使細胞內外的物質得以順利交換。全球的鹽產量每年約有兩億噸，其中只有六%供作食用（即食鹽），其餘用途則包括淨化水質、公路除冰、作物培育等。

鹽的用量決定料理風味與健康

英文名 Salt
別名 鹽巴
熱量（100g 中）0kcal
含醣量（100g 中）0g

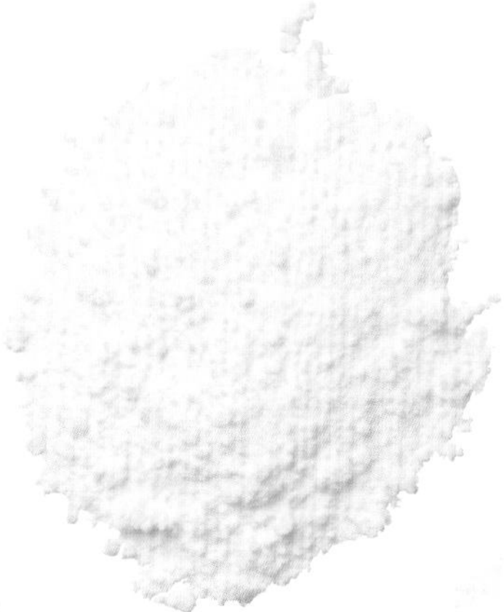

湖鹽
取自鹽分濃度較高的鹽湖（例如死海、裏海、巴爾喀什湖等）。這些鹽湖和鹽田一樣，可製造濃鹽水。

保存方法
可常溫保存，若擔心受潮可放密閉容器，並遠離其他氣味較重的食材。

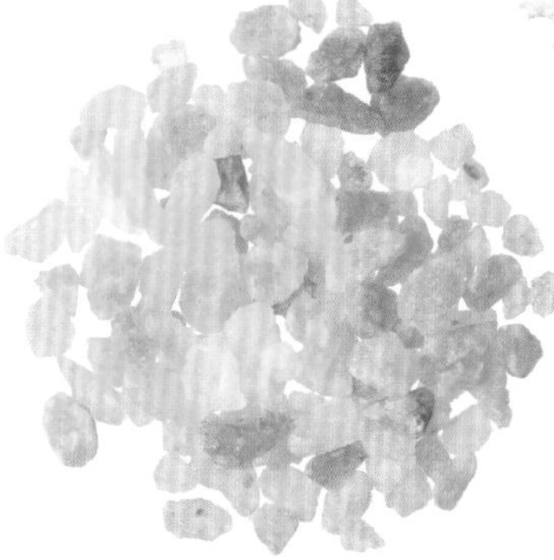

岩鹽
如同入坑採礦一般，從地底或山洞開採出的鹽即為岩鹽，加水溶解後可加工精製成各式食用鹽。

海鹽
汲取海水製造的鹽。海鹽的製造方法很多，例如直接曝晒使水氣蒸發、以鐵鍋煮海水，或以離子交換膜濃縮熬煮等，日本生產的鹽幾乎皆為海鹽。

鹹 五味
寒 五性
胃·大腸·腎 歸經

以鹽處理食材的常用術語

搓鹽：切好的蔬菜加鹽搓揉並擠出水分，可提升風味，使食材更容易入味。
抹鹽：魚類抹鹽後靜置一段時間，可去除多餘水分和腥味，魚肉也會更緊實。
鹽水汆燙：在熱水中加點鹽，用來汆燙蔬菜等食材，可使色澤更鮮豔且具光澤；做成漬物或涼拌也更易入味，且較不容易出水。

市售鹽的外包裝上有哪些訊息？

一般市售鹽的種類眾多，外包裝上都會清楚標示製造原料、產地、成分等資訊，選購時不妨詳細閱讀。鹽會因為製作原料、方法、顆粒大小、純度等而呈現不同風味。日本國產的鹽大多是海鹽，且日本海鹽更占全世界海鹽產量的1／3，其他的鹽則大多由岩鹽或湖鹽製成。

風味鹽是什麼？

將鹽與各式香草、香料或常見食材調配後即成風味鹽。例如白肉魚天婦羅可用鹽＋抹茶粉做成抹茶鹽；炸物可用鹽＋七味粉。此外，還有鹽＋山椒粉、鹽＋香菜粉、鹽＋薑黃粉、鹽＋芝麻粉等組合。

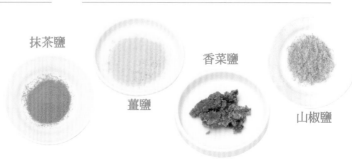

食品成分表（每100g）
上白糖
礦物質　鈣……………………1mg

糖

平常若感到疲勞、思考力或專注力下降，即表示身體缺少葡萄糖，大腦的運作能力也會跟著降低。這時可適時吃點甜食，有助大腦的活動。

一般生活中最常見的糖就是砂糖，此為結合了葡萄糖與果糖，並以蔗糖為主成分的甜味劑。代表性產物有從甘蔗中提煉出來的蔗糖，以及以甜菜（砂糖蘿蔔）為原料的甜菜糖。除了以原料區分外，還可將糖依據製造方法，分為蔗糖純度高、無異味的分蜜糖（例如二砂），以及蔗糖純度低、風味有層次且濃郁的含蜜糖（例如黑糖和紅糖）。

日本最早的糖據說引進於奈良時代，起初被視為貴重藥品。隨著飲茶文化的流行，各種用以搭配茶飲的點心與菓子日益發達，加上南蠻菓子（西式甜點）陸續傳入；到了江戶時代，終於發展出系統性的製糖事業。

砂糖除了甜味之外，還可調和其他調味料，使風味變得更溫潤順口；部分料理加了少量的砂糖後，即可呈現出不同的層次，用途相當廣泛。

保存方法

糖最怕受潮，可裝入密閉容器內保存於陰涼處。此外，要遠離氣味重的食材避免沾染。

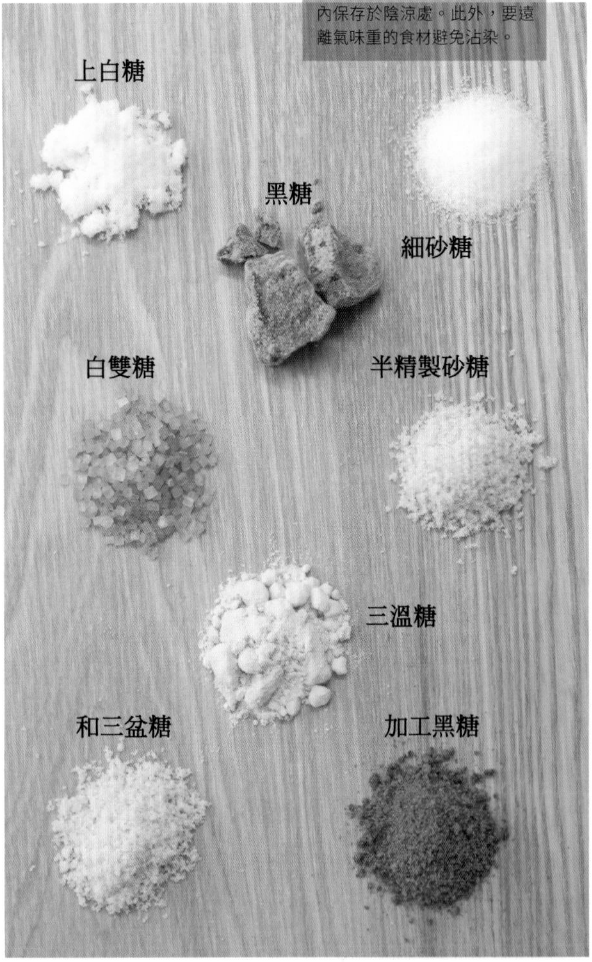

上白糖：日本特有、用途最廣的白砂糖，顆粒大小只有0.1～0.2毫米，具濕潤感。黑糖：直接熬煮甘蔗榨汁而來，風味獨特，富含礦物質。細砂糖：顆粒大小為0.1～0.7毫米的粗粒結晶，純度高無特殊味道。白雙糖：由透明的粗粒白雙糖及黃褐色的粗粒中雙糖組成。純度較高，顆粒約1～3毫米。半精製砂糖：保留甘蔗成分與風味的含蜜糖。常見的有黍砂糖或洗雙糖（黑糖去除糖蜜的製品）等。三溫糖：日本特有的糖品，反覆加熱製成，風味醇厚甜而不膩，常用於日本料理。和三盆糖：以日本傳統技法製成的砂糖，甜味淡雅，常用於製作和菓子。加工黑糖：黑糖加入原料糖、糖蜜等原料熬煮而成，使用方便。

用途廣泛的甜味劑

英文名 Sugar　別名 砂糖

熱量（100g中）356kcal（黑糖）、384kcal（和三盆糖）、384kcal（上白糖）、383kcal（三溫糖）、387kcal（細砂糖）、387kcal（冰糖）、386kcal（糖粉）

含醣量（100g中）90.3g（黑糖）、99.0g（和三盆糖）、99.3g（上白糖）、99.0g（三溫糖）、100.0g（細砂糖）、100.0g（冰糖）、99.7g（糖粉）

日式料理的「Sa・Shi・Su・Se・So」

糖的烹煮功能很多，像是軟化肉質、防止食材腐敗。製作日本料理時，會依照糖、鹽、醋、醬油、味噌的順序加入調味料，簡稱「Sa・Shi・Su・Se・So」（即此五種調味料的日語發音省稱）。糖之所以要最早加，是因其顆粒較大且不易入味。而為了讓料理保有味噌風味與香氣，味噌必須最後加入。

五味　甘
五性　平
歸經　脾肺

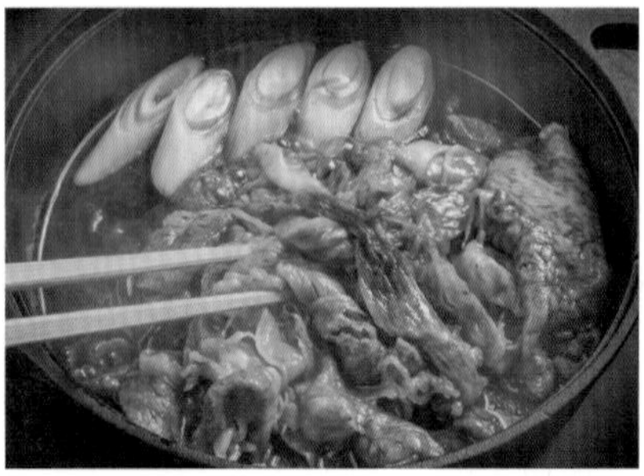

甘蔗與甜菜

甘蔗與甜菜均為製作砂糖的原料。甘蔗莖粗，可長到3～6公尺，日本主要產地為南西諸島與沖繩縣。甜菜喜寒冷地區，主要產地為北海道。全世界的砂糖產量約六成出自甘蔗，四成來自甜菜。

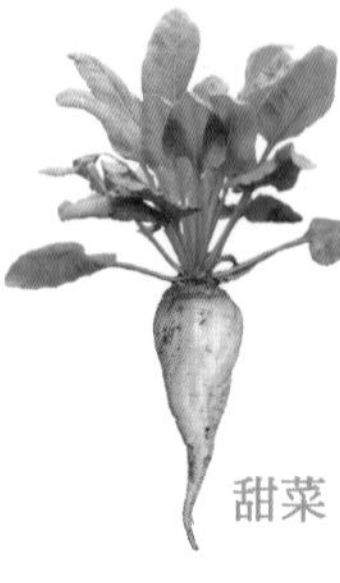
甜菜

食品成分表（每100g）		
蛋白質		0g
脂肪		100g
礦物質	鈣	1mg
	鐵	0.1mg

芝麻油

芝麻油又稱胡麻油（或簡稱麻油），是壓榨芝麻籽而來的植物油。據說芝麻之所以會在日本廣為流傳，是因為六世紀時佛教傳入日本，頒布了有關禁止殺生食肉的禁令。為了維持健康，人們才會開始食用營養價值高的芝麻。當時的芝麻或芝麻油都是貴重的物資，直至江戶時代量產之後，芝麻才成為庶民食材。

日本、中國、韓國等亞洲國家經常使用芝麻油。其最大的特徵為含有天然抗氧化成分維生素E與芝麻酚、芝麻木酚素等，較不易氧化。

一般最常見的是褐色的焙煎芝麻油，此外，還有口感溫潤的琥珀色麻油、沒有明顯異味的透明芝麻油等，料理用途不盡相同，風味也各異其趣。烹煮時只需要加入一點點就會釋放出明顯的香氣、使菜肴香氣四溢，教人忍不住直吞口水，具有提振食慾的功效。

充滿芝麻香氣的健康植物油

英文名 Sesame oil
別名 胡麻油、香油
熱量（100g 中）921kcal
含醣量（100g 中）0g

保存方法
每次使用後應確實密封，置於陰涼處保存。

焙煎芝麻油

最常見的芝麻油，先將芝麻焙煎後再榨油，香氣濃郁。適合涼拌、拌炒或製作醬汁等。

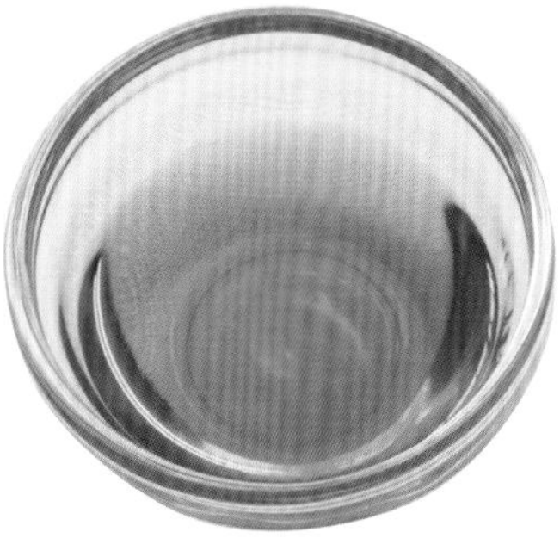

1 小匙約：4g / 37kcal

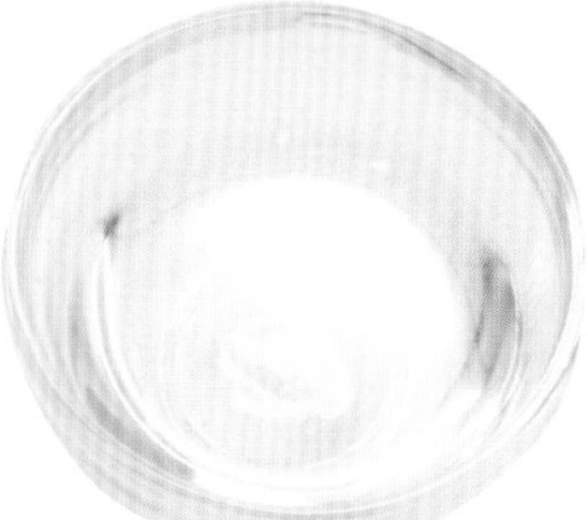

白芝麻油

直接將新鮮白芝麻壓榨成油，風味清淡。儘管幾乎沒有香氣，食用時仍嘗得出層次感與鮮味，適合用來製作義大利麵或甜點。

黑芝麻油

一般的芝麻油多使用白芝麻，以黑芝麻為原料的黑芝麻油相當少見，帶有黑芝麻特有的香氣與風味。適合蒸魚或淋在湯品提鮮。

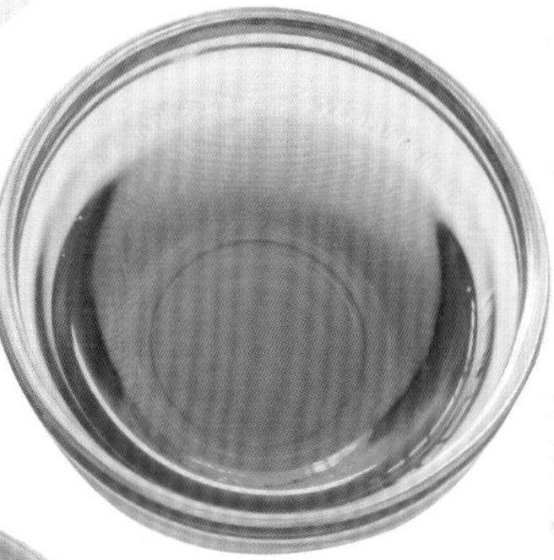

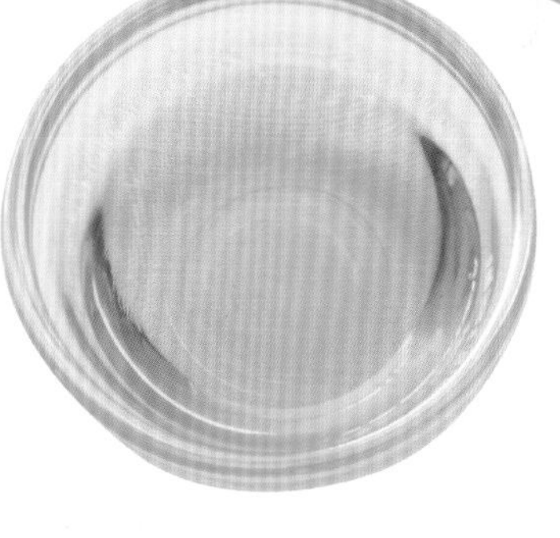

冷壓過濾芝麻油

傳承自江戶時代的傳統製法，將焙煎過的芝麻以榨油機冷壓萃取，再過濾出純正的芝麻油，可保留芝麻原有風味，屬於高級品項。

提供人體必需脂肪酸

五味：甘
五性：涼
歸經：肺・大腸

芝麻油富含亞麻油酸與油酸。亞麻油酸是人體無法自形合成的必需脂肪酸，可用來製造細胞膜，並排除血液裡的壞膽固醇。而芝麻所含的芝麻木酚素為抗氧化物質，具有促進健康的效果。

芝麻油的烹飪妙用

芝麻油可與其他油品混合使用。例如炸天婦羅時，在沙拉油中加入芝麻油會更香；燙蔬菜後淋點芝麻油，不僅香氣更足，色澤也會更鮮豔；在蛋液中加點芝麻油再煎，會更鬆軟好吃；在魚乾上塗點芝麻油再烤，魚肉會更加蓬鬆美味。

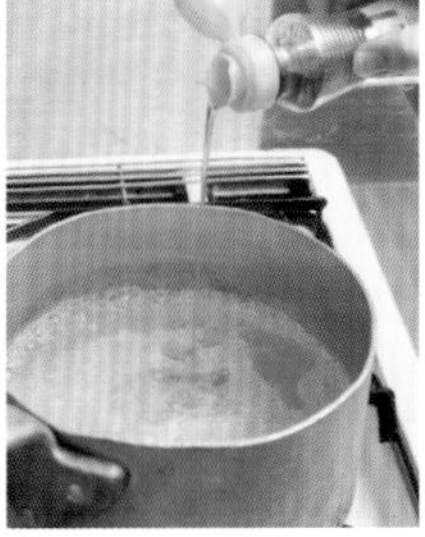

開封後能放多久？

未開封的食用植物油較不易孳生黴菌或細菌，因此腐敗的機率較低（但仍有逐酸敗的風險，應盡早使用）。至於未開封的一般性食用油，大多可保存1～2年。一旦開封，應盡量在1～2個月內使用完畢，且每次使用後應立即將瓶蓋蓋緊。

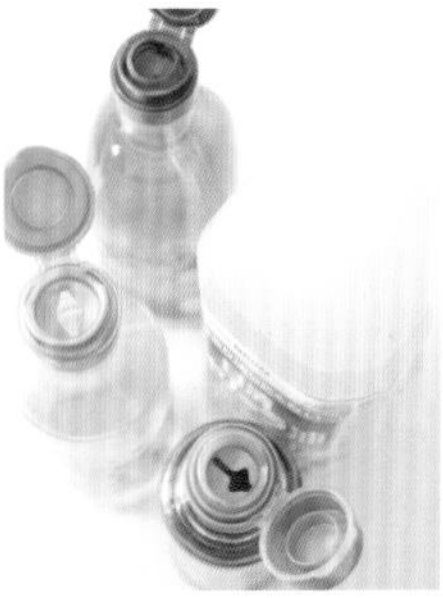

改善生活習慣病

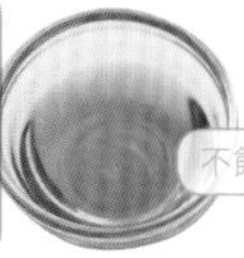

＋

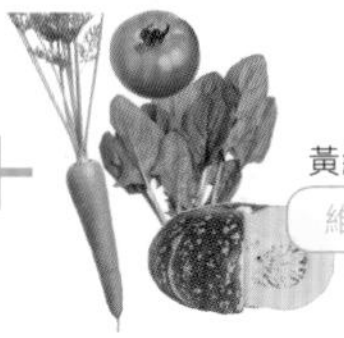

食品成分表（每100g）
脂肪……………………100g
維生素 A β-胡蘿蔔素當量……………180μg

橄欖油

取自天然果實的健康食用油

英文名 Olive oil
熱量（100g 中）921kcal
含醣量（100g 中）0g

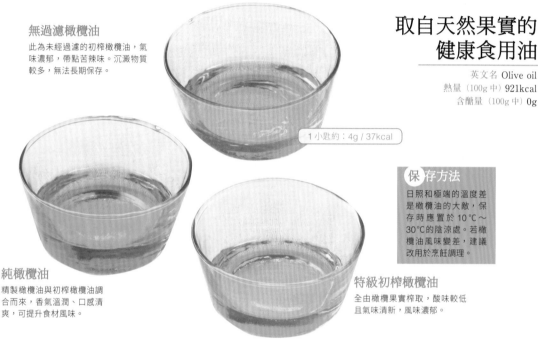

長久以來，橄欖油都被視為健康油的代表品項。和其他取自種子的食用油不同，橄欖油的原料來源為橄欖的果實，同時也是人類歷史上最早使用的油品。

橄欖油富含各種天然健康成分，其中的油酸可減少壞的膽固醇、抑制血糖值上升，還能達到降血壓的效果。此外，油酸本身不易氧化，與其他富含亞麻油酸易氧化的植物油相比，就可知道橄欖油的抗氧化力相當強大。橄欖油廠商還會聘請專業品油師，將橄欖油的味道評定為甘甜、辛辣、果香或醇和，並協助檢驗準備銷售的商品以確保品質。

一般市面上常見的橄欖油為特級初榨（冷壓初榨）與純橄欖油，兩者均可加熱調理。其中售價昂貴的特級初榨橄欖油還能調製佐料，或直接以普切塔（義式烤麵包）、長棍麵包沾取，充分品嘗橄欖油的果香氣。至於純橄欖油，由於口感要比其他油品來得清爽，大多當作炸物用油。

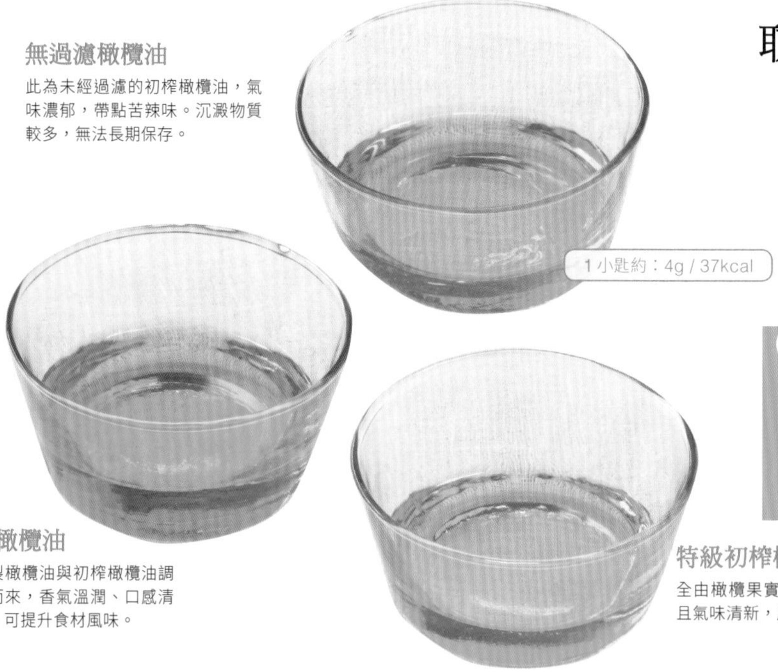

無過濾橄欖油
此為未經過濾的初榨橄欖油，氣味濃郁，帶點苦辣味。沉澱物質較多，無法長期保存。

1小匙約：4g / 37kcal

純橄欖油
精製橄欖油與初榨橄欖油調合而來，香氣溫潤、口感清爽，可提升食材風味。

特級初榨橄欖油
全由橄欖果實榨取，酸味較低且氣味清新，風味濃郁。

保存方法
日照和極端的溫度差是橄欖油的大敵，保存時應置於10℃～30℃的陰涼處。若橄欖油風味變差，建議改用於烹飪調理。

通過國際級檢驗的特級初榨橄欖油

橄欖油可依國際橄欖油協會制定的風味與酸價（指油酸的氧化程度，酸價越低越優質）標準分級。一般未經化學加工、初次榨取的橄欖油稱為「初榨」（virgin oil）。但初榨油還得經過各項檢查，只有風味或酸價（低於 0.8）均屬優質的上品油，才得以被稱為特級初榨橄欖油。

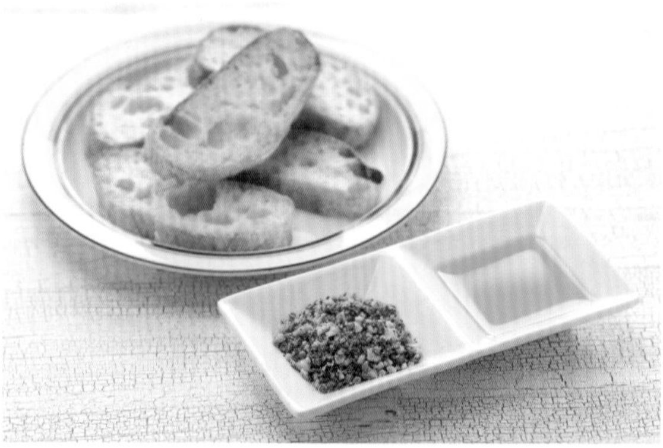

源自地中海的珍貴油品

橄欖油是從木樨科油橄欖（洋橄欖）的果實榨取而來，屬常綠喬木，葉小質硬，主要栽種於西班牙或義大利等地中海地區。日本的橄欖油大多產自香川縣，尤其是境內的小豆島產量最多。義大利料理前菜常見的醃漬橄欖，可分為使用未熟果的綠橄欖，以及使用完熟果的黑橄欖。

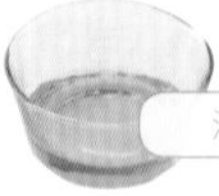
橄欖油 油酸、維生素E

＋

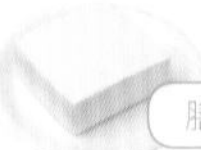
豆腐 膳食纖維

降低膽固醇

食品成分表（每100g）
脂肪……100g

其他油品

一日三餐少不了攝取各式食用油。除了烹飪調理時的煎炒油炸，還可使用於其他食品中增添風味，用途十分廣泛。話雖如此，一旦冠上「油」這個字，就會給人一種熱量很高、不利健康等負面印象的聯想。其實油脂是人體不可或缺的重要養分，與碳水化合物、蛋白質並列為三大營養素。此外，一公克的油脂，便能產生九大卡的熱量，可說是效率相當高的能量來源。

一般常見的食用油，可大致分為奶油或豬油類的動物油，以及以芝麻、大豆、菜籽、橄欖果實等榨取的植物油。除了最常見的沙拉油（原料為大豆或菜籽）之外，市面上還有許多較少見，但對健康很有幫助的油品。例如富含α-亞麻酸，最近頗受矚目的紫蘇油（荏胡麻油）與亞麻仁油，以及以糙米精製後的米糠和胚芽製作的米糠油等。充分了解每種油品的特色後，便能依據實際需求，找出最適合的品項。

沙拉油

一般家庭最常使用的便是沙拉油，例如大豆油、芥花油、葵花油等皆屬於沙拉油。製作沙拉油有相關標準，必須使用規定材料（菜籽或大豆等）於合格工廠所製作，且確保在低溫下也不會凝固，能維持液態且清澈透明。沙拉油會因為不同的原料而呈現獨特的風味與香氣，適合用來調理食材、製作佐料、美乃滋等。

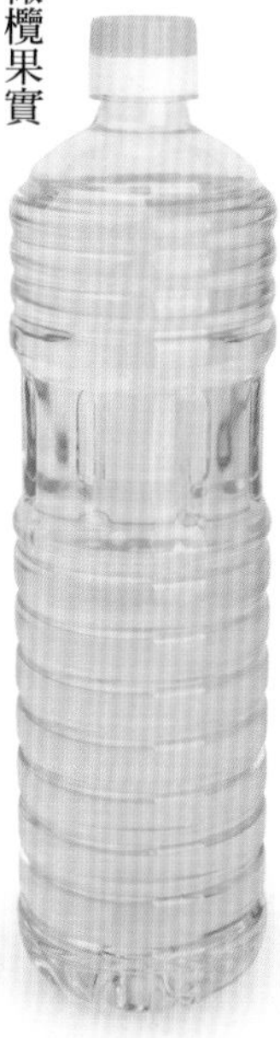

保存方法

使用後應確實將瓶蓋密封，並置於陰涼處常溫保存。

原料、色澤、功用大不相同

英文名 Vegetable oil, Blended oil
熱量（100g中）921kcal
含醣量（100g中）0g

1小匙約：4g / 37kcal

辛 五味
溫 五性
肝 歸經

脂肪酸決定你的健康

選購油品時要注意裡頭的脂肪酸（油品的主要成分）含量。脂肪酸種類眾多，但可大致分成飽和脂肪酸與不飽和脂肪酸兩大類。其中不飽和脂肪酸可再細分為 n-9（ω-9）、n-6（ω-6）、n-3（ω-3）三種，大部分的植物油含有不飽和脂肪酸。日常飲食中若能均衡攝取飽和脂肪酸以及三種不飽和脂肪酸，就能維持身體健康。

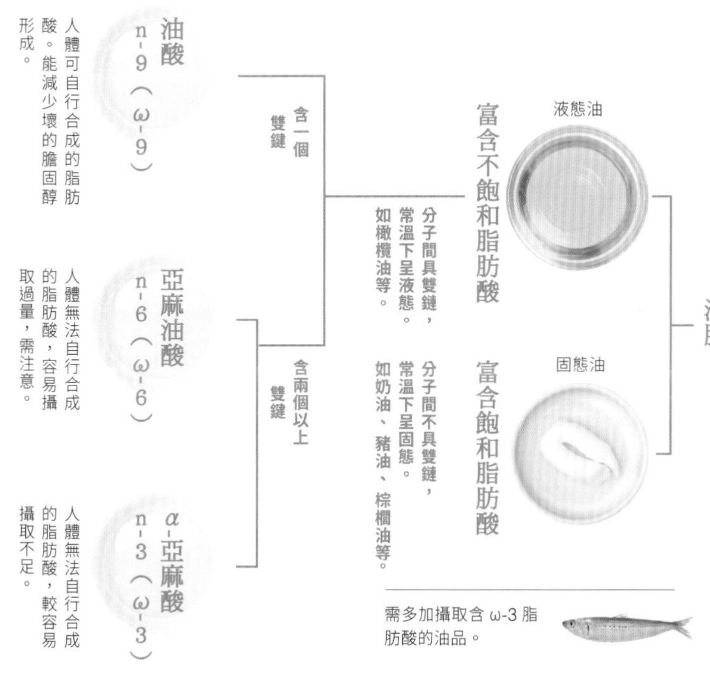

需多加攝取含 ω-3 脂肪酸的油品。

紫蘇油

易氧化不耐熱 適合沙拉或冷盤

紫蘇油取自唇形科一年生草本植物荏胡麻的種子，又稱荏胡麻油。富含近來頗受矚目的α-亞麻酸，但因容易氧化不適合加熱烹調，可淋在沙拉上或做成冷盤。開封後必須冷藏。

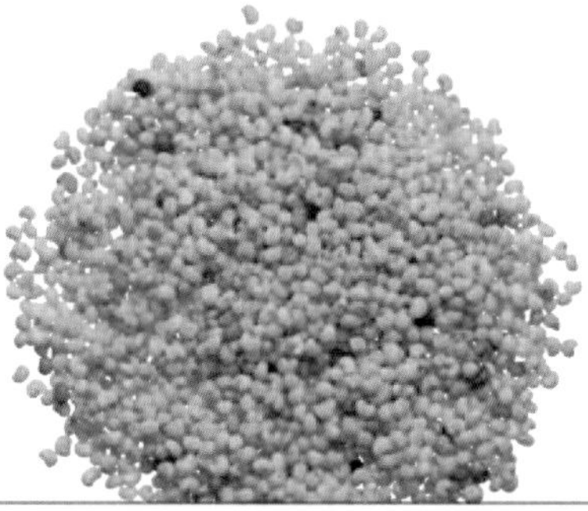

紅棕櫚油

外觀呈紅色 無異味的 萬用油

紅棕櫚油取自棕櫚果或油椰果肉，外觀呈現紅色，看似氣味濃烈，實際上沒什麼異味。富含維生素E與胡蘿蔔素，可應用於多種料理。

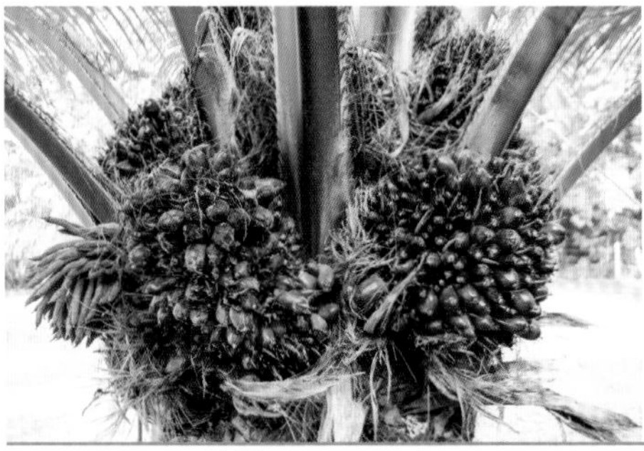

葡萄籽油

富含維生素E與 多酚化合物

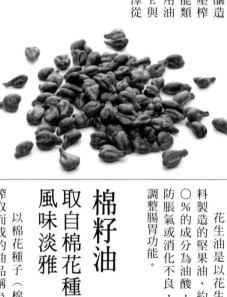

葡萄可用來釀造紅酒；種子則可壓榨葡萄籽油。其功能類似沙拉油，屬萬用油品，富含維生素E與多酚化合物，色澤從透明到綠色皆有。

米糠油

可降低膽固醇 舒緩自律神經失調

米糠油以糙米精製後的米糠和胚芽製作而成，富含γ-穀維素，可有效舒緩自律神經失調症。

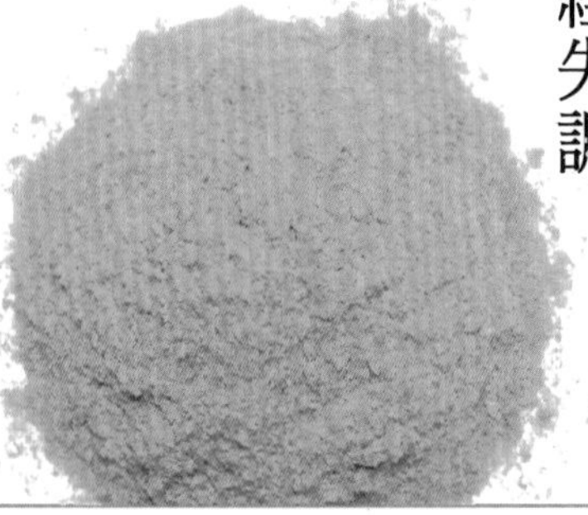

花生油

可預防脹氣的 堅果油

花生油是以花生為原料製造的堅果油，約有四〇%的成分為油酸，可預防脹氣或消化不良，藉此調整腸胃功能。

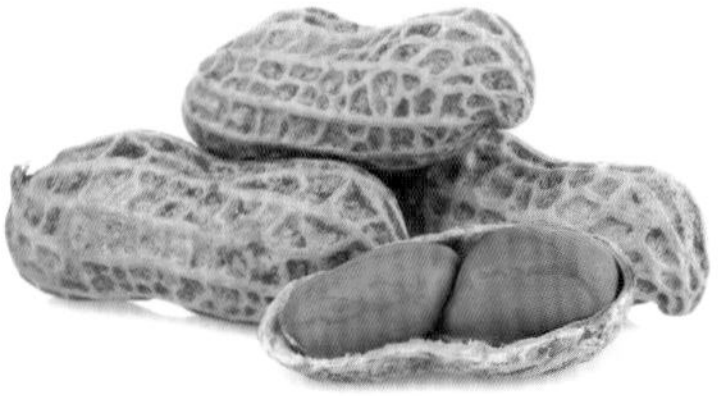

棉籽油

取自棉花種子 風味淡雅

以棉花種子（棉實）榨取而成的油品稱為棉籽油，除了做成加工食品，也可當作沙拉油使用。

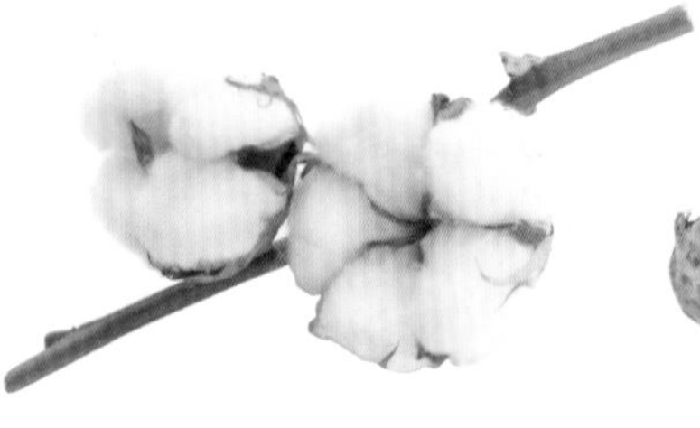

紅花油

適合體質畏寒者

紅花油以菊科植物紅花籽為原料，又稱紅花籽油。富含維生素E，可當沙拉油使用。亦能活絡血液循環，適合畏寒者。

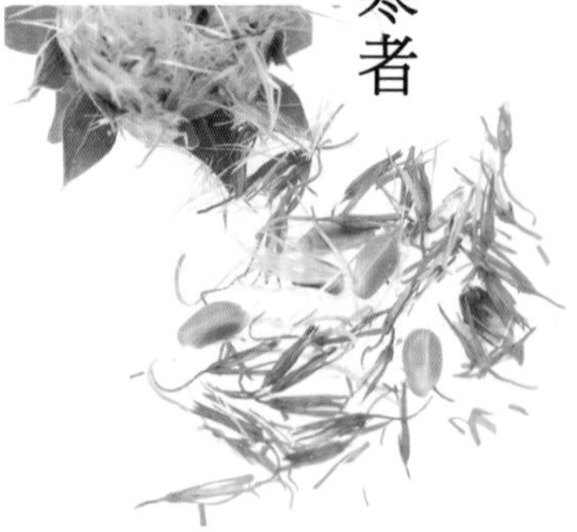

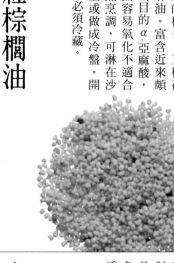

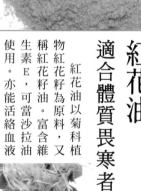

菜籽油

用途廣泛 家庭或營業用皆適合

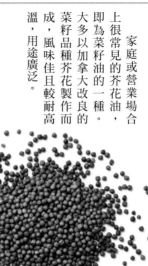

家庭或營業場合上很常見的芥花油，即為菜籽油的一種。大多以加拿大改良的菜籽品種芥花製作而成，風味佳且較耐高溫，用途廣泛。

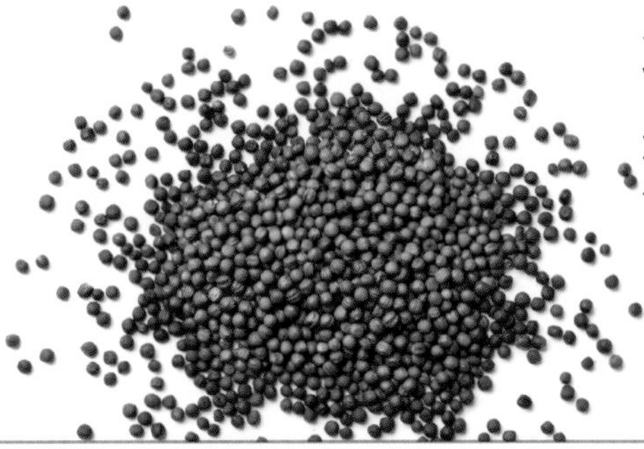

大豆油

富含維生素K的植物油

大豆油以大豆為原料，富含維生素K。除了當作沙拉油使用，也可製成美乃滋、乳瑪琳或起酥油等產品。

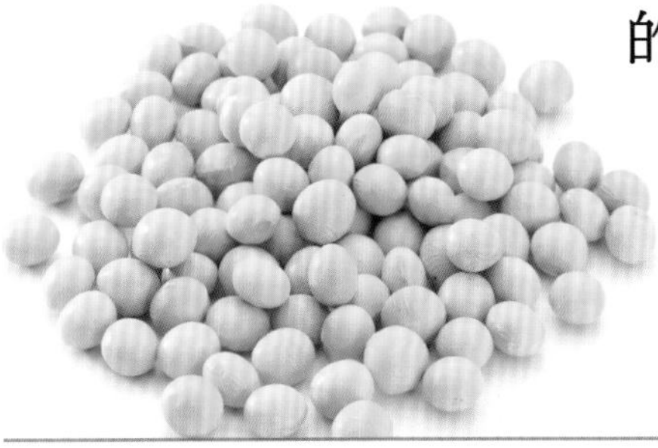

玉米油

香氣具層次感 風味芬芳

玉米油又稱玉米胚芽油，色澤淡黃，香氣芬芳且具層次感，常用作沙拉油或天婦羅炸油。

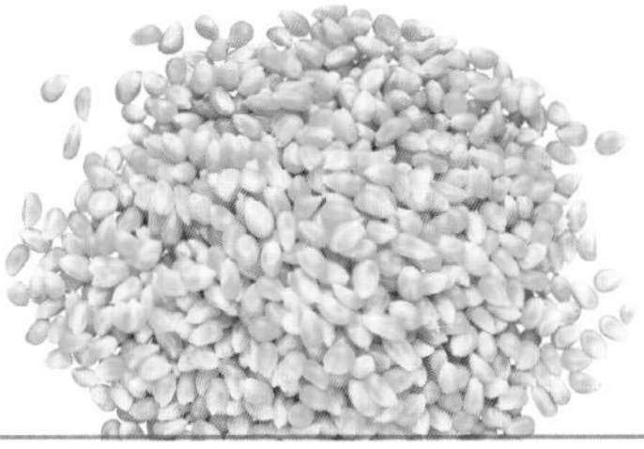

葵花油

富含維生素E 可抗老化

以向日葵種子為原料，本身無異味且富含維生素E，具抗老化功能。葵花油與菜籽油、大豆油並列為全世界最常使用的油品。

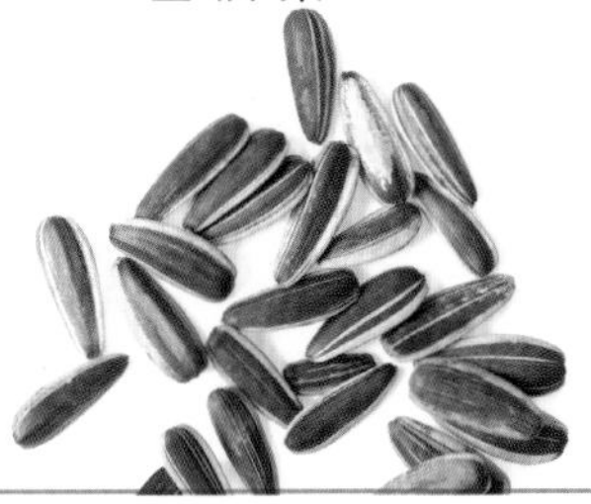

大麻籽油

可抑制過敏 或製成清潔用品

以大麻籽為原料製成，用途相當廣泛。除了食用之外，也可製成肥皂、洗髮精或塗料等製品。富含α-亞麻酸以及γ-亞麻酸，可抑制過敏。

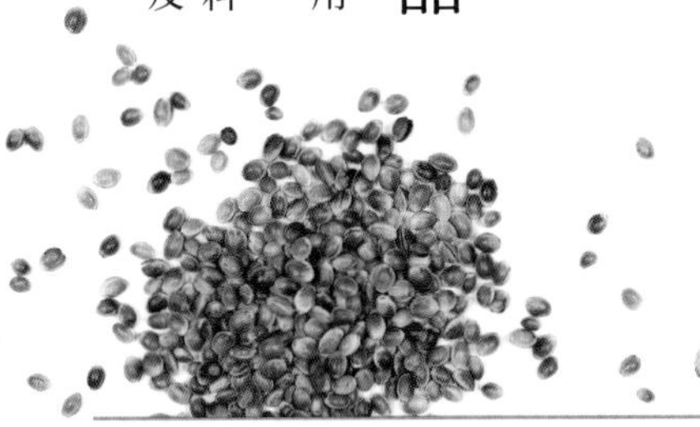

椰子油

不易形成脂肪的減肥用油

從椰子的核果胚乳中萃取、精製而成的植物油，內含大約六〇%的中鏈脂肪酸，不易形成脂肪囤積體內，是近來備受矚目的減肥用油。

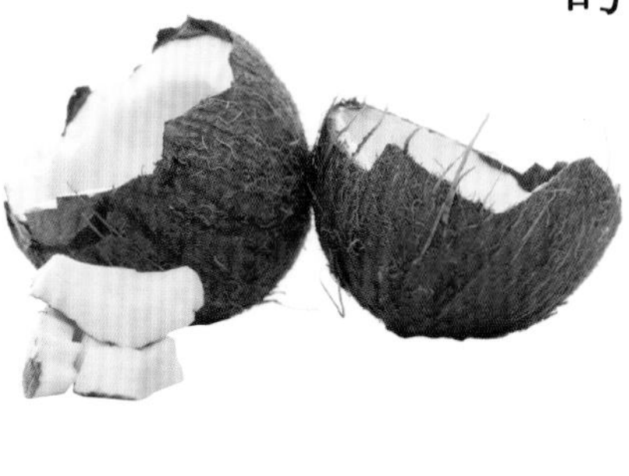

亞麻仁油

富含α-亞麻酸 氣味溫和有層次

亞麻屬於一年生草本植物，其梗部纖維堅韌，可製成亞麻布；成熟的種子則可萃取、精製成亞麻仁油。其成分類似紫蘇油，富含α-亞麻酸，氣味溫和有層次。

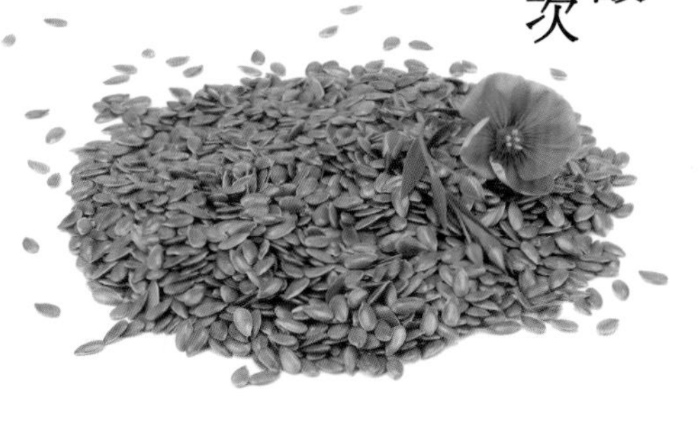

綠茶

富含兒茶素，抗氧化力佳

市面上的茶類商品種類眾多，包括茶葉、茶包、包裝茶（寶特瓶或鋁箔包）或手搖杯等。實際上，不論綠茶、青茶（烏龍茶）或紅茶，其原料可能源自於同一棵茶樹，彼此之間的差別只在發酵程度。摘取茶葉後，經加熱處理、揉捻、烘乾的未發酵茶即為綠茶，裡頭的維生素A、C、K含量要比發酵茶（紅茶）還多。此外，綠茶富含兒茶素，具優異的抗氧化力。

香氣清新的未發酵茶

英文名 Green tea　別名 綠茶

熱量（100g 中）329kcal（玉露）、324kcal（抹茶）、331kcal（煎茶）

含醣量（100g 中）0g（玉露）、1.0g（抹茶）、1.2g（煎茶）

抹茶與粉茶

抹茶與粉茶外觀類似，但抹茶是碾茶所製成的粉狀茶。主要用於茶道；近年隨著抹茶漸漸普及至一般消費族群，市面上開始出現抹茶蛋糕、餅乾、霜淇淋等產品。至於粉茶，則是製作煎茶後剩餘的粉狀茶葉。在營養成分方面，抹茶富含甘味成分茶胺酸；粉茶則富含兒茶素。

五味　甘 苦

五性　涼

歸經　心·肺·胃

咖啡因

可提神與燃燒脂肪的生物鹼化合物

茶葉、咖啡豆與可可果實中都含有咖啡因，屬生物鹼化合物且帶有苦味。其外觀為白色結晶，可利尿、消水腫、降血壓等，並達到舒緩頭痛（尤其是偏頭痛）的效果。此外，咖啡因還可刺激中樞神經、活絡心臟功能，有助於提神並消除疲勞。除了上述功效外，據說咖啡因還能活化脂肪分解酵素、協助燃燒脂肪，故建議運動前飲用，減重效果會更好。

兒茶素

可抗氧化並降低膽固醇吸收量

兒茶素為多酚化合物中俗稱單寧酸的澀味成分。除了抗氧化力優異之外，還能降低食物中膽固醇的吸收量，藉此穩定血脂。此外，兒茶素還可減少壞的膽固醇，同時不致影響好的膽固醇。綠茶除了豐富的兒茶素外，還含有維生素 C 與維生素 E，堪稱最強的抗氧化飲品。

殺菌效果

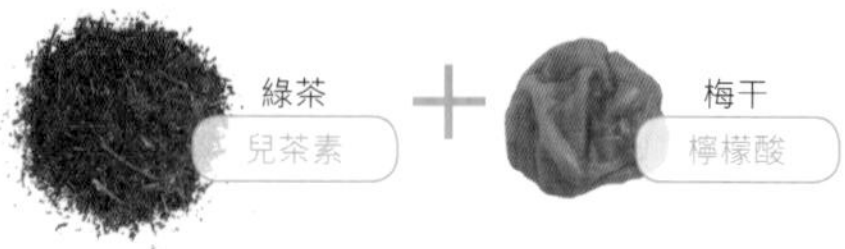

保存方法

濕氣、熱度、氧化、光線或氣味都是茶葉的大敵。可置於常溫下的陰涼處保存。開封後建議於一個月內使用完畢；未開封的茶葉可冷凍保存。

食品成分表（每100g）

煎茶

蛋白質		24.5g
脂肪		4.7g
碳水化合物		47.7g
礦物質	鈣	450mg
	鐵	20.0mg
維生素	A　β-胡蘿蔔素當量	13000μg
	B_1	0.36mg
	B_2	1.43mg
	C	260mg

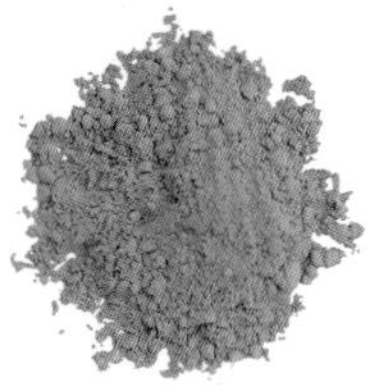

抹茶

避免陽光直晒，將碾茶蒸熟、烘乾後去除葉脈，再磨成粉狀的茶。

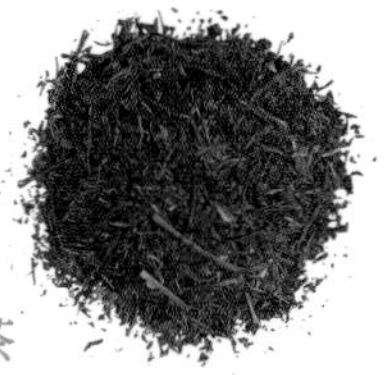

煎茶

將茶葉蒸熟、揉捻、烘乾後製成，堪稱日本人最愛的茶飲。

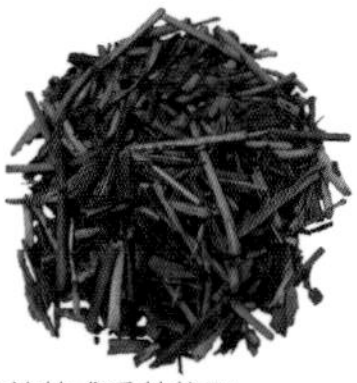

焙茶

以大火烘焙煎茶或番茶後取得的褐色茶葉，氣味芬芳。

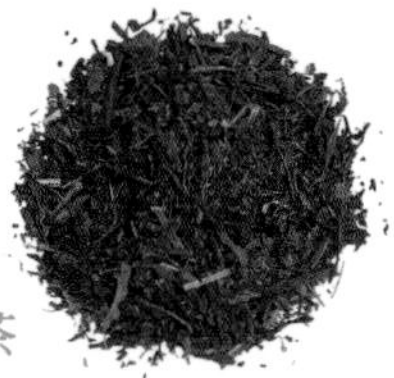

番茶

以生長較久的茶葉或摘採後新生的茶葉製成。

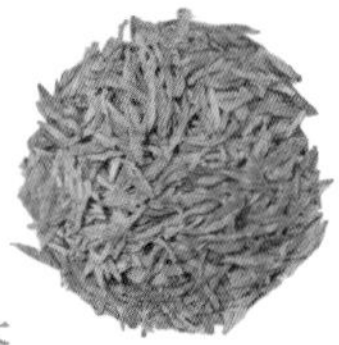

龍井茶

最能代表中國茶的綠茶，幾乎皆以鐵鍋炒熟製作，澀味較少。

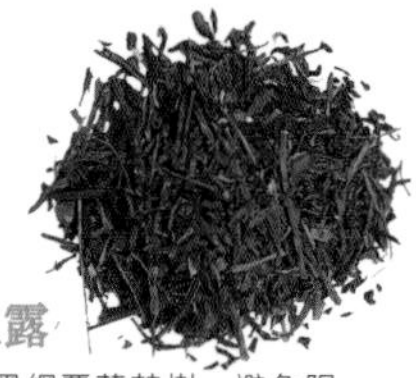

玉露

以黑網覆蓋茶樹，避免陽光直晒而成的茶葉，屬最高級煎茶。需低溫沖泡，甘甜鮮味濃。

風味清爽的冷泡綠茶

冷泡綠茶可減少帶苦味的咖啡因與帶澀味的兒茶素溶出，並充分萃取茶葉裡的胺基酸和維生素 C。使用材料與做法為：1 公升的冷水加入 15 公克茶葉（也可用非冷泡茶專用茶葉製作），放入冰箱 2～6 小時即可飲用。

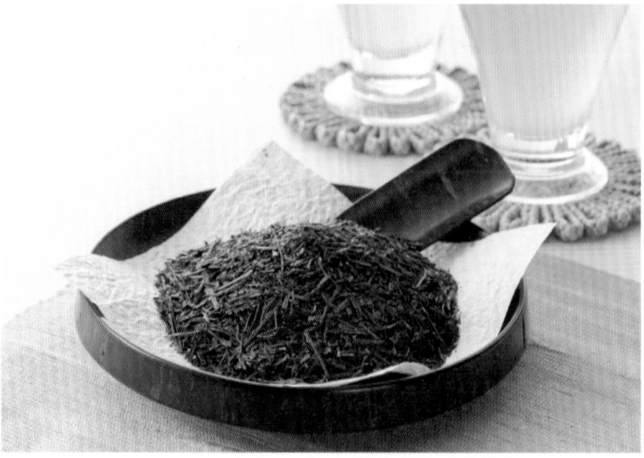

青茶

英文名 Oolong tea
別名 烏龍茶、半發酵茶

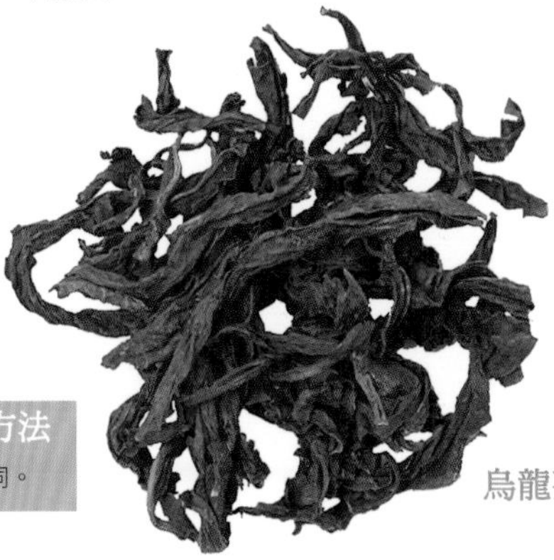

烏龍茶

保存方法
與綠茶相同。

來自半發酵茶葉的人氣烏龍茶

青茶原產自中國，現已廣泛被日本人接受，一般人最熟悉的烏龍茶即屬青茶的一種。青茶的原料是半發酵茶葉，其發酵程度從一五～七〇％不等，連帶衍生出各種香氣、風味與茶色的品項。其中發酵度較低者口感似綠茶；發酵程度高者則近似紅茶。市面常見的凍頂烏龍茶、鐵觀音、東方美人茶、文山包種茶等都屬於青茶，主要產地為中國福建省、廣東省東部等地。

適合女性飲用的凍頂烏龍茶

凍頂烏龍茶為臺灣知名茶種，味道與綠茶相近。富含可抑制肌膚老化的活性酵素多酚化合物、可製造膠原蛋白的維生素C，以及具抗過敏反應的甲基化兒茶素，廣受女性喜愛。

甘苦 五味
涼 五性
肝脾 歸經

香氣四溢、姿態迷人的工藝花茶

工藝花茶（藝術茶）為臺灣與中國的人氣土產。一般會先將荒茶（未經分類或再次加工的茶葉）加工成各種形狀，再混入茉莉等添香。注入熱水沖泡時，茶葉緩緩舒展開來的姿態猶如盛開的綠色牡丹，相當迷人。

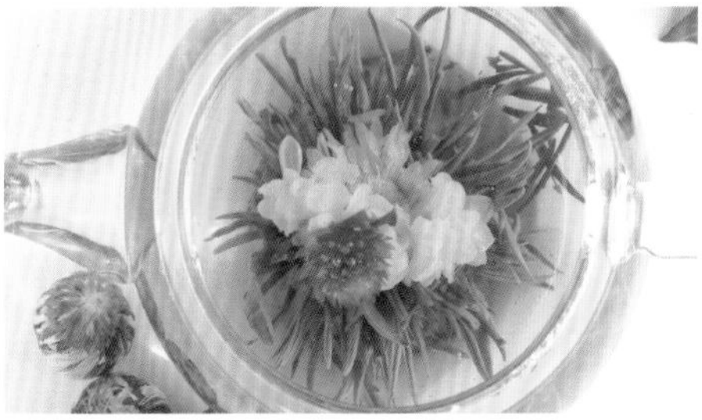

紅茶

食品成分表（可食用部分每100g）

蛋白質		20.3g
脂肪		2.5g
碳水化合物		51.7g
礦物質	鈣	470mg
	鐵	17.0mg
維生素	A β-胡蘿蔔素當量	900μg
	B_1	0.10mg
	B_2	0.80mg

英文名 Black tea
別名 全發酵茶
熱量（100g 中）311 kcal
含醣量（100g 中）13.6g

保存方法
與綠茶相同。

依產地呈現不同風味的全發酵茶

全世界的茶葉產量中，約有八〇％是紅茶。飲用紅茶的習慣源自中國，茶葉產地則在印度、斯里蘭卡等。採摘茶葉後未經蒸熟，自然萎凋、乾燥、揉捻之後，即為紅褐色的全發酵紅茶。不同產地的紅茶會呈現特殊風味，因此市面上常見阿薩姆紅茶、大吉嶺紅茶、錫蘭烏瓦紅茶等直接冠上產地名稱的品項；加入其他調味成分的加味茶也很受歡迎。紅茶含有多酚化合物茶黃素，近來更是備受矚目。

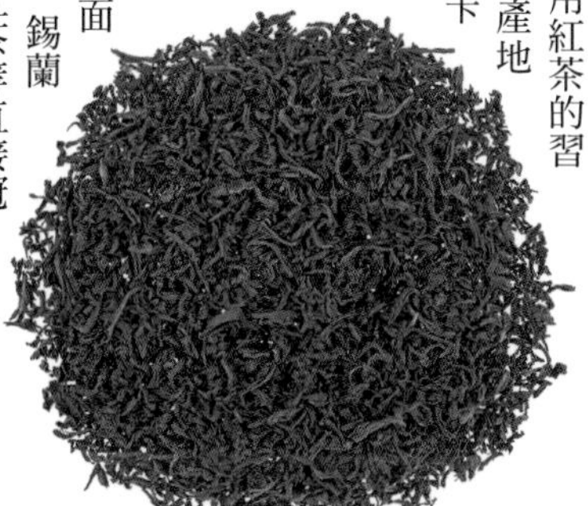

茶黃素

可預防感冒與流感的多酚化合物

茶葉裡的兒茶素經過發酵，會產生紅茶特有的多酚化合物茶黃素，其為帶有紅色或褐色的澀味成分。茶黃素具有優異的抗氧化力，還能有效殺菌，可預防感冒與流感病毒。除此之外，茶黃素還能抗過敏、改善腸道環境、預防並改善胃潰瘍、抑制膽固醇上升、防止癌症上身等。

好喝的紅茶要用何種水沖泡？

剛從水龍頭盛裝出來的自來水含有較多空氣，煮沸後沖進茶壺裡，茶葉會劇烈滾動；若以礦泉水沖泡，則會因含有其他成分影響茶色及風味。因此好喝的紅茶，建議以靜置一段時間的自來水或純淨水沖泡。將水煮滾2～3分鐘，即能去除水中氯氣，可安心使用。

五大營養素於食材中的含量排行

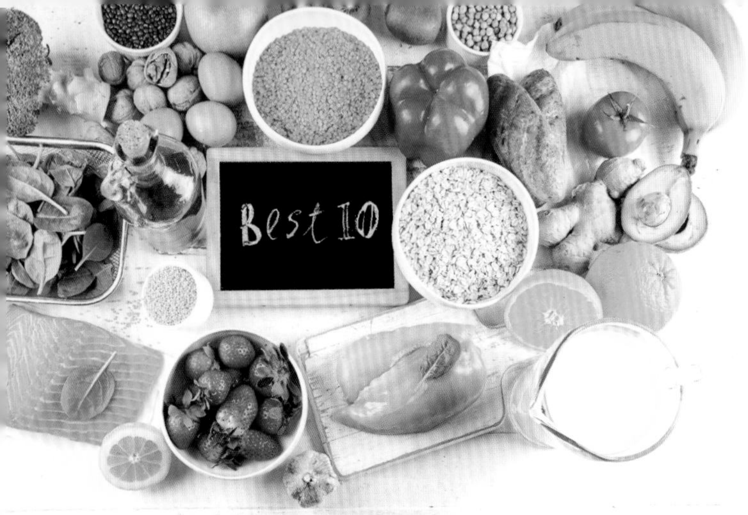

本書已逐一介紹各類食材的特性、種類、營養成分與烹調建議。此處將以五大營養素為分類依據，提供生活中各種常見食材的營養素含量排名。自第二八六頁起，則為各式食材搭配的對症功效一覽，列舉各種日常症狀，並提供建議食譜，方便讀者快速了解、記錄與查閱。

醣類（碳水化合物）

1 義大利麵條（乾）
71.2g
1盤（100g）

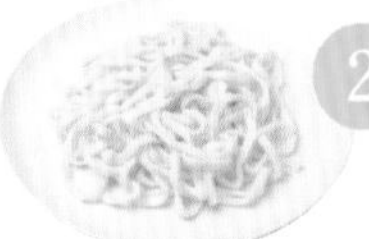

2 烏龍麵（熟）
52.0g 1份（250g）

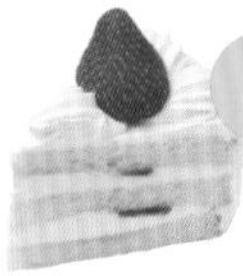

3 奶油蛋糕
47.3g
1塊・不含果粒（110g）

4	貝果	49.5g	1個（95g）
5	杯麵	38.5g	1杯（65g）
6	白麵條	38.4g	1份（160g）
7	白飯	36.8g	1碗（100g）
8	柿子	33.8g	1個（260g）
9	香蕉	28.2g	1根（220g）
10	吐司	26.6g	1片（60g）

脂肪（脂質）

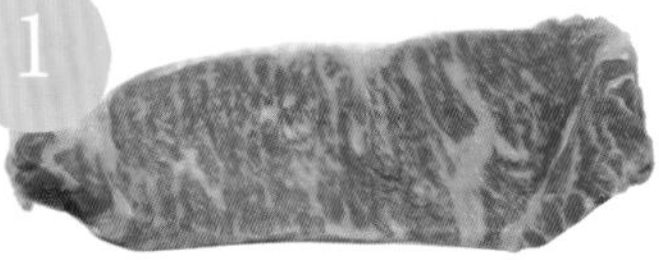

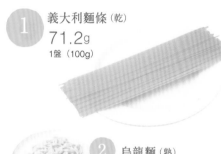

1 牛肉（沙朗・帶油花）
41.9g 厚切1片（150g）

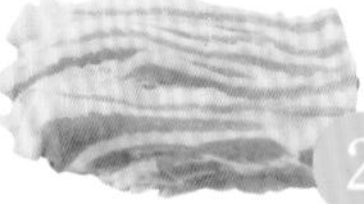

2 豬肉（三層肉・帶油花）
31.9g 厚切3片（90g）

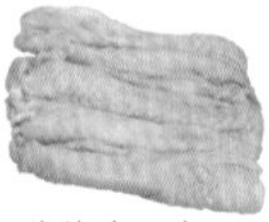

3 雞皮
31.0g 1大片（60g）

4	豬肉（梅花肉・帶油花）	28.8g	炸豬排用1片（150g）
5	鯖魚生魚片	25.4g	1片（70g）
6	秋刀魚	23.6g	1條（100g）
7	黑鮪魚（腹肉）	19.3g	生魚片5片（70g）
8	合鴨	14.5g	6薄片（50g）
9	雞腿肉（雛雞・帶皮）	14.2g	半塊（100g）
10	鰤魚生魚片	14.1g	1片（80g）

蛋白質

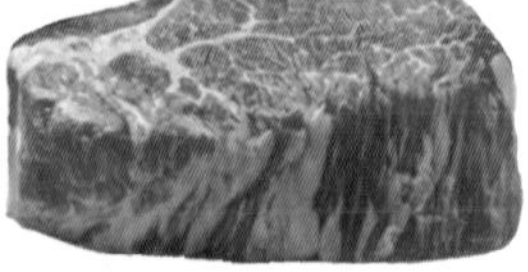

1 菲力牛排
25.0g 1片（120g）

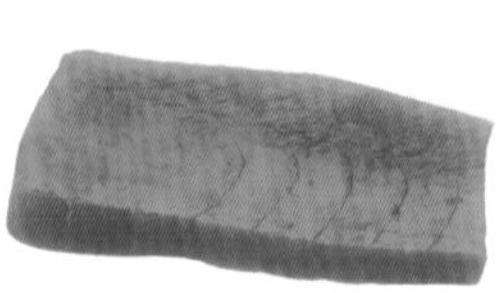

2 黑鮪魚（紅肉）
23.8g 生魚片6片（90g）

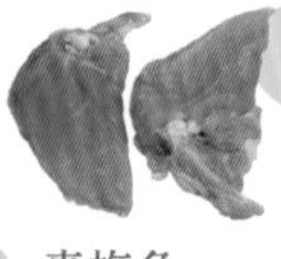

3 雞胸肉（雛雞・不帶皮）
23.3g 半塊（100g）

4	真旗魚	23.1g	1片（100g）
5	鰹魚（春獲）	19.3g	生魚片5片（75g）
6	凍豆腐	15.2g	2片（30g）
7	雞蛋	6.8g	1顆（65g／淨重55g）
8	一般鮮乳	5.0g	1杯（150g）
9	加工乳酪	4.1g	1片（18g）
10	帕馬森乳酪	2.6g	1大匙（6g）

膳食纖維

1 羊栖菜（乾） 5.2g（10g）

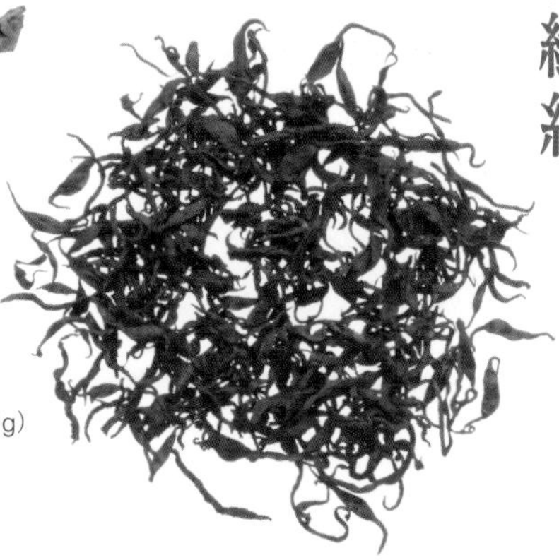

2 花椰菜 4.0g 3～4大朵（90g）

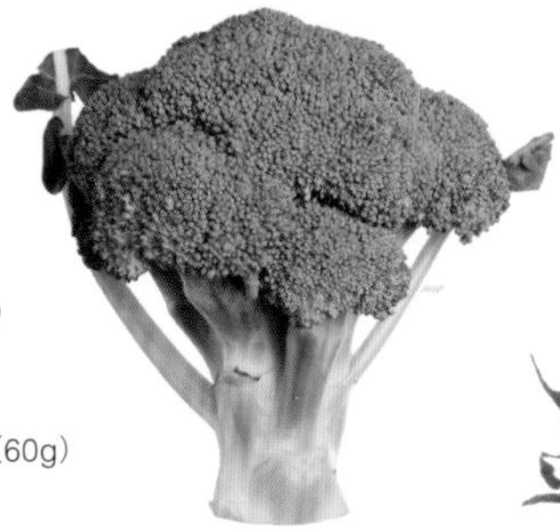

3 酪梨 3.7g 半顆（70g）

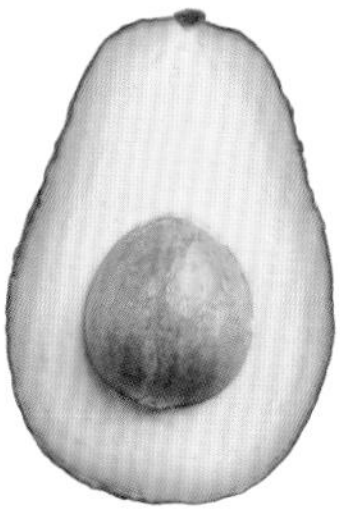

- 4 裸麥吐司 3.4g 切6片 1片（60g）
- 4 納豆 3.4g 1包（50g）
- 5 竹筍（熟） 3.3g 半根（100g）
- 6 蕎麥麵 3.2g 1碗（160g）
- 7 栗子 2.9g 5顆（70g）
- 8 地瓜 2.1g 半條（95g）
- 9 蘋果 1.7g 半顆（100g）

維生素D

1 鮟鱇魚肝 33.3μg（30g）

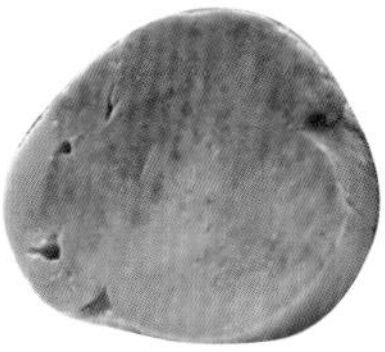

2 鮭魚 25.6μg（80g）

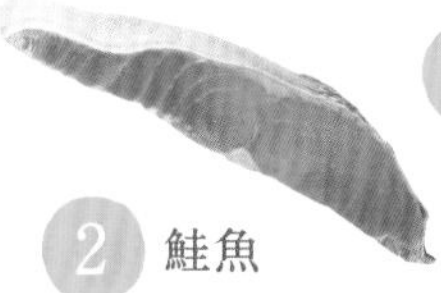

3 真鰯（魚乾） 25.0μg 2條（50g）

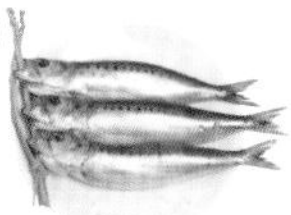

- 4 蒲燒鰻 19.0μg 1串（100g）
- 5 秋刀魚 15.7μg 1條（淨重100g）
- 6 白帶魚 14.0μg 1塊（100g）
- 7 真旗魚 12.0μg 1塊（100g）

維生素A

1 豬肝 10400μg（80g）

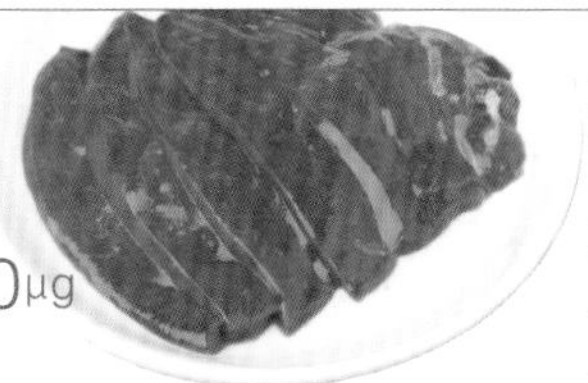

2 雞肝 8400μg 串燒2串（60g）

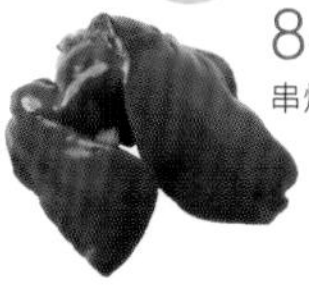

3 鮟鱇魚肝 4150μg（50g）

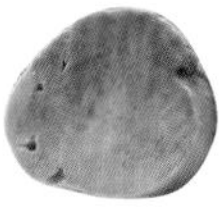

- 4 銀鱈 1500μg 1片（100g）
- 4 蒲燒鰻 1500μg 1串（100g）
- 5 胡蘿蔔 621μg 半根（90g）
- 6 埃及野麻嬰 462μg 半把（55g）

維生素K

1 埃及野麻嬰 352μg 半包（55g）

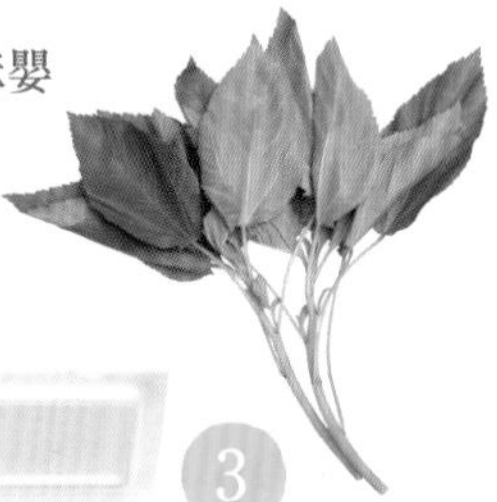

2 納豆 300μg 1包（50g）

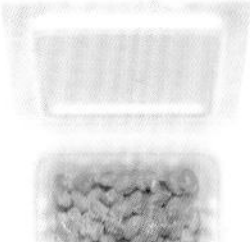

3 豆苗 140μg 半包（50g）

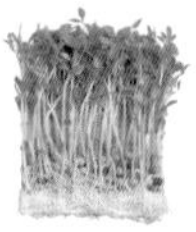

- 4 生裙帶菜 30μg（30g）
- 5 青海苔醬 28μg 1小匙（1g）
- 6 羊栖菜（乾） 16μg（5g）
- 7 海苔（烤） 12μg 1枚（3g）

維生素E

1 蒲燒鰻 4.9mg 1串（100g）

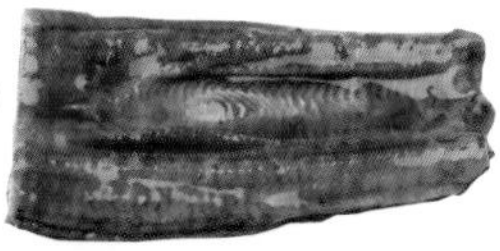

2 南瓜 7.35mg 1/8顆（150g）

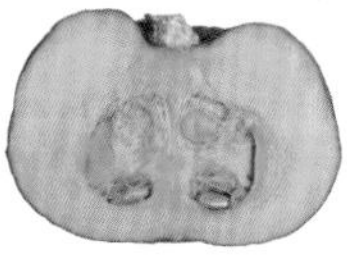

3 杏仁（油炸調味） 4.2mg 10粒（14g）

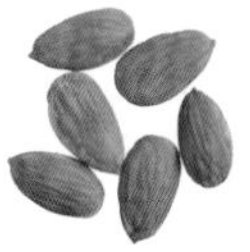

- 4 甜椒（紅） 2.6mg 半顆（60g）
- 5 酪梨 2.3mg 半顆（70g）
- 6 乳瑪琳 1.8mg 1大匙（12g）
- 7 葵花油 1.5mg 1小匙（4g）

維生素B1

1 豬肉（里肌）1.06mg 1塊（80g）

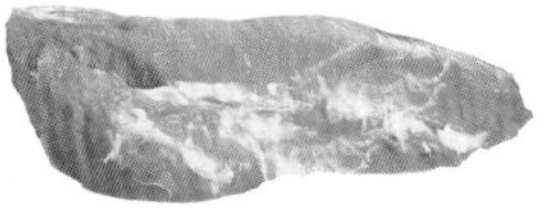

2 蒲燒鰻 0.75mg 1串（100g）

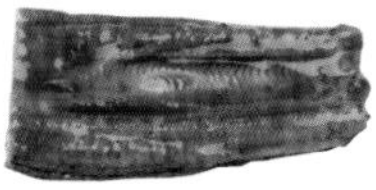

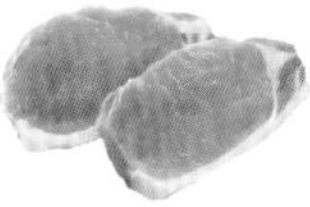

3 豬肉（大里肌紅肉）0.64mg 1塊（80g）

4	去骨火腿	0.54mg 3片（60g）
5	涓豆腐	0.30mg 1塊（300g）
6	米飯（糙米）	0.24mg 150g
7	明太子	0.21mg 半付（30g）

維生素B2

1 豬肝 2.88mg（80g）

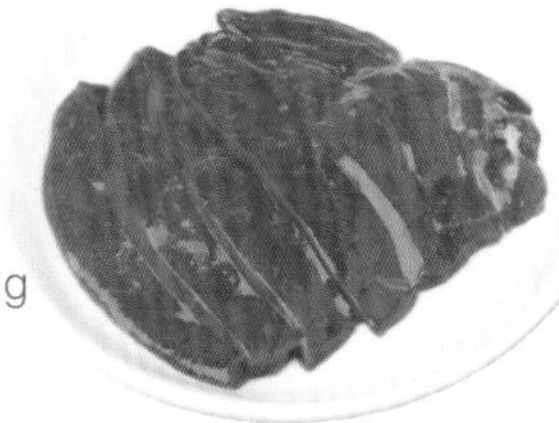

2 蒲燒鰻 0.74mg 1串（100g）

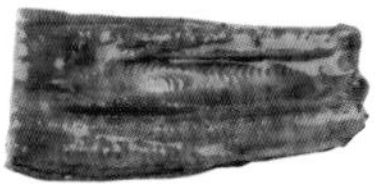

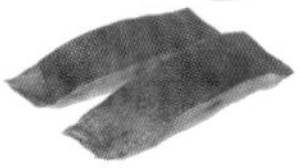

3 真鰈 0.35mg 1塊（100g）

4	菲力牛排	0.31mg 1枚（120g）
5	納豆	0.28mg 1包（50g）
5	低脂鮮乳	0.28mg 1杯（150ml）
6	雞蛋	0.22mg 1顆（50g）

菸鹼酸

1 鰹魚（春獲）19.0mg 生魚片5片（100g）

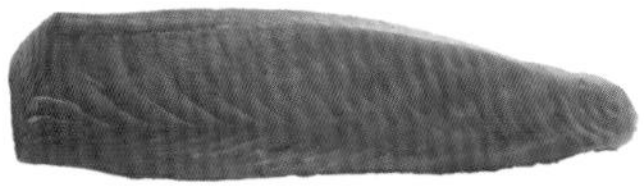

2 明太子 14.9mg 半付（30g）

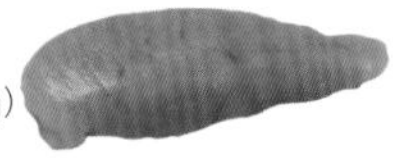

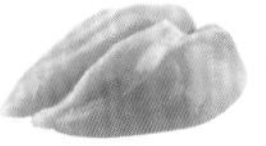

3 雞胸肉（雛雞・不帶皮）12.1mg 半塊（100g）

4	豬肝	11.2mg（80g）
5	黑鮪魚（赤身）	9.9mg 生魚片5片（70g）
6	舞菇	8.19mg 1包（90g）
7	真鯖魚	7.3mg 1塊（70g）

維生素B6

1 黑鮪魚（紅肉）0.77mg 生魚片6片（90g）

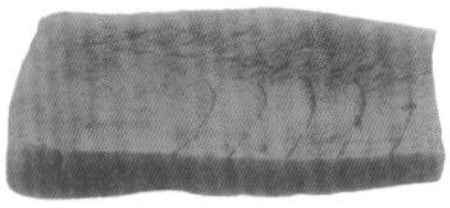

2 鰹魚（春獲）0.76mg 生魚片5片（100g）

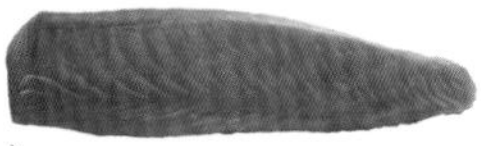

3 牛肝 0.71mg（80g）

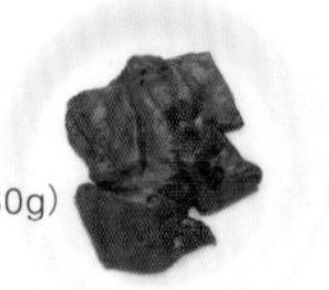

4	秋刀魚	0.51mg 1條淨重（100g）
5	鰤魚生魚片	0.29mg 1片（80g）
6	花椰菜	0.14mg 1/4大朵（70g）
7	奶粉	0.10mg 1大匙（6g）

維生素B12

1 牛肝 42.2μg（80g）

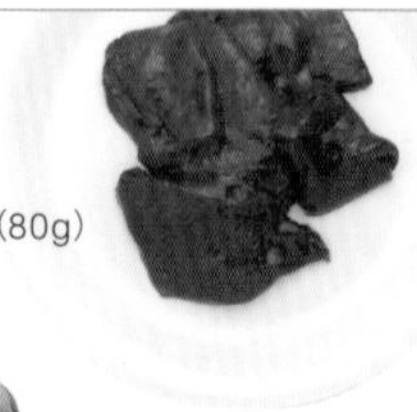

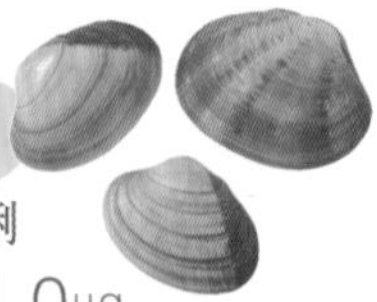

2 蛤蜊 21.0μg 10粒（淨重40g）

3 秋刀魚 16.2μg 1條（淨重100g）

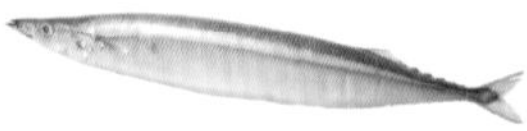

4	蜆	15.0μg 20粒（淨重22g）
5	文蛤	13.6μg 3粒（淨重48g）
6	鮟鱇魚肝	11.7μg（30g）
7	牡蠣	10.4μg 帶殼3粒（45g）

泛酸

1 雞肝 6.06mg 串燒2串（60g）

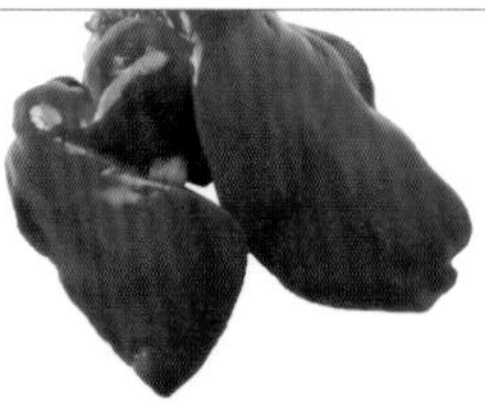

2 有卵鰈魚 4.3mg 1塊（100g）

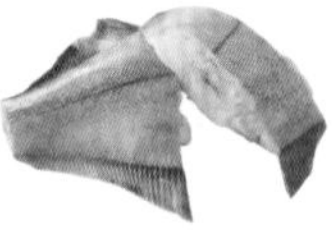

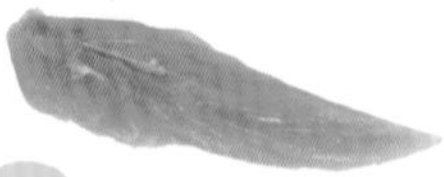

3 雞里肌 2.77mg 3片（90g）

4	納豆	1.80mg 1包（50g）
5	酪梨	1.16mg 半顆（70g）
6	鱈魚子	1.10mg 半付（30g）
7	米飯（糙米）	0.98mg 1餐（150g）

葉酸

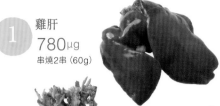

① 雞肝
780μg
串燒2串（60g）

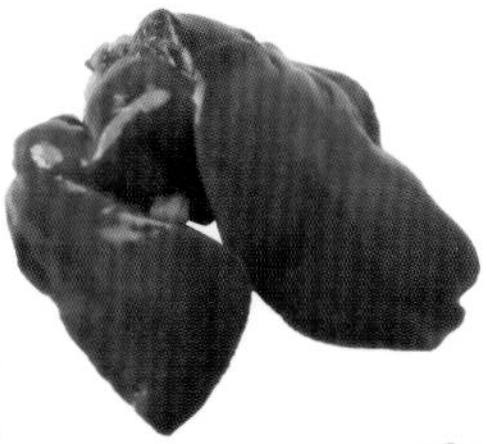

② 油菜花
170μg
1/4把（50g）

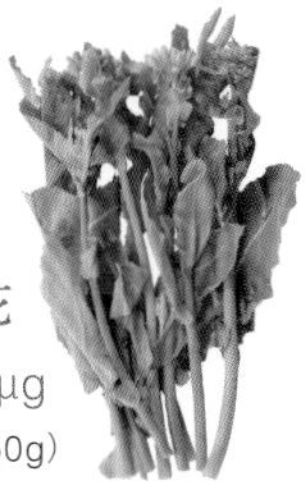

③ 花椰菜
147μg
1/4大朵（70g）

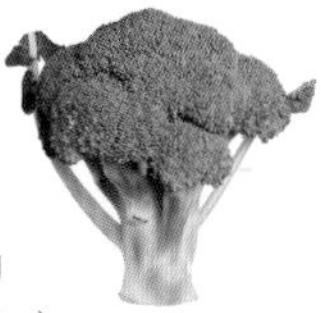

④ 玉米	143μg	1根（淨重150g）
⑤ 埃及野麻嬰	138μg	半把（55g）
⑥ 海苔（烤）	57μg	1片（3g）
⑦ 毛豆	48μg	10個豆莢（淨重15g）

生物素

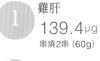

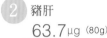

① 雞肝
139.4μg
串燒2串（60g）

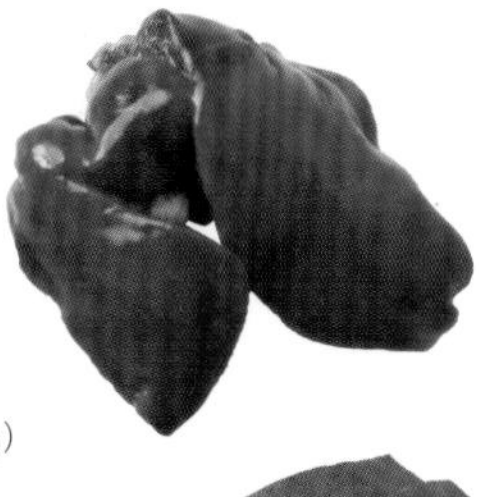

② 豬肝
63.7μg（80g）

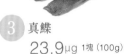

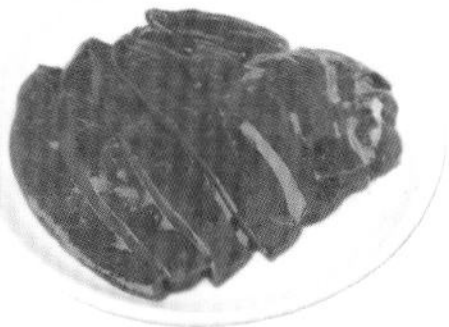

③ 真鰈
23.9μg 1塊（100g）

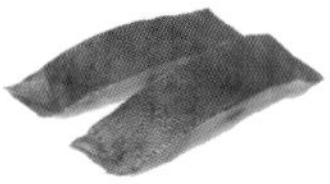

④ 奶油花生	15.2μg	20粒（16g）
⑤ 香菇	10.8μg	半包（45g）
⑥ 納豆	9.1μg	1包（50g）
⑦ 奶粉	1.1μg	1大匙（6g）

維生素C

① 甜椒（紅）
102mg
半顆（60g）

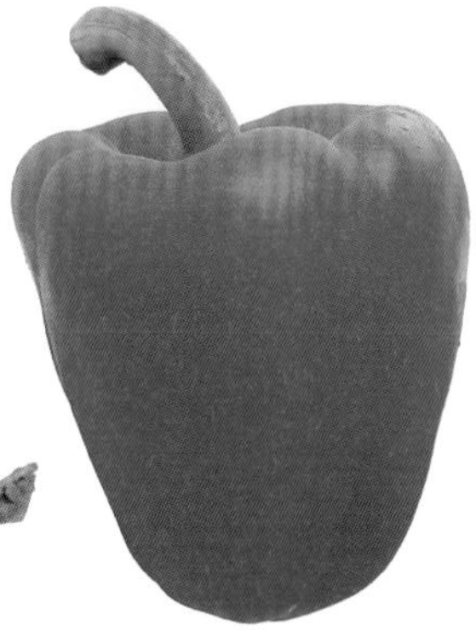

② 花椰菜
84mg 1/4大朵（70g）

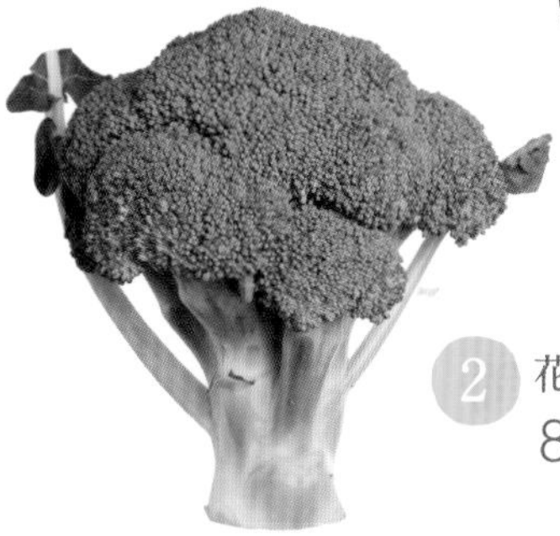

③ 甜柿
63mg
半顆（淨重90g）

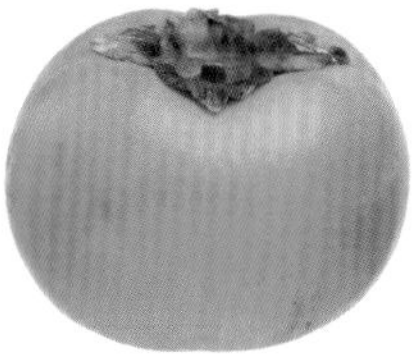

④ 南瓜	65mg	1/8顆（150g）
⑤ 奇異果	48mg	1顆（70g）
⑥ 馬鈴薯	47mg	1顆（淨重135g）
⑦ 高麗菜	33mg	葉子1大片（80g）
⑧ 檸檬汁	30mg	1顆份（30g）
⑨ 草莓	28mg	3顆（45g）
⑩ 蘿蔔嬰	24mg	1包（50g）

鎂

① 板豆腐
130mg 1/3塊（100g）

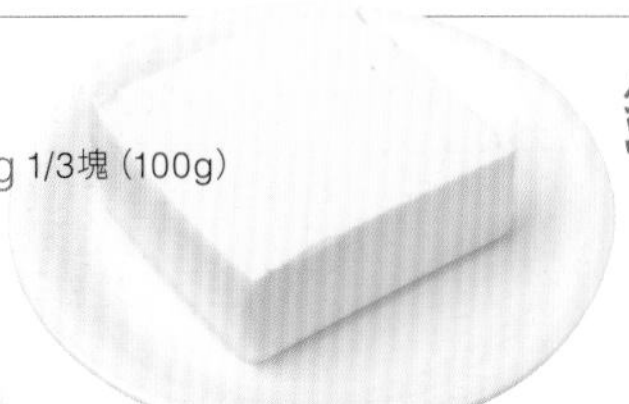

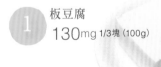

② 米飯
74mg 1餐（150g）

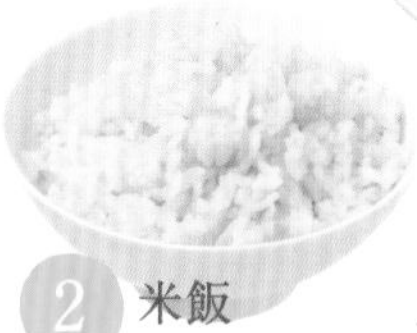

③ 金目鯛
73mg 1塊（100g）

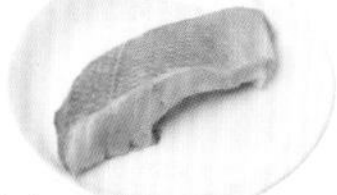

④ 羊栖菜（乾）	64mg	（10g）
⑤ 菠菜	62mg	1/4把（90g）
⑥ 玉米	56mg	1根（淨重150g）
⑦ 南瓜	38mg	1/8顆（150g）

鈣質

① 蝦米（加工品）
710mg（10g）

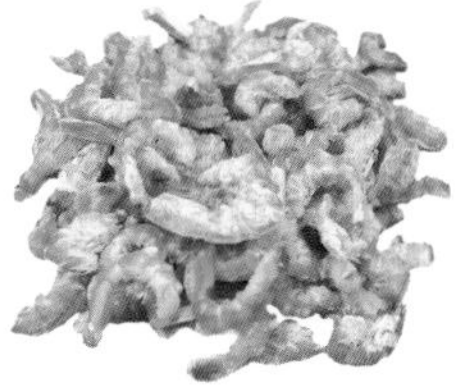

② 加工乳酪
252mg（40g）

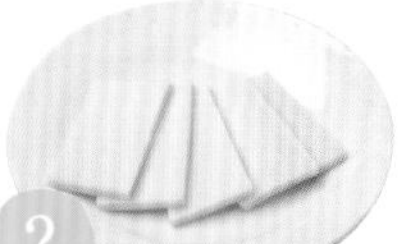

③ 油豆腐
240mg
半塊（100g）

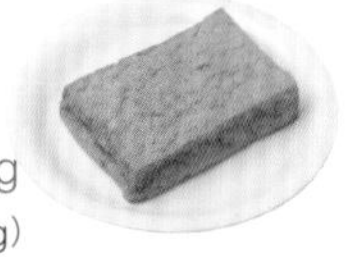

④ 真鰯（魚乾）	220mg	2條（50g）
⑤ 一般鮮乳	165mg	1杯（150ml）
⑥ 卡門貝爾乳酪	78mg	1/6片（17g）
⑥ 帕馬森乳酪	78mg	1大匙（6g）

鈉

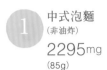

1. 中式泡麵（非油炸） 2295mg（85g）

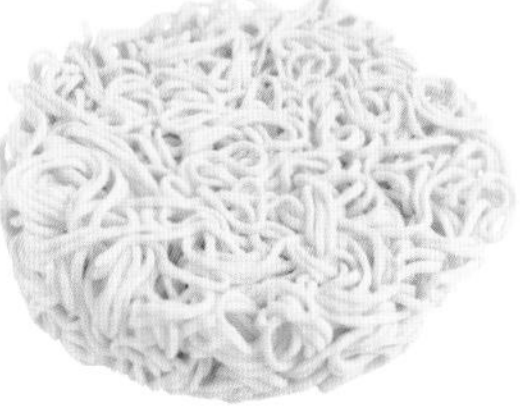

2. 中式泡麵杯麵（油炸） 2160mg（80g）

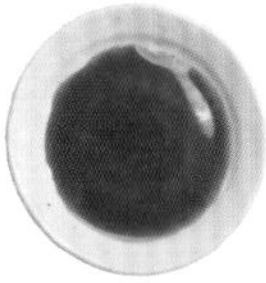

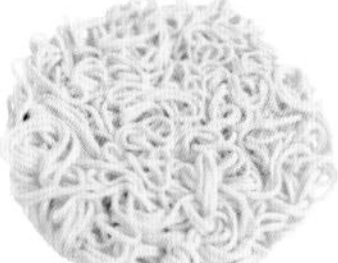

3. 濃口醬油 1026mg 1大匙（18g）
4. 食鹽 1170mg 1/2小匙（3g）
5. 生火腿 990mg 3片（45g）
6. 梅干（鹽漬） 870mg 1顆（淨重10g）
7. 真鰯（魚乾） 750mg 2條（50g）

鐵

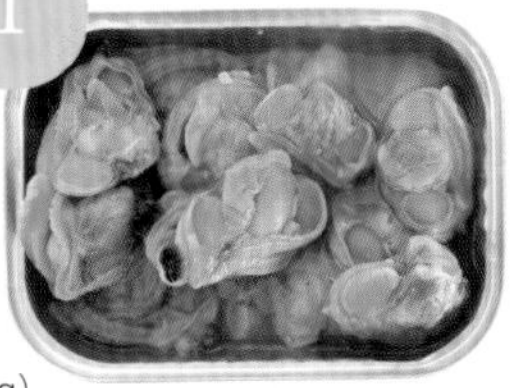

1. 水煮蛤蜊罐頭 19.3mg 半罐（65g）
2. 豬肝 10.4mg（80g）

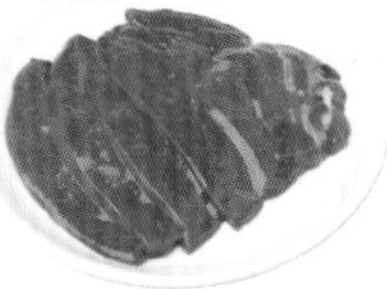

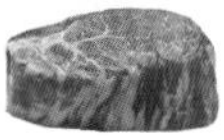

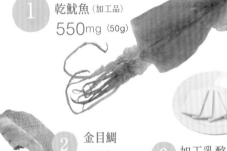

3. 菲力牛排 2.9mg 1片（120g）
4. 扁豆（乾） 2.7mg 30g
5. 油豆腐 2.6mg 半塊（100g）
6. 真鰯（魚乾） 2.2mg 2條（50g）
6. 小松菜 2.2mg 2株（80g）

磷

1. 乾魷魚（加工品） 550mg（50g）

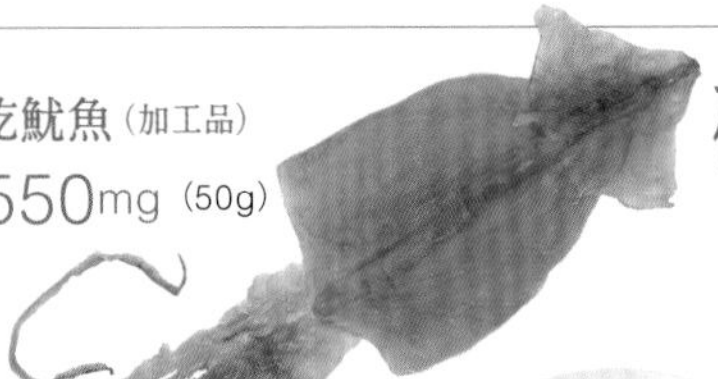

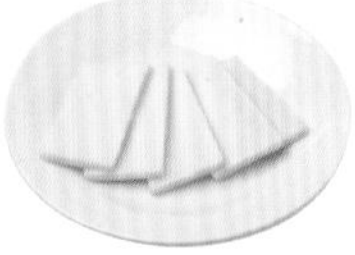

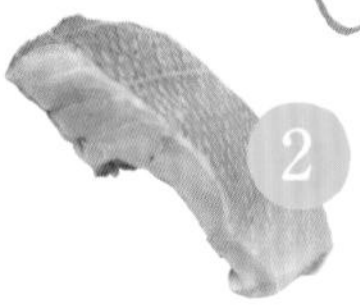

2. 金目鯛 490mg 1塊（100g）
3. 加工乳酪 340mg（40g）
4. 真鰯 285mg 2條（50g）
5. 牛肝 264mg（80g）
6. 義大利麵條 130mg 1盤（100g）
7. 舞菇 117mg 1包（90g）

鉀

1. 菠菜 621mg 1/4束（90g）

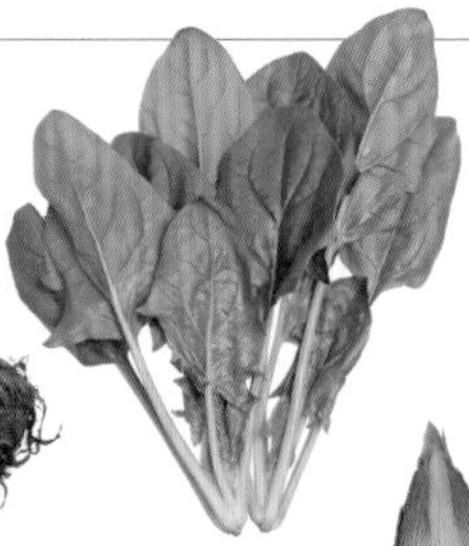

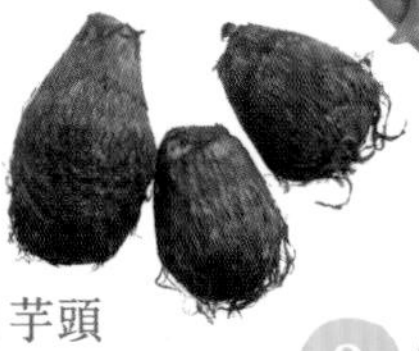

2. 芋頭 512mg 2個（淨重80g）
3. 竹筍（熟） 376mg（80g）

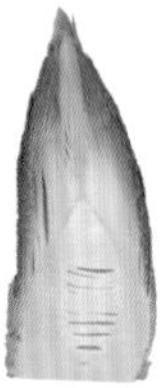

4. 香蕉 360mg（100g）
5. 納豆 330mg 1包（50g）
6. 埃及野麻嬰 292mg 半包（55g）
7. 韭菜 255mg 半包（50g）

銅

1. 牛肝 4.24mg（80g）

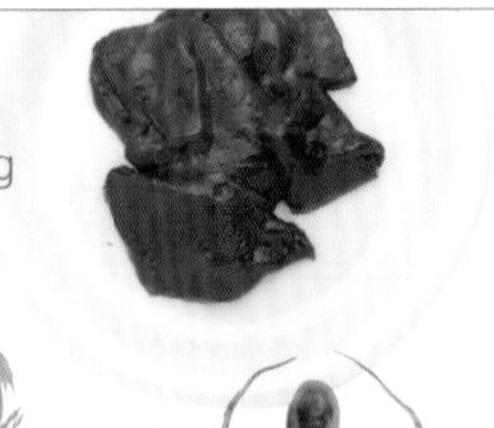

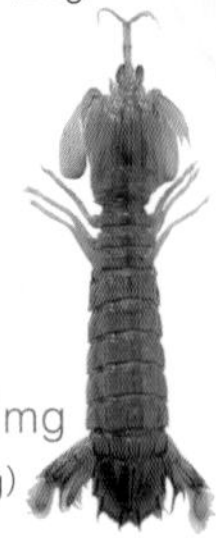

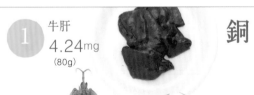

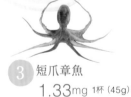

2. 蝦蛄 2.08mg 2隻（60g）

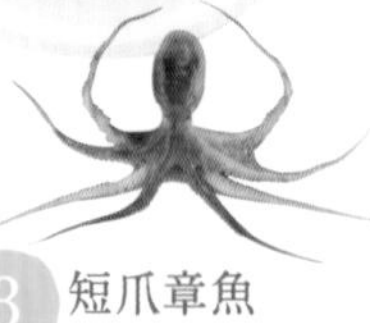

3. 短爪章魚 1.33mg 1杯（45g）
4. 螢烏賊 1.03mg 3杯（30g）
5. 蝦米 0.52mg（10g）
6. 納豆 0.31mg 1包（50g）
7. 通心粉 0.28mg 1盤（100g）

鋅

1. 豬肝 5.5mg（80g）

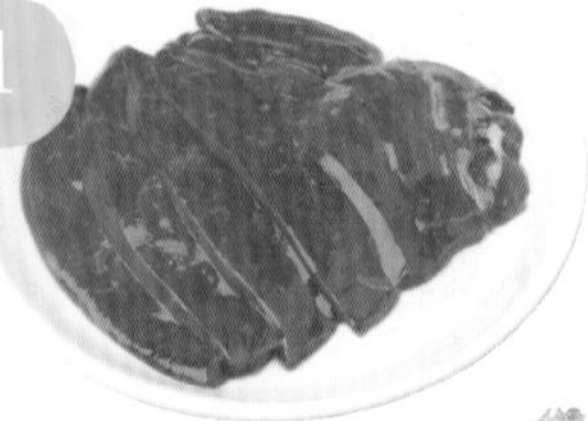

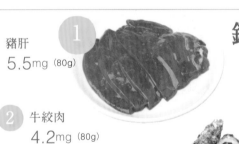

2. 牛絞肉 4.2mg（80g）

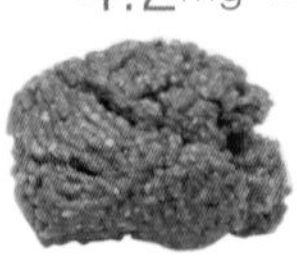

3. 牡蠣 4.0mg 2顆（淨重30g）

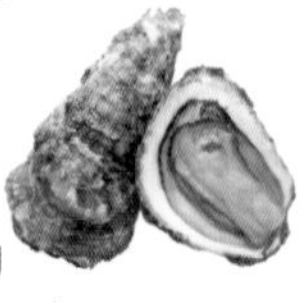

4. 水煮松葉蟹罐頭 3.3mg 半罐（70g）
5. 加工乳酪 1.3mg（40g）
6. 鱈魚子 1.1mg 半付（30g）

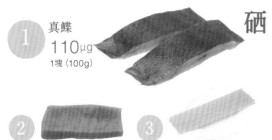

硒

1 真鰈 110μg 1塊（100g）

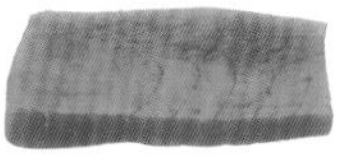

2 黑鮪魚（赤身） 99μg 生魚片6片（90g）

3 義大利麵條（乾） 63μg （100g）

4	豬肝	54μg （80g）
5	鰤魚	46μg 1塊（80g）
6	雞蛋	16μg 1顆（50g）
7	腰果	3μg 調味（10g）

碘

1 羊栖菜（乾） 4500μg （10g）

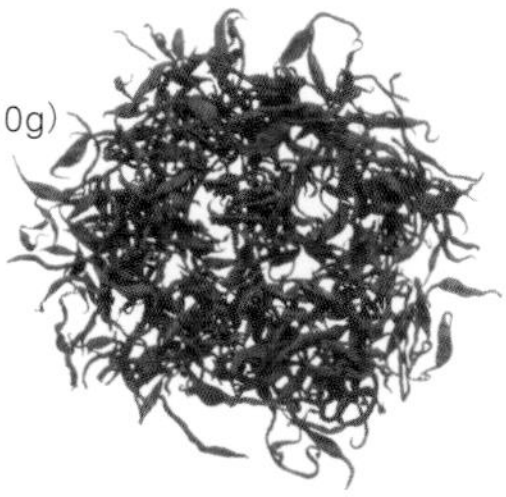

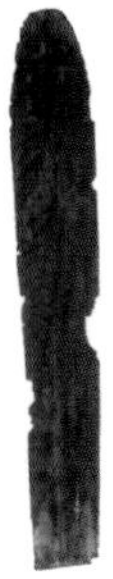

2 真昆布（陰乾） 2000μg 10cm見方1片（10g）

3 真鱈 280μg 1塊（80g）

4	海帶芽醬	255μg 1大匙（3g）
5	生芋蒟蒻	116μg 半塊（125g）
6	海苔（烤）	63μg 1片（3g）
7	柳葉魚	44μg 3條（60g）

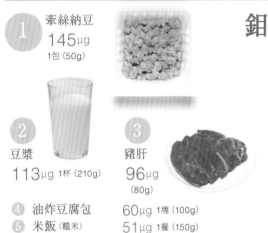

鉬

1 牽絲納豆 145μg 1包（50g）

2 豆漿 113μg 1杯（210g）

3 豬肝 96μg （80g）

4	油炸豆腐包	60μg 1塊（100g）
5	米飯（糙米）	51μg 1餐（150g）
6	板豆腐	41μg 1/3塊（100g）
7	奶油花生	11μg 20粒（16g）

錳

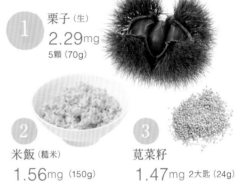

1 栗子（生） 2.29mg 5顆（70g）

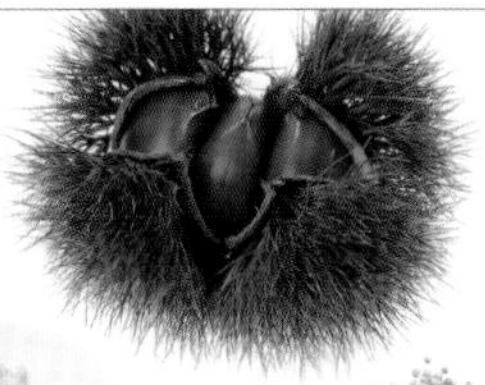

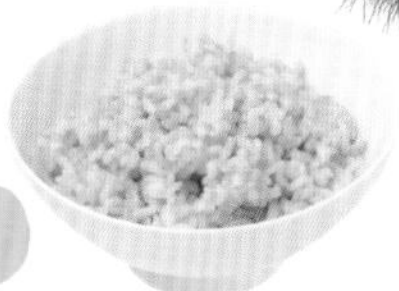

2 米飯（糙米） 1.56mg （150g）

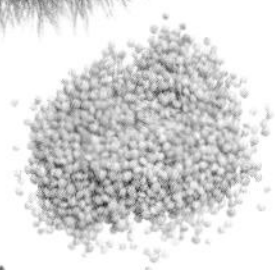

3 莧菜籽 1.47mg 2大匙（24g）

4	凍豆腐	1.30mg 2塊（30g）
5	生薑	1.00mg 1片（20g）
6	納豆	0.50mg 1包（50g）
7	油豆腐	0.28mg 1塊（20g）

鈷（微量）

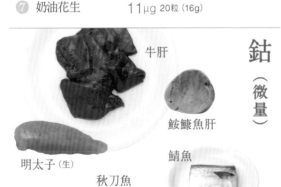

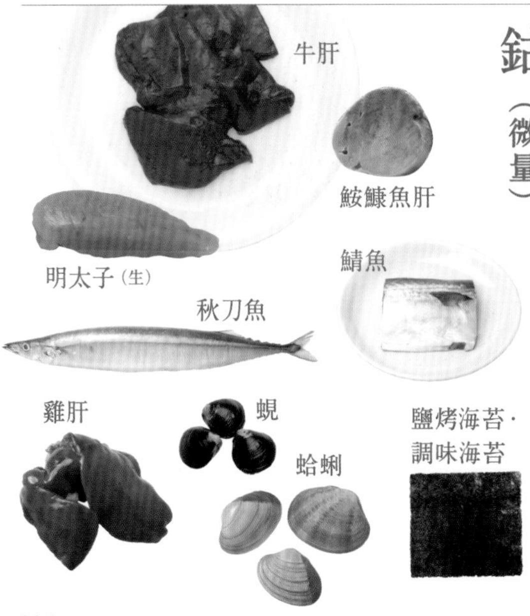

鉻

1 牛奶巧克力 12μg （50g）

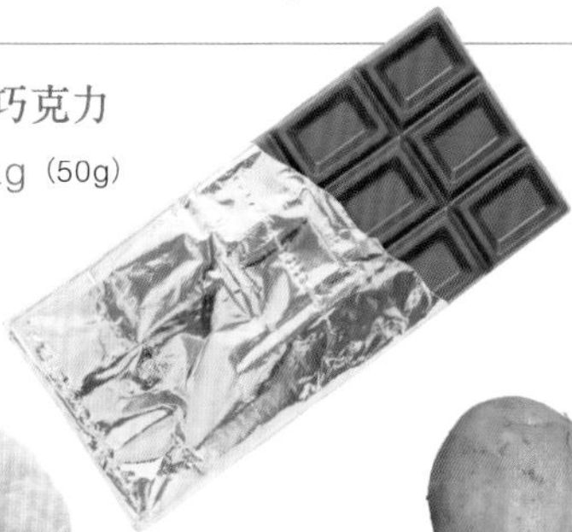

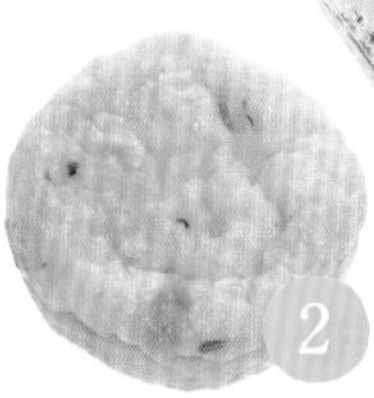

2 油炸豆腐包 8μg 1塊（100g）

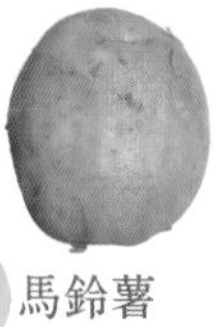

3 馬鈴薯 7μg （135g）

4	熟麵	4μg 1份（200g）
4	羊栖菜（乾）	4μg （15g）
6	海帶絲（陰乾）	3μg （10g）

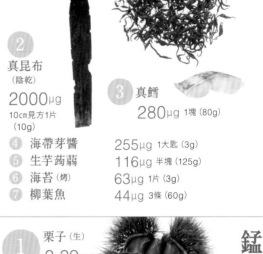

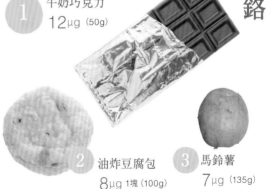

各式食材搭配的對症功效

食材
營養素
建議食譜

預防高血壓

食材／營養素			建議食譜
番茄 茄紅素	胡蘿蔔 β- 胡蘿蔔素	馬鈴薯 鉀	蔬菜馬鈴薯湯
豆芽、韭菜 鉀	豆腐 蛋白質		韭菜炒豆腐
蓮藕 鉀、維生素 C	蝦子 蛋白質		蓮藕炒鮮蝦
馬鈴薯 鉀	檸檬 維生素 C	優格 蛋白質	馬鈴薯優格沙拉
蘋果 果膠	地瓜 鉀	豬肉 蛋白質	炒豬肉佐蘋果片
秋刀魚 蛋白質、DHA、EPA	裙帶菜 鉀、維生素 C、海藻酸		裙帶菜煨煮秋刀魚
鮭魚 蛋白質	裙帶菜 鉀、海藻酸		鮭魚裙帶菜拌飯
日本叉牙魚 蛋白質	茼蒿、胡蘿蔔 鉀		叉牙魚煨時蔬

預防骨質疏鬆症

食材／營養素			建議食譜
小松菜 鈣質	乾香菇 維生素 D		小松菜茭香菇
水菜 鈣質、維生素 C	雜魚 鈣質		水菜雜魚烏龍麵
鮮乳 鈣質	豬肉 蛋白質		奶油燉豬肉
優格 鈣質、蛋白質	南瓜 鈣質		南瓜優格沙拉
雞蛋 蛋白質	青椒、番茄 維生素 C	青蔥、木耳 鈣質	雞蛋炒時蔬
公魚 鈣質、維生素 D	水菜 鈣質、維生素 C		公魚南蠻漬

利尿作用

食材／營養素		建議食譜
小黃瓜 鉀	豬肉 維生素 B_6	小黃瓜醋漬豬肉

強化胃腸功能

食材／營養素		建議食譜
高麗菜 維生素 C・U	胡蘿蔔 β- 胡蘿蔔素	炒鮮蔬

預防感冒

食材／營養素			建議食譜
南瓜 β- 胡蘿蔔素、維生素 C	豬絞肉 蛋白質		南瓜鑲肉
青蔥 維生素 C	胡蘿蔔 維生素 A	牛肉 蛋白質	青蔥胡蘿蔔燉牛肉
花椰菜 β- 胡蘿蔔素、維生素 C	扇貝 蛋白質		青花炒貝柱
蘆筍 β- 胡蘿蔔素	青蔥 維生素 C	雞肉 蛋白質	蘆筍炒雞肉
生薑 薑烯酚	菠菜 β- 胡蘿蔔素、維生素 C		涼拌菠菜
鰻魚 視黃醇	雞蛋 蛋白質	小松菜 β- 胡蘿蔔素、維生素 C	鰻魚雞蛋煮

癌症預防

食材／營養素			建議食譜
菠菜 β- 胡蘿蔔素、維生素 C、膳食纖維	花生 維生素 E		花生涼拌菠菜
白花椰菜 維生素 C	洋蔥 蒜素	花椰菜 β- 胡蘿蔔素、維生素 E・C	奶油焗雙花椰菜
埃及野麻嬰 β- 胡蘿蔔素、維生素 C、膳食纖維	洋蔥、蒜頭 蒜素		埃及野麻嬰湯
鱈魚 蛋白質	青椒、番茄 β- 胡蘿蔔素、維生素 C	洋蔥 蒜素	鱈魚烤時蔬
烏賊墨 溶菌酶	烏賊內臟、番茄 β- 胡蘿蔔素		烏賊煮番茄

改善便祕

食材／營養素			建議食譜
蒟蒻 膳食纖維	胡蘿蔔 β- 胡蘿蔔素、維生素 C		筑前煮
舞菇 膳食纖維	胡蘿蔔、小松菜 β- 胡蘿蔔素	豆腐 蛋白質	香菇豆腐湯
金針菇 膳食纖維	橄欖油 油酸	檸檬、香芹 維生素 C	酒蒸菇

增強體力

食材	食材	食材	料理
苦瓜 維生素 C	豬肉 蛋白質		豬肉炒苦瓜

預防動脈硬化

食材	食材	食材	料理
茄子 花青素	橄欖油 維生素 E、油酸		醋漬炸茄
玉米 維生素 E・C	鮮乳 鈣質、蛋白質	乳酪 維生素 D、蛋白質	玉米奶汁焗烤
花生 維生素 E	豬肉 蛋白質		豬肉炒花生
核桃 亞麻油酸	竹筴魚 EPA、蛋白質		竹筴魚核桃炸物
青江菜 鉀、鈣質、β-胡蘿蔔素	雞肉 蛋白質		青江菜煨奶油雞
蕪菁 維生素 C、β-胡蘿蔔素、鉀	雞肉 蛋白質		雞翅蕪菁煮物
地瓜 膳食纖維 、維生素 C	蘋果 膳食纖維 、維生素 C		地瓜蘋果烤物
芋頭 半乳聚糖	豬肉 蛋白質、維生素 B_1		芋頭燉豬肉
香菇 香菇嘌呤	竹筴魚 DHA、EPA	杏仁 維生素 E	竹筴魚蔬菜炒杏仁
納豆 蛋白質、納豆激酶	秋葵 膳食纖維		納豆涼拌秋葵
雞肉、豆腐 蛋白質	茼蒿、胡蘿蔔 維生素 C、β-胡蘿蔔素	大白菜 維生素 C、膳食纖維	雞肉火鍋
沙丁魚 DHA、EPA	番茄、萵苣 維生素 C	洋蔥、蒜頭 蒜素	沙丁魚番茄烤物
鰤魚 DHA、EPA、蛋白質	青蔥、洋蔥 維生素 C、蒜素		鰤魚生魚片佐中式沾醬
鯖魚 維生素 E	花椰菜 維生素 C、β-胡蘿蔔素	蒜頭 蒜素	鯖魚花椰菜咖哩
比目魚 蛋白質	胡蘿蔔、四季豆 β-胡蘿蔔素、維生素 C		比目魚蔬菜蒸物
扇貝 維生素 B_1、蛋白質	蒜頭 蒜素	番茄、檸檬 維生素 C	扇貝貝柱佐奶油醬
昆布 鉀、膳食纖維	白蘿蔔、胡蘿蔔 維生素 C	豬肉 蛋白質	昆布蘿蔔煮物
裙帶菜 海藻酸	番茄、檸檬 維生素 C	煙燻鮭魚 蛋白質	裙帶菜鮭魚沙拉

減少膽固醇

食材	食材	料理
鰆魚 DHA、EPA	四季豆 膳食纖維	鰆魚四季豆起司燒
石狗公 蛋白質	蝦子 牛磺酸	酥炸石狗公蝦子
鰈魚 DHA、EPA	香菇 香菇嘌呤	鰈魚芡香菇
香魚 DHA、EPA	昆布 海藻酸	香魚昆布炊飯
章魚 牛磺酸	番茄 維生素 C	章魚番茄沙拉
蝦子 牛磺酸	豆腐 蛋白質	鮮蝦豆腐包
螃蟹 牛磺酸	舞菇 香菇嘌呤	螃蟹舞菇奶油可樂餅
蠑螺 牛磺酸	磨菇 膳食纖維	蠑螺壺燒

舒壓效果

食材	食材	食材	料理
茗荷 α- 蒎烯	豬肉 維生素 B_1	蒜頭 蒜素	薑燒豬肉佐茗荷
鴨兒芹、胡蘿蔔、白蘿蔔 β-胡蘿蔔素、維生素 C	金針菇、蒟蒻 膳食纖維		鴨兒芹炒時蔬
乳酪 鈣質、蛋白質	培根 維生素 B_1		焗烤培根
飛魚 蛋白質	番茄 茄紅素		飛魚番茄燉煮
鰊魚 蛋白質	紅椒 維生素 C		鰊魚蔬菜炙燒
鯛魚 蛋白質	紅椒 β-胡蘿蔔素、維生素 C		鯛魚蔬菜醋漬沙拉
少鱗鱚 蛋白質	番茄 維生素 C		法式炸鱚魚佐番茄醬
遠東多線魚 蛋白質	糯米椒 維生素 C		遠東多線魚糯米椒烤物
黃花魚 蛋白質	高麗菜 維生素 C		黃花魚蔬菜千層蒸

預防大腸癌

食材	食材	食材	料理
白蘿蔔 維生素 C、膳食纖維	紫蘇、細蔥 β-胡蘿蔔素	豆腐 維生素 E	豆腐排佐蘿蔔泥

消除疲勞

食材	食材	食材	料理
櫛瓜 鉀	豬肉 維生素 B_1		豬肉炒櫛瓜
蠶豆 維生素 B_1	米飯 碳水化合物		蠶豆飯
大白菜 鉀、鈣質、維生素 C	豬肉 維生素 B_1		白菜豬肉千層蒸
洋蔥 維生素 B_1	肝臟 維生素 B_1		肝臟燉煮
韭菜、豆芽、胡蘿蔔 維生素 B_1	肝臟 蛋白質		肝臟炒韭菜
西洋芹 維生素 C	豬肉 蛋白質	蒜頭 維生素 B_1	西洋芹炒豬肉
蒜頭 蒜素、維生素 B_1	魷魚 蛋白質		魷魚義大利麵
梅干、紫蘇 檸檬酸	魷魚 蛋白質	米飯 碳水化合物	魷魚梅干炒飯
香蕉 澱粉	豬肉 維生素 B_1		香蕉豬肉捲
糙米 澱粉、維生素 B_1	白焙芝麻 維生素 B_1		芝麻炒飯
鰹魚 蛋白質	蒜頭 蒜素	鰹魚、蒜頭 維生素 B_1	鰹魚半敲燒

預防貧血

食材	食材	食材	料理
水芹 鐵、鋅、維生素 B_2	牡蠣、豆腐 蛋白質	洋蔥 維生素 C	牡蠣土手鍋
牛肉 鐵	白蘿蔔 維生素 C		牛排佐蘿蔔泥
蛤蜊 鐵、維生素 B_{12}	小番茄、花椰菜 維生素 C		拿坡里水煮蛤蜊
蜆 鐵、銅、蛋白質	豆腐 蛋白質		蜆豆腐味噌湯
牡蠣 鐵、銅、維生素 B_{12}	檸檬 維生素 C	香芹 鐵	牡蠣酒蒸鍋
文蛤 鐵、維生素 B_{12}	雞肉 蛋白質	番茄 維生素 C	西班牙海鮮燉飯

消除溽暑疲乏

食材	食材	食材	料理
秋葵 維生素 B_1、β-胡蘿蔔素	胡蘿蔔 β-胡蘿蔔素	牛肉 蛋白質	秋葵牛肉捲
毛豆 維生素 B_1・C	雞肉 蛋白質		毛豆炒雞肉
山藥 維生素 B_1	白蘿蔔 維生素 C		山藥蘿蔔沙拉
豆腐、豬肉 蛋白質	韭菜 維生素 B_1	青蔥 蒜素	豆腐炒韭菜

活化大腦功能

食材	食材	料理
鮪魚 DHA、蛋白質	米飯 碳水化合物	鮪魚丼飯

解決乾燥肌膚困擾

食材	食材	食材	料理
青椒 β-胡蘿蔔素	洋蔥 維生素 B_1、膳食纖維	檸檬、蒜頭 維生素 C	希臘風醋漬青椒
萵苣 維生素 C、膳食纖維	豬肉 蛋白質、維生素 B_1		萵苣豬肉湯
茼蒿 維生素 C、β-胡蘿蔔素	豆腐 蛋白質	羊栖菜、蒟蒻 膳食纖維	茼蒿羊栖菜豆腐泥
胡蘿蔔 β-胡蘿蔔素、膳食纖維	香芹 維生素 C、β-胡蘿蔔素	洋蔥 維生素 C、膳食纖維	胡蘿蔔湯
鴨兒芹、白蘿蔔、胡蘿蔔 維生素 C、β-胡蘿蔔素	金針菇、蒟蒻 膳食纖維		鴨兒芹拌炒

預防肥胖

食材	食材	料理
冬瓜、乾香菇、木耳 膳食纖維	洋蔥 蒜素	冬瓜湯

增強免疫力

食材	食材	料理
四季豆 β-胡蘿蔔素	豬肉 蛋白質	四季豆豬肉番茄煮
芥菜 維生素 C、β-胡蘿蔔素	雞蛋 蛋白質	芥菜佐溫泉蛋
空心菜 膳食纖維、β-胡蘿蔔素	牛肉 蛋白質	空心菜炒牛肉
紫蘇 β-胡蘿蔔素	牛肉 蛋白質	紫蘇炒牛肉
竹筴魚 蛋白質、維生素 B_2	青椒 維生素 C	竹筴魚番茄煮物

食品標示相關規範（臺灣篇）

（編按：為符合國情，本單元已由中文版審定人楊惠婷營養師針對臺灣法規改寫。）

食品標示是什麼？

一日三餐是日常所需，但在繁忙的現代生活中，每次外食前，你是否留意過，店家究竟使用了何種食材？偶爾自己煮，除了比量、比價、比新鮮之外，你還能如何選購？此時，從食品標示找答案就對了。

儘管食品標示與民生息息相關，但根據調查，食品及營養標示卻不是一般人消費時的參考依據，甚至連前三名都排不上（前三名分別是品牌、價格、優惠活動）。近年來由於近來食安危機頻傳，已有越來越多人開始關心食品標示訊息；《食品安全衛生管理法》等相關法規等亦持續修正當中。

本單元將詳細介紹臺灣的食品標示相關規範。首先，大家必須先了解下列原則：

第一，食品標示包含：品名、成分（內容物名稱，由含量高至低依序標示）、廠商資訊、有效日期、淨重容量或數量、原產地（國）、營養標示、有效日期、含基因改造食品原料、過敏原、以及其他經中央主管機關公告事項。

第二，具有啟封辨識性的包裝食品，即密封包裝食品，拆封後無法恢復原樣者，就必須註明食品標示。

第三，其他特定的散裝或生鮮食品食材，則可在菜單、櫃檯或陳列處標示說明。例如，販售肉品的餐飲業者，必須在菜單或是櫃檯處明顯標示並說明肉品產地，或是否為重組肉等。

第四，多數包裝食品除食品標示外，同時會有營養標示，包括：⑴熱量。⑵蛋白質。⑶脂質、飽和脂肪、反式脂肪。⑷碳水化合物、糖。⑸鈉。

第五，下列食物原物料不需要營養標示：⑴飲用水、冰塊。⑵原始生鮮、冷凍、冷藏水果、蔬菜、肉類、蛋及水產品。⑶未含其他添加物或是原料或茶葉、咖啡、乾豆類或其他草本、木本植物及其花果種子。⑷調味香辛料或滷包。⑸鹽及其替代品。

食品的分類：生鮮或加工

食品分類方式眾多，但仍可大致可分為兩大類：生鮮食品與加工食品。而生鮮食品又可細分為農產品、水產品、畜產品三大部分，針對各類型的市售產品，其食品標示各自有許多不同的細節。另外，由於臺灣市售雞蛋的規定較為特殊，在此特別將之獨立說明。

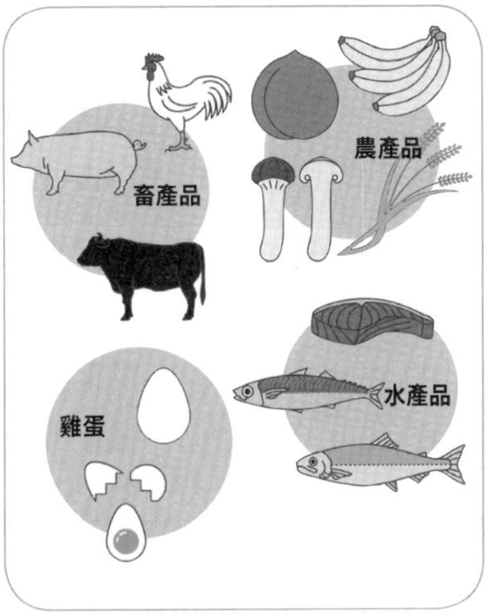

生鮮食品

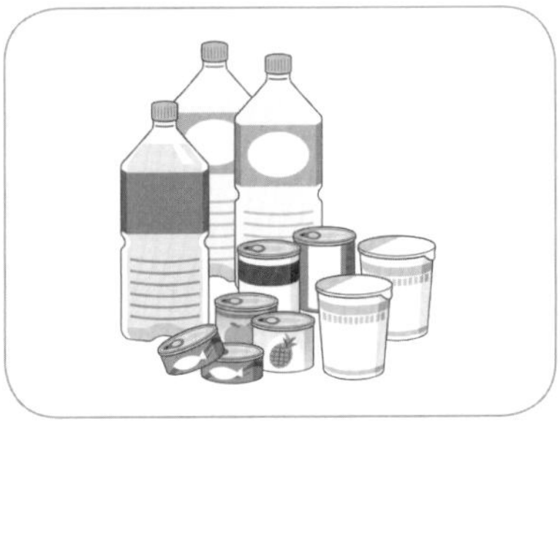
加工食品

生鮮食品

依據《食品安全衛生管理法》，生鮮食品無論包裝完整或散裝販售，在賣場中一律必須標示其品名、產地。所謂產地，係指生鮮產品採收、飼養、養殖、屠宰或捕獲地，這也是一般民眾最關心的食品標示訊息。值得注意的是，農產品、水產品、畜產品對於產地定義不盡相同，本節將詳細說明。

一般市面上的散裝食品，都會在陳列或販售地點以卡片、標記（標籤）、標示牌、立牌、黏貼、懸掛等明顯易見的方式標示原產地。（例如超級市場的散裝水果或蔬菜，皆會以立牌告知產自何處。）而包裝完整的生鮮產品，則會在品名、產地之外，另外加註保存方式與保存期限等，提供更完整的訊息供民眾參考。

農產品

基本上以「生產地點」為原產地 混合產品則依含量比例分列

農產品的品項眾多，在臺灣，多以通過驗證（生產追溯系統、產銷履歷、有機認證等）的農產品較有明確規範。依據規定，市售生鮮農產品需標示名稱、生產該品項之農場、畜牧場、養殖場、生產合作社、產銷班或產製者等（例如嘉義某稻農生產的在來米等）、地址及其聯絡電話。

此外，若是進口的農產品，卻於臺灣進行混裝，其產品原產地的標示方式較為特別。一般來說，需以各食品（食品原料）的混裝含量（重量）為基準，並由多至少依序標示其原產地（國）。標示方式可將內容物及原產地寫在一起；或將內容物及產地分開表示，例如：一包五穀米中含有四五％的臺灣紫米、二〇％的美國大麥、二〇％的澳洲小麥、一〇％的澳洲燕麥、五％的美國小米，其原產地標示方式有下列兩種：

一、內容物：紫米（臺灣）、大麥（美國）、小麥（澳洲）、燕麥（澳洲）、小米（美國）。

二、內容物：紫米、大麥、小麥、燕麥、小米；原產地：臺灣、澳洲、美國。

農產品標記項目

① 名稱

② 原產地（農場、生產合作社、產銷班或產製者）

③ 地址

④ 聯絡電話

水產品

基本上以「捕獲海域」所屬國為原產地 養殖水產則以「生長最久的地點」為主

水產品的標記項目包括名稱、原產地（養殖者），部分則會註記保存方法。一般人對於原產地的定義，多為「該食材從生長一直到上桌的這段期間，待過最久的地點」，因此生長地點較為固定的農產品，才會以「生產（收獲）地點」為原產地。但水產品的原產地較難定義，由於多數魚類都有洄游特性，很難判斷其是在哪裡長大的，這時便會以「捕獲海域」為原產地。例如四面環海的臺灣，海洋資源豐富，水產品多為漁民於經濟海域內捕撈而來，屬於國產品。

若為國外進口的水產，同樣是以「捕獲海域的所屬國」定義原產地。值得注意的是，於公共海域（不屬任何國家的海域）捕撈的水產品，則根據世界海關組織（ＷＣＯ）協定，「以執行漁獲作業的國家，或執行漁獲作業的船隻所屬國為原產國」。至於養殖水產品的產地則相對單純，以「生長最久的地點」為主即可。

水產品標記項目

① 名稱

② 原產地（養殖者）

③ 保存方法

畜產品

基本上以「屠宰地」為原產地 進口肉品則以「飼養期最長的地點」為主

臺灣畜產品的標示方式大致與農產品相同。市售國產生鮮畜肉、禽肉，皆以其食品分類名稱或通用名稱為品名（例如豬里肌、雞腿、牛雜等），並標示出內容量與保存期限等資訊。稍微講究一些的包裝商品，還會標示過敏原、業者姓氏、名稱或住所（例如臺灣雲林某雞農所產雞肉）但無論是哪一種品項的畜禽肉，基本上皆以屠宰地點為原產地（國）。

至於進口肉品，其原產地的判定方式與牲畜的出生或畜養的地點無關，而是以「飼養期最長的地點」為主。如果一頭牲畜曾在兩國飼養，便以飼養期較長的國家為原產國；若是三國以上，同樣以飼養期最長的國家為原產國。例如，加拿大、美國和日本三個國家，各自飼養七個月、七個月和八個月，儘管美、加兩國的飼養時間為十四個月，比日本還長，仍會將之標示為日本產。

畜產品標記項目

① 名稱

② 原產地

③ 內容量、業者的姓氏、名稱或住所
（需要容器或包裝販售時）

④ 過敏原、保存方法、保存期限

雞蛋

全面普及「雞蛋溯源標籤貼紙」並依大小分級，可依需求選購

臺灣的市售蛋品，多以雞蛋為主，其食品標示較為特殊，首先說明散裝雞蛋。目前已全面推動散裝生雞蛋溯源標示，意即蛋雞場所生產的散裝雞蛋，都必須逐箱黏貼「雞蛋溯源標籤貼紙」，才可交付運輸業者或蛋商販售。溯源標籤的內容包括：雞蛋來源畜牧場名稱、QR Code（二維條碼）、畜牧場個別溯源碼以及保鮮日期。可透過手機掃描，或至臺灣雞蛋溯源系統網站查詢，以確認雞蛋來源畜牧場相關資訊。

而在洗選蛋部分，農委員已建立了「國產洗選鮮蛋溯源標示制」，同樣可掃描 QR Code 檢視相關資訊。此外，市售洗選蛋還可依蛋雞的生長狀況，分為特大～特小（LL～S）五種大小，標示在容器或外包裝上。

若是包裝液蛋產品，應於容器或外包裝上另行標示保存條件，以及含「殺菌」或「未殺菌」字樣的品名；若是未殺菌的包裝液蛋，必須標示「本產品須使用於生產經充分加熱或其他足以達到有效殺菌之食品」或等同意義的醒語。另外，臺灣也已規定一律禁止使用破殼蛋生產液蛋。

臺灣雞蛋
溯源平臺系統

雞蛋標記項目

① 雞蛋來源畜牧場名稱

② QR Code（二維條碼）

③ 畜牧場個別溯源碼

④ 保存期限或有效日期

加工食品

混合使用多種原料，或經調理等工序製造的加工食品，其食品標示的資訊要比生鮮食品更為複雜（基本為九大項，見本段左表）。本單元雖無法網羅所有細則，但仍介紹了基本辨識重點，方便讀者選購。

與生鮮食品相同，加工食品的產地同樣是大家最關心的項目。臺灣本土自產自銷的原料自然較有保障，但除了國產品之外，市面上還有許多琳瑯滿目的進口食品。進口食品的原產地認定原則，源自臺灣財政部與經濟部會銜發布的《進口貨物原產地認定標準》；現行針對進口食品的認定標準，則以臺灣衛福部食藥署於西元二〇〇〇年公布修訂的「原產地標示Q&A」為基準，至今仍持續修訂、增補。

原產地標示
Q&A

加工食品標記項目

- ① 名稱
- ② 原料名
- ③ 註記「使用基因改造原料」
  （使用基改農產品或不必分類的農產品時）
- ④ 內容量
- ⑤ 保存期限或有效日期
- ⑥ 保存方法
- ⑦ 製造業者的姓氏或住所
- ⑧ 原產國名稱、進口業者名稱
- ⑨ 原料的原產地

原產地的定義與標示法

原則上以「實質轉型」地為原產地 混合加工品則依含量高低排序

加工食品的原料產地可能來自全世界，依據臺灣《進口貨物原產地認定標準》，加工食品原料產地的認定原則包括：一、進行完全生產之國家或地區為原產地。二、產品之加工、製造或原材料涉及兩個或兩個以上國家或地區者，以使該項產品產生「實質轉型」之國家或地區為原產地。

所謂實質轉型，簡單來說就是「使產品改變本質的加工程序」。例如，從美國進口大豆至臺灣，後續經過加工淬鍊成為沙拉油，此時豆子已從固體成為液體，即為實質轉型，因此產地為臺灣。但產品是否發生實質轉型的最終認定，仍必須以主管機關裁定為主，且相關裁定也持續修訂、調整中。例如二〇〇五年，就頒布了《大蒜等八項農產品之原產地認定基準》，包括茶葉在內，此八項原料無論經過何種加工程序（即使發生實質轉型），皆以其收割或採集之國家或地區為原產地。

另一方面，若是將國外進口的原料在臺灣單純混合、包裝，且主管機關並未裁定其發生實質轉型的加工食品，其原產地標示會依照混裝含量（重量）比例，由多至少排序列出（見第二九〇頁）。

進口食品的原產地定義

原料	加工程序	市售商品	是否為實質轉型	原產地
美國大豆（國外進口）	壓榨、淬煉、脫臭等（臺灣加工）	沙拉油	原料型態改變，屬實質轉型	臺灣

原料	加工程序	市售商品	是否為實質轉型	原產地
越南茶葉（國外進口）	加糖、香料、維他命C等（臺灣加工）	罐裝飲料	原料風味改變，屬實質轉型	越南（以收割採集地為原產地）

＊資料來源：臺灣衛福部食藥署「原產地標示 Q&A」公告。

主原料為加工食品，如何辨識原產地？

當一項食品的原料當中，使用最多的材料正好是加工食品時（例如以巧克力為主原料的巧克力蛋糕），原則上不會標示出其原產地，而是以此加工食品的製造國代替。換句話說，一旦遇到這種情況，消費者便無法得知該加工食品的原產地為何處，僅能得知其主原料的製造地點。

名稱	巧克力蛋糕
原料名	巧克力（比利時製造）、麵粉……

這款巧克力蛋糕使用了比利時製造的巧克力，但仍無法得知該巧克力的可可豆產自何處。

決定食品是否健康的八個營養成分標示

根據《食品安全衛生管理法》，廠商必須清楚標示販售商品的熱量、蛋白質、脂肪、飽和脂肪、反式脂肪、碳水化合物、糖、鈉，總計八個項目。上述營養成分決定了該食品是否有益人體健康，也與預防生活習慣病關係密切，尤其蛋白質、脂肪、碳水化合物三大營養素必須均衡。此外，對於普遍吃太多鹽的現代人而言，控制鈉的攝取量，即能有效預防高血壓及相關慢性病。再者，脂肪裡的飽和脂肪酸、反式脂肪，碳水化合物及其所含的糖分，皆與高血壓、高血糖、高血脂大有關聯，值得作為選購時的參考。

除了必須明列的八大營養成分之外，廠商若還有欲宣稱的營養素，則可額外再做標示，但同樣需要符合相關規範（見本段左表）。

營養標示		
每一份量　公克（或毫升） 本包裝含　份		
	每份	每 100 公克 （或每 100 毫升）
熱量	大卡	大卡
蛋白質	公克	公克
脂肪	公克	公克
飽和脂肪	公克	公克
反式脂肪	公克	公克
碳水化合物	公克	公克
糖	公克	公克
鈉	毫克	毫克
宣稱之營養素含量	公克、毫克或微克	
其他營養素含量	公克、毫克或微克	

＊另有標示出每日參考值百分比的格式。各營養成分每日參考值如下：熱量 2000 大卡、蛋白質 60 公克、脂肪 60 公克、飽和脂肪 18 公克、碳水化合物 300 公克、鈉 200 毫克。

「保健食品」與「健康食品」有何不同？何者可標示為機能性？

食品（包括保健食品）若在未取得衛福部健康食品查驗登記許可證之前，便宣稱其為健康食品或具健康食品保健功效，便違反了《健康食品管理法》，必須擔負刑事責任。實際上，坊間所稱「保健食品」（例如維他命、礦物質等補充劑），其實就是食品，僅能做為營養補充，與健康食品不同。

臺灣核准通過的「健康食品」，必須在產品包裝標示健康食品、核准證號、標章（小綠人）以及保健功效（機能性）等相關項目，但仍不得述及醫療效能、虛偽不實、誇張或超出許可範圍的保健功效。

目前衛福部核准的「特定保健用食品機能」共分十三類：(1)胃腸道功能改善、(2)調節血脂、(3)護肝、(4)骨質保健、(5)免疫調節、(6)輔助調整過敏體質、(7)不易形成體脂肪、(8)調節血糖、(9)輔助調節血壓、(10)抗疲勞、(11)延緩衰老、(12)促進鐵可利用率、(13)牙齒保健。凡通過認證者，即可取得健康食品字號及標章，除此之外，其餘均屬食品。

而在膠囊錠狀食品標示方面，臺灣亦有相關規範。但凡所稱維生素、礦物質類之錠狀、膠囊狀食品，均需於包裝容器外表之明顯處，以表格方式由上至下依序標示相關營養成分及食用資訊。此外，業者也必須於包裝容器外表明顯處加註標示「一日請勿超過○顆（或錠、粒）」及「多食無益」等警語。

只有「健康食品」可標示為機能性

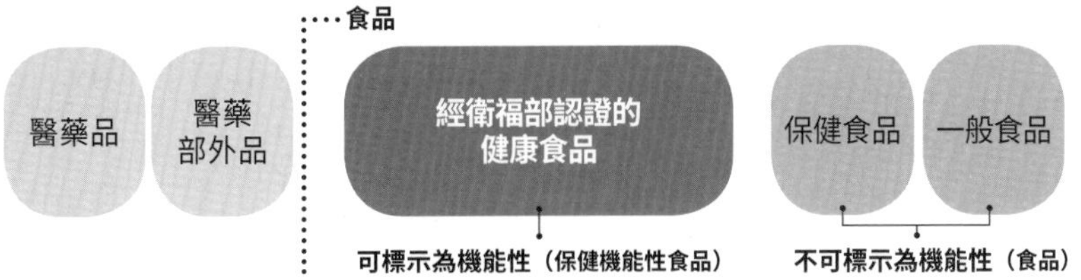

食品中若含添加物需同時標示品名及原料

一般人對於食品添加物多抱持負面印象。其實食品添加物的功能眾多，是推動食品產業發展不可或缺的推手。臺灣衛福部衛福部核可的單方食品添加物共分十七類（見本段左表），其品名、規格、使用範圍及限量都必須符合《食品添加物使用範圍及限量暨規格標準》。而在標示上，一般產品若使用食品添加物，在標示時需個別寫出食品添加物名稱及使用之原料，例如：品質改良劑（氯化鈣、氫氧化鈣）、甜味劑（阿斯巴甜）等。

此外，關於市售食品添加物，臺灣亦規定應於產品容器或外包裝明顯標示「產品登錄碼」字樣及其登錄碼。若添加物為複方，則必須依序列出所含單方，最常見的產品是烘焙類的預拌粉或布丁果凍粉。

臺灣衛福部核可的 17 種食品添加物

(1) 防腐劑　(2) 殺菌劑
(3) 抗氧化劑　(4) 漂白劑
(5) 保色劑　(6) 膨脹劑
(7) 品質改良用、釀造用及食品製造用劑
(8) 營養添加劑　(9) 著色劑
(10) 香料　(11) 調味劑及甜味劑
(12) 黏著劑　(13) 結著劑
(14) 食品工業用化學藥品
(15) 載體　(16) 乳化劑
(17) 其他

過敏原必須獨立標示警語或以括號註記說明

在過敏原方面，衛福部認定的過敏原包含下列十一類：⑴甲殼類及其製品、⑵芒果及其製品、⑶花生及其製品、⑷牛奶、羊奶及其製品。但由牛奶、羊奶取得之乳糖醇，不在此限、⑸蛋及其製品、⑹堅果類及其製品、⑺芝麻及其製品、⑻含麩質之穀物及其製品。但由穀類製得之葡萄糖漿、麥芽糊精及酒類，不在此限、⑼大豆及其製品。但由大豆製得之高度提煉或純化取得之大豆油（脂）、混合形式之生育醇及其衍生物、植物固醇、植物固醇酯，不在此限、⑽魚類及其製品。但由魚類取得之明膠，並作為製備維生素或類胡蘿蔔素製劑之載體或酒類之澄清用途者，不在此限、⑾使用亞硫酸鹽類等，其終產品以二氧化硫殘留量計每公斤十毫克以上之製品。

關於過敏原的食品標示，衛福部的做法為單獨寫出「警語資訊」，意即不論含量多寡，皆必須於容器或外包裝上，獨立標示出含有致過敏性內容物名稱的顯著醒語資訊。例如「本產品含有○○」、「本產品含有○○，不適合對其過敏體質者食用」，或等同意義字樣。若其品名即為過敏原（如花生），其所含致過敏性內容物應於品名中全部載明。

此外，若食品生產製程中，共同使用廠房、設備或生產管線等所生產之其他食品，使用致生過敏的內容物、食品添加物，非特意摻入食品時，則建議標示「本產品生產製程廠房，其設備或生產管線有處理○○」或等同意義字樣。

除了以獨立警語標示之外，部分廠商會在食品成分中以括號註記過敏原，例如「麵粉（含小麥）」、「奶粉（牛奶來源）」等，但此並非強制規定。更多相關資訊請見「食品過敏原標示規定問答集」。

食品成分中的過敏原標示與警語

品名	肉丸子
成分	豬肉、動物明膠、食鹽、砂糖、醬油（含大豆、小麥）、辛香料（含小麥）、酵母抽取物、調味料等

食品成分中以括號標註者為過敏原。

過敏原警示：本產品含有大豆、小麥，請食品方面易過敏之消費者購買時仔細閱讀成分標示。

食品過敏原標示規定問答集

「賞味期限」、「保存期限」、「有效日期」，三者有什麼不同？

大家對於日本進口食品上標註的「賞味期限」應該不陌生，但臺灣的食品卻沒有「賞味期限」，只有「保存期限」與「有效日期」，三者有什麼差別？

首先說明「賞味期限」，意指「品質可獲得充分保障的期限」，但超過此期限後，並不表示這項食品不能食用，只是滋味與口感會比廠商預期得還差一些。而根據衛福部食藥署定義，「保存期限」係指在特定儲存條件下，市售包裝食品可保持產品價值的期間；「有效日期」則指「衛生安全性獲得保障的期限」，一旦超過此期限，食品就可能劣化或腐敗，建議避免食用。

實際上，進口包裝食品之日期標示，本來就會因為各國法規的要求而有不同意義，例如英語的「use by」和「expiry date」，與臺灣的「有效日期」定義相似；「best before」則與日本的「賞味期限」相近，指食品可保持最佳品質的日期。因此，臺灣的食品業者在標示進口食品有效日期時，僅能請製造商提供足以佐證相等於臺灣「有效日期」定義的相關資料，再於包裝上標示與原包裝「best before」或「賞味期限」不同的「有效日期」。若無法提供相關資料，則應將原包裝上的「best before」或「賞味期限」，視為「有效日期」。

另外，選購食材時除了以食品標示為營養的參考依據外，還必須注意上頭說明的「保存方法」。食品若未能妥善保存，不光是浪費金錢、糟塌食物，更會影響社會資源分配、造成環境汙染。為減少不必要的食材耗損，請先了解「賞味期限」與「有效日期」的差異，以利正確選購食材並妥善利用。

賞味期限……	可供美味食用的期限，超過並不代表變質。標示方式為時間點，例如「賞味期限：〇年〇月〇日」。
保存期限……	在特定儲存條件下，市售包裝食品可保持產品價值的期間，標示方式為時間範圍，例如「保存期限：二年」。
有效日期……	在特定儲存條件下，市售包裝食品可保持產品價值的最終期限，應為時間點，例如「有效日期：〇年〇月〇日」。

*資料來源：衛福部食藥署公告《市售包裝食品有效日期評估指引》。

食品的有效日期如何制定？有哪些考量依據？

食品有效日期的訂定，是由各家廠商根據衛福部食藥署公告的《市售包裝食品有效日期評估指引》計算而來。食品有效日期的訂定與考量的因子眾多，必須依據食品組成成分、製程，以及可能受到影響的環境因素（例如溫度、濕度與光線等）與時間變化之關係，研析出食品劣化曲線，據此推定有效日期，確保食品食用時的有效性及安全性。尚在有效日期內的食品，一定是安全可食用的，且維持出廠時外觀、味道、質地和風味，同時符合其營養標示。

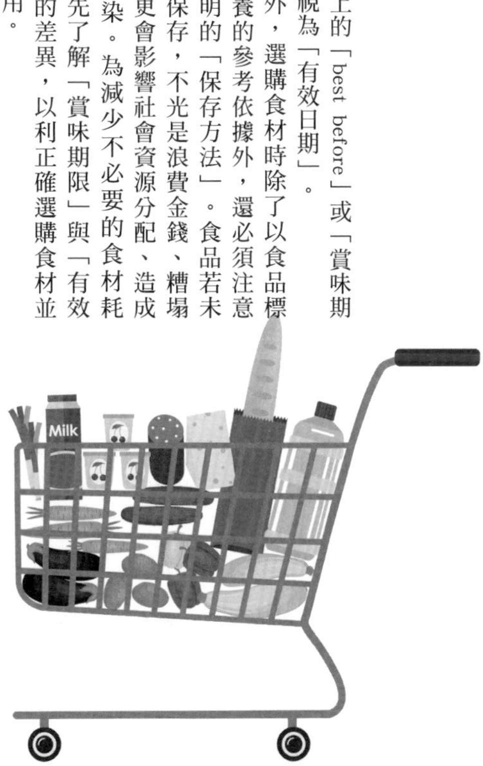

市售包裝食品有效日期評估指引

食材索引

營養素索引

池上文雄

藥學博士、藥劑師、千葉大學榮譽教授、高級院士、特任研究員、昭和大學藥學院客座教授。千葉大學大學院（研究所）藥學研究科修士（碩士）課程修畢。於東京大學取得藥學博士學位。專長為藥用植物、生藥學或漢方醫藥學。以藥學融合農學為目標，致力於健康科學研究。著有《餐桌上的藥效事典》、《圖解 山珍海味 藥效與藥膳事典》（以上均由農文協［日本最大農業圖書出版社］出版）。

加藤光敏

醫學博士、加藤內科診所（東京葛飾區）院長。畢業於東京慈惠會醫科大學、大學院課程修畢。曾留學加拿大渥太華大學。為東京糖尿病協會副會長、日本糖尿病學會認定專門醫師、指導醫師、日本循環器官學會認定專門醫師等。專長為糖尿病、高血壓、脂質異常等生活習慣病、糖尿病藥物療法。

河野　博

東京海洋大學教授、農學博士。畢業於東京水產大學水產學院。東京大學大學院農學系研究科博士課程修畢。為日本魚類學會、日本水產學會等會員。透過在東南亞的7年研究經驗，以淺顯易懂的方式推廣魚類學的有趣之處。20多年來，持續致力於東京灣的魚類研究。研究主題有稚魚型態、生態學、魚類相（生活在一個區域的魚類）等。參與編著或監修的作品有《東南亞市場圖鑑（魚貝篇）》（弘文堂）、《東京灣 魚類自然誌》、《東京灣的魚類》（平凡社）、《江戶前（東京灣）的環境學——海洋的享樂・思索・互學12章》（東京大學出版會）、《鮪魚的大規模研究 從生態的不可思議性到飲食文化》（PHP研究所）等。

三浦理代

日本女子營養大學榮譽教授、農學博士、營養管理師。畢業於女子營養大學營養學院。於東京大學取得農學博士學位。因致力食材、食品研究，2009年由厚生勞動大臣表揚為營養關係有功人士。著有《有益身體健康 食材搭配的處方箋》（寶島社）、《標準食品學》（ik-publishing）等多本著作。

山本謙治

農畜產物流通路顧問、農政與飲食記者。畢業於慶應字塾大學環境情報學院、大學院政策・媒體研究科修士課程修畢。致力於農業・畜產相關商品的開發或市場營運，並採用日本全國的優良食材舉辦活動，推廣各地的鄉土料理或特產。著有《炎的牛肉教室》（講談社現代新書）、《激安食品的陷阱》（KADOKAWA角川學藝出版）、《日本的「食」過於便宜》（講談社+α新書）等多本著作。

（以上著作名稱皆為暫譯）

參考文獻 (以下書名皆為暫譯)

《新・蔬菜便利帳 美味篇》高橋書店
《新・蔬菜便利帳 健康篇》高橋書店
《給身體好吃的 魚類便利帳》高橋書店
《給身體好吃的 水果便利帳》高橋書店
《食材調味料便利帳》高橋書店
《給身體好吃的 新的營養學》高橋書店
《原來如此！這麼簡單又新奇！必備料理的美味祕訣》高橋書店
《乾貨與素材的保存事典》誠文堂新光社
《從科學數據了解 水果的新知識》誠文堂新光社
《有益身心靈 香草便利帳》NHK 出版
《看的很開心！讀的很美味！日本食材圖鑑》新星出版社
《全世界最好懂的 營養素圖鑑》新星出版社
《餐桌上的藥效事典》農文協
《蔬菜的維生素與礦物質》女子營養大學出版部
《藥膳 素材辭典》源草社
《藥膳・漢方的食材帳》實業之日本社
《新的實踐營養學》主婦之友社
《冷凍・保存的妙用事典》主婦之友社
《春夏秋冬的美味食材 當令蔬菜營養事典改訂版》X-Knowledge mook
《藥用香草事典》東京堂出版
《精油化學》Fragrance Journal 社
《完全理解 熟成肉聖經》柴田書店
《別冊專門料理 專業的牛肉＆豬肉料理百科》柴田書店
《發酵食品學》講談社
《日本的食材帖》主婦與生活社
《讓你更美麗、更健康 營養素圖鑑與飲食妙方》朝日新聞出版
《有益身體健康 食材＆搭配手帖》池田書店
《職人傳授 刀法技巧圖解》大泉書店
《有趣又秒懂的「食品標示」》商業界

參考網站

衛生福利部 HP
衛生福利部食品藥物管理署 HP
中華民國養雞協會 HP
農林水產省 HP
カゴメ（KAGOME）HP
ぼうずコンニャク市場海鮮圖鑑
當令百科食材 フーズリンク(FoodsLink)
日本火腿・香腸工業協同組合 HP
全國飲用牛乳公正取引協議會 HP
食用植物油網站
消費者廳：食品標示企畫
「健康食品」的安全性・有效性情報 HP
Smart Life Project HP
骨質疏鬆症財團 HP

圖片提供

絕優影像素材
獨立行政法人 家畜改良中心
（株）平田牧場
（株）ミート・コンパニオン（Meat Companion）
グローバルピッグファーム（株）（Global Pig Farms）

健康大百科 0004
來自日本NHK 打造健康身體的食材大全

監　　修　池上文雄、加藤光敏、河野　博、三浦理代、山本謙治
譯　　者　高淑珍
封面設計　江慧雯
內頁設計　吳思融
文字協力　李冠緯
主　　編　李志煌
行銷主任　汪家緯
行銷經理　王思婕
總 編 輯　林淑雯

讀書共和國出版集團

社長　郭重興
發行人兼出版總監　曾大福
業務平臺總經理　李雪麗
業務平臺副總經理　李復民
實體通路經理　林詩富
網路暨海外通路協理　張鑫峰
特販通路協理　陳綺瑩
印務　黃禮賢、李孟儒

出 版 者　方舟文化／遠足文化事業股份有限公司
發　　行　遠足文化事業股份有限公司
231 新北市新店區民權路 108-2 號 9 樓
電話：(02) 2218-1417　傳真：(02) 8667-1851
劃撥帳號：19504465　戶名：遠足文化事業股份有限公司
客服專線　0800-221-029　E-MAIL　service@bookrep.com.tw
網　　站　www.bookrep.com.tw
印　　製　通南彩印股份有限公司　電話：(02) 2221-3532
法律顧問　華洋法律事務所　蘇文生律師
定　　價　1200 元
特　　價　990 元
初版一刷　2020 年 4 月
初版七刷　2022 年 03 月 14 日

國家圖書館出版品預行編目（CIP）資料

來自日本 NHK 打造健康身體的食材大全／池上文雄、加藤光敏、河野　博、三浦理代、山本謙治監修;高淑珍譯 .
-- 初版
-- 新北市：方舟文化出版：遠足文化發行，2020.04
304 面；18.2×25.7 公分 . --（健康大百科：0AHE0004）
譯自：NHK 出版 からだのための食材大全
ISBN 978-986-98448-5-7

1. 營養　2. 食物　3. 飲食療法　4. 食材百科
5. 料理知識

411.3　　108021107

Original Japanese title: NHK SHUPPAN KARADA NO TAME NO SHOKUZAI TAIZEN
supervised by Fumio Ikegami, Mitsutoshi Kato, Hiroshi Kohno, Masayo Miura, Kenji Yamamoto
edited by NHK Publishing, Inc.

Original Japanese edition published by NHK Publishing, Inc.
Traditional Chinese translation rights arranged with NHK Publishing, Inc.
through The English Agency(Japan) Ltd. and AMANN CO., LTD., Taipei
Traditional Chinese edition published in 2020 by
Ark Culture Publishing House, an imprint of Walkers Cultural Enterprises, Ltd.

方舟文化官方網站　方舟文化讀者回函